国家卫生健康委员会"十四五"规划教材

全国高等学校教材

供基础、临床、预防、口腔医学类专业用

新形态教材

儿科学
Pediatrics

U0292793

第 10 版

主　　审｜王卫平

主　　编｜黄国英　孙　锟　罗小平

副 主 编｜李　秋　杜立中　母得志　钱素云

数 字 主 审｜王卫平

数 字 主 编｜黄国英　李　秋

数字副主编｜杜立中　钱素云　何庆南

人民卫生出版社

·北京·

图书在版编目（CIP）数据

儿科学 / 黄国英，孙锟，罗小平主编. -- 10 版.
北京：人民卫生出版社，2024. 6. --（全国高等学校
五年制本科临床医学专业第十轮规划教材）. -- ISBN
978-7-117-36534-5

I. R72
中国国家版本馆 CIP 数据核字第 2024FK4301 号

人卫智网	www.ipmph.com	医学教育、学术、考试、健康， 购书智慧智能综合服务平台
人卫官网	www.pmph.com	人卫官方资讯发布平台

儿 科 学
Erkexue
第 10 版

主　　编：黄国英　孙　锟　罗小平
出版发行：人民卫生出版社（中继线 010-59780011）
地　　址：北京市朝阳区潘家园南里 19 号
邮　　编：100021
E - mail：pmph @ pmph.com
购书热线：010-59787592　010-59787584　010-65264830
印　　刷：人卫印务（北京）有限公司
经　　销：新华书店
开　　本：850×1168　1/16　印张：31
字　　数：917 千字
版　　次：1979 年 10 月第 1 版　　2024 年 6 月第 10 版
印　　次：2024 年 7 月第 1 次印刷
标准书号：ISBN 978-7-117-36534-5
定　　价：98.00 元
打击盗版举报电话：**010-59787491**　E-mail：**WQ @ pmph.com**
质量问题联系电话：**010-59787234**　E-mail：**zhiliang @ pmph.com**
数字融合服务电话：**4001118166**　E-mail：**zengzhi @ pmph.com**

编委名单

编　委 （以姓氏笔画为序）

母得志	四川大学	陈　源	河北医科大学
曲书强	哈尔滨医科大学	罗小平	华中科技大学
刘玉峰	郑州大学	周文浩	复旦大学
刘春峰	中国医科大学	赵晓东	重庆医科大学
江　帆	上海交通大学	姜玉武	北京大学
孙　锟	上海交通大学	钱素云	首都医科大学
孙立荣	青岛大学	钱莉玲	复旦大学
杜立中	浙江大学	容志惠	华中科技大学
李　秋	重庆医科大学	黄松明	南京医科大学
李玉梅	吉林大学	黄国英	复旦大学
何庆南	中南大学	龚四堂	广州医科大学
何志旭	贵州医科大学	蒋小云	中山大学
宋元宗	暨南大学	褚茂平	温州医科大学

编写秘书　吴静燕　复旦大学

数字编委

新形态教材使用说明

　　新形态教材是充分利用多种形式的数字资源及现代信息技术，通过二维码将纸书内容与数字资源进行深度融合的教材。本套教材全部以新形态教材形式出版，每本教材均配有特色的数字资源和电子教材，读者阅读纸书时可以扫描二维码，获取数字资源、电子教材。

　　电子教材是纸质教材的电子阅读版本，其内容及排版与纸质教材保持一致，支持手机、平板及电脑等多终端浏览，具有目录导航、全文检索功能，方便与纸质教材配合使用，进行随时随地阅读。

获取数字资源与电子教材的步骤

❶ 扫描封底红标二维码，获取图书"使用说明"。

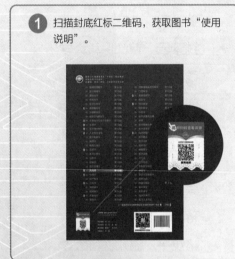

❷ 揭开红标，扫描绿标激活码，注册/登录人卫账号获取数字资源与电子教材。

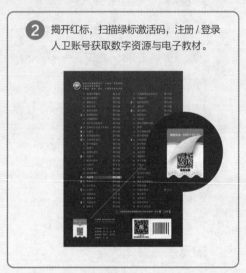

❸ 扫描书内二维码或封底绿标激活码，随时查看数字资源和电子教材。

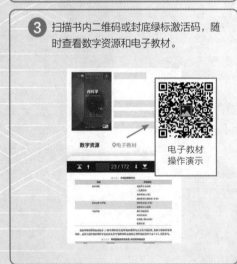

❹ 登录 zengzhi.ipmph.com 或下载应用体验更多功能和服务。

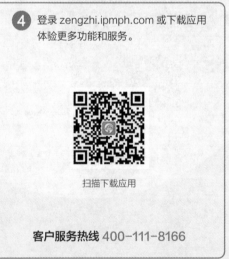

扫描下载应用

客户服务热线 400-111-8166

读者信息反馈方式

　　欢迎登录"人卫e教"平台官网"medu.pmph.com"，在首页注册登录后，即可通过输入书名、书号或主编姓名等关键字，查询我社已出版教材，并可对该教材进行读者反馈、图书纠错、撰写书评以及分享资源等。

序言

百年大计，教育为本。教育立德树人，教材培根铸魂。

过去几年，面对突如其来的新冠疫情，以习近平同志为核心的党中央坚持人民至上、生命至上，团结带领全党全国各族人民同心抗疫，取得疫情防控重大决定性胜利。在这场抗疫战中，我国广大医务工作者为最大限度保护人民生命安全和身体健康发挥了至关重要的作用。事实证明，我国的医学教育培养出了一代代优秀的医务工作者，我国的医学教材体系发挥了重要的支撑作用。

党的二十大报告提出到 2035 年建成教育强国、健康中国的奋斗目标。我们必须深刻领会党的二十大精神，深刻理解新时代、新征程赋予医学教育的重大使命，立足基本国情，尊重医学教育规律，不断改革创新，加快建设更高质量的医学教育体系，全面提高医学人才培养质量。

尺寸教材，国家事权，国之大者。面对新时代对医学教育改革和医学人才培养的新要求，第十轮教材的修订工作落实习近平总书记的重要指示精神，用心打造培根铸魂、启智增慧、适应时代需求的精品教材，主要体现了以下特点。

1. 进一步落实立德树人根本任务。遵循《习近平新时代中国特色社会主义思想进课程教材指南》要求，努力发掘专业课程蕴含的思想政治教育资源，将课程思政贯穿于医学人才培养过程之中。注重加强医学人文精神培养，在医学院校普遍开设医学伦理学、卫生法以及医患沟通课程基础上，新增蕴含医学温度的《医学人文导论》，培养情系人民、服务人民、医德高尚、医术精湛的仁心医者。

2. 落实"大健康"理念。将保障人民全生命周期健康体现在医学教材中，聚焦人民健康服务需求，努力实现"以治病为中心"转向"以健康为中心"，推动医学教育创新发展。为弥合临床与预防的裂痕作出积极探索，梳理临床医学教材体系中公共卫生与预防医学相关课程，建立更为系统的预防医学知识结构。进一步优化重组《流行病学》《预防医学》等教材内容，撤销内容重复的《卫生学》，推进医防协同、医防融合。

3. 守正创新。传承我国几代医学教育家探索形成的具有中国特色的高等医学教育教材体系和人才培养模式，准确反映学科新进展，把握跟进医学教育改革新趋势新要求，推进医科与理科、工科、文科等学科交叉融合，有机衔接毕业后教育和继续教育，着力提升医学生实践能力和创新能力。

4. 坚持新形态教材的纸数一体化设计。数字内容建设与教材知识内容契合，有效服务于教学应用，拓展教学内容和学习过程；充分体现"人工智能+"在我国医学教育数字化转型升级、融合发展中的促进和引领作用。打造融合新技术、新形式和优质资源的新形态教材，推动重塑医学教育教学新生态。

5. 积极适应社会发展，增设一批新教材。包括：聚焦老年医疗、健康服务需求，新增《老年医学》，维护老年健康和生命尊严，与原有的《妇产科学》《儿科学》等形成较为完整的重点人群医学教材体系；重视营养的基础与一线治疗作用，新增《临床营养学》，更新营养治疗理念，规范营养治疗路径，提升营养治疗技能和全民营养素养；以满足重大疾病临床需求为导向，新增《重症医学》，强化重症医学人才的规范化培养，推进实现重症管理关口前移，提升应对突发重大公共卫生事件的能力。

我相信，第十轮教材的修订，能够传承老一辈医学教育家、医学科学家胸怀祖国、服务人民的爱国精神，勇攀高峰、敢为人先的创新精神，追求真理、严谨治学的求实精神，淡泊名利、潜心研究的奉献精神，集智攻关、团结协作的协同精神。在人民卫生出版社与全体编者的共同努力下，新修订教材将全面体现教材的思想性、科学性、先进性、启发性和适用性，以全套新形态教材的崭新面貌，以数字赋能医学教育现代化、培养医学领域时代新人的强劲动力，为推动健康中国建设作出积极贡献。

教育部医学教育专家委员会主任委员
教育部原副部长

林蕙青

2024 年 5 月

全国高等学校五年制本科临床医学专业
第十轮　规划教材修订说明

全国高等学校五年制本科临床医学专业国家卫生健康委员会规划教材自 1978 年第一轮出版至今已有 46 年的历史。近半个世纪以来，在教育部、国家卫生健康委员会的领导和支持下，以吴阶平、裘法祖、吴孟超、陈灏珠等院士为代表的几代德高望重、有丰富的临床和教学经验、有高度责任感和敬业精神的国内外著名院士、专家、医学家、教育家参与了本套教材的创建和每一轮教材的修订工作，使我国的五年制本科临床医学教材从无到有、从少到多、从多到精，不断丰富、完善与创新，形成了课程门类齐全、学科系统优化、内容衔接合理、结构体系科学的由纸质教材与数字教材、在线课程、专业题库、虚拟仿真和人工智能等深度融合的立体化教材格局。这套教材为我国千百万医学生的培养和成才提供了根本保障，为我国培养了一代又一代高水平、高素质的合格医学人才，为推动我国医疗卫生事业的改革和发展作出了历史性巨大贡献，并通过教材的创新建设和高质量发展，推动了我国高等医学本科教育的改革和发展，促进了我国医药学相关学科或领域的教材建设和教育发展，走出了一条适合中国医药学教育和卫生事业发展实际的具有中国特色医药学教材建设和发展的道路，创建了中国特色医药学教育教材建设模式。老一辈医学教育家和科学家们亲切地称这套教材是中国医学教育的"干细胞"教材。

本套第十轮教材修订启动之时，正是全党上下深入学习贯彻党的二十大精神之际。党的二十大报告首次提出要"加强教材建设和管理"，表明了教材建设是国家事权的重要属性，体现了以习近平同志为核心的党中央对教材工作的高度重视和对"尺寸课本、国之大者"的殷切期望。第十轮教材的修订始终坚持将贯彻落实习近平新时代中国特色社会主义思想和党的二十大精神进教材作为首要任务。同时以高度的政治责任感、使命感和紧迫感，与全体教材编者共同把打造精品落实到每一本教材、每一幅插图、每一个知识点，与全国院校共同将教材审核把关贯穿到编、审、出、修、选、用的每一个环节。

本轮教材修订全面贯彻党的教育方针，全面贯彻落实全国高校思想政治工作会议精神、全国医学教育改革发展工作会议精神、首届全国教材工作会议精神，以及《国务院办公厅关于深化医教协同进一步推进医学教育改革与发展的意见》(国办发〔2017〕63 号)与《国务院办公厅关于加快医学教育创新发展的指导意见》(国办发〔2020〕34 号)对深化医学教育机制体制改革的要求。认真贯彻执行《普通高等学校教材管理办法》，加强教材建设和管理，推进教育数字化，通过第十轮规划教材的全面修订，打造新一轮高质量新形态教材，不断拓展新领域、建设新赛道、激发新动能、形成新优势。

其修订和编写特点如下：

1. 坚持教材立德树人课程思政　认真贯彻落实教育部《高等学校课程思政建设指导纲要》，以教材思政明确培养什么人、怎样培养人、为谁培养人的根本问题，落实立德树人的根本任务，积极推进习近平新时代中国特色社会主义思想进教材进课堂进头脑，坚持不懈用习近平新时代中国特色社会主义思想铸魂育人。在医学教材中注重加强医德医风教育，着力培养学生"敬佑生命、救死扶伤、甘于奉献、大爱无疆"的医者精神，注重加强医者仁心教育，在培养精湛医术的同时，教育引导学生始终把人民群众生命安全和身体健康放在首位，提升综合素养和人文修养，做党和人民信赖的好医生。

2. 坚持教材守正创新提质增效　为了更好地适应新时代卫生健康改革及人才培养需求，进一步优化、完善教材品种。新增《重症医学》《老年医学》《临床营养学》《医学人文导论》，以顺应人民健康迫切需求，提高医学生积极应对突发重大公共卫生事件及人口老龄化的能力，提升医学生营养治疗技能，培养医学生传承中华优秀传统文化、厚植大医精诚医者仁心的人文素养。同时，不再修订第9版《卫生学》，将其内容有机融入《预防医学》《医学统计学》等教材，减轻学生课程负担。教材品种的调整，凸显了教材建设顺应新时代自我革新精神的要求。

3. 坚持教材精品质量铸就经典　教材编写修订工作是在教育部、国家卫生健康委员会的领导和支持下，由全国高等医药教材建设学组规划，临床医学专业教材评审委员会审定，院士专家把关，全国各医学院校知名专家教授编写，人民卫生出版社高质量出版。在首届全国教材建设奖评选过程中，五年制本科临床医学专业第九轮规划教材共有13种教材获奖，其中一等奖5种、二等奖8种，先进个人7人，并助力人卫社荣获先进集体。在全国医学教材中获奖数量与比例之高，独树一帜，足以证明本套教材的精品质量，再造了本套教材经典传承的又一重要里程碑。

4. 坚持教材"三基""五性"编写原则　教材编写立足临床医学专业五年制本科教育，牢牢坚持教材"三基"（基础理论、基本知识、基本技能）和"五性"（思想性、科学性、先进性、启发性、适用性）编写原则。严格控制纸质教材编写字数，主动响应广大师生坚决反对教材"越编越厚"的强烈呼声；提升全套教材印刷质量，在双色印制基础上，全彩教材调整纸张类型，便于书写、不反光。努力为院校提供最优质的内容、最准确的知识、最生动的载体、最满意的体验。

5. 坚持教材数字赋能开辟新赛道　为了进一步满足教育数字化需求，实现教材系统化、立体化建设，同步建设了与纸质教材配套的电子教材、数字资源及在线课程。数字资源在延续第九轮教材的教学课件、案例、视频、动画、英文索引词读音、AR互动等内容基础上，创新提供基于虚拟现实和人工智能等技术打造的数字人案例和三维模型，并在教材中融入思维导图、目标测试、思考题解题思路，拓展数字切片、DICOM等图像内容。力争以教材的数字化开发与使用，全方位服务院校教学，持续推动教育数字化转型。

第十轮教材共有56种，均为国家卫生健康委员会"十四五"规划教材。全套教材将于2024年秋季出版发行，数字内容和电子教材也将同步上线。希望全国广大院校在使用过程中能够多提供宝贵意见，反馈使用信息，以逐步修改和完善教材内容，提高教材质量，为第十一轮教材的修订工作建言献策。

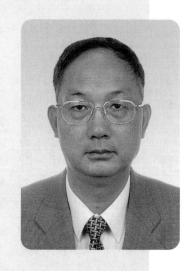

王卫平

　　1951 年 11 月出生于上海。教授,主任医师,博士生导师。曾担任复旦大学常务副校长、上海医学院院长、复旦大学附属儿科医院院长等行政职务。曾兼任亚洲医学教育协会副理事长、中华医学会常务理事、中国医师协会常务理事、教育部高等学校临床医学类专业教学指导委员会副主任委员、教育部临床医学专业认证工作委员会副主任委员及顾问、上海医学会副会长、复旦大学教育指导委员会主任委员等。

　　从事儿科教学工作 40 余年,主要研究方向为儿童营养学、儿童营养与生长发育。主编 7～9 版《儿科学》(人民卫生出版社)规划教材及 1～2 版《儿科学》(高等教育出版社)规划教材,作为副主编参与《实用内科学》第 14 版、第 15 版和第 16 版的编写,主译《默克诊疗手册》第 18 版、第 19 版、第 20 版,*Pediatric Nutrition in Practice* 第 1 版和第 2 版编委及中文版主译。2008 年获得教育部高等学校科学研究优秀成果奖自然科学奖一等奖。2009 年分别获得教育部第六届高等教育国家级教学成果奖二等奖和上海市教学成果奖一等奖,2014 年获"中国儿科医师奖"。2021 年主编的《儿科学》第 9 版获首届全国教材建设奖二等奖。

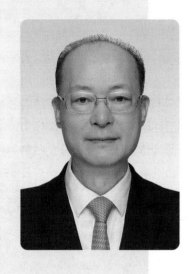

黄国英

　　男,1962 年 9 月出生于福建泉州。教授,主任医师,博士生导师。现任复旦大学附属儿科医院心血管中心学科带头人,复旦大学上海医学院儿科学系主任,上海市出生缺陷防治重点实验室主任,国家儿科与小儿外科专业医疗质控中心主任,新生儿先心病筛查国家级项目管理办公室主任。兼任中国医师协会儿科医师分会会长,中华医学会罕见病分会副主任委员,中华医学会儿科学分会副主任委员及心血管学组组长,中华儿科杂志、*Pediatric Medicine*、*Chinese Medical Journal*、*Science Bulletin* 等学术期刊主编、副总编辑或编委。

　　从事儿科一线工作 40 年,聚焦先心病和川崎病的病因学和早期干预研究,主持重要科研项目 30 余项,包括"十三五"和"十四五"国家重点研发计划"生殖健康及重大出生缺陷防控研究"和"生育健康及妇女儿童健康保障"重点专项、国家自然科学基金重点项目、中国医学科学院医学与健康科技创新工程项目等,在 *Lancet*、*Annals of Internal Medicine*、*Circulation*、*Nature Communication* 等学术刊物发表论文 500 余篇,作为主编或副主编编写专著和教材 31 部。研发创建了国际领先的新生儿先心病"双指标"筛查方案和筛查 - 干预体系,并转化为国家公共卫生政策。以第一排名荣获上海市科技进步奖一等奖、中华医学科技奖二等奖等奖项 7 项。荣获国务院政府特殊津贴、卫生部有突出贡献中青年专家、中国医院协会优秀医院院长、全国卫生系统先进工作者、中国儿科医师奖、宝钢优秀教师奖、上海医学发展杰出贡献奖、上海市市长质量奖和谈家桢临床医学奖等荣誉。

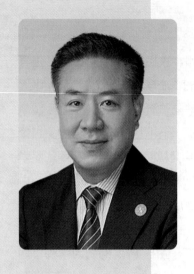

孙　锟

　　男,1964年8月出生于浙江临海。医学博士,教授,主任医师,博士生导师,享受国务院政府特殊津贴。现任上海交通大学医学院儿科学院院长,上海交通大学医学院附属新华医院院长、新华儿童医院院长、先天性心脏病诊治技术与器械教育部工程研究中心主任。兼任中华医学会儿科学分会候任主任委员,中国医师协会儿科医师分会名誉会长,中国医师协会儿科医师分会先天性心脏病专业委员会名誉主任委员,教育部高等学校儿科学专业教学指导分委员会副主任委员,第六届亚太小儿心血管学会主席,亚太儿科学会常务委员等。

　　从事教学工作30余年,为儿科学国家级精品课程及国家级精品资源共享课负责人。担任本科国家级规划教材《小儿内科学》第4～6版第一主编,国家卫健委器官-系统整合教材《儿童生长发育与疾病》第1～2版第一主编,全球首部宫内儿科学英文专著主编,担任《临床儿科杂志》主编和《中华儿科学杂志》副主编。先后获得16项教学表彰奖励。承担国家自然科学基金重点项目,国家科技攻关计划项目,科技部973、863计划及国家科技重大专项等国家级课题30余项,发表论文300余篇。作为第一完成人获国家科学技术进步奖二等奖、中国儿科医师奖、宋庆龄儿科医学奖、国之名医·卓越建树荣誉称号。

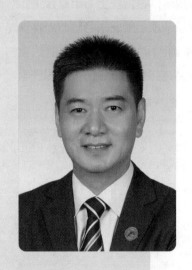

罗小平

　　男,1964年11月出生于湖北公安。教授,主任医师,博士生导师。享受国务院政府特殊津贴,国家杰出青年科学基金项目获得者。现任华中科技大学同济医学院儿科学系主任,华中科技大学同济医学院附属同济医院儿科学系主任、同济儿童医院院长。兼任国际儿科内分泌联盟理事,亚太儿童内分泌学会主席,亚洲遗传代谢病学会理事,生长激素研究学会理事,中华医学会儿科学分会副主任委员及内分泌遗传代谢学组名誉组长,中华医学会罕见病分会常务委员,中国医师协会儿科医师分会副会长及青春期健康与医学专业委员会副主任委员,世界中医药学会联合会优生优育专业委员会常务副会长等。

　　从事教学工作38年,儿科学国家级精品课程、国家级精品资源共享课负责人。主持国际、国家和省部级项目40余项,发表论文570余篇。担任 Chinese Medical Journal 及《中华儿科杂志》等国内外50余种杂志主编/副主编/编委。主编、参编、参译教材及专著60余部。获国家科学技术进步奖二等奖、中华医学科技奖二等奖、宋庆龄儿科医学奖、中国出生缺陷干预救助基金会杰出贡献奖、首届中国儿科医师奖,首届国之名医·卓越建树荣誉称号。获评国家卫生健康突出贡献中青年专家,新世纪百千万人才工程国家级人选。

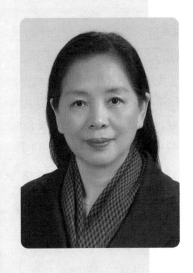

李　秋

　　女,1963 年 8 月出生于重庆。二级教授,主任医师,博士生导师。国务院政府特殊津贴专家,全国人民代表大会代表。曾任重庆医科大学附属儿童医院院长。现任国家临床医学研究中心主任,教育部重点实验室主任。兼任教育部高等学校教学指导委员会儿科学专业教学指导分委员会副主任委员,中华医学会儿科学分会常务委员,中国医师协会青春期健康与医学专业委员会副主任委员、儿科医师分会常务委员。《中华儿科杂志》副主编,《儿科药学杂志》主编,*Pediatric Discovery* 主编。

　　从事儿科学教学、临床和科研工作 39 年,荣获国家级教学成果奖二等奖,重庆市教学成果奖一等奖,教育部科学技术进步奖二等奖,重庆市科技进步奖一等奖,宋庆龄儿科医学奖,中华医学会儿科学分会儿科卓越贡献医师奖,中国医院协会突出贡献奖,第八届国家卫生健康突出贡献中青年专家,重庆市首届医学领军人才,重庆市英才·名师名家,重庆市首席专家工作室首席专家等荣誉。

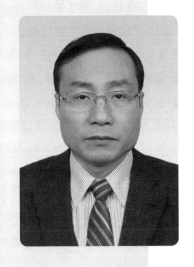

杜立中

　　男,1958 年 9 月出生于浙江杭州。医学博士,教授,主任医师,博士生导师。现任美国儿科研究会(SPR)会员,中华医学会儿科学分会常务委员及秘书长、新生儿学组名誉组长,浙江省医师协会儿科学分会会长,浙江省医学会儿科学分会前任主任委员。任学术期刊 *World Journal of Pediatrics*、《中华儿科杂志》副主编,*The Journal of Pediatrics* 编委;《儿科学》五年制、八年制、研究生教材副主编,《新生儿学》教材主编。

　　从事儿科学教学、临床和科研工作 42 年,主攻新生儿重症监护。主持 8 项国家自然科学基金面上或重点项目,发表 SCI 论文 150 余篇,获浙江省科学技术进步奖一等奖、二等奖各 1 项,获浙江省有突出贡献中青年专家和卫生领军人才等称号。

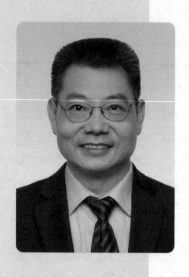

母得志

男,1963 年 9 月出生于四川古蔺,教授,主任医师,博士生导师。国家杰出青年科学基金获得者。现任四川大学华西第二医院学术院长。兼任中国医师协会新生儿科医师分会会长、儿科医师分会副会长,中华医学会儿科学分会副主任委员、围产医学分会副主任委员。教育部"长江学者和创新团队发展计划" 创新团队带头人,国家卫生健康突出贡献中青年专家,首届国之名医·优秀风范荣誉称号获得者,国家临床重点专科带头人。

从事儿科临床、教学和科研工作 38 年,主持国家自然科学基金 10 项、国家重点研发计划项目 2 项、省部级课题 10 余项。发表学术论文 460 余篇,主编、主译儿科专著 20 余部;培养研究生 80 余名。获国家科学技术进步奖二等奖及省部级科学技术进步奖一等奖、二等奖共 7 项,四川省教学成果奖一等奖、二等奖各 1 项。

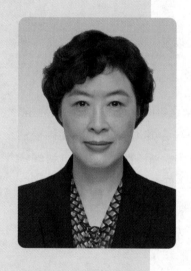

钱素云

女,1962 年 12 月出生于山东菏泽,教授,主任医师,博士生导师。国务院政府特殊津贴专家,中国共产党第二十次全国代表大会代表。现任首都医科大学附属北京儿童医院党委委员,重症医学科 / 内科教研室名誉主任,儿科住院医师规范化培训专业基地主任,罕见病中心副主任。兼任中华医学会儿科学分会常务委员,北京医学会儿科学分会会长,北京医师协会常务理事,北京医师协会儿内科专科医师分会会长,*Frontiers in Pediatrics*,*Section Pediatric Critical Care* 副主编,《中华儿科杂志》《中国小儿急救医学》副总编辑等。

从事儿科临床、教学工作 39 年,先后承担国家自然科学基金、北京市自然科学基金等省部级以上课题 10 余项,发表论文 200 余篇,作为主编 / 副主编参编专著 10 余部。荣获北京市科学技术进步奖三等奖,中华医学科技奖三等奖,第十二届宋庆龄儿科医学奖等。

前言

全国高等学校五年制本科临床医学专业第十轮规划教材是国家卫生健康委员会"十四五"规划教材，是中国医学教育的"干细胞"教材，《儿科学》第一版于1979年问世，在教学思想、科学知识、文化精神的传承与创新方面受到学生以及业界专家的高度认可。其中《儿科学》第9版荣获首届全国教材建设奖全国优秀教材二等奖。

《儿科学》第10版的修订坚持了"三基"（基础理论、基本知识和基本技能）和"五性"（思想性、科学性、先进性、启发性和适用性）的编写原则，以培养适应新时代需求的具有扎实理论基础和良好临床思维的通用型高级医学人才为目标，落实立德树人根本任务，将发展素质教育的战略部署要求贯穿教材编写全过程。本次修订进一步优化了教材的内容、结构和体系，以更好地反映近年来儿科医学理论和临床实践的进展和教学需求。一是充分体现儿科特点，章节结构上增加每个系统的胚胎发育、解剖生理特点和诊断方法。二是充分体现现代医学模式的转变和儿童疾病谱的改变，内容上关注重点从以疾病的诊断治疗为主，向预防、康复、保健方面的转变。三是根据专科疾病特点和疾病谱的变化，调整了部分章节，将免疫性疾病和风湿性疾病分为两章；新增一些发生率显著升高的疾病和重要专科疾病，例如，新生儿疾病章节新增了"新生儿支气管肺发育不良""新生儿持续肺动脉高压""早产儿视网膜病"等，感染性疾病章节新增了"流行性感冒"，消化系统疾病章节增加了"急性阑尾炎"，儿童急救章节增加了"意外伤害"。四是继续发挥多媒体平台优势，更新PPT、图片、习题、案例、视频、动画等，同时增加多媒体资源，包括虚拟仿真数字人、思维导图等，打造立体、可视、创新的具有生命力的新形态教材。

纸质和数字内容共汇集了来自全国21所院校31位编委、1位主审和2位秘书，其中5位编委和1位秘书只负责数字内容编写工作，这些具有丰富临床和教学经验的知名儿科专家和专业人员保证了本次修订的权威性、代表性和编写质量。本书再版过程中，全国各地许多教师和学生提供了宝贵的意见和建议，为本教材能够顺利完成再版提供了重要参考。借此机会，一并谨致谢忱。

由于作者水平和经验有限，本书编写过程中难免存在疏漏和不足，恳请广大读者批评指正和不吝赐教。

黄国英

2024年2月

目录

第一章 绪 论

儿科学是临床医学范畴中的二级学科,是一门研究受精卵至青少年时期的生长发育、疾病防治与促进身心健康直至其成为具备所有潜能的健康成人的医学科学,在临床医学中占据着不可或缺的地位。儿童从出生到青春期的每一个发展阶段,其生长发育特点、疾病谱以及健康关注重点均有所不同。儿科医生不仅需要关注儿童特定的遗传背景、器官发育和生长过程,还必须广泛考虑环境、心理、社会及文化的影响。儿童的健康关系到家庭幸福、关系到祖国的未来。

第一节 | 儿科学的范围和任务

儿科学的研究内容可以分为四个方面:①研究儿童生长发育的规律及其影响因素,不断提高儿童的体格、智能发育水平和社会适应性能力;②研究儿童时期各种疾病的发生、发展规律以及临床诊断和治疗的理论和技术,不断降低疾病的发生率和死亡率,提高疾病的治愈率;③研究各种疾病的预防措施,包括免疫接种、先天性遗传性疾病的筛查、科学知识普及教育等,这是现代儿科学最具有发展潜力的方面,将会占据越来越重要的地位;④研究儿童各种疾病的康复可能性以及具体方法,尽可能地帮助这些患儿提高他们的生活质量乃至完全恢复健康。以上研究内容归结起来就是儿科学的宗旨:保障儿童健康,提高生命质量。

随着医学研究的进展,儿科学不断向三级学科细化发展,同时也不断派生出新的专业。儿科学三级学科分类似内科学,主要以系统划分,如呼吸、消化、循环、神经、血液、泌尿、内分泌等。此外,还有传染病和急救医学等特殊专业。儿外科学则为外科学范畴内的三级学科。上述学科虽然在分类上与内科学相似,但是其研究内容及内在规律与成人差别颇大,应予以注意,不能混淆或替代。另外,针对儿童不同年龄阶段,设立了围产医学和青春期医学;同时,儿科学与其他学科交叉又派生出许多亚专业,如发育行为儿科学、儿童心理学、环境儿科学、儿童康复学、预防儿科学、灾害儿科学、宫内儿科学及儿童教育学等学科。

新生儿医学和儿童保健学是儿科学中最具特色的学科,其研究内容是其他临床学科极少涉及的。新生儿期死亡率仍然非常高,占婴儿死亡数的 60%~70%,此期疾病的种类和处理方法与其他时期有诸多不同,是一个非常时期;儿童保健学是研究儿童各时期正常体格生长、智能和心理发育规律及其影响因素的学科,通过各种措施,促进有利因素,防止不利因素,及时处理各种偏离、异常,保证小儿健康成长。由于某些年龄阶段的儿童具有特殊的临床特点,近年来发展出了围产期医学。围产期医学实际上是介于儿科学和产科学之间的边缘学科,一般指胎龄 28 周至出生后不满 1 周的小儿,由于此期受环境因素影响颇大,发病率和死亡率最高,而且与产科的工作有密切联系,需要两个学科的积极合作来共同研究处理这一时期的问题。随着医学科学和技术的不断发展,儿科学必将向各个分支纵深分化,新的学科、边缘性的学科必将继续应运而生。然而,儿科学的分化发展趋势绝不是儿科学自身的肢解终结,在学习和研究儿科学某一分支学科时,切不可忽略对儿科学基础和学科总体的潜心研究和关注。

第二节 | 儿科学的特点

儿童不是成人的缩影,与成人的差异不仅仅是体格上的大小,儿童有别于成人最大的特点是具有成长性,儿童从出生到发育成熟的过程,是一种连续的但具有明显阶段性的生长过程。在这个过程中,儿童全身各系统、器官及组织不仅在体积、重量上不断增大,更重要的是在此过程中其功能的不断发育成熟。儿童各个发育阶段的差异主要表现在以下六个方面:①各种器官的功能;②对各种疾病的免疫能力;③对疾病的反应;④药物剂量及对药物的耐受程度;⑤心智发育及运动能力;⑥情绪反应的方式和类型。

基于上述差异,儿童在各个发育阶段中,不但在解剖、生理、免疫、病理等方面具有相应的特点,而且在疾病的发病、病因及临床表现等方面均有明显的差异。更重要的是,在身心保健方面,各个时期的重点亦有所不同。并且,儿童年龄越小,与成人的差别越大。例如,生后7天内新生儿右心室的重量大于左心室,至生后2周两者重量趋于接近,此后左心室重量逐渐超过右心室一直延续到成人期;新生儿期心率最快,以后逐渐下降达到成人水平。同时,因新生儿右心占优势,心电图显示电轴右偏。新生儿外周血白细胞及中性粒细胞比例高于正常成年人,血红蛋白含量亦高;小年龄儿童心脏呈横位,心胸比例较大;婴儿期胸腺尚未退化,胸片可见胸腺影,这些都与成人明显不同。不同年龄阶段神经系统发育程度也不同,如新生儿腹壁反射可呈阳性,腱反射亢进,生后2~3个月内脑膜刺激征中克尼格征(Kernig sign)呈阳性,2岁前巴宾斯基征(Babinski sign)呈阳性;婴儿期脑部发育尚未成熟,头颅MRI可见脑外间隙增宽,脑沟、脑回较成人浅。儿童易患支气管肺炎而成人多罹患大叶性肺炎;同样,儿童心血管疾病以先天性心脏病多见,而成人则多发冠状动脉心脏病。此外,与成人相比,儿童先天性畸形较多见。正因为具有这些鲜明的特点,儿科学要求儿科专业医师在疾病的诊治过程中更应予以充分的重视。

儿童是社会中的弱势群体之一,儿童的健康对家庭乃至社会影响重大。儿童自出生至青少年阶段的生长发育过程中,来自家庭、社会、环境的不利因素时刻影响其健康。作为儿童健康的重要守护者,儿科医生在关注儿童身体健康的同时,还需与其家庭成员、学校老师、社区工作者等一起为儿童成长发展提供适宜的条件、环境和服务,切实保障儿童身心健康。因此,在关注儿童疾病的同时,儿科医师必须同时关注上述不利因素。儿科专业医师在儿童疾病的诊治过程中需要具备三种品质:第一种是能够用最新的有事实根据的知识和信息开展疾病的诊治工作,能够通过已经积累的临床经验以及文献检索获得信息,分析患儿发病的病理生理机制并形成对所诊治的患儿的个体化认识;第二种是要有较强的沟通和动手能力,如能够针对儿童的特点进行有效的病史采集,进行正确的体格检查,规范地进行常规操作及对危重患儿进行准确的判断和急救的能力;第三种是具有无私奉献的精神,本着一切为了患儿及其家庭的利益着想的原则,最大限度地发挥自己的专业知识和技能,在诊治过程中敏感地体察患儿及家长的心情,给予同情和关爱。

第三节 | 儿童年龄分期

儿童的生长发育是一个连续渐进的动态过程,不应被人为地割裂认识。但是在这个过程中,随着年龄的增长,儿童的解剖、生理和心理等功能确实在不同的阶段表现出与年龄相关的规律性。因此,在实际工作中将儿童年龄分为七期,以便熟悉掌握。

一、胎儿期

传统方法计算胎儿期(fetal period)是从母亲末次月经第一天算起到出生为止,共40周。但严格意义上,胎儿的整个发育过程应该从受精开始计算到出生,为38周。胎儿的周龄即为胎龄,或称为妊娠龄。母亲妊娠期间如受外界不利因素影响,包括感染、创伤、滥用药物、接触放射性物质、毒品等,以及营养缺乏、严重疾病和心理创伤等,都可能影响胎儿的正常生长发育,导致流产、畸形或宫内发育不良等。

二、新生儿期

新生儿期(neonatal period)指自胎儿娩出脐带结扎时开始到28天之前,按年龄划分,此期实际包含在婴儿期内。由于此期在生长发育和疾病方面具有非常明显的特殊性,且发病率高,死亡率也高,因此单独列为婴儿期中的一个特殊时期。在此期间,小儿脱离母体转而独立生存,所处的内外环境发生根本的变化,但其适应能力尚不完善。此外,分娩过程中的损伤、感染延续存在,先天性畸形也常在此期表现。

三、婴儿期

自出生到 1 岁之前为婴儿期(infant period)。此期是生长发育极其旺盛的阶段,因此对营养的需求量相对较高。此时,各系统器官的生长发育虽然也在持续进行,但是不够成熟完善,尤其是消化系统常常难以适应对大量食物的消化吸收,容易发生消化道功能紊乱。同时,婴儿体内来自母体的抗体逐渐减少,自身的免疫功能尚未成熟,抗感染能力较弱,易发生各种感染性疾病。

四、幼儿期

自 1 岁到满 3 岁之前为幼儿期(toddler period)。此期体格生长发育速度较前稍减慢;而智能发育迅速,同时活动范围渐广,接触社会事物渐多。此阶段消化系统功能仍不完善,营养的需求量仍然相对较高,而断乳和转乳期食物添加须在此时进行,因此适宜的喂养仍是保持正常生长发育的重要环节。此期小儿对危险的识别和自我保护能力都有限,因此意外伤害发生率非常高,应格外注意防护。

五、学龄前期

自 3 岁到 6～7 岁入小学前为学龄前期(preschool period)。此时体格生长发育速度已经减慢,处于稳步增长状态;而智能发育更加迅速,与同龄儿童和社会事物有了广泛的接触,知识面得以扩大,自理能力和初步社交能力能够得到锻炼。

六、学龄期

自入小学始(6～7 岁)到青春期前为学龄期(school age period)。此期儿童的体格生长速度相对缓慢,除生殖系统外,各系统器官外形均已接近成人。智能发育更加成熟,可以接受系统的科学文化教育。

七、青春期

青春期(adolescence period)年龄范围一般为 10～20 岁,是从儿童到成人的过渡时期。这是一个由一系列内分泌变化导致性成熟并形成生殖能力的过程;同时,也是一个生理、心理和情感发展的过程。女孩的青春期开始年龄和结束年龄都比男孩早 2 年左右。青春期的开始和结束年龄存在较大的个体差异,可相差 2～4 岁。此期儿童的体格生长发育再次加速,出现第二次高峰,同时生殖系统的发育也加速并渐趋成熟。

第四节 │ 儿科学的发展与展望

与西方医学比较而言,我国的中医儿科起源要早得多,自扁鹊"为小儿医"以来已有 2 400 余年,我国最早的儿科专著《颅囟经》成书于唐末,首次阐述小儿为"纯阳之体"的理论,也是世界现存最早的儿科专著。自宋代钱乙建立中医儿科学体系以来也有近 900 年。此前在唐代已在太医署正规培养五年制少小科专科医师,隋、唐时期已有多部涵盖儿科疾病的专著问世,如《诸病源候论》收集论述小儿杂病诸候六卷二百五十五候;宋代的《小儿药证直诀》建立了中医儿科以五脏为中心的临床辨证方法。16 世纪中叶发明的接种人痘预防天花的方法比欧洲发明牛痘接种早百余年。进入 19 世纪后,西方儿科学发展迅速,并随着商品和教会进入我国。

20 世纪 30 年代,西医儿科学在我国开始受到重视。至 20 世纪 40 年代,儿科临床医疗规模初具,当时的工作重点在于诊治各种传染病和防治营养不良。由于儿科人才日趋紧缺,儿科学教育应运而生。1943 年,我国现代儿科学的奠基人诸福棠教授主编的《实用儿科学》首版问世,成为我国第一部大型的儿科医学参考书,标志着我国现代儿科学的建立。

自19世纪至20世纪末,西医儿科学的重大贡献主要在于有效地防治传染病和营养不良方面,两者为当时儿童死亡的首要原因。预防多种传染病疫苗的研制成功,使得儿童中常见传染病的发生率明显下降,婴儿死亡率逐年降低。同时,由于抗生素的不断发展和广泛应用,儿童中感染性疾病的发病率和死亡率也大幅度下降。代乳食品和配方乳的研究和提供曾经拯救了大量儿童的生命,近年来大力提倡母乳喂养使得儿童的健康水平更加提高。

中华人民共和国成立以后,在城乡各地建立和完善了儿科医疗机构,并且按照预防为主的方针在全国大多数地区建立起妇幼保健机构,同时普遍兴办各种形式的托幼机构。这些机构对于保障我国儿童健康和提高儿童生命质量起到了至关重要的作用。通过健全以妇幼保健机构、儿童医院和综合医院儿科为核心,以基层医疗卫生机构为基础,以大中型综合医院和相关科研教学机构为支撑的儿童医疗卫生服务体系,儿童的生长发育监测、先天性遗传性疾病的筛查、疫苗的预防接种、"四病"的防治得以落实,儿童中常见病、多发病能够得到及时的诊治(图1-1、1-2)。《柳叶刀》2021年发表的报告《中国妇幼健康七十年》对我国妇幼健康70年(1949—2019年)发展给予了较高的评价:过去70年,中国妇幼卫生保健事业取得了显著进展,妇幼卫生保健事业的重点已从减少孕产妇和儿童死亡率转向对高质量保健的需求。而且,由于加速实现了千年发展目标4(Millennium Development Goals 4,MDG4)与目标5,世界卫生组织将中国列为妇女和儿童健康领域的十大快速发展国家之一。近年来,国家相继出台《"健康中国2030"规划纲要》《健康中国行动(2019—2030年)》,将促进儿童健康作为重要目标任务。国家卫健委也连续实施《健康儿童行动计划(2018—2020年)》和《健康儿童行动提升计划(2021—2025年)》,突出强调坚持预防为主、防治结合,建立完善儿童健康服务体系,提供全方位、全过程、有温度的儿童医疗保健服务。

尽管我国儿童目前的主要健康问题从总体上看还集中在感染性和营养性疾病等常见病、多发病,但相较20世纪而言,这些疾病的发生率和严重性已显著降低;在某些发达地区,严重的营养不良和急性传染病已经非常少见。这些疾病谱的变化昭示我国儿科工作者的注意力应该开始向新的领域发展延伸,儿科学的任务不仅要着重降低发病率和死亡率,更应该着眼于保障儿童健康,提高生命质量的远大目标。因此,研究儿童正常生长发育规律及其影响因素的儿童保健学日益受到重视,儿童保健的临床服务应该由大城市逐渐普及到中小城市和乡村,以保证儿童的体格生长、心理健康、智能发育和社会适应性得到全面均衡的发展。同时,研究儿童罹患各种疾病后得以尽量完善恢复的儿童康复医学也应受到重视,儿童时期疾患的后遗症可能影响今后一生的健康和幸福,而处于生长发育阶段的儿童具有非常强的修复和再塑能力,在适宜的康复治疗下往往可能获得令人难以想象的效果。此外,20世纪末的健康与疾病发展起源(the Developmental Origins of Health and Disease,DOHaD)理论,指出生命早期的不良暴露会增加某些成人非传染性疾病的发生风险。因此,成人疾病的儿童期预防应该受到重视,许多疾病在成人后(或在老年期)出现临床表现,实际上发病的过程在儿童期已经开始,如能在儿童期进行早期预防干预,就可能防止或延缓疾病的发生、发展。最近世界卫生组织和联合国儿童基金会通过制定名为"儿童疾病综合管理(Integrated Management of Childhood Illness,IMCI)"的战略来进一步提高和维护儿童的健康水平。儿童疾病综合管理的目标是在5岁以下儿童中减少死亡、疾病和残疾,并促进他们更好地成长和发育。儿童疾病综合管理包括家庭和社区,以及卫生机构实施的预防性和医疗性措施内容。在医疗卫生机构中,IMCI战略促进了在门诊就对儿童期疾病做出准确的确认,保证了对所有重大疾病的综合治疗,加强对家长的咨询,并提高重症患儿的转诊速度。在社区医疗服务机构和家庭,该战略促进了寻求适宜保健的行为,提高了营养和预防保健,并保障医嘱的正确执行。相应地,我国针对儿童早期发展也走出了中国特色发展道路:以保健为中心、保健和临床相结合、个体和群体相结合、中医和西医相结合的儿童保健发展道路。

儿科学的研究和发展是依托现代医学的进步展开的。当前,现代医学的革命性突破及其引领的发展趋势应该引起儿科工作者的高度重视。相对其他科学领域而言,现代医学的发展历史并不长。

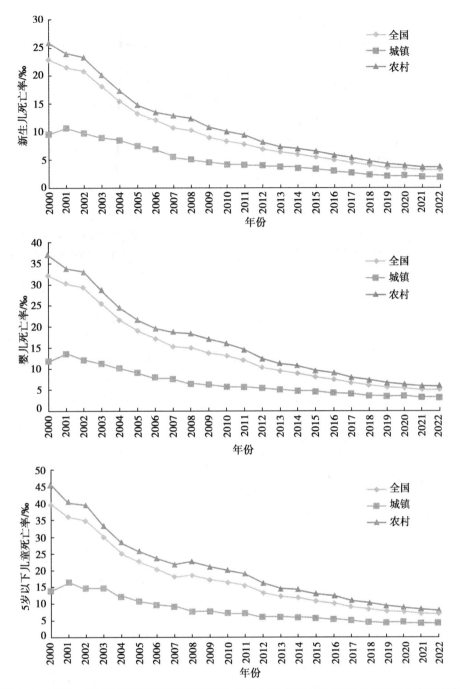

图 1-1　2000—2022 年我国监测地区的新生儿死亡率、婴儿死亡率和 5 岁以下儿童死亡率

迄今为止,虽然对于外部因素致病为主导的创伤、感染性等疾病研究取得了令人瞩目的进展,但是对内部致病因素的研究,以及内部致病因素与环境因素相互作用导致疾病发生的研究相对滞后,这是目前疾病谱中肿瘤、心脑血管疾病和代谢性疾病居高不下的基本原因。著名的诺贝尔生理学或医学奖获得者杜尔贝科曾说:"人类的 DNA 序列是人类的真谛,这个世界上发生的一切事情都与这一序列息息相关,包括癌症在内的人类疾病的发生都与基因直接或间接有关……" 2005 年人类基因组 DNA 全序列测定最终完成,对于人类攻克目前威胁生命健康的疑难杂症具有里程碑的意义。基因组学在基因活性和疾病的相关性方面为破解疾病发生、发展的本源提供了有力的根据和方向,后基因组学、蛋白质组学、表观遗传学、生物信息学、模式生物学等学科的发展和交叉组合已经形成了系统生物医学。系统生物医学能够将各种致病因素的相互作用、代谢途径及调控途径综合起来,运用现代生物学的科学和技术,解析人类疾病发生的根本原因,从而寻求干预、治疗和预防的方法。系统生物医学、精准医

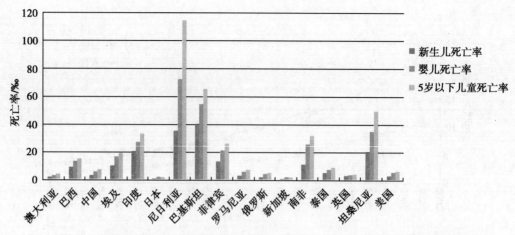

图 1-2 我国新生儿死亡率、婴儿死亡率和 5 岁以下儿童死亡率与其他国家的比较

学和循证医学对儿科学的发展将有不可估量的影响,因为这些研究必将涉及人类生命和健康的本质性问题,儿科学正是在解决这些问题路径的源头上。

诚然,儿科学目前发展的重点仍然针对疾病的临床诊治,因为疾病依然是威胁人类生存的首要问题。然而,随着社会和经济的发展,生存将不再是人类生活的基本诉求,健康将逐渐成为人类生活的更高追求。随着人类对于生命质量的要求不断提升,对于健康的定义也在更新。20 世纪 70 年代,联合国世界卫生组织(WHO)对健康做了如下定义:"健康不仅是躯体无病,还要有完整的生理、心理状态和社会适应能力"。对照这样的目标,我国儿科学在探索如何维护和促进儿童的心理和行为发育,培养儿童具备优秀的社会适应能力方面还需要倍加努力,并将此项任务列入今后发展的重点内容之一。儿科医生呵护的是人口总数约 20% 的儿童,却是人类 100% 的未来。

(孙 锟)

第二章 | 生长发育

人的生长发育是指从受精卵到成人的成熟过程。生长和发育是儿童不同于成人的重要特点。生长是指儿童身体各器官、系统的长大，可有相应的测量值来表示其量的变化；发育是指细胞、组织、器官的分化与功能成熟。生长和发育两者紧密相关，生长是发育的物质基础，生长量的变化可在一定程度上反映身体器官、系统的成熟状况。

第一节 | 生长发育规律

生长发育，不论总的速度或各器官、系统的发育顺序，都遵循一定的规律。认识总的规律有助于儿科医师对儿童生长发育状况进行正确评价与指导。

一、生长发育呈现连续性、阶段性的特点

生长发育过程持续贯穿整个儿童期，但不同年龄阶段生长速度不同。例如，体重和身长的增速在生后第1年，尤其前3个月最快，因此第1年为生后的第一个生长高峰；第2年以后生长速度逐渐减慢，至青春期生长速度又加快，出现第二个生长高峰。

二、各系统、器官生长发育速度不完全同步

人体各器官、系统的发育速度不完全同步，但遵循一定规律。如神经系统发育较早，从受精卵开始的生命第一个一千天（也被称为生命早期一千天）是大脑发育最快阶段；淋巴系统在儿童期迅速生长，于青春期前达高峰，以后逐渐下降；生殖系统发育较晚。其他系统，如心、肝、肾、肌肉的发育基本与体格生长相平行（图2-1）。各系统发育速度的不同与儿童不同年龄阶段的生理功能有关。

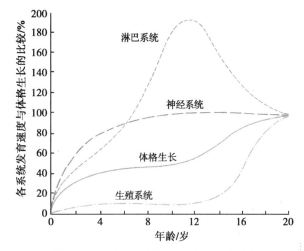

图 2-1　各系统器官发育速度不完全同步

三、生长发育的一般规律

儿童生长发育遵循由上到下、由近到远、由粗到细、由简单到复杂、由低级到高级的规律。如出生后运动发育的规律是：先抬头、后抬胸，再会坐、立、行（从上到下）；从臂到手，从腿到脚的活动（由近到远）；从全掌抓握到手指拾取（由粗到细）；先画直线后画圈、图形（由简单到复杂）。认识事物的过程是：先会看、听、感觉事物，逐渐发展到有记忆、思维、分析、判断能力（由低级到高级）。

四、生长发育的个体差异

儿童生长发育虽按一定的总规律发展，但受不同遗传、环境因素的影响，存在着相当大的个体差

异,每个人生长的"轨道"不会完全相同。因此,儿童的生长发育水平有一定的正常范围,所谓"正常值"不是绝对的,评价时必须考虑个体不同的影响因素,才能做出正确的判断。

第二节 │ 影响生长发育的因素

一、遗传因素

细胞染色体所载基因是决定遗传的物质基础。父母双方的遗传因素决定小儿生长发育的"轨道",或特征、潜力、趋向。种族、家族的遗传信息影响深远,如皮肤和头发的颜色、面型特征、身材高矮、性成熟的迟早、对营养素的需要量、对疾病的易感性等。一些特殊情况,如严重影响生长的遗传代谢性疾病、内分泌障碍、染色体畸形等所致的生长发育偏离正常轨道,更是与遗传直接有关。

二、环境因素

1. **营养** 儿童的生长发育,包括宫内胎儿生长发育,需充足的营养素供给。营养素供给充足且比例恰当,加上适宜的生活环境,可使生长潜力得到充分的发挥。宫内营养不良不仅使胎儿体格生长落后,严重时还影响脑的发育;生后营养不良,特别是第1~2年的严重营养不良,可影响体重、身长及脑发育。

2. **疾病** 疾病对生长发育的阻挠作用十分明显。急性感染常使体重减轻;长期慢性疾病则影响体重和身高的增长;内分泌疾病常引起骨骼生长和神经系统发育迟缓;先天性疾病,如先天性心脏病,可造成生长迟缓,有些还影响脑发育。

3. **母亲情况** 胎儿在宫内的发育受孕母生活环境、营养、情绪、疾病等各种因素的影响。母亲妊娠早期的病毒性感染可导致胎儿先天性畸形;妊娠期严重营养不良可引起流产、早产和胎儿体格生长以及脑发育迟缓;妊娠早期某些药物、X线照射、环境毒物和精神创伤均可影响胎儿的发育。

4. **家庭和社会环境** 家庭环境对儿童健康的重要作用易被家长和儿科医师忽视。良好的居住环境,如阳光充足、空气新鲜、水源清洁、无噪声、无噪光、居住条件舒适,配合回应性照护、良好的生活习惯、安全保障、早期学习、体育锻炼、完善的医疗保健服务等,是促进儿童生长发育达到最佳状态的重要因素。近年来,社会家庭环境对儿童健康的影响受到高度关注,儿童早期发展正是在这一背景下应运而生,其核心是推动社区和家庭在儿童生长发育的关键期为其提供最佳养育环境。

成人疾病胎儿起源学说(The developmental origins of health and disease,DOHaD)意指"健康与疾病的发育起源",是近年提出的关于人类疾病起源的新概念。该学说认为,胎儿在宫内发育中受到遗传、宫内环境的影响,不仅会影响胎儿期的生长发育,还可能引起出生后相关器官系统的功能甚至结构改变,导致将来一系列成年期疾病的发生。研究已经证实,孕期营养缺乏会显著增加子代代谢综合征相关疾病的发病风险。

综上所述,遗传决定了生长发育的潜力,这种潜力从受精卵开始就受到环境因素的作用与调节,因此遗传与环境交互作用,使得个体呈现不同的生长发育模式。

第三节 │ 体格生长

一、体格生长常用指标

体格生长应选择易于测量、有较大人群代表性的指标来表示。常用的形态指标有体重、身高(长)、坐高(顶臀长)、头围、胸围、上臂围、皮下脂肪等。

二、出生至青春前期的体格生长规律

(一) 体重

体重即身体重量,为各器官、系统、体液的总重量,其中骨骼、肌肉、内脏、体脂、体液为主要成分。因体脂与体液变化较大,体重在体格生长指标中最易波动。体重易于准确测量,是最易获得的反映儿童生长与营养状况的指标。儿科临床中多用体重计算药量和静脉输液量。

新生儿出生体重与胎次、胎龄、性别及宫内营养状况有关。我国2015年九市城区调查结果显示,平均男婴出生体重为(3.38±0.40)kg,女婴为(3.26±0.40)kg,与世界卫生组织(World Health Organization,WHO)的参考值相近(男3.3kg,女3.2kg)。出生后体重增长为胎儿宫内体重生长曲线的延续。生后1周内因奶量摄入不足、水分丢失、胎粪排出,可出现暂时性体重下降,或称生理性体重下降,约在生后第3~4天达最低点,下降范围为3%~9%,以后逐渐回升,至出生后第7~10天应恢复到出生时的体重。如果体重下降的幅度超过10%或至第10天还未恢复到出生时的体重,则为病理状态,应分析其原因。若生后及时合理喂哺,可减轻或避免生理性体重下降的发生。出生时体重受宫内因素的影响大,生后的体重与营养以及疾病等因素密切相关。

随年龄的增加,儿童体重的增长逐渐减慢(附录一)。正常足月婴儿生后第1个月体重增加可达1~1.7kg,生后3~4个月体重约等于出生时体重的2倍;第1年内婴儿前3个月体重的增加值约等于后9个月体重的增加值,即12月龄时婴儿体重约为出生时的3倍(10kg),是生后体重增长最快的时期,系第一个生长高峰;生后第2年体重增加2.5~3.5kg;2岁至青春前期体重增长减慢,年增长值约2kg。

儿童体重的增长为非等速的增加,进行评价时应以个体儿童自己体重的变化为依据,不可把"公式"计算的体重或人群体重均数(所谓"正常值")当作"标准"进行评价。当无条件测量体重时,为便于医务人员计算小儿用药量和液体量,可用以下公式估计体重(表2-1)。

表2-1 正常儿童体重、身高估计公式

年龄	体重/kg	年龄	身长(高)/cm
出生	3.25	出生	50
3~12月龄	[年龄(月)+9]/2	12月龄	75
1~6岁	年龄(岁)×2+8	2~6岁	年龄(岁)×7+75
7~12岁	[年龄(岁)×7-5]/2	7~10岁	年龄(岁)×6+80

视频

(二) 身体长度

1. 身高(长) 身高指头部、脊柱与下肢长度的总和。3岁以下儿童立位测量不易准确,应仰卧位测量,称为身长。3岁以上儿童立位测量称为身高。立位测量值比仰卧位少1~2cm。

身高(长)的增长规律与体重相似,年龄越小,增长越快,也出现婴儿期和青春期两个生长高峰。出生时身长平均为50cm,生后第1年身长增长最快,约为25cm;前3个月身长增长约11~13cm,约等于后9个月的增长值,1岁时身长约75cm;第2年身长增长速度减慢,约10~12cm,即2岁时身长约87cm;2岁以后身高每年增长6~7cm。2岁以后每年身高增长低于5cm,生长速度下降。

身高(长)的增长受遗传、内分泌、宫内生长水平的影响较明显,长期营养不良或某些慢性疾病会影响身高(长),但短期的疾病与营养波动不易影响身高(长)的生长。

2. 坐高(顶臀长) 是头顶到坐骨结节的长度。3岁以下儿童仰卧位测量的值称为顶臀长。坐高增长代表头颅与脊柱的生长。

3. 指距 是两上肢水平伸展时两中指尖的距离,代表上肢长骨的生长。

(三) 头围

经眉弓上缘、枕骨结节左右对称环绕头一周的长度为头围。头围的增长与脑和颅骨发育有关。

视频

胎儿期脑发育居全身各系统的领先地位,故出生时头围相对大,平均33~34cm。与体重、身长增长相似,第1年前3个月头围的增长约等于后9个月头围的增长值(6cm),即1岁时头围约为46cm;生后第2年头围增长减慢,约为2cm,2岁时头围约48cm;5岁时约50cm,10岁时约53cm,15岁时达成人头围,约54cm。头围的测量在2岁以内最有价值。

视频

婴幼儿期连续追踪测量头围比一次测量更重要。头围大小与双亲的头围有关;头围小于均值 $-2S$ 常提示有脑发育不良的可能,小于均值 $-3S$ 以上常提示脑发育不良;头围增长过速提示可能存在脑积水。

(四) 胸围

视频

平乳头下缘经肩胛角下缘平绕胸一周为胸围。胸围代表肺与胸廓的生长。出生时胸围32cm,略小于头围1~2cm。1岁左右胸围约等于头围。1岁至青春前期胸围应大于头围(约为头围+年龄-1cm)。1岁左右头围与胸围的增长在生长曲线上形成头围、胸围的交叉,此交叉时间与儿童营养、胸廓的生长发育有关,生长较差者头围、胸围交叉时间延后。

(五) 上臂围

视频

经肩峰与鹰嘴连线中点绕臂一周即为上臂围。上臂围代表肌肉、骨骼、皮下脂肪和皮肤的生长。1岁以内上臂围增长迅速,1~5岁增长缓慢,为1~2cm。因此,有人认为在无条件测量体重和身高的场合,可用测量左上臂围来筛查1~5岁小儿的营养状况:>13.5cm为营养良好,12.5~13.5cm为营养中等,<12.5cm为营养不良。

(六) 皮下脂肪

通过测量皮脂厚度反映皮下脂肪。常用的测量部位有:①腹壁皮下脂肪;②背部皮下脂肪。要用皮下脂肪测量工具(测皮褶卡钳)按照标准的测量方法进行测量才能得出正确的数据。

(七) 身体比例与匀称性

在生长过程中,身体的比例与匀称性的变化有一定规律。

1. **头与身长比例**　在宫内与婴幼儿期,头领先生长,而躯干、下肢生长则较晚,生长时间也较长。因此,头、躯干、下肢长度的比例在生长进程中发生变化。头与身长(高)的比例在新生儿为1/4,成年后为1/8(图2-2)。

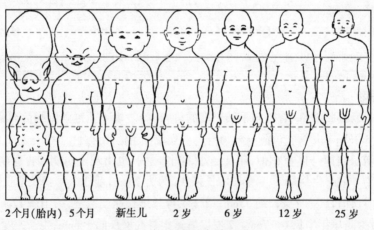

2个月(胎内)　5个月　新生儿　2岁　6岁　12岁　25岁

图 2-2　头与身长(高)的比例

2. **体型匀称**　表示体型(形态)生长的比例关系,常用的指标有身高别体重(weight for height, WFH);胸围/身高(身高胸围指数);体重(kg)/身高(cm)$\times 10^3$(Quetelet 指数);体重(kg)/$[$身高(cm)$]^2 \times 10^4$(Kaup 指数,幼儿用);年龄别体质指数(body mass index for age,BMI/age)等。

3. **身材匀称**　以坐高(顶臀长)与身高(长)的比例表示,反映下肢的生长情况。坐高(顶臀长)占身高(长)的比例由出生时的0.67下降到14岁时的0.53。

任何影响下肢生长的疾病,可使坐高(顶臀长)与身高(长)的比例停留在幼年状态,如甲状腺功能减退与软骨营养不良。

4. 指距与身高　正常时,指距略小于身高(长)。如指距大于身高1~2cm,对诊断长骨的异常生长有参考价值,如蜘蛛样指/趾(马方综合征)。

三、青春期的体格生长规律

青春期是儿童到成人的过渡期,受性激素等因素的影响,出现生后的第二个生长速度高峰(peak height velocity,PHV),有明显的性别差异。男孩的身高增长高峰约晚于女孩2年,且每年身高的增长值大于女孩,因此最终的身高一般来说男孩比女孩高。一般男孩骨龄15岁、女孩骨龄13岁时,身高达最终身高的95%。

不论男孩还是女孩,在青春期前的1~2年中生长速度略有减慢。女孩在乳房发育后(约9~11岁),男孩在睾丸增大后(约11~13岁)身高开始加速生长,经1~2年生长达PHV,此时身高平均年增加女孩为8~9cm,男孩为9~10cm。在第二生长高峰期,身高增加值约为最终身高的15%。PHV提前者身高的增长停止较早。

青春期体重的增长与身高平行,同时内脏器官增长。女性耻骨与髂骨下部的生长与脂肪堆积使臀围加大。男性则有肩部增宽、下肢较长、肌肉增强的不同体型特点。

四、体格生长评价

儿童处于快速生长发育阶段,身体形态及各部分比例变化较大。充分了解儿童各阶段生长发育的规律、特点,正确评价儿童生长发育状况,及早发现问题,给予适当的指导与干预,对促进儿童的健康生长十分重要。

(一) 原则

正确评价儿童的体格生长必须做到以下几点。①选择适宜的体格生长指标:最重要和常用的形态指标为身高(长)和体重,<3岁儿童应常规测量头围,其他常用的形态指标有坐高(顶臀长)、胸围、上臂围、皮脂厚度等;②采用准确的测量工具及规范的测量方法;③选择恰当的生长标准或参照值:建议根据情况选择2006年世界卫生组织儿童生长标准或2015年中国九市儿童的体格发育数据制定的中国儿童生长参照值(附录一);④定期评估儿童生长状况,即生长监测。

(二) 评价内容

儿童体格生长评价包括生长水平、生长速度以及匀称度三个方面。

1. 生长水平　将某一年龄时点所获得的某一项体格生长指标测量值(横断面测量)与生长标准或参照值比较,得到该儿童在同年龄、同性别人群中所处的位置,即为此儿童该项体格生长指标在此年龄的生长水平。所有单项体格生长指标,如体重、身高(长)、头围、胸围、上臂围等均可进行生长水平评价。

早产儿体格生长有一允许的“落后”年龄范围,即此年龄后应“追上”正常足月儿的生长。进行早产儿生长水平评价时应矫正胎龄至40周(足月)后再评价,头围至18月龄、体重至24月龄、身长至40月龄后不再矫正。

2. 生长速度　是对某一单项体格生长指标定期连续测量(纵向观察),所获得的该项指标在某一年龄阶段的增长值即为该儿童该项体格生长指标的生长速度。以生长曲线表示生长速度最简单、直观,定期体格检查是评价生长速度的关键。这种动态纵向观察个体儿童的生长规律的方法可发现每个儿童自己稳定的生长轨道,体现个体差异。因此,生长速度的评价较生长水平更能真实反映儿童的生长状况。

3. 匀称度　是对体格生长指标之间关系的评价。

(1)体型匀称度:表示体型(形态)生长的比例关系,常用的指标有身高别体重(WFH)以及年龄别体质指数(BMI/age)。身高别体重表示一定身高的相应体重增长范围,间接反映身体的密度与充实度,其优点是不依赖于年龄,是判断2岁以内儿童营养不良和超重肥胖最常用的指标之一。体质指数,BMI=体重(kg)/身高(m)^2,其实际含义是单位面积中所含的体重数,表示一定身高的相应体重增长范围,间接反映体型和身材的匀称度。儿童的BMI随年龄而变化,需要采用根据不同年龄和性别制定的BMI参照标准(见附录一)。BMI对≥2岁儿童超重肥胖的判断优于身高别体重。

(2)身材匀称:以坐高(顶臀高)和身高(长)的比值反映下肢生长状况。按实际测量计算结果与参照人群值计算结果比较。结果以匀称、不匀称表示。

(三)数据统计学表示方法

体格生长数据常用的统计学表示方法如下。

(1)均值离差法:正常儿童生长发育状况多呈正态分布,常用均值离差法,以平均值加减标准差(S)来表示,如68.3%的儿童生长水平在均值±1S范围内,95.4%的儿童在均值±2S范围内,99.7%的儿童在均值±3S范围内。通常均值±2S(包括总体的95%)为正常范围。

(2)百分位数法:当测量值呈偏正态分布时,百分位数法能更准确地反映所测数值的分布情况。当变量呈正态分布时,百分位数法与均值离差法两者相应数值相当接近。由于样本常呈偏正态分布,两者的相应数值略有差别。通常P_3~P_{97}(包括总体的94%)为正常范围。

体格生长评价广泛应用以上两种表示方法,但目前一般都用百分位数法。均值离差法计算较简单,百分位数法计算相对较复杂,但精确。

(3)标准差的离差法(Z评分或Z score,SS):可进行不同质(即不同性别、不同年龄、不同指标)数据间比较,用偏离该年龄组标准差的程度来反映生长情况,结果表示也较精确。

$$Z=(X-\overline{X})/S$$

其中,X为测得值,S为标准差。Z评分可为正值,也可为负值。标准差的离差值以±2以内为正常范围。

(4)中位数法:当样本变量为正态分布时中位数等于均数或P_{50}。当样本变量分布不是完全正态时,选用中位数而不是算术平均数作为中间值。因此时样本中少数变量分布在一端,用算术平均数表示则对个别变量值影响大。故用中位数表示变量的平均水平较妥。

无论使用以上何种方法进行体格生长的评价都应该注意,儿童的体格生长存在个体差异,评价的标准比较宽泛,不应该将中间值(如均值、P_{50}或者中位数等)作为评价个体或者托幼机构中群体的体格生长是否是正常的标准值,追求所谓的"达标"。

(四)生长曲线的应用

生长曲线图是儿科临床中使用最为广泛的体格生长评价工具。生长曲线图(图2-3)是将表格测量数值按离差法或百分位数法的等级绘成不同年龄、不同体格指标测量数值的曲线图,较之表格更为方便、直观,不仅可以评出生长水平,还可看出生长趋势,并能算出生长速度,便于与家长交流。

正确解释生长曲线的关键有多个方面。①生长监测:定期、连续测量比一次数据更重要,可以获得个体生长轨道;②生长的个体差异:受遗传及环境条件影响,体格生长存在个体差异,多数儿童体重和身长(高)测量值应稳定地沿着自己的"轨道"进行,在P_3和P_{97}之间(或均值±2S)均属正常,故均值或P_{50}不是个体儿童生长的目标;③喂养方式:母乳喂养婴儿在初期生长可能会略低于配方奶喂养婴儿,因此评价纯母乳喂养婴儿的生长时应考虑喂养方式的影响,避免不必要的检查、过度使用配方奶补充、过早引进固体食物等;④"回归"均值趋势:约2/3的儿童出生体重和身长在2~3岁前可出现百分位值趋向P_{50};但需首先复核确定测量无误;⑤生长波动:持续生长监测中出现生长曲线偏离原稳定的生长轨道超过1条主百分位线者为生长波动(P_{97}、P_{75}、P_{50}、P_{25}、P_3为主百分位线,2条邻近主百分位线相当于S),需要适当增加生长监测频率,并查明原因,必要时给予营养喂养指导;⑥生长异常:当儿童生长水平或体型匀称度<P_3或>P_{97},或系列测量过程中出现生长曲线偏离原稳定的生长轨道超过2条主百分位线者称为生长异常,需及时寻找可能的原因,必要时应该及时转诊至上一级医疗机构或相关专科进一步诊治。

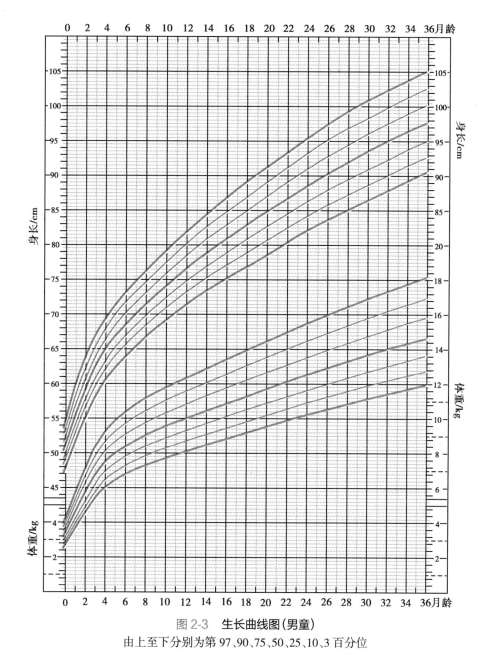

图 2-3 生长曲线图(男童)

由上至下分别为第 97、90、75、50、25、10、3 百分位

第四节 │ 与体格生长有关的其他系统的发育

一、骨骼

1. **头颅骨** 除头围外,还可根据骨缝闭合、前囟大小及前后囟闭合时间来评价颅骨的生长及发育情况。婴儿娩出时经过产道,故出生时颅骨缝稍有重叠,不久重叠现象消失。出生时后囟很小或已闭合,最迟约 6~8 周龄闭合。前囟出生时大小差别较大(1~4cm),平均为 2.5cm。婴儿生后 2~3 月龄,随颅骨重叠逐渐消失前囟较出生时增大,之后逐渐骨化而变小,最迟于 2 岁闭合。前囟大小以两个对边中点连线的长短表示。前囟检查在儿科临床很重要,如脑发育不良时头围小、前囟小或关闭早,甲状腺功能减退时前囟闭合延迟,颅内压增高时前囟饱满,脱水时前囟凹陷(图 2-4)。

2. **脊柱** 脊柱的增长反映脊椎骨的生长。生后第 1 年脊柱生长快于四肢,以后四肢生长快于脊柱。出生时脊柱无弯曲,仅呈轻微后凸。3 个月左右抬头动作的出现使颈椎前凸;6 个月后能坐,出现

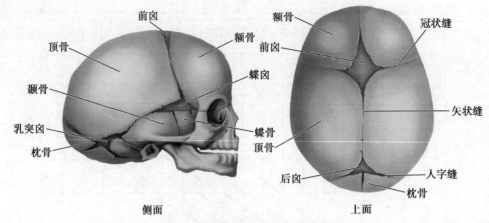

图 2-4　颅骨、前囟与后囟的发育

胸椎后凸;1 岁左右开始行走,出现腰椎前凸。这样的脊椎自然弯曲至 6~7 岁才为韧带所固定。注意小儿坐、立、走姿势,选择适宜的桌椅,对保证儿童脊柱正常形态很重要。

3. 长骨　长骨的生长是从胎儿到成人期逐渐完成的。长骨的生长主要由长骨干骺端的软骨骨化、骨膜下成骨使长骨增长、增粗,当骨骺与骨干融合时,标志长骨停止生长。

随年龄的增加,长骨干骺端的软骨次级骨化中心按一定顺序及骨解剖部位有规律地出现。骨化中心的出现可反映长骨的生长成熟程度。用 X 线检查测定不同年龄儿童长骨干骺端骨化中心的出现时间、数目、形态的变化,并将其标准化,即为骨龄(bone age)。出生时腕部尚无骨化中心,股骨远端及胫骨近端已出现骨化中心。因此判断长骨的生长,婴儿早期应摄膝部 X 线骨片,年长儿摄左手及腕部 X 线骨片,以了解其腕骨、掌骨、指骨的发育。出生后腕骨骨化中心的出现次序为:头状骨、钩骨(3 个月左右)、下桡骨骺(约 1 岁)、三角骨(2~2.5 岁)、月骨(3 岁左右)、大小多角骨(3.5~5 岁)、舟骨(5~6 岁)、下尺骨骺(6~7 岁)、豆状骨(9~10 岁)。10 岁时出全,共 10 个,故 1~9 岁腕部骨化中心的数目大约为其岁数加 1。具体评价骨龄时应对照图谱。骨生长与生长激素(growth hormone,GH)、甲状腺素、性激素有关。骨龄在临床上有重要的诊断价值,如甲状腺功能减退症、生长激素缺乏症骨龄明显延后;真性性早熟、先天性肾上腺皮质增生症骨龄超前。但正常骨化中心出现的年龄差异较大,诊断骨龄延迟时一定要慎重。

二、牙齿

牙齿的生长与骨骼有一定关系,但因胚胎来源不完全相同,牙齿与骨骼的生长不完全平行。出生时乳牙已骨化,乳牙牙胚隐藏在颌骨中,被牙龈覆盖;恒牙的骨化从新生儿期开始,18~24 个月时第三恒白齿已骨化。人一生有乳牙(共 20 个)和恒牙(共 28~32 个)两副牙齿。生后 4~10 个月乳牙开始萌出,13 个月后未萌出者为乳牙萌出延迟。乳牙萌出顺序一般为下颌先于上颌、自前向后(图 2-5),大多于 3 岁前出齐。乳牙萌出时间及顺序个体差异较大,与遗传、内分泌、食物性状有关。

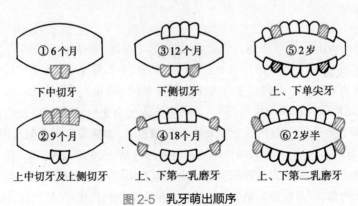

图 2-5　乳牙萌出顺序

6 岁左右萌出第一颗恒牙(第一恒磨牙,在第二乳磨牙之后,又称为六龄齿);6～12 岁阶段乳牙逐个被同位恒牙替换,其中第 1、2 前磨牙代替第 1、2 乳磨牙,此期为混合牙列期;12 岁萌出第二恒磨牙;约在 18 岁以后萌出第三恒磨牙(智齿),也有终生不萌出第三恒磨牙者。第一恒磨牙萌出较早,常被家长忽视,更应注意保护。

出牙为生理现象,出牙时个别小儿可有低热、唾液增多、发生流涎及睡眠不安、烦躁等症状。牙齿生长异常可见于外胚层生长不良、钙或氟缺乏、甲状腺功能减退等疾病。

三、生殖系统

参见第十六章内分泌疾病。

第五节 | 神经心理发育

在儿童成长过程中,神经心理的正常发育与体格生长具有同等重要的意义。神经心理发育包括感知、运动、语言、情感、思维、判断和意志性格等方面,以神经系统的发育和成熟为物质基础。和体格生长一样,神经心理发育的异常可能是某些系统疾病的早期表现,因此,了解儿童心理发育规律对疾病的早期诊断很有帮助。

一、神经系统的发育

在胎儿期,神经系统的发育领先于其他各系统,新生儿脑重已达成人脑重的 25% 左右,此时神经细胞数目已与成人接近,但其树突与轴突少而短。出生后脑重的增加主要是神经细胞体积的增大和树突的增多、加长,以及神经髓鞘的形成和发育。神经髓鞘的形成和发育约在 4 岁完成,在此之前,尤其在婴儿期,各种刺激引起的神经冲动传导速度缓慢,且易于泛化;不易形成兴奋灶,易疲劳而进入睡眠状态。

脊髓随年龄增加而增长。在胎儿期,脊髓下端在第 2 腰椎下缘,4 岁时上移至第 1 腰椎,在进行腰椎穿刺时应注意。握持反射应于 3 个月时消失。婴儿肌腱反射较弱,腹壁反射和提睾反射也不易引出,到 1 岁时才稳定。3～4 个月前的婴儿肌张力较高,克尼格征(Kernig 征)可为阳性,2 岁以下儿童巴宾斯基征(Babinski 征)阳性亦可为生理现象。

二、感知觉的发育

1. **视感知发育**　新生儿已有视觉感应功能,瞳孔有对光反射,在安静清醒状态下可短暂注视物体,但只能看清 15～20cm 内的事物。第 2 个月起可协调地注视物体,开始有头眼协调;3～4 个月时喜看自己的手,头眼协调较好;6～7 个月时目光可随上下移动的物体在垂直方向转动;8～9 个月时开始出现视深度感觉,能看到小物体;18 个月时已能区别各种形状;2 岁时可区别垂直线与水平线;5 岁时已可区别各种颜色;6 岁时视深度已充分发育。

2. **听感知发育**　出生时鼓室无空气,听力差;生后 3～7 天听觉已相当良好;3～4 个月时头可转向声源,听到悦耳声时会微笑;6 个月能区分父母声音;7～9 个月能听懂语气;10～12 个月能听懂名字;1～2 岁能听懂指令;4 岁时听觉发育已经完善。听感知发育和儿童的语言发育直接相关,听力障碍如果不能在语言发育的关键期内(6 个月内)得到确诊和干预,则可因聋致哑。

3. **味觉和嗅觉发育**
(1)味觉:出生时味觉发育已很完善;4～5 个月时甚至对食物轻微的味道改变已很敏感,为味觉发育关键期,此期应适时添加各类转乳期食物。
(2)嗅觉:出生时嗅觉中枢与神经末梢已基本发育成熟;3～4 个月时能区别愉快与不愉快的气味;7～8 个月开始对芳香气味有反应。

4. **皮肤感觉的发育**　皮肤感觉包括触觉、痛觉、温度觉及深感觉等。触觉是引起某些反射的基础。新生儿眼、口周、手掌、足底等部位的触觉已很灵敏,而前臂、大腿、躯干的触觉则较迟钝。新生儿已有痛觉,但较迟钝;第2个月起才逐渐改善。出生时温度觉已很灵敏。深感觉是指感受肌肉、肌腱、关节和韧带等深部结构的本体感觉。

三、运动的发育

运动发育可分为大运动(包括平衡)和细运动两大类(图2-6)。

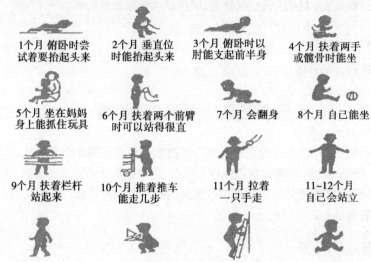

1个月 俯卧时尝试着要抬起头来　　2个月 垂直位时能抬起头来　　3个月 俯卧时以肘能支起前半身　　4个月 扶着两手或髋骨时能坐

5个月 坐在妈妈身上能抓住玩具　　6个月 扶着两个前臂时可以站得很直　　7个月 会翻身　　8个月 自己能坐

9个月 扶着栏杆站起来　　10个月 推着推车能走几步　　11个月 拉着一只手走　　11~12个月 自己会站立

12~14个月 自己会走　　15个月 会蹲着玩　　18个月 会爬上小梯子　　2岁 会跑、跳

图 2-6　婴幼儿期运动发育图

1. 平衡与大运动

(1)抬头:新生儿俯卧时能抬头1~2s,2月可抬头45°~90°,3个月时抬头较稳,4个月时抬头很稳。

(2)翻身:4个月婴儿可由仰卧翻身至侧卧位。4~7个月婴儿可有意转动上下肢,继而躯干、上下肢分段转动,可从仰卧到俯卧,再翻至仰卧位。

(3)坐:6个月时能双手向前撑住独坐;8~9个月可坐稳,并左右转动身体。

(4)爬:8~9个月可用双上肢向前爬。

(5)站、走、跳:8~9月龄可扶站片刻;10~14个月独站和扶走,1.5岁走得稳;18~24月龄会跑和双足跳;3岁时可并足跳远、单足跳。

2. 细动作　3~4个月握持反射消失之后手指可以活动;6~7个月时出现换手与捏、敲等探索性动作;9~10个月时可用拇指、食指拾物,喜撕纸;12~15个月时学会用匙,乱涂画;18个月时能叠2~3块方积木;2岁时可叠6~7块方积木,会翻书。

四、语言的发育

语言的发育与大脑、咽喉部肌肉的正常发育及听觉的完善有关,要经过发音、理解和表达3个阶段。新生儿已会哭叫,3~4个月咿呀发音;7月龄开始学语;1岁出现第一个有意义的单词;1.5~2岁会说短语;3岁能用简单句讲述日常生活中经历的事;4岁儿童能在听完故事后,回答故事有关的简单问题。

五、心理活动的发展

1. 早期的社会行为　2~3个月时小儿以笑、停止啼哭等行为及眼神和发音表示认识父母;3~4个月的婴儿开始出现社会反应性的大笑;7~8个月的小儿可表现出认生、对发声玩具感兴趣等;9~12个月时是认生的高峰;12~13个月小儿喜欢玩变戏法和躲猫猫游戏;18个月时逐渐有自我控制能力,成人在附近时可独自玩耍很久;2岁时不再认生,易与父母分开;3岁后可与小朋友做游戏。

2. 注意的发展　婴儿期以无意注意(自然发生的,无需意志努力的注意)为主,随着年龄的增长逐渐出现有意注意(自觉的,有预定目的的注意)。5~6岁后儿童能较好控制自己的注意力。

3. 记忆的发展 记忆是将所学得的信息贮存和"读出"的神经活动过程,可分为感觉、短暂记忆和长久记忆 3 个不同的系统。长久记忆又分为再认和重现,再认是以前感知的事物在眼前重现时能被认识;重现是以前感知的事物虽不在眼前出现,但可在脑中重现。1 岁内婴儿只有再认而无重现,随年龄的增长,重现能力亦增强。幼年儿童只按事物的表面特性记忆信息,以机械记忆为主。随着年龄的增加和理解、语言思维能力的加强,逻辑记忆逐渐发展。

4. 思维的发展 1 岁以后的儿童开始产生思维,在 3 岁以前只有最初级的形象思维;3 岁以后开始有初步抽象思维;6~11 岁以后儿童逐渐学会综合分析、分类比较等抽象思维方法,具有进一步独立思考的能力。

5. 想象的发展 新生儿无想象能力;1~2 岁儿童仅有想象的萌芽。想象力在 3~4 岁时开始迅速发展,但此时基本是自由联想,内容单一且数量少。5~6 岁有意想象和创造性想象内容进一步丰富。

6. 情绪、情感的发展 新生儿因生后不易适应宫外环境,较多处于消极情绪中,表现出不安、啼哭,而哺乳、抱、摇、抚摸等则可使其情绪愉快。婴幼儿情绪表现特点是时间短暂、反应强烈、容易变化、外显而真实。随着年龄的增长,儿童对不愉快因素的耐受性逐渐增加,能够有意识地控制自己,使情绪渐趋向稳定。

7. 个性和性格的发展 婴儿期由于一切生理需要均依赖成人,逐渐建立对亲人的依赖性和信任感。幼儿时期已能独立行走,说出自己的需要,故有一定自主感,但又未脱离对亲人的依赖,常出现违拗言行与依赖行为互相交替的现象。学龄前期小儿生活基本能自理,主动性增强,但主动行为失败时易出现失望和内疚心理。学龄期开始正规学习生活,重视自己勤奋学习的成就,如不能发现自己的学习潜力,将产生自卑心理。青春期体格生长和性发育开始成熟,社交增多,心理适应能力增强,但容易波动,在感情问题、伙伴问题、职业选择、道德评价和人生观等问题上处理不当时易发生性格变化。性格一旦形成即相对稳定。

小儿神经精神发育进程见表 2-2。

表 2-2 小儿神经精神发育进程

年龄	粗细动作	语言	适应周围人物的能力与行为
新生儿	无规律、不协调动作;紧握拳	能哭叫	铃声使全身活动减少
2 个月	直立及俯卧位时能抬头	发出和谐的喉音	能微笑,有面部表情;眼随物转动
3 个月	仰卧位变为侧卧位;用手摸东西	咿呀发音	头可随看到的物品或听到的声音转动 180°;注意自己的手
4 个月	扶着髋部时能坐;可在俯卧位时用两手支持抬起胸部;手能握持玩具	笑出声	抓面前物体;自己玩弄手,见食物表示喜悦;较有意识地哭和笑
5 个月	扶腋下能站得直;两手各握一玩具	能喃喃地发出单词音节	伸手取物;能辨别人声;望镜中人笑
6 个月	能独坐一会;用手摇玩具		能认识熟人和陌生人;自拉衣服;自握足玩
7 个月	会翻身,自己独坐很久;将玩具从一手换入另一手	能发"爸爸""妈妈"等复音,但无意识	6~7 月龄能听懂自己的名字
8 个月	会爬;会自己坐起来、躺下去;会拍手	重复大人所发简单音节	注意观察大人的行动;开始认识物体;两手会传递玩具
9 个月	会扶着栏杆站起来;试独站;会从抽屉中取出玩具		能懂几个较复杂的词句,如"再见"等;看见熟人会手伸出来要人抱;或与人合作游戏
10~11 个月	能独站片刻;扶椅或推车能走几步;拇指、示指对指拿东西	开始用单词,一个单词表示很多意义	能模仿成人的动作;会招手;抱奶瓶自食;粗细动作;语言;适应周围的能力与行为

续表

年龄	粗细动作	语言	适应周围人物的能力与行为
12个月	独走;弯腰拾东西;会将圆圈套在木棍上	能叫出物品的名字如灯、碗;指出自己的手、眼	对人和事物有喜憎之分;穿衣能合作,用杯喝水
15个月	走得好;能蹲着玩;能叠一块方木	能说出几个词和自己的名字	能表示同意、不同意
18个月	能爬台阶;有目标地扔皮球	能认识和指出身体各部分	会表示大小便;懂命令;会自己进食
2岁	能双脚跳;手的动作更准确;会用勺子吃饭	会说2~3个字构成的句子	能完成简单的动作,如拾起地上的物品;能表达喜、怒、怕等
3岁	能跑;会骑三轮车;会洗手、洗脸;脱、穿简单衣服	能说短歌谣,数几个数	能认识画上的东西;认识男、女;自称"我";表现自尊心、同情心、害羞
4岁	能爬梯子;会穿鞋	能唱歌	能画人像;初步思考问题;记忆力强、好发问
5岁	能单足连跳;会系鞋带	开始识字	能分辨颜色;数10个数;知物品用途及性能
6~7岁	参加简单劳动,如扫地、擦桌子、剪纸、泥塑、结绳等	能讲故事	开始写字;能数几十个数;可简单加减;喜独立自主

第六节 | 儿童神经心理发育的评价

儿童神经心理发育的水平表现为儿童在感知、运动、语言和心理等过程中的各种能力,对这些能力的评价称为神经心理发育测试。心理测试需由经专门训练的专业人员根据实际需要选用,不可滥用。神经心理发育评估根据测试内容、目的、组织形式等有不同的分类方法。根据目的不同,神经心理发育工具最常见的可分为筛查和诊断两大类。

一、筛查性评估

筛查/评估工具需要能够符合儿童发育的动态变化特点,主要是针对大规模人群进行定期监测和筛查,在社区基层儿科广泛使用。发育筛查有助于识别可能需要获得早期干预或康复服务的婴幼儿,并尽早接受专业医疗人员的诊断性评估及后续康复干预。其特点是,评估过程家长或主要照护者参与较多,且花费较低的成本就能完成。常见的筛查性评估工具如下。

(1)丹佛发育筛查法(Denver Development Screen Test,DDST):主要用于6岁以下儿童的发育筛查,实际应用时对4岁半以下的儿童较为适用。测试内容分为大运动、精细运动-适应性、语言、个人-社会四个能区。在1966年DDST的基础上修订,1990年Denver Ⅱ出版,国内有地区性的修订常模。

图2-7为我国修订版的DDST筛查量表样式,每个项目分别标上4个点,分别代表25%、50%、75%、90%的正常小儿通过该项目的月龄或年龄。测试结果有异常、可疑、正常及无法解释4种。如果第1次为异常、可疑或无法解释时,2~3周应予以复查。如果复查结果仍为异常、可疑、无法解释,而且家长认为该测试确实反映小儿日常表现时,则应该进一步用诊断性测试。

(2)年龄及发育进程问卷(Ages & Stages Questionnaire,ASQ):适用于1个月到5岁半的儿童。该问卷主要由父母报告,涉及五个发育能区,包括沟通能区、粗大动作能区、精细动作能区、问题解决能区、个人-社会能区。ASQ在国际上使用广泛,目前经过多次修订已经发展到第3版,即ASQ-3,中文版于2013年正式出版。

(3)绘人测试:适用于5岁到9岁半儿童。要求被测儿童依据自己的想象绘一全身正面人像,以

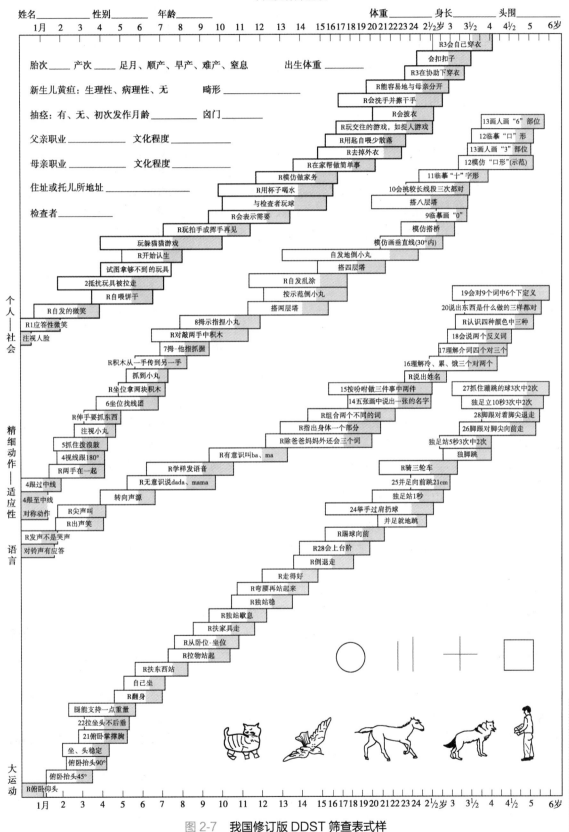

图 2-7　我国修订版 DDST 筛查表式样

身体部位、各部比例和表达方式的合理性计分。绘人测试结果与其他智能测试的相关系数在 0.5 以上，与推理、空间概念、感知能力的相关性更显著。该法可个别测试，也可进行集体测试。

（4）皮博迪图片词汇测试（Peabody Picture Vocabulary Test，PPVT）：适用于 4~9 岁儿童的一般智能筛查。PPVT 的工具是 120 张图片，每张有黑白线条画四幅，测试者说一个词，要求儿童指出所在图片其中相应的一幅画。测试方法简单，尤适用于语言或运动障碍者。1981 年 PPVT-R 出版，有 L 及 M 版本，测试年龄为 2.5~16 岁，测试图片增至 175 张。

二、诊断性评估

诊断性评估工具，需要具有资质的专业人员使用，因此它不仅用于评估儿童是否需要接受早期干预、康复治疗，也为进一步的康复干预服务提供指导。诊断性测试所包括的项目往往比较多，反映儿童发育综合能力，因此，测试费时又费力，强调对个体儿童的评价，其结果以具体数值表示。近 20 多年来，我国引进了一系列诊断性测试，经过标准化后，获得了我国的常模。儿科临床中最常用的诊断性测试如贝利婴儿发育量表（Bayley Scales of Infant Development）、盖塞尔发育量表（Gesell Developmental Scales）、格里菲斯发育评估量表（Griffiths Development Scales）、韦氏学前及初小儿童智能量表（Wechsler Preschool and Primary Scale of Intelligence）、韦氏儿童智能量表修订版（Wechsler Intelligence Scale for Children Revised）等。在评价儿童的智能时，常常用上述各种智力量表，结合儿童适应行为评定量表，对儿童智能发育迟缓做出诊断。

第七节 | 发育行为与心理异常

一、儿童发育与行为的概念

发育行为儿科学是我国近年从儿童保健学发展而来的一个分支学科。发育和行为问题在儿童期很常见，如注意缺陷多动障碍、孤独症谱系障碍、抽动障碍、睡眠障碍、学习障碍等。而青春期则更多出现心理情绪问题。近年调查资料表明，我国少年儿童的行为问题检出率为 8.3%~12.9%。

二、儿童期常见的发育与行为问题

1. **屏气发作**　表现为呼吸运动暂停的一种异常性格行为问题，多发于 6~18 个月婴幼儿，5 岁前会逐渐自然消失。呼吸暂停发作常在情绪急剧变化时，如发怒、恐惧、剧痛、剧烈叫喊时出现，常有换气过度使呼吸中枢受抑制。哭喊时屏气，脑血管扩张，脑缺氧时可有昏厥、丧失意志、口唇发绀、躯干、四肢挺直，甚至四肢抽动，持续 0.5~1min 后呼吸恢复，症状缓解，口唇返红，全身肌肉松弛而清醒，一日可发作数次。这种儿童性格多暴躁、任性、好发脾气。对此类儿童应加强家庭教养，遇矛盾冲突时应耐心说理解释，避免粗暴打骂，尽量不让孩子有发脾气、哭闹的机会。有时需与癫痫鉴别。

2. **吮拇指癖、咬指甲癖**　3~4 个月后的婴儿生理上有吮吸需求，常自吮手指尤其是拇指以自慰。这种行为常发生在饥饿时和睡前，多随年龄增长而消失。但有时小儿因心理上得不到满足而精神紧张、恐惧焦急，未获父母充分的爱，又缺少玩具、音乐、图片等视听觉刺激，孤独时便吮拇指自娱，渐成习惯，直至年长时尚不能戒除。长期吮手指可影响牙齿、牙龈及下颌发育，致下颌前凸、齿列不齐，妨碍咀嚼。咬指甲癖的形成过程与吮拇指癖相似，也系情绪紧张、感情需求得不到满足而产生的不良行为，多见于学龄前期和学龄期儿童。对这类孩子要多加爱护和关心，消除其抑郁孤独心理。当其吮拇指或咬指甲时应将其注意力分散到其他事物上，鼓励小儿建立改正坏习惯的信心，切勿打骂讽刺，以避免其产生自卑心理。在手指上涂抹苦药等方法也往往起不到好的效果。

3. **遗尿症**　正常小儿在 2~3 岁时已能控制排尿，如在 5 岁后仍发生不随意排尿即为遗尿症，大多数发生在夜间熟睡时，称夜间遗尿症。遗尿症可分为原发性和继发性两类。①原发性遗尿症：较多见，多有家族史，男多于女（2∶1）~（3∶1），无器质性病变，多因控制排尿的能力迟滞所致；②继发性遗尿症:大多由于全身性或泌尿系统疾病,如糖尿病、尿崩症等引起,其他如智力低下、神经精神创伤、泌尿道畸形、感染,尤其是膀胱炎、尿道炎、会阴部炎症等也可引起继发性遗尿现象。继发性遗尿症在处理原发疾病后症状即可消失。

原发性遗尿症较多发生在夜间,偶见于白天午睡时。自每周1~2次至每夜1次,甚至一夜数次不等。健康状况欠佳、疲倦、过度兴奋紧张、情绪波动等可使症状加重,有时会自动减轻或消失,亦可复发。约50%的患儿可于3~4年内发作次数逐渐减少而自愈,也有一部分患儿持续遗尿直至青春期,往往造成严重的心理负担,影响正常生活与学习。对遗尿症患儿必须首先除外能引起继发性遗尿症的全身或局部疾病。

原发性遗尿症的治疗首先要取得家长和患儿的合作。医师应指导家长安排适宜的生活制度和坚持排尿训练,绝对不能在小儿发生遗尿时加以责骂、讽刺、处罚等,否则会加重患儿的心理负担。应训练患儿将排尿时间间隔逐渐延长,每次排尿务必排尽;晚餐后应控制入水量,睡前排尿,不宜过度兴奋;睡熟后父母可在其经常遗尿时间之前唤醒,使其习惯于觉醒时主动排尿,必要时亦可采用警报器协助训练。药物治疗效果约80%,常用抗利尿药去氨加压素(desmopressin)以减少泌尿量,每次0.1~0.2μg,睡前口服,疗程3~6个月。亦可应用丙米嗪类药物治疗。

4. **习惯性擦腿动作** 是指儿童摩擦会阴部(外生殖区域)的习惯性行为。在儿童中并不少见,女孩与幼儿更多见。发生擦腿动作的儿童智力正常,发作时神志清醒,多在入睡前、醒后或玩耍时发作,可被分散注意力而终止。发作时,女孩喜坐硬物,手按腿或下腹部,双下肢伸直交叉夹紧,手握拳或抓住东西使劲;男孩多表现为俯卧在床上来回蹭,或与女孩表现类似。发作后女孩外阴充血,分泌物增多或阴唇色素加深;男孩阴茎勃起,尿道口稍充血,有轻度水肿。使小儿平时生活轻松愉快,解除心理压力,鼓励其参与各种游戏活动等心理行为治疗是公认的必要措施。发作时以有趣事物分散儿童的注意力,睡前让儿童疲倦后很快入睡,醒后立即起床等均可减少发作机会。从小应注意儿童的会阴清洁。儿童习惯性擦腿动作多随年龄增长而逐渐自行消失。

5. **注意缺陷多动障碍**(attention deficit and hyperactivity disorder,ADHD) 在学龄期儿童的发病率高达3%~5%,为学龄儿童中常见的行为障碍,主要表现为注意力不集中、多动、冲动行为,常伴有学习困难,但智能正常或接近正常。男孩发生率明显高于女孩。ADHD缺乏特异的病因学或病理学改变,也没有可以辅助诊断的特殊体征或实验室检查,因此诊断主要依据病史和对特殊行为症状的观察、描述和追踪观察。临床常用的行为评定量表有Conners父母问卷及教师评定表,以及Achenbach儿童行为评定量表及教师报告表等。

诊断标准多采用美国精神病学会的《精神障碍诊断和统计手册》第5版(Diagnostic and Statistical Manual of Mental Disorders.5th ed,DSM-5)的ADHD诊断标准。世界卫生组织制定的《国际疾病分类》第11版(International Classification of Diseases,Version 11,ICD-11)也被广泛采用。

ADHD的治疗和管理原则包括药物治疗和心理与行为治疗。常用的药物包括中枢兴奋剂(盐酸哌甲酯)和去甲肾上腺素再摄取阻断剂(盐酸托莫西汀)。心理与行为治疗包括强化、塑造、消退、惩罚等。同时,应注意持续培养患儿的自我控制能力。

6. **孤独症谱系障碍**(autism spectrum disorder,AS) 是以孤独症为代表的一组异质性疾病的总称。典型孤独症的临床特征主要表现为不同程度的社会交往障碍和交流障碍、兴趣狭窄及刻板行为方式。美国AS的发病率为1%。在过去半个多世纪里,疾病的概念、诊断和分类方面发生了很大的变化,尤其是近十年,相关进展迅速,对病因学、治疗和预后的认识也发生了重大变化,但病因至今尚不明确,也没有特效药物治疗。早期筛查、早期干预效果较好,主要采用综合性教育和行为训练,使孤独症症状得到不同程度的改善。

7. **睡眠障碍**(sleep disorder,SD) 包括睡眠失调、异态睡眠、病态睡眠三种类型。儿童睡眠障碍是遗传、疾病、围产因素及儿童性格、家庭环境和教养方式等多因素作用的结果。国外研究显示,儿童睡眠障碍对儿童神经心理和认知的影响明显,表现为注意缺陷、多动、记忆力下降、行为障碍、情绪问题等。儿童睡眠障碍发生率约为20%。

系统评价儿童睡眠障碍的体系包括全面的过去史、完整的社会史、心理/发育筛查、体格检查。在此基础上,要明确诊断一些特殊的睡眠障碍还必须选择更为全面的心理学测试及神经学方面的评价,或是一些相关的实验室筛查,甚至进一步在睡眠实验室进行睡眠的研究分析。

睡眠障碍如同其他疾病一样,当理解其特征和发病机制后,在合理的干预下就能缓解甚至治愈。治疗性干预包括:健康教育、心理行为治疗、时间疗法、光疗法、药物治疗、物理治疗以及外科治疗。治疗总是从最方便、侵入性最小的健康教育开始。

8. 学习障碍 属特殊发育障碍,是指在获得和运用听、说、读、写、计算、推理等特殊技能上有明显困难,并表现出相应的多种障碍综合征。学龄期儿童发生学习障碍者较多,小学 2～3 年级为发病的高峰;男孩多于女孩。学习障碍可有学习能力的差异(如操作或语言能力);协调运动障碍,如眼手协调差,影响绘图等精细运动技能的获得;分不清近似音,影响听、说与理解;理解与语言表达缺乏平衡,听与阅读时易遗漏或替换,不能正确诵读,构音障碍,交流困难;知觉转换障碍,如听到"狗"时不能想到"狗"或立即写出"狗"字;视觉、空间知觉障碍,辨别能力差,常分不清 6 与 9、b 与 d 等,影响阅读能力等。学习障碍的儿童不一定智力低下,但其认知特性导致患儿不能适应学校学习和日常生活。在拒绝上学的儿童中有相当部分是学习障碍儿童,对他们应仔细了解、分析原因,采取特殊教育对策。

三、青春期常见的心理行为问题

由于青春期身体处于加速发育阶段,尤其是生殖系统在此期迅速发育而达到性成熟,而心理和社会适应能力发展相对滞后,因此容易在心理上引起骚扰和波动,形成了复杂的青春期心理卫生问题。大多数青少年在青春期发育的某个阶段和某个方面会经历一些情绪或行为上的困难,被称为心理社会发育障碍(disturbed psychosocial development),如焦虑、抑郁、不良习惯等。这些问题绝大多数是暂时现象,只要得到适当的引导和帮助便能得到解决;但若不及时解决,持续时间长,问题可能会变得复杂、严重,造成心理缺陷,甚至影响一生的健康、学习、工作和行为,严重者还可能危及家庭和社会。

1. 青春期综合征 是青少年特有的生理失衡和由此引发的心理失衡病症。青春期生理与心理发育不同步,心理发育相对滞后、过度用脑和不良习惯是形成青春期综合征的重要原因,主要表现为如下。①脑神经功能失衡:记忆力下降、注意力分散、上课听不进、思维迟钝、意识模糊、学习成绩下降;白天精神萎靡、大脑昏沉、上课易瞌睡;夜晚大脑兴奋、浮想联翩、难以入眠、乱梦纷纭,醒后大脑特别疲困,提不起精神。②性神经功能失衡:性冲动频繁,形成不良的性习惯,过度手淫,并且难以用毅力克服,由于频繁手淫、卫生不洁,生殖器出现红、肿、痒、臭等炎症,甚至导致器官发育不良。③心理功能失衡:由于上述种种生理失衡症状困扰着青少年,造成青少年心理失衡,表现为心理状态欠佳、自卑自责、忧虑抑郁、烦躁消极、敏感多疑、缺乏学习兴趣、冷漠、忧伤、恐惧、自暴自弃、厌学、逃学、离家出走,甚至自虐、轻生。

尽管青春期综合征不属于严重的心理异常范畴,但其对青少年心理的良好发展和人格健全却是十分有害的,如果不能迅速地走出这种心理误区,则有可能导致较为严重的心理障碍。因此要引起足够重视,应引导和教育青少年正确对待并正确评价自我,了解生理卫生知识,正确处理性方面可能出现的问题;用理智战胜情感,用顽强的意志力去克服自己的不良行为,使自己健康平稳地度过青春期。

2. 青春期焦虑症 焦虑症(anxiety disorder)即焦虑性神经症,是由一组情绪反应组成的综合征,患者以焦虑情绪反应为主要症状,同时伴有明显的自主神经系统功能紊乱。青春期是焦虑症的易发期,这个时期个体的发育加快,身心变化处于一个转折点。随着第二性征的出现,个体对自己在体态、生理和心理等方面的变化,会产生一种神秘感,甚至不知所措。诸如女孩由于乳房发育而不敢挺胸、月经初潮而紧张不安;男孩出现性冲动、遗精、手淫后的自责等,这些都将对青少年的心理、情绪及行为带来很大影响。青少年往往由于好奇和不理解会出现恐惧、紧张、羞涩、孤独、自卑和烦恼,还可能伴发头晕、头痛、失眠、多梦、眩晕、乏力、口干、厌食、心慌、气促、神经过敏、情绪不稳、体重下降和焦虑不安等症状。患者常因此而长期辗转于内科、神经科求诊,但经反复检查并没有发现任何器质性病变,这类病症在精神科常被诊断为青春期焦虑症。青春期焦虑症会严重危害青少年的身心健康,因此必须及时予以合理治疗。一般是以心理治疗为主,配合药物治疗。

3. 青春期抑郁症　青春期的情绪改变是对身体改变、社会角色和各种关系变化的一种适应,其特点是反应强度大且易变化,情感变化复杂,容易狂喜、愤怒,也容易极度悲伤和恐惧。因外界不利环境,如家长和老师的忽视、压制和不公平,学习压力和对性发育的困惑等而引起烦恼、焦虑和抑郁等情绪不稳现象并不少见。由于性的成熟,学习的紧张,神经系统承受的压力更大,尤其是在遇到挫折和烦恼的情况下,神经系统的功能很容易失调。如果反应异乎寻常的强烈和低落,会出现持续性的紧张、焦虑、抑郁、内疚、恐慌等状态,以致发生抑郁症(depression)。

抑郁是指情绪低落、思维迟钝、动作和语言减少,伴有焦虑、躯体不适和睡眠障碍。情绪抑郁如果每周发生 3 次,每次持续至少 3h 或更长时间则被认为是持续性抑郁。青春期抑郁症的发病率为 0.4%～8.3%,女性是男性的 2～3 倍。

青春期抑郁症的表现多种多样,主要有以下几种。①自暴自弃:自责、自怨自艾;认为自己笨拙、愚蠢、丑陋和无价值。②多动:男性多见,表面淡漠,但内心孤独和空虚。有的患者则用多动、挑衅斗殴、逃学、破坏公物等方式发泄情感郁闷。③冷漠:整天心情不畅、郁郁寡欢,感觉周围一切都是灰暗的。

各种类型的抑郁症轻重程度不同。青春期抑郁症轻者占大多数,严重的青春期抑郁症对身心健康影响明显,患者对学习毫无热情,注意力不能集中,学习成绩急剧下降;对前途和未来悲观失望,有轻生念头;人际关系差;对病无自知力,不愿求治。重症患者若未进行积极治疗,常导致严重后果。所以防治青春期抑郁症是青少年保健工作的重点内容。

四、其他

1. 网瘾　是指上网者由于长时间地和习惯性地沉浸在网络时空当中,对互联网产生强烈的依赖,以致达到了痴迷的程度而难以自我摆脱的行为状态和心理状态。其判断的基本标准主要包括四个方面:①行为和心理上的依赖感;②行为的自我约束和自我控制能力基本丧失;③工作和生活的正常秩序被打乱;④身心健康受到较严重的损害。一上网就不能控制时间,当网络被掐断或由于其他原因不能上网时还会感到烦躁不安、情绪低落或无所适从,觉得在网上比在现实生活中更快乐或更能实现自我等。现在有不少青少年沉迷于电子游戏或上网而不能自拔,长时间上网的青少年会出现情绪不稳定、注意力不集中、情绪低落、思维迟缓、孤独、焦虑、自主神经功能紊乱和睡眠障碍等现象,严重危害了青少年的身心健康,部分青少年因交网友甚至走向吸毒、偷窃等违法犯罪之路。互联网的飞速发展正迅速地改变着人们的生产和生活方式,学习网络、掌握网络、使用网络是进入信息时代的必由之路。对于青少年,要注意其生理和心理所处的特殊阶段,对他们上网不能一味采取封堵禁止的办法,教师和家长的配合是戒掉网瘾不可或缺的一环。要多与他们交流沟通,正确地引导他们上网,使其能真正利用网上的丰富资源促进自身发展。

2. 物质滥用(substance abuse)　是指反复、大量地使用与医疗目的无关且具有依赖性的一类有害物质,包括烟、酒、某些药物,如镇静药、镇痛药、鸦片类、大麻、可卡因、致幻剂、有同化作用的激素类药物等。由于青春期的心理特点、现代社会的复杂性增加及各种药物的广泛可得,越来越多的青少年滥用这些物质。在对青少年和成人的一项大范围的社区调查中发现,15～24 岁的人群有不同程度的物质依赖,程度因所滥用的物质性质不同而不同。许多儿童和青少年的物质滥用常常未被发现,因此也未接受治疗。物质滥用造成青少年身心损伤已经成为全世界一大危害。

滥用物质的种类随年龄、性别、地区、种族和地理因素不同而不同。青少年中常见的滥用物质及其损害有酒精、烟草、致幻剂、镇静催眠药、兴奋剂、鸦片类等。

预防青春期物质滥用的有效方法是加强青春期抵制物质滥用的宣传和教育,积极努力地对青少年进行心理疏导和精神帮助。

对物质滥用的青少年成功的长期处理方法是在生理戒毒后进行连续的医学随访和提供适宜的社会心理支持。

(江 帆)

第三章 | 儿童保健

儿童保健同属儿科学与预防医学的分支,为两者的交叉学科,其主要任务是研究儿童各年龄期生长发育的规律及其影响因素以通过有效的措施,促进有利因素,防止不利因素,保障儿童健康成长。儿童保健研究涉及的内容包括:儿童的体格生长和社会心理发育、儿童营养、儿童健康促进和儿科疾病的预防及管理等。

面向 2030,联合国于 2015 年进一步确定了 17 项可持续发展目标(Sustainable Development Goals, SGs),其中 5 项目标中都涉及了一个极为重要的战略任务:儿童早期发展。儿童早期发展是指通过养育照护,即从受精卵到 8 岁期间为儿童提供最优的养育照护环境,使其潜能得到最大程度发挥,其核心内容包括良好的健康、充足的营养、回应性照护、早期学习机会以及安全保障。WHO 同步发起的《妇女、儿童和青少年健康全球战略(2016—2030)》中,明确提出了健康指标策略从生存到发展的理念。中国政府也在积极推进儿童早期发展工作,在健康中国战略中明确了儿童早期发展目标。在儿童生存领域,我国已取得举世瞩目的成绩,但是我们仍然需要关注区域不平衡性,以及儿童早期发展领域的全面促进。

中华人民共和国成立以来,中国儿童健康取得的巨大成绩离不开强大的妇幼保健服务体系。近几年,我国妇幼保健机构与监测网络建设发展很快。三级儿童保健网络建设以及这一网络在城市和农村得到进一步的完善,成为各项儿童保健措施得以成功推广实施的制度保障。2021 年全国 7 岁以下儿童保健管理率平均水平达到 94.6%。自 1995 年开始,我国先后颁布了三个阶段的《儿童发展纲要》,都将儿童保健管理率作为重要的工作任务指标,凸显了党和政府对于儿童保健网络体系(图 3-1)建设的重视与关注。

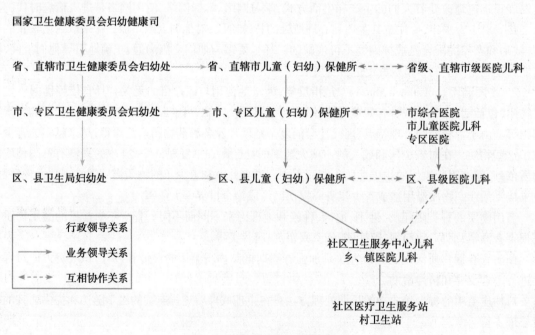

图 3-1 我国儿童保健网络体系

第一节 | 各年龄期儿童的保健重点

一、胎儿期及围产期

胎儿的发育与孕母的躯体健康、心理卫生、营养状况和生活环境等密切相关,胎儿期保健主要通过对孕母的保健来实现。

1. **预防遗传性疾病与先天性畸形** 应大力提倡和普及婚前男女双方检查及遗传咨询,禁止近亲结婚;应避免接触放射线和铅、苯、汞、农药等化学毒物;应避免吸烟、酗酒;患有心肾疾病、糖尿病、甲状腺功能亢进、结核病等慢性疾病的育龄妇女应在医师指导下确定怀孕与否及孕期用药,注意孕期用药安全,避免药物致畸;对高危产妇除定期产前检查外,应加强观察,一旦出现异常情况,应及时就诊。

2. **保证充足营养** 妊娠后期应加强铁、锌、钙、维生素D等重要营养素的补充。但也应防止营养摄入过多而导致胎儿体重过重,影响分娩和儿童期以及成年后的健康。

3. **预防感染** 包括孕期及分娩时。孕妇早期应预防弓形虫、风疹病毒、巨细胞病毒及单纯疱疹病毒的感染,以免造成胎儿畸形及宫内发育不良。分娩时应预防来自产道的感染,避免影响即将出生的新生儿。

4. **给予良好的生活环境,避免环境污染** 注意劳逸结合,减少精神负担和心理压力。

5. **尽可能避免妊娠期合并症,预防流产、早产、异常分娩的发生** 对高危孕妇应加强随访。

6. **加强对高危新生儿的监护** 对高危妊娠孕妇所分娩的健康新生儿及早产儿、低体重儿、窒息、低体温、低血糖、低血钙和颅内出血等疾病的高危新生儿应予以特殊监护和积极处理。

二、新生儿期

新生儿期,生后1周内的新生儿发病率和死亡率极高,婴儿死亡中约2/3是新生儿,<1周的新生儿的死亡数占新生儿期死亡数的70%左右。故新生儿保健是儿童保健的重点,而生后1周内新生儿的保健是重中之重。

1. **护理** 新生儿娩出后应迅速清理口腔内黏液,保证呼吸道通畅;严格消毒、结扎脐带;记录出生时Apgar评分、体温、呼吸、心率、体重与身长。应接种卡介苗和乙型肝炎疫苗。新生儿应着棉质的宽松衣物,每天洗澡保持皮肤清洁,注意脐部护理,预防感染,要注意臀部护理,清洁后及时给予疏水的护臀膏,避免臀部皮肤糜烂、感染。新生儿睡眠建议仰卧位睡姿防止窒息。父母应多与婴儿交流,抚摸有利于早期的情感交流。世界卫生组织对早产儿尤其推荐"袋鼠式护理",也就是出生后早产儿与母亲之间皮肤与皮肤直接接触的照护方式,这种简单的方式对促进婴幼儿发育有重要意义,也适用于足月儿。应尽量避免过多的外来人员接触。

2. **保暖** 由于出生后外界环境温度要明显低于母亲子宫内温度,因此需要积极保暖,尤其在冬春季节,温度保持在20~22℃为宜,湿度以55%为宜。不同季节应该注意及时调节温度,增减衣被,保持新生儿体温正常恒定。

3. **喂养** 新生儿出生后,应该尽早吸吮母乳,早期吸吮可以促使母乳分泌,提高母乳喂养率。足月新生儿出生后几天即开始补充维生素D 400IU/d,同时还需要注意预防因维生素K缺乏而发生出血性疾病。母乳喂养的母亲应该尽量避免使用容易通过乳汁影响婴儿健康的药物。

4. **新生儿疾病筛查** 新生儿出生后应进行包括苯丙酮尿症,先天性甲状腺功能减退等在内的遗传代谢疾病的筛查。近年来也在全国推广新生儿听力筛查,以期在早期发现听力障碍,及时干预避免语言能力受到损害。目前也逐渐推荐进行发育性髋关节发育不良以及先天性心脏病的早期筛查。部分地区也开展了葡萄糖-6-磷酸脱氢酶(G-6-PD)缺乏症、先天性肾上腺皮质增生症(congenital adrenal hyperplasia,CAH)的筛查。随着串联质谱技术发展,现在也有区域将遗传性代谢疾病筛查的病种扩展到几十种。

5. 新生儿访视　新生儿期一般需要进行 2 次访视,如果是高危儿或者检查发现有异常的需要增加访视次数。目的主要是早期及时发现各种疾病,同时为父母提供新生儿喂哺和护理指导。

三、婴儿期

婴儿期的体格生长十分迅速,需大量各种营养素满足其生长的需要,但婴儿的消化功能尚未成熟,故易发生消化紊乱和营养缺乏性疾病。

1. 合理喂养　世界卫生组织目前推荐纯母乳喂养至 6 个月,母乳喂养可持续至 2 岁。母乳是最适合婴儿发育的天然食品。6 个月以后开始添加辅食,推荐以富含铁的米粉作为首次添加的食品,辅食的添加遵循由少到多、由稀到稠、由一种到多种循序渐进的原则。无论是母乳喂养还是人工喂养,婴儿出生数天后,即可给予 400IU/d(10μg/d)的维生素 D 补充剂,并推荐长期补充,直至儿童和青少年期。足月正常出生体重婴儿,在保证维生素 D 的前提下,母乳及配方奶中的钙足以满足其需要,不必额外补充。

2. 定期体检　6 个月以下婴儿建议每月一次体检,6 个月以后 2~3 个月一次体检,对于婴儿体检应坚持使用生长发育监测图,观察生长及营养状况,及时矫正偏离。生后 6 个月建议进行血红蛋白检查。

3. 定期预防接种预防感染　在 1 岁内完成基础免疫疫苗接种,增强对传染病的免疫力。坚持母乳喂养也是增强婴儿抵抗力的重要因素。

4. 培养生活技能、促进各项技能发育　培养良好的进餐、睡眠技能。父母与婴儿面对面的交流以及皮肤与皮肤的接触,是最好的早期感知觉和情感发育的促进因素。利用色彩鲜艳、有声的玩具促进婴儿的视听觉发育和各种运动能力的发展。在保证安全的前提下,需要尽可能多地让孩子自己活动发展各项技能,而不要长期怀抱着孩子。根据不同阶段运动发育的特点,可以针对性地进行一些身体活动训练,例如训练抬头、俯卧支撑、独坐、爬行等。

四、幼儿期

由于感知能力和自我意识的发展,幼儿对周围环境产生好奇心理,乐于模仿。幼儿期是社会心理发育最为迅速的时期。

1. 合理膳食搭配、安排规律生活　这个年龄阶段除了需要提供丰富、平衡的膳食,保证儿童体格发育以外,还需要注意培养儿童良好的进食行为和卫生习惯。鼓励儿童自己用餐具、按时进餐、进餐时间不宜超过 30min、不吃零食、不偏食挑食。同时,应培养幼儿的独立生活能力,安排规律生活,养成良好的生活习惯,如睡眠、进食、排便、沐浴、游戏、户外活动等。

2. 促进语言及各种能力的发展　这个阶段是语言发展的关键时期,父母应该重视与孩子的交流,利用各种游戏、故事情景帮助儿童的语言发展。适当地增加户外运动的时间,让孩子有充分的机会发展运动能力。这一阶段也是孩子心理行为发育的关键期,父母除了正确引导以外,还需要注意自己的言行,给孩子树立一个良好的榜样。

3. 定期体检、预防疾病　指导家长认识到坚持使用生长发育监测图的重要性,及时监测肥胖以及营养不良等营养性疾病的发生。每 3~6 个月体检一次,筛查缺铁性贫血、进行眼保健和口腔保健。定期进行预防接种,预防异物吸入、烫伤、跌伤等意外伤害的发生。

五、学龄前期

学龄前期儿童的智能发展快、独立活动范围大,是性格形成的关键时期。因此,加强学龄前期儿童的教育很重要,应注意培养良好的学习习惯、想象与思维能力,使之具有优良的心理素质。

1. 合理膳食、保证营养　供给平衡的膳食,保证食物多样化以促进食欲,同时仍需保证乳类的摄入。这一阶段儿童大部分在幼儿园或托儿所,每天适合安排 3 餐主食、1~2 餐点心。优质蛋白的比例占总蛋白的 1/2。

2. 定期体检、预防疾病　每 6～12 个月一次体检,继续使用生长发育监测图,检测营养状况。筛查缺铁性贫血,做好眼保健、口腔保健。定期进行免疫接种。预防溺水、外伤、误服药物以及食物中毒等意外伤害。

3. 学前教育　为进入小学进行学前准备。学前教育不应该单纯是知识的灌输,也不应把小学的课程提前至学前进行教学。这样不仅会影响学习效率,更有可能使得孩子因为挫败感而丧失对学习的兴趣。这一阶段教育应该是以游戏中学习,培养思维能力和想象力、创造力为主,同时注意培养良好的学习习惯以及进行道德教育。

六、学龄期

此期儿童求知欲强,是获取知识的最重要时期。该时期应提供适宜的学习条件,培养良好的学习习惯,并加强素质教育;应引导积极的体育锻炼,不仅可增强体质,同时也培养儿童的毅力和意志力;合理安排生活,供给充足营养。

1. 加强营养、合理安排作息时间　学龄儿童的膳食结构基本已经与成人相似。膳食中注意荤素搭配、保证优质蛋白的摄入,多吃富含钙的食品以保证身体快速生长的需要。牛奶每天摄入量需保证 400～500ml。随着学业压力的增加,需要合理安排作息时间,这一年龄儿童睡眠应保证在 10h 以上,每天应该保证 60min 以上的中高强度身体活动,每天屏幕时间限制在 2h 以内。

2. 提供良好学习环境、培养良好学习习惯　家长与老师多沟通,为孩子创造良好的学习环境与氛围,培养孩子对学习的兴趣。培养孩子自我管理的能力,家长不要事事包办。注意看书写字姿势,积极预防近视眼、斜视等疾病。

3. 积极参加体育锻炼、增加防病抗病能力　鼓励孩子多参加户外运动及活动,积极参加体育锻炼,增强体质,增强机体抵抗能力。

4. 疾病筛查、预防事故　除了预防缺铁性贫血、肥胖等营养性疾病以外,还应积极预防屈光不正、龋齿等常见病的发生;尤其需要密切注意孩子的心理行为问题。积极进行法治教育,学习交通规则和意外伤害的防范知识。

七、青春期

青春期是体格发育的第二个高峰期,同时第二性征开始出现到体格发育完全及性成熟。在此年龄阶段所发生的一系列形态、生理、生化以及心理和行为的改变程度,对每一个个体来说,都是一生中其他年龄阶段所不能比拟的。由于生理上很快成熟,即将步入成年期,但心理、行为和社会学方面的发育相对滞后,造成青春期发育过程中一些特有的问题。

1. 合理营养　青春期是体格发育的高峰时期,合理的营养非常重要,必须保证能量、优质蛋白以及各种微量营养素和维生素的摄入。青春期由于骨骼发育迅速,钙的需求量达 1 000mg/d,因此仍然需要摄入充足的乳类制品。

2. 积极参加身体活动　每天至少累计达到 60min 的中高强度身体活动,包括每周至少 3 天的高强度身体活动和增强肌肉力量、骨骼健康的抗阻活动;每天屏幕时间限制在 2h 内,鼓励儿童青少年更多地动起来。

3. 重视心理卫生的咨询　青少年处于第二个生理违拗期,家长及老师需要正确认识这一特点,善于理解和帮助青少年。避免粗暴的教育,要善于与青少年交流,善于引导并培养正确的人生观、价值观。帮助青少年增强承受压力、应对挫折的能力。帮助青少年正确认识社会的不良现象,提高是非辨别能力,把握自己的行为,远离恶习。

4. 正确的性教育　通过课堂教育以及参观人体生理和发育的展览,帮助青少年正确认识性发育,防止早恋及过早发生性行为。

第二节 ｜ 儿童保健的具体措施

一、护理

对小儿的护理是儿童保健、医疗工作的基础内容,年龄越小的儿童越需要合适的护理。①居室:应阳光充足、通气良好,冬季室内温度尽可能达到18~20℃,湿度为55%~60%。对哺乳期婴儿,主张母婴同室,便于母亲哺乳和料理婴儿。患病者不应进入小儿居室,尤其是新生儿、早产儿的居室。②衣着(尿布):应选择浅色、柔软的纯棉织物,宽松且少接缝,以避免摩擦皮肤和便于穿、脱。存放新生儿衣物的衣柜内不宜放置樟脑丸,以免发生新生儿溶血。新生儿应衣着宽松,保持双下肢屈曲姿势,有利于髋关节的发育。婴儿最好穿连衣裤或背带裤,不用松紧腰裤,以利胸廓发育。

二、营养

营养是保证儿童生长发育及健康的先决条件,必须及时对家长和有关人员进行有关母乳喂养、断乳期婴儿辅食添加、幼儿期正确的进食行为培养、学前及学龄期儿童的膳食安排等内容的宣教和指导(见第五章)。

三、计划免疫

计划免疫是根据小儿的免疫特点和传染病发生的情况而制定的免疫程序,通过有计划地使用生物制品进行预防接种,以提高人群的免疫水平、达到控制和消灭传染病的目的。按照国家卫健委规定,婴儿必须在1岁内完成卡介苗,脊髓灰质炎三价混合疫苗,百日咳、白喉、破伤风类毒素混合制剂,麻疹减毒疫苗及乙型肝炎病毒疫苗接种的基础免疫(表3-1)。根据流行地区和季节,或根据家长自己的意愿,有时也进行乙型脑炎疫苗、流行性脑脊髓膜炎疫苗、风疹疫苗、流感疫苗、腮腺炎疫苗、甲型肝炎病毒疫苗、水痘疫苗、流感杆菌疫苗、肺炎疫苗、轮状病毒疫苗等的接种。

表 3-1　国家免疫规划疫苗儿童免疫程序表(2021年版)

可预防疾病	疫苗种类	接种途径	剂量	英文缩写	接种年龄													
---	---	---	---	---	出生时	1个月	2个月	3个月	4个月	5个月	6个月	8个月	18个月	2岁	3岁	4岁	5岁	6岁
乙型病毒性肝炎	乙肝疫苗	肌内注射	10μg或20μg	HepB	1	2					3							
结核病①	卡介苗	皮内注射	0.1ml	BCG	1													
脊髓灰质炎	脊髓灰质炎灭活疫苗	肌内注射	0.5ml	IPV			1	2										
	脊髓灰质炎减毒活疫苗	口服	1粒或2滴	bOPV					3							4		
百日咳、白喉、破伤风	百白破疫苗	肌内注射	0.5ml	DTaP				1	2	3			4					
	白破疫苗	肌内注射	0.5ml	DT														5
麻疹、风疹、流行性腮腺炎	麻腮风疫苗	皮下注射	0.5ml	MMR								1	2					

续表

可预防疾病	疫苗种类	接种途径	剂量	英文缩写	接种年龄														
					出生时	1个月	2个月	3个月	4个月	5个月	6个月	8个月	9个月	18个月	2岁	3岁	4岁	5岁	6岁
流行性乙型脑炎②	乙脑减毒活疫苗	皮下注射	0.5ml	JE-L								1			2				
	乙脑灭活疫苗	肌内注射	0.5ml	JE-I								1,2			3				4
流行性脑脊髓膜炎	A群流脑疫苗	皮下注射	0.5ml	MPSV-A							1		2						
	A+C流脑疫苗	皮下注射	0.5ml	MPSV-AC												3			4
甲型病毒性肝炎③	甲肝减毒活疫苗	皮下注射	0.5ml 或 1.0ml	HepA-L										1					
	甲肝灭活疫苗	肌内注射	0.5ml	HepA-I										1	2				

注:①主要指结核性脑膜炎、粟粒性肺结核等。
②选择乙脑减毒活疫苗接种时,采用两剂次接种程序。选择乙脑灭活疫苗接种时,采用四剂次接种程序;乙脑灭活疫苗第1、2剂间隔7~10天。
③选择甲肝减毒活疫苗接种时,采用一剂次接种程序。选择甲肝灭活疫苗接种时,采用两剂次接种程序。

预防接种可能引起一些反应:①卡介苗接种后2周左右局部可出现红肿浸润,8~12周后结痂。若化脓形成小溃疡,腋下淋巴结肿大,可局部处理以防感染扩散,但不可切开引流。②脊髓灰质炎三价混合疫苗接种后有极少数婴儿发生腹泻,但多数可以不治自愈。③百日咳、白喉、破伤风类毒素混合制剂接种后局部可出现红肿、疼痛或伴低热、疲倦等,偶见过敏性皮疹、血管性水肿。若全身反应严重,应及时到医院诊治。④麻疹疫苗接种后,局部一般无反应,少数人可在6~10天内出现轻微的麻疹,予对症治疗即可。⑤乙型肝炎病毒疫苗接种后很少有不良反应。个别人可有发热或局部轻痛,不必处理。

四、儿童心理卫生

世界卫生组织(WHO)给健康所下的定义是:健康不仅是没有疾病和病痛,还包括个体在身体上、精神上、社会上的完满状态。由此可知,心理健康和身体健康同等重要。

1. 习惯的培养

(1)睡眠习惯:①应从小培养儿童有规律的睡眠习惯;②儿童居室应安静、光线应柔和,睡前避免过度兴奋;③儿童应该有相对固定的作息时间,包括睡眠;④婴儿可利用固定乐曲催眠入睡,不拍、不摇、不抱,不可用喂哺催眠;⑤保证充足的睡眠时间;⑥培养独自睡觉能力。0~5岁儿童推荐睡眠时间见表3-2。

表3-2 0~5岁儿童推荐睡眠时间 单位:h

月龄	推荐睡眠时间	年龄	推荐睡眠时间
0~3个月	13~18	1~2岁	11~14
4~11个月	12~16	3~5岁	10~13

(2)进食习惯:①按时添加辅食;②进食量根据小儿的意愿,不要强行喂食;③培养定时、定位(位置)、自己用餐;④不偏食、不挑食、少吃零食;⑤饭前洗手;⑥培养用餐礼貌。

(3)排便习惯:东西方文化及传统的差异,对待大小便的训练意见有所不同。我国多数的家长习惯于及早训练大小便;而西方的家长一切均顺其自然。用尿布不会影响控制大小便能力的培养。

（4）卫生习惯:从婴儿期起就应培养良好的卫生习惯,定时洗澡、勤剪指甲、勤换衣裤,不随地大小便。3岁以后培养小儿自己早晚刷牙、饭后漱口、餐前便后洗手的习惯。儿童应养成不喝生水、不吃掉在地上的食物和未洗净的瓜果、不随地吐痰、不乱扔瓜果纸屑的良好卫生习惯。

2. 社会适应性的培养 从小培养儿童良好地适应社会的能力是促进儿童健康成长的重要内容之一。儿童的社会适应性行为是各年龄阶段相应神经心理发展的综合表现,与家庭环境、育儿方式、性别、年龄、性格密切相关。

（1）独立能力:应在日常生活中培养婴幼儿的独立能力,如自行进食、控制大小便、独自睡觉、自己穿衣鞋等。年长儿则应培养其独立分析、解决问题的能力。

（2）控制情绪:儿童控制情绪的能力与语言、思维的发展和父母的教育有关。婴幼儿的生活需要依靠成人的帮助,父母及时应答儿童的需要有助于儿童心理的正常发育。儿童常因要求不能满足而不能控制自己的情绪,或发脾气,或发生侵犯行为,故成人对儿童的要求与行为应按社会标准或予以满足,或加以约束,或预见性地处理问题,减少儿童产生消极行为的机会。用诱导方法而不用强制方法处理儿童的行为问题可以减少对立情绪。

（3）意志:在日常生活、游戏、学习中应该有意识地培养儿童克服困难的意志,增强其自觉、坚持、果断和自制的能力。

（4）社交能力:从小给予儿童积极愉快的感受,如喂奶时不断抚摸孩子;与孩子眼对眼微笑说话;抱孩子,和其说话、唱歌;孩子会走后,常与孩子做游戏、讲故事。这些都会增强孩子与周围环境和谐一致的生活能力。注意培养儿童之间的互相友爱,鼓励孩子帮助朋友,倡导善良的品德。在游戏中学习遵守规则,团结友爱,互相谦让,学习与人相处。

（5）创造能力:人的创造能力与想象能力密切相关。启发式地向儿童提问题,引导儿童自己去发现问题和探索问题,可促进儿童思维能力的发展。通过游戏、讲故事、绘画、听音乐、表演、自制小玩具等可以培养儿童的想象能力和创造能力。

3. 父母和家庭对儿童心理健康的作用 父母的教养方式和态度、和小儿的亲密程度等与儿童个性的形成和社会适应能力的发展密切相关。从小与父母建立相依感情的儿童,日后会有良好的社交能力和人际关系;父母对婴儿的咿呀学语做出及时的应答可促进儿童的语言和社会性应答能力的发展;婴儿期与母亲接触密切的儿童,其语言和智能发育较好。父母采取民主方式教育的儿童善与人交往,机灵、大胆而有分析思考能力;反之,如父母常打骂儿童,则儿童缺乏自信心、自尊心,他们的戒备心理往往使自己对他人的行为和意图产生误解。受父母溺爱的儿童任性、缺乏独立性,且情绪不稳定。父母是孩子的第一任老师,应提高自身的素质,言行一致,以身作则教育儿童。

五、定期健康检查

0~6岁的散居儿童和托幼机构的集体儿童应进行定期的健康检查,系统观察小儿的生长发育、营养状况,及早发现异常,采取相应干预措施。

1. 新生儿访视 于新生儿出生28天内家访3~4次,高危儿应适当增加家访次数,主要由社区卫生服务中心的妇幼保健人员实施。家访的目的是早期发现问题,及时指导处理,降低新生儿的发病率或减轻发病的程度。家访内容包括:①了解新生儿出生情况;②回家后的生活情况;③预防接种情况;④喂养与护理指导;⑤体重测量;⑥体格检查,重点应注意有无产伤、黄疸、畸形、皮肤与脐部感染等;⑦咨询及指导。如在访视中发现严重问题应立即转医院诊治。

2. 儿童保健门诊 应按照各年龄期保健需要,定期到固定的社区卫生服务中心儿童保健科进行健康检查,通过连续的纵向观察可获得个体儿童的体格生长和社会心理发育趋势,以早期发现问题,给予正确的健康指导。定期检查的频率:6个月以内婴儿每月1次,7~12个月婴儿则2~3个月检查1次,高危儿、体弱儿宜适当增加检查次数。生后第2年、第3年每6个月1次,3岁以上每年1次。

定期检查的内容包括:①体格测量及评价,3岁后每年测视力、血压1次;②全身各系统体格检查;③常见病的定期实验室检查,如缺铁性贫血、寄生虫病等,对临床可疑的疾病,如佝偻病、微量元素缺乏、发育迟缓等应进行相应的进一步检查。

六、体格锻炼

1. 户外活动 一年四季均可进行户外活动。户外活动可增加儿童对冷空气的适应能力,提高机体免疫力;接受日光直接照射还能预防佝偻病。带婴儿到人少、空气新鲜的地方,开始户外活动时间由每天1~2次,每次10~15min,逐渐延长到1~2h,学龄儿童及青少年应该保证每天至少60min的身体活动;冬季户外活动时仅暴露面、手部,注意身体保暖。年长儿除恶劣天气外,鼓励多在户外玩耍。

2. 皮肤锻炼

(1)婴儿皮肤按摩:按摩时可用少量婴儿润肤霜使之润滑,在婴儿面部、胸部、腹部、背部及四肢有规律地轻柔捏握,每天早晚进行,每次15min以上。按摩可刺激皮肤,有益于循环、呼吸、消化功能及肢体肌肉的放松与活动,同时也是父母与婴儿之间最好的情感交流方式之一。

(2)温水浴:可提高皮肤适应冷热变化的能力,还可促进新陈代谢,增加食欲。冬季应注意室温、水温,做好温水浴前的准备工作,减少体表热能散发。

(3)擦浴:7~8个月以后的婴儿可进行身体擦浴。水温32~33℃,待婴儿适应后,水温可逐渐降至26℃。先用毛巾浸入温水,拧至半干,然后在婴儿四肢做向心性擦浴,擦毕再用干毛巾擦至皮肤微红。

(4)淋浴:适用于3岁以上儿童,效果比擦浴更好。每天1次,每次冲淋身体20~40s,水温35~36℃,浴后用干毛巾擦至全身皮肤微红。待儿童适应后,可逐渐将水温降至26~28℃。

3. 身体活动

(1)婴儿被动操:被动操是指由成人给婴儿做四肢伸屈运动,可促进婴儿大运动的发育、改善全身血液循环,适用于2~6个月的婴儿,每天1~2次为宜。

(2)婴儿主动操:7~12个月婴儿大运动开始发育,可训练婴儿爬、坐、仰卧起身、扶站、扶走、双手取物等动作。

(3)幼儿体操:12~18个月幼儿学走尚不稳时,在成人的扶持下,帮助幼儿进行有节奏的活动。18个月至3岁幼儿可配合音乐,做模仿操。

(4)儿童体操:如广播体操、健美操,以增进动作协调性,有益于肌肉骨骼的发育。

(5)游戏、田径与球类:年长儿可利用器械进行锻炼,如木马、滑梯,还可进行各种田径、球类、舞蹈、跳绳等活动。

七、意外事故预防

1. 窒息与异物吸入 3个月以内的婴儿应注意防止因被褥、母亲的身体、吐出的奶液等造成的窒息;较大婴幼儿应防止食物特别是果核、果冻、纽扣、硬币等异物吸入气管。

2. 中毒 保证儿童食物的清洁卫生,防止食物在制作、储备、出售过程中处理不当所致的细菌性食物中毒。避免食用有毒的食物,如毒蘑菇、含氰果仁(苦杏仁、桃仁、李仁等)、白果仁(白果二酸)、河豚、鱼苦胆等。药物应放置在儿童拿不到的地方;儿童内服、外用药应分开放置,防止误服外用药造成的伤害。

3. 外伤 婴幼儿居室的窗户、楼梯、阳台、睡床等都应置有栏杆,防止从高处跌落。妥善放置沸水、高温的油和汤等,以免造成烫伤。教育儿童不可随意玩火柴、煤气等危险物品。室内电器、电源应有防止触电的安全装置。

4. 溺水与交通事故 教育儿童不可独自或与小朋友去无安全措施的江河、池塘玩水。教育儿童遵守交通规则。

5. 教会孩子自救 如家中发生火灾拨打119,遭受外来人的侵犯拨打110,意外伤害急救拨打120。

(江帆)

第四章 | 儿科疾病诊治原则

与成人不同,儿童各器官系统的结构与功能乃至儿童心理均处于一种不断变化的过程;因此,在诊治儿童疾病时,绝不能简单将儿童当成成人的缩影。病史采集时,婴幼儿患者几乎完全需要通过家长或监护人获得信息,学龄前儿童乃至学龄儿童也往往不能精确提供客观的病史;在进行疾病诊断和治疗时,也必须结合年龄因素选择合适的检查方式、用药方式、药物剂型或手术方式等。

第一节 | 儿科病史采集和体格检查

儿科的病史采集、体格检查和记录在内容、程序、方法以及分析判断等方面具有自身的特点,故在要求上与成人有一定差别。熟练掌握与此有关的方法和技巧,是开展儿科临床诊疗工作的基础。

医学的进步以及整体诊疗水平的提高,对医生运用系统医学知识、临床基本技能及正确的临床系统思维提出了更高的要求,熟练而规范地采集病史和进行体格检查并正规书写病历,对培养临床综合能力和确立疾病的诊断十分重要。临床实验室的发展和医疗诊断设备的更新,为疾病的诊断提供了更多、更精确的手段,但准确的病史资料采集和体格检查永远是正确诊断疾病的重要基础,病历记录则是最重要的医疗证据。

值得注意的是,如遇急诊或危重患者,应在简要评估病情的前提下先抢救,待患者病情稳定后再进行完整的病史采集和全面体格检查。

一、病史采集和记录

病史采集要准确。其要点是认真听、重点问,关键是从家长或监护人提供的信息中发现对病情诊断有用的线索。在病史询问过程中态度要和蔼亲切,语言要通俗易懂,要注重与家长的沟通,要让家长感觉到医护人员对孩子的关爱,以取得家长和孩子的信任,同时要尊重家长和孩子的隐私,并为其保密。切不可先入为主,尤其不能用暗示的语言或语气诱导家长主观期望的回答,这样会给诊断造成困难。病史采集内容如下。

1. **一般内容** 正确记录患儿的姓名、性别、年龄(采用实际年龄:新生儿记录天数,婴儿记录月数,1岁以上记录几岁几个月)、种族;父母或抚养人的姓名、职业、年龄、文化程度、家庭住址和/或其他联系方式(如电话);病史叙述者与病儿的关系以及病史的可靠程度。

2. **主诉** 通过病史叙述者提供的信息概括主要症状或体征及其时间。例如:"间歇腹痛3天""持续发烧5天"。

3. **现病史** 为病历的主要部分。详细描述此次患病的情况,包括主要症状、病情发展和诊治经过。询问现病史要特别注意以下几点。①主要症状要仔细询问,要注意问出症状的特征,如咳嗽的询问应包括:持续性还是间断性、剧烈还是轻咳、单声或连续性、是否为阵发性咳嗽、有无鸡鸣样吼声、有无痰及其性状、咳嗽在一日中何时较重、有无伴随症状及诱因等;②有鉴别意义的有关症状包括阴性症状,也要询问并记录在病史中;③病后小儿的一般情况,如精神状态、吃奶或食欲情况、大小便、睡眠等以及其他系统的症状;④已经做过的检查和结果;⑤已经进行治疗的患者要询问用药的情况,如药物名称、剂量、给药方法、时间、治疗的效果及有无不良反应等。

4. **个人史** 包括出生史、喂养史、生长发育史,根据不同的年龄和不同的疾病在询问时各有侧重详略。

（1）出生史：母亲孕期的情况；第几胎第几产；分娩时是否足月、早产或过期产；生产方式，出生体重，有无窒息或产伤，用氧情况，是否接受过有创或无创呼吸支持等。新生儿和小婴儿疑有中枢神经系统发育不全或智能发育迟缓等问题，更应详细了解围产期的有关情况。

（2）喂养史：母乳喂养还是人工喂养或混合喂养，以何种乳品为主，配制方法，喂哺次数及量，断奶时间，添加辅食的时间、品种及数量，进食及大、小便情况。年长儿还应注意了解有无挑食、偏食及吃零食的习惯。了解喂养情况对患有营养性或消化系统疾病的小儿尤为重要。

（3）生长发育史：常用的生长发育指标有体重和身高以及增长情况；前囟关闭及乳牙萌出的时间等；发育过程中何时能抬头、会笑、独坐、站立和走路；何时会有意识地叫爸爸、妈妈。学龄儿童还应询问在校学习情况和行为表现等。

5. 既往史 包括既往患病史和预防接种史。

（1）既往患病史：需详细询问既往患过的疾病、患病时间和治疗结果。如新生儿期的疾病和住院情况、反复呼吸道感染、药物或食物过敏史，并详细记录。对传染病史，如过去曾患过麻疹而此次有发热、皮疹的患儿，在综合分析时应多考虑其他发热出疹性疾病；对年长儿或病程较长的疑难病例，应对各系统进行系统回顾，以供诊断和治疗参考。

（2）预防接种史：对常规计划免疫接种的疫苗均应逐一询问，如何时接受过何种预防接种、具体次数、有无反应等。对接种非常规的疫苗情况也应记录。

6. 家族史 家族中有无遗传性、过敏性或急、慢性传染病患者；如有，则应详细了解与患儿接触的情况。父母是否近亲结婚、母亲分娩情况、同胞的健康情况（死亡者应了解原因和死亡年龄）。必要时要询问家庭成员及亲戚的健康状况、家庭经济情况、居住环境、父母对患儿的关爱程度和对患儿所患疾病的认识等，并在征得家长同意后做记录。

7. 传染病接触史 疑为传染性疾病者，应详细了解可疑的接触史，包括患儿与疑诊或确诊传染病患者的关系、该患者的治疗经过和转归、患儿与该患者的接触方式和时间等。了解父母对传染病的认识和基本知识也有助于诊断。

0401

视频

二、体格检查

为了获得准确无误的体格检查资料，在采集病史时要创造一种自然轻松的氛围，以尽可能取得患儿的合作，而医生的表现是决定父母和孩子合作程度的主要因素。

（一）体格检查的注意事项

1. 询问病史时就应该开始和患儿建立良好的关系。微笑，呼患儿的名字或小名、乳名，用表扬语言鼓励患儿或用手轻轻抚摸他，可以使患儿消除紧张心理；也可用听诊器或其他玩具逗患儿玩耍，以消除或减少恐惧，取得患儿的信任和合作；同时观察患儿的精神状态、对外界的反应及智能情况。

2. 为增加患儿的安全感，检查时应尽量让患儿与亲人在一起，婴幼儿胸部听诊可坐或躺在家长的怀里检查，检查者顺应患儿的体位。

3. 检查的顺序可根据患儿当时的情况灵活掌握。由于婴幼儿注意力集中时间短，因此在体格检查时应特别记住以下要点：安静时先检查心肺听诊、心率、呼吸次数或腹部触诊等易受哭闹影响的项目，一般在患儿开始接受检查时进行；容易观察的部位随时查，如四肢、躯干、骨骼、全身浅表淋巴结等；对患儿有刺激而患儿不易接受的部位最后检查，如口腔、咽部等，有疼痛的部位也应放在最后检查。

4. 检查时态度和蔼，动作轻柔，冬天时双手及所用听诊器胸件要温暖。检查过程中既要全面仔细，又要注意保暖，不要过多暴露身体部位以免着凉。对年长儿还要照顾他（她）们的害羞心理和自尊心，注意必要的隐私保护。

5. 对急症或危重抢救病例，应先重点检查生命体征或与疾病有关的部位，全面的体格检查最好在病情稍稳定后进行，也可边抢救边检查。

6. 小儿尤其是新生儿或早产儿,免疫屏障功能差,为防止交叉感染,应勤洗双手,检查者的工作衣和听诊器要勤消毒。

(二) 检查方法

1. **一般状况**　在询问病史的过程中,留心观察小儿的营养发育情况、神志、表情、对周围事物的反应、皮肤颜色、体位、行走姿势和孩子的语言能力等,由此得到的资料较为真实,可供正确判断一般情况。

2. **一般测量**　包括体温、呼吸、心率、血压,还有身高(长)、体重、头围、胸围等。

(1) 体温:可根据小儿的年龄和病情选用测温的方法。①腋下测温法:最常用,也最安全、方便,但测量的时间偏长。将消毒的体温计测量端放在小儿腋窝中,将上臂紧压腋窝,保持至少 5min,36～37℃为正常。②口腔测温法:准确、方便,保持 3min,37℃为正常,用于神志清楚而且配合的 6 岁以上小儿。③肛门内测温法:测温时间短,准确。小儿取侧卧位,下肢屈曲,将已涂满润滑油的肛表测量端轻轻插入肛门内 3～4cm,测温 3～5min,36.5～37.5℃为正常,1 岁以内小儿、不合作的儿童以及昏迷、休克患儿可采用此方法。④耳温(鼓膜)测温法:准确、快速,不会造成交叉感染,也不会激惹患儿,该方法目前在临床或家庭使用已较为普遍。

(2) 呼吸、心率(脉率):应在小儿安静时进行。小儿呼吸频率可通过听诊或观察腹部起伏而获得。要同时观察呼吸的节律和深浅。对年长儿一般选择较浅的动脉如桡动脉来检查脉率,婴幼儿亦可检查股动脉或通过心脏听诊来对比检测脉率或心率。如以触诊法评估心率,要注意心率的速率、节律、强弱及紧张度。各年龄组小儿呼吸和心率正常值见表 4-1。

表 4-1　各年龄小儿呼吸、心率

年龄	呼吸 /(次·min⁻¹)	心率 /(次·min⁻¹)	呼吸:心率
足月新生儿	40～45	120～140	1:3
<1 岁	30～40	110～130	(1:4)～(1:3)
1～3 岁	25～30	100～120	(1:4)～(1:3)
4～7 岁	20～25	80～100	1:4
8～14 岁	18～20	70～90	1:4

(3) 血压:测量血压时应根据不同的年龄选择不同宽度的袖带,袖带的宽度通常应为上臂长度的 1/2～2/3。袖带尺寸不合适会影响测量准确性,过宽时测得的血压值较实际值偏低,过窄时则较实际值偏高。新生儿多采用震荡法电子血压计测量血压。年龄越小,血压越低。不同年龄小儿血压的正常值可用公式推算:2 岁及以上儿童的收缩压(mmHg)=80+(年龄 ×2);舒张压应该为收缩压的 2/3。

3. **皮肤和皮下组织**　应在自然光线下观察才准确。在保暖的前提下仔细观察身体各部位皮肤的颜色,有无苍白、黄染、发绀、潮红、皮疹、瘀点(斑)、脱屑、色素沉着,毛发有无异常,触摸皮肤的弹性、皮下组织及脂肪的厚度,有无水肿及水肿的性质。

4. **淋巴结**　包括淋巴结的大小、数目、活动度、质地、有无粘连和 / 或压痛等。颈部、耳后、枕部、腹股沟等部位尤其要认真检查,正常情况下在这些部位可触及单个质软的黄豆大小的淋巴结,可活动,无压痛。

5. **头部**

(1) 头颅:观察大小、形状,必要时测量头围;前囟大小及紧张度、有无凹陷或隆起;颅缝是否分离;小婴儿要观察有无枕秃和颅骨软化、血肿或颅骨缺损等。

(2) 面部:有无特殊面容,眼距宽窄,鼻梁高低,注意双耳位置和形状等。

(3) 眼、耳、鼻:有无眼睑浮肿、眼睑下垂、眼球突出、斜视、结膜充血、眼分泌物、角膜混浊、瞳孔大小及形状、对光反射。检查双外耳道有无分泌物、局部红肿及外耳牵拉痛;若怀疑有中耳炎时应用耳镜检查鼓膜情况。观察鼻形,注意有无鼻翼扇动、鼻腔分泌物及通气情况。

（4）口腔：口唇色泽有无苍白、发绀、干燥、口角糜烂、疱疹。口腔内颊黏膜、牙龈、硬腭有无充血、溃疡、黏膜斑、鹅口疮，腮腺开口处有无红肿及分泌物，牙齿数目及龋齿数，舌质、舌苔颜色、是否有"草莓舌"等。咽部检查放在体格检查最后进行，医生一手固定小儿头部使其面对光源，一手持压舌板，在小儿张口时进入口腔，压住舌后根部，利用小儿反射性将口张大暴露咽部的短暂时间，迅速观察双侧扁桃体是否肿大，有无充血、分泌物、脓点、伪膜及咽部有无溃疡、充血、滤泡增生、咽后壁脓肿等情况。

6. 颈部 颈部是否软，有无斜颈、短颈或蹼颈等畸形，颈椎活动情况；甲状腺有无肿大，气管位置；颈静脉充盈情况，有无颈肌张力增高或弛缓等。

7. 胸部

（1）胸廓：注意有无鸡胸、漏斗胸、肋骨串珠、肋膈沟、肋缘外翻等佝偻病的体征；胸廓两侧是否对称，心前区有无隆起，有无桶状胸，肋间隙饱满、凹陷、增宽或变窄等。

（2）肺：视诊时应注意呼吸频率和节律有无异常，有无呼吸困难和呼吸深浅改变；吸气性呼吸困难时可出现吸气性凹陷，即锁骨上窝、胸骨上窝、肋间隙和剑突下在吸气时向内凹陷；呼气性呼吸困难时可出现呼气延长。触诊在年幼儿可利用啼哭或说话时进行。因小儿胸壁薄，叩诊反响比成人轻，故叩诊时用力要轻或可用直接叩诊法，用两个手指直接叩击胸壁。听诊时正常小儿呼吸音较成人响，呈支气管肺泡呼吸音，应注意听腋下、肩胛间区及肩胛下区有无异常，因肺炎时这些部位较易听到湿啰音。听诊时尽量保持小儿安静，如小儿啼哭，在啼哭后深吸气时肺炎患者常容易被闻及细湿啰音。

（3）心：视诊时观察心前区是否隆起，心尖冲动强弱和搏动范围，正常小儿心尖冲动范围在 $2\sim3cm^2$ 之内，肥胖小儿不易看到心尖冲动。触诊主要检查心尖冲动的位置及有无震颤。通过叩心界可估计心脏大小、形状及其在胸腔的位置，叩诊心界时用力要轻才易分辨清、浊音界线，3 岁以内婴幼儿一般只叩心脏左右界；叩左界时从心尖冲动点左侧起向右叩，听到浊音改变即为左界，记录为第几肋间左乳线外或内几厘米；叩右界时先叩出肝浊音界，然后在其上一肋间自右向左叩，有浊音改变时即为右界，以右胸骨线（胸骨右缘）外几厘米记录。各年龄小儿心界参考表 4-2。小儿心脏听诊应在安静环境中进行，听诊器的胸件要小。小婴儿第一心音与第二心音响度几乎相等；随年龄的增长，心尖部第一心音较第二音响，而心底部第二心音超过第一心音。小儿时期肺动脉瓣区第二心音比主动脉瓣区第二心音响（$P_2>A_2$），有时可出现吸气性第二心音分裂。学龄前期及学龄儿童常于肺动脉瓣区或心尖部听到生理性收缩期杂音或窦性心律不齐。

表 4-2 各年龄小儿心界

年龄 / 岁	左界	右界
<1	左乳线外 1~2cm	沿右胸骨旁线
1~4	左乳线外 1cm	右胸骨旁线与右胸骨线之间
5~12	左乳线上或乳线内 0.5~1cm	接近右胸骨线
>12	左乳线内 0.5~1cm	右胸骨线

8. 腹部 视诊在新生儿或消瘦小儿常可见到肠型或肠蠕动波，新生儿应注意脐部有无分泌物、出血、炎症，脐疝大小。触诊应尽量争取小儿的合作，检查者的手应温暖、动作轻柔。如小儿哭闹不止，可利用其吸气时快速扪诊。检查有无压痛时主要观察小儿表情反应，不能完全依靠小儿回答。正常婴幼儿肝脏可在肋缘下 1~2cm 处扪及，柔软无压痛；6~7 岁后在肋下不可触及。小婴儿偶可触及脾脏边缘。叩诊可采用直接叩诊或间接叩诊法，其检查内容与成人相同。小儿腹部听诊有时可闻及肠鸣音亢进，如有血管杂音时应注意杂音的性质、强弱及部位。

9. 脊柱和四肢 注意有无畸形、关节活动情况及有无红肿，躯干与四肢的比例和佝偻病体征，如 O 形或 X 形腿，手镯、脚镯样变，脊柱侧弯等；观察手指、足趾有无杵状指 / 趾、多指 / 趾畸形等。

10. **会阴、肛门和外生殖器** 观察有无畸形(如先天性无肛、尿道下裂、两性畸形)、肛裂;女孩有无阴道分泌物、畸形;男孩有无隐睾,包皮过长、过紧,鞘膜积液和腹股沟疝等。

11. **神经系统** 根据病种、病情、年龄等选择必要的检查。

(1)一般检查:观察小儿的神志、精神状态、面部表情、反应灵敏度、动作语言能力、有无异常行为等。

(2)神经反射:新生儿期特有的反射如吸吮反射、拥抱反射、握持反射是否存在。有些神经反射有其年龄特点,如新生儿和小婴儿期提睾反射、腹壁反射较弱或不能引出,但跟腱反射亢进,并可出现踝阵挛;2岁以下的小儿Babinski征可呈阳性,但一侧阳性、另一侧阴性则有临床意义。

(3)脑膜刺激征:如颈部有无抵抗、Kernig征和Brudzinski征是否阳性,检查方法同成人,由于小儿不易配合,要反复检查才能正确判定。正常小婴儿由于在胎内时屈肌占优势,故生后头几个月Kernig征和Brudzinski征也可阳性。因此,在解释检查结果的意义时一定要根据病情、结合年龄特点全面考虑。

(三)体格检查记录方法

体格检查项目虽然在检查时无一定顺序,但结果记录应按上述顺序书写;不仅阳性体征应记录,重要的阴性体征结果也要记录。

(杜立中)

第二节 | 儿科疾病治疗原则

儿童生长发育是一个连续的过程,不同年龄阶段的儿童生理、病理和心理特点各异,在发病原因、疾病过程和转归等方面与成年人更有不同之处,因此在疾病治疗和处理上须充分考虑儿童的年龄因素。不同年龄儿童的表达能力不同,更增加了儿科医护人员治疗过程中观察和判断的难度。儿科疾病往往起病急、变化快,容易并发一个甚至多个器官或系统病变,故治疗既要及时和抓住重点,又要准确和全面;还需要更多的爱心、耐心和责任心。任何一个不恰当的处理方法或方式,都可能对儿童生理和心理等方面产生较长久甚至终身不良影响。因此,儿科临床工作者必须熟练掌握儿童护理、饮食、用药和心理等各方面的治疗技术,使患病儿童身心顺利康复。

一、护理原则

在儿科疾病治疗过程中,护理是极为重要的一个环节,许多治疗操作均通过护理工作来实施。良好的护理在促进疾病恢复中起着很大作用。儿科医师也应熟悉护理工作,医护的密切协作,有助于提高疾病治疗效果。

1. **细致的临床观察** 临床所观察到的患病儿童不典型的或细微的表现,都应分析其可能的病理基础。如婴儿哭闹不仅可能是一种正常的生理表现,也可能是疾病的表现,而细致的临床观察是鉴别两者的关键。

2. **合理的病室安排** 病室要整齐、清洁、安静、舒适,空气流通、温度适宜。为提高治疗和护理的质量,可按年龄、病种、病情轻重和护理要求,合理地安排病房及病区。①按年龄分病区:设置新生儿和早产儿病室、小婴儿病室、年长儿病室等;②按病种分病区:将同类病儿集中管理,传染病则按病种隔离;③按病情分病区:重危者收住重症监护病室,恢复期病儿可集中于一室。

3. **规律的病房生活** 保证患病儿童有充足的睡眠和休息很重要。观察病情应尽量不影响患儿的睡眠,尽可能集中时间进行诊断和治疗操作,定时进餐。

4. **预防医源性疾病和防止意外发生** ①防止交叉感染:医护人员在接触患儿前、后均应洗手,病室要定时清扫、消毒;②防止医源性感染:正确、规范地应用导尿、穿刺等各种治疗方法,定时检查消毒设备,防止感染的发生;③防止意外的发生:床旁检查和处理完毕后要及时拉好床栏,所用物品如体温计、药杯等用毕即拿走,以免儿童玩耍时误伤,喂药、喂奶要将婴儿抱起,避免呛咳、呕吐引起窒息。

二、饮食治疗原则

根据病情选择适当的饮食有助于治疗和康复效果;不当饮食可使病情加重,甚至危及生命。母乳是婴儿最佳食品;在患病时,母乳喂养儿应继续喂以母乳。具体饮食治疗方法可详见第五章。母乳以外的食品有以下几类。

1. **乳品** ①婴儿或早产儿配方奶:供新生儿、早产儿食用;②脱脂奶:半脱脂或全脱脂奶,脂肪含量低,供腹泻时或消化功能差者短期食用;③酸奶:牛乳加酸或经乳酸杆菌发酵成酸奶,其蛋白凝块小、易消化,供腹泻及消化力弱者食用;④豆奶:适用于乳糖不耐受和牛乳过敏者;⑤无或低乳糖奶粉(无或低乳糖,含蔗糖、葡萄糖聚合体、麦芽糖糊精、玉米糖浆):供长期腹泻、有乳糖不耐受的婴儿食用;⑥低苯丙氨酸奶粉:用于确诊为苯丙酮尿症的婴儿;⑦氨基酸配方奶或水解奶粉:用于牛奶蛋白过敏者。

2. **一般膳食** ①普通饮食:采用易消化、营养丰富、热能充足的食物;②软食:将食物烹调得细、软、烂,介于普通饮食和半流质饮食之间,如稠粥、烂饭、面条、馒头、肉末、鱼羹等,使其易于消化,适用于消化功能尚未完全恢复或咀嚼能力弱的病儿;③半流质饮食:呈半流体状或羹状,介于软食和流质饮食之间,由牛乳、豆浆、稀粥、烂面、蒸蛋羹等组成,可另加少量饼干、面包,适用于消化功能尚弱,不能咀嚼吞咽大块固体食物的病儿;④流质饮食:全部为液体,如牛乳、豆浆、米汤、蛋花汤、藕粉、果汁、牛肉汤等,不需咀嚼就能吞咽,且易于消化吸收,适用于高热、消化系统疾病、急性感染、胃肠道手术后的病儿,亦用于鼻饲。流质饮食供热能与营养素均低,只能短期应用。

3. **特殊膳食** ①少渣饮食:纤维素含量少,对胃肠刺激性小,易消化,适用于胃肠感染、肠炎病儿。②无盐及少盐饮食:每天食物中盐含量<0.5g时为无盐,<1.5g时为低盐,适用于心、肾功能不全有水肿的患儿。③贫血饮食:每日增加含铁食物,如动物血、动物肝、各种肉类等。④高蛋白膳食:在一日三餐中添加富含蛋白质的食物,如鸡蛋、瘦肉、动物肝或豆制品等,适用于营养不良、消耗性疾病患儿。⑤低蛋白饮食:膳食中减少蛋白质含量,以糖类补充热量,如马铃薯、甜薯、水果等。用于尿毒症、肝昏迷和急性肾炎的少尿期患儿。⑥低脂肪饮食:膳食中不用或禁用油脂、肥肉等,适用于肝病患儿。⑦低热能饮食:一日三餐的普通饮食中减少脂肪和糖类的含量,又要保证蛋白质和维生素的需要量,可选用鱼、蛋、豆类、蔬菜和瘦肉等,用于单纯性肥胖症的儿童。⑧特殊医学用途婴儿配方食品:专门为某些疾病患儿的营养需求而配制,如无乳糖或低乳糖配方适用于乳糖不耐受者,游离氨基酸或水解蛋白配方适用于牛奶蛋白过敏者,无苯丙氨酸配方适用于苯丙酮尿症婴儿,以及适用于早产、低出生体重婴儿的配方牛奶等。

4. **检查前饮食** 在进行某些化验检查前对饮食有特别的要求。①潜血膳食:连续3天食用不含肉类、动物肝脏、动物血和绿叶蔬菜等的饮食,用于消化道出血的检查;②胆囊造影膳食:用高蛋白、高脂肪膳食如油煎荷包蛋等使胆囊排空,以检查胆囊和胆管功能;③干膳食:食用米饭、馒头、鱼、肉等含水分少的食物,以利于尿浓缩功能试验和12h尿细胞计数等检查。

5. **禁食** 因消化道出血或术后等原因不能进食的儿童,应注意静脉供给热量,并注意水、电解质平衡。

6. **肠内营养(enteral nutrition,EN)支持** 指经口或以管饲的方法将特殊的配方直接注入胃、十二指肠或空肠。肠内营养主要用于经口进食不能满足能量和营养需求,而又保留胃肠道功能的患儿。与肠外营养相比较,肠内营养有许多优点,能保持胃肠道功能、费用低、容易管理及安全性高等。当经口进食能满足能量和营养需求、生长发育能达到相应年龄时,可停止肠内营养。选择原则:肠内营养应保证能量和营养的均衡摄入,以适应儿童的正常生长发育;所需营养素应该与同年龄组健康人群摄入量一致,常用标准儿童营养液。对于特殊患者,如食物过敏或先天性代谢缺陷者,可采用特殊的肠内营养配方。选择肠内营养配方时还应考虑营养和能量的需求;食物不耐受与过敏情况;胃肠道功能;肠内配方给予的部位和途径;使用期间还需进行相关并发症的监测。

7. **肠外营养(parenteral nutrition,PN)支持** 用于经口进食或肠内营养不能提供足够营养的患儿,其目的是预防和纠正营养不良、维持正常的生长发育,是维持生命的重要措施;全部采用肠道外营养时,称全肠外营养(total parenteral nutrition,TPN)。肠外营养可产生相关的副作用,如导管相关的感染、胆汁淤积等。如肠内营养和人工喂养能够达到提供营养的目的,就不需要进行肠外营养。只要临床有可能,肠外营养应与一定量的肠内营养相结合,即部分肠外营养(partial parenteral nutrition,PPN),即使只是少量的肠道喂养(微量肠道营养),其效果也显著优于全肠外营养。临床上常根据患者的病情制订相应的个体化实施方案。

三、药物治疗原则

药物是治疗儿科疾病的重要手段,但其副反应、过敏反应和毒性作用常会对机体产生不良影响。药物作用的结果,不仅取决于药物本身的性质,还与患者的身体状况密切相关。儿童在体格发育和器官功能成熟方面都处于不断的变化过程中,具有独特的生理特点,对药物有特殊的反应性。因此,深入了解儿童不同年龄的药物代谢动力学和药物效应动力学,慎重选择药物和合适的剂量十分重要;掌握药物的性能、作用机制、毒副作用、适应证和禁忌证,以及精确的剂量计算和适当的用药途径,是儿科用药的重要环节。

与成年人不同,不同年龄儿童的解剖、生理和器官功能差异较大,这在很大程度上影响药物吸收、分布、代谢和排泄。随着儿科临床药理学和发育药理学(developmental pharmacology)的不断发展,有关儿童生长发育特点对药物作用的影响、儿童药物治疗原则以及儿童用药安全等越来越受到重视。

(一)儿童药物治疗的特点

由于药物在体内的分布受体液 pH、细胞膜通透性、药物与血浆蛋白质结合程度、药物在肝脏内的代谢和肾脏排泄等因素的影响,儿童期的药物治疗具有下述特点。

1. **药物在组织内的分布因年龄而异** 如巴比妥类、吗啡、四环素在幼儿脑浓度明显高于年长儿。

2. **儿童对药物的反应因年龄而异** 吗啡对新生儿呼吸中枢的抑制作用明显高于年长儿,麻黄碱使血压升高的作用在未成熟儿却低得多。

3. **肝脏解毒功能不足** 特别是新生儿和早产儿,肝脏酶系统发育不成熟,对某些药物的代谢延长,药物的半衰期延长,增加了血药浓度和毒性作用。

4. **肾脏排泄功能不足** 新生儿特别是未成熟儿的肾功能尚不成熟,药物及其分解产物在体内滞留的时间延长,增加了药物的毒副作用。

5. **先天遗传因素** 某些遗传病患儿对某些药物具有明显异常反应,如有耳聋基因异常者,氨基糖苷类药物易导致耳聋;对家族中有药物过敏史者要慎用某些药物。

(二)药物选择

选择用药的主要依据是儿童年龄、病种和病情,同时要考虑儿童对药物的特殊反应和药物的远期影响。

1. **抗生素** 儿童容易患感染性疾病,故常用抗生素等抗感染药物。不仅要掌握抗生素的药理作用和用药指征,还要重视药物的毒副作用,包括肾毒性、对造血功能的抑制作用等。对个体而言,除抗生素本身的毒副作用外,过量使用抗生素还可引起肠道菌群失衡,导致体内微生态紊乱,引起真菌或耐药菌感染;对群体和社会来讲,广泛、长时间地滥用广谱抗生素,容易产生微生物对药物的耐受性,进而对人们的健康产生极为有害的影响。

2. **肾上腺皮质激素** 短疗程常用于过敏性疾病、重症感染性疾病等;长疗程则用于治疗肾病综合征、某些血液病、自身免疫性疾病等。哮喘、某些皮肤病则提倡局部用药。在使用中必须重视其副作用:①短期大剂量使用可掩盖病情,故诊断未明确时一般不用;②较长期使用可抑制骨骼生长,影响水、电解质、蛋白质、脂肪代谢,也可引起血压增高和库欣综合征;③长期使用除以上副作用外,尚可导致肾上腺皮质萎缩,可降低免疫力使病灶扩散;④水痘患儿禁用糖皮质激素,以防加重病情。

3. **退热药** 对乙酰氨基酚和布洛芬最为常用。剂量不宜过大,可反复使用。婴儿不宜使用阿司匹林,以免发生 Reye 综合征。

4. **镇静止惊药** 在高热、烦躁不安等情况下可考虑给予镇静药。发生惊厥时可用苯巴比妥、水合氯醛、地西泮等镇静止惊药。

5. **镇咳止喘药** 婴幼儿一般不用镇咳药,多用祛痰药口服或雾化吸入使分泌物稀释,易于咳出。哮喘病儿可吸入 β_2 受体激动剂类止喘药物。

6. **止泻药与泻药** 对腹泻患儿慎用止泻药,除用口服补液疗法防治脱水和电解质紊乱外,可适当使用保护肠黏膜的药物,或辅以微生态制剂以调节肠道的微生态环境。儿童便秘一般不用泻药,多采用调整饮食和松软大便的通便法。

7. **乳母用药** 阿托品、苯巴比妥、水杨酸盐、抗心律失常药、抗癫痫药、抗凝血药等可经母乳影响哺乳婴儿,应慎用。

8. **新生儿、早产儿用药** 幼小婴儿的肝、肾等代谢功能均不成熟,不少药物易引起毒、副反应,如磺胺类药可竞争白蛋白,使高胆红素血症中枢损害的风险增加、维生素 K_3 可引起溶血和黄疸、氯霉素可引起"灰婴综合征"等,应慎重选择。

(三) 给药方法

根据年龄、疾病及病情选择给药途径、药物剂型和用药次数,以保证药效和尽量减少药物对病儿的不良影响。在选择给药途径时,应尽量选用患儿和患儿家长可以接受的方式给药。

1. **口服法** 是最常用的给药方法。幼儿用糖浆、水剂、冲剂等较合适,也可将药片捣碎后加糖水吞服;年长儿可用片剂或药丸。小婴儿喂药时最好将儿童抱起或头略抬高,以免呛咳时将药吐出。病情需要时可采用鼻饲给药。

2. **注射法** 注射法比口服法奏效快,但对儿童刺激大。肌内注射部位多选择臀大肌外上方,但注射次数过多可造成臀肌挛缩,影响下肢功能,故非病情必需不宜采用。静脉推注多用于需要迅速发生药效时,如抢救或造影时应用;静脉滴注是一种连续性、以一定速度滴注进入体内的静脉给药途径,使用时应根据年龄大小、药物半衰期、病情严重程度控制滴速和给药间隔。

在抗生素应用时间较长时,提倡使用序贯疗法,以提高疗效和减少抗生素的副作用。

3. **外用药** 以软膏为主,也可用水剂、混悬剂、粉剂等。要注意防止儿童用手抓摸药物,误入眼、口引起意外。

4. **其他方法** 肺泡表面活性物质,主要用于新生儿呼吸窘迫综合征,通过气道给药。雾化吸入常用于支气管哮喘;灌肠法儿童采用不多,可用缓释栓剂;含剂、漱剂很少用于小龄儿,年长儿可采用。

(四) 药物剂量计算

儿童用药剂量需精确,可按以下方法计算。

1. **按体重计算** 是最常用、最基本的计算方法,可算出每日或每次需用量:每日或每次剂量 = 病儿体重(kg)× 每日或每次每千克体重所需剂量;每日剂量再根据药物说明书或药物半衰期分次服用;退热、镇静等急诊治疗药物常按每次剂量计算。病儿体重应以实际测得值为准,年长儿按体重计算如已超过成人剂量,则以成人量为上限。

2. **按体表面积计算** 比按体重计算更为准确,因其与基础代谢、肾小球滤过率等生理活动的关系更为密切,药物剂量 = 体表面积(m^2)× 每平方米体表面积所需剂量。

儿童体表面积计算公式:体重 ≤ 30kg,体表面积(m^2) = 体重(kg)×0.035+0.1;体重 > 30kg,体表面积(m^2) = [体重(kg)−30]×0.02+1.05。

3. **按年龄计算** 剂量幅度大、不需十分精确的药物,如营养类药物等可按年龄计算,比较简单易行。

4. **从成人剂量折算** 儿童剂量 = 成人剂量 × 儿童体重(kg)/50,或儿童剂量 = 成人剂量 × 儿童体表面积(m^2)/1.73。此法仅用于未提供儿童剂量的药物,所得剂量一般都偏小,故不常用。

临床用药还需要与病儿具体情况相结合,如新生儿或小婴儿肾功能较差,一般药物剂量宜偏小;但对于新生儿耐受较强的药物如苯巴比妥,则可适当增大用量;对于需通过血-脑屏障发挥作用的药物,如治疗化脓性脑膜炎的青霉素类药物则应增大剂量。用药目的不同,剂量也不同,如阿托品用于抢救中毒性休克时的剂量要比常规剂量大几倍到几十倍。

四、心理治疗原则

心理治疗是儿童精神心理问题的常用治疗方法,应用于包括儿童心理、情绪和行为问题、精神性疾病和心身疾病等的治疗。心理治疗可分为个体治疗、群体治疗和家庭治疗等。

随着医学模式的转变,心理因素在儿科疾病的治疗、康复中的作用越来越受到重视。心理治疗或心理干预的开展不再是仅限于儿童心理学家和儿童精神病学家的工作,而应该贯穿于疾病的诊治过程中。因此,儿科工作者应了解儿童心理学的基本原理,掌握临床心理治疗和心理护理的基本方法。

儿童的心理和情绪障碍,如焦虑、退缩、抑郁和恐惧等,常常发生在一些亚急性、慢性非感染性疾病的病程中,尤其是在神经系统、内分泌系统、消化系统、循环和泌尿系统等疾病,在疾病诊疗过程中也容易发生心理和情绪障碍。心理和情绪障碍既是疾病的后果,又可能是导致病情加重或治疗效果不佳的原因之一。心身性疾患产生的一些突出症状,如慢性头痛、腹痛、腹泻等常与器质性病变相交织,使已经存在的疾患变得更加顽固和复杂。

常用的心理治疗包括支持疗法、行为疗法、暗示疗法、音乐疗法等。对初次治疗者要细心了解、观察,不强求儿童改变其行为以顺从治疗者的意愿,要尊重儿童有自我改善的潜在能力,以暗示和循循善诱帮助儿童疏泄其内心郁积的压抑,激发儿童情绪释放,以减轻其心理和精神障碍的程度,促进原发病的康复。

患病使儿童产生心理负担,又进入陌生的医院环境,容易焦虑、紧张甚至恐惧。常见的症状为哭闹或沉默寡言、闷闷不乐,有的患儿拒绝交谈、拒绝治疗或整夜不眠。安静、舒适和整洁的环境,亲切的语言,轻柔的动作,和蔼的面孔和周到的服务是改善患儿症状的关键。护理人员应通过细致的观察使心理护理个体化,获得患儿的信任和配合,有利于疾病的痊愈和身心的康复。

五、伦理学原则

医学伦理学的四大基本原则,即尊重原则、不伤害原则、有利原则、公正原则。这要求医务人员必须尊重病儿的人格与尊严,尊重病儿或监护人知情同意和选择的权利,尽最大努力提供最佳的诊疗手段,防范伤害或将伤害控制在最低限度等。

儿科医务人员必须考虑儿科工作的特点和患儿及其家属的心理、社会需要,在医疗过程中不断加强伦理学的视角,学会站在患者的角度多为患者着想并且配合护理工作者开展医疗工作,以规范化的医疗服务于临床,以人性化的关怀让患者满意、放心,本着为患儿终身负责的精神,做好每项医疗工作。

随着生物医学和科学技术的发展,新的诊断技术和新的治疗方法如新药、新试剂、新器械、干细胞或基因治疗、器官移植等愈来愈多地应用于临床,做出临床决策时都需要医学伦理学的正确指导。

第三节 | 儿童液体平衡的特点和液体疗法

一、儿童液体平衡的特点

体液是人体的重要组成部分,保持其生理平衡是维持生命的重要条件。体液中水、电解质、酸碱度、渗透压等的动态平衡依赖于神经、内分泌、呼吸,特别是肾脏等系统的正常调节功能。儿童由于体液占体重比例较大、器官功能发育尚未成熟、体液平衡调节功能差等生理特点,容易发生水、电解质和酸碱平衡紊乱。

(一)体液的总量与分布

体液分布于血浆、组织间隙及细胞内,前两者合称为细胞外液。年龄愈小,体液总量相对愈多,这主要是间质液的比例较高,而血浆和细胞内液量的比例则与成人相近。不同年龄的体液分布见表4-3。

表 4-3　不同年龄的体液占体重的百分比　　　　　　　　　　　　单位:%

年龄	总量	细胞外液		细胞内液
		血浆	间质液	
足月新生儿	78	6	37	35
1 岁	70	5	25	40
2～14 岁	65	5	20	40
15 岁及以上	55～60	5	10～15	40～45

(二)体液的电解质组成

细胞内液和细胞外液的电解质组成有显著差别。细胞外液的电解质成分能通过血浆精确地测定。正常血浆阳离子主要为 Na^+、K^+、Ca^{2+} 和 Mg^{2+},其中 Na^+ 含量占该区阳离子总量的 90% 以上,对维持细胞外液的渗透压起主导作用。血浆主要阴离子为 Cl^-、HCO_3^- 和蛋白,这 3 种阴离子的总电荷与总阴离子电位差称为未测定阴离子(undetermined anion,UA),主要由无机硫和无机磷、有机酸如乳酸、酮体等组成。组织间液的电解质成分除 Ca^{2+} 含量较血浆低一半外,其余电解质组成与血浆相同。细胞内液的电解质测定较为困难,且不同组织有很大差异;阳离子以 K^+、Ca^{2+}、Mg^{2+} 和 Na^+ 为主,其中 K^+ 占 78%;阴离子以蛋白质、HCO_3^-、HPO_4^{2-} 和 Cl^- 为主。

(三)儿童水的代谢特点

健康儿童尽管每天的水和电解质摄入量有很大波动,但体内液体和电解质含量保持相对的稳定,即水的摄入量大致等于排泄量。

1. **水的生理需要量**　水的需要量与新陈代谢、摄入热量、食物性质、经肾排出溶质量、不显性失水、活动量及环境温度有关。儿童水的需要量相对较大,主要原因为儿童生长发育快;活动量大、机体新陈代谢旺盛;摄入热量、蛋白质和经肾排出的溶质量均较高;体表面积相对大、呼吸频率快使不显性失水较成人多。细胞组织增长时需积蓄水分也可增加水的摄入。按体重计算,年龄愈小,每日需水量愈多。不同年龄儿童每日所需水量见表 4-4。新生儿每日需液量见第六章第二节(正常足月儿和早产儿的特点与护理)。

表 4-4　儿童每日水的需要量

年龄/岁	需水量/(ml·kg^{-1})	年龄/岁	需水量/(ml·kg^{-1})
<1	120～160	4～9	70～110
1～3	100～140	10～14	50～90

2. **水的排出**　主要通过肾(尿)途径排出水分,其次为经皮肤和肺的不显性失水和消化道(粪)排水。不显性失水常不被注意,但在较小的早产儿每天约 1/4 的水量可能是通过皮肤和肺蒸发水分而丧失的。新生儿成熟度越低、体表面积越大、呼吸频率越快、体温及环境温度越高、环境的水蒸气压越小以及活动量越大,不显性失水量就越多。不同年龄儿童每日不显性失水量见表 4-5。

表 4-5　不同年龄儿童每日不显性失水量

不同年龄或体重	不显性失水量/[ml·(kg·d)$^{-1}$]	不同年龄或体重	不显性失水量/[ml·(kg·d)$^{-1}$]
早产儿或足月新生儿		婴儿	19～24
750～1 000g	82	幼儿	14～17
1 001～1 250g	56	儿童	12～14
1 251～1 500g	46		
>1 500g	26		

儿童排泄水的速度较成人快,年龄愈小,水的交换率相对愈高。婴儿每日水的交换量为细胞外液量的 1/2,而成人仅为 1/7,故婴儿体内水的交换率比成人快 3~4 倍。因婴儿对缺水的耐受力差,在病理情况下如进水不足同时又有水分继续丢失时,由于肾脏的浓缩功能有限,将比成人更易脱水。

3. 水平衡的调节 肾脏是唯一能调节控制细胞外液容量与成分的重要器官。蛋白质的代谢产物尿素、盐类(主要为钠盐)是肾脏主要的溶质负荷,必须有足够的尿量使其排出。肾脏水的排出与抗利尿激素(antidiuretic hormone,ADH)分泌及肾小管上皮细胞对 ADH 的反应性有密切关系。正常引起 ADH 分泌的血浆渗透压阈值为 280mOsm/L,血浆渗透压变化 1%~2% 即可影响 ADH 分泌。当液体丢失达总量的 8% 及以上时,ADH 分泌即显著增加,严重脱水使 ADH 增加呈指数变化。

儿童的体液调节功能相对不成熟。正常情况下水分排出的多少主要靠肾脏的浓缩和稀释功能调节。肾功能正常时,水分摄入多,尿量就多;水分入量少或有额外的体液丢失(如大量出汗、呕吐、腹泻)而液体补充不足时,尿量就减少。儿童年龄愈小,肾脏的浓缩和稀释功能愈不成熟。新生儿和幼婴由于肾小管重吸收功能发育尚不够完善,其最大浓缩能力只能使尿液渗透压浓缩到约 700mOsm/L(比重 1.020),即每排出 1mmol 溶质需要 1.0~2.0ml 水;而成人最大浓缩能力可使尿渗透压达到 1 400mOsm/L(比重 1.035),即只需 0.7ml 水即可排出 1mmol 溶质;因此儿童在排泄同等量溶质时所需水量较成人多,尿量相对较多。当入水量不足或失水量增加时,易超过肾脏浓缩能力的限度,发生代谢产物滞留和高渗性脱水。另一方面,正常成人可使尿液稀释到 50~100mOsm/L(比重 1.003),而新生儿出生一周后肾脏稀释能力虽可达成人水平,但由于肾小球滤过率低,水的排泄速度较慢,若摄入水量过多又容易导致水肿和低钠血症。年龄愈小,肾脏排钠、排酸、产氨能力也愈差,因而也容易发生高钠血症和酸中毒。

二、水、电解质代谢紊乱

(一) 脱水

脱水是指水分摄入不足或丢失过多所引起的体液总量尤其是细胞外液量的减少,同时有钠、钾和其他电解质的丢失。

1. 脱水的程度 脱水的程度取决于水和电解质丢失的速度及幅度,常以丢失液体量占体重的百分比来表示。如患者无近期的体重记录,体重下降的百分比常可通过体检及询问病史估计,一般根据前囟或眼窝是否凹陷、皮肤弹性、循环情况和尿量等临床表现综合分析判断(表4-6)。脱水程度分为三度。

表4-6 不同脱水程度的症状与体征

症状和体征	轻度 (体重减少 3%~5%)	中度 (体重减少 5%~10%)	重度 (体重减少 10% 以上)
心率增快	无	有	有
脉搏强度	可触及	可触及(减弱)	明显减弱
血压	正常	体位性低血压	低血压
皮肤灌注	正常	正常	减少,出现花纹
皮肤弹性	正常	轻度降低	降低
前囟	正常	轻度凹陷	凹陷
黏膜	湿润	干燥	非常干燥
眼泪	有	有或无	无
呼吸	正常	深,也可快	深和快
尿量	正常	少尿	无尿或严重少尿

(1) 轻度脱水:表示有 3%~5% 体重减少或相当于 30~50ml/kg 体液丢失。

(2) 中度脱水:表示有 5%~10% 体重减少或相当于 50~100ml/kg 体液丢失。

(3) 重度脱水:表示有 10% 以上体重减少或相当于 100~120ml/kg 体液丢失。

中度与重度脱水的临床体征常有重叠,有时使单位体重液体丢失难以精确计算。

2. 脱水的性质 脱水的性质常常反映了水和电解质的相对丢失量,临床常根据血清钠及血浆渗透压水平进行评估。

(1)等渗性脱水:血清钠为130~150mmol/L,电解质和水成比例丢失,血浆渗透压正常,丢失的体液主要是细胞外液。多见于急性腹泻、呕吐、胃肠液引流、肠瘘及短期饥饿所致的脱水。

等渗性脱水细胞内外无渗透压梯度,细胞内容量保持原状,临床表现很大程度上取决于细胞外液丢失量,即脱水的轻重程度。

(2)低渗性脱水:血清钠小于130mmol/L,电解质丢失量比水多,血浆渗透压降低。当患儿腹泻数天,摄入水量正常而摄入钠盐极少时,常表现为低渗性脱水;营养不良伴慢性腹泻、慢性肾脏疾病,充血性心力衰竭长期限盐并反复使用利尿剂,大面积烧伤等患者也易出现低渗性脱水。

由于细胞外液低渗,水从细胞外进入细胞内,导致细胞外液量进一步减少,有效循环血量减少更为明显,以及细胞内水肿。在失水量相等的情况下,低渗性脱水临床表现比其他两种类型重,可较早发生血压下降、尿量减少和休克。严重低钠者可发生脑细胞水肿,可出现头痛、烦躁不安、嗜睡、昏迷或惊厥等神经系统症状。

(3)高渗性脱水:血清钠大于150mmol/L,电解质丢失比水少,血浆渗透压增高,丢失的体液主要是细胞内液。多见于腹泻伴高热,不显性失水增多而补水不足(如昏迷、发热、呼吸增快、光疗或红外线辐射保温、早产儿等),口服或静脉注入过多的等渗或高渗液体,垂体性或肾性尿崩症和使用大量脱水剂的患者。

由于细胞外液高渗,水从细胞内转移至细胞外,导致细胞内液量减少,而细胞外液得到部分补偿。故在失水量相等的情况下,其脱水征比其他两种类型轻。临床特点为口渴、高热、烦躁不安,但循环障碍不明显、皮肤常温暖有揉搓感;神经系统症状明显,可表现为肌张力较高、反射活跃甚至惊厥。

临床上以等渗性脱水最为常见,其次为低渗性脱水,高渗性脱水少见。宜注意在严重营养不良儿往往对脱水程度估计过重。眼窝凹陷常被家长发现,其恢复往往是补液后最早改善的体征之一。

(二)钾代谢异常

钾主要存在于细胞内,细胞内钾浓度约为150mmol/L。正常血清钾维持在3.5~5.0mmol/L,它在调节细胞的各种功能中起重要作用。

1. 低钾血症 当血清钾浓度<3.5mmol/L时称为低钾血症。

(1)病因:主要病因有以下几种类型。①钾的摄入量不足。②钾由消化道丢失过多,如呕吐、腹泻、各种引流或频繁灌肠而又未及时补充钾。③钾由肾脏排出过多:排钾利尿剂(袢利尿剂、噻嗪类利尿剂、碳酸酐酶抑制剂等)、类固醇激素、β肾上腺素能兴奋剂、茶碱等药物的大量使用。各种失钾性慢性肾病(肾小管性酸中毒、Bartter综合征、Liddle综合征等),肾上腺皮质激素分泌过多的内分泌性疾病(Cushing综合征、原发性醛固酮增多症等),糖尿病酮症酸中毒、甲状腺功能亢进、低镁等也可引起低钾。④钾在体内分布异常:如脱水酸中毒治疗过程中,钾随尿量增加而排出增加,且酸中毒纠正后钾向细胞内转移,以及糖原合成时消耗钾,可导致血清钾下降;家族性周期性麻痹、各种原因的碱中毒、使用胰岛素等药物时,均可使钾由细胞外液迅速地移入细胞内而产生低钾血症。

(2)临床表现:低钾血症的临床表现不仅取决于血钾浓度,更重要的是低钾发生的速度。起病缓慢者,体内缺钾虽达到严重的程度,但临床症状不一定很重。主要症状包括三个方面。①神经肌肉兴奋性降低:表现为精神不振、肌无力(如恶心、呕吐、腹胀、肠麻痹、呼吸肌无力或麻痹、弛缓性瘫痪等)、腱反射减弱或消失(如膝反射、腹壁反射减弱或消失)。②心血管损害:心肌收缩力降低或心脏扩大。表现为心音低钝、心律失常、血压降低甚至发生心力衰竭;心电图表现为T波低宽、出现u波、QT间期延长、T波倒置以及ST段下降等。③肾损害:长期低钾可导致肾脏浓缩功能下降,出现多尿;可导致肾小管泌H^+和重吸收HCO_3^-增加、Cl^-的重吸收减少,进而发生低钾低氯性碱中毒;长期低钾可致肾单位硬化、间质纤维化以及生长激素分泌减少。

(3)低钾血症的治疗:低钾血症应积极治疗原发病,同时进行补钾治疗。①轻度低钾血症:口服氯化钾每日 200～300mg/kg。②重度低钾血症:需静脉补钾,每天可给钾 4～6mmol/kg。静脉补钾时应精确计算补充速度与浓度,即使对严重低钾患者快速补钾也有包括引起致死性心律失常的潜在危险。肾功能障碍无尿时影响钾的排出,此时补钾有引起高血钾的危险,须见尿才能补钾(膀胱中有潴留尿或治疗前 6h 内曾排过尿也可视为有尿)。静脉补钾浓度一般不超过 0.3%(新生儿 0.15%～0.2%),每日补钾总量静滴时间不应少于 6～8h。补钾时应动态监测血钾浓度,有条件者应给予心电监护。由于细胞内钾恢复较慢,治疗低钾血症须持续补钾 4～6d,甚至更长。病情好转后将静脉补钾改为口服补钾。

2. 高钾血症　当血清钾浓度>5.5mmol/L 时称为高钾血症。

(1)病因:主要的病因有三个方面。①肾脏排钾减少:肾功能衰竭、高钾型肾小管性酸中毒、肾上腺皮质功能低下、长期使用潴钾利尿剂等;②钾摄入量过多:静脉或口服摄入过多,如输液注入钾过多过快,输入库存过久的全血;③钾分布异常:钾由细胞内转移至细胞外,如严重溶血、缺氧、休克、代谢性酸中毒、严重挤压伤等。

(2)临床表现:主要表现包括两个方面。①心电图异常与心律失常:由于钾离子对心肌细胞膜的极化作用,最早受影响的是心脏传导系统,心电图改变往往先于临床症状。表现为心率减慢而不规则,可出现室性早搏和心室颤动,甚至心搏停止。心电图出现 T 波高尖、PR 间期延长、P 波变平、QRS波群增宽、ST 段压低、房室传导阻滞、心室颤动及心脏停搏等。②神经肌肉兴奋性降低:出现精神萎靡、嗜睡、手足感觉异常、腱反射减弱或消失,严重者出现弛缓性瘫痪、尿潴留甚至呼吸麻痹。由于乙酰胆碱释放可引起恶心、呕吐、腹痛等。

(3)高钾血症的治疗(图 4-1):治疗有两个基本目标。①防止致死性的心律失常;②去除体内过多的钾。首先要积极治疗原发病,停用含钾药物和食物,供应足量热量以防止内源性蛋白质分解释放钾。当血钾>6mmol/L 时,必须监测心电图以评估心律失常情况。治疗方法主要包括三个方面。①促使钾进入细胞内,使血清钾降低:快速静脉应用 5% 碳酸氢钠 3～5ml/kg;或葡萄糖加胰岛素(0.5～1g 葡萄糖 /kg,每 3～4g 葡萄糖加 1 单位胰岛素);或使用 β_2 肾上腺素能激动剂,如沙丁胺醇 5μg/kg,经 15min 静脉应用或以 2.5～5mg 雾化吸入能有效地降低血钾,并能持续 2～4h。②拮抗高钾对心脏的毒性作用:钙剂能够稳定心肌细胞膜,防止心律失常。以 10% 葡萄糖酸钙 0.5ml/kg 在数分钟内缓慢静脉应用,但必须同时监测心电图。该方法只是暂时措施,体内总钾并未显著减少。③将过多的钾从体内清除:采用离子交换树脂(如聚苯乙烯磺酸钠)、血液或腹膜透析、连续血液净化(continuous blood purification,CBP)等,这些措施效果常较明显。

(三) 酸碱平衡紊乱

机体在代谢过程中不断产生酸性和碱性物质,酸碱平衡是指正常体液保持一定的 H^+ 浓度,使儿童正常血 pH 维持在 7.35～7.45,以保证机体的正常代谢和生理功能。机体酸碱平衡主要取决于两个

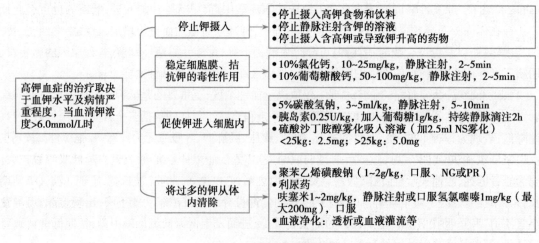

图 4-1　高钾血症的治疗

NG—鼻饲;PR—直肠给药。

机制:①缓冲系统;②肺、肾的调节作用。体内缓冲系统包括挥发性酸性物质和固定性酸性物质两种类型,前者为血浆中溶解的 CO_2,具有强大和快速调节酸碱平衡的能力;后者包括血液中最重要的一对缓冲物质,即碳酸氢盐/碳酸(HCO_3^-/H_2CO_3)。细胞外液 pH 主要取决于血液中 HCO_3^-/H_2CO_3 两者含量比值。正常 HCO_3^-/H_2CO_3 比值保持在 20∶1。当某种因素促使两者比值发生改变或体内代偿功能不全时,体液 pH 即发生改变,超出 7.35~7.45 的正常范围,出现酸碱平衡紊乱。

肺通过增加或减少肺泡通气来控制 CO_2 排出量,肾脏通过重吸收酸和碱或通过尿液排出酸和碱,发挥酸碱平衡的调节作用。肺的调节作用较肾为快,能在数分钟内快速调节 pH,而肾脏的代偿性酸碱调节作用需要数小时或数天才发挥作用。但两者的功能均有一定限度。当肺呼吸功能障碍使 CO_2 排出过少或过多,使血浆中 H_2CO_3 的量增加或减少所引起的酸碱平衡紊乱,称为呼吸性酸中毒或呼吸性碱中毒。若因代谢紊乱使血浆中 H_2CO_3 量增加或减少而引起的酸碱平衡紊乱,则称为代谢性酸中毒或代谢性碱中毒。酸碱平衡紊乱发生后,机体可通过肺、肾调节使 HCO_3^-/H_2CO_3 的比值维持在 20∶1 的水平,即 pH 维持在正常范围内,称为代偿性代谢性/呼吸性酸中毒(或碱中毒);如果 HCO_3^-/H_2CO_3 的比值不能维持在 20∶1,即 pH 低于或高于正常范围,则称为失代偿性代谢性/呼吸性酸中毒(或碱中毒)。常见的酸碱失衡为单纯型(呼酸、呼碱、代酸、代碱),有时亦出现混合型。

1. 代谢性酸中毒 代谢性酸中毒为临床最常见的酸碱平衡紊乱类型,存在两种可能性:①细胞外液的酸产生过多;②细胞外液的碳酸氢盐丢失过多。前者常见有酮症酸中毒,肾衰时磷酸、硫酸增多及组织低氧时产生的乳酸增多。后者是由于碳酸氢盐从肾脏或小肠液丢失,常发生于腹泻、小肠瘘管的引流等。代谢性酸中毒时主要缓冲成分是碳酸氢盐,肺代偿性过度通气使 CO_2 排出增加虽可使 $PaCO_2$ 降低,但只能部分改善下降的 pH,很少能使血 pH 完全达到正常(部分代偿);完全代偿取决于肾脏酸化尿液,使血碳酸氢盐水平达到正常,再通过呼吸的重新调节,才能最终使血酸碱平衡达到正常。

根据阴离子间隙(anion gap,AG)值可将代谢性酸中毒分为 AG 正常型(AG 值 8~16mmol/L)和 AG 升高型(AG 值>16mmol/L),而 AG 降低型代谢性酸中毒临床上少见。AG 正常型代谢性酸中毒主要是失碱引起,特点是 AG 正常、血 Cl^- 浓度升高(又称为高氯性代谢性酸中毒)和 HCO_3^- 浓度降低。常见于消化道大量丢失 HCO_3^-,或肾小管性酸中毒重吸收 HCO_3^- 减少或泌 H^+ 障碍,应用碳酸酐酶抑制剂(乙酰唑胺)或醛固酮拮抗剂,以及摄入含氯的酸性盐(氯化钙、氯化镁)过多等情况。AG 升高型代谢性酸中毒主要是产酸过多(如乳酸、酮体等增加)所致,常见于糖尿病酮症酸中毒、饥饿性酮症和水杨酸中毒等。高 AG 及正常 AG 代谢性酸中毒原因见表 4-7。

表 4-7 AG 升高型和 AG 正常型代谢性酸中毒的常见原因

类型	原因	类型	原因
阴离子间隙增加 (AG>16mmol/L)	慢性肾功能不全 糖尿病酮症酸中毒 静脉高营养 遗传性氨基酸尿症 乳酸性酸中毒 中毒:水杨酸等 饥饿	正常阴离子间隙 (AG=8~16mmol/L)	近端、远端肾小管性酸中毒,伴有高钾血症的肾小管性酸中毒 腹泻 碱的摄入

临床表现:轻度代谢性酸中毒症状不明显,典型临床表现为精神萎靡或烦躁不安、呼吸深快,有时可有面红或唇红、腹痛、呕吐、昏睡、昏迷。酸中毒时细胞通过 H^+-K^+ 交换使细胞外液 K^+ 增高,可导致心律失常和心力衰竭。酸中毒时血浆游离钙增高,在酸中毒纠正后下降,可使原有低钙血症的患者发生手足抽搐。新生儿和小婴儿的呼吸代偿功能较差,酸中毒时其呼吸改变可不典型,往往仅有精神萎靡、拒食和面色苍白等。

治疗原则:①积极治疗缺氧、组织低灌注、腹泻等原发疾病;②采用碳酸氢钠或乳酸钠等碱性药物

增加碱储备、中和 H^+。轻度酸中毒经病因治疗后通过机体代偿可自行恢复,不需碱剂治疗;一般主张当 pH<7.30 时用碱性药物。所需补充的碱性溶液(mmol)=|-BE|×0.3×体重(kg),因 1ml 5% 碳酸氢钠含溶质 0.6mmol,故所需 5% 碳酸氢钠量(ml)=|-BE|×0.5×体重(kg),BE 即血气分析中的剩余碱,负数值越大代表剩余碱缺失越大。一般将 5% 碳酸氢钠稀释成 1.4% 的溶液输入,先给予计算量的 1/2,复查血气后调整剂量。在通气功能障碍时不宜用碳酸氢钠,用后可发生 CO_2 潴留反而使酸中毒加重;在新生儿、缺氧、休克和肝功能不全时不宜使用乳酸钠。宜注意纠酸后钾离子进入细胞内可使血清钾降低,游离钙也减少,应及时补钾、补钙。

2. 代谢性碱中毒　由于体内 H^+ 丢失或 HCO_3^- 蓄积所致,主要原因有五个方面。①氢离子过度丢失:如严重呕吐或胃液引流导致氢和氯的丢失,最常见于先天性肥厚性幽门狭窄;②摄入或输入过多的碳酸氢盐;③由于血钾降低,肾脏碳酸氢盐的重吸收增加,如原发性醛固酮增多症、Cushing 综合征等;④呼吸性酸中毒时,肾脏代偿性分泌氢,增加碳酸氢根重吸收,使酸中毒得到代偿,当应用机械通气后,血 $PaCO_2$ 能迅速恢复正常,而血浆 HCO_3^- 含量仍高,导致代谢性碱中毒;⑤细胞外液减少及近端肾小管 HCO_3^- 的重吸收增加。

代谢性碱中毒时为减少血 pH 的变化,会出现一定程度的呼吸抑制,以 $PaCO_2$ 略升高作为代偿,但这种代偿很有限,因为呼吸抑制时可出现低氧症状,后者又能刺激呼吸。通过肾脏排出 HCO_3^- 使血 pH 降低,此时可有碱性尿(尿 pH 可达 8.5~9.0);当同时存在低血钾和低血容量时,应予及时纠正,否则碱中毒常较难治疗。

临床表现:无特征性。轻度代碱可无明显症状,重症者表现为呼吸抑制,精神萎靡。当因碱中毒致游离钙降低时,可引起抽搐;有低血钾时,可出现相应的临床症状。血气分析见血浆 pH 增高,$PaCO_2$ 和 HCO_3^- 浓度增高,常见低氯和低钾。典型病例尿呈碱性,但在严重低钾时尿液 pH 也可很低。

治疗原则:①祛除病因;②停用碱性药物,纠正水、电解质平衡失调;③静脉滴注生理盐水;④重症者给以氯化铵静脉滴注;⑤碱中毒时如同时存在低钠、低钾和低氯血症常阻碍其纠正,须在纠正碱中毒的同时纠正这些离子的紊乱。

3. 呼吸性酸中毒　由于通气障碍导致体内 CO_2 潴留和 H_2CO_3 增高所致。主要原因有:①呼吸系统本身疾病,如肺炎、肺气肿、呼吸道阻塞(如异物、黏稠分泌物、羊水堵塞、喉头痉挛水肿)、支气管哮喘、肺水肿、肺不张、肺萎陷、呼吸窘迫综合征等;胸部疾病所致呼吸受限,如气胸、胸腔积液、创伤和手术等。②神经 - 肌肉疾病,如重症肌无力、急性感染性多发性神经根炎、脊髓灰质炎等。③中枢神经系统疾病如头颅损伤,麻醉药中毒以及人工呼吸机使用不当,吸入 CO_2 过多等。

呼吸性酸中毒时可通过肾脏代偿使血碳酸氢盐增加,同时伴有肾脏因酸化尿液、氯分泌增加而致的血氯降低。在血 $PaCO_2$<60mmHg 时常可通过代偿使 pH 维持正常。呼吸性酸中毒时常伴有低氧血症及呼吸困难。高碳酸血症可引起血管扩张,颅内血流增加,致头痛及颅内压增高,严重高碳酸血症可出现中枢抑制,血 pH 降低。

临床表现:除原发病表现外,常伴有低氧血症及呼吸困难,高碳酸血症可引起血管扩张,颅内血流增加,致头痛及颅内压增高,严重时可出现中枢抑制。

治疗原则:主要应针对原发病,必要时应用人工辅助通气。

4. 呼吸性碱中毒　由于肺泡通气过度使致血 CO_2 过度减少、血 H_2CO_3 降低所致。主要原因有以下几类。①过度通气:紧张、长时间剧烈啼哭、高热伴呼吸增快、心理疾病、机械通气使用不当导致的 CO_2 排出过多;②神经系统疾病:脑膜炎、脑肿瘤或外伤;③神经系统疾病:脑膜炎、脑肿瘤或外伤;④水杨酸中毒(早期);⑤CO 中毒。

临床表现:典型表现为呼吸深快,其他症状与代谢性碱中毒相似。血气分析见 pH 增加、$PaCO_2$ 降低、血 HCO_3^- 浓度降低、尿液常呈酸性。

治疗原则:呼吸性碱中毒的治疗主要针对原发病。

5. 混合性酸碱平衡紊乱　当两种或两种以上的酸碱紊乱同时存在时称为混合性酸碱平衡紊乱。

其中,呼吸性酸中毒合并代谢性酸中毒是混合性酸碱平衡紊乱中较常见的类型,如糖尿病酮症酸中毒患者同时存在肺气肿、呼吸窘迫综合征(RDS)患者有呼吸性酸中毒与代谢性酸中毒同时存在时,此时既有 HCO_3^- 水平降低,又有 CO_2 潴留,血 pH 明显下降。当慢性呼吸性酸中毒伴有充血性心力衰竭时,如过度使用利尿剂可出现代谢性碱中毒,此时血浆 HCO_3^- 水平和 pH 将高于单纯的慢性呼吸性酸中毒。肝功能衰竭时可出现代谢性酸中毒与呼吸性碱中毒,此时 pH 可能变化不大,但血浆 HCO_3^- 水平和 $PaCO_2$ 显著降低。

混合性酸碱平衡紊乱的治疗包括:①积极治疗原发病,保持呼吸道通畅,必要时给以人工辅助通气,使 pH 正常。②对高 AG 型代谢性酸中毒,以纠正缺氧、控制感染和改善循环为主;经机械通气改善肺氧合功能后,代谢性酸中毒亦可减轻或纠正,仅少数患者需补碱性药物;碱性药物应在保证通气的前提下使用。pH 明显低下时应立即用碱性药物。

6. **临床酸碱平衡状态的评估** 临床上酸碱平衡状态常通过血 pH、$PaCO_2$ 及 HCO_3^- 浓度三项指标来评估。pH 与 $PaCO_2$ 可直接测定,HCO_3^- 虽能直接测定,但常常用血清总二氧化碳含量,通过算图估计。应该指出的是一般血气分析仪只含测定 pH、$PaCO_2$ 和 PaO_2 三项指标的电极,HCO_3^- 是按 Henderson-Hasselbalch 方程计算的。$PaCO_2$、HCO_3^- 变化与 pH 的关系可从表 4-8 分析判断。判断单纯的酸碱平衡紊乱并不困难,pH 的变化取决于 $PaCO_2$ 与 HCO_3^- 的比值变化。在临床判断时,首先应确定是酸中毒还是碱中毒;其次是判断酸碱失衡是代谢性还是呼吸性;再者分析代谢性酸中毒是高 AG 型还是正常 AG 型;最后是判断呼吸或代谢代偿是否充分。

表 4-8 酸碱紊乱的分析方法

	酸中毒		碱中毒	
原发性变化	$[HCO_3^-]\downarrow$	$PaCO_2\uparrow$	$[HCO_3^-]\uparrow$	$PaCO_2\downarrow$
原发失衡	代谢性酸中毒	呼吸性酸中毒	代谢性碱中毒	呼吸性碱中毒
继发性代偿	$PaCO_2\downarrow$	$[HCO_3^-]\uparrow$	$PaCO_2\uparrow$	$[HCO_3^-]\downarrow$
代偿方式	呼吸代偿	肾脏代偿	呼吸代偿	肾脏代偿
临床举例	酮症酸中毒、乳酸酸中毒、腹泻、肠液丢失、肾小管性酸中毒等	中枢呼吸抑制、神经肌肉疾病、肺实质性疾病等	呕吐引起 H^+ 和 Cl^- 丢失、外源性 HCO_3^- 输入过多等	由于精神因素或药物(如水杨酸)中毒所致的呼吸增快
代偿效果	$PaCO_2$ 每下降 1.2mmHg 可代偿 1mmol/L 的 $[HCO_3^-]$ 降低	$[HCO_3^-]$ 每上升 3.5mmol/L 可代偿 10mmHg 的 $PaCO_2$ 升高	$PaCO_2$ 每上升 0.7mmHg 可代偿 1mmol/L 的 $[HCO_3^-]$ 升高	$[HCO_3^-]$ 每下降 5mmol/L 可代偿 10mmHg 的 $PaCO_2$ 降低

三、液体疗法时常用补液溶液

常用液体包括非电解质和电解质溶液。其中非电解质溶液常用 5% 或 10% 葡萄糖液,因葡萄糖输入体内将被氧化成水,故属无张力溶液。电解质溶液包括氯化钠、氯化钾、乳酸钠、碳酸氢钠和氯化铵等,以及它们的不同配制液(表 4-9)。

口服补液盐(oral rehydration salt,ORS)是世界卫生组织(WHO)和联合国儿童基金会(UNICEF)自 1971 年起推荐用以治疗急性腹泻合并脱水的一种溶液,其理论基础是小肠的 Na^+- 葡萄糖偶联转运吸收机制,即小肠上皮细胞刷状缘的膜上存在着 Na^+- 葡萄糖共同载体,此载体上有 Na^+ 和葡萄糖两个结合位点,当 Na^+ 和葡萄糖同时与结合位点相结合时即能运转,并显著增加钠和水的吸收。

鉴于大部分婴幼儿腹泻为等渗性脱水,WHO 自 2002 年起推荐使用低渗 ORS 配方。该配方为:Na^+ 75mmol/L、K^+ 20mmol/L、Cl^- 65mmol/L、枸橼酸根 10mmol/L、葡萄糖 75mmol/L。用 NaCl 2.6g,枸橼酸钠 2.9g,氯化钾 1.5g,葡萄糖 13.5g,加水到 1 000ml 配成。总渗透压为 245mOsm/L。

表4-9　常用溶液成分

溶液	每100ml含溶质或液量	离子/(mmol·L⁻¹)					Na⁺∶Cl⁻	渗透压或相对于血浆的张力
		Na⁺	K⁺	NH₄⁺	Cl⁻	HCO₃⁻ 或乳酸根		
血浆		142	5		103	24	3∶2	300mOsm/L
①0.9% 氯化钠	0.9g	154			154		1∶1	等张
②5% 或 10% 葡萄糖	5g 或 10g							
③5% 碳酸氢钠	5g	595				595		3.5 张
④1.4% 碳酸氢钠	1.4g	167				167		等张
⑤11.2% 乳酸钠	11.2g	1 000				1 000		6 张
⑥1.87% 乳酸钠	1.87g	167				167		等张
⑦10% 氯化钾	10g		1 342		1 342			8.9 张
⑧0.9% 氯化铵	0.9g			167	167			等张
1∶1 含钠液	①50ml, ②50ml	77			77			1/2 张
1∶2 含钠液	①35ml, ②65ml	54			54			1/3 张
1∶4 含钠液	①20ml, ②80ml	30			30			1/5 张
2∶1 等张含钠液	①65ml, ④或⑥35ml	158			100	58	3∶2	等张
2∶3∶1 含钠液	①33ml, ②50ml, ④或⑥17ml	79			51	28	3∶2	1/2 张
4∶3∶2 含钠液	①45ml, ②33ml ④或⑥22ml	106			69	37	3∶2	2/3 张

ORS 适用于轻度或中度脱水无严重呕吐者,具体用法是:轻度脱水 50ml/kg、中度脱水 100ml/kg,在 4h 内用完;继续补充量根据腹泻的继续丢失量而定,一般每次大便后给 10ml/kg。当患儿极度疲劳、昏迷或昏睡、腹胀不适宜用 ORS。在用于补充继续丢失量和生理需要量时,ORS 液需适当稀释。

四、液体疗法

液体疗法的目的是维持或恢复正常的体液容量和成分,以确保正常的生理功能。液体疗法包括补充生理需要量、累积损失量及继续丢失量。上述每一部分都可独立地进行计算和补充。例如,对于空腹将接受外科手术的儿童,可能只需补充生理需要量和相应的电解质;而对于腹泻患者则需补充生理需要量、累积损失量和继续丢失量。在制订补液方案时,必须全面掌握病史、体格检查、实验室检查资料及注意个体差异,要充分考虑到机体自身代偿能力,如存在肾、肺、心等器官功能不全时,应合理选用液体成分,注意补液量及速度,并密切观察病情变化,及时调整治疗方案。

(一) 补充生理需要量

生理需要量涉及热量、水和电解质。水的生理需要量包括显性(尿和大便)和不显性失水(通过皮肤和肺丢失),其中尿量占 60%,不显性失水占 35%,大便占 5%。每日需水量可按能量消耗计算,一般按每代谢 100kcal 热量需水 100～150ml;年龄越小需水量相对越多,故也可根据体重计算(表 4-10)。发热、呼吸加快的患儿应适当增加进液量;持续发热体温超过 38℃者,每升高 1℃不显性失水增加 12%;呼吸急促和气管切开患者经肺的不显性失水量增加。在极低体重儿,不显性失水可多达每天 100ml/kg以上。

表 4-10 生理需要量四种计算方法

方法	体重 /kg	液体量
100/50/20 法	0～10	100ml/（kg·d）× 体重数
	11～20	1 000ml/d+ 超过 10kg 体重数 ×50ml/（kg·d）
	>20	1 500ml/d+ 超过 20kg 体重数 ×20ml/（kg·d）
4/2/1 法	0～10	4ml/（kg·h）× 体重数
	11～20	40ml/h+ 超过 10kg 体重数 ×2ml/（kg·h）
	>20	60ml/h+ 超过 20kg 体重数 ×1ml/（kg·h）
体表面积（BSA）法	1 500ml/BSA（m²）/d	
不显性失水 + 测量损失法	400～600ml/（m²·d）+ 尿量（ml）+ 其他测得的损失量（ml）	

电解质的需求包括每日出汗、正常大小便、生理消耗的电解质等,变化很大。平均钾、钠、氯的消耗量约 2～3mmol/100kcal。

生理需要量应尽可能口服补充,不能口服或不足者可以静脉滴注 1/4～1/5 张含钠液,同时给予生理需要量的钾。营养不良者应注意热量和蛋白质补充,必要时用部分或全静脉营养。

(二)补充累积损失量

累积损失量是指自发病以来累积损失的液体量,应根据脱水程度及性质补充。累积损失量的补充:轻度脱水为 30～50ml/kg(体重);中度为 50～100ml/kg;重度为 100～120ml/kg。通常对低渗性脱水补 2/3 含钠液;等渗性脱水补 1/2 张含钠液;高渗性脱水补 1/3～1/5 张含钠液,如临床上判断脱水性质有困难,可先按等渗性脱水处理。补液的速度取决于脱水程度,原则上先快后慢。对伴有循环不良和休克的重度脱水患儿,开始应快速输入等张含钠液(生理盐水或 2：1 等张液)按 20ml/kg 于 0.5～1h 内输入。其余累积损失量补充常在 8～12h 内完成。在循环改善出现排尿后应及时补钾。酸碱平衡紊乱及其他电解质异常的纠正见本节(酸碱平衡紊乱)。对于高渗性脱水,需缓慢纠正高钠血症(每 24h 血钠下降<10mmol/L),也可在数天内纠正;有时需用张力较高甚至等张液体,以防血钠迅速下降出现脑水肿。

(三)补充继续丢失量

在开始补充累积损失量后,腹泻、呕吐、胃肠引流等损失大多继续存在,以致体液继续丢失,如不予以补充将又成为新的累积损失。继续丢失量的补充依原发病而异,以"丢多少、补多少"为原则。各种体液丢失的性质见表 4-11。

表 4-11 各种体液损失成分表

体液	Na⁺/（mmol·L⁻¹）	K⁺/（mmol·L⁻¹）	Cl⁻/（mmol·L⁻¹）	蛋白/（g·L⁻¹）
胃液	20～80	5～20	100～150	
胰液	120～140	5～15	90～120	
小肠液	100～140	5～15	90～130	
胆汁液	120～140	5～15	50～120	
回肠造瘘口损失液	45～135	5～15	20～115	
腹泻液	10～90	10～80	10～110	
正常出汗	10～30	3～10	10～25	
烫伤	140	5	110	30～50

(何庆南 杜立中)

第五章 | 营养和营养障碍疾病

充足的营养是小儿维持生命和身心健康极为重要的因素之一。在胎儿、婴幼儿时期，机体生长发育十分迅速，将完成生长发育的第一个高峰，同时脏器的形成和功能也不断发育成熟，尤其是中枢神经系统在生命最初 2~3 年内的发育最为迅速。早期营养供应失衡不仅影响儿童体格生长、大脑与认知功能的生长发育潜能，甚至可能引起成年后的一些慢性代谢疾病，如肥胖症、糖尿病、高血压等。

第一节 | 儿童营养基础

一、营养素与膳食营养素参考摄入量

营养（nutrition）是指人体获得和利用食物维持生命活动的生物学过程。食物中经过消化、吸收和代谢能够维持生命活动的物质称为营养素（nutrient）。人体生命活动所必需的营养素有 40 多种，按照结构和功能可分为六大类，即蛋白质、脂类、碳水化合物、矿物质、维生素、水。其中前三类为产能营养素，蛋白质、脂类和碳水化合物的产能在人体能量需要中占比大约为 1 : 3 : 6（蛋白质：8%~15%；脂类：20%~48%；碳水化合物：50%~65%）。食物中每 1g 蛋白质、脂肪和碳水化合物在体内氧化时平均可产生的能量分别为 4kcal、9kcal 和 4kcal（注：能量以千卡 kcal 或千焦耳 kJ 为单位，1kcal≈4.184kJ）。非产能营养素（矿物质、维生素、水）虽不提供能量，但对维持人体正常生理活动与代谢十分重要。根据人体的需要量或含量，营养素又分为宏量营养素和微量营养素，其中蛋白质、脂类、碳水化合物为宏量营养素，矿物质与维生素为微量营养素。

膳食营养素参考摄入量（dietary reference intake，DRI）体系主要包括 4 个参数：①平均需要量（estimated average requirement，EAR）是某一特定性别、年龄及生理状况群体中对某营养素需要量的平均值，摄入量达到 EAR 水平时可以满足群体中 50% 个体的需要，是制定 RNI 的基础。②推荐摄入量（recommended nutrient intake，RNI）指可以满足某一特定性别、年龄及生理状况群体中绝大多数（97%~98%）个体对某种营养素需要量的摄入水平。③适宜摄入量（adequate intake，AI）是当某种营养素的个体需要量的研究资料不足，无法计算 EAR 和 RNI 时，通过观察或实验获得的健康人群某种营养素的摄入量。AI 与 RNI 都可用作个体营养素摄入量的目标值，但 AI 不如 RNI 精确。④可耐受最高摄入量（tolerable upper intake level，UL）是营养素或食物成分的每日摄入量的安全上限。当摄入量超过 UL 时，发生毒副作用的危险性增加。

（一）儿童能量代谢

能量是人体维持活动和生长发育的基础。人体能量代谢的最佳状态是达到能量摄入与消耗的平衡，能量缺乏和过剩都对身体健康不利。儿童总能量消耗量包括基础代谢、食物的热效应、生长、活动和排泄五个方面。

1. 基础代谢（basal metabolism，BM） 指维持人体最基本生命活动所必需的能量消耗。基础代谢率（basal metabolic rate，BMR）是反映人体基础代谢的指标。儿童基础代谢的能量需要量较成人高，随年龄增长逐渐减少。婴儿的 BMR 约为 55kcal/（kg·d），7 岁时 BMR 为 44kcal/（kg·d），12 岁时约需 30kcal/（kg·d），成人为 25~30kcal/（kg·d）。

2. 食物热效应（thermic effect of food，TEF） 食物在人体内消化、吸收和代谢过程中会消耗能量，

这种作用称为食物热效应,也称为食物特殊动力作用。食物的热效应与食物成分有关:碳水化合物的食物热效应为本身产生能量的6%,脂肪为4%,蛋白质为30%。婴儿食物含蛋白质多,TEF占总能量的7%~8%,年长儿的膳食为混合食物,TEF占总能量的5%。

3. 生长(growth)消耗 组织生长合成需消耗能量,为儿童特有。生长所需能量与儿童生长的速度成正比,随年龄增长逐渐减少。

4. 活动(physical activity)消耗 儿童活动消耗能量与身体大小、活动强度、活动持续时间、活动类型有关。活动消耗能量个体波动较大,并随年龄增长而增加。当能量摄入不足时,儿童可表现活动减少。

5. 排泄(excreta)损失 正常情况下未经消化吸收的食物的损失约占总能量的10%,腹泻时增加。

通常情况下,基础代谢占50%,食物热效应占7%~8%,生长和活动消耗能量占32%~35%,排泄损失占能量的10%(图5-1)。≤6月龄婴儿能量平均需要量为90kcal/(kg·d),7~12月龄为80kcal/(kg·d),各年龄能量平均需要量见附录二。

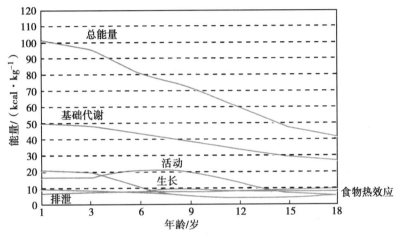

图 5-1 能量分布与年龄的关系

(二) 产能营养素

1. 蛋白质 是机体细胞、组织和器官的重要组成成分,主要作用是构成机体组织和调节生理功能,次要作用是产能,占总能量的8%~15%。1岁内婴儿蛋白质的RNI为1.5~3g/(kg·d)。蛋白质的基本构成单位是氨基酸。组成人体蛋白质的氨基酸有21种,其中有9种氨基酸体内不能合成或合成速度不能满足机体需要,需从食物中获取,称为必需氨基酸,包括:亮氨酸、异亮氨酸、缬氨酸、苏氨酸、甲硫氨酸、苯丙氨酸、色氨酸、赖氨酸和组氨酸,其中组氨酸是婴儿的必需氨基酸。某些氨基酸在特定病理条件下机体合成能力有限不能满足需求,或某些氨基酸可减少人体对必需氨基酸需要量,此类氨基酸称为条件必需氨基酸或半必需氨基酸。

必需氨基酸种类齐全、氨基酸组成与人体蛋白质接近、营养价值高的蛋白质被称为优质蛋白质,主要来源于动物和大豆蛋白。婴幼儿生长旺盛,保证优质蛋白质供给非常重要,优质蛋白质应占50%以上。不同食物间相互补充其必需氨基酸不足的作用称为蛋白质互补作用(protein complementary action),食物的合理搭配及加工可实现蛋白质互补作用,提高食物的生物价值。

2. 脂类 包括脂肪(甘油三酯)和类脂,类脂包括磷脂、固醇类、糖脂和脂蛋白等。脂肪的主要作用是储能和产能,是机体的第二供能营养素。脂肪供能在总能量中的占比随年龄增长逐渐下降(由出生后48%左右逐渐降至20%~30%)。脂肪还是人体细胞的重要构成成分,并具有保温、润滑和内分泌等作用。构成脂肪的基本单位是脂肪酸。脂肪酸按碳原子数目的不同分为短链(6碳以下)、中链(8~12碳)和长链(14~24碳)脂肪酸,还有一些极长链脂肪酸分布在大脑和一些特殊的组织中。按是否含有双键可分为饱和脂肪酸和不饱和脂肪酸,饱和脂肪酸多呈固态,不饱和脂肪酸多呈液态。人体不可缺少且自身不能合成的脂肪酸称为必需脂肪酸,如亚油酸和 α- 亚麻酸等。亚油酸是维持人体健康的最重要必需脂肪酸,在体内可转变成亚麻酸和花生四烯酸(arachidonic acid,AA)。α- 亚麻酸可衍生多不饱和脂肪酸,包括二十碳五烯酸(eicosapentaenoic acid,EPA)和二十二碳六烯酸(docosahexaenoic acid,DHA)。必需脂肪酸及衍生物具有非常重要的生理功能,可以参与磷脂合成,维持细胞膜结构和功能;参与胆固醇的正常代谢,预防动脉粥样硬化斑块的形成;EPA 和 DHA 能够维持视觉功能,促进大脑发育。

脂肪来源:各种食用油脂几乎 100% 都是脂肪,其他脂肪含量丰富的食物为动物性食物和坚果类。其中亚油酸主要存在于植物油、坚果类(核桃、花生);亚麻酸主要存在于鱼类脂肪及坚果类。为了保证婴幼儿获得足够的必需脂肪酸,建议选择富含亚油酸、α- 亚麻酸的油脂。母乳含有丰富的必需脂肪酸。必需脂肪酸提供的能量应占脂肪所提供能量的 1%~3%。

3. 碳水化合物(糖类) 碳水化合物是供能的最主要来源,占总能量的 50%~65%。还是构成机体组织和重要生命物质的成分,并具有抗生酮、节约蛋白质等作用。各种碳水化合物最终分解为葡萄糖被机体吸收和利用。葡萄糖在体内氧化后提供能量,未被分解代谢的葡萄糖可以合成糖原或转化为脂肪。而非糖化合物(乳酸、甘油、生糖氨基酸等)也可转变为葡萄糖或糖原,该过程称为糖异生。碳水化合物主要来自谷类、水果、根茎类蔬果和豆类食物。含碳水化合物食物升高血糖的能力称为血糖指数(glycemic index,GI)。食物的 GI 与含碳水化合物的种类、加工方式等有关。GI 值>70 为高 GI 食物,GI 值在 55~70 之间为中 GI 食物,GI<55 为低 GI 食物。食物 GI 广泛应用于糖尿病、肥胖等人群的膳食管理中。

膳食纤维指不能被人体消化、吸收的碳水化合物聚合物,有益于人体健康。膳食纤维可分为非淀粉多糖(纤维素、半纤维素、果胶和 β- 葡聚糖等)、抗性寡糖(低聚果糖等)、抗性淀粉和木质素等。主要功能为增加饱腹感、促进肠道功能、诱导益生菌的增殖、促进排便等。婴儿的膳食纤维主要来源是乳汁中未完全被消化吸收的乳糖、低聚糖或食物中未消化吸收的淀粉;儿童可从谷物、豆类、蔬菜、水果和马铃薯等食物中获得膳食纤维。

为满足儿童生长发育的需要,应首先保证能量供给,其次是蛋白质。值得注意的是,中枢神经系统主要利用葡萄糖供能,婴儿期缺少碳水化合物会影响脑细胞的生长发育,易发生低血糖。各年龄段儿童膳食营养素参考摄入量见附录二。

(三)非产能营养素

1. 矿物质 构成人体的元素中,除构成有机化合物的碳、氢、氧、氮外,其余的元素称为矿物质。按照化学元素在体内含量的多少,通常将矿物质分为常量元素和微量元素。含量大于体重 0.01% 的矿物质为常量元素,有钙、镁、钾、钠、磷、硫、氯 7 种;含量小于体重 0.01% 的称为微量元素。矿物质在体内不能合成,需从食物和饮水中摄取,摄入过多时可产生毒性作用。钙、铁、锌、碘是婴幼儿期容易缺乏的矿物质。

(1)常量元素:常量元素中钙和磷接近人体总重量的 6%,二者构成人体的牙齿、骨骼等组织,婴儿期钙的沉积高于其他时期,钙缺乏可影响婴幼儿骨和牙齿的生长发育,但钙摄入过量也会造成一定危害。奶和乳制品是钙的最好食物来源,含量丰富且吸收利用好。中国营养学会推荐儿童时期钙的摄入量:0~6 月龄的 AI 为 200mg/d,6~12 月龄的 AI 为 250mg/d,1 岁以上幼儿 RNI 为 600mg/d,随年龄增加逐渐增至 1 000mg/d。

(2)微量元素:人体必需微量元素有铁、碘、锌、硒、铜、铬、锰、钼和钴等,随着研究的深入将会发现更多的人体必需的微量元素。

2. 维生素 是维持人体正常生理功能所必需的一类有机物质,在体内含量极微,但在机体的生长、发育、代谢等过程中起重要作用。维生素分为脂溶性和水溶性两大类。脂溶性维生素包括维生素 A、维生素 D、维生素 E、维生素 K,大部分储存于脂肪组织与肝,不易排出体外,摄入过多时可蓄积中毒。水溶性维生素包括维生素 B 族(维生素 B_1、维生素 B_2、维生素 B_6、烟酸、叶酸、维生素 B_{12}、泛酸等)

和维生素 C 等,水溶性维生素在体内仅有少量储存,缺乏时可较快出现症状。

常见矿物质和维生素的作用及来源见表 5-1。常见矿物质和维生素的推荐摄入量见附录二。

表 5-1 常见矿物质和维生素的作用及来源

种类	作用	来源
钙	是构成骨骼、牙齿的主要成分,能降低神经、肌肉的兴奋性,调节酶活性,参与凝血过程	乳类、豆类,某些绿色蔬菜
磷	是骨骼、牙齿、细胞核蛋白、各种酶的主要成分,协助糖、脂肪和蛋白质代谢,参与缓冲系统,维持酸碱平衡	乳类、肉类、豆类和五谷类
镁	参与糖、脂肪、蛋白质和核酸代谢,维持肌肉神经兴奋行为,构成骨骼和牙齿成分,影响胃肠道功能	谷类、豆类、干果、肉、乳类
铁	血红蛋白、肌红蛋白、细胞色素和其他酶系统的主要成分,参与氧代谢,维持正常造血功能、免疫功能	肝、血、豆类、肉类、绿色蔬菜,动物来源吸收好
锌	为多种酶的成分或激活剂,促进生长发育和组织再生,促进免疫功能,维持细胞膜结构	贝类等海产品、红色肉类、内脏、干果类、谷类芽胚、麦麸、豆、酵母等
碘	为甲状腺素主要成分	海产品含量丰富,蛋和奶含量稍高,植物含量低
维生素 A	促进生长发育和维持上皮组织的完整性,为形成视紫红质所必需的成分,与铁代谢、免疫功能有关	肝、牛乳、奶油、鱼肝油、有色蔬菜和水果,动物来源占一半以上
维生素 B_1(硫胺素)	是构成脱羧辅酶的主要成分,为糖类代谢所必需,维持神经、心肌的活动功能,调节胃肠蠕动,促进生长发育	米糠、麦麸、葵花子仁、花生、大豆、瘦猪肉含量丰富;其次为谷类;鱼、菜和水果含量少;肠内细菌和酵母可合成一部分
维生素 B_2(核黄素)	为体内重要辅酶,参与体内氧化过程	乳类、蛋、肉、内脏、谷类、蔬菜
维生素 B_3(维生素PP、烟酸、尼克酸)	是辅酶 I 及 II 的组成成分,为体内氧化过程所必需;构成葡萄糖耐量因子,维持皮肤、黏膜和神经的健康	肝、肾、瘦肉、鱼及坚果含量丰富;谷类
维生素 B_6	为转氨酶和氨基酸脱羧酶的组成成分,参与神经、氨基酸及脂肪代谢	各种食物中,亦由肠内细菌合成一部分
维生素 B_9(叶酸)	叶酸的活性形式四氢叶酸是体内转移"一碳基团"的辅酶,参与核苷酸的合成,参与氨基酸代谢,参与血红蛋白及一些甲基化合物的合成	绿叶蔬菜、水果、肝、肾、鸡蛋、豆类、酵母含量丰富
维生素 B_{12}	参与核酸和蛋白的合成、促进叶酸利用、促进红细胞发育和成熟、参与胆碱合成	动物性食物
维生素 C	参与人体的羟化和还原过程,对胶原蛋白、细胞间黏合质、神经递质(如去甲肾上腺素等)的合成,类固醇的羟化,氨基酸代谢,抗体及红细胞的生成等均有重要作用	各种水果及新鲜蔬菜
维生素 D	调节钙磷代谢,促进肠道对钙的吸收,维持血液钙浓度,有利骨骼矿化	人皮肤日光合成,鱼肝油、肝、蛋黄
维生素 K	作为辅酶参与凝血过程,调节骨钙化和血管钙化	肝、蛋、豆类、青菜;肠内细菌可合成部分

3. **水**　水是维持生命活动最基本的物质,是构成组织细胞的重要成分,能够调节体温、参与新陈代谢、维持体液渗透压和润滑作用,是各种营养素代谢过程的载体。体内水的来源包括饮水、食物中的水及内生水三部分。儿童水的需要量与能量摄入、食物种类、肾功能成熟度、年龄等因素有关。婴儿新陈代谢旺盛,水的需要量相对较多,为$110\sim155ml/(kg\cdot d)$,以后每3岁减少约$10\sim25ml/(kg\cdot d)$,13岁以上儿童水量需求接近成人,约为$50\sim60ml/(kg\cdot d)$。

二、消化系统功能发育与儿童营养的关系

儿童处于生长发育阶段,具有营养需求高、自身消化吸收功能不完善等特点。

(一) 消化酶的成熟与营养素的消化、吸收

1. **蛋白质**　出生时新生儿消化蛋白质能力较好。胃蛋白酶可凝结乳类,出生时活性低,3个月后活性增加,18个月时达成人水平。生后1周胰蛋白酶活性增加,1个月时已达成人水平。

生后几个月小肠上皮细胞渗透性高,有利于母乳中的免疫球蛋白吸收,但也会增加异体蛋白(如牛奶蛋白、鸡蛋蛋白)、毒素、微生物以及未完全分解的代谢产物吸收机会,产生过敏或肠道感染。因此,对婴儿,特别是新生儿,食物的蛋白质摄入量及种类选择应慎重。

2. **脂肪**　新生儿胃脂酶发育较好;而胰脂酶几乎无法测定,$2\sim3$岁后达成人水平。母乳的脂肪酶可补偿胰脂酶的不足。婴儿吸收脂肪的能力随年龄增加而提高,$28\sim34$周的早产儿脂肪的吸收率为$65\%\sim75\%$;足月儿脂肪的吸收率为90%;生后6个月婴儿脂肪的吸收率达95%以上。

3. **碳水化合物**　$0\sim6$月龄婴儿食物中的糖类主要是乳糖,其次为蔗糖和少量淀粉。肠乳糖酶活性比成人高,消化乳糖能力好。胰淀粉酶发育较差,3月龄后活性逐渐增高,2岁达成人水平,故建议婴儿6月龄后开始添加淀粉类辅食。

(二) 进食技能的发育

1. **食物接受的模式发展**　婴儿除受先天的甜、酸、苦等基本味觉反射约束外,还可通过后天学习形成味觉感知。

2. **挤压反射**　新生儿至$3\sim4$月龄婴儿对固体食物出现舌体抬高、舌向前吐出的挤压反射。婴儿最初的这种对固体食物的抵抗可被认为是一种保护性反射,其生理意义是防止吞入固体食物进入气管发生窒息,在婴儿的食物转换期用勺添加新的泥状食物时可能需多次尝试才能成功。

3. **咀嚼**　吸吮和吞咽是人类先天具备的生理功能,咀嚼功能的发育需要适时的生理刺激和后天学习训练。食物转换期及时添加泥状食物是促进咀嚼功能发育的适宜刺激,咀嚼发育完善对语言的发育有积极影响。后天咀嚼行为的学习敏感期在$4\sim6$个月。

第二节 ｜ 婴儿喂养

一、母乳喂养

(一) 母乳的特点

母乳是满足婴儿生理和心理发育的天然最好食物,对婴儿的健康生长发育有不可替代作用。一个健康的母亲可提供足月儿正常生长到6月龄所需要的营养素、能量、液体量。哺乳不仅供给婴儿营养,同时还提供一些可供婴儿直接利用的物质,如脂肪酶、分泌型免疫球蛋白A(secretory immunoglobulin A,SIgA)等,直到婴儿体内可自己合成。

1. **营养丰富**　母乳营养生物效价高,易被婴儿利用。产能营养素产能比例适宜。

(1) 蛋白质:母乳所含酪蛋白为β-酪蛋白,含磷少,凝块小;所含白蛋白为乳清蛋白,促进乳糖蛋白形成。母乳中酪蛋白与乳清蛋白的比例为1:4,与牛乳(4:1)有明显差别,易被消化吸收。母乳含必需氨基酸比例适宜。母乳喂养的婴儿不易发生过敏。

（2）脂类：母乳含丰富的必需脂肪酸、长链多不饱和脂肪酸及卵磷脂和鞘磷脂等，有利于智力发育。母乳中脂肪颗粒小，且含有乳脂酶使脂肪颗粒易于消化吸收。

（3）碳水化合物：母乳中乳糖含量丰富，乳糖可在肠道内完全溶解，易吸收，促进肠蠕动。乳糖不仅能促进双歧杆菌、乳酸杆菌生长，还能促进钙吸收。乳糖在小肠远端与钙形成螯合物，降低钠对钙吸收的抑制作用，避免了钙在肠腔内沉淀，同时乳糖转变为乳酸后使肠腔内 pH 下降，有利小肠钙的吸收。

（4）矿物质：母乳中矿物质浓度低，适合婴儿不成熟的肾发育水平。母乳矿物质易被婴儿吸收，如母乳中钙、磷比例适当（2：1），钙吸收好；母乳中含低分子量的锌结合因子 - 配体，易吸收，锌利用率高；母乳中铁的含量低（0.45mg/L），虽然吸收率高，但生后 4 个月体内铁储存逐渐耗竭，应及时补充铁。

（5）维生素：母乳中维生素 A、C、E 含量均高于牛乳。膳食均衡的乳母，其乳汁中维生素多能满足婴儿所需。但母乳中维生素 D 含量较低，建议新生儿出生后数日，当喂养状况稳定后，开始每天补充维生素 D 400IU（10μg）。母乳中维生素 K 含量亦较低，新生儿出生后应及时补充维生素 K，以预防维生素 K 缺乏性出血。

2. 生物作用

（1）缓冲力小：对胃酸中和作用小，有助于消化吸收。

（2）含不可替代的免疫成分（营养性被动免疫）：母乳主要的免疫球蛋白是 SIgA，另含少量 IgM 和 IgG。初乳中 SIgA 含量更丰富。母乳中的 SIgA 在胃中稳定，不被消化，可在肠道发挥作用。SIgA 黏附于肠黏膜上皮细胞表面，封闭病原体，阻止病原体吸附于肠道表面，抑制病原体繁殖，保护消化道黏膜。

母乳中含有大量免疫活性细胞，初乳中更多，其中 85%～90% 为巨噬细胞，10%～15% 为淋巴细胞。母乳中的催乳素可促进新生儿免疫功能的成熟。

母乳含较多乳铁蛋白，对铁有强大的螯合能力，能夺走大肠埃希菌、大多数需氧菌和白念珠菌赖以生长的铁，抑制细菌生长。

母乳中的溶菌酶能水解革兰氏阳性细菌胞壁中的乙酰基多糖，使之破坏并增强抗体的杀菌效能。母乳的补体及双歧因子含量也远远多于牛乳，双歧因子能促进双歧杆菌生长。低聚糖是母乳所特有的。母乳中低聚糖与肠黏膜上皮细胞的细胞黏附抗体结构相似，可阻止细菌黏附于肠黏膜，促使双歧杆菌、乳酸杆菌生长。

（3）生长调节因子：为一组对细胞增殖、发育有重要作用的因子，如牛磺酸、激素样蛋白（上皮生长因子、神经生长因子），以及某些酶和干扰素。母乳中的牛磺酸含量是牛乳的 3～4 倍。

研究表明，母乳喂养不仅有助于婴儿免疫系统发育，增强抗感染能力，降低过敏性疾病风险，还有助于降低婴儿远期慢性病（如肥胖、高血压、冠心病和糖尿病等）的发生风险。

3. 其他　母乳喂养经济、方便、温度适宜、有利于婴儿心理健康。母亲哺乳可加快母亲产后子宫复原，减少再受孕的机会，还能降低母亲产后体重滞留、糖尿病、乳腺癌和卵巢癌的风险。

（二）母乳的成分变化

1. 各期母乳成分　初乳为孕后期与分娩 4～5 天内的乳汁；5～14 天为过渡乳；14 天后的乳汁为成熟乳。母乳中的脂肪、水溶性维生素、维生素 A、铁等营养素与乳母饮食有关，而维生素 D、维生素 E、维生素 K 不易由血进入乳汁，故与乳母饮食成分关系不大（表 5-2）。

初乳量少，淡黄色，碱性，比重 1.040～1.060（成熟乳 1.030），每天量约 15～45ml。初乳含脂肪较少而蛋白质较多（主要为免疫球蛋白），初乳中维生素 A、牛磺酸和矿物质的含量非常丰富，并含有初乳小球（充满脂肪颗粒的巨噬细胞及其他免疫活性细胞），对新生儿的生长发育和抗感染能力十分重要。随哺乳时间的延长，蛋白质与矿物质含量逐渐减少。各期乳汁中乳糖的含量较恒定。

2. 哺乳过程的乳汁成分变化　每次哺乳过程乳汁的成分亦随时间而变化。若将哺乳过程分为三部分，则第一部分分泌的乳汁脂肪低而蛋白质高，第二部分乳汁脂肪含量逐渐增加而蛋白质含量逐渐降低，第三部分乳汁中脂肪含量最高。

3. 乳量　正常乳母平均每天泌乳量随时间而逐渐增加，成熟乳量可达 700～1 000ml。一般产后

表5-2　各期母乳成分

每100g乳汁中的含量	初乳	过渡乳	成熟乳
蛋白质/g	2.19±0.53	1.84±0.46	1.59±0.28
脂肪/g	2.23±0.69	3.15±0.46	3.39±0.53
乳糖/g	6.47±0.41	7.02±0.29	6.86±0.50
钙/mg	27.0±4.5	29.1±2.9	25.1±4.6
磷/mg	17.0±4.6	15.8±2.0	18.7±3.9
镁/mg	2.3±0.4	3.5±0.7	2.7±0.3
铁/mg	0.13±0.02	0.06±0.01	0.10±0.02
锌/mg	0.47±0.13	0.36±0.10	0.32±0.09

6个月乳母泌乳量与乳汁的营养成分逐渐下降。判断奶量是否充足应根据婴儿体重增长情况、尿量多少与睡眠状况等综合考虑。

(三) 建立良好的母乳喂养方法

成功的母乳喂养应当是母子双方都积极参与并感到满足。建立良好的母乳喂养有三个条件:①母亲能分泌充足的乳汁;②哺乳时出现有效的射乳反射;③婴儿有力的吸吮。《中国居民膳食指南(2022)》推荐生后6个月内应坚持纯母乳喂养。

1. 产前准备　大多数健康的孕妇都具有哺乳的能力,但真正成功的哺乳则需孕妇身、心两方面的准备和采取积极的措施。保证孕母合理营养,孕期体重增加适当(12~14kg),母体可贮存足够脂肪,供哺乳能量的消耗。

2. 乳头保健　孕母在妊娠后期每天用清水(忌用肥皂或酒精之类)擦洗乳头;乳头内陷者用两手拇指从不同的角度按住乳头两侧并向周围牵拉,每天1至数次;或借助器械改善乳头内陷。哺乳后可挤出少许乳汁均匀地涂在乳头上,乳汁中丰富的蛋白质和抑菌物质对乳头表皮有保护作用,可防止乳头皮肤皲裂。

3. 尽早开奶　尽早开奶是母乳喂养成功的必须要求。乳腺的泌乳活动是母婴双方协同完成的过程。新生儿吸吮能帮助建立和强化吸吮、催乳激素、乳腺分泌三者之间的反射联系,为成功建立母乳喂养提供保障。生后尽早开始吸吮(产后15min~2h内)有利于建立早期母乳喂养。尽早开奶可减轻婴儿生理性黄疸、生理性体重下降和低血糖的发生。

4. 回应式喂养　是指符合婴儿进食特性的喂养方式,喂养的时长和频次由婴儿进食意愿和需求决定,包括生后早期的按需喂养方式和日后逐渐形成的规律喂养方式。按需喂养主要针对3月龄内的小婴儿,是以婴儿饥饿为基础,不强求喂奶次数和时间。随着婴儿胃肠道成熟和生长发育,母乳喂养将从按需喂养模式到规律喂养模式递进。回应式喂养可兼顾足量摄入及促进摄乳、活动和睡眠节律的建立。

5. 促进乳房分泌　吸乳前让母亲先热敷乳房,促进乳房血液循环流量。2~3min后,从外侧边缘向乳晕方向轻拍或按摩乳房,促进乳房感觉神经的传导和泌乳。两侧乳房应先后交替进行哺乳。若一侧乳房奶量已能满足婴儿需要,则可每次轮流喂哺一侧乳房,并将另一侧的乳汁用吸奶器吸出。每次哺乳应让乳汁排空。泌乳有关的多种激素受下丘脑调节,而下丘脑功能与情绪有关,故泌乳受情绪影响很大。保证乳母身心愉快和睡眠充足,可促进泌乳。

6. 正确的喂哺技巧　正确的母乳喂养姿势可刺激婴儿的口腔动力,有利于吸吮;采用适当的哺乳姿势,使母亲与婴儿均可感到放松。正确的喂哺技巧还包括唤起婴儿的最佳进奶状态(清醒状态、有饥饿感),哺乳前让婴儿用鼻推压或用舌舔母亲的乳房,哺乳时婴儿的气味、身体的接触刺激乳母的射乳反射。

(四) 不宜哺乳的情况

以下情况可能不宜母乳喂养或常规方法的母乳喂养,需制订个体化喂养方案:①婴儿患有某些先天性或遗传代谢性疾病。②母亲患有传染病或精神病,当乳母患急性传染病时,可将乳汁挤出,经消毒后喂哺。乙型肝炎病毒携带者并非哺乳的禁忌证。③母亲化学物质滥用和因各种原因摄入对婴儿有毒副作用的药物。

二、部分母乳喂养

同时采用母乳与配方奶或动物乳喂哺婴儿为部分母乳喂养,有两种方法。

1. 补授法 4月龄内的母乳喂养的婴儿体重增长不满意时,提示母乳不足。补授时,母乳喂哺次数一般不变,每次先哺母乳,将两侧乳房吸空后再以配方奶或动物乳补足母乳不足部分,适合0~6月龄婴儿。补授的乳量由小儿食欲及母乳量多少而定,即"缺多少补多少"。补授法有利于刺激母乳分泌。

2. 代授法 用配方奶或动物乳替代一次母乳量,为代授法。母乳喂养婴儿准备断离母乳时宜采用代授法。即在某一次母乳喂哺时,有意减少喂哺母乳量,增加配方奶量或动物乳量,逐渐替代,直到完全替代母乳。

近年来,许多国家正在不断建设完善"人乳库",当不宜母乳喂养或母乳不足时,可在客观条件满足时从"人乳库"获得母乳喂养。

三、人工喂养

由于各种原因不能进行母乳喂养时,完全采用配方奶或其他动物乳,如牛乳、羊乳、马乳等喂哺婴儿,称为人工喂养。配方奶粉是以牛乳为基础的改造奶制品,配方奶在设计时使各种营养素成分在尽量"接近"母乳基础上强化铁、维生素等重要营养素,使之既适合婴儿的消化能力和肾功能,又补充了母乳中相对不充足的必要营养素。在不能进行母乳喂养时,配方奶应作为优先选择的乳类来源。对患有特殊代谢紊乱、疾病等状况的婴儿需食用特殊医学用途婴儿配方食品。

(一) 正确的喂哺技巧

与母乳喂养一样,人工喂养婴儿亦需要有正确的喂哺技巧,包括正确的喂哺姿势、唤起婴儿的最佳进奶状态。还应注意奶液的温度、喂哺时奶瓶的位置、选用适宜的奶嘴和奶瓶。喂养时婴儿的眼睛尽量能与父母(或喂养者)对视。

(二) 摄入量估计

婴儿的体重、RNI以及配方制品规格是估计婴儿配方制品摄入量的必备资料,应该按照配方奶的说明进行正确配制。一般市售婴儿配方奶粉100g供能约500kcal,以<6月龄婴儿为例,能量需要量为90kcal/(kg·d),故需婴儿配方奶粉约18g/(kg·d)或135ml/(kg·d)。但需要注意的是,每个婴儿的喂养需求不同,应根据婴儿实际需求个体化调整。

四、婴儿食物转换

婴儿随着生长发育的逐渐成熟,需要经历由出生时的纯乳类向固体食物转换的转乳期。婴儿食物转换是让婴儿逐渐适应各种食物的味道,培养婴儿对其他食物的兴趣,逐渐由乳类为主要食物转换为进食固体为主的过程。

(一) 转乳期食物

转乳期食物也称辅助食品,分为半固体食物和固体食物(表5-3)。半固体食物包括米粉、根茎类蔬菜、水果,具有易吸收、不易过敏、能满足生长需要、训练味觉的优点。固体食物包括鱼类、蛋类、肉类和豆制品等,食物种类增加,质地较前稍硬、营养密度较高,便于婴儿抓食和学习咀嚼。

(二) 食物转换过程

食物转换应根据婴儿体格生长、神经发育、摄食技能、社交技能几方面发育状况决定。一般应在婴儿体重达6.5~7kg,能保持姿势稳定、控制躯干运动、扶坐、可用勺进食时开始添加辅食。《中国居民膳食指南(2022)》推荐满6月龄起必须添加辅食。此时,乳母的乳汁营养价值逐渐下降,不能满足婴儿生长需要,且婴儿消化道发育逐渐成熟,可以逐渐接受其他食物。

表 5-3　转乳期食物的引入

| 月龄 | 食物性状 | 种类 | 餐数 | | 进食技能 |
			主要营养源	辅助食品	
4～6	泥状食物	菜泥、水果泥、含铁配方米粉、配方奶	6 次奶(断夜间奶)	逐渐加至 1 次	用勺喂
7～9	末状食物	稀(软)饭、配方奶、肉末、菜末、蛋、鱼泥、豆腐、水果	4 次奶	1 餐饭、1 次水果	学用杯
10～12	碎食物	软饭、配方奶、碎肉、碎菜、蛋、鱼肉、豆制品、水果	3 次奶	2 餐饭、1 次水果	抓食、断奶瓶、自用勺

辅食添加的原则如下。

（1）从少到多：6 月龄后可在哺乳后立即给予婴儿少量含强化铁的米粉，用勺进食，6～7 月龄后可代替 1 次乳量。

（2）从一种到多种：如蔬菜的引入，应每种菜泥尝 1～2 次 /d，直至 3～4 天婴儿习惯后再换另一种，以刺激味觉的发育。单一食物引入的方法可帮助了解婴儿是否出现食物过敏。

（3）从细到粗：从泥状过渡到碎末状可帮助婴儿学习咀嚼，增加食物的能量密度。

（4）从软到硬：随着婴儿年龄增长，食物硬度增加，可促进孩子牙齿萌出和咀嚼功能形成。

（5）注意进食技能培养：尽量让婴儿主动参与进食，如 7～9 月龄婴儿可抓食，1 岁后可锻炼自己用勺进食，既可增加婴儿进食的兴趣，又有利于眼手动作协调和培养独立能力。不宜使用强迫、粗暴的被动喂养方式导致婴幼儿产生厌倦和恐惧进食的心理反应。

第三节　幼儿营养

一、营养特点

体格生长速度减慢，但仍处于快速生长发育的时期，且活动量加大，仍需保证充足的能量和优质蛋白质的摄入。咀嚼和胃肠消化吸收能力尚未健全，喂养不当易发生消化紊乱。心理上逐渐向个性化发展，自我喂哺的意识强烈，能逐渐自己使用杯子、汤匙进食，但容易出现与进食相关的逆反心理。

二、膳食安排及进食技能培养

幼儿膳食中各种营养素和能量的摄入需满足该年龄阶段儿童的生理需要。中国营养学会推荐幼儿蛋白质每天 25～30g，其中优质蛋白质应占总蛋白的 1/2。脂肪 AI 占总能量的 35%，碳水化合物的宏量营养素可接受范围（acceptable macronutrient distribution range，AMDR）占总能量的 50%～65%。幼儿进餐应有规律，包括定时、定点、适量进餐，每天 4～5 餐为宜，即早、中、晚正餐，点心 1～2 次，进餐时间 20～25min/ 次为宜。培养儿童自我进食技能的发展，不规定进食方法(手抓、勺、筷)，不强迫进食，2 岁后应自我、自由进食。

第四节　学龄前儿童营养

一、营养特点

生长发育平稳发展，但仍需充足营养素。口腔功能较成熟，消化功能逐渐接近成人，已可进食家庭成人食物。不少儿童进入幼儿园集体生活，随着活动能力的增大，食物的分量要随之增加，并引导孩子形成良好且卫生的饮食习惯。功能性便秘、营养性缺铁性贫血、肥胖在该年龄时期发病率较高，应得到足够重视。

二、膳食建议

碳水化合物为学龄前儿童能量的主要来源。蛋白质每天 30～35g，蛋白质供能占总能量的 14%～15%，并建议一半来源于动物性食物蛋白质。足量的乳制品、豆制品摄入以维持充足的钙营养。注意每天摄入适量的膳食纤维，少油煎、油炸食物和高糖饮料。学习遵守餐桌礼仪，鼓励儿童参与餐前准备工作，注意口腔卫生。

第五节 ｜ 学龄儿童和青春期儿童营养

一、营养特点

多数学龄儿童体格仍维持稳步增长，乳牙脱落，恒牙萌出，口腔咀嚼吞咽功能发育成熟，消化吸收能力基本达成人水平。学龄儿童学习任务重、体育活动量大，能量摄入量需满足生长速度、体育活动需要。青春期为第二个生长发育高峰，总能量的 20%～30% 用于生长发育；骨骼快速生长，青春期增加 45% 骨量，矿物质如钙的需求量要大于儿童期或成年期；各种维生素的需要亦增加。家庭、同伴、教师、媒体和广告等因素影响着学龄期特别是青春期儿童的饮食行为。注意营养性缺铁性贫血、神经性厌食和超重/肥胖的及早预防。

二、膳食安排与营养知识教育

学龄儿童、青春期儿童膳食安排与成人相同，需保证足够的能量和蛋白质的摄入，主食宜选用可保留 B 族维生素的加工粗糙的谷类，据季节及供应情况做到食物种类多样，搭配合理；提供含钙丰富的食物，如乳类和豆制品。

教育学龄儿童、青春期儿童有关预防营养性疾病的科普知识，使其学会选择有益健康的食物。如教育儿童与家长膳食平衡，参考"中国居民平衡膳食宝塔"养成良好饮食习惯，预防慢性疾病如肥胖症、糖尿病、心脏病和高血压。

第六节 ｜ 营养支持

营养支持治疗（nutrition support therapy）是指为治疗及缓解疾病，增强治疗的临床效果而根据营养学原理采取的膳食营养措施。分为肠内营养（enteral nutrition，EN）和肠外营养（parenteral nutrition，PN），合理的营养支持可以降低疾病并发症的发生率、缩短住院时间、减少住院费用。

一、肠内营养

EN 是指通过胃肠道途径为人体提供代谢所需营养素的营养支持方法。与 PN 比较，具有符合生理状态、维护肠屏障功能、减少代谢性并发症等优点。因此，建议只要患者胃肠道功能存在，应首选 EN。

（一）适应证

1. 经口摄食能力降低　①神经系统疾病，如昏迷、严重智力迟缓、脑瘫并影响口腔面部运动；②解剖异常，如头面部肿瘤、严重畸形。

2. 经口摄入不足　①能量需要增加，如严重烧伤、多发性创伤等；②食欲减退，如肿瘤、内分泌疾病和神经性厌食等。

3. **吸收障碍或代谢异常**　①吸收障碍，如慢性腹泻、短肠综合征、炎症性肠病等；②代谢性疾病，如苯丙酮尿症和糖原贮积症等;③其他疾病,如食物过敏、胰腺炎和乳糜泻等。

(二) 禁忌证

1. **绝对禁忌证**　包括未治疗的急腹症、机械性肠梗阻、高流量瘘、严重腹腔感染、经处理无改善的严重腹胀、腹腔间隔室综合征、消化道大出血、存在休克或使用大剂量升压药等急性复苏早期阶段。

2. **相对禁忌证**　包括严重短肠综合征、严重肠道炎症的极期。

存在相对禁忌证者多数经短时间治疗后胃肠功能有好转即可开始 EN。对存在 EN 绝对禁忌证者,应在治疗过程中及时评估,一旦绝对禁忌证消失即应及早开始 EN。

(三) 营养途径和营养方式

1. **EN 途径**　包括口服和管饲。

(1) 口服:口服的膳食不必是等渗的,可根据患儿的情况配制,婴儿以配方奶为主。

(2) 管饲:包括鼻胃管(nasogastric tube,NGT)、鼻空肠管(nasojejunal tube,NJT)、胃造瘘管(gastrostomy tube,GT)、胃造瘘空肠管(gastrostomy jejunal tube,GJT)、空肠造瘘管(jejunostomy tube,JT)。营养途径的选择主要根据患儿的疾病和所需营养时间,如果预计营养时间在 6 周以内,NGT 是最常用的途径;当出现胃食管反流、误吸、呕吐及胃排空延迟,则应改为 NJT。如果营养时间超过 6 周,则应选择 GT;当出现胃食管反流、误吸、呕吐及胃排空延迟,应选 GJT 或 JT。

2. **营养方式**　可选用顿服喂养、间歇喂养和持续喂养。顿服喂养通常将患儿所需营养总量分餐后,在 30～60min 内通过管道注入;间歇喂养将患儿所需营养总量分 6～8 次输注,每次输注时间大于 1h,这样每天可让胃肠道休息 8～16h;持续喂养是将患儿所需营养物总量等速通过管道在 24h 输注。早产儿、短肠综合征、重度营养不良合并严重腹泻患儿,应首选持续喂养。

(四) 肠内营养制剂

肠内营养制剂应根据患儿的年龄、营养素需求、肠道功能、进食情况以及是否有食物过敏等因素综合选择。

1. **能量的需要量**　肠道内营养液中三大营养素的能量分配比例以及液体日需要量要根据患儿的营养状况、活动程度、胃肠道吸收等具体情况进行增减,在疾病和应激状态下能量需要增加。

2. **渗透压**　大多婴儿配方的最适渗透压为 300mOsm/L,在一些特殊的配方中由于增加葡萄糖和氨基酸,提高了渗透压。通常渗透压为 400mOsm/L 时胃肠道可耐受,但超过 500mOsm/L 时,胃排空明显延长,此时要选择空肠喂养。

(五) 并发症

1. **机械性并发症**　鼻胃管或造瘘管位置不当、堵塞;鼻咽、食管、胃损伤;鼻窦炎和中耳炎;误吸和吸入性肺炎等。

2. **物理性并发症**　①恶心、呕吐、腹胀、腹泻是 EN 最常见并发症;②肠坏死;③肠黏膜萎缩。

3. **代谢性并发症**　发生率远低于 PN。常见包括高血糖症、低血糖症、电解质紊乱及再喂养综合征等。

二、肠外营养

PN 是指通过胃肠道外途径即静脉途径提供人体所必需的能量、液体和营养素,以满足机体代谢及生长发育需要的营养支持方式,根据患者能否进行 EN 治疗,可分为完全肠外营养(total parenteral nutrition,TPN)和补充性肠外营养(supplementary parenteral nutrition,SPN)。

(一) 适应证

凡是存在营养风险或营养不良的患者,估计 1 周以上无法经肠道满足 60% 目标需要量者,都有 PN 治疗的指征。

1. **消化系统疾病**　凡是胃肠道需要充分休息或存在严重消化吸收障碍时,需 PN 支持。常见适应证有肠梗阻、消化道瘘、炎症性肠病急性发作期、短肠综合征术后早期、无法耐受 EN 的重症急性胰腺炎、严重营养不良伴胃肠功能障碍、长期顽固性的恶心呕吐、严重腹泻等。

2. 消化系统以外的疾病　①大面积烧伤、严重复合伤、接受大剂量放疗或化疗等强烈的应激状态,同时消化功能受到抑制;②严重肝、肾衰竭,患者常因水肿、营养不良等无法经肠道摄取充足的营养,需要联合 PN;③药物导致严重的胃肠道反应或黏膜溃疡、神经性厌食等,也是 PN 的适应证。

3. 特殊情况　早产儿和低出生体重儿、宫外生长迟缓等需 PN 支持。

(二) 禁忌证

PN 无绝对的禁忌证,但某些情况下并不适宜或应慎用。

(三) 肠外营养制剂

组成成分包括水、葡萄糖、氨基酸、脂肪乳、电解质、多种微量元素和维生素,三大营养素的能量分配比例约为蛋白质 15%,脂肪 35%,碳水化合物 50%。为了既保证机体营养的需要,又要限制一定的液体输入量和静脉营养液的浓度,应逐渐增加 PN 剂量。氨基酸用量开始为每天 0.5g/kg,以后逐渐增加至每天 2～3g/kg;脂肪乳剂开始为每天 0.5～1g/kg,逐渐增加至每天 2～3g/kg;葡萄糖浓度一般不超过 12.5%。

(四) 输注途径

PN 的输注途径通常有两种方式。①中心静脉途径:常用的包括锁骨下静脉途径、颈内静脉途径、股静脉途径、经外周静脉穿刺的中心静脉导管(peripherally inserted central venous catheter, PICC)等,适用于需要长期 PN、高渗透压营养液的患者;②外周静脉途径:一般适用于预计 PN 治疗不超过 2 周的患者。

(五) 并发症

1. 导管相关并发症　①穿刺置管损伤;②血栓;③导管相关性感染。

2. 代谢并发症　①血糖异常:包括高血糖、低血糖,严重高血糖可致高渗性非酮症昏迷;②高脂血症及脂肪超负荷综合征;③高氨血症;④胆汁淤积性黄疸及肝功能异常;⑤电解质及酸碱平衡紊乱;⑥微量元素、维生素缺乏或过量;⑦长期施行 TPN 可有肠黏膜萎缩,肠腺分泌减少等并发症。

三、从肠外营养过渡到肠内营养

长期 TPN 可引起胃肠道功能衰退,从 TPN 过渡到 EN 须循序渐进,逐渐增加肠内营养量而降低肠外营养量,直至 EN 能满足需要量的 60%,完全停止 TPN,最后至正常膳食。

第七节 ｜ 儿童营养状况评价

儿童营养状况评价是通过人体测量 - 体格生长评价、实验室检查、临床表现、膳食调查和流行病学等方法,评价儿童营养状况。

(一) 人体测量 - 体格生长评价(anthropometrics & growth assessment, A)

见第二章第三节(体格生长)。

(二) 实验室检查(biochemical tests, B)

了解机体某种营养素贮存、缺乏水平。通过实验方法测定小儿体液或排泄物中各种营养素及其代谢产物或其他有关的化学成分,了解食物中营养素的吸收利用情况。实验室检查在营养障碍性疾病中变化最敏感,可用于营养障碍性疾病的诊断。

(三) 临床表现(clinical manifestations, C)

除常规体格检查外,注意营养障碍性疾病的症状与体征。

(四) 膳食调查(dietary surveys, D)

1. 膳食调查方法　按工作要求选择不同方法。

(1) 询问法:询问调查对象刚刚吃过的食物或过去一段时间吃过的食物。询问法又分膳食回顾法和膳食史法。食物量通常用家用量具、食物模型或食物图谱进行估计。询问的方式可以通过面对面询问,使用开放式表格或事先编码好的调查表等进行。询问法简单,易于临床使用,但结果不够准确,采用 24 小时回忆法一般至少要调查 2～3 次。适用于个体和人群膳食调查,是目前应用最多的方法。

（2）称重法:实际称量每餐各种食物的食用量,调查时间为 3～7 天,计算出每人每天各种营养素的平均摄入量。适用于集体儿童、家庭和个人膳食调查。

（3）记账法:以食物出入库的量计算。记账法简单,但结果不准确,要求记录时间较长,计算与结果分析同称重法。多应用于集体儿童膳食调查。

（4）化学分析法:收集调查对象每天摄入食物,通过实验室化学分析测定所需要观察的各种营养素及能量,适用于临床营养治疗的研究工作。

2. 膳食评价

（1）营养素摄入量与 DRI 比较:评价能量摄入以 EAR 为参考值,评价蛋白质和其他营养素摄入以 RNI 或 AI 为参考值。

（2）产能营养素供能比例:参照附录二(膳食营养素参考摄入量)评价产能营养素所提供的能量占总能量的构成比,其中优质蛋白应占膳食中蛋白质总量的 1/2 以上。

（3）膳食能量分布:每天三餐食物供能亦应适当,即早餐供能应占一日总能量的 25%～30%,中餐应占总能量的 35%～45%,点心占总能量的 10%,晚餐应占总能量的 25%～30%。

（五）环境和家庭情况（environment & family information,E）

儿童居住环境和家庭情况对儿童营养状况的评价具有重要价值。

第八节 | 蛋白质 - 能量营养不良

广义的营养不良(malnutrition)包括营养低下(undernutrition)和营养过剩(overnutrition)两方面,本节阐述为前者,即由于各种原因引起的蛋白质和 / 或能量摄入不足、吸收不良或消耗增多引起的机体生长发育和功能障碍,又称蛋白质 - 能量营养不良(protein-energy malnutrition,PEM)。据 2020 年 WHO 数据,营养不良仍是 5 岁以下儿童期发病和死亡的最常见原因,因此各国都将 5 岁以下儿童营养不良患病率作为评价国家社会发展进步的主要指标之一。

【病因】

1. 摄入不足

（1）食物短缺:贫穷、自然灾害、战争等原因导致食物缺乏,使得儿童长期处于饥饿状态。在我国,此病因引起的营养不良少见。

（2）喂养方式不当:家长喂养知识缺乏,使婴儿长期乳类不足;辅食添加过迟或不合理(米汤、稀粥、面汤);长期以淀粉类(米、面)食物为主,致使蛋白质摄入不足。

（3）饮食习惯:患儿挑食、偏食等不良饮食习惯使得营养素摄入不足或不均衡。

（4）心理异常:特别是青春期青少年为了追求苗条而节食,严重者发生神经性厌食。

（5）消化道结构及功能异常:幽门痉挛或梗阻等。

2. 吸收障碍 见于长期腹泻、肠结核等。

3. 消耗过多

（1）疾病影响:许多疾病如先天性心脏病、消化道畸形及炎症、恶性肿瘤、遗传代谢病、创伤和烧伤等,在抑制儿童食欲和减少吸收的同时,也增加了机体的能量与蛋白质消耗。

（2）体力活动量过大。

4. 合成代谢障碍 肝硬化、肝炎等肝脏疾病可导致合成蛋白质的功能降低。

5. 高风险儿童 低出生体重儿以及双胎、多胎及早产儿等。

【病理生理】

1. 新陈代谢异常

（1）蛋白质:由于蛋白质摄入不足、合成减少或丢失过多,使体内蛋白质代谢处于负平衡。当血清总蛋白浓度<40g/L,白蛋白<20g/L时,便可发生低蛋白性水肿。

（2）脂肪:能量摄入不足时,体内脂肪大量消耗以维持生命活动的需要,故血清胆固醇浓度下降。肝脏是脂肪代谢的主要器官,营养不良时,肝细胞极低密度脂蛋白(VLDL)生成障碍,不利于甘油三酯运输到肝外组织,可造成甘油三酯在肝细胞蓄积,造成肝脏脂肪浸润。

（3）碳水化合物:由于摄入不足和消耗增多,故糖原不足和血糖偏低,轻者症状并不明显,重者可引起低血糖昏迷甚至猝死。

（4）水、电解质代谢:由于脂肪大量消耗,故细胞外液容量增加,低蛋白血症可进一步加剧而呈现水肿;PEM时ATP合成减少可影响细胞膜上钠-钾-ATP酶的运转,钠在细胞内潴留,细胞外液一般为低渗状态,易出现低渗性脱水、酸中毒、低血钾、低血钠、低血钙和低血镁。

（5）体温调节能力下降:营养不良儿童体温多偏低,可能与热能摄入不足;皮下脂肪菲薄,散热快;血糖降低;氧耗量低、脉率和周围血液循环量减少等有关。

2. 各系统功能低下

（1）消化系统:胃肠黏膜萎缩变薄,由于消化液和酶的分泌减少、酶活力降低,肠蠕动减弱,菌群失调,导致消化功能低下,易发生腹泻。

（2）循环系统:心脏收缩力减弱,心搏出量减少,血压偏低,脉细弱。

（3）泌尿系统:肾小管重吸收功能减退,尿量增多而尿比重下降。

（4）神经系统:精神抑郁,但时有烦躁不安、表情淡漠、反应迟钝、记忆力减退、条件反射不易建立等表现。

（5）免疫功能:非特异性免疫功能(如皮肤黏膜屏障功能、白细胞吞噬功能、补体功能)和特异性免疫功能均明显降低。患儿结核菌素等迟发性皮肤反应可呈阴性;常伴IgG亚类缺陷和T细胞亚群比例失调等。由于免疫功能全面低下,患儿极易并发各种感染。

【临床表现】

营养不良的临床表现与年龄、病因、病程等因素有关。根据PEM的原因是能量或蛋白质不足还是两者均不足,临床可分为消瘦型、水肿型以及混合型三种表现形式。

1. 消瘦型（marasmus）　能量严重不足所致,临床表现为消瘦。早期表现是活动减少,精神较差,体重不增。随营养不良加重,体重逐渐下降,皮下脂肪消耗,顺序先是腹部,其次为躯干、臀部、四肢,最后为面颊。皮下脂肪逐渐减少以致消失,皮肤干燥、苍白、渐失去弹性,额部出现皱纹,肌张力渐降低、肌肉松弛,肌肉萎缩呈"皮包骨"时,四肢可有挛缩。营养不良初期,身高不受影响,但随病情加重,骨骼生长减慢,身高亦低于正常。轻度PEM精神状态正常;重度可有精神萎靡,反应差,体温偏低,脉细无力,无食欲,腹泻、便秘交替。

2. 水肿型　又被称为夸希奥科(Kwashiorkor)。本型是蛋白质严重缺乏所致,以低蛋白血症和水肿为主要表现。水肿一般从下肢开始,逐渐向上发展。由于水肿,患儿体重可以正常或稍低。体格检查发现皮下脂肪消减不明显,但肌肉萎缩明显。可伴有渗出性皮疹等皮肤改变,严重时感染形成慢性溃疡。

3. 消瘦-水肿混合型　同时存在蛋白质和能量不足的混合型营养不良。

营养不良按严重程度可分为轻度、中度和重度,重度营养不良可伴有重要脏器功能损害,如肾损伤、休克等。

PEM常见并发症有营养性贫血,以小细胞低色素性贫血最常见。还可有多种维生素缺乏,以维生素A常见。营养不良时维生素D缺乏症状不明显,恢复期生长发育加快时可伴有维生素D缺乏。大部分的患儿伴有锌缺乏。由于免疫功能低下,易患各种感染,加重营养不良,从而形成恶性循环。还可并发自发性低血糖,可突然表现为面色灰白、神志不清、心率减慢、呼吸暂停、体温不升,若诊治不及时,可危及生命。

【实验室检查】

营养不良的早期往往缺乏特异、灵敏的诊断指标。血浆白蛋白浓度降低为特征性改变,但其半衰期较长而不够灵敏。前白蛋白和视黄醇结合蛋白较灵敏，胰岛素样生长因子-1不受肝功能影响，被认为是早期诊断可靠指标。常见指标变化见表5-4。

表5-4　蛋白质-能量营养不良的常见实验室检查指标

实验室指标	意义
血红蛋白，红细胞计数，平均红细胞体积（MCV），平均红细胞血红蛋白（MCH），平均红细胞血红蛋白浓度（MCHC）	脱水和贫血程度；贫血类型（铁缺乏、叶酸和维生素 B_{12} 缺乏、溶血、疟疾）
血糖	低血糖症
电解质和酸碱平衡 　钠 　钾 　氯，pH，碳酸氢盐	 低钠血症、脱水类型 低钾血症 代谢性碱中毒或代谢性酸中毒
微量元素	微量元素是否缺乏及缺乏程度
总蛋白，转铁蛋白，（前）白蛋白	蛋白缺乏程度
肌酐	肾功能
C反应蛋白（CRP），淋巴细胞计数，血清学，厚/薄血涂片	细菌、病毒感染或疟疾
大便检查	寄生虫

根据小儿年龄及喂养史、体重下降、皮下脂肪减少、全身各系统功能紊乱及其他营养素缺乏的临床症状和体征，典型病例的诊断并不困难。诊断营养不良的基本测量指标为身高（长）和体重。7岁以下儿童营养不良的分度如下。

1. **体重低下**（underweight）　体重低于同年龄、同性别参照人群的 $\bar{X}-2S$ 为体重低下。如介于同年龄、同性别参照人群的 $(\bar{X}-3S)\sim(\bar{X}-2S)$ 为中度；低于 $\bar{X}-3S$ 为重度。该项指标主要反映慢性或急性营养不良。

2. **生长迟缓**（stunting）　身高（长）低于同年龄、同性别参照人群的 $\bar{X}-2S$ 为生长迟缓。如介于同年龄、同性别参照人群的 $(\bar{X}-3S)\sim(\bar{X}-2S)$ 为中度；低于 $\bar{X}-3S$ 为重度。此指标主要反映慢性长期营养不良。

3. **消瘦**（wasting）　体重低于同性别、同身高（长）参照人群的 $\bar{X}-2S$ 为消瘦。如介于同年龄、同性别参照人群的 $(\bar{X}-3S)\sim(\bar{X}-2S)$ 为中度；低于 $\bar{X}-3S$ 为重度。此项指标主要反映近期、急性营养不良。

临床常综合应用以上指标来判断患儿营养不良的持续时间和严重程度。以上三项判断营养不良的指标，符合一项即可做出营养不良的诊断，三项指标也可同时存在。应该注意的是，主因蛋白质缺乏引起的水肿型营养不良，体重下降可以不明显。

【治疗】

1. **一般治疗**

（1）祛除病因、治疗原发病：大力提倡母乳喂养，及时添加辅食，保证优质蛋白质的摄入量。及早纠正先天畸形，控制感染性疾病，根治各种消耗性疾病等。

（2）营养支持：①轻-中度营养不良。注意平衡膳食，增加能量和蛋白质摄入，适量补充维生素和矿物质，培养良好饮食习惯。②重度营养不良。根据胃肠道耐受情况进行针对性营养治疗，循序渐进补充能量、蛋白质、维生素和各种微量元素。病情严重者，可给予要素饮食或进行肠外营养。重度营养不良的早期治疗要注意纠正水、电解质紊乱，能量目标初步设定在患儿近期摄入能量的基础上增加20%，或者推荐摄入量的50%～75%，之后以每天10%～20%的速度增加，但不能无限制增加。对于3岁以内婴幼儿，能量供给应在标准身高体重的需要能量的100%～120%。

2. **对症治疗**　脱水、酸中毒、电解质紊乱、休克、肾衰竭和自发性低血糖常为患儿致死原因，如出现应予紧急抢救。贫血严重者可少量多次输血;有低蛋白血症者可静脉滴注白蛋白。处理其他并发症,如维生素 A 缺乏所引起的眼部损害和感染等。

3. 其他治疗

(1)药物治疗:①给予各种消化酶(胃蛋白酶、胰酶等)以助消化;②口服各种维生素及微量元素,必要时肌内注射或静脉滴注补充;③血锌降低者补充锌剂可促进食欲、改善代谢。

(2)中医治疗:健脾补气等的中药可以帮助消化,促进吸收。针灸、推拿、捏脊等疗法可起到一定的促进食欲的作用。

4. 加强护理

(1)向家长宣教:对患儿的辅食添加应由少到多,逐步增加量和品种,勿操之过急,以免引起消化不良。食后清洁口腔,预防口腔炎、鹅口疮。

(2)患儿皮下脂肪薄,易出现压伤,因此褥垫要软,经常为患儿翻身,骨突出部位每天多次按摩,细心保护皮肤、避免皮肤感染。

(3)注意保暖、预防呼吸道感染。待病情好转后适当户外活动,促进智力、体力的恢复。

(4)食物、食具注意清洁卫生,以免引起感染性腹泻,加重营养不良。

【预防】

1. 合理喂养 大力提倡母乳喂养,对母乳不足或不宜母乳喂养者应及时给予指导,采用混合喂养或人工喂养并及时添加辅助食品;纠正偏食、挑食、吃零食的不良习惯,小学生早餐要吃饱,午餐应保证供给足够的能量和蛋白质,特别是含优质蛋白质的食物。

2. 推广应用生长发育监测图 定期测量体重,并将体重值标在生长发育监测图上,如发现体重增长缓慢或不增,应尽快查明原因,及时予以纠正。

第九节 | 儿童单纯性肥胖

儿童肥胖症(obesity)分为单纯性和病理性肥胖,单纯性肥胖一般认为是机体能量失衡、能量摄入多于能量消耗而致使脂肪在体内过量聚集,是多基因参与并与环境因素(饮食习惯、体力活动等)相互作用的结果。儿童肥胖多属于单纯性肥胖。目前肥胖问题呈现出全球流行态势。在中国,学龄期儿童青少年超重和肥胖率从 1985 年的 1% 上升到了 2015 年的 28.2%(男)和 16.4%(女)。肥胖不仅威胁儿童本身的健康,而且大多会延续到成年,增加成年期患糖尿病、心血管疾病等疾病的风险。因此,肥胖是儿科工作者重点关注的、亟待解决的健康问题之一。

【病因】

1. 能量摄入过多 是肥胖的主要原因。高能量食物和含糖饮料增加儿童额外的能量摄入,是导致儿童肥胖的重要原因之一。同时,家庭环境和父母的行为是一个重要的驱动因素,父母的不良饮食行为及生活习惯直接影响儿童的行为。另外,母亲妊娠期营养过剩与儿童期及以后的肥胖发生风险相关联。

2. 活动量过少 久坐(如玩电脑或游戏机、不愿课间活动以及长时间看电视等)、活动过少和缺乏适当的体育锻炼是发生肥胖症的重要因素,即使摄食不多,也可引起肥胖。肥胖儿童大多不喜爱运动,形成恶性循环。

3. 遗传因素 与环境因素相比较,遗传因素对肥胖发生的影响作用更大。目前研究认为,人类肥胖与 600 多个基因、标志物和染色体区域有关。肥胖的家族性与多基因遗传有关。双亲均肥胖的后代发生肥胖者高达 70%～80%;双亲之一肥胖者,后代肥胖发生率约为 40%～50%;双亲正常的后代发生肥胖者仅 10%～14%。

4. 其他 如进食过快,饱食中枢和饥饿中枢调节失衡以致多食;精神创伤(如亲人病故或学习成绩低下)以及心理异常等因素亦可导致儿童过量进食。

【病理生理】

1. **体温调节与能量代谢**　肥胖儿对外界体温的变化反应较不敏感,用于产热的能量消耗较正常儿少,使肥胖儿有低体温倾向。

2. **脂类代谢**　肥胖儿常伴有血浆甘油三酯、胆固醇、VLDL 及游离脂肪酸增加,但高密度脂蛋白(HDL)减少。故以后易并发动脉硬化、冠心病、高血压、胆石症等疾病。

3. **蛋白质代谢**　肥胖者嘌呤代谢异常,血尿酸水平增高,易发生痛风症。

4. **内分泌变化**　内分泌变化在肥胖小儿较常见。

(1)甲状腺功能的变化:总 T_4、游离 T_4、总 T_3、游离 T_3、反 T_3、蛋白结合碘、^{131}I 摄取率等均正常,下丘脑 - 垂体 - 甲状腺轴也正常,但发现 T_3 受体减少,被认为是产热减少的原因。

(2)甲状旁腺激素及维生素 D 代谢:肥胖儿血清甲状旁腺激素(parathyroid hormone,PTH)水平升高,25-$(OH)D_3$ 及 1,25-$(OH)_2D_3$ 水平也增高,可能与肥胖的骨质病变有关。

(3)生长激素水平的变化:肥胖儿血浆生长激素减少;睡眠时生长激素分泌高峰消失;在低血糖或精氨酸刺激下,生长激素分泌反应迟钝。但肥胖儿胰岛素样生长因子 -1 分泌正常,胰岛素分泌增加,对生长激素的减少起到了代偿作用,故患儿无明显生长发育障碍。

(4)性激素的变化:女性肥胖患者雌激素水平增高,可有月经不调和不孕;男性患者因体内脂肪将雄激素芳香化转变为雌激素,雌激素水平增高,可有轻度性功能低下、阳痿,但不影响睾丸发育和精子形成。

(5)糖皮质激素:肥胖患儿尿 17- 羟类固醇、17- 酮类固醇及皮质醇均可增加,但血浆皮质醇正常或轻度增加,昼夜规律存在。

(6)胰岛素与糖代谢的变化:肥胖者有高胰岛素血症的同时又存在胰岛素抵抗,导致糖代谢异常,可出现糖耐量减低或糖尿病。

【临床表现】

肥胖可发生于任何年龄,但最常见于婴儿期、5～6 岁和青春期,且男童多于女童。患儿食欲旺盛且喜吃甜食和高脂肪食物。明显肥胖儿童常有疲劳感,活动后气促或腿痛。严重肥胖者可出现肥胖低通气综合征,是由于脂肪的过度堆积限制了胸廓和膈肌运动,使肺通气量不足、呼吸浅快,可导致呼吸衰竭,甚至猝死。

肥胖女孩性成熟年龄提前,而男孩则延迟。肥胖小儿常由于怕被别人讥笑而不愿与其他小儿交往,故易有心理上的障碍,如自卑、胆怯、孤独等。

体格检查可见患儿皮下脂肪丰满,但分布均匀,腹部膨隆下垂。严重肥胖者可因皮下脂肪过多,使胸腹、臀部及大腿皮肤出现皮纹;因体重过重,走路时两下肢负荷过重可致膝外翻和扁平足。女孩胸部脂肪堆积应与乳房发育相鉴别,后者可触到乳腺组织硬结。男性肥胖儿因大腿内侧和会阴部脂肪堆积,阴茎可隐匿在阴阜脂肪垫中而被误诊为阴茎发育不良。部分患儿可合并高血压。

【实验室检查】

肥胖儿童常规应检测糖耐量、血糖、高密度脂蛋白、低密度脂蛋白、甘油三酯、胆固醇等指标,根据肥胖的程度不同可能出现其中某些指标的异常,严重的肥胖儿童肝脏超声检查常有脂肪肝。

【诊断】

儿童肥胖诊断标准有两种,一种是体质指数(body mass index,BMI),是指体重(kg)/[身高(长)(m)]^2,建议 2 岁及以上儿童使用。当儿童的 BMI 在同性别、同年龄段参考值的 P_{85}～P_{95} 为超重,超过 P_{95} 为肥胖;另一种方法是用身长别体重评价肥胖,建议年龄小于 2 岁的婴幼儿使用。当身长别体重在同性别、同年龄段的 P_{85}～P_{97} 为超重,>P_{97} 为肥胖。

【鉴别诊断】

注意与病理性肥胖鉴别。

1. **Prader-Willi 综合征**　呈周围型肥胖体态、身材矮小、智能低下、手脚小、肌张力低、外生殖器发育不良。本病是染色体 15q11.2-q13 区印记基因功能缺陷所致。

2. Laurence-Moon-Biedl 综合征　周围型肥胖、智力轻度低下、视网膜色素沉着、多指 / 趾、性功能减退。

3. Fröhlich 综合征　本症继发于下丘脑及垂体病变,其体脂主要分布在颈、颏下、乳房、下肢、会阴及臀部,手指、足趾显得纤细,身材矮小,第二性征延迟或不出现。

4. 其他内分泌疾病　如肾上腺皮质增生症、甲状腺功能减退症、生长激素缺乏症等,虽有皮脂增多的表现,但均各有其特点,故不难鉴别。

【治疗】

肥胖症的治疗原则是减少产热能食物的摄入和增加机体对热能的消耗,使体脂减少并接近其理想状态,同时又不影响儿童身体健康及生长发育。饮食疗法和运动疗法是两项最主要的措施,因肥胖造成器官损害的儿童可用药物或手术治疗,但必须在专业医生指导下进行。

1. 饮食疗法　鉴于小儿正处于生长发育阶段以及肥胖治疗的长期性,故多推荐高蛋白、低脂肪、低糖、适量纤维素食谱。良好的饮食习惯对减肥具有重要作用,如避免不吃早餐或晚餐过饱,不吃夜宵,不吃零食,减慢进食速度、细嚼慢咽等。不要经常用食物对儿童进行奖励;父母、兄弟姐妹及同伴建立平衡膳食、健康饮食习惯。

2. 运动疗法　适当的运动能促使脂肪分解,减少胰岛素分泌,使脂肪合成减少,蛋白质合成增加,促进肌肉发育。可选择患儿喜欢和易于坚持的运动,如晨间跑步、做操等,每天至少运动 30min,活动量以运动后轻松愉快、不感到疲劳为原则,要循序渐进。

3. 心理治疗　鼓励儿童坚持控制饮食及加强运动锻炼,增强减肥的信心。心理行为障碍使肥胖儿童失去社交机会,二者的恶性循环使儿童社会适应能力降低。应经常鼓励小儿多参加集体活动,改变其孤僻、自卑的心理,帮助小儿建立健康的生活方式,学会自我管理。

4. 药物治疗　一般不主张用药。

【预防】

1. 加强健康教育,保持平衡膳食,增加运动。

2. 儿童肥胖预防从妊娠期开始,世界卫生组织建议,预防儿童肥胖应从胎儿期开始,肥胖的预防是全社会的责任(表 5-5)。

表 5-5　儿童肥胖预防建议

妊娠期	1. 孕前体质指数在正常范围; 2. 不吸烟; 3. 保持可耐受的适度运动; 4. 妊娠糖尿病时,精确控制血糖,降低巨大儿的风险
产后及儿童期	1. 至少母乳喂养 3 个月; 2. 推迟引入固体食物和甜食(液体); 3. 儿童期均衡膳食,适当地运动,定期体检评估有无超重或肥胖
家庭	1. 固定家庭吃饭的地点和时间; 2. 不要忽略进餐,尤其是早餐; 3. 吃饭时不看电视; 4. 使用小盘子并控制过量饮食; 5. 避免不必要的甜或油腻的食物和饮料; 6. 搬走儿童卧室中的电视机,限制看电视和玩游戏的时间
学校	1. 排除糖果和饼干销售的募捐活动; 2. 检查自动售货机的物品并替换成健康的物品; 3. 安装饮水机; 4. 对老师进行基础营养与体力活动益处的教育; 5. 儿童从幼儿园到高中均进行适宜的饮食与生活方式教育; 6. 制订体育教育的最低标准,包括每周 2～3 次 30～45min 的运动; 7. 鼓励"走学儿童",一个成人带领几组儿童走路上学

续表

社区	1. 为各年龄段儿童增加家庭活动和游乐设施； 2. 不鼓励使用电梯和自动人行道； 3. 提供如何购物及准备更健康食物的信息
卫生保健人员	1. 解释生物因素和遗传因素对肥胖的影响； 2. 给予儿童年龄的体重预期值； 3. 把肥胖列为一种疾病，促进对肥胖的认识、医疗报销并提供治疗
企业	1. 针对儿童提供适合年龄的食物营养标签； 2. 鼓励儿童参加运动，提供必须运动的交互式视频游戏产品； 3. 通过名人宣传儿童的健康食品，促进养成早餐及规律进食习惯
政府和监督机构	1. 将肥胖定义为疾病； 2. 寻找新的途径来资助健康生活方式项目（如：食品/饮料税收的收入）； 3. 政府补贴计划，促进新鲜水果和蔬菜的消费； 4. 提供财政激励措施，鼓励企业生产更多的健康产品并对消费者进行产品内容教育； 5. 提供财政激励措施，鼓励学校发起体育创新活动及建立营养项目； 6. 允许税前扣除减重和锻炼计划的成本； 7. 为城市规划员提供建立自行车、慢跑和步行道路的基金； 8. 禁止针对学龄前期儿童的快餐食品的广告并限制针对学龄儿童的广告

第十节 | 维生素营养障碍

维生素在体内含量极微，但在机体的生长、发育、代谢等过程中起重要作用。无论缺乏还是补充过量都会出现相应临床表现。

一、维生素 A 缺乏症

维生素 A 缺乏症（vitamin A deficiency，VAD）是指机体所有形式和任何程度的维生素 A 不足的表现，包括临床型、亚临床型及可疑亚临床型（或边缘型）维生素 A 缺乏。临床型维生素 A 缺乏表现为经典的皮肤角化过度和干眼病；亚临床型及可疑亚临床型维生素 A 缺乏无特异表现，主要与反复呼吸道感染、腹泻和贫血等广泛影响有关，增加婴幼儿发病率和死亡率。

维生素 A 缺乏症是全球范围最普遍存在的公共卫生营养问题，大约有 1.27 亿学龄前儿童为维生素 A 缺乏，其中 440 万患有一定程度的干眼病；发展中国家有 720 万孕妇为维生素 A 缺乏，1 350 万为边缘型维生素 A 缺乏；每年有 600 多万孕妇发生夜盲症。我国学龄前儿童维生素 A 缺乏约为 9%～11%，可疑亚临床型维生素 A 缺乏约 30%～40%。

【吸收与代谢】

1. 维生素 A 的来源　维生素 A 是指具有全反式视黄醇生物活性的一组类视黄醇物质，包括视黄醇、视黄醛、视黄酯及视黄酸，视黄酸是维生素 A 在体内发生多种生理作用的重要活性形式。维生素 A 主要有两大来源，一类是动物性食物的视黄酯，如乳类、蛋类和动物内脏中含量丰富；另一类是植物类食物，如能成为维生素 A 原的类胡萝卜素，其中 β-胡萝卜素具有的维生素 A 活性最高，在深色蔬菜和水果中含量丰富。维生素 A 和 β-胡萝卜素皆为脂溶性，其消化吸收的机制与脂类相同（图 5-2）。

2. 维生素 A 的转运　维生素 A 在小肠细胞吸收，与乳糜微粒结合通过淋巴系统入血转运到肝脏，再酯化为棕榈酸酯储存在星状细胞。当周围靶组织需要时，肝脏中的维生素 A 酯经酯酶水解为视黄醇，与肝脏合成的视黄醇结合蛋白（retinol-binding protein，RBP）结合，再与血浆中的转甲状腺素蛋白结合形成复合体运送到靶细胞，以减少视黄醇从肾小球滤过。

3. 维生素 A 的核受体　上述复合体与靶细胞上的 RBP 受体相结合，将视黄醇释放入靶细胞转变为视黄酸，视黄酸与其细胞核膜的特异性受体视黄酸受体（retinoic acid receptor，RAR）和类视黄醇

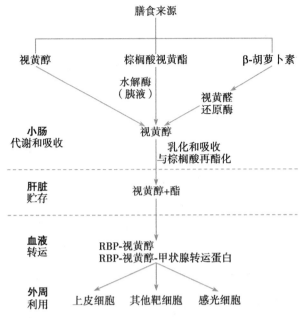

图 5-2　维生素 A 肠道吸收及代谢的分子机制

X 受体(retinoid X receptor, RXR)相结合上调或抑制几百种基因表达,视黄酸作为核激素发挥作用。

【生理功能和病理改变】

1. 构成视觉细胞内的感光物质　眼部对维生素 A 缺乏特别敏感,位于视网膜上视杆细胞的 11- 顺式视黄醛与视蛋白结合,形成与感受暗光有关的视紫红质;当光线照射到视网膜时,发生一系列复杂的生物化学反应,导致神经冲动。在此过程中,除了消耗能量和需要酶外,还有部分视黄醛变成视黄醇被排泄,所以必须不断地补充维生素 A,才能维持正常视觉过程。

2. 影响上皮稳定性、完整性　维生素 A 缺乏导致上皮组织内的黏液分泌细胞被角蛋白生成细胞所替代,这种改变导致皮肤、眼结膜和角膜干燥,严重缺乏可导致干眼病和角膜溃疡。维生素 A 缺乏的初期病理改变是上皮组织的干燥,继而形成过度角化变性和腺体分泌减少。这种变化累及全身上皮组织,尤其是呼吸道、消化道和泌尿道。

3. 促进生长发育和维护生殖功能　维生素 A 通过影响细胞的 RNA、DNA 合成及生长激素的分泌影响生长发育,还影响正常精子发生和胎盘发育。

4. 维持和促进免疫功能　维生素 A 参与维持机体的免疫活性,帮助机体维护淋巴细胞库,参与维护 T 细胞介导的免疫反应,促进免疫细胞产生抗体的能力,促进 T 淋巴细胞产生某些细胞因子。维生素 A 缺乏可影响机体的免疫功能。

5. 影响造血　维生素 A 缺乏可影响铁的转运和贮存,从而引起贫血。

【病因】

1. 饮食摄入不足　维生素 A 缺乏在 5 岁以下儿童中的发生率远高于成人,其主要原因是维生素 A 和胡萝卜素都很难通过胎盘进入胎儿体内,因此新生儿血清和肝脏中的维生素 A 水平明显低于母体,如在出生后不能摄入充足的维生素 A 则极易出现维生素 A 缺乏症。

2. 消化吸收　维生素 A 为脂溶性维生素,它和胡萝卜素在小肠的消化吸收都依靠胆盐的帮助,膳食中脂肪含量与它们的吸收有密切的联系。膳食脂肪含量过低、胰腺炎或胆石症引起胰腺酶和胆汁分泌减少,以及胃肠功能紊乱都可以影响维生素 A 和胡萝卜素的消化和吸收。

3. 储存利用　任何影响肝脏功能的疾病都会影响维生素 A 在体内的储存量,造成维生素 A 缺乏。一些消耗性传染病,尤其是儿童中常见的麻疹、猩红热和结核病等会消耗体内的维生素 A 储备,导致维生素 A 缺乏症发生。

【临床表现】

维生素 A 缺乏症的临床表现与其缺乏的阶段和程度有密切关系(图 5-3),对于亚临床型及可疑亚临床型维生素 A 缺乏,缺乏阶段主要为非特异的临床表现,如感染增加和贫血等,在重度缺乏阶段才表现为维生素 A 缺乏的经典表现——干眼症。

1. 眼部表现　眼部的症状和体征是维生素 A 缺乏症最早被认识的表现。夜盲或暗光中视物不清最早出现,持续数周后,开始出现干眼症,眼结膜、角膜干燥,失去光泽,自觉痒感,泪减少,眼部检查可见结膜近角膜边缘处干燥起皱褶,角化上皮堆积形成泡沫状白斑,称结膜干燥斑或比托斑(Bitot's spots)。继而角膜发生干燥、浑浊、软化,自觉畏光、眼痛,常用手揉搓眼部导致感染。严重时可发生角膜溃疡、坏死引起穿孔,虹膜、晶状体脱出,导致失明。

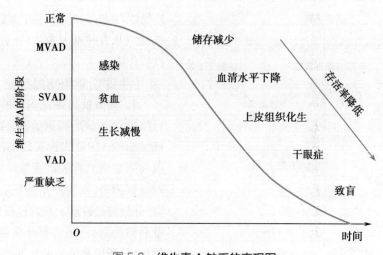

图 5-3 维生素 A 缺乏的表现图
MVAD—边缘型维生素 A 缺乏；SVAD—亚临床型维生素 A 缺乏；
VAD—维生素 A 缺乏。

2. **皮肤表现** 开始时仅感皮肤干燥、易脱屑，有痒感，渐至上皮角化增生，汗液减少，角化物充塞毛囊形成毛囊丘疹。触摸皮肤时有粗砂样感觉，以四肢伸面、肩部为多，可发展至颈背部甚至面部。毛囊角化引起毛发干燥，失去光泽，易脱落，指 / 趾甲变脆易折、多纹等。

3. **生长发育障碍** 严重缺乏时表现为身高落后，牙齿釉质易剥落、失去光泽，易发生龋齿。

4. **感染易感性增高** 在亚临床或可疑亚临床缺乏阶段，免疫功能低下，主要表现为反复呼吸道和消化道感染，且易迁延不愈，增加疾病发病率和病死率，尤其是 6 月龄至 2 岁儿童。

5. **贫血** 维生素 A 缺乏时会出现贮存铁增加、外周血血清铁降低，类似于缺铁性贫血的小细胞低色素贫血。

【诊断】

1. **临床诊断** 有明确摄入不足或消耗增加的病史，以及明显的维生素 A 缺乏的临床表现者即可做出临床诊断，进行治疗。实验室检查血清维生素 A 低于正常水平则有助于确诊和疗效随访。可疑亚临床型维生素 A 缺乏往往没有特异的临床表现，其诊断主要依靠实验室检查和流行病学资料。

2. **实验室诊断**

（1）血浆视黄醇：视黄醇是血清维生素 A 的主要形式，是维生素 A 缺乏分型的重要依据。血清维生素 A 低于 0.7μmol/L 诊断为维生素 A 缺乏，如伴特异的干眼症为临床型维生素 A 缺乏，这时血清维生素 A 一般低于 0.35μmol/L，也称严重缺乏；如无特异的干眼症则为亚临床型缺乏；血清维生素 A 在 0.7～1.05μmol/L 之间诊断为可疑亚临床维生素 A 缺乏。

（2）相对剂量反应（relative dose response，RDR）：是一种间接估计肝脏维生素 A 储备程度的方法。受试者口服视黄醇制剂（450μg），测定口服前（A_0）和口服 5h 后（A_5）血浆视黄醇浓度，按公式计算 RDR，判断维生素 A 营养状况。RDR（%）=（A_5-A_0）/A_5×100%。如 RDR 值大于 20% 为阳性，表示存在亚临床型维生素 A 缺乏。

（3）血浆 RBP 测定：与血清维生素 A 有比较好的相关性，<23.1mg/L 有维生素 A 缺乏可能，但 RBP 在感染、蛋白质 - 能量营养不良时亦可降低，可同时检查 C 反应蛋白。

（4）尿液脱落细胞检查：加 1% 甲紫于新鲜中段尿中，摇匀计数上皮细胞，如无泌尿系感染，超过 3 个 /mm^3 为异常，有助于维生素 A 缺乏诊断，找到角化上皮细胞具有诊断意义。

（5）暗适应检查：用暗适应计和视网膜电流变化检查，暗光视觉异常有助于诊断。

【治疗】

即使是亚临床型维生素 A 缺乏，也应该尽早进行维生素 A 的补充治疗。

1. 调整饮食、祛除病因　提供富含维生素 A 的动物性食物或含胡萝卜素较多的深色蔬菜,有条件的地方也可以采用维生素 A 强化的食品如婴儿的配方奶粉和辅食等。此外,应重视原发病的治疗。

2. 维生素 A 制剂治疗　2005 年在 WHO、联合国儿童基金会(UNICEF)和国际维生素 A 顾问组(IVACG)主持下,制定了因诺琴蒂微量营养素研究报告,具体见表 5-6。

表 5-6　常规与年龄相适宜的预防与治疗性维生素 A 大剂量补充建议

年龄 / 群体	治疗性[①]	预防性	频率
<6 月龄	50 000IU	50 000IU	在 10,14 和 16 周龄接种及脊髓灰质炎疫苗接种时
6～12 月龄	100 000IU	100 000IU	每 4～6 个月一次
>1 岁	200 000IU	200 000IU	每 4～6 个月一次
妇女	200 000IU[②]	400 000IU	产后 6 周内

注:①同年龄段人群,干眼病确诊后立即给予单剂量,24h 后再给一次,2 周后再给一次;确诊为麻疹的患者立即给予单剂量,24h 后再给一次;蛋白质 - 能量营养不良确诊时给予单剂量,此后每天补充维持需要量的补充量。

②育龄期妇女(13～49 岁)确诊为活动性的角膜损害者立即补充维生素 A 200 000IU,24h 后再给一次,2 周后再给一次;轻度眼部体征(夜盲症和 / 或比托斑)的育龄期妇女补充维生素 A 10 000IU/d 或 25 000IU/ 周,至少 3 个月。

3. 眼局部治疗　除全身治疗外,对严重的维生素 A 缺乏症患者需给予眼的局部治疗。为预防结膜和角膜发生继发感染,可采用抗生素眼药如左氧氟沙星或妥布霉素眼膏治疗,每天 3～4 次,可减轻结膜和角膜干燥不适。还可采用上皮生长因子类眼液,每天 3 次,有助角膜修复。治疗时动作要轻柔,勿压迫眼球,以免角膜穿孔,虹膜、晶状体脱出。

【预防】

1. 健康教育　平时注意膳食的营养平衡,经常食用富含维生素 A 的动物性食物和深色蔬菜和水果。小年龄儿童是预防维生素 A 缺乏的主要对象,孕妇和乳母应多吃上述食物,以保证新生儿和乳儿有充足的维生素 A 摄入。母乳喂养优于人工喂养,人工喂养婴儿应尽量选择维生素 A 强化的配方乳。

2. 预防性干预　见表 5-6。

二、营养性维生素 D 缺乏

(一)营养性维生素 D 缺乏性佝偻病(vitamin D deficiency rickets)

营养性维生素 D 缺乏是由于儿童体内维生素 D 不足导致钙和磷代谢紊乱、长骨干骺端和骨基质矿化不全,以致骨骼发生病变,是引起佝偻病最主要的原因。

婴幼儿特别是小婴儿是高危人群,北方佝偻病患病率高于南方。近年来,随社会经济文化水平的提高,我国营养性维生素 D 缺乏性佝偻病发病率逐年降低,病情也趋于轻度。

【维生素 D 的生理功能和代谢】

维生素 D 已被证明是体内钙内稳态(homeostasis)的最重要生物调节因子之一。

1. 维生素 D 的来源　维生素 D 是一组具有生物活性的脂溶性类固醇衍生物,包括维生素 D_2(麦角骨化醇)和维生素 D_3(胆骨化醇)。前者存在于植物中,后者由人体或动物皮肤中的 7- 脱氢胆固醇经日光中紫外线的光化学作用转变而成,是体内维生素 D 的主要来源。

婴幼儿体内维生素 D 来源有三个途径。

(1)母体 - 胎儿的转运:胎儿可通过胎盘从母体获得维生素 D,胎儿体内 25-(OH)D_3 的贮存可满足生后一段时间的生长需要。

(2)食物中的维生素 D:母乳含维生素 D 少,但配方奶粉和米粉已强化维生素 D 的含量,婴幼儿可从强化的食物中获得充足的维生素 D。

(3)皮肤的光照合成:是人类维生素 D 的主要来源。人类皮肤中的 7- 脱氢胆固醇(7-DHC)是维生素 D 生物合成的前体,经日光中紫外线(290～320nm 波长)照射,变为胆骨化醇,即内源性维生素 D_3。

皮肤产生维生素 D_3 的量与日照时间、波长、暴露皮肤的面积有关。

2. **维生素 D 的转运**　食物中的维生素 D_2 在胆汁的作用下,在小肠刷状缘经淋巴管吸收。皮肤合成的维生素 D_3 直接吸收入血。维生素 D_2 和 D_3 在人体内都没有生物活性,它们被摄入血液循环后与血浆中的维生素 D 结合蛋白(vitamin D binding protein,DBP)相结合后转运到肝脏。维生素 D 在体内必须经过两次羟化作用后才能发挥生物效应。首先在肝细胞中发生第一次羟化,生成 25- 羟维生素 D_3 [25-(OH)D_3],25-(OH)D_3 是循环中维生素 D 的主要形式。循环中的 25-(OH)D_3 与 α- 球蛋白结合被运载到肾脏,在近端肾小管上皮细胞线粒体中的 1-α 羟化酶的作用下再次羟化,生成有强生物活性的 1,25- 二羟维生素 D_3,即 1,25-(OH)$_2D_3$。

3. **维生素 D 的生理功能**　从肝脏释放入血液循环中的 25-(OH)D_3 浓度较稳定,可反映体内维生素 D 的水平。25-(OH)D_3 可动员骨钙入血,但在生理浓度范围时,抗佝偻病的生物活性较低。

在正常情况下,血液循环中的 1,25-(OH)$_2D_3$ 主要与 DBP 相结合,对靶细胞发挥生物效应。1,25-(OH)$_2D_3$ 是维持钙、磷代谢平衡的主要激素之一,主要通过作用于靶器官(肠、肾、骨)而发挥其抗佝偻病的生理功能。①促小肠黏膜细胞合成一种特殊的钙结合蛋白(calcium binding protein,CaBP),增加肠道钙的吸收,磷也随之吸收增加,1,25-(OH)$_2D_3$ 可能有直接促进磷转运的作用。②增加肾近曲小管对钙、磷的重吸收,特别是磷的重吸收,提高血磷浓度,有利于骨的矿化作用。③对骨骼钙的动员:与甲状旁腺协同使破骨细胞成熟,促进骨重吸收,旧骨中钙盐释放入血;另一方面刺激成骨细胞促进骨样组织成熟和钙盐沉积。

目前认为维生素 D 的作用不再局限于骨骼或钙、磷代谢,1,25-(OH)$_2D_3$ 还参与全身多种细胞的增殖、分化和凋亡,影响神经肌肉正常功能和免疫功能的调控过程。

4. **维生素 D 代谢的调节**

(1)自身反馈作用:正常情况下,维生素 D 的合成与分泌是根据机体需要受血中 25-(OH)D_3 的浓度自行调节,即生成的 1,25-(OH)$_2D_3$ 的量达到一定水平时,可抑制 25-(OH)D_3 在肝内的羟化和 1,25-(OH)$_2D_3$ 在肾脏羟化过程。

(2)血钙、磷浓度与甲状旁腺、降钙素调节:肾脏生成 1,25-(OH)$_2D_3$ 间接受血钙浓度调节。当血钙过低时,PTH 分泌增加,PTH 刺激肾脏 1,25-(OH)$_2D_3$ 合成增多;PTH 与 1,25-(OH)$_2D_3$ 共同作用于骨组织,使破骨细胞活性增加,降低成骨细胞活性,骨重吸收增加,骨钙释放入血,使血钙升高,以维持正常生理功能。血钙过高时,降钙素(calcitonin,CT)分泌,抑制肾小管羟化生成 1,25-(OH)$_2D_3$。血磷降低可直接促进 1,25-(OH)$_2D_3$ 的合成,高血磷则抑制其合成。

【病因】

1. **围产期维生素 D 不足**　母亲妊娠期,特别是妊娠后期维生素 D 营养不足,如母亲严重营养不良、肝肾疾病、慢性腹泻,以及早产、双胎均可使得婴儿体内贮存不足。

2. **日照不足**　居住地纬度、季节、空气污染、高层建筑遮挡、户外活动时间、衣着(皮肤暴露面积)、紫外线防护措施等影响紫外线照射强度的因素均可影响维生素 D 的合成。

3. **生长速度快,需要增加**　婴儿早期生长发育快,维生素 D 需求增加,体内贮存的维生素 D 不足,不能满足机体需要,尤其是早产儿和双胎婴儿。

4. **食物中补充维生素 D 不足**　天然食物中含维生素 D 少。

5. **疾病及药物影响**　胃肠道或肝胆疾病影响维生素 D 吸收,如婴儿胆汁淤积症、慢性腹泻等;肝、肾严重损害可致维生素 D 羟化障碍,1,25-(OH)$_2D_3$ 生成不足而引起佝偻病。长期服用抗惊厥药物可使体内维生素 D 不足,如苯妥英钠、苯巴比妥,可刺激肝细胞微粒体的氧化酶系统活性增加,使维生素 D 和 25-(OH)D_3 加速分解为无活性的代谢产物。糖皮质激素可对抗维生素 D 对钙的转运作用。

【发病机制】

维生素 D 缺乏性佝偻病可以看成是机体为维持血钙水平而对骨骼造成的损害。长期严重维生素 D 缺乏造成肠道吸收钙、磷减少和低钙血症,以致 PTH 分泌增加以动员骨钙释出,使血钙浓度维持在正常或接近正常的水平;但 PTH 同时也抑制肾小管重吸收磷,导致机体严重的钙、磷代谢失调;细胞外液中的钙磷乘积降低,导致钙在骨骼组织上的沉积障碍(图 5-4)。细胞外液钙、磷浓度不足破坏了软骨细胞正常增殖、分化和凋亡的程序;钙化管排列紊乱,使长骨钙化带消失,骺板失去正常形态、参差不齐;骨基质不能正常矿化,成骨细胞代偿增生,碱性磷酸酶分泌增加,骨样组织堆积于干骺端,骺端增厚,向外膨出形成"串珠""手足镯"。骨膜下骨矿化不全,成骨异常,骨皮质被骨样组织替代,骨膜增厚,骨皮质变薄,骨质疏松,负重出现弯曲;颅骨骨化障碍而出现颅骨软化,颅骨骨样组织堆积出现"方颅"。临床即出现一系列佝偻病症状和血生化改变。

【临床表现】

由于不同年龄的骨骼生长速度不一致,所以维生素 D 缺乏性佝偻病骨骼的临床表现与年龄密切相关(表 5-7)。

本病在临床上可分为 4 期(表 5-8)。

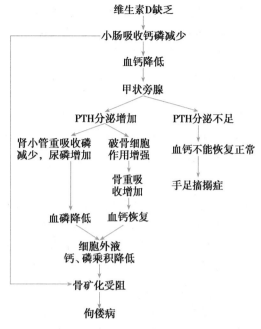

图 5-4 维生素 D 缺乏性佝偻病和手足搐搦症的发病机制

表 5-7 营养性维生素 D 缺乏性佝偻病活动期骨骼畸形与好发年龄

部位	名称	好发年龄
头部	颅骨软化 方颅 前囟增大及闭合延迟 出牙迟	3~6 个月 8~9 个月 迟于 1.5 岁 满 13 月龄尚未萌芽,2.5 岁仍未出齐
胸部	肋骨串珠 肋膈沟 鸡胸、漏斗胸	1 岁左右
四肢	手镯、足镯 O 形腿或 X 形腿	>6 个月 >1 岁
脊柱	后弯、侧弯	学坐后
骨盆	扁平	

表 5-8 营养性维生素 D 缺乏性佝偻病临床四期的特点

	初期	激期	恢复期	后遗症期
发病年龄	3 个月左右	>3 个月		多>2 岁
症状	非特异性神经精神症状	骨骼改变和运动功能发育迟缓	症状减轻或接近消失	症状消失
体征	枕秃	生长发育最快部位骨骼改变,肌肉松弛	一般无	一般无
血钙	正常或稍低	稍降低	数天内恢复正常	正常
血磷	降低	明显降低	数天内恢复正常	正常
碱性磷酸酶	升高或正常	明显升高	1~2 个月后逐渐正常	正常
25-(OH)D₃	下降	<12ng/ml(<30nmol/L),可诊断	数天内恢复正常	正常
骨 X 线	多正常	骨骺端钙化带消失,呈杯口状、毛刷状改变,骨骺软骨带增宽(>2mm),骨质疏松,骨皮质变薄	长骨干骺端临时钙化带重现、增宽、密度增加,骨骺软骨带增宽<2mm	干骺端病变消失

1. **初期（早期）**　多见于 6 月龄以内，特别是 3 月龄以内小婴儿。多为神经兴奋性增高的表现，如易激惹、烦闹、汗多刺激头皮而摇头等。上述非特异症状仅可作为临床早期诊断的参考依据。血清 25-（OH）D₃ 下降，PTH 升高，一过性血钙下降，血磷降低，碱性磷酸酶正常或稍高；此期常无骨骼病变，骨骼 X 线可正常，或钙化带稍模糊。

2. **活动期（激期）**　早期维生素 D 缺乏的婴儿未经治疗，继续加重，出现 PTH 功能亢进和钙、磷代谢失常的典型骨骼改变，表现部位与该年龄骨骼生长速度较快的部位相一致。①颅骨：6 月龄以内婴儿的佝偻病以颅骨改变为主，前囟边较软，颅骨薄，检查者用双手固定婴儿头部，指尖稍用力压迫枕骨或顶骨的后部，可有压乒乓球样的感觉（正常婴儿的骨缝周围亦可有压乒乓球样感觉）。6 月龄以后，尽管病情仍在进展，但颅骨软化消失。额骨和顶骨中心部分逐渐增厚，至 7～8 月龄时，变成"方盒样"头型即方颅（从上向下看），头围也较正常增大。②胸廓：骨骺端因骨样组织堆积而膨大，沿肋骨方向于肋骨与肋软骨交界处可扪及圆形隆起，从上至下如串珠样突起，以第 7～10 肋骨最明显，称佝偻病串珠（rachitic rosary）；1 岁左右的小儿可见到胸骨和邻近的软骨向前突起，形成"鸡胸样"畸形；严重佝偻病的小儿，膈肌附着处的肋骨受膈肌牵拉而内陷，胸廓的下缘可形成一水平凹陷，称作肋膈沟或哈里森沟（Harrison groove）。③四肢：手腕、足踝部亦可形成钝圆形环状隆起，称手镯、足镯。由于骨质软化与肌肉关节松弛，小儿开始站立与行走后双下肢负重，可出现股骨、胫骨、腓骨弯曲，形成严重膝内翻（O 形）或膝外翻（X 形），有时有 K 形样下肢畸形。④其他：患儿会坐与站立后，因韧带松弛可致脊柱畸形。严重低血磷使肌肉糖代谢障碍，导致全身肌肉松弛，肌张力降低和肌力减弱。

此期血生化除血钙稍低外，其余指标改变更加显著。

X 线显示长骨钙化带消失，干骺端呈毛刷样、杯口状改变；骨骺软骨盘（生长板）增宽（＞2mm）；骨质稀疏，骨皮质变薄；可有骨干弯曲畸形或青枝骨折，骨折可无临床症状（图 5-5）。

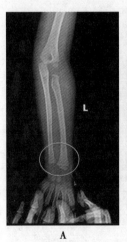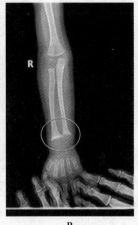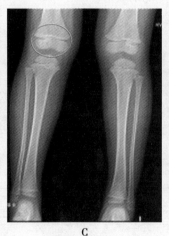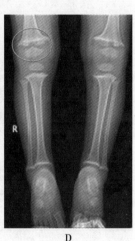

图 5-5　佝偻病时骨骼 X 线改变
A. 正常腕部；B. 佝偻病腕部；C. 正常膝部；D. 佝偻病膝部。

3. **恢复期**　以上任何期经治疗及日光照射后，临床症状和体征逐渐减轻或消失。血钙、磷逐渐恢复正常，碱性磷酸酶约需 1～2 个月降至正常水平。治疗 2～3 周后骨骼 X 线改变有所改善，出现不规则的钙化线，以后钙化带致密增厚，骨骺软骨盘＜2mm，逐渐恢复正常。

4. **后遗症期**　多见于 2 岁以后的儿童。因婴幼儿期严重佝偻病，残留不同程度的骨骼畸形。无任何临床症状，血生化正常，X 线检查骨骼干骺端病变消失。

【诊断】

正确的诊断必须依据维生素 D 缺乏的病因、临床表现、血生化及骨骼 X 线检查。应注意早期的神经兴奋性增高的症状无特异性，如多汗、烦闹等，仅据临床表现的诊断准确率较低；骨骼的改变可靠，但不够灵敏；血清 25-（OH）D₃ 水平为最可靠的诊断标准。血清 25-（OH）D₃ 浓度为＜12ng/ml（30nmol/L）

为维生素 D 缺乏；≥20ng/ml（≥50nmol/L）提示维生素 D 充足；介于两者之间提示可能存在潜在不足。

【鉴别诊断】

1. 与佝偻病体征的鉴别 佝偻病的骨骼表现常需与黏多糖病、软骨发育不全及脑积水相鉴别。

2. 与佝偻病体征相同但病因不同的鉴别

（1）低血磷抗维生素 D 佝偻病：本病多为性连锁遗传，偶见于常染色体显性或隐性遗传。为肾小管重吸收磷及肠道吸收磷的原发性缺陷所致。本病的症状多发生于 1 岁以后，因而 2～3 岁后仍有活动性佝偻病表现；血钙多正常，血磷明显降低，尿磷增加。对常规治疗佝偻病无效时应与本病鉴别。

（2）远端肾小管性酸中毒：为远曲小管泌氢不足，从尿中丢失大量钠、钾、钙，继发甲状旁腺功能亢进，骨质脱钙，出现佝偻病体征。患儿骨骼畸形显著，身材矮小，有代谢性酸中毒、多尿、碱性尿、低血钙、低血磷、低血钾、血氨增高。

（3）维生素 D 依赖性佝偻病：为常染色体隐性遗传，可分两型。Ⅰ型为肾脏 1- 羟化酶缺陷，使 25-（OH）D$_3$ 转变为 1,25-（OH）$_2$D$_3$ 发生障碍，血中 25-（OH）D$_3$ 浓度正常；Ⅱ型为靶器官 1,25-（OH）$_2$D$_3$ 受体缺陷，血中 1,25-（OH）$_2$D$_3$ 浓度增高。Ⅰ型患儿可有高氨基酸尿症；Ⅱ型患儿的一个重要特征为脱发。

（4）肾性佝偻病：由于先天或后天原因所致的慢性肾功能障碍，导致钙磷代谢紊乱，血钙低，血磷高，甲状旁腺继发性功能亢进，骨质普遍脱钙，骨骼呈佝偻病改变。幼儿多于后期症状逐渐明显，身材矮小。

（5）肝性佝偻病：由于维生素 D 第一次羟化在肝脏，所以急性肝炎、先天性肝外胆管缺乏或其他肝脏疾病时，循环中 25-（OH）D$_3$ 可降低，出现低血钙、抽搐和佝偻病体征。

各型佝偻病（活动期）的实验室检查见表 5-9。

表 5-9 各型佝偻病（活动期）的实验室检查

病名	血清							其他
	钙	磷	碱性磷酸酶	25-（OH）D$_3$	1,25-（OH）$_2$D$_3$	甲状旁腺素	氨基酸尿	
维生素 D 缺乏性佝偻病	正常（↓）	↓	↑	↓	↓	↑	（−）	尿磷↑
家族性低磷血症	正常	↓	↑	正常（↑）	正常（↓）	正常	（−）	尿磷↑
远端肾小管性酸中毒	正常（↓）	↓	↑	正常（↑）	正常（↓）	正常（↑）	（−）	碱性尿、高血氯、低血钾
维生素 D 依赖性佝偻病								
Ⅰ型	↓	↓	↑	↑	↓	↑	（+）	
Ⅱ型	↓	↓	↑	正常	↑	↑	（+）	
肾性佝偻病	↓	↑	正常	正常	↓	↑	（−）	等渗尿、氮质血症、酸中毒

【治疗】

治疗目的在于控制活动期症状和体征，防止骨骼畸形。

1. 一般疗法 加强护理，合理饮食，坚持经常晒太阳（6 月龄以下避免直晒）。

2. 维生素 D 治疗 不主张采用大剂量维生素 D 治疗，治疗的原则应以口服为主，活动期一般剂量为 2 000～4 000IU（50～100μg）/d，连服 1 个月后，改为 400～800IU/d。口服困难或腹泻等影响吸收时，采用大剂量突击疗法，维生素 D 15 万～30 万 IU（3.75～7.5mg）/ 次，肌内注射，1 个月后再以 400～800IU/d 维持。随访 1 个月后如症状、体征及实验室检查均无改善时应考虑其他疾病，注意鉴别诊断。

3. 其他治疗

（1）钙剂补充：维生素 D 缺乏性佝偻病在补充维生素 D 的同时，给予适量钙剂，将帮助改善症状、促进骨骼发育。同时调整膳食结构,增加膳食来源的钙摄入。

(2)微量营养素补充:维生素 D 缺乏性佝偻病多伴有锌、铁降低,及时适量地补充微量元素,将有利于骨骼成长。

(3)矫形治疗:严重的骨骼畸形可采取外科手术矫正畸形。

【预防】

维生素 D 缺乏及维生素 D 缺乏性佝偻病的预防应从围产期开始,以婴幼儿为重点对象并持续到青春期。

1. 胎儿期的预防

(1)孕妇应经常到户外活动,多晒太阳。

(2)饮食应含有丰富的维生素 D、钙、磷和蛋白质等营养物质。

(3)防治妊娠并发症,对患有低钙血症或骨软化症的孕妇应积极治疗。

(4)可于妊娠后 3 个月补充维生素 D 800～1 000IU/d,同时服用钙剂。

2. 0～18 岁健康儿童的预防

(1)户外活动:多晒太阳是预防维生素 D 缺乏及维生素 D 缺乏性佝偻病的简便而有效措施。户外晒太阳注意循序渐进,逐步增加接受阳光的皮肤面积并逐步延长晒太阳的时间,平均户外活动应在 1～2h/d;6 月龄以内小婴儿不宜直接阳光照射以免皮肤损伤。

(2)维生素 D 补充:为预防佝偻病,无论何种喂养方式的婴儿均需补充维生素 D 400IU/d;12 月龄以上儿童至少需要维生素 D 600IU/d。

3. 高危人群补充
早产儿、低出生体重儿、双胎儿生后即应补充维生素 D 800～1 000IU/d,连用 3 个月后改为 400～800IU/d。

(二)维生素 D 缺乏性手足搐搦症

维生素 D 缺乏性手足搐搦症(tetany of vitamin D deficiency)是维生素 D 缺乏性佝偻病的伴发症状之一,多见于 6 月龄以内的小婴儿。目前因预防维生素 D 缺乏工作的普遍开展,维生素 D 缺乏性手足搐搦症已较少发生。

【病因和发病机制】

维生素 D 缺乏时,血钙下降而甲状旁腺不能代偿性分泌增加;血钙继续降低,当总血钙低于 1.75～1.8mmol/L(7～7.5mg/dl),或离子钙低于 1.0mmol/L(4mg/dl)时可引起神经 - 肌肉兴奋性增高,出现抽搐(见图 5-4)。维生素 D 缺乏时机体出现甲状旁腺功能低下的原因尚不清楚,推测当婴儿体内钙水平较差时,维生素 D 缺乏的早期,甲状旁腺急剧代偿分泌,以维持血钙正常;当维生素 D 继续缺乏,甲状旁腺功能反应过度而疲惫,以致出现血钙降低。因此维生素 D 缺乏性手足搐搦症的患儿,同时存在甲状旁腺功能亢进所产生的佝偻病的表现和甲状旁腺功能低下的低血钙所致的临床表现。

【临床表现】

主要为惊厥、喉痉挛和手足搐搦,并有程度不等的活动期佝偻病的表现。

1. 隐匿型
血钙多在 1.75～1.88mmol/L,没有典型发作的症状,但可通过刺激神经、肌肉而引出下列体征。①面神经征(Chvostek sign):以手指尖或叩诊锤骤击患儿颧弓与口角间的面颊部(第 7 脑神经孔处),引起眼睑和口角抽动为面神经征阳性,新生儿期可呈假阳性;②腓反射(peroneal sign):以叩诊锤骤击膝下外侧腓骨小头上腓神经处,引起足向外侧收缩者即为腓反射阳性;③陶瑟征(Trousseau sign):以血压计袖带包裹上臂,使袖带的压力维持在收缩压与舒张压之间,5min 表现为腕关节痉挛,手腕和拇指屈曲,为陶瑟征阳性。

2. 典型发作
血钙低于 1.75mmol/L 时可出现惊厥、喉痉挛和手足搐搦。①惊厥:一般为无热惊厥,突然发生四肢抽动,两眼上蹿,面肌颤动,神志不清,发作时间可短至数秒钟,或长达数分钟以上,发作时间长者可伴口周发绀。发作停止后,意识恢复,精神萎靡而入睡,醒后活泼如常,发作次数不等。发作轻时仅有短暂的眼球上窜和面肌抽动,神志清楚。②手足搐搦:可见于较大婴儿、幼儿,突发手足痉挛呈弓状,双手呈腕部屈曲状,手指伸直,拇指内收掌心,强直痉挛;足部踝关节伸直,足趾同时向下弯曲。③喉痉挛:婴儿多见,喉部肌肉及声门突发痉挛,呼吸困难,有时可突然发生窒息,严重缺氧甚至死亡。三种症状以无热惊厥为最常见。

【诊断与鉴别诊断】

突发无热惊厥,且反复发作,发作后神志清醒而无神经系统体征,同时有佝偻病存在,总血钙低于1.75mmol/L,离子钙低于1.0mmol/L。应与下列疾病鉴别。

1. 其他无热惊厥性疾病

(1)低血糖症:常发生于清晨空腹时,有进食不足或腹泻史,重症病例惊厥后转入昏迷,血糖常低于2.2mmol/L。一般口服或静脉注射葡萄糖后立即恢复。

(2)低镁血症:常见于新生儿或年幼婴儿,常有触觉、听觉过敏,引起肌肉颤动,甚至惊厥、手足搐搦,血镁常低于0.58mmol/L(1.4mg/dl)。

(3)婴儿痉挛症:为癫痫的一种表现。1岁以内起病,呈突然发作,头及躯干、上肢均屈曲,手握拳,下肢弯曲至腹部,呈点头状搐搦和意识障碍,发作数秒至数十秒自行停止,伴智力异常,脑电图有特征性的高幅异常节律波出现。

(4)原发性甲状旁腺功能减退:表现为间歇性惊厥或手足搐搦,间隔几天或数周发作一次,血磷升高,血钙降低,碱性磷酸酶正常或稍低,PTH水平下降,颅骨X线可见基底核钙化灶。

2. 中枢神经系统感染　脑膜炎、脑炎、脑脓肿等大多伴有发热和感染中毒症状,精神萎靡,食欲差等。体弱年幼儿反应差,有时可不发热。有颅内压增高体征及脑脊液改变。

3. 急性喉炎　大多伴有上呼吸道感染症状,也可突然发作,声音嘶哑伴犬吠样咳嗽及吸气困难,无低钙症状,钙剂治疗无效。

【治疗】

1. 急救处理

(1)氧气吸入:惊厥期应立即吸氧,喉痉挛者须立即将舌头拉出口外,并进行人工呼吸或加压给氧,必要时行气管插管术。

(2)迅速控制惊厥或喉痉挛:可用10%水合氯醛,每次40～50mg/kg,保留灌肠;地西泮每次0.1～0.3mg/kg,缓慢静脉注射。

2. 钙剂治疗　尽快给予10%葡萄糖酸钙5～10ml加入10%葡萄糖液5～20ml中,缓慢静脉注射或滴注,迅速提高血钙浓度,惊厥停止后口服钙剂,不可皮下或肌内注射钙剂以免造成局部坏死。

3. 维生素D治疗　急救处理后,按维生素D缺乏性佝偻病给予维生素D治疗。

附:维生素D中毒

维生素D中毒常见原因:①短期内多次给予大剂量维生素D治疗佝偻病;②预防量过大,每天摄入维生素D过多,或大剂量维生素D数月内反复肌内注射;③误将其他骨骼代谢性疾病或内分泌疾病诊断为佝偻病而长期大剂量摄入维生素D。

维生素D中毒剂量的个体差异大。一般小儿服用2万～5万IU(500～1 250μg)/d,或2 000IU(50μg)/(kg·d),连续数周或数月可发生中毒。

【机制】

当机体大量摄入维生素D,体内维生素D反馈作用失调,血清1,25-(OH)$_2$D$_3$的浓度增加,肠吸收钙与磷增加,血钙浓度过高,CT调节使血钙沉积于骨与其他器官组织,影响其功能。如钙盐沉积于肾脏可产生肾小管坏死和肾钙化,严重时可发生肾萎缩、慢性肾功能损害;钙盐沉积于小支气管与肺泡,损坏呼吸道上皮细胞引起溃疡或钙化灶;如在中枢神经系统、心血管等重要器官组织出现较多钙化灶,可产生不可逆的严重损害。

【临床表现】

早期症状为厌食、恶心、倦怠、烦躁不安、低热、呕吐、顽固性便秘和体重下降。重症可出现惊厥、血压升高、心律不齐、烦渴、尿频、夜尿甚至脱水、酸中毒；尿中出现蛋白质、红细胞、管型等改变，严重者可发生急性或慢性肾衰竭。

【诊断】

有维生素 D 过量的病史。因早期症状无特异性，且与早期佝偻病的症状有重叠，如烦躁不安、多汗等，应仔细询问病史加以鉴别。血清 25-（OH）D$_3$ 浓度＞100ng/ml（＞250nmol/L）可做出诊断。早期血钙升高＞3mmol/L（12mg/dl），尿钙强阳性（Sulkowitch 反应），尿常规检查示尿蛋白阳性，严重时可见红细胞、白细胞、管型。X 线检查可见长骨干骺端钙化带增宽（＞1mm）、致密，骨干皮质增厚，骨质疏松或骨硬化；颅骨增厚，呈环形密度增深带；严重时大脑、心、肾、大血管、皮肤有钙化灶。可出现氮质血症、脱水和电解质紊乱。肾脏超声提示肾萎缩。

【治疗】

疑维生素 D 过量中毒即应停服维生素 D，如血钙过高应限制钙的摄入，包括减少富含钙的食物摄入。加速钙的排泄，口服氢氧化铝或依地酸二钠减少肠钙的吸收，使钙从肠道排出；口服泼尼松抑制肠内钙结合蛋白的生成而降低肠钙的吸收；亦可试用降钙素。注意保持水及电解质的平衡。

第十一节 | 微量元素缺乏

人体必需微量元素包括铁、碘、氟、锌、铬、硒、钼和铜等，铁、锌和碘缺乏是儿童时期较为常见的疾病。

一、锌缺乏

锌是人体必需的微量元素之一，锌在体内的含量仅次于铁。锌与胎儿发育、儿童智力、生长发育、新陈代谢、组织修复均密切相关。锌缺乏（zinc deficiency）是由于锌摄入不足或代谢障碍导致体内锌缺乏，引起食欲减退、生长发育迟缓、皮炎和异食癖等临床表现的营养素缺乏性疾病。

【病因】

1. **摄入不足** 动物性食物不仅含锌丰富而且易于吸收，坚果类（核桃、板栗、花生等）含锌较多，其他植物性食物含锌少，故素食者容易缺锌。全胃肠道外营养如未加锌也可致锌缺乏。

2. **吸收障碍** 各种原因所致的腹泻皆可妨碍锌的吸收。谷类食物含大量植酸和粗纤维，可与锌结合而妨碍其吸收。牛乳含锌量与母乳相似，但吸收率低于母乳。肠病性肢端皮炎（acrodermatitis enteropathica）是一种常染色体隐性遗传病，因小肠吸收锌功能缺陷致严重锌缺乏。

3. **需要量增加** 在生长发育迅速阶段的婴儿，或组织修复过程中，或营养不良恢复期等状态下，机体对锌需要量增多，如未及时补充，可发生锌缺乏。

4. **丢失过多** 如反复出血、溶血、大面积烧伤、慢性肾脏疾病、长期透析、蛋白尿以及应用金属螯合剂（如青霉胺）等均可因锌丢失过多而导致锌缺乏。

【临床表现】

1. **消化功能减退** 缺锌影响味蕾细胞更新和唾液磷酸酶的活性，使舌黏膜增生、角化不全，以致味觉敏感度下降，发生食欲缺乏、厌食和异食癖。

2. **生长发育落后** 缺锌可妨碍生长激素轴功能以及性腺轴的成熟，表现为生长迟缓、体格矮小、性发育延迟。

3. **免疫功能降低** 缺锌可导致 T 淋巴细胞功能损伤而容易发生感染。

4. **智能发育延迟** 缺锌可使脑细胞 DNA 和蛋白质合成障碍，脑内谷氨酸浓度降低，从而引起智能发育迟缓。

5. **其他** 如脱发、皮肤粗糙、皮炎、地图舌、反复口腔溃疡、伤口愈合延迟、视黄醇结合蛋白减少而出现夜盲和贫血等。

【实验室检查】

血清锌是比较可靠也被广泛采用的实验室指标。轻中度锌缺乏时血清锌仍可保持在正常水平。

目前建议<10 岁儿童血清锌的下限为 65μg/dl。

【诊断】

诊断主要依据病史、临床表现和血清锌水平。存在锌缺乏高风险因素的儿童进行试验性锌补充治疗,其疗效有助诊断。

【治疗】

1. **针对病因**　治疗原发病。

2. **饮食治疗**　鼓励多进食富含锌的动物性食物如肝、鱼、瘦肉、禽蛋、牡蛎等。初乳含锌丰富。

3. **补充锌剂**　可选择葡萄糖酸锌、硫酸锌等制剂,每天剂量为元素锌 0.5～1.0mg/kg,最大量 20mg/d,疗程 3 个月。

锌剂的毒性较小,但剂量过大也可引起胃部不适、恶心、呕吐、腹泻等消化道刺激症状,甚至脱水和电解质紊乱。锌中毒可引起低铜血症、贫血、中性粒细胞减少、肝细胞中细胞色素氧化酶活力降低等中毒表现。

【预防】

提倡母乳喂养,坚持平衡膳食是预防缺锌的主要措施,戒掉挑食、偏食、吃零食的习惯。对可能发生缺锌的情况如早产、人工喂养、营养不良、长期腹泻、大面积烧伤等,均应适当补锌。

二、碘缺乏

碘缺乏(iodine deficiency)是由于自然环境碘缺乏造成机体碘营养不良所表现的一组有关联疾病的总称。包括地方性甲状腺肿、克汀病和亚克汀病、单纯性耳聋等。土壤、水、植物、动物中含有微量的碘,膳食中的碘摄入不足通常是由环境中碘缺乏所引起的。缺碘所致的甲状腺功能减退最主要的危害是影响脑发育,因此,胎儿、新生儿、婴幼儿受缺碘的影响最大。我国于 20 世纪 90 年代初进行了全民食用碘强化盐,使碘缺乏发生率明显下降。

【病因】

食物和饮水中缺碘是根本原因,缺碘使甲状腺激素合成障碍,影响体格生长和脑发育。

【临床表现】

临床表现轻重取决于缺碘的程度、持续时间和患病的年龄。孕妇缺碘可致胎儿死胎、早产及先天畸形;新生儿期和婴幼儿期缺碘可出现甲状腺功能减退,严重者发生克汀病,表现为精神发育缓慢、智力低下、耳聋和体格发育障碍;年长儿则引起地方性甲状腺肿、地方性甲状腺功能减退症,主要表现为儿童智力损害和体格发育障碍。儿童长期轻度缺碘则可出现亚临床型甲状腺功能减退症,常伴有体格生长落后。

【实验室检查】

甲状腺肿大程度、尿碘、血浆、促甲状腺激素(TSH)等指标可用于个体和群体的碘营养状态的评估。甲状腺肿的判定可用触诊法和超声法进行诊断,当两者诊断结果不一致时,以超声法的诊断结果为准。尿碘浓度是评估人群碘营养状态的良好指标,<20μg/L 重度碘缺乏,20～49μg/L 中度碘缺乏,50～99μg/L 轻度碘缺乏,100～199μg/L 正常,200～299μg/L 大于正常值,≥300μg/L 碘过量。全血 TSH 可作为评价碘营养状态的间接指标并被用于筛查新生儿甲状腺功能减退症,全血 TSH 正常值为<10mU/L。

【治疗】

1. **碘剂**　主要用于缺碘所引起的弥漫性重度甲状腺肿大且病程短者。复方碘溶液每天 1～2 滴(约含碘 3.5mg),或碘化钾(钠)每天 10～15mg,连服 2 周为 1 个疗程,2 个疗程之间停药 3 个月,反复治疗 1 年。长期大量服用碘剂应注意甲状腺功能亢进的发生。

2. **甲状腺素制剂**　参见第十六章第五节(先天性甲状腺功能减退症)。

【预防】

1. 食盐加碘是全世界防治碘缺乏的简单易行、行之有效的措施,目前我国已经全面推行食盐加碘。

2. 育龄期妇女、孕妇补碘可防止胚胎期碘缺乏的发生。

(李玉梅)

第六章 | 新生儿与新生儿疾病

新生儿期属于儿科的特殊阶段，尤其是在新生儿早期阶段，由宫内的生理环境过渡至宫外环境的转变，需要有良好的适应过程，任何原因所致的这种适应障碍可导致早期新生儿疾病的发生；新生儿学也属于儿科学的重要分支学科，其诊治内容涵盖了新生儿各个系统或亚专业疾病；新生儿期疾病也与围产医学、生命早期起源的儿童或成年期疾病的诊疗有较密切的关系。

第一节 | 概 述

新生儿（neonate，newborn）是指从脐带结扎到生后 28 天内的婴儿。新生儿学（neonatology）是研究新生儿生理、病理、疾病防治及保健等方面的学科。新生儿学原属儿科学范畴，近数十年来发展十分迅速，现已形成独立的学科。新生儿是胎儿的延续，与产科密切相关，因此，又属围产医学（perinatology）的范畴。

围产医学是研究胎儿出生前后影响胎儿和新生儿健康的一门学科，涉及产科、新生儿科和相关的遗传、生化、免疫、生物医学工程等领域，是一门边缘学科，并且与提高人口素质、降低围产儿死亡率密切相关。围产期（perinatal period）又称围生期，是指产前、产时和产后的一个特定时期。目前国际上对于围产期的定义有多种表述：①自妊娠 28 周（此时胎儿体重约 1 000g）至生后 7 天；②自妊娠 20 周（此时胎儿体重约 500g）至生后 28 天；③妊娠 28 周至生后 28 天。WHO 和国际疾病分类 ICD-11 定义为孕 22 周至生后 7 天。我国目前采用第一种定义。围产期的婴儿称围产儿。由于经历了从宫内向宫外环境转换阶段，因此，其死亡率和发病率均居人的一生之首，尤其是生后 24h 内。

【新生儿分类】

新生儿分类有不同的方法。临床上常用的有根据胎龄、出生体重、出生体重和胎龄的关系以及出生后周龄等分类方法。

1. **根据出生时胎龄分类** 胎龄（gestational age，GA）是指从最后 1 次正常月经第 1 天起至分娩时止，通常以周表示：分为足月儿（term infant）、早产儿（preterm infant）和过期产儿（post-term infant）。①足月儿：37 周≤GA＜42 周（259～293 天）的新生儿。②早产儿：GA＜37 周（＜259 天）的新生儿，其中 GA＜28 周者称为超早产儿（extremely preterm infant）或超未成熟儿；28～32 周者称极早产儿（very preterm infant）；32～34 周者称中度早产儿（moderately preterm infant）；34 周≤GA＜37 周（238～258）的早产儿称晚期早产儿（late preterm infant）。③过期产儿：GA≥42 周（≥294 天）的新生儿。

2. **根据出生体重分类** 出生体重（birth weight，BW）指出生后 1h 内的体重，分为正常出生体重（normal birth weight，NBW）儿、低出生体重（low birth weight，LBW）儿和巨大儿（macrosomia）：①正常出生体重儿：2 500g ≤BW≤4 000g 的新生儿。②低出生体重儿：BW＜2 500g 的新生儿，其中 BW＜1 500g 称为极低出生体重（very low birth weight，VLBW）儿，BW＜1 000g 称为超低出生体重（extremely low birth weight，ELBW）儿。低出生体重儿中大多是早产儿，也有足月或过期小于胎龄儿。③巨大儿：BW＞4 000g 的新生儿。

3. **根据出生体重和胎龄的关系分类** 分为适于胎龄儿（appropriate for gestational age infant，AGA）、小于胎龄儿（small for gestational age infant，SGA）和大于胎龄儿（large for gestational age infant，LGA）（图 6-1）。①适于胎龄儿：婴儿的 BW 在同胎龄出生体重的 P_{10}～P_{90} 之间；②小于胎龄儿：婴儿

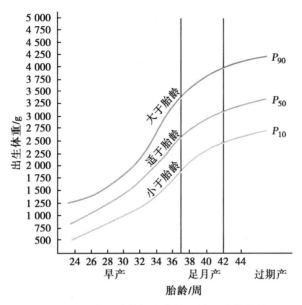

图 6-1　新生儿胎龄与出生体重的百分位曲线

的 BW 在同胎龄出生体重的 P_{10} 以下；③大于胎龄儿：婴儿的 BW 在同胎龄出生体重的 P_{90} 以上。我国不同胎龄和出生体重百分位数值见表 6-1A 与 6-1B。

表 6-1A　中国不同胎龄男性新生儿出生体重百分位数参考值　　　　　　　　　　　单位：g

出生胎龄 / 周	P_3	P_{10}	P_{25}	P_{50}	P_{75}	P_{90}	P_{97}
24	455	570	655	732	804	874	959
25	513	640	734	819	900	978	1 072
26	580	719	823	918	1 008	1 096	1 200
27	657	809	924	1 030	1 130	1 228	1 343
28	745	910	1 036	1 154	1 267	1 375	1 503
29	845	1 023	1 162	1 293	1 418	1 539	1 680
30	958	1 150	1 302	1 446	1 586	1 720	1 876
31	1 087	1 292	1 457	1 617	1 771	1 920	2 091
32	1 233	1 451	1 630	1 805	1 976	2 140	2 328
33	1 400	1 628	1 820	2 012	2 199	2 380	2 585
34	1 586	1 823	2 027	2 234	2 438	2 634	2 856
35	1 791	2 033	2 247	2 467	2 686	2 897	3 133
36	2 015	2 258	2 477	2 707	2 937	3 159	3 406
37	2 247	2 487	2 708	2 943	3 181	3 410	3 664
38	2 468	2 701	2 921	3 157	3 399	3 632	3 889
39	2 649	2 874	3 091	3 329	3 573	3 809	4 068
40	2 783	3 002	3 216	3 455	3 702	3 941	4 203
41	2 886	3 100	3 314	3 554	3 806	4 051	4 319
42	2 977	3 188	3 402	3 647	3 907	4 161	4 438

注：中华人民共和国卫生行业标准 WS/T 800—2022；P 代表百分位数。

表 6-1B　　中国不同胎龄女性新生儿出生体重百分位数参考值　　　　　　　　　单位:g

出生胎龄 / 周	P_3	P_{10}	P_{25}	P_{50}	P_{75}	P_{90}	P_{97}
24	416	498	564	629	692	756	833
25	479	572	648	722	796	869	958
26	549	654	741	826	911	995	1 096
27	626	745	843	941	1 038	1 135	1 250
28	711	844	955	1 067	1 178	1 288	1 418
29	804	951	1 076	1 203	1 330	1 455	1 601
30	906	1 068	1 209	1 352	1 495	1 636	1 800
31	1 020	1 198	1 354	1 515	1 676	1 835	2 018
32	1 151	1 344	1 516	1 694	1 875	2 051	2 254
33	1 302	1 509	1 696	1 892	2 091	2 285	2 506
34	1 477	1 695	1 896	2 108	2 323	2 534	2 771
35	1 676	1 902	2 113	2 338	2 568	2 791	3 042
36	1 896	2 125	2 342	2 575	2 815	3 047	3 305
37	2 130	2 357	2 574	2 810	3 052	3 287	3 546
38	2 358	2 579	2 792	3 026	3 266	3 498	3 753
39	2 547	2 762	2 971	3 202	3 440	3 670	3 920
40	2 686	2 896	3 104	3 336	3 575	3 806	4 055
41	2 796	3 005	3 214	3 448	3 691	3 925	4 178
42	2 891	3 101	3 312	3 551	3 801	4 042	4 301

注:中华人民共和国卫生行业标准 WS/T 800—2022;P 代表百分位数。

4. 根据出生后周龄分类　分为早期新生儿(early newborn)和晚期新生儿(late newborn)。①早期新生儿:生后 1 周以内的新生儿,也属于围产儿,其发病率和死亡率在整个新生儿期最高,需要加强监护和护理;②晚期新生儿:出生后第 2~4 周末的新生儿。

5. 高危儿(high risk infant)　指已发生或可能发生危重疾病而需要监护的新生儿。常见于以下情况。①母亲疾病史:孕母有糖尿病、感染、慢性心肺疾患、吸烟、吸毒或酗酒史等,母亲为 Rh 阴性血型或过去有死胎、死产或性传播疾病史等;②母孕期疾病史:孕母年龄>40 岁或<16 岁,母孕期有阴道流血、妊娠高血压、先兆子痫或子痫、羊膜早破、胎盘早剥、前置胎盘等;③分娩史:难产、手术产、急产、产程延长、分娩过程中使用镇静或止痛药物史等;④新生儿:窒息、多胎儿、早产儿、小于胎龄儿、巨大儿、宫内感染、遗传代谢性疾病和先天性畸形等。

【新生儿病房分级】

1. 根据医护水平及设备条件将新生儿病房分为四级　①Ⅰ级新生儿病房(level Ⅰ nursery):即普通婴儿室,适于健康新生儿,主要任务是指导父母护理技能和方法以及对常见遗传代谢疾病进行筛查。母婴应同室,以利于母乳喂养及建立母婴相依感情,促进婴儿身心健康。②Ⅱ级新生儿病房(level Ⅱ nursery):即普通新生儿病房,适于胎龄>32 周、出生体重≥1 500g(发达国家为胎龄>30 周、出生体重≥1 200g)的早产儿及有疾病而又无需循环或呼吸支持、监护的婴儿。③Ⅲ级新生儿病房(level Ⅲ nursery):即新生儿重症监护室(neonatal intensive care unit,NICU),是集中治疗出生体重<1 500g、胎龄<32 周的早产儿或者Ⅰ、Ⅱ级新生儿病房转来的危重新生儿的病室,应具备高水平的新生儿急救医护人员及新生儿转运系统,一般应设立在医学院校的附属医院或较大的儿童医院。④Ⅳ级新生儿病房(level Ⅳ nursery):又称为三级 +(Level Ⅲ plus),一般指有承担复杂先心病等外科治疗能力的教学医院;各儿内科、儿外科、小儿麻醉科等亚专业齐全,能承担新生儿转运及有继续教育辐射能力的单位。

2. NICU 收治对象　①应用辅助通气及拔管后 24h 内的新生儿;②重度围产期窒息儿;③严重心肺疾病、高胆红素血症、寒冷损伤或呼吸暂停儿;④外科大手术术后(尤其是 24h 内);⑤出生体重<1 500g 的早产儿;⑥接受全胃肠外营养或需换血术者;⑦顽固性惊厥者;⑧多器官功能衰竭(如休克、DIC、心力衰竭、肾衰竭等)者。

3. NICU 配备完善的监护设备及报警系统,以进行各种生命体征的监测　①心电监护:主要监测患儿的心率、心律和心电波形变化。②呼吸监护:主要监测患儿的呼吸频率、节律变化及呼吸暂停。③血压监护:有直接测压法(创伤性)和间接测压法(无创性)两种。前者经动脉(多为脐动脉)插入导管直接连续测量血压。其测量值准确,但操作复杂,并发症多,临床仅在周围灌注不良时应用;后者是将袖带束于患儿上臂间接、间断测量,自动显示收缩压、舒张压和平均动脉压。其测量值准确性不及直接测压法,但方法简便、无并发症,是目前国内 NICU 最常用的血压监测方法。④体温监测:置婴儿于热辐射式抢救台上或暖箱内,将体温监测仪传感器置于腹壁皮肤,其腹壁皮肤温度连续显示。⑤血气监测:包括经皮氧分压($TcPO_2$)、经皮二氧化碳分压($TcPCO_2$)及经皮脉搏氧饱和度(transcutaneous oxygen saturation,$TcSO_2$)监护仪,具有无创、连续、自动、操作简便并能较好地反映自身血气变化的趋势等优点,但测量值较动脉血气值有一定差距,尤其在周围血液循环灌注不良时,其准确性更差,因此,应定期检测动脉血气。由于 $TcSO_2$ 相对较准确,是目前 NICU 中血氧动态监测的常用手段。

(容志惠)

第二节 | 正常足月儿和早产儿的特点与护理

正常足月儿(normal term infant)是指 37 周≤胎龄<42 周,2 500g≤出生体重≤4 000g,无畸形或疾病的活产婴儿。早产儿(preterm infant)又称未成熟儿(premature infant)。据 WHO 资料,全球范围早产儿发生率为 5%～18%,即每年约 1 500 万早产儿出生。近年来,我国早产儿的发生率呈逐年上升的趋势,根据国家卫健委资料,我国的早产儿发生率约为 7%,即每年约有 120 万早产儿出生。早产儿胎龄越小,体重越轻,死亡率越高。中国新生儿协作网 2021 年资料显示,出生胎龄<32 周和<26 周接受完整治疗的婴儿存活率分别为 95.4% 和 65.6%;但出生体重在 1 500g 以下者死亡人数占整个新生儿死亡人数的 50% 以上,伤残人数占整个伤残婴儿数的 50%,是医学和伦理学领域面临的最大挑战之一。因此,预防早产对于降低新生儿死亡率和儿童的伤残率均具有重要意义。母孕期感染、吸烟、酗酒、吸毒、外伤、生殖器畸形、过度劳累及多胎等是引起早产的主要原因。另外,种族和遗传因素与早产也有一定的关系。

1. 正常足月儿和早产儿外观特点　不同胎龄的正常足月儿与早产儿在外观上各具特点(表 6-2),因此可根据初生婴儿的体格特征和神经发育成熟度来评定其胎龄。

表 6-2　足月儿与早产儿外观特点

外观	足月儿	早产儿
皮肤	红润、皮下脂肪丰满、毳毛少	绛红、水肿、毳毛多
头	头大(占全身比例 1/4)	头更大(占全身比例 1/3)
头发	分条清楚	细而乱
耳壳	软骨发育好,耳舟成形、直挺	软、缺乏软骨,耳舟不清楚
乳腺	结节>4mm,平均 7mm	无结节或结节<4mm
外生殖器		
男婴	睾丸已降至阴囊	睾丸未降或未全降
女婴	大阴唇遮盖小阴唇	大阴唇不能遮盖小阴唇
指 / 趾甲	达到或超过指 / 趾端	未达指 / 趾端
足纹	足纹遍及整个足底	足底纹理少

2. 正常足月儿和早产儿生理特点

（1）呼吸系统：胎儿肺内充满液体。自然分娩时，胎儿肺泡上皮细胞钠离子通道（epithelial sodium channel，ENaC）在氧和儿茶酚胺、糖皮质激素等各种激素激活下表达迅速上调，致使肺泡上皮细胞由分泌为主突然切换为吸收模式，肺内液体明显减少。足月分娩时胎儿肺液约 30～35ml/kg，经产道挤压后约 1/3～1/2 肺液由口鼻排出，其余的肺液在建立呼吸后由肺间质内毛细血管和淋巴管吸收。选择性剖宫产儿由于缺乏产道挤压和促进肺液清除的肺部微环境，肺液吸收延迟，引起新生儿暂时性呼吸增快（transient tachypnea of the newborn，TTN）。新生儿呼吸频率较快，安静时约为 40 次 /min，如持续超过 60 次 /min 称呼吸急促，常由呼吸或其他系统疾病所致。胸廓呈圆桶状，肋间肌薄弱，呼吸主要靠膈肌的升降，呈腹式呼吸。呼吸道管腔狭窄，黏膜柔嫩，血管丰富，纤毛运动差，易致气道阻塞、感染、呼吸困难及拒乳。

早产儿由于多种原因呼吸功能尚不成熟。①呼吸中枢发育不成熟，对低氧、高碳酸血症反应不敏感；②红细胞内缺乏碳酸酐酶，碳酸分解为二氧化碳的数量减少，故不能有效刺激呼吸中枢；③肺泡数量少，呼吸道黏膜上皮细胞呈扁平立方形，毛细血管与肺泡间距离较大，气体交换率低；④呼吸肌发育不全，咳嗽反射弱。因此，早产儿呼吸浅快不规则，易出现周期性呼吸（5～10s 短暂的呼吸停顿后又出现呼吸，不伴有心率、血氧饱和度变化及青紫）及呼吸暂停（apnea）或青紫。呼吸暂停是指气流停止 ≥20s，伴心率 <100 次 /min 或青紫、氧饱和度下降，严重时伴面色苍白、肌张力下降。其发生率与胎龄有关，胎龄越小、发生率越高，常于生后第 1～2 天出现，持续时间不等，通常于胎龄 37 周停止。因肺泡表面活性物质含量低，易患呼吸窘迫综合征。由于肺发育不成熟，当高气道压力、高容量、高浓度氧、感染以及炎性损伤时，易导致支气管肺发育不良（bronchopulmonary dysplasia，BPD），即慢性肺疾病（chronic lung disease，CLD）。

（2）循环系统：出生后血液循环动力学发生重大变化。①脐带结扎，胎盘和脐的血液循环终止；②出生后呼吸建立、肺膨胀，肺循环阻力下降，肺血流增加；③回流至左心房血量明显增多，体循环压力上升；④卵圆孔功能上关闭；⑤动脉血氧分压升高，动脉导管功能性关闭，从而完成了胎儿循环向成人循环的转变。当严重肺炎、酸中毒、低氧血症时，肺血管压力升高并等于或超过体循环时，可致卵圆孔、动脉导管重新开放，出现右向左分流，称持续胎儿循环（persistent fetal circulation，PFC），现称新生儿持续性肺动脉高压（persistent pulmonary hypertension of the newborn，PPHN）。新生儿心率波动范围较大，通常为 90～160 次 /min。足月儿血压平均为 70/50mmHg。

早产儿心率偏快，血压较低，部分早产儿早期可有动脉导管未闭。

（3）消化系统：足月儿出生时吞咽功能已完善，但食管下括约肌松弛，胃呈水平位，幽门括约肌较发达，故易溢乳甚至呕吐。消化道面积相对较大，管壁薄、黏膜通透性高，有利于大量的流质及乳汁中营养物质吸收，但肠腔内毒素和消化不全的产物也易进入血液循环，引起中毒或过敏。除淀粉酶外，消化道已能分泌充足的消化酶，因此不宜过早喂淀粉类食物。胎便由胎儿肠道分泌物、胆汁及咽下的羊水等组成，呈糊状、墨绿色。足月儿在生后 24h 内排胎便，约 2～3 天排完。若生后 24h 仍不排胎便，应排除肛门闭锁或其他消化道畸形。肝内尿苷二磷酸葡糖醛酸基转移酶的量及活力不足，是生理性黄疸的主要原因之一，同时对多种药物处理能力（葡糖醛酸化）低下，易发生药物中毒。

早产儿吸吮力差，吞咽反射弱，胃容量小，常出现哺乳困难或乳汁吸入而致吸入性肺炎。消化酶含量接近足月儿，但胆酸分泌少，脂肪的消化吸收较差。缺氧缺血、感染或喂养不当等不利因素易引起坏死性小肠结肠炎。由于胎粪形成较少及肠蠕动差，胎粪排出常延迟。肝功能更不成熟，生理性黄疸程度较足月儿重，持续时间更长，且易发生核黄疸。肝脏合成蛋白能力差，糖原储备少，易发生低蛋白血症、水肿或低血糖。

（4）泌尿系统：足月儿出生时肾结构发育已完成，但功能仍不成熟。肾稀释功能虽与成人相似，但其肾小球滤过率低、浓缩功能差，故不能迅速有效地处理过多的水和溶质，易发生水肿。新生儿一般在生后 24h 内开始排尿，少数在 48h 内排尿，1 周内每天排尿可达 20 次。

早产儿肾浓缩功能更差,肾小管对醛固酮反应低下,对钠的重吸收功能差,易出现低钠血症。葡萄糖阈值低,易发生糖尿。碳酸氢根阈值极低和肾小管排酸能力差。由于普通牛乳中蛋白质含量及酪蛋白比例均高,可致内源性氢离子增加,当超过肾小管的排泄能力时,引起晚期代谢性酸中毒(late metabolic acidosis),表现为面色苍白、反应差、体重不增和代谢性酸中毒。在普遍采用配方奶粉喂养后,该病已罕见。

(5)血液系统:足月儿出生时血红蛋白为170g/L(140~200g/L)。由于刚出生时入量少、不显性失水等原因,可致血液浓缩,血红蛋白值上升。通常生后24h达峰值,约于第1周末恢复至出生时水平,以后逐渐下降。生后1周内静脉血血红蛋白<140g/L(毛细血管血红蛋白高20%)定义为新生儿贫血。血红蛋白中胎儿血红蛋白占70%~80%,5周后降至55%,随后逐渐被成人型血红蛋白取代。网织红细胞百分比初生3天内为4%~6%,4~7天迅速降至0.5%~1.5%,4~6周回升至2%~8%。血容量为85~100ml/kg,与脐带结扎时间有关。当脐带结扎延迟至1min,胎儿可从胎盘多获得35%的血容量。白细胞数生后第1天为(15~20)×10^9/L,3天后明显下降,5天后接近婴儿值;分类中以中性粒细胞为主,4~6天与淋巴细胞持平,以后淋巴细胞占优势。血小板数与成人相似。由于胎儿肝脏维生素K储存量少,凝血因子Ⅱ、Ⅶ、Ⅸ、Ⅹ活性较低。

早产儿血容量为85~110ml/kg,周围血中有核红细胞较多;白细胞和血小板稍低于足月儿。大多数早产儿第3周末嗜酸性粒细胞增多,并持续2周左右。由于早产儿红细胞生成素水平低下、先天性铁储备少、血容量迅速增加,故"生理性贫血"出现早,且胎龄越小,贫血持续时间越长,程度越严重。

(6)神经系统:新生儿出生时头围相对大,平均33~34cm,此后增长速率每月为1.1cm,至生后40周左右增长渐缓,脑沟、脑回仍未完全形成。脊髓相对长,其末端约在第3、4腰椎下缘,故腰穿时应在第4、5腰椎间隙进针。足月儿大脑皮层兴奋性低,睡眠时间长,觉醒时间一昼夜仅为2~3h。大脑对下级中枢抑制较弱,且锥体束、纹状体发育不全,常出现不自主和不协调动作。新生儿出生时已具备多种暂时性原始反射,临床上常用的原始反射有觅食反射(rooting reflex)、吸吮反射(sucking reflex)、握持反射(grasp reflex)以及拥抱反射(Moro reflex)。在正常情况下,上述反射生后数月自然消失。如上述反射减弱或消失,或数月后仍不消失,常提示有神经系统疾病或其他异常。此外,正常足月儿也可出现年长儿的病理性反射,如Kernig征、Babinski征和Chvostek征等,腹壁反射和提睾反射不稳定,偶可出现阵发性踝阵挛。

早产儿神经系统成熟度与胎龄有关,胎龄越小,原始反射越难引出或反射不完全。

(7)体温:新生儿体温调节中枢功能尚不完善,皮下脂肪薄,体表面积相对较大,皮肤表皮角化层薄,易散热,早产儿尤甚。寒冷时无寒战反应而靠棕色脂肪化学产热。由于生后环境温度显著低于宫内温度、散热增加,如不及时保温,可发生低体温、低氧血症、低血糖和代谢性酸中毒或寒冷损伤。中性温度,也称中性环境温度(neutral temperature或neutral thermal environment,NTE)是指机体维持体温正常所需的代谢率和耗氧量最低时的环境温度。出生体重、生后日龄不同,中性温度也不同;出生体重越低、日龄越小,所需中性温度越高(表6-3)。新生儿正常体表温度为36.0~36.5℃,正常核心(直肠)温度为36.5~37.5℃。不显性失水过多可增加热量消耗,适宜的环境湿度为50%~60%。环境温度过高、进水少及散热不足,可导致体温增高,甚至发生脱水热。

表6-3　不同出生体重新生儿的中性温度

出生体重/kg	中性温度/℃			
	35	34	33	32
1.0	初生10天内	10天~3周内	3周~5周	5周以后
1.5	—	初生10天内	10天~4周	4周以后
2.0	—	初生2天内	2天~3周	3周以后
>2.5	—	—	初生2天内	2天以后

早产儿体温调节中枢功能更不完善,棕色脂肪少,产热能力差,寒冷时更易发生低体温,甚至硬肿症;汗腺发育差,环境温度过高时体温亦易升高。

（8）能量及体液代谢:新生儿基础热量消耗为 209kJ/kg（50kcal/kg）,每天总热量约需 418～502kJ/kg（100～120kcal/kg）。早产儿吸吮力弱,消化功能差,在生后数周内如不能达到上述需要量时,需补充肠外营养。

初生婴儿体内含水量占体重的 70%～80%,且与出生体重及日龄有关。出生体重越低、日龄越小,含水量越高,故新生儿需水量因出生体重、胎龄、日龄及临床情况而异。生后第 1 天需水量为每天 60～100ml/kg,以后每天增加 30ml/kg,直至每天 150～180ml/kg。生后体内水分丢失较多,体重下降,约 1 周末降至最低点（小于出生体重的 10%,早产儿为 15%～20%）,10 天左右恢复到出生时体重,称生理性体重下降。早产儿体重恢复的速度较足月儿慢。

出现正常利尿后,新生儿生后第 3 天液体需求量增加,静脉营养的新生儿钠需要量 3mmol/（kg·d）;钾需要量 2～3mmol/（kg·d）。

（9）免疫系统:新生儿非特异性和特异性免疫功能均不成熟。皮肤黏膜薄嫩易损伤;脐残端未完全闭合,离血管近,细菌易进入血液;呼吸道纤毛运动差,胃酸、胆酸少,杀菌力差;同时分泌型 IgA（SIgA）缺乏,易发生呼吸道和消化道感染。血 - 脑屏障发育未完善,易患细菌性脑膜炎。血浆中补体水平低、调理素活性低、多形核白细胞产生及储备均少,且趋化性及吞噬能力低下,早产儿尤甚。免疫球蛋白 IgG 虽可通过胎盘,但与胎龄相关,胎龄越小,IgG 含量越低;IgA 和 IgM 不能通过胎盘,因此易患细菌感染,尤其是革兰氏阴性杆菌感染。抗体免疫应答低下或迟缓,尤其是对多糖类疫苗和荚膜类细菌。T 细胞免疫功能低下是新生儿免疫应答无能的主要原因,早产儿尤甚。随着生后不断接触抗原,T 细胞渐趋成熟。

（10）常见的几种特殊生理状态:①生理性黄疸。参见本章第十一节相关内容。②"马牙"和"螳螂嘴"。在口腔上腭中线和齿龈部位,有黄白色、米粒大小的小颗粒,是由上皮细胞堆积或黏液腺分泌物积留形成,俗称"马牙",数周后可自然消退;两侧颊部各有一隆起的脂肪垫,有利于吸吮乳汁。两者均属正常现象,不可挑破,以免发生感染。少数初生婴儿在下切齿或其他部位有早熟齿,称新生儿齿,通常不需拔除。③乳腺肿大和假月经。男女新生儿生后 4～7 天均可有乳腺增大,如蚕豆或核桃大小,2～3 周消退,与新生儿刚出生时体内存有一定数量来自母体的雌激素、孕激素和催乳素有关。新生儿出生后体内的雌激素和孕激素很快消失,而催乳素却维持较长时间,故导致乳腺肿大。部分婴儿乳房甚至可分泌出少许乳汁,切忌挤压,以免感染。部分女婴由于生后来自母体的雌激素突然中断,出生后 5～7 天阴道流出少许血性或大量非脓性分泌物,可持续 1 周。④新生儿红斑。生后 1～2 天,在头部、躯干及四肢常出现大小不等的多形性斑丘疹,称为"新生儿红斑",1～2 天后自然消失。⑤粟粒疹。是由于皮脂腺堆积,在鼻尖、鼻翼、颜面部形成小米粒大小黄白色皮疹,脱皮后自然消失。

3. 足月儿及早产儿护理

（1）保温:新生儿生后即用预热的毛巾擦干,并采取各种保暖措施,使婴儿处于中性温度中。正常新生儿应与母亲在一起,行"袋鼠式护理"。早产儿尤其出生体重<2 000g 或低体温者,应置于温箱中,并根据胎龄、出生体重、生后日龄选择中性环境温度。温箱中的湿化装置易滋生"水生菌",应每天换水。无条件者可采取其他保暖措施,如用预热的毯子包裹新生儿。新生儿头部表面积大,散热量多,寒冷季节应戴绒布帽。

（2）喂养:正常足月儿生后半小时内即可由母亲哺乳,以促进乳汁分泌;提倡按需哺乳。无母乳者给配方乳,每 3h 喂 1 次,每天 7～8 次。奶量根据所需热量及婴儿耐受情况计算,遵循从小量渐增的原则,以吃奶后安静、无腹胀和理想的体重增长（足月儿约 15～30g/d,平均约为 20g/d）为标准（生理性体重下降期除外）。

早产儿也应酌情尽早母乳喂养。与足月母乳相比,早产儿母乳含有更多的蛋白质、必需脂肪酸、能量、矿物质、微量元素和 SIgA、乳铁蛋白等免疫成分,可使早产儿在较短期恢复到出生体重。对吸吮能力差、吞咽功能不协调或患病早产儿可由母亲挤出乳汁经管饲喂养;无母乳时可暂用早产儿配方奶。哺乳量应因人而异,原则上是胎龄越小,出生体重越低,每次哺乳量越少,喂奶间隔时间也越短,且根据喂养后有无腹胀、呕吐、胃内残留(管饲喂养)及体重增长情况进行调整。VLBW 或极早产儿可试行滋养型喂养,即喂养量为 10~20ml/(kg·d),旨在早期启动喂养,促进肠道发育,哺乳量不能满足所需热量者应辅以静脉营养。出院时矫正胎龄已达到 AGA 标准的早产儿,应尽可能母乳喂养;如无母乳,可给予标准的婴儿配方乳喂养。出院时矫正胎龄小于正常胎龄的婴儿,如母乳喂养,应首选母乳强化剂,因为纯母乳喂养所提供的能量、蛋白质和矿物质含量远不能满足低出生体重早产儿生长发育以及达到最低宫内生长速率的需求;并且纯母乳喂养的极早产儿通过刺激骨的重吸收来保持正常血清钙浓度,这将引起代谢性骨病,严重者甚至导致骨折。母乳强化剂可改善体重增长速率和满足早产儿预期的营养需求,包括氮平衡、蛋白质营养指标、钙、磷、碱性磷酸酶、尿钙、尿磷等指标正常。通常在早产儿奶量达到 50~100ml/(kg·d)时开始添加,开始半量添加,如能耐受,48h 后增加到全量添加。欧洲儿科胃肠病学、肝病学和营养学学会(European Society for Paediatric Gastroenterology, Hepatology and Nutrition,ESPGHAN)建议添加强化剂至少持续到矫正胎龄 40 周,或根据生长情况持续到矫正胎龄 52 周。无母乳儿应选用含较高蛋白质、矿物质、微量元素的早产儿出院后配方乳,直至达到追赶生长的目的。长期营养摄入低于期望值将导致宫外生长迟缓(extrauterine growth retardation/restriction,EUGR),即出生后的体重、身高或头围低于相应胎龄的 P_{10}。营养摄入过量同样会导致远期潜在的不利影响,如胰岛素抵抗性糖尿病、脂质代谢病及心血管疾病等。

(3)呼吸管理:保持呼吸道通畅,早产儿仰卧时可在肩下放置软垫,避免颈部弯曲。低氧血症时予以吸氧,应维持动脉血氧分压 50~80mmHg(早产儿 50~70mmHg)或经皮血氧饱和度 91%~95%。切忌给早产儿常规吸氧,以防高浓度氧导致早产儿视网膜病(retinopathy of prematurity,ROP)或 BPD。呼吸暂停者可经弹、拍打足底等恢复呼吸,同时给予甲基黄嘌呤类药物,如枸橼酸咖啡因和氨茶碱,前者安全性较大,不需常规监测血药浓度。首次负荷量为 20mg/(kg·d),以后 5mg/(kg·d)维持,可适情持续用至矫正胎龄 34~35 周;必要时给予持续气道正压通气支持。继发性呼吸暂停应针对病因治疗。

(4)预防感染:婴儿室工作人员应严格遵守消毒隔离制度。接触新生儿前应严格洗手;护理和操作时应注意无菌;工作人员或新生儿如患感染性疾病应立即隔离,防止交叉感染;避免过分拥挤,防止空气污染和杜绝乳制品污染。

(5)维生素:新生儿生后应肌内注射 1 次维生素 K_1 0.5~1mg,以预防晚发型维生素 K 缺乏。

(6)皮肤黏膜护理:①勤洗澡,保持皮肤清洁。正常新生儿 24h 后即可每天洗澡;每次大便后用温水清洗臀部,勤换尿布,防止红臀或尿布疹发生。②保持脐带残端清洁和干燥。一般生后 3~7 天残端脱落,脱落后如有黏液或渗血,用聚维酮碘(碘伏)消毒或重新结扎;如有肉芽组织,可用硝酸银烧灼局部;如有化脓感染,除局部用过氧化氢溶液或碘伏消毒外,同时酌情应用适当的抗生素,见本章第十八节(脐炎)部分。③口腔黏膜不宜擦洗。④衣服宜宽大、质软、不用纽扣;应选用柔软、吸水性强的尿布。

(7)预防接种:①卡介苗。生后 3 天接种,目前新生儿接种卡介苗有皮上划痕和皮内注射两种方法。皮内接种后 2~3 周出现直径约 1cm 的红肿硬结,中间逐渐形成白色小脓疱,自行穿破后呈溃疡状,最后结痂脱落并留下一永久性圆形瘢痕。皮上接种 1~2 周即出现红肿,3~4 周化脓结痂,1~2 个月脱落痊愈,并留下一凹陷的划痕瘢痕。早产儿、有皮肤病变或发热等其他疾病者应暂缓接种;对疑有先天性免疫缺陷的新生儿,绝对禁止接种卡介苗,以免发生全身感染而危及生命。②乙肝疫苗:生后 24h 内、1 个月、6 个月时应各注射重组酵母乙肝病毒疫苗 1 次,每次 5μg;母亲为乙肝病毒携带者,婴儿应于生后 6h 内肌内注射高价乙肝免疫球蛋白(HBIG)100~200IU,同时换部位注射重组酵母乙肝病毒疫苗 10μg。

(8)新生儿筛查:出生后应进行先天性甲状腺功能减退症及苯丙酮尿症等先天性代谢缺陷病的筛查。

(容志惠)

第三节 ｜ 胎儿宫内生长异常

一、宫内发育迟缓和小于胎龄儿

宫内发育迟缓（intrauterine growth restriction/retardation，IUGR）与小于胎龄儿（small for gestational age infant，SGA）并非等同。IUGR 是指由于胎儿、母亲或胎盘等各种不利因素导致胎儿在宫内生长模式低于其生长预期，即偏离了其生长潜能，胎儿的生长可以通过胎儿超声的测量分析进行预测。其发生率为所有妊娠的 5%~8%，而在 SGA 中占 30%。SGA 可能是 IUGR 所致，也可能由其他原因引起。SGA 是指新生儿出生体重小于同胎龄儿出生体重的 P_{10}，有早产、足月、过期产 SGA 之分。其原因可能是病理因素，如 IUGR 所致；也可能是非病理因素，如性别、种族、胎次、母亲体格差异等，因此，虽小于胎龄，但为健康新生儿。从整体上来看，SGA 和 IUGR 的婴儿围产期死亡率及远期发病率均明显高于适于胎龄儿。

【病因】

IUGR 和 SGA 常由母亲、胎儿、胎盘等因素所致。

1. 母亲因素　①人口统计学：孕母种族、年龄、经济状况、文化背景。②孕前：体重别身高低、身材矮小、慢性内科疾病（严重贫血、微量元素缺乏等）、营养不良（尤其发生在孕晚期时对出生体重影响最明显）、母亲低出生体重、此次妊娠前有生产低出生体重儿历史、子宫或宫颈发育异常、子宫肌瘤、产次（＞5）。③妊娠期：多胎、贫血、血红蛋白浓度增加、胎儿疾病、产前子痫及高血压、感染、胎盘问题、胎膜早破、重体力劳动、居住在高海拔地区、肺部或肾脏疾病、辅助生殖等。IUGR 程度与妊娠期高血压疾病的严重程度和发病时间相关；妊娠期高血压疾病发生在孕早期的孕妇，其胎儿 IUGR 程度最严重，且其中约 50% 的婴儿为 SGA。④社会行为方面：教育程度低、吸烟、没有产前检查或产前检查不规律、妊娠期间体重增加慢、滥用酒精及药物、接触放射线、妊娠间隔期短（＜6个月）、年龄（＜16岁或≥35岁）、心理压力等。

2. 胎儿因素　①慢性宫内感染（如 TORCH 感染）或缺氧是导致 IUGR 的重要原因，尤其当感染发生在孕早期，正值胎儿器官形成期，可引起细胞破坏或数目减少；②双胎或多胎；③染色体畸变及染色体疾病，如唐氏综合征、猫叫综合征等；④遗传代谢病；⑤性别、胎次不同：女婴、第一胎平均出生体重通常低于男婴和以后几胎；⑥种族因素：种族或人种不同，出生体重也有差异。

3. 胎盘及脐带因素　胎儿通过胎盘从母体摄取营养。胎儿近足月时，其体重与胎盘重量、绒毛膜面积呈正相关。胎盘营养转运能力取决于胎盘大小、形态、血流及转运物质（尤其是营养素）是否丰富。胎盘功能不全，如小胎盘、胎盘血管异常、胎盘梗死、钙化、胎盘早剥等，将影响胎盘的转运功能。胎儿对于胎盘营养物质的转运和吸收也受到其本身基因的调控。此外，脐带异常如过短、绕颈等也影响胎儿生长。

4. 内分泌因素　先天性激素缺陷可致胎儿生长迟缓，如胰岛素样生长因子（insulin like growth factor，IGF），IGF-1（主要调节孕后期胎儿及新生儿生后早期的生长）、IGF-2（主要调节胚胎的生长）、胰岛素样生长因子结合蛋白（insulin like growth factor binding protein，IGFBP）尤其是 IGFBP-3 以及葡萄糖 - 胰岛素 - 胰岛素样生长因子代谢轴等，均是调节胎儿生长的中心环节。

【临床分型】

根据重量指数（ponderal index）［出生体重（g）×100/ 出生身长（cm）^{3}］和身长头围之比，分为匀称型和非匀称型。

1. 匀称型　患儿出生时头围、身长、体重成比例下降，体型匀称。其重量指数≥2.00g/cm³（胎龄≤37 周），或≥2.20g/cm³（胎龄＞37 周）；身长与头围比≥1.36。常由染色体异常、遗传性疾病、先天性感染等因素影响了细胞增殖，阻碍了胎儿生长所致，损伤发生在孕早期。

2. 非匀称型　其重量指数＜2.00（胎龄≤37 周），或＜2.20（胎龄＞37 周）；身长与头围比＜1.36。常由孕母营养因素、血管性疾病所致，如先兆子痫、慢性妊娠期高血压、子宫异常等，损伤发生在妊娠晚期,此期胎儿迅速生长,胎儿体重降低与身长、头围降低不成比例,即体重小于预期的胎龄,而身长及头围与预期的胎龄相符,大脑发育常不受影响。

【并发症】

1. **围产期窒息**　IUGR胎儿在宫内常处于慢性缺氧环境中,故常并发围产期窒息,且多留有不同程度的神经系统后遗症。

2. **先天性畸形**　染色体畸变或慢性宫内感染可引起各种先天性畸形。

3. **低血糖**　由于多种因素综合作用,患儿更易发生低血糖。①肝糖原贮存减少;②糖异生底物,如脂肪酸和蛋白质缺乏,糖异生酶活力低下;③胰岛素水平相对较高,而儿茶酚胺水平较低;④游离脂肪酸和甘油三酯氧化减少,使能源系统中各种物质间转化受到限制;⑤出生时如有缺氧情况,使糖原贮存更趋于耗竭,极易发生低血糖。非匀称型由于患儿脑重与肝重之比由正常的3∶1增至7∶1,而其脑中糖的利用大于肝的2倍,故低血糖发生率更高。

4. **红细胞增多症-高黏滞度综合征**　胎儿宫内慢性缺氧,引起红细胞生成素水平增加、红细胞增多,当静脉血的血细胞比容(HCT)≥0.65(65%),血黏度>18mPa·s,可诊断为红细胞增多症-高黏滞度综合征。由于血黏稠度增高而影响组织正常灌注,导致全身各器官受损而出现一系列临床症状和体征,如呼吸窘迫、青紫、低血糖、心脏扩大、肝大、黄疸、坏死性小肠结肠炎等,并且进一步加重了低血糖和脑损伤。

5. **胎粪吸入综合征**　由于宫内缺氧、肠蠕动增加和肛门括约肌松弛,常有胎便排入羊水。当胎儿在产前或产程中吸入胎粪污染的羊水,则引起胎粪吸入综合征。

【治疗】

1. **避免缺氧**　有围产期窒息者出生后立即进行复苏。

2. **注意保暖**　有条件者置入暖箱中,维持体温在正常范围,减少能量消耗。

3. **尽早开奶,预防低血糖**　注意监测血糖,及时发现低血糖,并给予治疗(详见本章第十六节)。能量不足者可给予部分静脉营养。

4. **部分换血疗法**　①周围静脉血HCT≥0.65(65%)且有症状者,应部分换血;②周围静脉血HCT 0.60(60%)～0.70(70%)但无症状者,应每4～6h监测HCT,同时输入液体或尽早喂奶;③周围静脉血HCT>0.70(70%)但无症状者是否换血尚存争议。换血量计算方法如下。

$$换血量(ml)=[血容量×(实际HCT-预期HCT)×体重(kg)]/实际HCT$$

新生儿血容量约为100ml/kg,糖尿病母亲的婴儿为80～85ml/kg,预期血细胞比容以0.55～0.60(55%～60%)为宜,计算出的换血量用生理盐水或5%白蛋白补充。

【预后】

1. 长期预后与病因、宫内受损发生的时间、持续时间、严重程度及出生后营养状况和环境有关。其围产期死亡率明显高于适于胎龄儿,围产期窒息和合并致命性先天性畸形是引起死亡的两个首要因素。

2. 大部分小于胎龄儿出生后体重增长呈追赶趋势,随后身长也进入快速增长阶段,生后第2年末达到正常水平,体格、智力发育正常。

3. 约8%出生体重或身长小于P_3者出现终身生长落后。宫内感染、染色体疾病等所致严重宫内发育迟缓者可能会出现终身生长、发育迟缓和不同程度的神经系统后遗症,如学习、认知能力低下,运动功能障碍甚至脑性瘫痪等。

4. 成年后胰岛素抵抗性糖尿病、脂质代谢病及心血管疾病等发病率高。

【预防】

1. 加强孕妇保健,避免一切不利于胎儿宫内生长的因素。

2. 加强胎儿宫内监护,及时发现胎儿宫内发育迟缓,并对孕母进行治疗。

3. 如有宫内窘迫,应立即行剖宫产。

二、大于胎龄儿

大于胎龄儿(large for gestational age infant,LGA)是指出生体重大于同胎龄出生体重 P_{90} 的新生儿。出生体重>4kg 者称巨大儿。

【病因】

1. **生理性因素** 父母体格高大,或母孕期食量较大,摄入大量蛋白质等。

2. **病理性因素** ①孕母患糖尿病;②胰岛细胞增生症;③Rh 血型不合溶血病、血红蛋白病等宫内明显溶血及缺氧所致的胎儿水肿;④先天性心脏病(如大血管错位);⑤Beckwith 综合征等。

【临床表现】

1. **难产引起的损伤** 由于体格较大,易发生难产而引起窒息、颅内出血或各种产伤,如臂丛神经损伤、膈神经损伤、锁骨骨折、肝破裂以及头面部挤压伤等。

2. **原发疾病的临床表现** ①Rh 血型不合者有重度高胆红素血症、贫血、水肿、肝脾大;②大血管错位者常有气促、发绀及低氧血症;③糖尿病母亲的婴儿常伴有早产、低血糖、呼吸窘迫综合征、高胆红素血症、红细胞增多症等;④胰岛细胞增生症患儿有持续性高胰岛素血症及顽固性低血糖;⑤Beckwith 综合征患儿面容特殊,如突眼、大舌、面部扩张的血管痣、耳有裂纹,以及内脏大、脐疝、低血糖症等。

3. **远期并发症** 肥胖、2 型糖尿病等代谢综合征发生率远高于适于胎龄儿。

【治疗】

1. 预防难产和窒息。

2. 治疗各种原发疾病及其并发症。

【预防】

1. 加强孕妇保健,注重孕期合理营养,避免过度的高能量、高蛋白摄入。

2. 积极预防母亲的妊娠并发症,如糖尿病等。

3. 加强胎儿宫内监护,及时发现危险因素、及时干预。

(母得志)

第四节 | 新生儿窒息与复苏

新生儿窒息(asphyxia of newborn)是指新生儿出生后不能建立正常的自主呼吸而导致低氧血症、高碳酸血症及全身多脏器损伤,是引起新生儿死亡和儿童伤残的重要原因之一。由于诊断标准未完全统一,国内文献报道的发病率差异很大。

【病因】

窒息的本质是缺氧,凡是影响胎儿、新生儿气体交换的因素均可引起窒息。可发生于妊娠期,但大多数发生于产程开始后。新生儿窒息多为胎儿窒息(宫内窘迫)的延续。

1. **孕母因素** ①孕母有慢性或严重疾病,如心肺功能不全、严重贫血、糖尿病、高血压等;②妊娠并发症:妊娠期高血压疾病等;③孕母吸毒、吸烟或被动吸烟,年龄≥35 岁或<16 岁以及多胎妊娠等。

2. **胎盘因素** 前置胎盘、胎盘早剥和胎盘老化等。

3. **脐带因素** 脐带受压、脱垂、绕颈、打结、过短或牵拉等。

4. **胎儿因素** ①早产儿或巨大儿;②先天性畸形:如食管闭锁、喉蹼、肺发育不良、先天性心脏病等;③宫内感染;④呼吸道阻塞:如羊水或胎粪吸入等。

5. **分娩因素** 头盆不称、宫缩乏力、臀位、使用产钳、胎头吸引,产程中麻醉药、镇痛药或催产药使用等。

【病理生理】

1. **窒息时呼吸、循环功能由胎儿向新生儿转变受阻** 正常胎儿向新生儿呼吸、循环系统转变的特征为:胎儿肺液从肺中清除→肺表面活性物质分泌→肺泡功能残气量建立→肺循环阻力下降,体循环阻力增加→动脉导管和卵圆孔功能性关闭。窒息新生儿未能建立正常的呼吸,致使肺泡不能扩张,肺液不能清除;缺氧、酸中毒引起肺表面活性物质产生减少、活性降低,以及肺血管阻力增加,持续胎儿循环导致持续性肺动脉高压。后者进一步加重组织缺氧、缺血、酸中毒,最后导致不可逆的多器官缺氧缺血损伤。

2. **窒息时各器官缺血改变**　窒息开始时,缺氧和酸中毒引起机体产生经典的"潜水"反射,即体内血液重新分布,肺、肠、肾、肌肉和皮肤等非重要生命器官的血管收缩,血流量减少,以保证脑、心和肾上腺等重要生命器官的血流量。同时血浆中促肾上腺皮质激素、糖皮质激素、儿茶酚胺、肾素、心房钠尿肽等分泌增加,使心肌收缩力增强、心率增快、心排血量增加,外周血压轻度上升,心、脑血流灌注得以维持。如低氧血症持续存在,无氧代谢进一步加重了代谢性酸中毒,体内储存的糖原耗尽,最终导致脑、心和肾上腺的血流量减少,心肌功能受损,心率和动脉血压下降,器官供血减少,从而导致各脏器受损。

3. **呼吸改变**

(1)原发性呼吸暂停(primary apnea):胎儿或新生儿缺氧初期,呼吸代偿性加深加快,如缺氧未及时纠正,随即转为呼吸停止、心率减慢,即原发性呼吸暂停。此时患儿肌张力存在,血压稍升高,伴有发绀。此阶段若病因解除,经清理呼吸道和物理刺激即可恢复自主呼吸。

(2)继发性呼吸暂停(secondary apnea):若缺氧持续存在,则出现几次深度喘息样呼吸后,继而出现呼吸停止,即继发性呼吸暂停。此时患儿肌张力消失,心率、血压和血氧饱和度持续下降。此阶段需正压通气以恢复自主呼吸,否则将威胁生命。

临床上有时难以区分原发性和继发性呼吸暂停,为不延误抢救,应按继发性呼吸暂停处理。

4. **血液生化和代谢改变**

(1)PaO_2、pH 降低及混合性酸中毒:为缺氧后无氧代谢、气道阻塞所致。

(2)糖代谢紊乱:窒息早期儿茶酚胺及胰高血糖素释放增加,血糖正常或增高,继之糖原耗竭而出现低血糖。

(3)高胆红素血症:酸中毒抑制胆红素代谢及与白蛋白结合,降低肝酶活力,使高胆红素血症风险增加。

(4)低钠血症和低钙血症:由于心房钠尿肽和抗利尿激素分泌异常,发生稀释性低钠血症;由于缺氧致甲状旁腺功能障碍、钙通道开放、钙内流等,可引起低钙血症。

【临床表现】

1. **胎儿宫内窘迫**　早期有胎动增加,胎心率≥160 次/min;晚期则胎动减少,甚至消失,胎心率<100 次/min;羊水胎粪污染。

2. **Apgar 评分评估**　Apgar 评分于 1953 年由美国麻醉科医师 Apgar 博士提出,是国际公认的评价新生儿窒息最简捷、实用的方法。内容包括皮肤颜色(appearance)、心率(pulse)、对刺激的反应(grimace)、肌张力(activity)和呼吸(respiration)五项指标;每项 0~2 分,总共 10 分(表6-4)。分别于生后 1min、5min 和 10min 进行,需复苏的新生儿到 15min、20min 时仍需评分。Apgar 评分 8~10 分为正常,4~7 分为轻度窒息,0~3 分为重度窒息。1min 评分反映窒息严重程度,5min 评分反映了复苏

表6-4　新生儿 Apgar 评分标准

体征	评分标准		
	0分	1分	2分
皮肤颜色	青紫或苍白	躯干红,四肢青紫	全身红
心率(次/分)	无	<100	>100
弹足底或插鼻管反应	无反应	有些动作,如皱眉	哭,喷嚏
肌张力	松弛	四肢略屈曲	四肢活动
呼吸	无	慢,不规则	正常,哭声响

的效果及有助于判断预后。

3. 多脏器受损症状　缺氧缺血可造成多脏器受损,但不同组织细胞对缺氧的易感性各异,其中脑细胞最敏感;其次为心肌、肝和肾上腺细胞;而纤维、上皮及骨骼肌细胞耐受性较高,因此各器官损伤发生的频率和程度有差异。①中枢神经系统:缺氧缺血性脑病和颅内出血;②呼吸系统:胎粪吸入综合征、肺出血以及呼吸窘迫综合征等;③心血管系统:持续性肺动脉高压、缺氧缺血性心肌病等,后者表现为各种心律失常、心力衰竭、心源性休克等;④泌尿系统:肾功能不全、肾衰竭及肾静脉血栓形成等;⑤代谢方面:低血糖或高血糖、低钙血症及低钠血症、高碳酸血症及黄疸加重或时间延长等;⑥消化系统:应激性溃疡、坏死性小肠结肠炎等;⑦血液系统:弥散性血管内凝血(disseminated intravascular coagulation,DIC)(常在生后数小时或数天内出现)、血小板减少(骨髓缺血性损伤可致骨髓抑制,5～7天后可逐渐恢复)等。上述疾病的临床表现详见相关章节。

【诊断】

目前我国新生儿窒息的诊断多根据Apgar评分系统。但国内外多数学者认为,单独的Apgar评分不应作为评估窒息以及神经系统预后的唯一指标,尤其是早产儿、存在其他严重疾病或母亲应用镇静剂时。因此,美国儿科学会(American Academy of Pediatrics,AAP)和妇产科学会(The American College of Obstetricians and Gynecologists,ACOG)1996年共同制定了以下窒息诊断标准:①脐动脉血气分析显示严重代谢性或混合性酸中毒,pH<7.0;②Apgar评分0～3分,并且持续时间>5min;③新生儿早期有神经系统表现,如惊厥、昏迷或肌张力低下等;④出生早期有多器官功能不全的证据。2013年中国医师协会新生儿科医师分会制定了《新生儿窒息诊断和分度标准建议》:①产前具有可能导致窒息的高危因素;②1min或5min Apgar评分≤7分,仍未建立有效自主呼吸;③脐动脉血气分析pH<7.15;④排除其他引起低Apgar评分的病因。以上②～④为必要条件,①为参考指标。

【辅助检查】

对宫内缺氧胎儿,可通过胎头露出宫口时取头皮血行血气分析,以评估宫内缺氧程度;生后应检测动脉血气、血糖、电解质、血尿素氮和肌酐等生化指标。

【治疗】

新生儿出生前应进行充分的准备,包括产前咨询、复苏团队以及复苏物品准备。胎儿生后应立即进行评估及复苏,而不应延迟至1min Apgar评分后进行,并由产科医师、儿科医师、助产士(师)及麻醉师共同协作完成。

1. 复苏方案　采用国际公认的ABCDE复苏方案:①A(airway):建立通畅的气道;②B(breathing):建立呼吸;③C(circulation):维持正常循环;④D(drugs):药物治疗;⑤E(evaluation):评估。前三项最重要,其中A是根本,B是关键,评估贯穿于整个复苏过程中。呼吸、心率和血氧饱和度是窒息复苏评估的三大指标,并遵循"评估→决策→措施",如此循环往复,直到完成复苏。

应严格按照A→B→C→D步骤进行复苏,其顺序不能颠倒。大多数新生儿经过A和B步骤即可复苏,少数则需要A、B及C步骤,仅极少数需A、B、C及D步骤才可复苏。

2. 复苏步骤和程序　根据ABCDE复苏方案,参考中国新生儿复苏项目专家组制定的《中国新生儿复苏指南(2021年修订)》,复苏分以下几个步骤(图6-2)。

(1)快速评估:出生后立即用数秒钟快速评估:①足月吗?②羊水清吗?③肌张力好吗?④哭声或呼吸好吗?以上任何一项为"否",则进行以下初步复苏。

(2)初步复苏:①保暖。设置产房温度为24～26℃,所有新生儿均需擦干头部并保暖。足月儿用预热毛巾包裹,擦干后置于辐射保暖台上。复苏胎龄<32周和/或出生体重<1 500g的早产儿时,将其头部以下躯体和四肢包裹在清洁塑料膜/袋内,或盖以塑料薄膜置于辐射保暖台上。②体位。维持新生儿头轻度仰伸,呈鼻吸气位(图6-3)。③清理呼吸道。不建议常规进行口鼻咽部及气道吸引,以免增加心动过缓和呼吸抑制的风险。如新生儿气道有较多分泌物且呼吸不畅,可用吸引球或吸痰管清理分泌物,先口咽,后鼻腔,吸净口、咽和鼻腔的黏液。但应限制吸痰管插入的深度和吸引时间

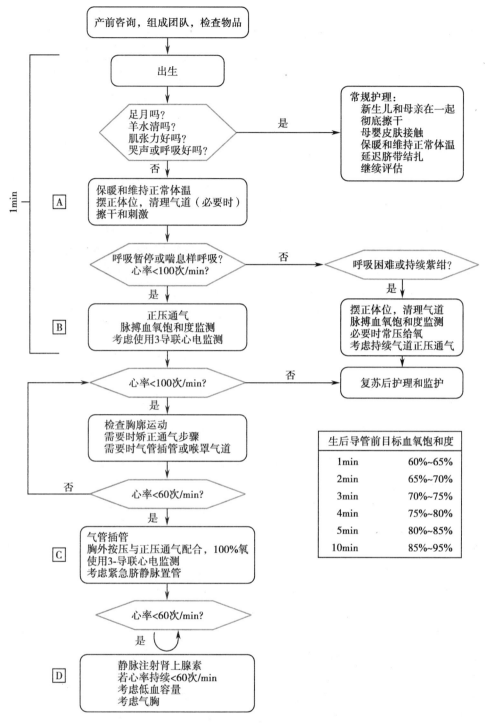

图 6-2　新生儿窒息复苏步骤和程序

（10s），吸引器的负压不应超过 100mmHg。如羊水胎粪污染，且新生儿无活力（无呼吸或喘息样呼吸、心率＜100 次/min、肌张力低，3 项具备其中 1 项），应在 20s 内完成气管插管，采用胎粪吸引管进行气管内吸引，边吸引边退出气管导管，3～5s 内将胎粪吸出。如羊水清，或羊水污染但新生儿有活力，则可以不进行气管内吸引。④擦干。用温热干毛巾快速擦干全身。⑤刺激。用手轻拍或手指弹患儿的足底或摩擦背部 2 次以诱发自主呼吸。以上步骤应在 30s 内完成。

（3）正压通气（图 6-4）：评估呼吸和心率，如新生儿仍有呼吸暂停或喘息样呼吸，心率＜100 次/min，应立即正压通气，要求在 1min 内实施有效的正压通气。无论足月儿或早产儿，正压通气均要在脉搏血氧饱和度仪的监测指导下进行，可考虑使用 3 导联心电监测。足月儿和胎龄≥35 周早产儿开始用 21% 氧气进行复苏,胎龄<35 周早产儿自 21%～30% 的氧开始,用空氧混合仪根据脉搏血氧饱和度调整吸入氧浓度,使氧饱和度达到目标值。正压通气的吸气峰压为 20～25cmH$_2$O(1.96～2.45kPa),少数病情严重者峰压可至 30cmH$_2$O(2.94kPa);通气频率为 40～60 次/min(胸外按压时为 30 次/min)。有效的正压通气应显示心率迅速增加,以心率、胸廓起伏、呼吸音及氧饱和度作为评估指标。经 30s 有效正压通气后,如有自主呼吸,且心率≥100 次/min,可逐步减少并停止正压通气。如自主呼吸不充分,或心率<100 次/min,须继续用气囊面罩或气管插管正压通气。

(4)气管插管:如有以下任一情况,应进行气管插管。①气管内吸引见胎粪;②面罩气囊正压通气无效;③需胸外按压;④经气管注入药物(肾上腺素、肺表面活性物质);⑤特殊复苏情况,如先天性膈疝等。气管导管内径及插管深度根据新生儿的体重、胎龄而定。

(5)胸外心脏按压:如有效正压通气 30s 后,心率持续<60 次/min,应在正压通气的同时进行胸外心脏按压。用双拇指(图 6-5)按压胸骨体下 1/3 处(两乳头连线中点下方),频率为 90 次/min(每按压 3 次,正压通气 1 次),按压深度为胸廓前后径的 1/3。胸外按压时,需气管插管进行正压通气,并将氧浓度提高至 100%。应在建立了协调的胸外按压和正压通气 60s 后再评估心率。如心率≥60 次/min,停止胸外按压,以 40～60 次/min 的频率继续正压通气。

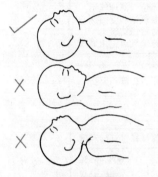

图 6-3　摆正体位

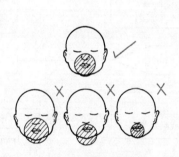

图 6-4　面罩正压通气

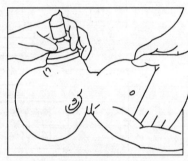

图 6-5　复苏气囊面罩正压通气,双拇指胸外心脏按压

(6)药物治疗:新生儿复苏时很少需要用药。①肾上腺素:经有效气管插管气囊正压通气、同时胸外按压 60s 后,心率仍持续<60 次/min,应立即给予 1∶10 000 肾上腺素 0.1～0.3ml/kg,首选脐静脉导管内注入,必要时间隔 3～5min 重复给药;如脐静脉置管尚未完成或没有条件行脐静脉置管时,可经气管导管内注入,剂量为 1∶10 000 肾上腺素 0.5～1.0ml/kg,若需重复给药,则应选择静脉途径。②扩容剂:在有效的正压通气、胸外按压和使用肾上腺素后,如心率仍<60 次/min,并有血容量不足的表现时,给予生理盐水,剂量为首次 5～10ml/kg,于 5～10min 静脉缓慢输注,必要时可重复使用。大量失血需输入与新生儿交叉配血阴性的同型血。③碳酸氢钠:在复苏过程中一般不推荐使用碳酸氢钠。

3. 复苏后监护与转运　复苏后仍需监测体温、呼吸、心率、血压、尿量、氧饱和度及窒息引起的多器官损伤。如并发症严重,需转运到 NICU 治疗,转运中需注意保温,监护生命指标和予以必要的治疗。

【预后】

窒息持续时间对婴儿预后起关键作用。因此,慢性宫内缺氧、重度窒息复苏不及时或方法不当者预后可能不良。

【预防】

1. 加强围产期保健,及时处理高危妊娠。

2. 加强胎儿监护,避免胎儿宫内缺氧。

3. 推广 ABCDE 复苏技术,培训产科、儿科、麻醉科医护人员。

4. 各级医院产房内需配备复苏设备。

5. 每个产妇分娩都应有掌握复苏技术的人员在场。

(母得志)

第五节 ｜ 新生儿缺氧缺血性脑病

新生儿缺氧缺血性脑病（hypoxic ischemic encephalopathy，HIE）是指胎龄≥35周新生儿因围产期窒息引起的部分或完全缺氧、脑血流减少或暂停而导致胎儿或新生儿脑损伤。有特征性的神经病理和病理生理改变以及临床上脑病症状。15%～20% HIE患儿在新生儿期死亡，存活者中20%～30%可能遗留不同程度的神经系统后遗症。尽管近年来围产医学已取得巨大进展，HIE仍是导致我国新生儿急性死亡和慢性神经系统损伤的主要原因之一。

【病因】

凡是造成母体和胎儿间血液循环和气体交换障碍，使血氧浓度降低均可造成窒息。①母亲因素：主要有妊娠高血压综合征、大出血、心肺疾病、严重贫血或休克；②胎盘因素：如胎盘早剥、前置胎盘、胎盘功能不良或结构异常；③胎儿因素：常见的有胎儿生长受限、早产儿、过期产或先天畸形等；④脐带因素：如脐带脱垂、压迫、打结或绕颈；⑤分娩过程因素：如滞产、急产、胎位异常，手术或应用麻醉药等；⑥新生儿因素：包括呼吸和循环功能不全所致的严重缺氧，如反复呼吸暂停和呼吸窘迫综合征、心动过缓、心力衰竭、休克及红细胞增多症等。

【发病机制】

1. **脑血流改变**　部分或慢性缺氧缺血时，体内血液出现重新分配，以保证心、脑等重要器官血液供应，而肺、肾、胃肠道等相对次要器官受损。随着缺氧时间延长，这种代偿机制丧失，脑血流最终因心功能受损、全身血压下降而锐减，并出现第二次血流重新分配，即大脑半球血流减少，以保证代谢最旺盛部位，如基底神经节、脑干、丘脑及小脑的血供，而大脑皮质矢状旁区及其下面的白质（大脑前、中、后动脉的边缘带）受损。急性完全窒息上述代偿机制不会发生，脑损伤发生在基底神经节等代谢最旺盛的部位，而大脑皮质受影响较小，甚至其他器官也不会发生缺血损伤。这种由于脑组织内在特性不同而具有对损害特有的高危性称选择性易损区（selective vulnerability）。

2. **脑血管自主调节功能障碍**　脑血管具有自主调节功能，以维持相当稳定的脑血流。缺氧缺血可导致脑血管自主调节功能障碍，形成"压力被动性脑血流"。血压高时，脑血流过度灌注，加重缺血后再灌注损伤并可致颅内血管破裂出血；血压下降、脑血流减少时，则导致或加重缺血性脑损伤。

3. **脑组织代谢改变**　缺氧缺血时脑组织无氧酵解增加，组织中乳酸堆积、能量产生急剧减少，最终引起能量衰竭并导致脑细胞死亡的瀑布样反应。①细胞膜上钠-钾泵、钙泵功能不足，使Na^+、水进入细胞内，造成细胞毒性脑水肿；②Ca^{2+}通道开启异常，大量Ca^{2+}进入细胞内，导致神经细胞不可逆的损害；③缺血再灌注产生大量氧自由基；④兴奋毒性氨基酸：能量持续衰竭时，兴奋性氨基酸，尤其是谷氨酸在细胞外聚积产生毒性作用，进一步诱发上述生化反应。

4. **原发性和继发性能量衰竭**　缺氧缺血事件是细胞损伤的原发阶段，脑血流和氧输送减少启动潜在有害的生化级联反应，从而导致细胞毒性水肿和细胞死亡。窒息复苏后，脑氧合和灌注恢复。缺氧缺血后6～12h发生第二次衰竭，此阶段中线粒体功能障碍在神经细胞凋亡的发生中起了关键的作用，细胞色素C从线粒体释放到细胞浆，可激活半胱氨酸蛋白酶（caspases）的级联反应，最终促发凋亡的发生。两次能量衰竭之间的"潜伏期"就是所谓的治疗"时间窗"，是减轻脑损伤的神经保护措施能被成功应用的最佳时期。

【病理学改变】

病变的范围、分布和类型主要取决于损伤时脑组织成熟度、严重程度及持续时间。①脑水肿：为早期主要的病理改变。②选择性神经元死亡，包括凋亡、坏死及梗死，主要病变在脑灰质。③脑白质损伤，特别是矢状旁区；大脑后部白质损伤也可以作为HIE的主要损伤类型而发生，但少见。④出血：可发生脑室、原发性蛛网膜下腔、脑实质出血。

【临床表现】

临床症状因新生儿日龄、损伤严重程度及持续时间而异。神经系统症状一般于生后6~12h出现,逐渐加重,至72h达高峰,随后逐渐好转。严重者多在72h内恶化或死亡。

1. 出生至12h　主要的症状是继发于大脑半球的抑制,婴儿不容易被唤醒,呈周期性呼吸。瞳孔反应完整,可有自发性眼动。半数患儿可在出生后6~12h表现为肌张力减低、颤动或惊厥。拥抱、握持、吸吮和吞咽反射可能缺如或抑制。特别严重的患儿,惊厥可发生于窒息后2~3h之内。

2. >12~24h　此期间患儿有明显增加的激惹,部分患儿开始惊厥或发生呼吸暂停、颤动和近端肢体软弱无力(上肢重于下肢)。拥抱反射亢进,哭声尖而单调,深腱反射(肱二头肌反射、桡骨膜反射、膝反射、跟腱反射)增强。

3. >24~72h　严重受累患儿的意识水平进一步恶化,深度昏睡或昏迷,常在一段时间不规则呼吸之后呼吸停止。脑干功能障碍在此期比较常见,严重受累的患儿最常在此期死亡。

4. 72h以后　到此期仍然存活的患儿通常在以后的几天到几周中逐渐改善,然而某些神经学异常的体征仍然持续存在。患儿可有轻到中度昏睡,喂养障碍。脑干功能障碍在累及深部核团的选择性神经元坏死的患儿中特别明显。根据新生儿的意识、肌张力、原始反射改变、有无惊厥、病程及预后等将HIE分为轻、中、重三度(表6-5)。

表6-5　HIE临床分度

指标	轻度	中度	重度
意识	激惹	嗜睡	昏迷
肌张力	正常	减低	松软
原始反射			
拥抱反射	活跃	减弱	消失
吸吮反射	正常	减弱	消失
惊厥	可有肌阵挛	常有	有,可呈持续状态
中枢性呼吸衰竭	无	有	明显
瞳孔改变	扩大	缩小	不等大,对光反射迟钝
EEG	正常	低电压,可有痫样放电	爆发抑制,等电位
病程及预后	症状在72h内消失,预后好	病程14d内消失,可能有后遗症	数天~数周死亡,症状可持续数周,病死率高,存活者多有后遗症

【辅助检查】

1. 血气分析　新生儿出生时应取脐动脉血行血气分析,pH降低可反映胎儿宫内缺氧和酸中毒程度;BE和$PaCO_2$有助于识别酸中毒性质。脐动脉和生后1h内动脉血标本对HIE诊断具有重要价值,应完善。

2. 脑影像学检查　①颅脑超声:有助于了解脑水肿、基底核和丘脑、脑室内及其周围出血等病变,但对矢状旁区损伤不敏感。可在HIE病程早期(72h内)进行,并动态监测。②CT:有助于了解颅内出血的范围和类型,对于脑水肿、基底核和丘脑损伤等有一定的参考作用。不能床边检查,且辐射量较大,较少用。③磁共振成像(MRI):无放射线损伤,对脑灰质、白质的分辨率异常清晰,且轴位、矢状位及冠状位成像,能清晰显示超声或CT不易探及的部位,对于矢状旁区损伤尤为敏感,为判断足月儿和早产儿脑损伤的类型、范围、严重程度及评估预后提供了重要的影像学信息。其中,T_1加权成像(T₁ weighted imaging,T_1WI)、T_2加权成像(T₂ weighted imaging,T_2WI)、弥散加权成像(diffusion weighted imaging,DWI)和磁共振波谱分析(magnetic resonance spectroscopy,MRS)是目前HIE最常用的检查序列。美国妇产科学会和美国儿科学会建议:在生后24~96h进行早期颅脑MRI检查,生后10天(时间窗7~21天)复查。早期DWI可见丘脑和基底节表观扩散系数(apparent diffusion coefficient,

ADC)值减低,氢质子 MRS 可见乳酸 /N- 乙酰天冬氨酸的比值增高且持续,常提示预后不良。晚期关注 T_1WI、T_2WI 序列,晚期检查对预后判断价值较大,基底节、丘脑区和内囊后肢影像异常对后期神经发育异常预测价值最高。

3. 脑电生理检查

（1）全导联视频脑电图:急性期检查,可评估 HIE 的严重度,筛查适合低温治疗的患儿、惊厥发作和评估预后。HIE 脑电图主要表现为脑电活动延迟(落后于实际胎龄)、异常放电、背景活动异常(以低电压和爆发抑制为主)等。有条件单位应进行连续监测或每天监测 $1\sim2h$,监测到脑电图正常或生后 4 天。

（2）振幅整合脑电图(aEEG):是常规脑电图的一种简化形式,具有简便、经济、可床边连续监测危重新生儿脑功能等优点,评估 HIE 程度及预测预后。可能漏诊部分惊厥发作,但可用于惊厥筛查,在结果解释存在困难时需要完善全导联视频脑电图。

（3）诱发电位检查:可床旁进行听觉诱发电位、体感诱发电位和视觉诱发电位检查。可用于评估 HIE 严重度、预后以及视觉和听觉通路异常。

4. 其他检查

应完善血常规和 CRP、肝肾功能、凝血功能、电解质、血钙磷镁等检查,评估其他脏器受累情况。怀疑存在感染应完善血培养。疑似遗传代谢性疾病应完善血氨、血和尿串联质谱分析。

【诊断】

目前国内新生儿 HIE 诊断标准是 2005 年制定的,具体如下。①有明确的可导致胎儿宫内窘迫的异常产科病史,以及严重的胎儿宫内窘迫表现(胎心率 <100 次 /min,持续 5min 以上和 / 或羊水Ⅲ度污染),或者在分娩过程中有明显窒息史;②出生时有重度窒息,指 Apgar 评分 1min≤3 分,并延续至 5min 时仍≤5 分和出生时脐动脉血气 pH≤7.00;③出生后不久出现神经系统症状,并持续至24h 以上,如意识改变(过度兴奋、嗜睡、昏迷)、肌张力改变(增高或减低)、原始反射异常(吸吮、拥抱反射减弱或消失),病重时可有惊厥、脑干症状(呼吸节律改变、瞳孔改变、对光反射迟钝或消失)和前囟张力增高;④排除电解质紊乱、单纯颅内出血和产伤等原因引起的抽搐,以及宫内感染、遗传代谢性疾病和其他先天性疾病所引起的脑损伤。同时具备以上 4 条者可确诊,第④条暂时不能确定者可作为拟诊病例。目前尚无早产儿 HIE 诊断标准。

【治疗】

1. 支持疗法 ①维持良好的通气功能是支持疗法的中心,保持 PaO_2 介于 $50\sim70mmHg$、$PaCO_2$ 和 pH 在正常范围;根据血气结果给予不同方式的氧疗。②维持脑和全身良好的血流灌注是支持疗法的关键措施,避免脑灌注过低、过高或波动。低血压可用多巴胺、多巴酚丁胺等血管活性药物使血压维持在正常范围,以保证充足、稳定的脑灌注,心脏功能超声在循环功能管理中具有重要价值。③维持血糖在正常范围,高血糖和低血糖均可加重脑损伤,应严密监测血糖,特别是第一个 24h。

2. 控制惊厥 惊厥是重度 HIE 常见症状。控制惊厥有助于降低脑细胞代谢。首选苯巴比妥,负荷量为 20mg/kg,于 $15\sim30min$ 静脉滴入,若不能控制惊厥,1h 后可加 $10\sim20mg/kg$,$12\sim24h$ 后给维持量,每日 $3\sim5mg/kg$。顽固性惊厥者加用咪达唑仑,每次 $0.1\sim0.3mg/kg$ 静脉滴注。

3. 治疗脑水肿 避免输液过量是预防和治疗脑水肿的基础,严格记录出入量,根据出量决定液体入量。第一天液体总量一般为 $60\sim80ml/kg$。不建议应用利尿剂、激素和甘露醇。

4. 亚低温治疗 是指用人工诱导方法使体温降低到 $33\sim34℃$,以减少能量消耗、减少细胞外谷氨酸、抑制氧化反应而达到保护脑细胞作用,是目前国内外唯一证实其安全性、有效性的治疗新生儿 HIE 措施,可降低严重 HIE 的伤残率和病死率。应用指征为中、重度足月 HIE 新生儿,有头部或全身亚低温 2 种方式。治疗窗应于生后 6h 内,即二次能量衰竭间期,且越早疗效越好,持续72h。

5. 其他治疗 重组人类红细胞生成素、褪黑素、别嘌呤醇、干细胞等治疗尚处于临床试验阶段。亚低温治疗叠加其他药物治疗也正在临床研究阶段。

6. 新生儿期后治疗 病情稳定后尽早行智力和体能的康复训练,有利于促进脑功能恢复,减少后遗症。

【预后和预防】

本病预后与 Apgar 评分、病情严重程度、抢救是否正确、及时有关。Apgar 评分小于或等于 3 分并持续至 15min 或以上，惊厥、意识障碍、脑干症状持续时间超过 1 周，脑电图持续异常者病死率高，幸存者常遗留有不同程度的运动或智力障碍、癫痫等后遗症。加强母亲围产期保健，积极推广新法复苏，防治围产期窒息是预防本病的主要方法。

（周文浩）

第六节 | 新生儿颅内出血

新生儿颅内出血（intracranial hemorrhage of newborn）是新生儿尤其早产儿常见疾病，也是严重脑损伤的常见形式。其病死率高，严重者常留有神经系统后遗症。

【病因和发病机制】

1. **早产**　多见于胎龄 32 周以下的早产儿。机制如下：①脑血流缺乏自主调节功能，呈压力被动性脑血流；②生发基质（germinal matrix, GM）为未成熟的毛细血管网，血管壁仅有一层内皮细胞，缺少胶原和弹力纤维支撑，易于破裂；③GM 血管壁的内皮细胞富含线粒体，耗氧量大，对缺氧和酸中毒十分敏感；④小静脉系统呈 U 形回路汇聚于 Galen 静脉。该种特殊血流走向易导致血流缓慢或停滞、毛细血管床压力增加而出血；⑤纤维溶解蛋白活性增加。32 周以后 GM 逐步退化形成神经胶质细胞，构成出生后脑白质的基础。

2. **缺氧缺血**　窒息时低氧或高碳酸血症可损害脑血流的自主调节功能，形成压力被动性脑血流以及脑血管扩张，引起血管内压增加，毛细血管破裂；或静脉淤滞、血栓形成，脑静脉血管破裂出血。早产儿和足月儿均可见。

3. **损伤**　主要为产伤所致，如胎位不正、胎儿过大、急产、产程延长等；使用高位产钳术、胎头吸引器、臀牵引等机械性损伤均可使天幕、大脑镰撕裂和脑表浅静脉破裂而导致硬膜下或颅内出血。多见于足月儿。

4. **血液系统疾病**　原发性或继发性凝血功能异常和血小板减少：先天性凝血因子缺乏和血小板减少症；继发性因素如缺氧缺血、脓毒症、休克、新生儿坏死性小肠结肠炎、肝功能障碍、免疫性血小板减少等。

5. **其他**　使用葡萄糖酸钙、甘露醇、碳酸氢钠等高渗溶液导致毛细血管破裂等。早产儿血管自主调节范围窄，当血压突然改变较大时可导致出血，如静脉穿刺、吸痰、气管插管等频繁操作或机械通气时呼吸机参数设置不当、分流量较大的动脉导管未闭（PDA）等可导致脑血流动力学突然改变或自主调节受损，引起毛细血管破裂而出血。

【临床表现】

主要与出血部位和出血量有关，轻者可无症状，大量出血者可在短期内病情恶化而死亡。常见的症状与体征如下。①神志改变：激惹、嗜睡或昏迷；②呼吸改变：增快或减慢，不规则或严重暂停；③颅内压力增高：前囟隆起、血压增高、抽搐、角弓反张、脑性尖叫；④眼征：凝视、斜视、眼球震颤等；⑤瞳孔：不等大或对光反射消失；⑥肌张力：增高、降低或消失；⑦其他：不明原因的酸中毒、苍白、贫血和黄疸。

根据颅内出血部位不同，临床上分为以下几种类型。

1. **脑室周围 - 脑室内出血**（periventricular-intraventricular hemorrhage, PVH-IVH）　主要见于胎龄小于 32 周、体重低于 1 500g 的早产儿，且胎龄越小、发病率越高。出生体重＜1 500g 的早产儿发病率约为 17.5%；2%～3% 的 PVH-IVH 可发生于足月儿，主要源于脉络丛，由损伤或窒息所致。头颅影像学将 PVH-IVH 分为 4 级：Ⅰ级：室管膜下生发基质出血；Ⅱ级：脑室内出血小于脑室容积的 50%，无脑室扩大；Ⅲ级：脑室内出血超过脑室大小的 50% 或伴脑室扩大；Ⅳ级：脑室扩大伴脑室旁白质损伤或脑室周围终末静脉出血性梗死。50% 在出生后 24h 内，90% 在出生后 72h 内，仅少数发病时间更晚。

PVH-IVH中25%～35%发生出血后脑积水,主要发生于Ⅲ～Ⅳ级患儿,通常发生在初次出血后的2～6周。

2. **原发性蛛网膜下腔出血**(subarachnoid hemorrhage,SAH) 出血原发部位在蛛网膜下腔内,不包括硬膜下、脑室内或小脑等部位出血后向蛛网膜下腔扩展。SAH在新生儿较为常见,尤其是早产儿,与缺氧、酸中毒、产伤等因素有关。大多数出血量少,无临床症状,预后良好;部分典型病例表现为生后第2天抽搐,但发作间歇正常。极少数大量出血者可出现反复中枢性呼吸暂停、惊厥、昏迷,于短期内死亡。主要后遗症为交通性或阻塞性脑积水。

3. **脑实质出血**(intraparenchymal hemorrhage,IPH) 常见于足月儿,多因小静脉栓塞后毛细血管内压力增高、破裂而出血。由于出血部位和量不同,临床症状差异很大:少量点片状出血,临床上可无明显症状;脑干出血早期可发生瞳孔变化、呼吸不规则和心动过缓等,但前囟张力可不高。当出血部位液化形成囊肿,并与脑室相通时引起脑穿通性囊肿(porencephalic cyst)。主要后遗症为脑性瘫痪、癫痫和智力或运动功能发育迟缓。由于支配下肢的神经传导束邻近侧脑室,向外依次为躯干、上肢、面部神经的传导束,故下肢运动障碍多见。

4. **硬膜下出血**(subdural hemorrhage,SH) 多由于损伤导致硬膜下血窦及附近血管破裂而出血,是产伤性颅内出血最常见的类型,多见于足月巨大儿或臀位异常难产、高位产钳助产儿。出血量少者可无症状;出血量多者一般在出生24h后出现惊厥、偏瘫和斜视等神经系统症状。严重的小脑幕、大脑镰撕裂和大脑表浅静脉破裂导致严重后颅凹出血,引起脑干压迫症状,患儿可在出生后数小时内死亡。也有在新生儿期症状不明显,而数月后发生慢性硬脑膜下积液的病例。

5. **小脑出血**(cerebellar hemorrhage,CH) 包括原发性小脑出血、脑室内或蛛网膜下腔出血扩散至小脑、静脉出血性梗死,以及产伤引起小脑撕裂4种类型。多见于胎龄小于32周、出生体重低于1 500g的早产儿或有产伤史的足月儿。临床症状与病因和出血量有关。严重者除一般神经系统症状外,主要表现为脑干压迫症状,可在短时间内死亡,预后较差,尤其是早产儿。

【诊断】

病史、症状和体征可提供诊断线索,但确诊须头颅影像学检查。头颅超声对颅脑中线部位病变分辨率高,且可床边进行,因此成为PVH-IVH的首选诊断方法。美国神经病学学会推荐胎龄≤30周的早产儿出生后一周内常规行头颅超声检查,脑室内出血患儿应至少每周检查一次。无IVH早产儿应在纠正胎龄34～36周复查。头颅超声不易发现蛛网膜下腔、颅后窝和硬膜外等部位的出血,需行CT、MRI检查;其中MRI是确诊各种颅内出血、评估预后的最敏感检测手段。少数病例需与其他中枢神经系统疾病鉴别时,可行脑脊液检查。

【治疗】

1. **支持疗法** 保持患儿安静,尽可能避免搬动、刺激性操作,维持正常、稳定的PaO_2、$PaCO_2$、pH、渗透压、灌注压和血压,防止病情进一步加重。保持头在中线位置有利于颈静脉血流畅通,预防颈静脉充血而导致颅内出血。

2. **止血** 可选择使用维生素K_1、注射用血凝酶、凝血酶原复合物等止血药,酌情使用新鲜冰冻血浆。

3. **控制惊厥** 见本章第五节治疗部分。

4. **降低颅内压** 有颅内压力增高症状者用呋塞米,每次0.5～1mg/kg,每天2～3次静脉注射。中枢性呼吸衰竭者可用小剂量甘露醇,每次0.25～0.5g/kg,每6～8h 1次,静脉注射。

5. **连续腰椎穿刺** 疗效存在争议。主要用于Ⅲ级以上脑室内出血后,经影像学检查确诊有梗阻性脑积水存在,而且侧脑室进行性增大,呈现高张力改变。每次放液量宜在8～10ml,最多可达14ml。一般隔日一次,3次后如果无效,应选择其他治疗方法。

6. **外科干预** 对于危及生命的较大血肿,包括严重的硬膜下血肿、蛛网膜下腔出血、脑实质出血、小脑出血等,可能出现脑干压迫症状,需由神经外科紧急处理才能挽救生命。

7. **脑积水治疗** 乙酰唑胺(acetazolamide)可减少脑脊液的产生,每天10～30mg/(kg·d),分2～

3次口服,疗程不超过2周;但该药物远期疗效不佳,已极少应用。Ⅲ级以上PVH-IVH、梗阻性脑积水、侧脑室进行性增大者,可于病情稳定后(生后2周左右)行脑室外引流。常用的方法有顶骨帽状腱膜下埋置储液器(Ommaya reservoir),进行定期抽液;或脑室-腹腔分流术,以缓解脑室内压力。

【预后】

预后与出血量、出血部位、胎龄及围产期并发症等多种因素有关。早产、双侧出血、Ⅲ和Ⅳ级PVH-IVH、伴有脑实质出血性梗死预后差。严重颅内出血病死率高达27%～50%。幸存者常留有不同程度的神经系统后遗症,如脑瘫、癫痫、感觉运动障碍以及行为、认知障碍等。

【预防】

1. **围产期预防**　加强孕妇围产期保健工作,避免早产;提高产科技术,减少围产儿窒息和产伤;对患有出血性疾病的孕妇及时治疗。

2. **恰当的医疗与护理措施**　提高医护质量,避免各种可能导致医源性颅内出血的因素。尽可能维持较稳定的颅内压和脑血流范围,避免波动过大。在疾病状态下,保持良好的心功能、正常体循环,尤其在应用呼吸机、特殊药物治疗时,更应注意。避免静脉推注高渗液体和快速液体输注。在护理方面,动作温柔,做好保暖,保持安静,减少干扰,避免剧烈哭闹。抬高头位保持15°～30°,可有效地减少新生儿颅内出血的发生。

3. **药物性预防**　如苯巴比妥、吲哚美辛等,疗效存在争议。

(周文浩)

第七节 │ 新生儿胎粪吸入综合征

胎粪吸入综合征(meconium aspiration syndrome,MAS)或称胎粪吸入性肺炎,是胎儿在宫内或产时吸入混有胎粪的羊水所致,以呼吸道机械性阻塞及肺组织化学性炎症为病理特征,生后即出现呼吸窘迫,易并发肺动脉高压和肺气漏。多见于足月儿或过期产儿。分娩时羊水胎粪污染的发生率为8%～25%,其中约5%发生MAS。

【病因和病理生理】

1. **胎粪吸入**　当胎儿在宫内或分娩过程中缺氧,肠道及皮肤血流量减少,迷走神经兴奋,肠壁缺血,肠蠕动增快,导致肛门括约肌松弛而排出胎粪。与此同时,缺氧使胎儿产生呼吸运动将胎粪吸入气管内或肺内,或在胎儿娩出建立有效呼吸后,将其吸入肺内。MAS发生率与胎龄有关,如胎龄大于42周,发生率>30%,胎龄小于37周,发生率<2%,胎龄不足34周者极少有羊水胎粪污染的情况发生。

2. **不均匀气道阻塞**　MAS的主要病理变化是由于胎粪机械性地阻塞呼吸道所致,肺不张、肺气肿和正常肺泡同时存在,其各自所占的比例决定患儿临床表现的轻重。

(1) 肺不张:部分肺泡因其小气道被较大胎粪颗粒完全阻塞,其远端肺泡内气体吸收,引起肺不张,肺泡通气/血流比值失调,使肺内分流增加,导致低氧血症。

(2) 肺气肿:黏稠胎粪颗粒不完全阻塞部分肺泡的小气道,形成"活瓣",吸气时小气道扩张,使气体能进入肺泡;呼气时因小气道阻塞,气体不能完全呼出,导致肺气肿,致使肺泡通气量下降,发生CO_2潴留;若气肿的肺泡破裂则发生肺气漏。MAS患儿可并发间质气肿、纵隔气肿或气胸等。

(3) 正常肺泡:部分肺泡的小气道可无胎粪,但该部分肺泡的通气、换气功能均可代偿性增强。

3. **肺组织化学性炎症**　当胎粪吸入后12～24h,由于胎粪中胆盐等成分的刺激作用,局部肺组织可发生化学性炎症及间质性肺气肿。此外胎粪还有利于细菌生长,故也可继发肺部的细菌性炎症。

4. **肺动脉高压**　多发生于足月儿,在MAS患儿中,约1/3可并发不同程度的肺动脉高压。在胎粪吸入所致的肺不张、肺气肿及肺组织炎症,以及肺表面活性物质(PS)继发性灭活的基础上,缺氧和混合性酸中毒进一步加重,使患儿肺血管阻力不能适应生后环境的变化而下降,出现持续性增高,导致新生儿持续性肺动脉高压(persistent pulmonary hypertension of the newborn,PPHN)(详见本章第十节)。

5. 其他 胎粪可使肺表面活性物质蛋白灭活,使肺泡 SP-A 及 SP-B 的产生减少,导致肺顺应性降低,肺泡萎陷进一步加重肺泡的通气和换气功能障碍。胎粪对肺表面活性蛋白合成分泌的抑制程度与吸入的胎粪量相关。

【临床表现】

常见于足月儿或过期产儿,多有宫内窘迫史和 / 或出生窒息史。症状轻重与吸入羊水的性质(混悬液或块状胎粪等)和量的多少密切相关。若吸入少量或混合均匀的羊水,可无症状或症状轻微;若吸入大量或黏稠胎粪者,可致死胎或生后不久即发生死亡。

1. **吸入混胎粪的羊水** 是诊断的必备条件:①分娩时可见羊水混胎粪;②患儿皮肤、脐带和指 /趾甲床留有胎粪污染的痕迹;③口、鼻腔吸引物中含有胎粪;④气管插管时声门处或气管内吸引物可见胎粪(即可确诊)。

2. **呼吸系统表现** 于生后即开始出现呼吸窘迫,随胎粪逐渐吸入远端气道,12～24h 呼吸困难更为明显,表现为呼吸急促(通常＞60 次 /min)、青紫、鼻翼扇动和吸气性凹陷等,少数患儿也可出现呼气性呻吟。查体可见胸廓饱满似桶状胸,听诊早期有鼾音或粗湿啰音,继之出现中、细湿啰音。若呼吸困难突然加重,听诊呼吸音明显减弱,应怀疑肺气漏的发生,严重者可发生张力性气胸。

3. **PPHN** 持续而严重的青紫是 MAS 合并 PPHN 的最主要表现,并于哭闹、哺乳或躁动时青紫进一步加重;肺部体征与青紫程度不平行(即青紫重,体征轻);部分患儿胸骨左缘第二肋间可闻及收缩期杂音,严重者可出现休克和心力衰竭。

此外,严重 MAS 可并发红细胞增多症、低血糖、低钙血症、HIE、多器官功能障碍及肺出血等。

【辅助检查】

1. **实验室检查** 动脉血气分析示 pH 下降,PaO_2 降低,$PaCO_2$ 增高;还应进行血常规、血糖、血钙和相应血生化检查,气管内吸引物及血液的细菌学培养。

2. **X 线检查** 两肺透亮度过度增强伴有节段性或小叶性肺不张,也可仅有弥漫性浸润影或并发纵隔气肿、气胸等(图 6-6)。上述改变在生后 12～24h 更为明显。但部分 MAS 患儿,其胸片的严重程度与临床表现并非呈正相关。

双肺纹理增强、模糊,见模糊小斑片影,双肺野透亮度增高,右侧水平叶间胸膜增厚。

3. **超声检查** 彩色多普勒超声可用于评估和监测肺动脉的压力,若探测到动脉导管或卵圆孔水平右向左分流,以及三尖瓣反流征象,更有助于 PPHN 的诊断。

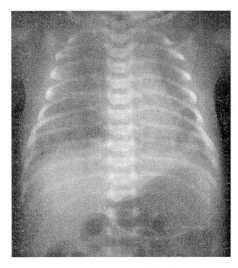

图 6-6　MAS 的胸片

【诊断】

有明确的吸入胎粪污染的羊水病史(气管插管时声门处或气管内吸引物可见胎粪),生后不久出现呼吸窘迫,结合胸部 X 线改变,即可做出诊断。

【治疗】

1. **促进气管内胎粪排出**

对病情较重且生后不久的 MAS 患儿,可气管插管后进行吸引,以减轻 MAS 引起气道阻塞。动物实验的结果证实,即使胎粪被吸入气道 4h 后,仍可将部分胎粪吸出。

2. **对症治疗**

(1)氧疗 当吸入空气时,PaO_2＜50mmHg(6.7kPa)或 $TcSO_2$＜90% 则需要氧疗。依据患儿缺氧程度选用不同的吸氧方式,如鼻导管、头罩、面罩等,以维持 PaO_2 50～80mmHg(6.7～10.6kPa)或 $TcSO_2$ 90%～95% 为宜。有条件者最好用加温湿化给氧,有助于胎粪排出。

（2）机械通气治疗

1）持续气道正压通气（continuous positive airway pressure，CPAP）：当 $FiO_2>0.4$ 时，可试验性使用 CPAP，压力需个体化调节，一般 4~5cmH$_2$O。但当肺部查体或胸片提示有过度充气表现时，应慎用 CPAP，否则可因加重肺内气体潴留，诱发肺气漏的发生。

2）常规机械通气（conventional mechanical ventilation，CMV）：当 $FiO_2>0.6$，$TcSO_2<85\%$，或 $PaCO_2$ >60mmHg 伴 pH<7.25 时，应行 CMV 治疗。为防止气体潴留及肺气漏，一般选择中等呼吸频率（40~60 次/min），保证胸廓起伏的最小有效吸气峰压（peak inspiratory pressure，PIP），低至中呼气末正压（positive end expiratory pressure，PEEP）（3~5cmH$_2$O），足够的呼气时间。

3）高频通气（high frequency ventilation，HFV）：其原理是以快速频率送气，小潮气量快速叠加，提供持续张力维持肺容积增加。高频振荡通气（HFOV）在新生儿 HFV 中使用频率最高，目前已被广泛应用于 MAS 治疗，合并严重肺气漏和 PPHN（特别是需联合吸入 NO 者）时，HFV 可作为呼吸机治疗的首选。

4）体外膜氧合（extracorporeal membrane oxygenation，ECMO）：简称膜肺，作为危重 MAS，HFV 失败后及重症 PPHN 在常规治疗手段无效时的选择。

（3）肺表面活性物质治疗　由于本病继发性 PS 失活，近年来证实，补充外源性 PS 对改善肺顺应性及氧合有效，可用于严重 MAS，如联合高频通气、NO 吸入效果更佳，但确切结论仍有待于 RCT 进一步证实。

（4）其他　①限制液体入量：严重者常伴有肺水肿或心力衰竭，应适当限制液体入量；②抗生素：对目前是否预防性应用抗生素仍存争议，但有继发细菌感染者，常选择广谱抗生素，并进一步根据血、气管内吸引物细菌培养及药敏结果调整抗生素；③维持正常循环：出现低体温、苍白和低血压等休克表现者，应选用生理盐水或血浆等进行扩容，同时选择性应用血管活性药物，如多巴胺、多巴酚丁胺等；④镇静剂及肌松剂：用于较大的新生儿，可减轻患儿呼吸机对抗及活瓣效应引起的过度通气，减少肺气漏发生；⑤保温、镇静，满足热卡需要，维持血糖和血清离子正常等。

【预防】

积极防治胎儿宫内窘迫和产时窒息。对羊水混有胎粪，在胎儿肩和胸部尚未娩出前，清理鼻腔和口咽部胎粪，目前不被推荐。通过评估，如新生儿有活力（有活力定义：呼吸规则，肌张力好，心率>100 次/min）可进行观察不需气管插管吸引；如无活力，建议气管插管，将胎粪吸出。在气道胎粪吸出前，通常不应进行正压通气。

（容志惠）

第八节　新生儿呼吸窘迫综合征

新生儿呼吸窘迫综合征（respiratory distress syndrome，RDS）是因肺表面活性物质（pulmonary surfactant，PS）缺乏所致，以生后不久出现呼吸窘迫并进行性加重为特征的临床综合征。由于该病在病理形态上有肺透明膜的形成，故又称之为肺透明膜病（hyaline membrane disease，HMD）。多见于早产儿，胎龄越小，发病率越高。随着产前糖皮质激素预防、出生后 PS 及 CPAP 早期应用，不仅早产儿 RDS 发病率降低，RDS 的典型表现及严重程度也发生了一定的变化。

【PS 成分与作用】

PS 是由 II 型肺泡上皮细胞合成并分泌的一种磷脂蛋白复合物，其中磷脂约占 80%，蛋白质约占 13%，其他还含有少量中性脂类和糖。PS 的磷脂中，磷脂酰胆碱（phosphatidylcholin，PC）即卵磷脂，是起表面活性作用的重要物质，孕 18~20 周开始产生，继之缓慢上升，35~36 周迅速增加达肺成熟水平。其次是磷脂酰甘油，孕 26~30 周前浓度很低，而后与 PC 平行升高，36 周达高峰，随之下降，足月时约为高峰值的 1/2。除卵磷脂、磷脂酰甘油外，尚有其他磷脂，其中鞘磷脂（sphingomyelin）的含量较恒定，只在孕 28~30 周出现小高峰，故羊水或气管吸引物中卵磷脂/鞘磷脂（L/S）比值可作为评价胎儿或新生儿肺成熟度的重要指标。此外,PS 中还含有表面活性物质蛋白(surfactant protein,SP),包括 SP-A、SP-B、SP-C 和 SP-D 等,可与磷脂结合,增加其表面活性作用。中性脂类主要包括胆固醇、甘油三酯及自由脂肪酸等,目前其功能还不清楚,糖类主要有甘露糖和海藻糖等,与 SP 蛋白质结合。

PS 覆盖在肺泡表面,其主要功能是降低其表面张力,防止呼气末肺泡萎陷,以保持功能残气量(functional residual capacity,FRC),维持肺顺应性,稳定肺泡内压和减少液体自毛细血管向肺泡渗出。此外,PS 中 SP-A 及 SP-D 可能参与呼吸道的免疫调节作用。

【病因】

PS 缺乏是本病发生的根本原因。

1. 早产　胎龄越小,PS 合成及分泌量也越低,RDS 的发生率越高。胎龄<30 周的早产儿,RDS 发生率高达 70% 以上,胎龄>36 周的早产儿,RDS 发生率仅为 1%～5%。

2. 糖尿病母亲婴儿(infant of diabetic mother,IDM）　也易发生此病。RDS 发生率比正常增加 5～6 倍,是由于血中高浓度胰岛素能拮抗肾上腺皮质激素对 PS 合成的促进作用。

3. 择期剖宫产儿　近年来 RDS 的发生率也有增高趋势,主要与分娩未发动时行剖宫产,缺乏宫缩,儿茶酚胺和肾上腺皮质激素的应激反应较弱,影响 PS 的合成分泌。

4. 其他　围产期窒息,低体温、前置胎盘、胎盘早剥和母亲低血压等所致的胎儿血容量减少,均可诱发 RDS。有研究发现,由于 PS 中 SP-A 或 SP-B 基因变异或缺陷,使其不能发挥作用,此类患儿,不论足月还是早产,均易发生 RDS。

【发病机制】

由于 PS 含量减少,肺泡表面张力增加,呼气末 FRC 降低,肺泡趋于萎陷。RDS 患儿肺功能异常主要表现为肺顺应性下降,通气/血流比值降低,气体弥散障碍及呼吸功增加,从而导致缺氧、代谢性酸中毒及通气功能障碍所致的呼吸性酸中毒;由于缺氧及酸中毒使肺毛细血管通透性增高,液体漏出,使肺间质水肿和纤维蛋白沉着于肺泡表面形成嗜伊红透明膜,进一步加重气体弥散障碍,加重缺氧和酸中毒,并抑制 PS 合成,形成恶性循环。此外,严重缺氧及混合性酸中毒也可导致 PPHN 的发生。

【临床表现】

多见于早产儿,生后不久(一般 6h 内)出现呼吸窘迫,并呈进行性加重。主要表现为呼吸急促(>60 次/min)、呼气呻吟、青紫、鼻扇及吸气性凹陷,严重时表现为呼吸浅表、呼吸节律不整、呼吸暂停及四肢松弛。呼气呻吟为本病的特点,是由于呼气时声门不完全开放,肺内气体潴留产生正压,防止肺泡萎陷。体格检查可见胸廓扁平;因潮气量小听诊两肺呼吸音减低,肺泡有渗出时可闻及细湿啰音。

随着病情逐渐好转,由于肺顺应性的改善,肺血管阻力下降,约有 30%～50% 患儿于 RDS 恢复期出现动脉导管未闭(patent ductus arteriosus,PDA),分流量较大时可发生心力衰竭、肺水肿。故恢复期的 RDS 患儿,其原发病已明显好转,若突然出现对氧气的需求量增加、难以矫正和解释的代谢性酸中毒、喂养困难、呼吸暂停、周身发凉发花及肝脏在短时间内进行性增大,应注意本病。若同时具备脉压增大、水冲脉、心率增快或减慢、心前区搏动增强、胸骨左缘第二肋间可听到收缩期杂音或连续性杂音,应考虑本病。

RDS 通常于生后 24～48h 病情最重,病死率较高,能存活 3 天以上者,肺成熟度增加,病情逐渐恢复。值得注意的是,近年来由于 PS 的广泛应用,RDS 病情已减轻,病程亦缩短。对于未使用 PS 的早产儿,若生后 12h 后出现呼吸窘迫,一般不考虑本病。

此外,随着选择性剖宫产的增加,足月儿 RDS 发病率有不断上升趋势,临床表现与早产儿相比,起病稍迟,症状可能更重,且易并发 PPHN,PS 使用效果不及早产儿。

【辅助检查】

1. 实验室检查

(1)血气分析:是最常用的检测方法,pH 和动脉氧分压(PaO_2)降低,动脉二氧化碳分压($PaCO_2$)增高,碳酸氢根减少。

(2)其他:以往通过泡沫试验及测定羊水或患儿气管吸引物中 L/S 用于评估肺成熟度,目前临床已极少应用。

2. X线检查 本病的X线检查具有特征性表现,是目前确诊RDS的最佳手段:①两肺呈普遍性的透过度降低,可见弥漫性均匀一致的细颗粒网状影,即毛玻璃样(ground glass)改变(图6-7);②在弥漫性不张肺泡(白色)的背景下,可见清晰充气的树枝状支气管(黑色)影,即支气管充气征(air-bronchogram sign);③双肺野均呈白色,肺肝界及肺心界均消失,即白肺(white lung)(图6-8)。

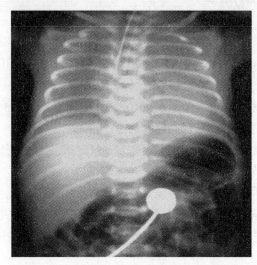

图6-7 RDS患儿胸片

双肺野透过度明显降低,呈毛玻璃样改变,双肺门处见充气支气管,双侧心缘模糊。

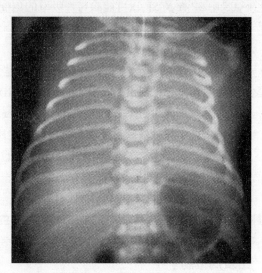

图6-8 RDS患儿胸片

双肺野透过度均匀一致性降低,未见正常肺纹理,其内可见含气支气管影;双侧心缘、膈肌及膈角均显示不清。

3. 超声检查 彩色多普勒超声有助于动脉导管未闭的确定诊断,此外,超声检查有助于RDS与湿肺相鉴别。

【鉴别诊断】

1. 湿肺(wet lung) 又称新生儿暂时性呼吸增快(transient tachypnea of the newborn,TTN)。多见于足月儿或剖宫产儿,是由于肺内液体吸收及清除延迟所致,为自限性疾病。

生后数小时内出现呼吸增快(>60~80次/min),但一般状态及反应较好,重者也可有青紫及呻吟等表现。听诊呼吸音减低,可闻及湿啰音。X线胸片显示肺气肿、肺门纹理增粗和斑点状云雾影,常见毛发线(叶间积液)。一般2~3天症状缓解消失,治疗主要为对症即可。

2. B组链球菌肺炎(group B streptococcal pneumonia) 是由B组链球菌败血症所致的宫内感染性肺炎。临床表现及X线所见有时与RDS难以鉴别。但前者母亲妊娠晚期多有感染、羊膜早破或羊水有异味史,母亲直肠或宫颈拭子培养有B组链球菌生长;患儿外周血象、C反应蛋白、血培养等也可提示有感染证据;此外,病程与RDS不同,且抗生素治疗有效。

3. 膈疝(diaphragmatic hernia) 生后不久表现为阵发性呼吸急促及青紫。腹部凹陷,患侧胸部呼吸音减弱甚至消失,可闻及肠鸣音;X线胸片可见患侧胸部有充气的肠曲或胃泡影及肺不张,纵隔向对侧移位。部分病例在产前即可被胎儿超声所诊断。

【治疗】

目的是保证通换气功能正常,待自身PS产生增加,RDS得以恢复。机械通气和应用PS是治疗的重要手段。

1. 一般治疗 ①保温:将婴儿置于暖箱或辐射式抢救台上,保持皮肤温度在36.5℃;②监测:体温、呼吸、心率、血压和动脉血气;③保证液体和营养供应:第1天液体量为70~80ml/(kg·d),以后逐渐增加,液体量不宜多,否则易导致动脉导管未闭,甚至发生肺水肿;④抗生素:RDS患儿在细菌感染或脓毒症被排除前,建议常规使用抗生素。

2. 氧疗(oxygen therapy)和辅助通气

(1)吸氧:轻症可选用鼻导管、面罩、头罩或鼻塞吸氧,维持 PaO_2 50～80mmHg(6.7～10.6kPa)和经皮血氧饱和度($TcSO_2$)90%～95% 为宜。

(2)CPAP:对于所有存在 RDS 高危因素的早产儿,生后早期应用 CPAP,可减少 PS 应用及气管插管。对已确诊的 RDS,对符合 PS 应用指征者使用 CPAP 联合 PS,是 RDS 治疗的最佳选择。

1)方法:鼻塞最常用,也可经鼻罩、面罩、鼻咽管进行。

2)参数:压力为 4～8cmH$_2$O。气体流量最低为患儿每分通气量的 3 倍或 5L/min,FiO$_2$ 则根据 SaO_2 进行设置和调整。

除 CPAP 外,目前还有许多无创通气的方式,包括经鼻间歇正压通气(NIPPV)、双水平正压通气(BiPAP)、加温湿化高流量鼻导管通气(HFNC)以及无创高频通气(NIHFV),也应用于临床治疗 RDS,但与经典 CPAP 相比,其优势作用和远期效果还有待于进一步研究和证实。

(3)常规机械通气(conventional mechanical ventilation,CMV):近年来,由于 PS 普遍应用于 RDS,使得机械通气参数较前降低,机械通气时间明显缩短。

1)指征:目前国内外尚无统一标准。其参考标准为:①FiO$_2$=0.6,PaO$_2$<50mmHg(6.7kPa)或 $TcSO_2$<85%(青紫型先天性心脏病除外);②PaCO$_2$>60～70mmHg(7.8～9.3kPa)伴 pH<7.25;③严重或药物治疗无效的呼吸暂停。具备上述任意一项者即可经气管插管应用机械通气。

2)参数:PIP 应根据患儿胸廓起伏设定,一般 20～25cmH$_2$O,PEEP 4～6cmH$_2$O,呼吸频率(RR)20～40 次/min,吸气时间(Ti)0.3～0.4s,FiO$_2$ 依据目标 $TcSO_2$ 调整,15～30min 后检测动脉血气,依据结果,决定是否调整参数。

(4)HFV:对 CMV 治疗失败的 RDS 患儿,HFV 可作为补救治疗,但有研究报道,HFV 作为 RDS 患儿首选方式,应用越早,越能减少 BPD 发生、缩短住院时间、减少 PS 用量及提前拔管。

3. PS 替代疗法 可明显降低 RDS 病死率及气胸发生率,同时可改善肺顺应性和通气、换气功能,降低呼吸机参数。临床应用 PS 分为天然型 PS、改进的天然型 PS、合成 PS 及重组 PS,目前使用最多的是从猪肺、小牛肺提取的天然型 PS。

(1)应用指征:当经鼻持续气道正压通气(nCPAP)压力≥6cmH$_2$O,FiO$_2$>0.30,可给 PS 治疗。对病情进展快,已发生中重度 RDS,应立即气管插管给 PS 治疗。

(2)使用时间:对母亲产前未使用激素或需气管插管稳定的极早产儿,应在产房内使用;对于已确诊 RDS 的患儿,越早应用效果越好;对部分 RDS 仍在进展患儿(如持续不能离氧,需要机械通气),需使用第二剂或第三剂 PS。

(3)使用剂量:每种 PS 产品均有各自的推荐剂量,多数报道首剂 100～200mg/kg,第二剂或第三剂给予 100mg/kg;对已确诊 RDS,首剂 200mg/kg 的疗效优于 100mg/kg。

(4)使用方法:药物(干粉剂需稀释)摇匀后,经气管插管缓慢注入肺内。目前已开展微创技术使用 PS(less invasive surfactant administration,LISA 和 minimally invasive surfactant treatment,MIST),即不采用传统气管插管,使用细的导管置入气管内,在不间断 nCPAP 下,缓慢注入 PS。

4. 关闭动脉导管

(1)保守处理:①保证足够的肺氧合;②限制液体量:80～100ml/(kg·d),如有光疗可增加至 100～120ml/(kg·d);③输注悬浮红细胞,维持血细胞比容>35%;④机械通气时,维持适当 PEEP,可以减少左向右分流,增加周身循环血量;⑤如果有存在液体潴留的证据,可应用利尿剂。

(2)药物关闭:常用药物举例如下。①吲哚美辛:为非限制性环氧合酶抑制剂,对环氧合酶-1 和环氧合酶-2 均有抑制作用,能使 66%～98.5% 的 PDA 关闭。静脉制剂为首选剂型,口服剂型胃肠道反应多见。常用剂量为 0.2mg/kg,间隔 12～24h,连用 3 剂,一般用药首剂 2h 后都能观察到明显的收缩效应。常见副作用为胃肠道出血穿孔、肾功能损害、低钠血症和脏器血流暂时性减少等。②布洛芬:也属非限制性环氧合酶抑制剂,主要通过抑制花生四烯酸经环氧合酶-2催化生成前列腺素途径,达到促进PDA关闭的作用。大量的临床证据表明,布洛芬关闭PDA的疗效与吲哚美辛是相同的。目前推荐的剂量为首剂10mg/kg,第2剂5mg/kg,第3剂5mg/kg,每剂间隔为24h。静脉制剂最好,但口服剂型的疗效也是被公认的。由于布洛芬对环氧合酶-2作用较明显,对环氧合酶-1较弱,因此,对脏器血流的影响较小,尤其是肾脏副作用更小。

此外,目前也有应用对乙酰氨基酚关闭动脉导管,但有关其疗效及安全性尚需进一步证实。

(3)手术治疗:手术结扎是目前关闭PDA的最可靠方法,一般在使用药物治疗第2个疗程失败后,仍反复发生或持续PDA,伴有显著左向右分流,患儿(特别是超低出生体重儿)需依赖呼吸支持或肺部情况恶化,以及存在药物治疗禁忌证时,建议手术治疗。但手术结扎有引起气胸、乳糜胸及脊柱侧弯、左侧声带麻痹等潜在风险。

【预防】

①妊娠不足30周存在早产风险的孕妇应转运到具有救治RDS能力的围产中心;②对所有妊娠不足34周存在风险的孕妇,应给予产前激素治疗;③对妊娠不足39周的孕妇,如没有明确指征,不建议择期剖宫产。

(容志惠)

第九节 支气管肺发育不良

支气管肺发育不良(bronchopulmonary dysplasia,BPD)又名慢性肺疾病(chronic lung disease,CLD),是极早产儿最常见且严重的呼吸系统并发症之一,主要特点为肺发育受阻及慢性氧依赖,具有独特的临床学、组织学以及影像学特征。BPD可导致患儿出现重要的呼吸、心血管系统和发育异常,对整个童年甚至成年期健康产生不良的后果。

【病因、病理和发病机制】

BPD由多种因素引起,是在早产、肺发育不成熟的基础上机械通气、氧中毒、感染等众多不利因素共同作用下形成的肺发育受阻和损伤。

1. **肺发育不成熟** 人和其他哺乳类动物胎肺的形态发生经历了5期,即胚胎期、假腺期、小管期、囊泡期和肺泡期,胎龄小于28周的早产儿肺发育尚处于成管期,生后暴露于机械通气、高浓度氧、感染以及炎症损伤等不利环境中,进一步阻碍了肺发育。来自中国协作网的研究数据显示,我国胎龄不足32周早产儿BPD整体发生率为29.2%;胎龄越小发病率越高,胎龄≤23周早产儿BPD发生率高达91%,提示肺发育不成熟是BPD发生的重要因素之一。

2. **氧中毒** 高浓度氧在体内产生大量氧自由基等毒性产物,干扰细胞代谢,造成广泛的组织和细胞损伤,导致肺水肿、纤维蛋白沉积以及肺泡表面活性物质(PS)活性下降等非特异性改变。早产儿抗氧化酶,维生素C、E等抗氧化剂水平和活性均低,自由基清除能力差,因此对氧化应激易感。

3. **机械通气肺损伤** 主要是气压伤、容量伤以及生物伤。早产儿肺发育不成熟,弹力纤维和结缔组织发育不全,潮气量过高可引起肺泡过度膨胀,潮气量不足又会导致肺塌陷。毛细血管内皮、肺泡上皮细胞和基底膜损伤,液体可渗漏到肺泡腔,触发炎症反应以及促炎因子释放。

4. **感染和炎症反应** 宫内感染是导致早产儿BPD的重要因素。母亲合并绒毛膜羊膜炎、CMV、解脲支原体等感染,胎儿出生后BPD发生率明显增加,提示宫内感染和炎症反应在BPD中起重要作用。

此外,种族和基因不同,BPD的发病率和严重程度不同,提示遗传易感性在BPD的发病中起到一定的作用。出生后症状性动脉导管未闭、液体量过多导致肺间质水肿、维生素A和E缺乏、败血症及胃食管反流等因素均增加了BPD发生的风险。

【临床表现】

1. 主要见于胎龄＜28周,出生体重＜1 000g的早产儿,胎龄愈小,体重愈轻,发病率愈高。主要表现为慢性氧依赖,其程度见表6-6和表6-7早期需要机械通气的早产儿如果生后一周仍不能撤离呼吸机,提示可能已进入BPD早期。母亲伴有绒毛膜羊膜炎,胎儿合并宫内感染也是BPD的高危因素。

2. 临床症状和体征随着疾病严重程度而表现不同。主要表现为气急、吸气性凹陷、肺部干湿啰音等呼吸功能不全的症状和体征。

3. 大部分患者经过不同时期后可逐渐撤机或停氧,病程中常因反复呼吸道感染、症状性PDA、肺动脉高压使病情加重或死亡。严重者可遗留不同程度慢性呼吸系统以及心血管系统后遗症。由于慢性缺氧、能量消耗增加、进食困难,患儿常合并EUGR、脑瘫。

【实验室辅助检查】

1. **动脉血气**　低氧血症,高碳酸血症,患儿常表现为呼吸性酸中毒合并代谢性碱中毒。

2. **肺功能检测**　矫正胎龄(PMA)52周的重度BPD婴儿可表现为潮气量降低、气道阻力增加、动态肺顺应性下降和不均匀的气道梗阻导致气体潴留和过度充气伴通气分布异常。

3. **胸部X线**　典型BPD的X线主要表现为肺通气过度、肺不张、囊泡形成以及间质性肺气肿,不典型病例仅表现为肺通气过度和肺纹理模糊。严重病例伴有肺动脉高压者可显示肺动脉干影(图6-9)。

4. **肺CT**　分辨率高,主要表现为间质性肺病变,但考虑到射线风险,已不作为常规检查。

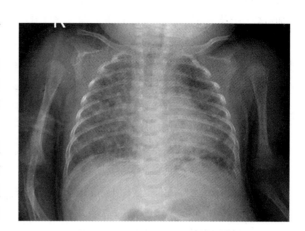

图6-9　支气管肺发育不良患儿胸片
肺纹理模糊,部分肺通气过度,囊泡形成。

【诊断标准】

BPD的诊断标准见表6-6。

表6-6　2001年BPD的诊断标准及分度

吸氧至少28天,进行严重度分级:出生胎龄<32周者,PMA 36周或出院时评估严重程度;出生胎龄≥32周者,生后56天或出院时评估严重程度(以先到的为准)。	
轻度BPD	停氧
中度BPD	需要氧气<30%
重度BPD	需要≥30%氧气/正压支持(CPAP或机械通气)

BPD分级标准见表6-7。

表6-7　2018 BPD分级标准

BPD 分度	有创IPPV	nCPAP、NIPPV或鼻导管 吸氧流量≥3L/min	鼻导管吸氧流量 1~3L/min	头罩吸氧	鼻导管吸氧流量 <1L/min
Ⅰ		21%	22%~29%	22%~29%	22%~70%
Ⅱ	21%	22%~29%	≥30%	≥30%	≥70%
Ⅲ	>21%	≥30%			
ⅢA	早产儿在日龄>14天,矫正胎龄<36周之间因持续性肺疾病和呼吸衰竭死亡,排除因坏死性小肠结肠炎、脑室出血、败血症和放弃治疗引起的死亡				

表中百分数为吸入氧浓度。

【治疗】

1. **营养支持**　由于慢性缺氧呼吸做功增加,应给BPD患儿提供足够的能量和蛋白质,重症BPD

建议热卡 120～150kcal/(kg·d);补充维生素 A 促进肺泡上皮细胞增殖;合并贫血者应积极纠正,可通过输血治疗,也可应用促红细胞生成素以减少输血次数。

2. **限制液体** BPD 患儿肺液体平衡异常,即使摄入正常量的液体也可导致肺间质和肺泡水肿,因此应限制液体量和钠的摄入。然而,过多地限制液体又会引起营养不良,影响肺泡化进程。必要时可使用利尿剂。

3. **呼吸支持** 对于重度 BPD,机械通气有其特殊性,需要符合患者的病理生理特点而调整呼吸机潮气量、吸气时间和 PEEP,有时需要较高的参数。重度 BPD 患儿出院后可根据血氧饱和度监测继续家庭氧疗,使 SpO_2 维持在 92%～94%。

4. **抗炎治疗** 糖皮质激素具有抑制炎症反应、减轻支气管痉挛及肺水肿和肺纤维化、促进抗氧化、迅速改善呼吸功能的作用,有助于撤离呼吸机,减少 BPD 发生,因此广泛用于临床。但近年来临床研究发现,糖皮质激素增加死亡率,抑制头围生长,甚至增加脑瘫的风险。临床选用激素时应该平衡其对减少氧依赖带来益处及激素对其他方面尤其是神经系统的影响之间的关系后谨慎使用。

5. **控制感染** 病程中继发细菌、病毒或真菌感染是诱发病情加重的常见原因。在发生感染时,应确定病原,针对性地使用抗生素治疗。呼吸道合胞病毒(RSV)是 BPD 患儿出院后反复呼吸道感染的主要病因。美国儿科学会推荐,对于重度 BPD 患儿,在 RSV 感染高峰季节前给予被动免疫预防。

6. **其他治疗** 枸橼酸咖啡因是预防和治疗呼吸暂停的药物。对于出生体重小于 1 250g 的早产儿使用咖啡因可预防或减少 BPD 的发生。吸入性支气管扩张剂、外源性 PS 使用、抗氧化剂、NO 吸入以及干细胞治疗尚在研究中。

由于目前缺乏特效的治疗手段,因此预防 BPD 的发生远比治疗更重要。预防早产、早产儿产前母亲皮质激素应用、出生后第一个小时的合理救治、保护性呼吸治疗策略、降低感染等均为预防 BPD 发生的措施。

【预后】

随着极小早产儿存活率的增加,BPD 的发生率也随之增加,病死率和预后仍不容乐观。重度 BPD 病死率为 25%。存活者第一年再入院率高达 50%,反复下呼吸道感染是主要原因。神经系统发育迟缓高出正常儿 2～3 倍。

(容志惠)

第十节 | 新生儿持续肺动脉高压

新生儿持续肺动脉高压(persistent pulmonary hypertension of the newborn,PPHN)表现为生后肺血管阻力持续性增高,使由胎儿型循环过渡至正常“成人”型循环发生障碍,肺动脉及右心系统压力显著增高,引起心房和/或动脉导管水平血液右向左分流,临床出现严重低氧性呼吸衰竭症状。PPHN 约占活产新生儿的 2‰,但在所有新生儿呼吸衰竭患者中伴有不同程度的肺动脉高压的比例可高达 10%。本病多见于足月儿或过期产儿,但也可发生在早产或极早产儿;多数伴有肺实质性疾病,但也可由特发性肺血管疾病所致。

【病因和发病机制】

1. **围产期窒息或肺实质性疾病** PPHN 常继发于肺实质性疾病,伴有或不伴有窒息的胎粪吸入综合征、呼吸窘迫综合征(RDS)、重症湿肺、肺炎或败血症等。由于上述因素的存在,新生儿肺血管不能适应生后的环境,未能有效的舒张而仍保持高阻力状态,导致肺动脉压力持续增高。

2. **宫内慢性低氧等因素所致的肺血管重塑及肺血管排列异常** 该原因所致的 PPHN 患儿肺实质可正常,表现为肺血管发育不良(maldevelopment of pulmonary vasculature),又称为特发性肺动脉高压(idiopathic pulmonary hypertension)。因胸部 X 线片检查无实质性疾病表现,肺透亮度并不降低,也称“黑色肺”PPHN(black lung PPHN)。患儿肺动脉异常肌化,严重低氧和肺血管收缩,预后相对较差。

3. 肺发育不全 由于羊水过少、肺动脉阻塞（红细胞增多、高黏血症等）所致的肺发育不全（lung hypoplasia/underdevelopment），导致肺动脉高压。

4. 先天性膈疝并发肺动脉高压 先天性膈疝常并发肺发育不全和PPHN；尽管其他病因的PPHN生存率目前已大有改善，膈疝并发PPHN的病死率和需要体外膜氧合支持治疗的机会仍然较高。

5. 肺泡毛细血管发育不良（alveolar capillary dysplasia，ACD） 该病较罕见，常伴有肺静脉分布和排列异常，表现为严重的呼吸衰竭和PPHN，病死率极高。

6. 心功能不全伴肺动脉高压 宫内动脉导管关闭引起血液动力学改变，生后出现肺动脉高压和右心衰竭；左心功能不全也可引起肺静脉高压，进而导致肺动脉高压，而治疗主要是需针对心肌功能的改善，而不是降低肺血管阻力。

7. 围产期药物应用与PPHN 母亲产前应用非甾体抗炎药而致胎儿宫内动脉导管关闭、孕后期选择性5-羟色胺再摄取抑制剂（selective serotonin reuptake inhibitor，SSRI）应用等，与新生儿PPHN发病有关联。

【病理生理】

正常新生儿生后由于呼吸的建立、动脉血氧分压的升高，肺血管阻力显著下降，使肺动脉压力下降，肺血流增加。PPHN可由多种围产因素引起（见上文），其病理生理特点是低氧等各种不同原因造成肺动脉压力升高，当肺动脉或右心压力超过体循环压，低氧合的血流经胎儿和新生儿生后早期特有且尚未形成解剖关闭的卵圆孔和/或动脉导管这两个通道进行右向左分流（图6-10），使体循环血氧饱和度明显下降。这种低氧血症主要由右向左分流引起，一般不能被单纯提高吸入氧浓度而缓解；因右向左分流，血氧更低，在低氧情况下肺血管进一步收缩、阻力增加，导致肺动脉高压的"恶性循环"，故称持续肺动脉高压。

在导致上述病理生理的过程中，多种途径调控肺动脉阻力的变化，包括NO-cGMP信号通路、前列环素-cAMP途径、eNOS的表达、氧化损伤、ET-1和血栓素水平等。对上述病理生理机制了解也为临床治疗提供了干预靶点。

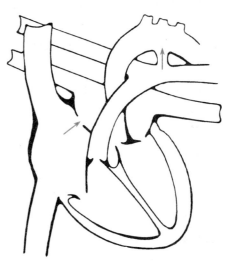

图6-10 PPHN心房和动脉导管水平右向左分流示意图

箭头为分流方向。

【临床表现】

患者多为足月儿、过期产儿或近足月儿；可有围产期窒息、羊水被胎粪污染、胎粪吸入等病史。生后除短期内有呼吸窘迫外，在24h内可有发绀；如有肺部原发性疾病，患儿可出现呼吸窘迫的症状和体征，如气促、吸气性凹陷或呻吟；动脉血气分析常显示严重低氧，$PaCO_2$相对正常。应强调在适当通气情况下，当新生儿早期表现为严重的低氧血症，且与肺实质疾病的严重程度或胸部X线表现不相符，并除外气胸及发绀型先天性心脏病时，均应考虑PPHN的可能。

PPHN患儿常表现为明显发绀，吸氧后一般不能缓解；通过心脏听诊可在左或右下胸骨缘闻及三尖瓣反流所致的收缩期杂音。因肺动脉压力增高而出现第二心音增强。当新生儿在应用机械通气时，呼吸机参数未变而血氧合不稳定（oxygenation labile），应考虑有PPHN可能。因肺实质性疾病存在通气/血流比值失调时，也可出现血氧分压的不稳定，故该表现并非PPHN所特有。

【诊断】

1. 临床表现 根据患儿有明显的低氧血症，通过病史和体检，对于有明显低氧血症且与X线所示的肺部疾病程度不相符时，应考虑存在PPHN；但应该与发绀型先天性心脏病鉴别。结合PPHN时心房或动脉导管水平右向左分流情况（见图6-10），可见动脉导管开口前（右上肢）与动脉导管开口后（下肢）动脉血氧分压差10~20mmHg及以上或经皮血氧饱和度两处的差值5%~10%及以上（下肢测定值低于右上肢),提示 PPHN 存在动脉导管水平的右向左分流;当患儿仅有心房卵圆孔水平右向左分流时,不出现上述氧分压或氧饱和度差,此时也不能排除 PPHN。

2. 超声心动图检查 在 PPHN 诊断中,评估肺动脉压力十分重要;可通过二维超声检查排除发绀型先天性心脏畸形;超声多普勒监测动脉导管和 / 或卵圆孔水平是否存在右向左分流;同时,常根据超声多普勒探及经过三尖瓣反流血流的峰值流速,通过简化 Bernoulli 方程(右心室收缩压 = 右心房压 +4× 三尖瓣反流速度^2)计算肺动脉压力。

3. 其他 脑钠肽(brain natriuretic peptide,BNP)或氨基末端脑钠肽前体(NT-proBNP)在 PPHN 急性期可显著增高。

【治疗】

PPHN 的程度可从轻度低氧伴轻度呼吸窘迫到严重低氧血症伴心肺功能不稳定。治疗目的是降低肺血管阻力、维持体循环血压、纠正右向左分流和改善氧合。除治疗原发疾病外,应给予一般支持:提供最佳环境温度和营养支持、避免应激刺激,必要时镇静和止痛;维持内环境稳定,纠正严重酸中毒,使 PPHN 急性期血 pH>7.25;维持正常血压,以减少右向左分流,低血压时可通过白蛋白、血浆、输血、生理盐水等补充容量,也可使用正性肌力药物如多巴胺、多巴酚丁胺等。

1. 呼吸支持和维持最佳肺通气 被确诊 PPHN 的患儿,一般均需要机械通气呼吸支持,以维持血氧分压在 55～80mmHg,或经皮血氧饱和度(SaO_2)90%～98%。因肺过度充气或萎陷均可导致肺血管阻力增加,应保持最佳肺容量;在呼吸支持中应选择合适的呼气末正压(PEEP)和平均气道压(MAP),也可使用高频通气以募集和复张更多的肺泡和减少肺损伤。对于有肺实质性疾病,如 RDS、MAS、肺炎等存在原发或继发性表面活性物质失活而同时并发 PPHN 者,使用肺表面活性物质后可募集和复张更多的肺泡,改善氧合。

2. 血管扩张剂降低肺动脉压力 在采取了充分的肺泡募集和复张措施,包括常规、高频辅助通气,表面活性物质应用后,要依据氧合状态、体循环血压、超声测定的心脏功能等,选择进一步的扩血管治疗方案。

(1)一氧化氮吸入(inhaled nitric oxide,iNO):选择性肺血管扩张剂,应用后不显著影响体循环血压。iNO 分布于有通气的肺泡,故能改善通气 / 血流比值。临床研究已证明 iNO 能改善 PPHN 的氧合,减少体外膜氧合的使用,故已作为足月或近足月儿 PPHN 的标准治疗手段。一般氧合指数(oxygenation index,OI),即:FiO_2× 平均气道压 ×100/PaO_2 达 15～25 是 iNO 的适应证。吸入一氧化氮的气体常通过加入机械通气的气流管路中实施,其常用初始吸入浓度为 20ppm。

(2)磷酸二酯酶 -5(PDE-5)抑制剂:生理状态下 NO 是通过增加血管平滑肌的 cGMP 水平使血管舒张,而 cGMP 的降解是通过 PDE-5 实现的;通过抑制 PDE-5 的活性,减少 cGMP 的降解,增加血管平滑肌 cGMP,可使肺血管舒张;常用的 PDE-5 抑制剂是西地那非,剂量为每次 0.5～2mg/kg,每 6～12h 经胃管应用。

(3)其他血管扩张剂:包括应用内皮素受体拮抗剂,抑制内皮素的血管收缩作用;磷酸二酯酶 -3(PDE-3)抑制剂,增加 cAMP 水平;前列环素,如吸入伊洛前列素、静脉应用曲前列尼尔等,均可用于 PPHN 的扩血管治疗。

3. 体外膜氧合(extracorporeal membrane oxygenation,ECMO) 对于严重低氧性呼吸衰竭和肺动脉高压,在常规呼吸支持和扩血管药物应用无效、低氧血症持续时,可使用 ECMO 技术,以纠正低氧血症,同时能减少呼吸支持参数,有利于肺的恢复。

(杜立中)

第十一节 │ 新生儿黄疸

新生儿黄疸(neonatal jaundice),也称为新生儿高胆红素血症(hyperbilirubinemia of newborn),是因胆

红素在体内积聚引起的皮肤或其他器官黄染,是新生儿期最常见的临床问题,超过80%的正常新生儿在生后早期可出现皮肤黄染;新生儿血清胆红素(total serum bilirubin,TSB)达5~7mg/dl(成人超过2mg/dl)即可出现肉眼可见的黄疸(胆红素单位换算:1mg/dl=17.1μmol/L)。非结合胆红素增高是新生儿黄疸最常见的表现形式,重者可引起胆红素脑病(核黄疸),造成神经系统的永久性损害,甚至死亡(详见本章第十二节)。

【胎儿和新生儿胆红素代谢的生理机制】

在胎儿期,肝脏代谢相对不活跃,胎儿红细胞破坏后所产生的胆红素主要是通过胎盘进入母体,由母亲肝脏处理。如胎儿因溶血红细胞破坏过多,母亲肝脏不能完全处理所有由胎儿产生的胆红素,此时新生儿脐血中也可以检测到高于正常的胆红素;宫内溶血还可出现脐带组织和羊水黄染;此外,当骨髓和髓外造血不能满足需要时,可出现胎儿贫血。胆红素来源于含血红素蛋白的分解代谢,在新生儿期,多数胆红素来源于衰老红细胞破坏所产生的血红素。红细胞经网状内皮系统破坏后所产生的血红素约占80%,其他来源的血红素包括肝脏、骨髓中红细胞前体和其他组织中的含血红素蛋白,约占20%。血红素在血红素加氧酶-1(heme oxygenase-1,HO-1)的作用下转变为胆绿素,后者在胆绿素还原酶(biliverdin reductase)的作用下形成胆红素。在血红素转变为胆绿素的过程中产生内源性的一氧化碳(CO),故临床上可通过呼出气CO的产量来评估红细胞的破坏率或胆红素的产生速率。每1g血红蛋白可产生34mg(600μmol)非结合胆红素(图6-11)。

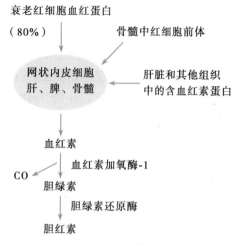

图6-11　胆红素的生成途径

胆红素的转运、肝脏摄取和处理:血中非结合胆红素多数与白蛋白结合,以复合物形式转运至肝脏。非结合胆红素与白蛋白结合后一般不易进入中枢神经系统。但是,游离状态的非结合胆红素呈脂溶性,能够通过血-脑屏障,进入中枢神经系统,过高的游离胆红素可引起胆红素脑病。某些情况,如低血白蛋白水平,血胆红素水平快速上升;溶血、窒息缺氧、酸中毒、感染、早产和低血糖等,可显著降低胆红素与白蛋白的结合率;游离脂肪酸、静脉用脂肪乳剂和某些药物,如磺胺、头孢类抗生素、利尿剂等也可竞争性影响胆红素与白蛋白的结合,使游离胆红素增高。胆红素进入肝脏后被肝细胞的受体蛋白(Y蛋白和Z蛋白,一种细胞内的转运蛋白)结合后转运至光面内质网,通过尿苷二磷酸葡糖醛酸基转移酶(UGT)的催化,每一分子胆红素结合两分子的葡糖醛酸,形成水溶性的结合胆红素(conjugated bilirubin),后者经胆汁排泄至肠道。肠道胆红素通过细菌作用被还原为粪胆素原(stercobilinogen)后随粪便排出;部分排入肠道的结合胆红素可被肠道的β-葡糖醛酸酐酶(β-glucuronidase)水解,或在碱性环境中直接与葡糖醛酸分离再成为非结合胆红素,后者可通过肠壁经门静脉重吸收到肝脏再行处理,形成肠肝循环(enterohepatic circulation)。在某些情况下,如早产儿、肠梗阻等,肠肝循环可显著增加血胆红素水平。

【新生儿胆红素代谢特点】

新生儿期有诸多原因使血清胆红素处于较高水平,主要有以下几点。

1. **胆红素生成过多**　新生儿每天生成的胆红素明显高于成人(新生儿6~10mg/kg,成人3~4mg/kg),其原因是:胎儿血氧分压低,红细胞数量代偿性增加,出生后血氧分压升高,过多的红细胞破坏;新生儿红细胞寿命相对短(早产儿低于70天,足月儿约80天,成人为120天),且血红蛋白的分解速度是成人的2倍;肝脏和其他组织中的血红素及骨髓红细胞前体较多,其比例在足月儿和早产儿分别为20%~25%和30%,而在成人仅占15%。

2. **血浆白蛋白联结胆红素的能力不足**　刚娩出的新生儿常有不同程度的酸中毒,可减少游离胆红素与白蛋白联结;早产儿胎龄越小,白蛋白含量越低,其联结游离胆红素的量也越少。

3. 肝细胞处理胆红素能力差　非结合胆红素（unconjugated bilirubin）进入肝细胞后，与 Y、Z 蛋白结合，而新生儿出生时肝细胞内 Y 蛋白含量极微（生后 5～10 天达正常），UGT 含量也低（生后 1 周接近正常）且活性差（仅为正常的 0～30%），因此，生成结合胆红素的量较少。出生时肝细胞将结合胆红素排泄到肠道的能力暂时低下，早产儿更为明显，可出现暂时性肝内胆汁淤积。

4. 肠肝循环特点　在新生儿，肠蠕动性差以及肠道菌群尚未完全建立，而肠腔内 β- 葡糖醛酸酐酶活性相对较高，可将结合胆红素转变成非结合胆红素，再通过肠道重吸收，导致肠肝循环增加，血胆红素水平增高。此外，胎粪含胆红素较多，如排泄延迟或便秘，也可使胆红素重吸收增加。

当饥饿、缺氧、脱水、酸中毒、皮肤或内脏毛细血管瘤、内出血如头颅血肿或颅内出血时，更易出现黄疸或使原有黄疸加重。

【新生儿黄疸分类】

传统基于单个血清胆红素值而确定的所谓"生理性或病理性黄疸"的观点已受到了挑战。根据临床实际，目前较被接受的高胆红素血症风险评估方法是采用日龄（表 6-8）或小时龄胆红素值分区曲线，又称 Bhutani 曲线（图 6-12）；根据不同胎龄和生后小时龄以及是否存在高危因素来评估和判断这种胆红素水平是否正常或安全，以及是否需要治疗（光疗）干预（图 6-13）。所谓高危因素指临床上常与重症高胆红素血症并存的因素，高危因素越多，重度高胆红素血症机会越大，发生胆红素脑病机会也越大。新生儿溶血、头颅血肿、脏器或皮下淤血、窒息、缺氧、酸中毒、脓毒症、高热、低体温、低蛋白血症、低血糖等即属于高危因素。

表 6-8　全国 875 例足月新生儿检测 7 天内胆红素百分位值　　　　　　　　　　　　　单位：μmol/L

百分位值	第 1 天	第 2 天	第 3 天	第 4 天	第 5 天	第 6 天	第 7 天
P_{50}	77.29	123.29	160.91	183.82	195.28	180.74	163.98
P_{75}	95.41	146.71	187.42	217.51	227.43	226.74	200.75
P_{95}	125.17	181.60	233.75	275.31	286.42	267.44	264.19

（一）生理性黄疸（physiological jaundice）

也称为非病理性高胆红素血症（non-pathologic hyperbilirubinemia）。人类初生时主要由于红细胞破坏增多及肝脏酶系统不成熟，胆红素产量大于胆红素排泄量。在我国几乎所有足月新生儿在生后早期都会出现不同程度的暂时性血清胆红素增高。表 6-8 显示了我国足月新生儿初生第 1 天至第 7 天血清总胆红素浓度。生理性黄疸是排除性诊断，其特点为：①一般情况良好。②足月儿生后 2～3

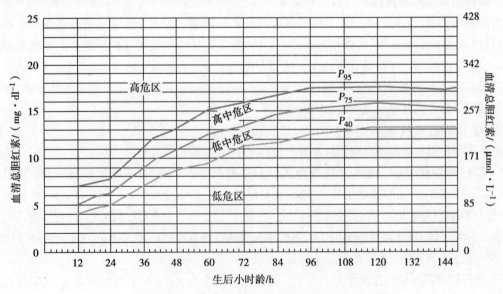

图 6-12　生后小时龄胆红素风险评估曲线（Bhutani 曲线）

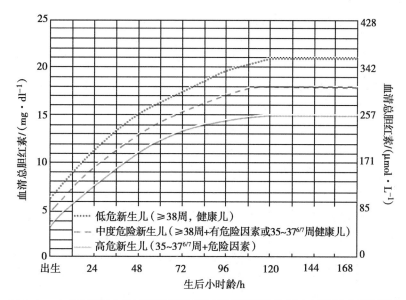

图 6-13　>35 周新生儿不同胎龄及不同高危因素的生后小时龄光疗干预标准

天出现黄疸,4~5 天达高峰,5~7 天消退,最迟不超过 2 周;早产儿黄疸多于生后 3~5 天出现,5~7 天达高峰,7~9 天消退,最长可延迟到 3~4 周。③每天血清胆红素升高<85μmol/L（5mg/dl）或生后 24h 内每小时增加<0.3mg/dl,>生后 24h 者每小时增加<0.2mg/dl。④血清总胆红素值尚未超过小时龄胆红素曲线（Bhutani曲线）的 P_{95},或未达到相应日龄、胎龄及相应危险因素下的光疗干预标准（见图6-13）。

（二）病理性黄疸（pathologic jaundice）

病理性黄疸又称为非生理性高胆红素血症（non-physiological hyperbilirubinemia）或显著的高胆红素血症（significant hyperbilirubinemia）。病理性黄疸相对生理性黄疸而言是血清胆红素水平异常增高或胆红素增高性质的改变,某些显著胆红素增高是属于生理性黄疸的延续或加深,而更重要的是要积极寻找引起其增高的原发病因,及时干预,预防胆红素脑损伤的发生。出现下列任一项情况应该考虑有病理性黄疸:①生后 24h 内出现黄疸。②血清总胆红素值已达到相应日龄及相应危险因素下的光疗干预标准（见图6-13）,或超过小时胆红素风险曲线的 P_{95}（见图6-12）;或胆红素每天上升超过85μmol/L（5mg/dl）或生后 24h 内每小时增加>0.3mg/dl,>生后 24h 者每小时增加>0.2mg/dl。③黄疸持续时间长,足月儿>2 周,早产儿>4 周。④黄疸退而复现。⑤血清结合胆红素>34μmol/L（2mg/dl）。

病理性黄疸根据其发病原因分为三类。

1. 胆红素生成过多　因过多红细胞的破坏及肠肝循环增加,使胆红素增多。

（1）红细胞增多症:即静脉血红细胞>$6×10^{12}$/L,血红蛋白>220g/L,血细胞比容>65%。常见于母 - 胎或胎 - 胎输血、脐带结扎延迟、宫内发育迟缓（慢性缺氧）及糖尿病母亲所生婴儿等。

（2）血管外溶血:如较大的头皮血肿、皮下血肿、颅内出血、内脏出血等。

（3）同族免疫性溶血:见于母婴血型不合,如 ABO 或 Rh 血型不合等;我国以 ABO 溶血病多见。

（4）感染:细菌、病毒、螺旋体、衣原体、支原体和原虫等引起的重症感染皆可致溶血,以金黄色葡萄球菌、大肠埃希菌引起的脓毒症多见。

（5）肠肝循环增加:先天性肠道闭锁、先天性幽门肥厚、巨结肠、饥饿和喂养延迟等均可使胎粪排泄延迟或便秘,使胆红素重吸收增加。

（6）母乳喂养与黄疸:母乳喂养相关的黄疸（breast feeding associated jaundice）常指母乳喂养的新生儿在生后一周内,由于生后数天内奶量摄入不足、排便延迟等,使血清胆红素升高,也有称该类黄疸为摄入不佳高胆红素血症（suboptimal intake hyperbilirubinemia）。患儿可有生理性体重下降显著及血钠增高。黄疸常可通过增加母乳喂养量和频率而得到缓解,母乳不足时也可以添加配方奶。该类黄疸不是母乳喂养的禁忌。

母乳性黄疸（breast milk jaundice）常指母乳喂养的新生儿在生后 1～3 个月内仍有黄疸,表现为非溶血性高非结合胆红素血症,其诊断常是排除性的。母乳性黄疸的确切机制仍不完全清楚,有研究表明部分母亲母乳中的 β- 葡糖醛酸酐酶水平较高,可在肠道通过增加肠葡糖醛酸与胆红素的分离,使非结合胆红素被肠道再吸收,从而增加了肝脏处理胆红素的负担;也有研究提示与肝脏 UGT 基因多态性有关。母乳性黄疸一般不需治疗,试停喂母乳 24～48h,黄疸可明显减轻,但一般可以继续坚持母乳喂养;当胆红素水平达到光疗标准时应进行干预。

（7）红细胞酶缺陷:葡萄糖 -6- 磷酸脱氢酶（G-6-PD）、丙酮酸激酶和己糖激酶缺陷均可影响红细胞正常代谢,使红细胞膜僵硬,变形能力减弱,滞留和破坏于网状内皮系统。

（8）红细胞形态异常:遗传性球形红细胞增多症、遗传性椭圆形红细胞增多症、遗传性口形红细胞增多症、婴儿固缩红细胞增多症等均由于红细胞膜结构异常使红细胞在脾脏破坏增加。

（9）血红蛋白病:地中海贫血,和其他血红蛋白肽链数量和质量缺陷而引起溶血。

（10）其他:维生素 E 缺乏和低锌血症等使细胞膜结构改变导致溶血。

2. 肝脏胆红素代谢障碍　由于肝细胞摄取和结合胆红素的功能低下,血清非结合胆红素升高。

（1）缺氧和感染:如窒息缺氧和严重感染等,均可抑制肝脏 UGT 的活性。

（2）Crigler-Najjar 综合征:即先天性 UGT 缺乏,基因突变位于 *UGT1A1* 基因的编码区域。I 型属常染色体隐性遗传,酶完全缺乏;该型使用 UGT 诱导剂,如苯巴比妥治疗无效;生后数年内需长期光疗,以降低血清胆红素和预防胆红素脑病;该病临床罕见,患儿很难存活,肝移植可以使 UGT 活性达到要求。II 型多属常染色体显性遗传,酶活性低下,但仍有一些残余酶活性,发病率较 I 型高;酶诱导剂,如苯巴比妥治疗有效。

（3）Gilbert 综合征:是一种慢性的、良性高非结合胆红素血症,属常染色体显性遗传。是由于肝细胞摄取胆红素功能障碍和肝脏 UGT 活性降低所致。与 Crigler-Najjar 综合征不同的是其 UGT 活性降低的机制是在基因启动子区域 TA 重复增加,或在我国人群中更常见的是 *UGT1A1* 基因外显子 *G71R* 基因突变,导致酶的活力降低。Gilbert 综合征症状轻,通常于青春期才有表现;在新生儿期由于该酶活力降低,致肝细胞结合胆红素功能障碍而表现为高胆红素血症。当 *UGT* 基因突变和 G-6-PD 缺乏、ABO 血型不合等同时存在时,高胆红素血症常更为明显。

（4）Lucey-Driscoll 综合征:即家族性暂时性新生儿黄疸。某些新生儿在生后 48h 内表现为严重的高非结合胆红素血症,其原因为妊娠后期孕母血清中存在一种性质尚未明确的葡糖醛酸转移酶抑制物,使新生儿肝脏 UGT 活性被抑制。本病有家族史,新生儿早期黄疸重,2～3 周自然消退。

（5）药物:某些药物如磺胺、水杨酸盐、维生素 K_3、吲哚美辛、毛花苷 C 等,可与胆红素竞争 Y、Z 蛋白的结合位点,影响胆红素的转运而使黄疸加重。

（6）先天性甲状腺功能减退:甲状腺功能减退时,肝脏 UGT 活性降低可持续数周至数月;还可以影响肝脏胆红素的摄取和转运。经甲状腺素治疗后,黄疸常明显缓解。

（7）其他:脑垂体功能低下和 21- 三体综合征等常伴有血胆红素升高或生理性黄疸消退延迟。

3. 胆汁排泄障碍　肝细胞排泄结合胆红素障碍或胆管受阻,可致高结合胆红素血症,如同时有肝细胞功能受损,也可伴有非结合胆红素增高。

（1）新生儿肝炎:多由病毒引起的宫内感染所致。常见有乙型肝炎病毒、巨细胞病毒、风疹病毒、单纯疱疹病毒、肠道病毒及 EB 病毒等。

（2）先天性代谢缺陷病:α_1- 抗胰蛋白酶缺乏症、半乳糖血症、果糖不耐受症、酪氨酸血症、糖原贮积症IV型及脂质贮积病（尼曼 - 皮克病、戈谢病）等可有肝细胞损害。

（3）Dubin-Johnson 综合征:即先天性非溶血性结合胆红素增高症。该病较罕见,是由肝细胞分泌和排泄结合胆红素障碍所致,可出现非结合胆红素和结合胆红素增高,临床经过良性。

（4）肠道外营养所致的胆汁淤积:在新生儿监护病房中,常见于极低体重儿长期接受全肠道外营养,包括使用脂肪乳剂和氨基酸,出现胆汁淤积,使血清结合胆红素增高,同时可伴有肝功能损害。上述情况一般随肠道外营养的停用而逐渐缓解。

（5）胆道闭锁和其他引起胆道阻塞的疾病：由于先天性胆道闭锁或先天性胆总管囊肿，使肝内或肝外胆管阻塞，结合胆红素排泄障碍，是新生儿期阻塞性黄疸的常见原因。新生儿胆道闭锁，黄疸可在2~4周出现，大便逐渐呈灰白色，血清结合胆红素水平显著增高。胆汁黏稠综合征也可以出现阻塞性黄疸表现；由于胆汁淤积在小胆管中，结合胆红素排泄障碍，严重的新生儿溶血病时因短期大量的胆红素需经胆道排泄，引起胆汁淤积；肝和胆道的肿瘤也可压迫胆管造成阻塞。对于新生儿胆道闭锁，早期诊断和干预很重要；在生后60天内做引流手术者效果较好，否则后期因胆汁性肝硬化的发生而造成肝脏不可逆的损伤。引流手术无效者，肝移植是治疗选择。

【高胆红素血症的风险评估与管理】

黄疸是新生儿早期常见的现象，适度的生理性胆红素水平有一定抗氧化作用，对机体是有益的，但过高的胆红素水平可造成神经系统永久性的损害和功能障碍。在诊治过程中既要及时发现有风险的高胆红素血症并进行及时治疗，又要避免对未达到风险程度的生理性黄疸进行过多或不必要的干预。新生儿高胆红素血症所致的神经系统损伤是完全可以通过早期对有风险的胆红素水平进行干预，如光照疗法（见本章第十二节）而避免的，但遗憾的是目前我国新生儿胆红素脑病仍时有发生。因此，极有必要对新生儿早期的胆红素水平进行风险评估和系统管理。

常见的新生儿高胆红素血症峰值在生后4~5天，而绝大多数健康足月儿在此时已从产科出院，因此，应该对产科出院前后所有新生儿进行胆红素水平的系统检测和随访。目前常用的方法是以小时龄胆红素风险评估曲线（Bhutani曲线）（见图6-12）进行评估；该曲线将相应日龄的胆红素水平以P_{40}，P_{75}，P_{95}划分为低危、低中危、高中危和高危4个区域，同时结合是否存在新生儿溶血、头皮血肿、皮下淤血、窒息、缺氧、酸中毒、脓毒症、高热、低体温、低蛋白血症、低血糖等高危因素分析判断，一般对血清总胆红素超过P_{95}者进行干预。根据小时龄胆红素风险评估曲线，对产科出院新生儿进行血清或经皮胆红素测定随访：①对于生后48h内出院的新生儿，应进行2次随访，第一次在24~72h，第二次在72~120h。②生后72~120h内出院的新生儿，应在出院后2~5天内随访。③对于存在风险因素的新生儿，应多次随访；而无风险因素的新生儿，可延长随访时间间隔。④结合出院前胆红素值及所在危险区域，制订合适的随访计划。

【高胆红素血症的治疗】

详见本章第十二节。

（杜立中）

第十二节 | 新生儿溶血病

新生儿溶血病（hemolytic disease of newborn，HDN）指母婴血型不合引起的同族免疫性溶血（isoimmune hemolytic disease）。在已发现的人类26个血型系统中，以ABO血型不合最常见，Rh血型不合较少见。

【病因和发病机制】

由父亲遗传而母亲所不具有的显性胎儿红细胞血型抗原，通过胎盘进入母体，刺激母体产生相应的血型抗体，当不完全抗体（IgG）进入胎儿血液循环后，与红细胞的相应抗原结合（致敏红细胞），在网状内皮系统被破坏，引起溶血。若母婴血型不合的胎儿红细胞在分娩时才进入母血，则母亲产生的抗体不使这一胎发病，而可能使下一胎发病（血型与上一胎相同）。

1. ABO溶血　主要发生在母亲O型而胎儿A型或B型，如母亲AB型或婴儿O型，则不发生ABO溶血病。

（1）40%~50%的ABO溶血病发生在第一胎，其原因是：O型母亲在第一胎妊娠前，已受到自然界A或B血型物质（某些植物、寄生虫、伤寒疫苗、破伤风及白喉类毒素等）的刺激，产生抗A或抗B

抗体（IgG）。

（2）母亲 O 型、子代 A 或 B 型的血型不符发生率约 15%，但在这些母子 ABO 血型不符中，仅 1/5 发生 ABO 溶血病，其原因为：①胎儿红细胞抗原性的强弱不同，导致抗体产生量少，只有成人的 1/4；②除红细胞外，A 或 B 抗原存在于许多其他组织，只有少量通过胎盘的抗体与胎儿红细胞结合，其余的被组织或血浆中可溶性的 A 或 B 物质吸收。

2. Rh 溶血　Rh 血型系统有 6 种抗原，即 D、E、C、c、d、e（d 抗原未测出只是推测），其抗原性强弱依次为 D＞E＞C＞c＞e，故 Rh 溶血病中以 RhD 溶血病最常见，其次为 RhE，由于 e 抗原抗原性最弱，故 Rhe 溶血病罕见。传统上红细胞缺乏 D 抗原称为 Rh 阴性，而具有 D 抗原称为 Rh 阳性，中国人绝大多数为 Rh 阳性，汉族人阴性仅占 0.3%。当母亲 Rh 阳性（有 D 抗原），但缺乏 Rh 系统其他抗原如 E，若胎儿具有该抗原时，也可发生 Rh 不合溶血病。母亲暴露于 Rh 血型不合抗原的机会主要有：①曾输注 Rh 血型不合的血液；②分娩或流产接触 Rh 血型抗原，此机会可高达 50%；③在孕期胎儿 Rh 阳性血细胞经胎盘进入母体。

Rh 溶血病一般不发生在第一胎，是因为自然界无 Rh 血型物质，Rh 抗体只能由人类红细胞 Rh 抗原刺激产生。Rh 阴性母亲首次妊娠，于妊娠末期或胎盘剥离（包括流产及刮宫）时，Rh 阳性的胎儿血进入母血中，约经过 8～9 周产生 IgM 抗体（初发免疫反应），此抗体不能通过胎盘，以后虽可产生少量 IgG 抗体，但胎儿已经娩出。如母亲再次妊娠（与第一胎 Rh 血型相同），怀孕期可有少量（低至 0.2ml）胎儿血进入母体循环，于几天内便可产生大量 IgG 抗体（次发免疫反应），该抗体通过胎盘引起胎儿溶血。既往输过 Rh 阳性血的 Rh 阴性母亲，其子代第一胎也可发病。

抗原性最强的 RhD 血型不合者，也仅有 1/20 发病，主要由于母亲对胎儿红细胞 Rh 抗原的敏感性不同。另外，母亲为 RhD 阴性，如父亲的 RhD 血型基因为杂合子，则胎儿为 RhD 阳性的可能性为 50%，如为纯合子则为 100%，其他 Rh 血型也一样。当存在 ABO 血型不合时，Rh 血型不合的溶血常不易发生；其机制可能是 ABO 血型不合所产生的抗体已破坏了进入母体的胎儿红细胞，使 Rh 抗原不能被母体免疫系统所发现。

【病理生理】

ABO 溶血除引起黄疸外，其他改变不明显。Rh 溶血造成胎儿重度贫血，甚至心力衰竭。重度贫血、低蛋白血症和心力衰竭可导致全身水肿（胎儿水肿）。贫血时，髓外造血增强，可出现肝脾大。胎儿血中的胆红素经胎盘由母亲肝脏代谢，故娩出时黄疸往往不明显。出生后，由于新生儿处理胆红素的能力较差，因而出现黄疸。血清非结合胆红素过高可发生胆红素脑病（bilirubin encephalopathy）。

【临床表现】

症状轻重与溶血程度基本一致。多数 ABO 溶血病患儿除黄疸外，无其他明显异常。Rh 溶血病症状较重，严重者甚至导致死胎。

1. 黄疸　大多数 Rh 溶血病患儿生后 24h 内出现黄疸并迅速加重，而多数 ABO 溶血病在生后 24h 内出现黄疸，第 2～3 天黄疸明显加重。血清胆红素以非结合型为主，但如果溶血严重，造成胆汁淤积，后期结合胆红素也可升高。

2. 贫血　程度不一。重症 Rh 溶血，生后即可有严重贫血或伴有心力衰竭。部分患儿因其抗体持续存在，也可于生后 3～6 周发生晚期贫血。

3. 肝脾大　Rh 溶血病患儿多有不同程度的肝脾增大，ABO 溶血病患儿则不明显。

【并发症】

1. 胆红素脑病　为新生儿溶血病最严重的并发症，主要见于血清总胆红素（TSB）＞20mg/dl（342μmol/L）和 / 或每小时上升速度＞0.5mg/dl（8.5μmol/L）、胎龄＞35 周的新生儿；低出生体重儿在较低血清总胆红素水平，如 10～14mg/dl（171～239μmol/L）也可发生胆红素脑病。患儿多于生后 4～7 天出现症状。当非结合胆红素水平过高，游离胆红素可透过血 - 脑屏障，造成中枢神经系统功能障碍，如不经治疗干预，可造成永久性损害。胆红素常造成基底神经节、海马、下丘脑神经核和小脑神经元坏死,尸体解剖可见相应部位的神经核黄染,故又称为核黄疸(kernicterus)。

临床上胆红素脑病和核黄疸名词常互相通用,目前推荐的分类是将生后数周内胆红素所致的中枢神经系统损害称为急性胆红素脑病(acute bilirubin encephalopathy);将胆红素所致的慢性和永久性中枢神经系统损害或后遗症称为核黄疸,或慢性胆红素脑病。胆红素升高也可引起暂时性脑病(transient encephalopathy):指胆红素引起的神经系统损伤是可逆性的,临床表现随着胆红素水平的增高而逐渐出现,如嗜睡、反应低下,但随治疗后的胆红素降低而症状消失;脑干听觉诱发电位显示各波形的潜伏期延长,但可随治疗而逆转。

胆红素脑病常在24h内较快进展,临床可分为4个阶段。

第一期:表现为嗜睡、反应低下、吮吸无力、拥抱反射减弱、肌张力减低等,偶有尖叫和呕吐。持续约12~24h。

第二期:出现抽搐、角弓反张和发热(多与抽搐同时发生)。轻者仅有双眼凝视,重者出现肌张力增高、呼吸暂停、双手紧握、双臂伸直内旋,可出现角弓反张。此期约持续12~48h。

第三期:吃奶及反应好转,抽搐次数减少,角弓反张逐渐消失,肌张力逐渐恢复。此期约持续2周。

第四期:出现典型的核黄疸后遗症表现。①手足徐动:经常出现不自主、无目的和不协调的动作;②眼球运动障碍:眼球向上转动障碍,形成落日眼;③听觉障碍:耳聋,对高频音失听;④牙釉质发育不良:牙呈绿色或深褐色。此外,也可留有脑瘫、智能落后、抽搐、抬头无力和流涎等后遗症。

2. **胆红素所致的神经功能障碍** 除上述典型的胆红素脑病外,临床上也可仅出现隐匿性的神经发育功能障碍,而没有典型的胆红素脑病或核黄疸临床表现,称为胆红素所致的神经功能障碍(bilirubin-induced neurological dysfunction,BIND)或微小核黄疸(subtle kernicterus)。临床可表现为轻度的认知异常、单纯听力受损或听神经病变谱系障碍(auditory neuropathy spectrum disorder,ANS)等。

【实验室检查】

1. **母婴血型检查** 检查母婴 ABO 和 Rh 血型,证实有血型不合存在。

2. **检查有无溶血**

(1)溶血时红细胞和血红蛋白减少,早期新生儿血红蛋白<140g/L 可诊断为贫血;网织红细胞增高(>6%);血涂片有核红细胞增多(>10/100 个白细胞)、球形红细胞增多;血清总胆红素和非结合胆红素明显增加。

(2)呼出气一氧化碳(end-tidal carbon monoxide,ETCO)含量的测定:血红素在形成胆红素的过程中会释放出一氧化碳(CO),测定呼出气中 CO 的含量可以反映红细胞破坏或胆红素生成的速度,因此可用以预测溶血病患儿发生重度高胆红素血症的可能。若没有条件测定 ETCO,检测血液中碳氧血红蛋白(COHb)水平也可作为溶血或胆红素生成的情况的参考。

3. **致敏红细胞和血型抗体测定**

(1)改良直接抗人球蛋白试验(direct antiglobulin test):即改良 Coombs 试验,是用"最适稀释度"的抗人球蛋白血清与充分洗涤后的受检红细胞盐水悬液混合,如有红细胞凝聚为阳性,表明红细胞已致敏,该项为确诊试验。Rh 溶血病其阳性率高而 ABO 溶血病阳性率低。

(2)抗体释放试验(antibody release test):或称为洗脱试验(Elution Test),通过加热使患儿血中致敏红细胞的血型抗体释放到释放液中,将与患儿相同血型的成人红细胞(ABO 系统)或 O 型标准红细胞(Rh 系统)加入释放液中致敏,再加入抗人球蛋白血清,如有红细胞凝聚为阳性。Rh 和 ABO 溶血病一般均为阳性。洗脱试验虽然灵敏度高,但在直接抗人球蛋白试验阴性患者,洗脱试验可呈阳性而临床溶血并不一定明显。因此,应该结合其他指标综合判断。

(3)游离抗体试验(free antibody test):在患儿血清中加入与其相同血型的成人红细胞(ABO 系统)或 O 型标准红细胞(Rh 系统)致敏,再加入抗人球蛋白血清,如有红细胞凝聚为阳性。表明血清中存在游离的 ABO 或 Rh 血型抗体,并可能与红细胞结合引起溶血。此项试验有助于估计是否继续溶血、换血后的效果,但不是确诊试验。

【诊断】

1. 产前诊断 凡既往有不明原因的死胎、流产、新生儿重度黄疸史的孕妇及其丈夫均应进行ABO、Rh血型检查,不合者进行孕妇血清中抗体检测。孕妇血清中IgG抗A或抗B抗体水平对预测是否可能发生ABO溶血病意义不大。Rh阴性孕妇在妊娠16周时应检测血中Rh血型抗体作为基础值,以后每2~4周检测一次,当抗体效价上升,提示可能发生Rh溶血病。

2. 生后诊断

(1)溶血的诊断:新生儿娩出后黄疸出现早且进行性加重,有母婴血型不合,改良Coombs和抗体释放试验阳性即可诊断。其他诊断溶血的辅助检查有:血涂片检查球形红细胞、网织红细胞、有核红细胞,呼出气一氧化碳(ETCO)或血液中碳氧血红蛋白(COHb)水平检测等。

(2)胆红素脑病的辅助诊断

1)头颅MRI扫描:胆红素的神经毒性作用部位具有高度的选择性,最常见的部位是基底神经核的苍白球。头颅MRI对胆红素脑病诊断有重要价值。胆红素脑病急性期头颅MRI可出现双侧苍白球对称性T_1加权高信号,这是特征性表现,但此改变与患儿长期预后并不十分相关。数周或数月后上述T_1加权高信号逐渐消失,恢复正常;但若此时在相应部位呈现T_2加权高信号,即是慢性胆红素脑病(核黄疸)的改变,提示预后不良(图6-14)。

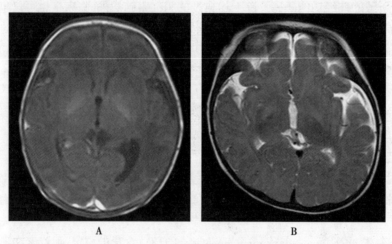

图6-14 胆红素脑病头颅MRI扫描

A. 双侧苍白球对称性T_1高信号(生后6天);B. 双侧苍白球对称性T_2高信号(生后4个月)。

2)脑干听觉诱发电位(brainstem auditory evoked potential,BAEP):是指起源于耳蜗听神经和脑干听觉结构的生物电反应,常用于筛查胆红素脑病所致的听神经损伤。BAEP在胆红素急性神经毒性中出现最早,是监测病情发展的敏感指标,也可是唯一表现;因BAEP属无创、客观检查,适用于胆红素脑病的早期诊断及进展监测。血清胆红素增高对中枢神经系统的毒性作用可通过观察BAEP的Ⅰ、Ⅲ、Ⅴ波的波峰潜伏期及Ⅰ~Ⅲ、Ⅲ~Ⅴ波的峰间潜伏期的延长来判断。急性期BAEP的改变也可随及时治疗、血清胆红素水平下降而好转。

【鉴别诊断】

本病需与以下疾病鉴别。

1. 先天性肾病 有全身水肿、低蛋白血症和蛋白尿,但无病理性黄疸和肝脾大。

2. 新生儿贫血 双胞胎的胎-胎间输血,或母-胎间输血可引起新生儿贫血,但无重度黄疸、血型不合及溶血试验阳性。

3. 生理性黄疸 ABO溶血病可仅表现为黄疸,易与生理性黄疸混淆,血型不合及溶血试验可资鉴别。

【治疗】

1. 产前治疗

（1）提前分娩：既往有输血、死胎、流产和分娩史的 Rh 阴性孕妇，本次妊娠 Rh 抗体效价逐渐升至 1:32 或 1:64 以上，用分光光度计测定羊水胆红素增高，且羊水 L/S>2 者，提示胎肺已成熟，可考虑提前分娩。

（2）血浆置换：对血 Rh 抗体效价明显增高，但又不宜提前分娩的孕妇，可对孕母进行血浆置换，以换出抗体，减少胎儿溶血，但该治疗临床极少应用。

（3）宫内输血：对胎儿水肿或胎儿 Hb<80g/L，而肺尚未成熟者，可直接将与孕妇血清不凝集的浓缩红细胞在超声引导下注入脐血管或胎儿腹腔内，以纠正贫血。但在普遍开展 Rh 抗 D 球蛋白预防的国家和地区，严重宫内溶血已罕见，此项技术已基本不用。

（4）苯巴比妥：孕妇于预产期前 1～2 周口服苯巴比妥，可诱导胎儿 UGT 活性增加，以减轻新生儿黄疸；但该预防方法尚无临床随机对照研究的资料。

2. 新生儿期治疗

（1）光照疗法（phototherapy）：简称光疗，是降低血清非结合胆红素简单而有效的方法。

1）指征：当血清总胆红素水平增高时，根据胎龄、患儿是否存在高危因素及生后日龄，对照光疗干预列线图（见图 6-13），当达到光疗标准时即可进行。

2）原理：光疗作用下使非结合胆红素光异构化，形成构象异构体（configurational isomers）：4Z，15E-bilirubin Ⅸ，ZE；4E，15Z-bilirubin Ⅸ，EZ 和结构异构体（structural isomer）：光红素（lumirubin，LR）。上述异构体呈水溶性，可不经肝脏处理，直接经胆汁和尿液排出。波长范围 460～490nm，其中475nm 的蓝光效果最佳，日光灯或自然光线暴露也有一定的效果，但要避免阳光直接照射，以免紫外线对皮肤损伤。光疗主要作用于皮肤浅层组织，光疗后皮肤黄疸消退并不表明血清非结合胆红素已达到了正常，故需要监测血清胆红素。

3）设备：主要有光疗箱、光疗灯、LED 灯和光疗毯等。光疗方法有单面光疗和双面光疗；影响光疗效果的因素为光源性质与强度、单面光源或多面光源、光源-光照对象距离、暴露在光照下的体表面积及光照时间。光照强度以光照对象表面所受到的辐照度计算。辐照度由辐射计量器检测，单位为 $\mu W/(cm^2 \cdot nm)$。

光疗时总胆值下降率与辐照度直接相关。标准光疗为 8～10$\mu W/(cm^2 \cdot nm)$，强光疗>30$\mu W/(cm^2 \cdot nm)$，目前多推荐强光疗。光照时，婴儿双眼用黑色眼罩保护，以免损伤视网膜，除会阴、肛门部用尿布遮盖外，其余均裸露，可以连续照射，也可间隔 12h 进行。

4）副作用：可出现发热、腹泻和皮疹，但多不严重，可继续光疗，或在暂停光疗后可自行缓解。当血清结合胆红素>68$\mu mol/L$（4mg/dl），并且血清丙氨酸转氨酶和碱性磷酸酶增高时，光疗可使皮肤呈青铜色即青铜症，此时应停止光疗，青铜症可自行消退。此外，光疗时应适当补充水分。

5）光疗过程中密切监测胆红素水平的变化，一般 6～12h 监测一次。对于>35 周新生儿，一般当血清总胆红素<13～14mg/dl（222～239$\mu mol/L$）可停止光疗。

（2）药物治疗：①供给白蛋白。当血清胆红素接近需换血的水平，且血白蛋白水平<25g/L，可输血浆每次 10～20ml/kg 或白蛋白 1g/kg，以增加其与非结合胆红素的联结，减少胆红素脑病的发生。②纠正代谢性酸中毒。严重酸中毒者，可应用碳酸氢钠提高血 pH，以利于非结合胆红素与白蛋白的联结。③肝酶诱导剂。能诱导 UGT 酶活性，增加肝脏结合和分泌胆红素的能力。可用苯巴比妥每天 5mg/kg，分 2～3 次口服，共 4～5 天。④静脉用免疫球蛋白。可阻断单核巨噬细胞系统 Fc 受体，抑制吞噬细胞破坏已被抗体致敏的红细胞，用法为 0.5～1g/kg，于 2～4h 内静脉滴入，早期应用于 ABO 或 Rh 血型不合溶血及直接抗人球蛋白试验阳性者，临床效果好，必要时可重复应用。

（3）换血疗法（exchange transfusion）

1）作用：换出部分血中游离抗体和致敏红细胞，减轻溶血；换出血中大量胆红素，防止发生胆红素脑病;纠正贫血,改善携氧,防止心力衰竭。

2)指征:大部分 Rh 溶血病和个别严重的 ABO 溶血病需换血治疗。符合下列条件之一者即应换血。①出生胎龄 35 周以上的早产儿和足月儿可参照图 6-15,在准备换血的同时先给予患儿强光疗 4~6h,若 TSB 水平未下降甚至持续上升,或对于免疫性溶血患儿在光疗后 TSB 下降幅度未达到 2~3mg/dl(34~50μmol/L)立即给予换血;②严重溶血,出生时脐血胆红素>4.5mg/dl(76μmol/L),血红蛋白<110g/L,伴有水肿、肝脾大和心力衰竭;③已有急性胆红素脑病的临床表现者不论胆红素水平是否达到换血标准,或 TSB 在准备换血期间已明显下降,都应换血。

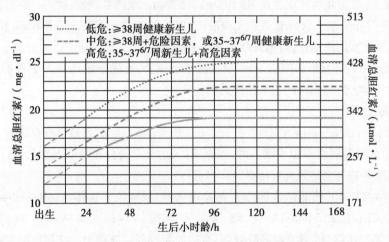

图 6-15　胎龄 35 周以上早产儿以及足月儿换血参考标准

3)方法:①血源。Rh 溶血病应选用 Rh 系统与母亲同型、ABO 系统与患儿同型的血液;紧急或找不到血源时也可选用 O 型血;母 O 型、子 A 或 B 型的 ABO 溶血病,最好用 AB 型血浆和 O 型红细胞的混合血;有明显贫血和心力衰竭者,可用血浆减半的浓缩血。②换血量。一般为患儿血量的 2 倍(约 150~180ml/kg),大约可换出 85% 的致敏红细胞和 60% 的胆红素及抗体。③途径。一般选用脐静脉或其他较大静脉进行换血,也可选用脐动脉、脐静脉或外周动静脉进行同步换血。

(4)其他治疗:防止低血糖、低血钙、低体温,纠正缺氧、贫血、水肿、电解质紊乱和心力衰竭等。

【预防】

Rh 阴性妇女在流产或分娩 Rh 阳性第一胎后,应尽早注射相应的抗 Rh 免疫球蛋白,以中和进入母血的 Rh 抗原。临床上目前常用的预防方法是对 RhD 阴性妇女在孕 28 周和分娩 RhD 阳性胎儿后 72h 内分别肌内注射抗 D 球蛋白 300μg。上述方法使第二胎不发病的保护率高达 95%,使近年来欧美国家中 Rh 溶血新生儿需要换血治疗的数量明显减少。国内已开始该抗 D 免疫球蛋白的研制和引进,将用于 Rh 溶血病的预防。

(杜立中)

第十三节 ｜ 新生儿感染性疾病

感染性疾病是引起新生儿死亡和致残的重要因素。最常见的病原体是细菌和病毒,其次为真菌、原虫、螺旋体等。

新生儿感染可发生在出生前、出生时或出生后。①出生前感染:可发生于妊娠期各阶段。病原体经母亲血流通过胎盘感染胎儿是最常见的途径,又称宫内感染。宫内感染主要是病毒引起的慢性感染,可导致流产、死胎、死产、胎儿宫内发育迟缓、先天性畸形及出生后肝脾大、黄疸、贫血、血小板减少以及神经系统受损等多器官损害,即"宫内感染综合征"。TORCH 感染是弓形虫(toxoplasma)、其他(other)、风疹病毒(rubella virus,RV)、巨细胞病毒(cytomegalovirus,CMV)和单纯疱疹病毒(herpes simplex virus，HSV）英文字头的简称，是引起宫内感染的常见病原体。梅毒、人类细小病毒 B19（human parvovirus B19）、乙型肝炎病毒、解脲脲原体（Ureaplasma urealyticum）、人类免疫缺陷病毒等也是宫内感染的常见病原体。此外，母亲泌尿生殖系统病原体上行性感染羊膜囊，胎儿吸入污染的羊水，或羊膜囊穿刺等有创性操作也可导致胎儿感染。②出生时感染：系胎儿通过产道时接触、吸入被病原体污染的分泌物或血液中的病原体所致；胎膜早破、产程延长、分娩时消毒不严或有创胎儿监护及窒息复苏等均可导致胎儿感染机会增加。③出生后感染：较上述两种感染更常见，病原体可通过皮肤黏膜创面、呼吸道、消化道感染新生儿，多由带菌的人员接触传播。

一、新生儿败血症

新生儿败血症（neonatal sepsis）是指病原体侵入新生儿血液循环并生长、繁殖、产生毒素而引起的全身性炎症反应。美国统计资料显示，其发生率占活产儿的 0.1%～0.5%，病死率为 5%～10%，胎龄越小，出生体重越轻，发病率及病死率越高。常见的病原体为细菌，也可为真菌或病毒等。本部分主要阐述新生儿细菌性败血症（neonatal bacterial sepsis）。

【病因和发病机制】

1. **病原菌**　因不同地区和年代而异。我国新生儿败血症的病原菌多年来一直以葡萄球菌最多见，其次为大肠埃希菌等革兰氏阴性杆菌。近年来随着围产医学的发展及 NICU 的建立，极低出生体重儿、超低出生体重儿存活率显著提高，长期住院及静脉留置针、气管插管和广谱抗生素的广泛应用，凝固酶阴性的葡萄球菌（coagulase-negative staphylococci，CNS）成为血培养的首位菌。大肠埃希菌仍占有重要位置，克雷伯菌属在发达城市呈上升趋势，其次为铜绿假单胞菌。B 组溶血性链球菌（group B streptococcus，GBS）和李斯特菌为欧美等发达国家新生儿感染常见的致病菌，在我国也逐渐增多。

2. **新生儿免疫系统特点**

（1）非特异性免疫功能：①屏障功能差，皮肤角质层薄、黏膜柔嫩易损伤；脐残端未完全闭合，细菌易侵入血液；呼吸道纤毛运动能力差，肠黏膜通透性高，同时 SIgA 缺乏，因此易发生呼吸道和消化道感染，而且有利于细菌侵入血液循环导致全身感染；血-脑屏障功能不全，易患细菌性脑膜炎。②淋巴结发育不全，缺乏吞噬细菌的过滤作用，不能将感染局限于局部淋巴结。③补体成分（C3、C5、调理素等）含量低，机体对某些细菌抗原的调理作用差。④中性粒细胞产生及储备均少，趋化性及黏附性低下，溶菌酶含量低，吞噬和杀菌能力不足，早产儿尤甚。⑤单核细胞产生粒细胞集落刺激因子（G-CSF）、白细胞介素 8（IL-8）等细胞因子的能力低下。

（2）特异性免疫功能：①新生儿体内 IgG 主要来自母体，且与胎龄相关，胎龄越小，IgG 含量越低，因此早产儿更易感染；②IgM 和 IgA 分子量较大，不能通过胎盘，新生儿体内含量很低，因此对革兰氏阴性杆菌易感；③由于未曾接触特异性抗原，T 细胞为初始 T 细胞，产生细胞因子的能力低下，不能有效辅助 B 细胞、巨噬细胞、自然杀伤细胞和其他细胞参与免疫反应。

【临床表现】

根据发病时间分早发型和晚发型。

1. **早发型**　①生后 3 天内起病；②感染通常发生在出生前或出生时，常由母亲垂直传播引起，病原菌以大肠埃希菌等革兰氏阴性杆菌为主；③常伴有肺炎，容易出现暴发性起病、多器官受累，病死率高达 5%～20%，是导致新生儿死亡的主要原因之一。对于有感染危险的母亲，在分娩过程中预防性应用抗生素可以使新生儿病死率下降。

2. **晚发型**　①出生 3 天后起病；②感染通常发生在出生后，由水平传播如环境因素等引起，病原菌以葡萄球菌、机会致病菌为主；③常有脐炎或肺炎等局灶性感染，病死率较早发型低。

新生儿败血症早期症状、体征常不典型，无特异性，尤其是早产儿。一般表现为反应差、嗜睡、少吃、少哭、少动，甚至不吃、不哭、不动，发热或体温不升，体重不增或增长缓慢等症状。出现以下表现时应高度疑诊败血症。①黄疸：有时是败血症的唯一表现，表现为黄疸迅速加重，或退而复现，严重时可发展为胆红素脑病;②肝脾大:出现较晚,一般为轻至中度肿大;③出血倾向:皮肤黏膜瘀点、瘀斑、消化道出血、肺出血等;④休克:皮肤呈大理石样花纹,毛细血管再充盈时间延长,血压下降,尿少或无尿;⑤其他:呕吐、腹胀、中毒性肠麻痹、呼吸窘迫或暂停、青紫;⑥可合并脑膜炎、肺炎、坏死性小肠结肠炎、化脓性关节炎、肝脓肿和骨髓炎等。

【辅助检查】

1. 细菌学检查

(1)血培养:应在使用抗生素之前进行,抽血时必须严格消毒。疑为肠源性感染者应同时进行厌氧菌培养,以提高阳性率。

(2)脑脊液、尿培养:脑脊液除培养外,还应涂片找细菌;尿培养最好从耻骨上膀胱穿刺取尿液,以免污染,尿培养阳性有助于诊断。

(3)其他:可行胃液和外耳道分泌物(应在生后 1h 内)、咽拭子、皮肤拭子、脐残端、肺泡灌洗液(气管插管患儿)等细菌培养,阳性可证实有细菌定植,但不能确诊败血症。

(4)病原菌抗原及 DNA 检测:采用对流免疫电泳、酶联免疫吸附试验等方法,用已知抗体测血、脑脊液和尿中未知致病菌抗原;还可采用 DNA 探针等分子生物学技术协助诊断。

2. 非特异性检查

(1)周围血象:白细胞(WBC)总数降低($<5\times10^9$/L),或增多(≤3 天者 WBC$>30\times10^9$/L;>3 天者 WBC$>20\times10^9$/L)。由于新生儿出生后早期白细胞总数正常范围波动很大,应根据采血的日龄进行具体分析。

(2)细胞分类:不成熟中性粒细胞 / 总中性粒细胞数(immature/total neutrophils,I/T)≥0.16。

(3)血小板计数$<100\times10^9$/L。

(4)C 反应蛋白(C-reactive protein,CRP):是急相蛋白中较为普遍开展且比较灵敏的参数,在急性感染 6~8h 后即上升,8~60h 达高峰,感染控制后可迅速下降;CRP≥8mg/L(末梢血方法)为异常。

(5)血清降钙素原(procalcitonin,PCT):细菌感染后 PCT 增高出现较 CRP 早,有效抗生素治疗后 PCT 水平迅速降低,具有较高的特异度和灵敏度。一般以 PCT>2.0μg/L 为严重感染的临界值。

(6)白细胞介素 6(interleukin-6,IL-6):灵敏度为 90%,阴性预测值$>95\%$。炎症发生后反应较 CRP 早,炎症控制后 24h 内恢复至正常。

【诊断】

1. 确诊败血症　具有临床表现并符合下列任意一条。

(1)血培养或无菌体腔液培养出致病菌。

(2)如果血培养培养出机会致病菌,则必须于另次(份)血,或无菌体腔内,或导管尖端培养出同种细菌。

2. 临床诊断败血症　具有临床表现且具备以下任意一条。

(1)非特异性检查结果异常的项目≥2 条。

(2)血标本病原菌抗原或 DNA 检测阳性。

【治疗】

1. 抗生素治疗原则　①早用药:对于临床上怀疑败血症的新生儿,不必等待血培养结果应尽早使用抗生素。②清除感染灶。③静脉、联合给药:病原菌未明确前,可结合当地菌种流行病学特点和耐药菌株情况选择针对革兰氏阳性菌和革兰氏阴性菌的两种抗生素联合使用;病原菌明确后可根据药物敏感试验结果选择用药(表 6-9);药物敏感试验不敏感但临床有效者可暂不换药。④疗程足:疗程 10~14 天;有并发症者治疗时间需延长至 3~4 周。⑤注意药物的毒副作用:1 周以内的新生儿,尤其是早产儿,肝肾功能不成熟,给药次数宜相应减少(表 6-9)。氨基糖苷类抗生素因可能产生耳毒性,目前我国禁止在新生儿期使用。

2. 处理严重并发症　①抗休克;②纠正酸中毒和低氧血症;③减轻脑水肿。

3. **支持疗法**　注意保温,供给足够热量和液体,维持血糖和血电解质在正常水平。

4. **免疫疗法**　①静脉注射免疫球蛋白(IVIG):每天 400mg/kg,每天 1 次,连用 5 天,可提高 IgG 水平;②重症患儿可考虑换血治疗,换血量 100～150ml/kg。

表 6-9　新生儿抗菌药物选择和使用方法

抗菌药物	每次剂量 / (mg·kg^{-1})	每天次数		主要病原菌
		<7 天	>7 天	
青霉素	5 万～10 万 U	2	3	肺炎球菌、链球菌、对青霉素敏感的葡萄球菌、革兰氏阴性球菌
氨苄西林	50	2	3	流感嗜血杆菌、革兰氏阴性杆菌、革兰氏阳性球菌
苯唑西林	25～50	2	3～4	耐青霉素葡萄球菌
羧苄西林	100	2	3～4	铜绿假单胞菌、变形杆菌、多数大肠埃希菌、沙门菌
哌拉西林	50	2	3	铜绿假单胞菌、变形杆菌、大肠埃希菌、肺炎球菌
头孢拉定	50～100	2	3	金黄色葡萄球菌、链球菌、大肠埃希菌
头孢呋辛酯	50	2	3	革兰氏阴性杆菌、革兰氏阳性球菌
头孢噻肟	50	2	3	革兰氏阴性菌、革兰氏阳性菌、需氧菌、厌氧菌
头孢曲松	50～100	1	1	革兰氏阴性菌、耐青霉素葡萄球菌
头孢他啶	50	2	3	铜绿假单胞菌、脑膜炎双球菌、革兰氏阴性杆菌、革兰氏阳性厌氧球菌
红霉素	10～15	2	3	革兰氏阳性菌、衣原体、支原体、螺旋体、立克次体
万古霉素	10～15	2	3	金黄色葡萄球菌、链球菌
美罗培南	20	2	2～3	对绝大多数革兰氏阴性、革兰氏阳性需氧和厌氧菌有强大的杀菌作用
甲硝唑	7.5	2	2～3	厌氧菌

二、新生儿感染性肺炎

感染性肺炎(infectious pneumonia)是新生儿期最常见的感染性疾病,也是新生儿死亡的重要病因。据统计,围产期感染性肺炎病死率约为 5%～20%。可发生在宫内、分娩过程中或生后,由细菌、病毒、原虫及真菌等不同的病原体引起。

【病因】

1. **宫内感染性肺炎(又称先天性肺炎)**　主要的病原体为病毒,如风疹病毒、巨细胞病毒、单纯疱疹病毒等。常由母亲妊娠期间原发感染或潜伏感染复燃、病原体经血通过胎盘屏障感染胎儿。孕母细菌(大肠埃希菌、肺炎克雷伯菌)、原虫(弓形虫)或支原体等感染也可经胎盘感染胎儿。

2. **分娩过程中感染性肺炎**　羊膜早破、产程延长、分娩时消毒不严、孕母有绒毛膜炎或泌尿生殖器感染,胎儿分娩时吸入被病原体污染的羊水或母亲宫颈分泌物,均可致胎儿感染。常见病原体为大肠埃希菌、肺炎链球菌、克雷伯菌等,也可能是病毒、支原体。滞产、产道检查过多会增加感染机会。

3. **出生后感染性肺炎**　①呼吸道途径:与呼吸道感染患者接触。②血行感染:常为败血症的一部分。③医源性途径:由于医用器械,如暖箱、雾化器、供氧面罩等消毒不严,或通过医务人员手传播等引起感染性肺炎;机械通气过程中也可引起呼吸机相关性肺炎。病原体以金黄色葡萄球菌、大肠埃希菌多见。近年来机会致病菌,如克雷伯菌、铜绿假单胞菌、CNS、柠檬酸杆菌等感染增多。病毒则以呼吸道合胞病毒、腺病毒多见;沙眼衣原体、解脲脲原体等亦应引起重视。广谱抗生素使用过久易发生真菌感染。

【临床表现】

1. **宫内感染性肺炎**　临床表现差异很大。多在生后 24h 内发病,出生时常有窒息史,复苏后可出现气促、呻吟、发绀、呼吸困难,体温不稳定,反应差。肺部听诊呼吸音可为粗糙、减低或闻及湿啰音。严重者可出现呼吸衰竭、心力衰竭、DIC、休克或持续肺动脉高压。病毒感染者出生时可无明显症状,而在2～3天,甚至1周左右逐渐出现呼吸困难,并进行性加重,甚至后期进展为支气管肺发育不良。外周血白细胞大多正常,也可减少或增加。脐血 IgM>200～300mg/L 或特异性 IgM 增高对宫内感染有诊断意义。病毒性肺炎胸部 X 线摄片第1天常无改变,24h 后显示为间质性肺炎改变,细菌性肺炎则为支气管肺炎表现。

2. **分娩过程中感染性肺炎**　发病时间因不同病原体而异,一般在出生数日至数周后发病。细菌性感染在生后3～5天内发病,2型疱疹病毒感染多在生后5～10天出现症状,而衣原体感染潜伏期则长达3～12周。生后取血标本、气管分泌物等进行涂片、培养和 PCR 技术等检测有助于病原学诊断。

3. **出生后感染性肺炎**　可出现发热或体温不升、反应差等全身症状。呼吸系统表现为气促、鼻翼扇动、发绀、吐沫、吸气性凹陷等。肺部体征早期常不明显,病程中可出现双肺细湿啰音。呼吸道合胞病毒肺炎可表现为喘息,肺部听诊可闻及哮鸣音。沙眼衣原体肺炎出生后常有眼结膜炎病史。金黄色葡萄球菌肺炎易合并脓气胸。可酌情行鼻咽部分泌物细菌培养、病毒分离和荧光抗体检测,血清特异性抗体检查有助于病原学诊断。不同病原体感染所致肺炎胸部 X 线改变有所不同。细菌性肺炎常表现为两肺弥漫性模糊影,密度不均;金黄色葡萄球菌合并脓胸、气胸或肺大疱时可见相应的 X 线改变;病毒性肺炎以间质病变、两肺膨胀过度、肺气肿为主。

【治疗】

1. **呼吸道管理**　雾化吸入,体位引流,定期翻身、拍背,及时吸净口鼻腔分泌物,务必保持呼吸道通畅。

2. **维持正常血气**　有低氧血症时可根据病情和血气分析结果选用鼻导管、面罩、nCPAP 等给氧,使血气维持在正常范围。当高碳酸血症难以改善时必须进行机械通气治疗。

3. **抗病原体治疗**　细菌性肺炎可参照本节(新生儿败血症)选用抗生素。衣原体肺炎首选红霉素;单纯疱疹病毒性肺炎可用阿昔洛韦;巨细胞病毒性肺炎可用更昔洛韦。

4. **支持疗法**　纠正循环障碍和水、电解质代谢紊乱及酸碱平衡失调,输液速率应慢,以免发生心力衰竭及肺水肿;保证充足能量和营养供给,酌情静脉输注免疫球蛋白提高机体免疫功能。

三、新生儿破伤风

新生儿破伤风(neonatal tetanus)是指破伤风杆菌侵入脐部生长繁殖,并产生痉挛毒素而引起以牙关紧闭和全身肌肉强直性痉挛为特征的急性感染性疾病。随着我国新法接生技术的推广,本病发病率已明显降低。

【病因和发病机制】

破伤风杆菌为革兰氏阳性厌氧菌,其芽孢抵抗力极强,可在外界环境中长期存活,普通消毒剂无效。破伤风杆菌广泛存在于土壤、尘埃和粪便中,当用该菌污染的器械断脐或包扎时,破伤风杆菌即可进入脐部,而包扎引起的缺氧环境更利于破伤风杆菌的繁殖。其产生的痉挛毒素沿神经束、淋巴液等扩散至中枢神经系统与神经节苷脂结合,封闭抑制性神经元,使其不能释放抑制性神经介质(甘氨酸、氨基丁酸),导致肌肉强烈收缩。此外,破伤风毒素还能抑制神经肌肉接头处的神经突触的传递活动,使乙酰胆碱聚集于胞突结合部,不断向外周发放冲动,导致持续性的肌张力增高和肌肉痉挛,形成临床牙关紧闭、角弓反张。此毒素还可兴奋交感神经,引起心动过速、血压升高、多汗等。

【临床表现】

潜伏期多为4～7天,此期越短,病情越重,病死率越高。早期症状为哭闹、张口困难、吃奶困难。如用压舌板压舌时,用力越大,张口越困难,称"压舌板试验"阳性,有助于早期诊断。随后发展为牙关紧闭、面肌紧张、口角上牵,呈"苦笑"面容,伴有阵发性双拳紧握,上肢过度屈曲,下肢伸直,呈角弓反张状。呼吸肌和喉肌痉挛可引起青紫、窒息。痉挛发作时患儿神志清楚为本病的特点,任何轻微刺激即可诱发痉挛发作。经合理治疗1～4周后痉挛逐渐减轻,发作间隔时间延长,能吮乳,完全恢复约需 2～3 个月。病程中常并发肺炎和败血症。

【治疗】

1. **护理**　将患儿置于安静、避光的环境,尽量减少刺激以减少痉挛发作。痉挛期应暂禁食,禁食期间可通过静脉供给营养,症状减轻后试用胃管喂养。脐部用 3% 过氧化氢清洗,涂抹碘伏。

2. **抗毒素**　只能中和游离破伤风毒素,对已与神经节苷脂结合的毒素无效,因此越早用越好。破伤风抗毒素(TAT)1 万～2 万 U 静脉滴注,3 000U 脐周注射,用前须做皮肤过敏试验;或破伤风免疫球蛋白(TIG)500U 肌内注射,TIG 血浓度高,半衰期长达 30 天,且不会发生过敏反应。

3. **止痉药**　控制痉挛是治疗成功的关键。

(1)地西泮:首选,每次 0.3～0.5mg/kg,缓慢静脉注射,5min 内即可达有效浓度,但半衰期短,不适合维持治疗,每 4～8h 一次。

(2)苯巴比妥:首次负荷量为 15～20mg/kg,缓慢静脉注射;维持量为每天 5mg/kg,每 12～24h 一次,静脉注射。可与地西泮交替使用。

(3)10% 水合氯醛:每次 0.5ml/kg,胃管注入或灌肠,常作为发作时临时用药。

4. **抗生素**　青霉素每天 10 万～20 万 U/kg,每天 2 次;或甲硝唑,首剂 15mg/kg,以后 7.5mg/kg,每 12h 一次,静脉滴注,7～10 天,可杀灭破伤风杆菌。

【预防】

严格执行新法接生可预防本病发生。一旦接生时未严格消毒,须在 24h 内将患儿脐带远端剪去一段,并重新结扎、消毒脐带,同时肌内注射 TAT 1 500～3 000U,或注射 TIG 75～250U。

四、新生儿巨细胞病毒感染

巨细胞病毒感染(cytomegalovirus infection)由巨细胞病毒(cytomegalovirus,CMV)引起。CMV 是人类先天性病毒感染中最常见的病原体,属于疱疹病毒,为双链 DNA 病毒,因病毒在受感染细胞内复制时产生典型的巨细胞包涵体而得名。CMV 根据抗原差异有不同毒株,但各株间 DNA 至少有 80%～90% 的同源性。CMV 普遍存在于自然界,一旦侵入人体,将长期或终身存在于机体内,当机体免疫力正常时呈潜伏感染状态。感染的发生与环境、经济状况、性别、年龄等有关。据统计,发达国家先天性 CMV 感染占活产婴儿的 0.5%～2%,是导致先天性耳聋和神经发育障碍的最常见的感染性疾病。我国是 CMV 感染的高发地区,孕妇 CMV IgG 抗体阳性率高达 95% 左右。母孕期初次感染(原发感染)或母孕期免疫力下降致潜伏感染重新激活(复燃)或不同抗原 CMV 感染(又称再发感染)时,病毒通过胎盘感染胎儿称先天性感染。新生儿出生时经产道吸入含 CMV 的分泌物为出生时感染。出生后不久接触母亲含有 CMV 的唾液、尿液,摄入带病毒的母乳,输血引起的感染称出生后感染。由于母乳中 CMV 排毒约为 58%～69%,因此,摄入带病毒的母乳是生后感染的重要途径。

【临床表现】

1. **先天性感染(宫内感染)**　①母亲为原发感染时,30%～50% 的胎儿被感染,可引起流产、死胎、死产、早产、宫内发育迟缓,其中 10%～15% 的新生儿出生时出现多器官、多系统受损的症状和体征;20%～30% 于新生儿期死亡,主要死于 DIC、肝衰竭或继发严重细菌感染;10% 以上死于生后第 1 年;60%～90% 留有后遗症,其中神经系统后遗症高达 50%～90%。85%～90% 出生时无症状的亚临床感染者中,10%～15% 以后出现后遗症。②母亲为再发感染时,仅 0.5%～3% 的胎儿被感染,其中 85%～90% 的新生儿出生时无临床症状,但亚临床感染患者中,10%～15% 有后遗症,且多限于听力受损。如听力障碍早期进行干预,则语言发育不受影响。

常见的临床症状有黄疸、肝脾大、肝功能损害、呼吸窘迫、间质性肺炎、心肌炎、皮肤瘀斑、血小板减少、贫血、脑膜脑炎、小头畸形、脑室周围钙化、脑室扩大等。

常见的后遗症有感觉性神经性耳聋,智力、运动发育障碍,甚至脑性瘫痪、癫痫、视力障碍、牙釉质钙化不全、支气管肺发育不良等。其中感觉性神经性耳聋是最常见的后遗症(出生时无症状者发生率为 10%~15%,症状性高达 60%),多在 1 岁左右出现,常为双侧性,并呈进行性加重。

新生儿出生后 2~3 周内病毒学检查阳性。

2. 出生时或出生后感染　潜伏期为 4~12 周,多数表现为亚临床感染。新生儿期主要表现为肝炎和间质性肺炎,足月儿常呈自限性经过,预后一般良好。早产儿还可表现为单核细胞增多症、血液系统损害、心肌炎等,病死率高达 20%。输血传播可引发致命性后果。

【实验室检查】

1. 病毒分离　特异性最强,尿标本中病毒量高,且排病毒持续时间可长达数月至数年,但排病毒为间歇性,多次尿培养分离可提高阳性率。此外,脑脊液、唾液等也可行病毒分离。

2. CMV 标志物检测　在各种组织或脱落细胞中可检测出典型的包涵体、病毒抗原、颗粒或基因等 CMV 标志物,其中特异度高、灵敏度强的方法是采用 DNA 杂交试验检测患儿样本中的 CMV 和采用 PCR 技术体外扩增特异性 CMV 基因片段检出微量病毒。取新鲜晨尿或脑脊液沉渣涂片,在光镜下找典型病变细胞或核内包涵体。此法特异度高,但阳性率低,有时需多次采样才能获得阳性结果。

3. 检测血清中 CMV IgG、IgM、IgA 抗体　IgM、IgA 抗体不能通过胎盘,因此,脐血或新生儿生后 2 周内血清中检出 IgM、IgA 抗体是先天性感染的标志。但其水平低,故阳性率也低。IgG 可通过胎盘,从母体获得的 IgG 在生后逐渐下降,6~8 周降至最低点,若血清 IgG 滴度升高持续 6 个月以上,提示宫内感染。

【治疗】

1. 更昔洛韦(ganciclovir)　是治疗症状性先天性 CMV 感染的首选药物。剂量为每天 12mg/kg,分 2 次给药,静脉滴注,疗程 6 周至 6 个月。但鉴于 CMV 感染的普遍性及病毒致病的复杂性,且该药仅能抑制病毒的复制,不能杀灭病毒,长期应用可产生耐药性及远期毒副作用,主要有粒细胞和血小板减少,肝、肾功能损害,胃肠道及神经系统并发症等。因此,应严格掌握更昔洛韦的应用指征:①有中枢神经系统受累的先天性 CMV 感染;②有明显活动期症状的 CMV 感染,如肺炎、肝炎或脑炎等。无症状性 CMV 感染,或轻症,尤其是生后感染,可暂不用该药。

2. 治疗并发症　有听力障碍者应早期干预,必要时可应用人工耳蜗。

五、先天性弓形虫感染

弓形虫病(toxoplasmosis)是由刚地弓形虫(*Toxoplasma gondii*)引起的人兽共患病。该病原体广泛存在于自然界。几乎所有哺乳动物及某些鸟类都是中间宿主,猫科动物是其唯一的终宿主。感染弓形虫病人群的血清特异性抗体阳性率为 25%~50%,孕妇弓形虫感染率高达 6.25%~32.9%,且有逐年上升趋势。据报道,欧洲、中美洲、巴西和中非的刚地弓形虫感染率最高,其中在法国,孕妇的患病率在 20 世纪 60 年代为 80%,2016 年下降至 31%。我国 27 个省市人群调查结果,感染率为 0.1%~41.3%,家畜感染率达 10%~50%。成人弓形虫感染大多为亚临床感染。经胎盘传播引起胎儿先天性弓形虫感染者,其孕母几乎均为原发性感染,母亲慢性感染引起的先天性感染罕见。弓形虫病经胎盘传播率约为 40%,且传播率随胎龄增大而增加,但胎儿感染严重程度随胎龄增大而减轻。弓形虫病是引起小儿中枢神经系统先天性畸形及精神发育障碍的重要病因之一。

【临床表现】

中枢神经系统和眼受损最为突出。脉络膜视网膜炎、脑积水、脑钙化灶是先天性弓形虫常见的三联症。先天性弓形虫感染中 2/3 的患儿出生时无明显症状,但其中 1/3 已有亚临床改变。未治疗者于生后数周或数月,甚至数年逐渐出现症状。症状的轻重与宫内感染时母亲孕期有关。母亲妊娠早期感染症状较重,可引起流产、早产或死胎;妊娠中晚期感染,新生儿可为亚临床感染,或出生后逐渐出现临床症状。

主要表现有以下几个方面。

1. 全身症状　黄疸、肝脾大、皮肤紫癜、皮疹、发热或体温不稳、肺炎、心肌炎、肾炎、淋巴结肿大等。

2. 中枢神经系统　可出现脑膜脑炎的症状和体征,如前囟隆起、抽搐、角弓反张、昏迷等。脑脊液常有异常,表现为淋巴细胞增多、蛋白质增高、糖减少。头颅 CT 示阻塞性脑积水、脑皮质钙化等。脑积水有时是先天性弓形虫感染的唯一表现,可发生在出生时,或在出生后逐渐发生。

3. 眼部病变 脉络膜视网膜炎最常见,一侧或双侧眼球受累,还可见小眼球、无眼球等,是引起儿童视力受损的最常见病因之一。仅有 10% 的患儿出生时上述症状明显,其中 10% 左右的患儿死亡,幸存者大部分遗留中枢神经系统后遗症,如智力发育迟缓、惊厥、脑性瘫痪、视力障碍等。

4. 其他方面 早产、宫内发育迟缓。出生时有症状者中 30%～70% 可发现脑钙化,如不治疗,病灶可增大增多;经治疗,其中 75% 的钙化灶可在 1 岁时减小或消失。

【诊断】

应结合孕母感染史、临床表现和实验室检查进行诊断。确诊必须依靠病原学或血清学检查。①病原检查:取血、体液或淋巴结,直接涂片或接种、组织细胞培养找病原体。但该方法操作复杂,阳性率低。②抗体检测:ELISA 检测血清弓形虫 IgG、IgM,该方法灵敏度高,特异性强。③弓形虫循环抗原(TCAg)是弓形虫速殖子的代谢产物,血清或体液中检出 TCAg 具有急性期感染的诊断价值。④聚合酶链反应(PCR)检测血或胎儿羊水弓形虫 DNA,后者阳性提示胎儿宫内感染。

【治疗】

①磺胺嘧啶(sulfadiazine)每天 100mg/kg,分 4 次口服,疗程 4～6 周。②乙胺嘧啶(pyrimethamine)每天 1mg/kg,每 12h 一次,2～4 天后减半;疗程 4～6 周,用 3～4 个疗程,每个疗程间隔 1 个月。多数专家推荐两药联合应用至 1 岁。但可引起骨髓抑制和叶酸缺乏,因此用药期间应定期观察血象并服用叶酸 5mg,每天 3 次。③螺旋霉素(spiramycin):在胎盘组织中浓度高,且不影响胎儿,适用于弓形虫感染的孕妇及先天性弓形虫病患者。成人每天 2～4g,儿童每天 100mg/kg,分 2～4 次服用。④皮质激素:适用于脉络膜视网膜炎及脑脊液蛋白水平≥10g/L 者,可选用泼尼松 0.5mg/kg,每天 2 次。孕妇应进行血清学检查,妊娠初期感染弓形虫者应终止妊娠,中后期感染者应予治疗。

【预后】

母亲孕早、中期获得弓形虫感染导致胎儿出生时或围产期病死率分别为 35% 或 7%。出生时有先天性弓形虫感染的婴儿,病死率高达 12%。先天性感染者高度易感眼部病变、神经发育障碍和听力障碍,其中智力发育障碍发生率为 87%,惊厥为 82%,痉挛和脑性瘫痪为 71%,耳聋为 15%。长期随访资料显示,亚临床型感染的新生儿至成年期,眼部或神经系统病变率高达 80%～90%。母孕 20 周前感染者应终止妊娠。

六、新生儿衣原体感染

新生儿衣原体感染(chlamydia infection)是由沙眼衣原体(*chlamydia trachomatis*,CT)引起。衣原体是一类必须在活细胞内生活、增殖的独立微生物群,包括 4 个种族,其中与新生儿感染有关的主要是 CT。本病主要通过性接触传播,是发达国家最常见的性传播疾病之一。新生儿 CT 感染主要是在分娩时通过产道获得,剖宫产出生的婴儿受感染的可能性很小,多由胎膜早破病原体上行而致。

【临床表现】

新生儿衣原体感染以结膜炎、肺炎最常见,其他包括中耳炎、鼻咽炎及女婴阴道炎。

1. 衣原体结膜炎 CT 是新生儿期结膜炎中最常见的病原菌,暴露于病原体者约有 1/3 发病,潜伏期通常为 5～14 天,很少超过 19 天。胎膜早破患儿可更早出现结膜炎。分泌物初为浆液性,很快变成脓性,眼睑水肿明显,结膜充血、略增厚。由于新生儿缺乏淋巴样组织,故无沙眼典型的滤泡增生,但可有假膜形成。病变以下穹窿和下睑结膜明显。CT 一般不侵犯角膜,如不治疗,充血逐渐减轻,分泌物逐渐减少,持续数周而愈。角膜也可见微血管翳,但失明罕见。

2. 衣原体肺炎 系结膜炎或定植于鼻咽部 CT 下行感染所致。多在生后 2～4 周发病,早期表现为上呼吸道感染症状,不发热或有低热。严重者可见阵发性咳嗽、气促或呼吸暂停,肺部可闻及捻发音。如不治疗,病程常迁延数周至数月。胸部 X 线表现较临床症状为重,主要表现为两肺充气过度,伴双侧广泛间质和肺泡浸润、支气管周围炎,以及散在分布的局灶性肺不张。X线改变一般持续数周至数月消散。白细胞计数通常正常,嗜酸性粒细胞可增高。

【诊断】

根据典型的结膜炎和肺炎症状,结合胸片,并行下列实验室检查,可明确诊断:①眼下穹窿、下睑结膜刮片行吉姆萨或碘染色找胞质内包涵体;②从刮片标本接种组织细胞培养中分离 CT,取肺炎患儿气管深部分泌物,或鼻咽部抽吸物培养可提高阳性率;③直接荧光抗体(DFA)法、酶免疫测定(EIA)检测 CT 抗原,灵敏度、特异度均高,可用于 CT 结膜炎快速诊断;④免疫荧光法检测特异性 IgM 抗体效价≥1:16;特异性 IgG 抗体可通过胎盘,故第 2 次复查抗体滴度升高 4 倍以上才有诊断价值。

【治疗】

新生儿 CT 结膜炎和肺炎治疗均首选红霉素,每天 20～50mg/kg,分 3～4 次口服,疗程 14 天。阿奇霉素(azithromycin)具有吸收好、易进入细胞内、不良反应少等优点,剂量为每天 10mg/kg,每天 1 次服用,连服 3 天。衣原体结膜炎局部用 0.1% 利福平眼药水或 10% 磺胺醋酰钠眼药水滴眼,每天 4 次,也可用 0.5% 红霉素眼膏,共 2 周,但均不能清除鼻咽部 CT,故仍可能发生 CT 结膜炎或肺炎。

七、先天性梅毒

先天性梅毒(congenital syphilis)是指梅毒螺旋体由母体经胎盘进入胎儿血液循环所致胎儿感染。近年来,我国先天性梅毒发病率有上升趋势。

孕早期由于绒毛膜朗汉斯巨细胞层阻断,螺旋体难以进入胎儿体内。妊娠 4 个月后,朗汉斯巨细胞层退化萎缩,螺旋体容易通过胎盘和脐静脉进入胎儿循环。因此梅毒螺旋体经胎盘传播多发生在妊娠 4 个月后。胎儿感染与母亲梅毒的病程及妊娠期是否治疗有关。孕母早期感染且未经治疗时,无论是原发或继发感染,其胎儿几乎均会受累,其中 50% 的胎儿发生流产、早产、死胎或在新生儿期死亡。存活者在出生后不同的年龄出现临床症状,其中 2 岁以内的患儿为早期梅毒,主要是感染和炎症的直接结果;2 岁后为晚期梅毒,主要为早期感染遗留的畸形或慢性损害。

【临床表现】

大多数患儿出生时无症状,而于 2～3 周后逐渐出现症状。早期先天性梅毒多见于早产儿、低出生体重儿或小于胎龄儿;生后的发育、营养状况落后于同胎龄儿。常见症状如下。

1. **皮肤黏膜损害** 发生率为 30%～60%,鼻炎为早期特征,于生后 1 周出现,可持续 3 个月之久,表现为鼻塞,分泌物早期清,继之呈脓性、血性,含大量病原体,极具传染性,当鼻黏膜溃疡累及鼻软骨时形成"鞍鼻",累及喉部引起声嘶。皮疹常于生后 2～3 周出现,初为粉红、红色多形性斑丘疹,以后变为棕褐色,并有细小脱屑,掌、跖部还可见梅毒性天疱疮。其分布比形态更具特征性,最常见于口周、鼻翼和肛周,皮损数月后呈放射状皲裂。

2. **骨损害** 约占 20%～95%,但多数无临床体征,少数可因剧痛而致"假瘫"。主要为长骨多发性、对称性损害,X 线表现为骨、软骨骨膜炎改变。

3. **全身淋巴结肿大** 见于 20% 的患儿,无触痛,滑车上淋巴结肿大有诊断价值。

4. **肝脾大** 几乎所有患儿均有肝大,其中 1/3 伴有梅毒性肝炎,出现黄疸、肝功能受损,可持续数月至半年之久。

5. **血液系统** 表现为贫血、白细胞减少或增多、血小板减少及 Coombs 试验阴性的溶血性贫血。

6. **中枢神经系统症状** 在新生儿期罕见,多在生后 3～6 个月时出现脑膜炎症状,脑脊液中淋巴细胞数增高,蛋白呈中度增高,糖正常。

7. **其他** 肺炎、肾炎、脉络膜视网膜炎、心肌炎等。晚期先天性梅毒症状出现在 2 岁后,主要包括楔状齿、马鞍鼻、间质性角膜炎、神经性耳聋、智力发育迟缓等。

【诊断】

诊断主要根据母亲病史、临床表现及实验室检查。确诊可根据:①取胎盘、羊水、皮损等易感部位标本,在暗视野显微镜下找梅毒螺旋体,但阳性率低;②性病研究实验室(venereal disease research laboratories,VDRL)试验:简便、快速、灵敏度极高,但有假阳性,可作为筛查试验;③快速血浆反应素(rapid plasma reagin,RPR)试验:广泛用于梅毒的筛查、诊断及判断疗效,该法简便、快速、灵敏度极高,梅毒感染4周内即可出现阳性反应,但也可出现假阴性,需做特异性试验进一步证实;④荧光螺旋体抗体吸附(fluorescent treponemal antibody-absorption,FTA-ABS)试验:特异度强、灵敏度高,常用于确诊;⑤梅毒螺旋体颗粒凝集试验(treponema pallidum particle agglutination test,TPPA):特异度强,可用于确诊,但不会转阴,不能作为评估疗效的指标。

【治疗和预防】

首选青霉素,每次5万U/kg,每12h一次,静脉滴注,7天后改为每8h一次,共10~14天。青霉素过敏者可用红霉素,每天15mg/kg,连用12~15天,口服或注射。疗程结束后应在3个月、6个月、9个月、12个月、15个月、18个月时追踪监测VDRL试验,直至其滴度持续下降或阴性。

及时、正规治疗孕妇梅毒感染是减少先天性梅毒发生率的最有效的措施。

(母得志)

第十四节 | 新生儿坏死性小肠结肠炎

新生儿坏死性小肠结肠炎(neonatal necrotizing enterocolitis,NEC)是一种获得性的肠道炎症综合征,涉及肠壁炎症和凝固性坏死,以腹胀、呕吐和便血为主要临床表现,以肠壁囊样积气和门静脉积气为主要X线特征,是严重威胁新生儿生命的疾病之一。90%的NEC发生在早产儿,足月儿也可发生。胎龄越小NEC的风险越大。

【病因和发病机制】

该病的病因及发病机制十分复杂,迄今尚未完全清楚,可能是多因素共同作用所致。

1. **早产** 早产是NEC的独立高危因素。由于肠道屏障功能不成熟,胃酸分泌少,胃肠道动力差,消化酶活力低,消化道黏膜通透性高,当喂养不当、罹患感染和肠壁缺血时易导致肠黏膜损伤。此外,肠道免疫功能不成熟,产生分泌SIgA能力低下,也有利于细菌侵入肠壁繁殖。

2. **肠黏膜缺氧缺血** 凡导致缺氧缺血的疾病,如围产期窒息、严重呼吸暂停、严重心肺疾病、休克、双胎输血综合征、红细胞增多症、母亲孕期滥用可卡因等,可能导致肠壁缺氧缺血引起肠黏膜损伤。

3. **感染** 多数认为是NEC的最主要病因。脓毒症、肠炎或其他严重感染时,病原微生物或其毒素可直接损伤黏膜,或通过激活免疫细胞产生细胞因子,参与NEC的发病过程。此外,肠道内细菌的繁殖造成的肠管过度胀气也可导致肠黏膜损伤。常见的致病菌有肺炎克雷伯菌、大肠埃希菌、梭状芽孢杆菌、链球菌、乳酸杆菌、肠球菌、凝固酶阴性葡萄球菌等。

4. **肠道微生态环境的失调** 早产儿或患病新生儿由于开奶延迟、长时间暴露于广谱抗生素等原因,肠道内正常菌群不能建立,病原菌在肠道内定植或优势菌种形成并大量繁殖,侵袭肠道,引起肠黏膜损伤。

5. **其他** 摄入配方奶的渗透压高(>400mmol/L)和某些渗透压较高的药物,如维生素E、氨茶碱、吲哚美辛,也与NEC发生有关;有报道大剂量静脉免疫球蛋白输注、浓缩红细胞的输注可能会增加NEC的发生风险。

【病理】

肠道病变轻重悬殊,轻者病变范围仅数厘米,重者甚至累及整个肠道。最常受累的是回肠末端和近端结肠。肠腔充气,黏膜呈斑片状或大片坏死,肠壁有不同程度的积气、出血及坏死。严重时整个肠壁全层坏死并伴肠穿孔。

【临床表现】

多见于早产儿,发生时间和胎龄相关,胎龄越小,发病时间越晚。足月儿可在生后1周内发病,而早产儿主要在生后2~3周发病,平均在矫正胎龄30~32周;极低出生体重儿可迟至2个月。

1. **全身症状**　无特异性,包括呼吸窘迫、呼吸暂停、嗜睡、体温波动、喂养不耐受等。严重患儿可出现出血、低血压、休克、惊厥、水和电解质代谢紊乱等。

2. **消化系统**　本病的典型表现为腹胀、呕吐和血便,多数初起表现为胃潴留增加、腹胀和呕吐等喂养不耐受的症状。随后出现大便性状改变、血便。查体可见肠型、腹壁发红,部分患儿右下腹肌紧张、压痛,肠鸣音减弱或消失。重者发生腹膜炎和肠穿孔。

【辅助检查】

1. **实验室检查**　①血常规:血象 WBC 增高或降低,中性粒细胞杆状核比例增高,血小板减少等;②炎症指标:降钙素原及 C 反应蛋白升高(早期可能正常)等;③血气分析和电解质监测:代谢性酸中毒、电解质紊乱;④大便常规和潜血、大便培养:潜血常阳性,部分细菌培养阳性或肠道轮状病毒检查阳性。⑤其他:血糖异常(低血糖或高血糖)、凝血功能异常等;血细菌培养阳性更有助于诊断。

2. **生物学标志物**　如脂肪酸结合蛋白、肠三叶因子、β- 葡萄糖苷酶、粪钙卫蛋白等,可以反映肠道炎症反应及肠上皮损伤程度,但未被广泛应用于临床,尚需进一步研究和证实。

3. **腹部影像学检查**　对本病诊断有重要意义。应拍摄正位和侧位片,开始每 6~8h 随访一次,随后 12~24h 随访一次,直到正常。①可疑 NEC:表现为肠壁增厚,肠腔淤涨。②确诊 NEC:肠壁积气、门静脉积气,穿孔表现为游离气体(图 6-16、图 6-17)。注意:肠穿孔常在肠壁积气或门静脉积气后 48~72h 内发生,因此应每 6~8h 摄片一次观察有无肠穿孔情况。临床症状好转后 48~72h 可以停止连续摄片。

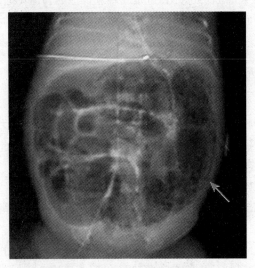

图 6-16　NEC 的肠壁积气表现

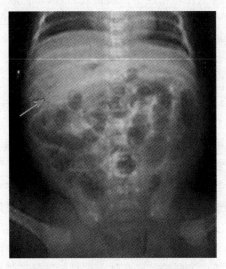

图 6-17　NEC 的门脉积气表现

4. **腹部超声**　近年来,由于超声分辨率的提高,特别是高频超声的广泛应用,可以动态观察肠壁厚度、肠壁积气、肠蠕动、肠壁血运情况,以及有无肠粘连包块。有报道显示,与腹部 X 线平片相比,超声诊断门静脉积气、肠壁积气的敏感性更高。

【诊断】

典型病例,如早产儿有喂养不耐受、腹胀、呕吐和血便,加之腹部 X 线改变等,不难诊断,但对于起病隐匿,临床表现出非特异体征,应注意与其他疾病相鉴别。目前临床多采用修正 Bell-NEC 分级标准,见表 6-10。

【治疗】

1. **禁食**　需绝对禁食及胃肠减压,Ⅰ期 72h,Ⅱ期 7~10 天,Ⅲ期 14 天或更长。待临床情况好转,大便潜血转阴,X 线异常征象消失后可逐渐恢复经口喂养。

2. **抗感染**　一般可选氨苄西林、哌拉西林或第 3 代头孢菌素。如血培养阳性,参考其药敏结果选择抗生素。如为厌氧菌首选甲硝唑,肠球菌考虑选用万古霉素。抗生素疗程视病情轻重而异,一般需 7~10 天,重症 14 天或更长。

表 6-10　Bell-NEC 分级标准修改版

分期	全身症状	胃肠道症状	影像学检查	治疗
Ⅰ疑似				
ⅠA	体温不稳定,呼吸暂停,心率下降	胃潴留增加,轻度腹胀,大便潜血阳性	正常或轻度肠梗阻	禁食,抗生素治疗 3 天
ⅠB	同ⅠA	同ⅠA,肉眼血便	同ⅠA	同ⅠA
Ⅱ确诊				
ⅡA(轻度病变)	同ⅠA	同ⅠA,肠鸣音消失和/或腹部触痛	肠梗阻,肠壁积气	禁食,抗生素治疗 7～10 天
ⅡB(中度病变)	同ⅠA,轻度代谢性酸中毒、轻度血小板减少	同ⅠA,肠鸣音异常,明确腹胀,蜂窝织炎,右下腹肿块	同ⅡA,门静脉积气和/或腹水	禁食,抗生素治疗 14 天
Ⅲ晚期				
ⅢA(严重病变,肠道无穿孔)	同ⅡB,低血压,心动过缓,混合性酸中毒,DIC,中性粒细胞减少	同Ⅰ和Ⅱ,腹膜炎症状,明显的腹胀、腹壁紧张	同ⅡB,明确的腹水	禁食,抗生素治疗 14 天,补液,机械通气,腹腔穿刺术
ⅢB(严重病变,肠道穿孔)	同ⅢA	同ⅢA	同ⅡB,气腹	同ⅢA 及手术

3. 支持疗法　拔除脐动静脉置管。由于需要较长时间补液,可以经上肢留置 PICC 或经外周静脉输液。维持水电解质平衡,每天供给液体量 120～150ml/kg,根据胃肠道丢失再作增减;由于禁食时间较长,给予胃肠外营养,保证每天 378～462kJ/kg(90～110kcal/kg)的能量供给;有凝血机制障碍时可输新鲜冰冻血浆,严重血小板减少可输注血小板;出现休克时给予抗休克治疗。

4. 外科治疗　约 20%～40% 的患儿需要外科手术治疗。肠穿孔是 NEC 手术治疗的绝对指征,但通过内科积极的保守治疗,临床表现持续恶化,出现腹壁红斑、酸中毒、低血压等也意味着需要手术治疗。手术治疗方法包括:腹腔引流、剖腹探查术、坏死或穿孔部分肠切除肠吻合术及肠造瘘术。

【预后】

Ⅰ期和Ⅱ期的 NEC 患儿远期预后良好;经手术治疗的患儿,约有 25% 留有胃肠道的远期后遗症,如短肠综合征、肠狭窄,另有部分患儿可发生吸收不良、胆汁淤积、慢性腹泻、电解质紊乱等远期并发症。

【预防】

母乳喂养是预防本病的重要措施之一,故应作为早产儿的首选饮食方案,在亲母母乳不足时捐赠母乳喂养也是较好的选择。此外,虽然益生菌使用对降低早产儿 NEC 发生有一定益处,但有关益生菌种类的选择、剂量、使用起始时间及疗程,特别是超低出生体重儿的安全性等问题,均有待进一步研究。口服精氨酸或者配方奶中加入谷氨酰胺预防 NEC 正在研究中。

(周文浩)

第十五节 ｜ 新生儿出血症

新生儿出血症(hemorrhagic disease of newborn,HDN)是由于维生素 K 缺乏导致体内某些维生素 K 依赖性凝血因子(Ⅱ、Ⅶ、Ⅸ、Ⅹ)活性降低的出血性疾病。近年来,由于在新生儿出生时常规注射维生素 K_1,此病发生率已显著下降。

【病因和发病机制】

维生素 K 不直接参与凝血因子Ⅱ、Ⅶ、Ⅸ、Ⅹ的合成,其本质是作为维生素 K 依赖性羧化酶的辅酶,催化凝血因子前体蛋白转变为凝血因子。新生儿缺乏维生素K时,上述四种凝血因子不能羧化,从而不能生成具有凝血活性的凝血因子参与机体的凝血过程,故易发生出血。

本病与下列因素有关。①肝脏储存量低:母体维生素K经胎盘的通透性很低,仅1/10的量到达胎儿体内;母亲产前应用抗惊厥药、抗凝药、抗结核药等可干扰维生素K的储存或功能。②合成少:新生儿刚出生时肠道菌群尚未建立,或使用广谱抗生素抑制了肠道正常菌群,使维生素K合成不足。③摄入少:母乳中维生素K含量明显低于牛乳及配方奶,因此纯母乳喂养的婴儿多见。④吸收少:有先天性肝胆疾病、腹泻等可影响维生素K的吸收。

【临床表现】

根据发病时间分为3型。

1. **早发型**　生后24h之内发病,多与母亲产前服用干扰维生素K代谢的药物有关,少数原因不明。轻重程度不一,轻者仅有皮肤少量出血或脐残端渗血;严重者表现为皮肤、消化道、头颅等多部位、多器官出血,颅内出血常导致严重后果。

2. **经典型**　生后第2~7天发病,早产儿可迟至生后2周发病。表现为皮肤瘀斑、脐残端渗血、穿刺或注射部位出血、胃肠道出血等,出血量一般不多,并呈自限性。但亦有个别严重出血者可导致失血性休克。多与生后未接受维生素K_1注射预防、纯母乳喂养、肠道菌群紊乱、肝功能发育不完善等导致维生素K合成不足有关。

3. **晚发型**　生后1~3个月发病,多见于纯母乳喂养、慢性腹泻、肝胆疾病、营养不良、长期使用抗生素或长期接受全静脉营养而又未补充维生素K者。除皮肤、胃肠道等常见部位出血外,可有颅内出血且病死率高,幸存者多遗留神经系统后遗症。

【辅助检查】

主要包括凝血功能、维生素K缺乏或拮抗剂-Ⅱ诱导蛋白(protein induced by vitamin K absence or antagonist-Ⅱ,PIVKA-Ⅱ)和维生素K水平检测,一般认为,PIVKA-Ⅱ≥2μg/L提示维生素K缺乏。

1. **凝血功能检测**　①凝血酶原时间(prothrombin time,PT)明显延长是诊断的重要指标(为对照的2倍以上意义更大);②活化部分凝血活酶时间(activated partial thromboplastin time,APTT)也可延长;③凝血酶时间(thrombin time,TT)、出血时间、血小板计数和纤维蛋白原等正常。

2. **活性Ⅱ因子与Ⅱ因子总量比值**　比值<1提示维生素K缺乏。

3. **PIVKA-Ⅱ测定**　用酶联免疫学方法或电泳法直接测定无活性的凝血酶原。是反映机体维生素K缺乏状况和评估疗效的灵敏指标,在常规凝血试验未出现变化之前就可以在循环血液中检测到,可反映机体是否存在亚临床维生素K缺乏。

4. **维生素K测定**　用高效液相色谱法或质谱法直接测定血中维生素K的含量。

【诊断和鉴别诊断】

根据有高危病史、发病时间、临床表现、实验室检查及维生素K治疗有效即可诊断,需与以下疾病鉴别。

1. **新生儿咽下综合征**　婴儿在分娩过程中咽下母血,生后不久即呕血和/或便血。本病鉴别要点如下。①无其他部位出血;②血红蛋白和凝血功能正常;③洗胃1~2次后呕血停止;④Apt试验(碱变性试验)可鉴别呕吐物中之血是否来自母体:取1份呕吐物加5份水,搅匀,离心(2 000r/min)10min后取上清液4ml,加入1%氢氧化钠1ml,1~2min后,如上清液变为棕色提示为母血,不变色(粉红色)为婴儿血。

2. **新生儿消化道出血**　坏死性小肠结肠炎、应激性溃疡、先天性胃穿孔等可出现呕血或便血。但患儿常有窒息、感染或使用激素等原发病史,一般情况较差,腹部体征明显,易与新生儿出血症鉴别。

3. **新生儿其他出血性疾病**　血小板减少性紫癜有血小板明显降低;弥散性血管内凝血(disseminated intravascular coagulation,DIC)常伴有严重的原发疾病,纤维蛋白原和血小板减少;血友病患儿以男性多见,且多有家族史,主要表现为外伤后出血不止。

【治疗】

给予维生素 K_1 1~2mg 静脉滴注,出血可迅速停止,通常数小时内凝血因子水平即可上升,24h 完全纠正。出血严重者可输新鲜冰冻血浆 10~20ml/kg,或凝血酶原复合物以提高血浆中有活性的凝血因子水平。

【预防】

母孕期服用干扰维生素 K 代谢的药物,应在妊娠最后 3 个月及分娩前各注射 1 次维生素 K_1 10mg。纯母乳喂养者,母亲应口服维生素 K_1,每次 20mg,每周 2 次。所有新生儿出生后应立即给予维生素 K_1 0.5~1mg 肌内注射 1 次,以预防新生儿出血症。早产儿、有肝胆疾病、慢性腹泻、长期全静脉营养等高危儿应每周注射 1 次维生素 K_1 0.5~1mg。

(母得志)

第十六节 │ 新生儿低血糖和高血糖

一、新生儿低血糖

【定义】

新生儿正常的血糖值因个体差异而不同,与出生体重、孕周、日龄、机体糖原储备情况、喂养方式、能量获得情况以及疾病状态有关,存在无症状性低血糖,血糖水平与神经系统远期预后的关系尚不完全清楚。目前尚无国际公认的新生儿低血糖诊断标准,我国新生儿低血糖(neonatal hypoglycemia)的诊断标准是血糖<2.2mmol/L(40mg/dl)。

【病因和发病机制】

新生儿低血糖有暂时性或持续性之分。

1. **暂时性低血糖**　指低血糖持续时间较短,一般不超过新生儿期。

(1)糖原储备和糖异生不足:糖原储备是新生儿出生后 1h 内能量的主要来源。糖原储备主要在妊娠的最后 4~8 周,因此,早产儿和小于胎龄儿能量储备会受到不同程度的影响,且胎龄越小,糖原储备越少,而出生后所需能量又相对较高,糖异生途径中的酶活力也低。此外,宫内窘迫也可减少糖原储备。即使是足月儿,由于出生后 24h 内糖原异生的某些关键酶发育不成熟,如果生后喂养延迟至6~8h,将有 30% 的新生儿血糖降至 2.78mmol/L(50mg/dl)以下,10% 降至 1.67mmol/L(30mg/dl)以下。

(2)葡萄糖消耗增加:应激状态下,如窒息、严重感染等,儿茶酚胺分泌增加,血中胰高血糖素、皮质醇类物质水平增高,血糖增高,继之糖原大量消耗,血糖水平下降。无氧酵解使葡萄糖利用增多,也可引起低血糖。低体温、先天性心脏病等,常由于热量摄入不足,葡萄糖利用增加,可致低血糖。

(3)高胰岛素血症:为暂时性胰岛素升高所致。主要见于下列情况。①糖尿病母亲婴儿:由于母亲高血糖时引起胎儿胰岛细胞代偿性增生,产生过多胰岛素,出生后母亲血糖供给突然中断所致;②新生儿溶血病:红细胞破坏致谷胱甘肽释放,刺激胰岛素分泌增加。

2. **持续性低血糖**　指低血糖持续至婴儿期或儿童期。

(1)先天性高胰岛素血症(congenital hyperinsulinism,CH):主要与基因缺陷有关。

(2)内分泌缺陷:先天性垂体功能低下、先天性肾上腺皮质增生症、胰高血糖素及生长激素缺乏等。

(3)遗传代谢性疾病:①碳水化合物疾病,如糖原贮积症 I 型、III 型、半乳糖血症等;②脂肪酸代谢性疾病,如中链酰基辅酶 A 脱氢酶缺乏症;③氨基酸代谢缺陷,如支链氨基酸代谢障碍、亮氨酸代谢缺陷等。

【临床表现】

1. **无症状性**　低血糖时可无任何临床症状。据统计,无症状性低血糖是症状性低血糖的 10~20 倍。诊断主要依靠血糖监测。

2. 症状性　低血糖患儿可出现嗜睡、食欲缺乏、喂养困难、发绀、呼吸暂停、面色苍白、低体温甚至昏迷等症状。也可能出现烦躁、激惹、震颤、反射亢进、高调哭声甚至抽搐等症状。

【辅助检查】

1. 血糖测定　床旁试纸条血糖分析仪：床旁快速测定通常从足后跟采取血标本。已经证实，试纸条检测结果与实际血糖浓度之间有很好的相关性，偏差不超过10%～15%，这种偏差在血糖浓度低于2.2mmol/L时较为明显。试纸法一般用来动态监测血糖，确诊则需要通过实验室测定标准的血糖浓度。但治疗应在试纸法发现低血糖后即开始。

2. 其他实验室检查　持续性低血糖患儿应酌情检测血胰岛素、胰高血糖素、三碘甲状腺原氨酸（T_3）、甲状腺素（T_4）、促甲状腺激素（TSH）、生长激素、皮质醇，血、尿氨基酸及有机酸等。

3. 影像学和病理检查　高胰岛素血症时可行胰腺超声或 CT 检查；疑有糖原贮积症时可行肝活检测定肝糖原和酶活力。

【治疗】

由于目前尚不能确定引起脑损伤的低血糖阈值，因此不管有无症状，低血糖者均应及时治疗。

1. 无症状性低血糖但能进食　患儿可先进食，并密切监测血糖，低血糖不能纠正者可静脉输注葡萄糖，按 6～8mg/（kg·min）速率输注，每小时监测血糖 1 次，并根据血糖测定结果调节输糖速率，稳定 24h 后逐渐停用。

2. 症状性低血糖　可先给予一次剂量的 10% 葡萄糖 200mg/kg（2ml/kg），按每分钟 1.0ml 静脉注射；以后改为 6～8mg/（kg·min）维持，以防低血糖反跳。每 1h 监测血糖 1 次，并根据血糖值调节输糖速率，正常 24h 后逐渐减慢输注速率，48～72h 停用。低血糖持续时间较长者可加用氢化可的松 5mg/kg，静脉注射，每 12h 给药 1 次；或泼尼松 1～2mg/（kg·d），口服，共 3～5 天，可诱导糖异生酶活性增高。极低体重早产儿对糖耐受性差，输糖速率＞6～8mg/（kg·min）易致高血糖症。

3. 持续性低血糖　①CH 首选二氮嗪（diazoxide），每天 5～20mg/kg，分 3 次口服。如无效可用二线药物生长抑素类如奥曲肽（octreotide），5～25μg/（kg·d），静脉注射。②胰高血糖素 0.02mg/kg，静脉注射；或 1～20μg/（kg·h）静脉维持，该药仅作为短期用药。CH 药物治疗无效者则须行外科手术治疗。先天性代谢缺陷患儿应给予特殊饮食疗法。

【预防】

1. 避免可导致低血糖的高危因素（如寒冷损伤等），高危儿定期监测血糖。

2. 生后能进食者宜早期喂养。

3. 不能经胃肠道喂养者可给 10% 葡萄糖静脉滴注，足月适于胎龄儿以 3～5mg/（kg·min）、早产适于胎龄儿以 4～6mg/（kg·min）、小于胎龄儿以 6～8mg/（kg·min）速率输注，可达到近似内源性肝糖原的产生率。

二、新生儿高血糖

【定义】

新生儿全血葡萄糖＞7.0mmol/L（125mg/dl），或血清葡萄糖＞8.40mmol/L（150mg/dl）为新生儿高血糖（neonatal hyperglycemia）的诊断标准。

【病因和发病机制】

1. 血糖调节功能不成熟　新生儿对葡萄糖的耐受个体差异很大，胎龄越小、体重越轻，对糖的耐受越差。极低出生体重儿即使输糖速率在 4～6mg/（kg·min）时亦易发生高血糖。同时新生儿胰岛 β 细胞功能不完善，对高血糖反应迟钝，胰岛素对葡萄糖负荷反应低下，以及存在相对性胰岛素抵抗，引起肝脏产生葡萄糖和胰岛素浓度及输出之间失衡，是新生儿高血糖的内在因素，尤其是极低出生体重儿。

2. 应激性　在窒息、严重感染、创伤等危重状态下，血中儿茶酚胺、皮质醇、胰高血糖素水平显著升高，糖异生作用增强而引起高血糖。

3. 医源性 输注高浓度葡萄糖,尤其输注速率过快时,易引起高血糖。应用某些药物,如肾上腺素、糖皮质激素、氨茶碱、咖啡因、苯妥英钠等,也可导致高血糖。

4. 新生儿糖尿病 ①假性糖尿病(又称暂时性糖尿病):约 1/3 的患儿有糖尿病家族史,多见于小于胎龄儿;②真性糖尿病:新生儿较少见,目前认为与遗传因素有关。

【临床表现】

轻者可无症状;血糖增高显著或者持续时间长的患儿可发生高渗高血糖综合征、高渗性利尿,出现脱水、烦渴、多尿甚至发生颅内出血等。新生儿糖尿病可出现尿糖阳性、尿酮体阴性或阳性。

【防治】

早产儿,尤其是极低出生体重儿输糖速率应≤5～6mg/(kg·min),并应监测血糖水平,根据血糖水平调节输糖速率。轻度、短暂(24～48h)高血糖可通过减慢葡萄糖输注速率纠正;同时治疗原发病、纠正脱水及电解质紊乱。当高血糖不易控制且空腹血糖水平>14mmol/L 时应给胰岛素。开始 0.01U/(kg·h),逐渐增至 0.05～0.1U/(kg·h)输注,但应每 30min 监测血糖 1 次,以防低血糖发生,血糖正常后停用。

(母得志)

第十七节 | 新生儿低钙血症

足月儿或体重≥1 500g 早产儿血清总钙<2mmol/L(8mg/dL)或离子钙浓度<1.1mmol/L(4.4mg/dl);体重<1 500g 的早产儿血清总钙<1.75mmol/L(7mg/dl)或离子钙<0.8mmol/L 定义为低钙血症,该病是新生儿惊厥的常见原因之一。

【病因和发病机制】

由于妊娠晚期母亲血甲状旁腺激素(parathyroid hormone,PTH)水平高,分娩时胎儿脐血总钙和游离钙均高于母血水平,故使新生儿甲状旁腺功能暂时受到抑制(即 PTH 水平较低)。出生后,因母亲来源的钙供应突然停止,外源性钙摄入尚不足,而新生儿 PTH 水平较低,骨钙不能动员入血,最终导致低钙血症的发生。

1. 早期低血钙 是指发生于出生 72h 内的低钙血症。常见于早产儿、小于胎龄儿、糖尿病及妊娠高血压综合征母亲所生婴儿。早产儿血钙降低的程度一般与胎龄呈负相关。有难产、窒息、感染及产伤史者也易发生低钙血症,可能是由于细胞破坏,导致高血磷,与钙结合所致。低镁血症导致甲状旁腺功能障碍,可导致低钙血症。

2. 晚期低血钙 是指发生于出生 72h 后的低钙血症。

(1)常发生于牛乳喂养的足月儿,主要是因为牛乳中磷含量高,钙/磷比不适宜导致钙吸收差,同时新生儿肾小球滤过率低,肾小管对磷再吸收能力强,导致血磷过高,血钙沉积于骨,发生低钙血症。此外,也见于长期肠吸收不良的患儿。

(2)若低血钙持续时间长或反复出现,应注意有无下述疾病。①母亲甲状旁腺功能亢进:多见于母亲甲状旁腺瘤。②先天性暂时性特发性甲状旁腺功能不全:是良性自限性疾病,母亲甲状旁腺功能正常,除用钙剂治疗外,还须用适量的维生素 D 治疗数月。③先天性永久性甲状旁腺功能不全:系由于新生儿甲状旁腺先天缺如或发育不全所致,为 X 连锁隐性遗传。具有永久的甲状旁腺功能低下和高磷酸盐血症。如合并胸腺缺如、免疫缺陷、小颌畸形和主动脉弓异常则为 DiGeorge 综合征。

(3)其他:因过度通气(如呼吸机使用不当)导致的呼吸性碱中毒,或使用碳酸氢钠等碱性药物,可使血中游离钙变为结合钙;换血或输注库存血,血液中抗凝剂柠檬酸钠也可结合血中游离钙,使血中游离钙降低;长期使用髓袢利尿剂如呋塞米,导致高钙尿症,使血钙降低。

【临床表现】

大多数无症状。临床症状轻重不一,主要表现为呼吸暂停、激惹、烦躁不安、肌肉抽动及震颤、惊跳,重者发生惊厥,手足搐搦和喉痉挛在新生儿少见。发作间期一般情况良好,但肌张力稍高,腱反射增强,踝阵挛可呈阳性。

早产儿通常无明显症状体征,可能与其发育不完善、血浆蛋白低和酸中毒时血清游离钙相对较高等有关。但对于极低和超低出生体重儿,由于低钙血症使钙磷代谢紊乱,导致骨矿物质含量的异常,骨小梁数量减少,骨皮质变薄等骨组织含量减少,即代谢性骨病,可表现为生长发育延迟,严重者出现佝偻病样症状,甚至发生骨折。

【辅助检查】

血清总钙<1.75mmol/L(7mg/dl),血清游离钙<1.0mmol/L(4mg/dl),血清磷常>2.6mmol/L(8mg/dl),碱性磷酸酶多正常。还应同时检测患儿血清镁、PTH 水平,必要时需测定母亲血钙、磷和 PTH 水平。心电图示心律不齐、QT 间期延长(早产儿>0.2s,足月儿>0.19s)。对于怀疑 DiGeorge 综合征,应进行胸部影像学和心脏超声检查。

【治疗】

早期低钙血症通常无需治疗即可恢复。对无症状患儿,处理措施是在可能的情况下尽早开始喂养或采用胃肠外营养,以便摄取足量的钙,同时纠正任何导致血钙偏低的基础疾病。对有症状的患儿应补充钙剂。

1. **静脉补钙** 10% 葡萄糖酸钙溶液(含元素钙 9mg/ml)1~2ml/(kg·次)缓慢推注(10~15min),输注的同时监测心率和输注部位的反应。如果无效,间隔 10min 可重复用药。紧急处理后,应在静脉输液中加入维持量的葡萄糖酸钙。如果患儿能够耐受胃肠内喂养,可口服补充钙剂。

2. **口服补充钙剂** 能够耐受肠道喂养或无症状的早产儿可口服钙剂。元素钙 50~60mg/(kg·d),病程长者可持续 2~4 周,以维持血钙在 2~2.3mmol/L(8.0~9.0mg/dl)为宜。

3. **补充镁剂** 若使用钙剂后惊厥仍不能控制,应检查血镁。若血镁<0.6mmol/L,肌内注射 25% 硫酸镁,每次 0.4ml/kg。

4. **补充维生素 D** 甲状旁腺功能不全者长期口服钙剂的同时还应给予维生素 D_2 10 000~25 000IU/d 或双氢速变固醇 0.05~0.1mg/d 或 1,25(OH)$_2D_3$ 0.25~0.5μg/d。治疗过程中应定期监测血钙水平,调整维生素 D 的剂量。

5. **调整饮食** 停喂含磷过高的牛乳,改用母乳或钙磷比例适当的配方乳。

(周文浩)

第十八节 | 新生儿脐部疾病

一、脐炎

脐炎(omphalitis)是指细菌从脐残端侵入并繁殖所引起的急性炎症。金黄色葡萄球菌是最常见的病原菌,其次为大肠埃希菌、铜绿假单胞菌、溶血性链球菌等。轻者脐轮与脐周皮肤红肿,伴有少量脓性分泌物。重者脐轮和脐周明显红肿发硬,脓性分泌物多,可向周围皮肤或组织扩散,引起腹壁蜂窝织炎、皮下坏疽、腹膜炎、败血症等。正常新生儿生后脐部可有金黄色葡萄球菌、表皮葡萄球菌、大肠埃希菌、链球菌等定植,局部分泌物培养阳性并不表示存在感染,必须具有脐部的炎症表现,应予鉴别。轻者局部用 3% 过氧化氢溶液或碘伏清洗,每天 2~3 次;脐周有扩散或伴有全身症状者需选用抗生素静脉注射;如有脓肿形成,则需切开引流。

二、脐疝

由于脐环关闭不全或薄弱,腹腔脏器由脐环处向外突出到皮下,形成脐疝(umbilical hernia)。疝囊为腹膜及其外层的皮下组织和皮肤,囊内为大网膜和小肠,与囊壁一般无粘连。疝囊大小不一,直径多为 1cm 左右,也有超过 3~4cm 者,多见于低出生体重儿。哭闹时脐疝外凸明显,安静时用手指压迫疝囊可回纳,通常不发生嵌顿。出生后 1 年内腹肌逐渐发达,多数疝环逐渐狭窄、缩小,自然闭合,预后良好。疝囊较大且 2 岁以上仍未愈合者可手术修补。

三、脐肉芽肿

脐肉芽肿(umbilical granuloma)是指断脐后创面受异物刺激、反复摩擦或感染等,在局部形成小的肉芽组织增生。脐肉芽组织表面湿润,有少许黏液或黏液脓性渗出物,可用碘伏一日数次清洁肉芽组织表面,预后良好。顽固肉芽组织增生者,呈灰红色,表面有血性分泌物,可用 10% 硝酸银烧灼或消毒剪剪除。

(母得志)

第十九节 | 新生儿产伤性疾病

新生儿产伤(birth injury)是指分娩过程中因机械因素对胎儿或新生儿造成的损伤。高危因素有产程延长、胎位不正、急产、巨大儿、母亲骨盆异常及接产方式不当等。产伤可发生于身体的任何部位,常见的部位有头颅、软组织、骨骼、周围神经、内脏等。近年来由于加强了产前检查及产科技术的提高,产伤发生率已明显下降。

一、头颅血肿

头颅血肿(cephalohematoma)是由于产伤导致骨膜下血管破裂、血液积聚于骨膜下所致。常由胎位不正、头盆不称、胎头吸引或产钳助产引起。

【临床表现】

血肿部位以头顶部多见,常为一侧性,少数为双侧。血肿在生后数小时至数天逐渐增大,因颅缝处骨膜与骨粘连紧密,故血肿不超越骨缝,边界清楚,触之有波动感,其表面皮肤颜色正常。如由产钳牵拉或胎头吸引所致,皮肤常有破溃或呈紫红色。血肿机化从边缘开始,故在基底部形成硬环,逐渐至血肿中央部,吸收常需 6~8 周,血肿大者甚至需 3~4 个月。由于血肿内红细胞破坏增多,常致黄疸加重或黄疸持续时间延长。应注意与下列疾病鉴别:①先锋头(caput succedaneum):又称产瘤或头皮水肿,是由于分娩时头皮受压,血管渗透性改变及淋巴回流受阻引起的皮下水肿,多发生在头先露部位,出生时即可发现,肿块边界不清,不受骨缝限制,压之凹陷,无波动感,出生 2~3 天即消失。有时与血肿并存,待头皮水肿消退后才显出血肿。②帽状腱膜下出血(subaponeurotic hemorrhage):出血发生在头颅帽状腱膜与骨膜之间的疏松组织内,因无骨缝限制,故出血量较大,易于扩散。头颅外观呈广泛性肿胀,有波动感,但可超过骨缝。出血量大者,眼睑、耳后和颈部皮下可见紫红色瘀斑,常伴有高胆红素血症、贫血,甚至失血性休克。

【治疗】

无并发症的头颅血肿不需要治疗,血肿伴高胆红素血症达到光疗指征者应给予蓝光治疗。血肿继发感染者需抗感染治疗,必要时需外科切开引流。

二、锁骨骨折

锁骨骨折(fracture of clavicle)是产伤性骨折中最常见的一种,与分娩方式、胎儿娩出方位和出生体重有关。难产、胎儿转位幅度大、巨大儿发生率高。骨折多发生在右侧锁骨中段外 1/3 处,此处锁骨较细,无肌肉附着,当胎儿肩娩出受阻时,S 形锁骨凹面易卡在母亲耻骨弓下,造成折断。大部分患儿无明显症状,故极易漏诊,多因其他情况摄胸片时发现。但仔细观察可发现患儿患侧上臂活动减少或被动活动时哭闹,对锁骨进行常规触诊可发现双侧锁骨不对称,局部软组织肿胀,有压痛,患侧拥抱反射减弱或消失,X线摄片可确诊。青枝骨折一般不需治疗;对于完全性骨折,可请小儿外科医生处理。随着婴儿生长发育,肩部增宽,错位及畸形可自行消失;也可在患侧腋下置一软垫,患肢以绷带固定于胸前,2周左右可形成骨痂。

三、臂丛神经麻痹

臂丛神经麻痹(brachial plexus palsy)是新生儿周围神经损伤中最常见的一种。由于难产、臀位或肩娩出困难等因素使臂丛神经过度牵拉受损,足月儿及巨大儿多见。按受损部位不同可分为三种类型。①上臂型:第5、6颈神经根损伤,此型临床最多见。患侧整个上肢下垂、内收,不能外展及外旋。肘关节表现为前臂内收,伸直,不能旋后或弯曲。腕、指关节屈曲,受累侧拥抱反射不能引出。②中臂型:第7颈神经根损伤,前臂、腕、手的伸展动作丧失或减弱,而肱三头肌、拇指伸肌为不完全麻痹,受累侧拥抱反射通常不能引出。③下臂型:第8颈神经根至第1胸神经根损伤,腕部屈肌及手肌无力,握持反射弱或消失,临床上较少见。如第1胸神经根的交感神经纤维损伤,可引起损伤侧Horner综合征,表现为瞳孔缩小,睑裂变窄等。磁共振成像可确定病变部位,肌电图检查及神经传导试验也有助于诊断。预后取决于损伤程度,若损伤为神经功能性麻痹,数周内可完全恢复。生后第1周开始做按摩及被动运动,大部分患儿可于治疗后2~3个月内获得改善或治愈,如为神经撕裂则多留有永久性麻痹。

四、面神经麻痹

面神经麻痹(facial nerve palsy)是常由胎头在产道下降时母亲骶骨压迫或产钳助产受损所致的周围性面神经损伤。面瘫部位与胎位有密切关系,常为一侧,眼不能闭合、不能皱眉,哭闹时面部不对称,患侧鼻唇沟浅、口角向健侧歪斜。治疗主要是注意保护角膜,多数系受累神经周围组织肿胀压迫神经所致,故患儿预后良好,多在生后1个月内能自行恢复。如因神经撕裂持续1年未恢复者需行神经修复术治疗。

(母得志)

第二十节 | 早产儿视网膜病

早产儿视网膜病(retinopathy of prematurity,ROP)是指发生于早产儿的视网膜血管异常增生性疾病,严重患者可导致视力障碍。调查显示,出生体重<1251g早产儿ROP发生率为65.8%,出生体重<1000g早产儿为81.6%。ROP约占儿童致盲原因的6%~18%,加强对ROP的防治非常重要。

【病因和危险因素】

1. **早产** 早产是发生ROP的根本原因。胎龄越小,体重越低,ROP发生率越高,病情越严重。

2. **基因与遗传因素** ROP发生存在明显的个体差异,可能与特殊基因有关。

3. **氧疗** 氧疗导致ROP取决于多个因素,包括较高氧疗浓度、氧疗时间较长、动脉氧分压的波动较大。

4. **贫血和输血** 贫血和输血与ROP的发生发展有关。

5. **代谢性酸中毒** 酸中毒可引起视网膜新生血管形成,酸中毒持续时间越长,新生血管形成发生率越高。

6. **其他** 反复呼吸暂停、感染、$PaCO_2$过低也是ROP的危险因素。

【临床表现】

ROP的临床表现主要在视网膜病变,根据ROP的国际分类法将ROP的视网膜病变按照严重程度分为1~5期。

1期视网膜后极部有血管区与周边无血管区之间出现一条白色平坦的细分界线。

2期白色分界线进一步变宽且增高,形成高于视网膜表面的嵴形隆起。

3期嵴形隆起愈加显著,呈粉红色,此期伴纤维增殖,进入玻璃体。

4期部分视网膜脱离,根据是否累及黄斑可分为 a、b 两级。4a 为周边视网膜脱离未累及黄斑,4b 为视网膜脱离累及黄斑。

5期视网膜全脱离,常呈漏斗型,可分为宽、窄、前宽后窄、前窄后宽 4 种漏斗型。此期有广泛结缔组织增生和机化膜形成,导致晶状体后纤维膜增生。

此外,ROP 视网膜病变还有一些特定的重要病变。

(1)附加病变(plus ROP):后极部视网膜血管怒张、扭曲,或前部虹膜血管高度扩张。附加病变是 ROP 活动期指征,一旦出现常提示预后不良。存在 plus 时在病变分期的期数旁写"+",如 3+ 期。

(2)阈值病变(threshold ROP):指 3 期 ROP,位于 I 区或 II 区,新生血管连续占据 5 个时钟范围,或病变虽不连续,但累计达 8 个时钟范围,同时伴 plus。此期是早期治疗的关键时期。

(3)阈值前病变(prethreshold ROP):包括 2 种情况。若病变局限于 I 区,ROP 可为 1、2、3 期。若病变位于 II 区,则有 3 种可能:2 期 ROP 伴 plus;3 期 ROP 不伴 plus;3 期 ROP 伴 plus,但新生血管占据不到连续 5 个时钟范围或不连续累计 8 个时钟范围。

(4)急进型 ROP:ROP 局限于 I 区,新生血管行径平直。急进型 ROP 发展迅速,一旦发现应提高警惕。

【ROP 筛查】

早期诊断 ROP 最好的办法是开展筛查。因此,建立筛查制度,在合适的时机进行眼底检查,成为 ROP 早期诊断及防治的关键。

(1)筛查对象和指征:卫生部制定了《早产儿治疗用氧和视网膜病变防治指南》,确定 ROP 筛查对象是:胎龄≤34 周或出生体重<2 000g 的所有早产儿。

(2)筛查时间:初次筛查时间需要结合生后日龄和矫正胎龄,尤其是矫正胎龄与严重 ROP 出现的时间更相关,即出生时胎龄越小者发生 ROP 的时间相对越晚。根据孕周、日龄、矫正胎龄和 ROP 初筛的关系决定首次筛查的时机(表 6-11)。

表 6-11 根据出生时的胎龄决定首次筛查的时机 单位:周

出生胎龄	首次检查的年龄		出生胎龄	首次检查的年龄	
	矫正胎龄	生后周龄		矫正胎龄	生后周龄
22	31	9	28	32	4
23	31	8	29	33	4
24	31	7	30	34	4
25	31	6	31	35	4
26	31	5	32	36	4
27	31	4			

(3)检查方法:眼底数码相机或间接眼底镜检查。①眼底数码相机:近年越来越多的医院采用先进的眼底数码相机进行检查。在镜头上挤适量凝胶,与眼球充分接触,按正中位、上、下、左、右共 5 个方向对视网膜摄像,成像储存于电脑中,可打印,也可远程传输给有经验的眼科医生。②间接眼底镜:如果没有眼底数码相机,可采用间接眼底镜和屈光度 25D 或 28D 的透镜进行眼底检查。但间接眼底镜检查有一定的主观性,可能存在漏诊,需要检查者有较高的技术。

(4)随访方法:根据第一次检查结果而定。由眼科医生决定,直至矫正胎龄足月,视网膜完全血管化(表 6-12)。

表 6-12 早产儿 ROP 眼底随访及处理措施

眼底检查发现	应采取的处理措施
无 ROP 病变	隔周随访 1 次,直至矫正胎龄 44 周
1 期病变位于 2～3 区	隔周随访 1 次,直至病变退行消失
2 期病变	每周随访 1 次,直至病变退行消失
急进型 ROP	每周随访 1 次,直至病变退行消失
阈值前病变	每周随访 1 次,考虑激光或冷凝治疗
3 期阈值病变	应在 72h 内行激光或冷凝治疗
4 期病变	玻璃体切除术,巩膜环扎手术
5 期病变	玻璃体切除术

【治疗】

在筛查过程中,一旦发现 ROP 3 期病变,应及时开始治疗。目前主要采用药物、激光和手术治疗,但激光和手术治疗对视网膜产生不同程度的破坏,治疗后视网膜血管不再继续发育,从而导致视力受损。

1. 药物治疗 ROP 药物治疗主要是应用抗血管内皮生长因子(VEGF)抗体,给药方法为玻璃体内注射。

2. 激光光凝治疗 早期 ROP 取得良好效果,与冷凝治疗相比,光凝对 I 区 ROP 疗效更好,对 II 区病变疗效相似,且操作更精确,可减少玻璃体出血、术后球结膜水肿和眼内炎症。对阈值 ROP 首选光凝治疗。

3. 冷凝治疗 通常在局麻下进行,亦可在全麻下操作,在间接眼底镜直视下通过结膜透入眼内施行 40～50 个冷凝点。主要适用于阈值 ROP 患者。

4. 巩膜环扎术 如果阈值 ROP 没有得到控制,发展至 4 期或尚能看清眼底的 5 期 ROP,采用巩膜环扎术,可解除视网膜牵引,促进视网膜下液吸收及视网膜复位,阻止病变进展至 5 期。

5. 玻璃体切除手术 巩膜环扎术失败及 5 期患者,只能做复杂的玻璃体切除手术。术后视网膜得到部分或完全解剖复位,但很少能恢复至有用视力。

【预防】

1. 加强对早产儿各种合并症的防治 早产儿合并症越多、病情越严重,ROP 发生率越高。

2. 规范氧疗 尽可能降低吸氧浓度;缩短氧疗时间;减少动脉血氧分压的波动。

3. 其他 积极防治呼吸暂停,治疗代谢性酸中毒,预防贫血及减少输血,防治感染,防治 $PaCO_2$ 过低。

(周文浩)

第七章 免疫性疾病

免疫系统参与绝大多数儿科疾病,其发育特征决定了儿童时期的多种疾病如风湿性疾病、过敏性疾病具有鲜明的、不同于成人的特点。近年来,免疫学领域基础与转化研究进入爆发式发展时期,免疫系统疾病的诊治得到了长足的进步。随着高通量测序等新技术的广泛应用,大量新的原发性免疫缺陷病种被不断发现,分子诊断同时促进了免疫性疾病的精准治疗,免疫缺陷病的预后显著改善。

第一节 概 述

免疫(immunity)是机体的生理性保护机制,其本质为识别自身,排除异己。具体功能包括防御感染,清除衰老、损伤或死亡的细胞,识别和清除突变细胞以维持自身内环境稳定。免疫功能失调可致异常免疫反应,不仅可出现以易感性增高为主的免疫缺陷表现和免疫监视功能受损而发生恶性肿瘤,也可导致过敏反应、自身免疫反应和过度的炎症反应。

【小儿免疫系统发育特点】

小儿免疫状况与成人明显不同,导致儿童免疫相关疾病的特殊性。传统认为小儿时期,特别是新生儿期免疫系统不成熟。实际上,出生时免疫器官和免疫细胞均已相当成熟,免疫功能低下主要是因为未接触抗原、尚未建立免疫记忆。

1. **单核/巨噬细胞** 新生儿单核细胞发育已完善,但因缺乏辅助因子,其趋化,黏附,吞噬,氧化杀菌,产生 G-CSF、IL-8、IL-6、IFN-γ、IL-12 和抗原提呈能力均较成人差。新生儿期接触抗原或过敏原的类型和剂量不同,直接影响单核/巨噬细胞,特别是树突状细胞(DC)的免疫调节功能,将影响新生儿日后的免疫状态。

2. **中性粒细胞** 受分娩的刺激,出生后 12h 外周血中性粒细胞计数较高,72h 后渐下降,然后逐渐上升达成人水平。由于储藏库空虚,严重新生儿败血症易发生中性粒细胞减少。新生儿趋化和黏附分子 Mac-1(CD11b/CD18、CD10、CD13 和 CD33)表达不足,以未成熟儿和剖宫产者为主。未成熟儿中性粒细胞 FcRⅢ 表达下降,出生后 2 周才达到成人水平。中性粒细胞功能暂时性低下是易发生化脓性感染的原因。

3. **T 淋巴细胞及细胞因子**

(1)成熟 T 细胞可占外周血淋巴细胞的 80%,因此外周血淋巴细胞计数可反映 T 细胞数量。出生时淋巴细胞数目较少,4~6 天时超过中性粒细胞的百分率,4~6 岁时两者相当;此后随年龄增长,逐渐降至老年的低水平。

(2)T 细胞表型和功能:绝大多数脐血 T 细胞(97%)为 CD45RA⁺ "初始"("naïve")T 细胞(成人外周血为 50%),而 CD45RO⁺ 记忆性 T 细胞极少。新生儿 T 细胞表达 CD25 和 CD40 配体较成人弱,辅助 B 细胞合成和转换 Ig、促进吞噬细胞和 CTL 的能力差。

(3)Th 亚群:为避免妊娠期母子免疫排斥反应,母体 Th2 细胞功能较 Th1 细胞占优势,新生儿短期内受此影响仍维持 Th2 优势状态。

(4)细胞因子:新生儿 T 细胞产生 TNF 和 GM-CSF 仅为成人的 50%,IFN-γ、IL10 和 IL-4 为 10%~20%。随抗原反复刺激,各种细胞因子水平逐渐升高。如 IFN-γ 于生后 175 天即达到成人水平。

(5)NK 细胞和抗体依赖性杀伤细胞(ADCC):NK 细胞的表面标记 CD56 于出生时几乎不表达,

整个新生儿期亦很低,NK 细胞活性于生后 1~5 个月时达成人水平。ADCC 功能仅为成人的 50%,于 1 岁时达到成人水平。

4. B 淋巴细胞及 Ig

(1)B 细胞表型和功能:由于尚未接触抗原刺激,胎儿和新生儿有产生 IgM 的 B 细胞,但无产生 IgG 和 IgA 的 B 细胞。分泌 IgG 的 B 细胞通常于 2 岁时达成人水平,分泌 IgA 的 B 细胞于 5 岁时达成人水平。由于 Th 细胞功能不足,B 细胞不能产生荚膜多糖细菌抗体。

(2)IgG:是唯一能通过胎盘的 Ig,其转运过程为主动性。大量 IgG 通过胎盘发生在妊娠后期。胎龄小于 32 周的胎儿或未成熟儿的血清 IgG 浓度低于 400mg/dl,而足月新生儿血清 IgG 高于其母体 5%~10%。新生儿自身合成的 IgG 比 IgM 慢,生后 3~5 个月血清 IgG 降至最低点,至 10~12 个月时体内 IgG 均为自身产生,8~10 岁时达成人水平(表 7-1)。IgG 亚类随年龄增长而逐渐上升,IgG2 代表细菌多糖的抗体,其上升速度在 2 岁内很慢,在此年龄阶段易患荚膜细菌感染。

表 7-1 健康儿童血清免疫球蛋白含量

年龄组	测定人数 / 人	IgG/(g·L^{-1})	IgA/(g·L^{-1})	IgM/(g·L^{-1})
新生儿	7	5.190~10.790(8.490)	0.001~0.018(0.009)	0.018~0.120(0.069)
4~6 个月	11	3.050~6.870(4.970)	0.110~0.450(0.280)	0.310~0.850(0.580)
7 个月~<1 岁	20	4.090~7.030(5.560)	0.210~0.470(0.340)	0.330~0.730(0.530)
1~2 岁	60	5.090~10.090(7.590)	0.310~0.670(0.490)	0.980~1.780(1.380)
3~6 岁	85	6.600~10.39(8.240)	0.580~1.000(0.790)	1.100~1.800(1.450)
7~11 岁	50	7.910~13.070(10.720)	0.850~1.710(1.280)	1.200~2.260(1.730)
≥12 岁	30	8.270~14.170(11.220)	0.860~1.920(1.390)	1.220~2.560(1.890)

注:表内数字为均值 ±2S,括弧内为均值。

(3)IgM:胎儿期已能产生 IgM,出生后更快,男孩于 3 岁时达到成人血清水平,女孩于 6 岁时达到成人血清水平。脐血 IgM 水平增高,提示宫内感染。

(4)IgA:发育最迟,至青春后期或成人期才达成人水平。分泌型 SIgA 于新生儿期不能测出,2 个月时唾液中可测到,2~4 岁时达成人水平。Ig 的个体发育见图 7-1,不同年龄儿童血清 IgG、SIgA 和 IgM 正常值见表 7-1。

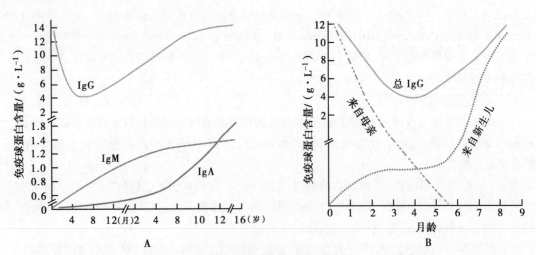

图 7-1 免疫球蛋白的个体发育

A. IgG、IgM 和 IgA 个体发育,由于母体 IgG 能通过胎盘,出生时婴儿血清 IgG 水平甚高,随母体 IgG 消失,于生后 3~5 个月降至最低点,婴儿自身的 IgG 逐渐产生,大约于 8~10 岁时达成人水平。IgM 和 IgA 出生时几乎为零,IgM 发育最快,于 6~8 岁时达成人水平;IgA 于 11~12 岁时接近成人浓度。B. 出生后 9 个月内婴儿血清 IgG 动态变化。

5. 补体和其他免疫成分

（1）补体：母体的补体不传输给胎儿，新生儿补体经典途径成分（CH50、C3、C4 和 C5）活性是其母亲的 50%～60%，生后 3～6 个月达到成人水平。旁路途径的各种成分发育更为落后，B 因子和备解素仅分别为成人的 35%～60% 和 35%～70%。未成熟儿补体经典途径和旁路途径均低于成熟儿。

（2）其他免疫分子：新生儿血浆纤连蛋白浓度仅为成人的 1/3～1/2，未成熟儿则更低。未成熟儿甘露糖结合凝集素（mannose binding lectin，MBL）较成人低，生后 10～20 周达到足月新生儿水平。

第二节 | 原发性免疫缺陷病

免疫缺陷病（immunodeficiency disease，ID）是指因免疫细胞（淋巴细胞、吞噬细胞等）和免疫分子（可溶性因子白细胞介素、补体、免疫球蛋白和细胞膜表面分子等）发生缺陷引起的机体抗感染免疫功能低下或免疫功能失调的一组临床综合征。免疫缺陷病可为遗传性，即由基因突变导致免疫系统功能损害的疾病，称为原发性免疫缺陷病（primary immunodeficiency，PID）；也可为出生后环境因素影响免疫系统，如感染、营养紊乱和某些疾病状态所致，称为继发性免疫缺陷病（secondary immunodeficiency，SID），因其程度较轻，又称为免疫功能低下（immunocompromised）。由人类免疫缺陷病毒（human immunodeficiency virus，HIV）感染所致者，称为获得性免疫缺陷综合征（acquired immunodeficiency syndrome，AIDS）。

【原发性免疫缺陷病的命名和分类】

1970 年，世界卫生组织（WHO）下属的一个专家委员会开始对 PID 进行分类。1999 年，这一委员会改属国际免疫学会联合会（IUIS），同样坚持每两年左右对 PID 病种进行更新和分类。基因突变引发免疫功能失调所致的疾病表现多样，沿用数十年的原发性免疫缺陷病这一术语虽然已为全世界熟知，但过于强调机体抗感染功能受损而出现的感染表现，相对忽略了病程中可能出现的各种其他表现。因此，自 2017 版 PID 分类开始，正式启用免疫出生缺陷（inborn errors of immunity，IEI）这一术语替代 PID。在最新的 2022 版 IEI 更新和分类中，共 485 种遗传缺陷导致的 IEI 已被鉴定，分为 10 大类，即联合免疫缺陷、具综合征特点的联合免疫缺陷、抗体为主的免疫缺陷、免疫失调性疾病、先天性吞噬细胞缺陷、固有和天然免疫缺陷、自身炎症性疾病、补体缺陷、骨髓衰竭和 IEI 拟表型（表 7-2）。

表 7-2 免疫出生缺陷分类（IUIS 2022 版）

分类	致病基因 / 可能的发病机制
1. 联合免疫缺陷	
①T 细胞缺陷、B 细胞正常重症联合免疫缺陷病（T⁻B⁺SCID）	包括 γc 链缺陷、JAK3 缺陷、IL-7Rα 缺陷、CD45 缺陷、CD3δ/CD3ε/CD3ζ 缺陷、冠蛋白 -1A（coronin-1A）缺陷、LAT 缺陷等
②T 细胞和 B 细胞均缺如重症联合免疫缺陷病（T⁻B⁻SCID）	重组活化基因（*RAG1/2*）缺陷、DNA 铰链修复 1C 蛋白（DCLREIC，Artemis）缺陷、DNA 活化蛋白激酶催化亚基（DNA PKcs）缺陷、DNA 连接酶Ⅳ缺陷（LIG4）等
③病情相对较轻的联合免疫缺陷病	MHC-Ⅰ/MHC-Ⅱ 缺陷、ZAP70 缺陷、CD8 缺陷、CD3γ 缺陷、DOCK8 缺陷、DOCK2 缺陷、CD40 缺陷、CD40L 缺陷、ICOS 缺陷、IKBKB 缺陷等
2. 具综合征特点的联合免疫缺陷	
①免疫缺陷伴先天性血小板减少症	Wiskott-Aldrich 综合征、WIP 缺陷、ARPC1B 缺陷
②DNA 修复缺陷	毛细血管扩张性共济失调综合征（*AT* 基因突变）、毛细血管扩张性共济失调样疾病（*MRE11* 突变）、Nijmegen 断裂综合征（*NBS1* 基因突变）、Bloom 综合征、PMS2 缺陷、MCM4 缺陷等。均为常染色体隐性（AR）遗传
③伴其他先天异常的胸腺发育不全	DiGeorge 综合征，染色体 22q11.2 缺失综合征。TBX1 缺陷、CHARGE 综合征、FOXN1 缺陷

分类	致病基因 / 可能的发病机制
④免疫 - 骨发育不良	软骨毛发发育不全（RMRP 缺陷）、Sehimke 综合征（SMARCALL 缺陷）、MYSM1 缺陷、MOPD1 缺陷、EXTL3 缺陷等
⑤高 IgE 综合征（HIES）	Job 综合征（AD 遗传，*STAT3* GOF 突变）、Comel-Netherton 综合征（SPINK5 缺陷）、PGM3 缺陷、IL6R 缺陷、IL6ST 缺陷、ZNF341 缺陷等
⑥无汗性外胚层发育不良伴免疫缺陷综合征	IKBKG、NFKB1A、IKBKB 缺陷等
⑦维生素 B_{12} 及叶酸代谢障碍	
⑧外胚层发育不良伴免疫缺陷	
⑨钙通道缺陷	
⑩其他缺陷	

3. 抗体为主的免疫缺陷

①各种 Ig 严重降低伴 B 细胞严重降低或缺失：X 连锁无丙种球蛋白血症（XLA）；AR 无丙种球蛋白血症	包括：Btk 缺陷、μ 重链缺陷、λ5 缺陷、Igα 缺陷、Igβ 缺陷、BLNK 缺陷、PIK3R1 缺陷、E47 转录因子缺陷等
②至少两种血清 Ig 显著降低伴 B 细胞正常或降低	未发现致病基因的常见变异型免疫缺陷病（CVID）、PIK3CD（GOF）、PIK3R1（LOF）、PTEN（LOF）、CD19 缺陷、CD20 缺陷等
③血清 IgA 及 IgG 严重降低伴 IgM 正常或升高及 B 细胞数目正常	活化诱导的胞嘧啶核苷脱氨酶（AID）缺陷、尿嘧啶 -DNA 转葡糖基酶（UNG）缺陷、INO80 缺陷、MSH6 缺陷
④同种型或轻链缺陷伴 B 细胞数量正常	Ig 重链缺失、κ 链缺陷、独立的 IgG 亚类缺陷、IgA 缺陷伴 IgG 亚类缺陷、选择性 IgA 缺陷、特异性抗体缺陷、婴儿期暂时性低丙种球蛋白血症（B 细胞数量正常）、选择性 IgM 缺陷等

4. 免疫失调性疾病

①家族性噬血细胞淋巴组织细胞增生综合征（FLH）	穿孔素缺陷、UNC13D 缺陷、突触融合蛋白 11（STX11）缺陷，STXBP2 缺陷、FAAP24 缺陷
②家族性噬血综合征伴色素减退	Chediak-Higashi 综合征、Griscelli 综合征 Ⅱ 型、Hermansky-Pudlak 综合征 2 型和 10 型等
③调节性 T 细胞缺陷	X 连锁多内分泌腺病 - 肠病 - 免疫失调综合征、CD25 缺陷、CTLA4 缺陷、LRBA 缺陷、*STAT3* 功能获得性突变、BACH2 缺陷
④伴或不伴淋巴增殖的自身免疫病	自身免疫性多内分泌腺病伴念珠菌病和外胚层发育不良（APECED）、ITCH 缺陷、TPP2 缺陷、PEPD 缺陷、SOCS1 缺陷等
⑤自身免疫淋巴增生综合征（ALPS,Canale-Smith 综合征）	*FAS、FASL、caspase 10、caspase 8、FADD* 等凋亡通路相关基因缺陷
⑥免疫失调伴结肠炎	*IL10、IL10RA、IL10RB* 等基因缺陷；NFAT5 单倍体剂量不足、ELF4 缺陷等
⑦易感 EBV 的淋巴增殖性疾病	X 连锁淋巴组织增生综合征 1（XLP1）、XLP2、X 连锁凋亡抑制因子（XIAP）缺陷、CD27 缺陷、CD70 缺陷、XMEN 等

5. 先天性吞噬细胞缺陷

①严重先天性粒细胞减少症；②Kostmann 病；③周期性中性粒细胞减少症；④X 连锁粒细胞减少 / 脊髓发育不良；⑤P14 缺陷；⑥白细胞黏附缺陷 1 型（LAD1）；⑦LAD2；⑧LAD3；⑨Rac2 缺陷；⑩β 肌动蛋白缺陷；⑪局限性幼年牙周炎；⑫Papillon-Lefèvre 综合征；⑬特殊颗粒缺陷；⑭Shwachman-Diamond 综合征；⑮X 连锁慢性肉芽肿性疾病（CGD）；⑯常染色体 CGD；⑰中性粒细胞 G-6-PD 缺陷等	包括：*ELANE、GFI1、HAX1、G6PC3、VPS45、G6PT1、WAS、ITGB2、SLC35C1、FERMT3、RAC2、ACTB、CTSC、CYBB、CYBA、CYBC1、NCF1、NCF2、NCF4、G6PD* 等基因缺陷等

分类	致病基因 / 可能的发病机制
6. 固有和天然免疫缺陷 ①孟德尔遗传分枝杆菌易感性疾病;②疣状表皮发育不良(HPV);③严重病毒感染性疾病;④HSV 脑炎;⑤侵袭性真菌病;⑥皮肤黏膜念珠菌病;⑦细菌易感的 TLR 通路缺陷;⑧其他与非造血组织相关的免疫缺陷病	包括:*IL12RB1*、*IL12B*、*IL12RB2*、*IFNGR1*、*IFNGR2*、*STAT1*、*IRF8*、*TYK2*、*ISG15*、*JAK1*、*TMC6*、*CXCR4*、*STAT2*、*IRF9*、*IRF7*、*TLR3*、*CARD9*、*IL17RA*、*IL17RC*、*IL17F*、*IRAK4*、*MYD88*、*TLR7*、*IRF4* 等基因缺陷
7. 自身炎症性疾病 ① I 型干扰素病:Aicardi-Goutières 综合征 1 型等;②炎症小体相关性疾病:家族性地中海热(MEFV)、甲羟戊酸激酶缺乏症等;③非炎症小体相关性疾病:肿瘤坏死因子受体相关的周期热综合征(TRAPS)、PAPA 综合征、Blau 综合征等	包括:*TMEM173*、*ADA2*、*TREX1*、*RNASEH2B*、*RNASEH2C*、*RNASEH2A*、*SAMHD1*、*ADAR1*、*MEFV*、*MVK*、*NLRP3*、*NLRP12*、*NLRC4*、*TNFRSF1A*、*PSTPIP1*、*NOD2*、*TNFAIP3* 等基因缺陷
8. 补体缺陷 补体由 9 个活性成分(C1~C9)和 5 个调节蛋白(C1 抑制物、C4 结合蛋白、备解素、H 因子和 I 因子)组成,上述成分均可发生缺陷 C1q、C1r、C1s、C2、C3、C4、C5、C6、C7、C7a、C8a、C8b、C9、C1 抑制物缺陷等	*C1QA*、*C1QB*、*C1QC*、*C1R*、*C1S*、*C2*、*C3*、*C4A*、*C4B*、*C5*、*C6*、*C7*、*C8A*、*C8G*、*C8B*、*C9*、*MASP2*、*FCN3*、*SERPING1* 等基因缺陷
9. 骨髓衰竭 范科尼贫血、SAMD9L 缺陷、DKC1 缺陷等	*FANCA*、*FANCB*、*FANCC*、*BRCA2*、*FANCD2*、*FANCE*、*FANCF*、*XRCC9*、*SAMD9*、*DKC1* 等基因缺陷
10. 原发性免疫缺陷病拟表型 ①体细胞突变相关疾病:*TNFRSF6* 体细胞突变、RAS 相关白细胞增殖性疾病等;②自身抗体相关性疾病:产生针对 IL-17、IL-22、IL-6、GM-CSF、CI 抑制物等的自身抗体、严重 COVID-19(I 型干扰素自身抗体)等	Somatic mutation in *TNFRSF6*、Somatic mutation in *KRAS*、Somatic mutation in *NRAS*、Somatic mutation in *NLRP3*、AutoAb to IL-17、AutoAb to IFNγ、AutoAb to IL-6 等缺陷

我国 PID 的确切发病率尚不清楚,按照部分西方国家的发病率推算,估计我国 PID 总发病率为 1/10 000~1/2 000 活产婴(未包括无症状的选择性 IgA 缺乏症和其他症状轻微的 PID)。按此计算,我国每年约 1 000 万新生儿中,将会增加新病例 1 000~5 000 例;累计存活病例至少应有 10 万例。各种原发性免疫缺陷病的相对发生率为:B 细胞缺陷(即单纯 Ig 或抗体缺陷,其中可能包括因 T 细胞辅助功能缺乏而致 B 细胞产生抗体能力下降的病例)最常见占一半以上;其次是 T 细胞 /B 细胞联合免疫缺陷、吞噬细胞数量和 / 或功能缺陷,补体缺陷较罕见。

【我国常见的几种 PID 】

我国 PID 临床实践和研究始于 20 世纪末,近 10 年来,随着流式细胞术等免疫学技术和测序技术(尤其是新一代测序技术)在临床的广泛应用,基因或蛋白质水平确诊的患者愈来愈多。基因确诊的 PID 主要集中于以下 6 种疾病:X 连锁无丙种球蛋白血症(XLA),X 连锁高免疫球蛋白 M 血症(XHIM),湿疹血小板减少伴免疫缺陷综合征(WAS),X 连锁慢性肉芽肿病(XCGD),X 连锁重症联合免疫缺陷病(XSCID)和常见变异型免疫缺陷病(CVID)。

1. X 连锁无丙种球蛋白血症(XLA)　血清 IgM、IgG 和 IgA 均明显下降或缺如,特异性抗体水平低下,骨髓内原始 B 细胞数量正常,但外周血 B 细胞极少或缺如。淋巴器官生发中心缺如,T 细胞数量和功能正常。B 细胞质内 Bruton 酪氨酸激酶基因(btk)突变为其病因。通常于生后 4 个月及以后起病,感染症状轻重不一,易发生上、下呼吸道化脓性感染和肠道病毒感染。如未正规治疗,慢性肺病可危及生命。

2. X 连锁高免疫球蛋白 M 血症(XHIM)　循环 T 细胞正常,IgM 和 IgD B 细胞存在,表达其他 Ig

的 B 细胞缺乏,血清 IgG、IgA 和 IgE 水平常低下,但 IgM 水平可正常甚至明显升高。临床主要表现为中性粒细胞和血小板减少,溶血性贫血,可伴胆管和肝脏疾病、机会性感染,以反复感染为特征。常于婴幼儿时期发生危及生命的重症呼吸道感染。

3. 湿疹血小板减少伴免疫缺陷(Wiskott Aldrich syndrome,WAS) 亦为 X 连锁,婴儿期起病,临床表现为湿疹,反复感染和血小板减少三联症。轻症者可仅表现为血小板减少伴血小板体积小,称为 X 连锁血小板减少症,常被诊断为"免疫性血小板减少症"。免疫功能呈进行性降低:IgM 下降,多糖抗原特异性抗体反应差,外周血淋巴细胞减少和细胞免疫功能障碍。淋巴瘤和自身免疫性血管炎发生率高。位于 X 染色体短臂的 WAS 蛋白(WASP)基因突变是本病的病因。

4. 慢性肉芽肿病(chronic granulomatous,CGD) 吞噬细胞细胞色素(NADPH 氧化酶成分)基因突变,致使不能产生超氧根、单态氧和 H_2O_2,其病原体杀伤功能减弱,导致慢性化脓性感染,形成肉芽肿,尤见于淋巴结、肝、肺和胃肠道。病原菌为葡萄球菌、大肠埃希菌、沙雷菌、奴卡菌和曲霉菌。CGD 可为 X 连锁遗传:细胞色素 *CYBB* 基因突变,该基因编码的 NADPH 氧化酶亚基 gp91phox 蛋白是细胞色素 b558 复合物组分之一。也可为常染色体隐性遗传:细胞色素 *CYBA* 基因突变,该基因编码的 NADPH 氧化酶亚基 p22phox 蛋白是细胞色素 b558 复合物组分之一;而 *NCF1* 和 *NCF2* 基因分别编码 NADPH 氧化酶亚基 p67phox 或 p47phox 蛋白,该三种蛋白均为电子转运蛋白。

5. 重症联合免疫缺陷病(severe combined immunodeficiency,SCID)

(1)T 细胞缺陷,B 细胞正常(T⁻B⁺SCID):以 X 连锁遗传最常见,其病因为 IL-2,IL-4,IL-7,IL-9 和 IL-15 的共有受体 γ 链(γc)基因突变所致。生后不久即发生严重细菌或病毒感染,多数患儿于婴儿期死亡。

(2)T 和 B 细胞均缺如(T⁻B⁻SCID):均为常染色体隐性遗传。①RAG1/2 缺陷:*RAG-1* 或 *RAG-2* 基因突变,外周血 T 和 B 细胞计数均明显下降,于婴儿期发病。②腺苷脱氨酶(adenosine deaminase,ADA)缺陷:ADA 基因突变使 ADA 的毒性中间代谢产物累积,抑制 T 细胞、B 细胞增殖和分化。多数患者早年发生感染,极少数轻症在年长儿或成人发病。③网状组织发育不良(reticular dysgenesis):为淋巴干细胞和髓前体细胞发育成熟障碍,外周血淋巴细胞、中性粒细胞和血小板均严重减少,常死于婴儿期。

6. 常见变异型免疫缺陷病(common variable immunodeficiency,CVID) 为一组病因不明,遗传方式不定,表现为不同程度 Ig 缺乏的综合征。临床表现为年长儿或青年人反复呼吸道感染,包括鼻窦炎、肺炎和支气管扩张,也易患胃肠道感染和肠道病毒性脑膜炎。外周淋巴结肿大和脾大,淋巴系统、胃肠道恶性肿瘤和自身免疫性疾病的发生率很高。血清 IgG 和 IgA 低下,IgM 正常或降低,诊断依赖于排除其他原发性免疫缺陷病。B 细胞数量可能减少,T 细胞功能异常可能是致病的关键,如 CD4⁺/CD8⁺ 细胞比率、IL-2、IL-5 和 IFN-γ 活性下降。

【原发性免疫缺陷病的共同临床表现】

原发性免疫缺陷病的临床表现由于病因不同而极为复杂,但其共同的表现却较为一致,即反复感染、易患肿瘤和自身免疫性疾病。部分原发性免疫缺陷病有明显家族史。值得指出的是,以往更多注意了 PID 的感染表现,而近年来新发现的许多 PID,其主要临床表现为免疫失调所致的自身免疫反应、过敏反应和失控的炎症反应,仅伴有轻度感染甚至没有感染表现。

1. 反复和慢性感染 免疫缺陷最常见的表现是感染,表现为反复、严重、持久、难治的感染。不常见和致病力低的细菌常为感染原。部分患儿需要持续使用抗菌药物预防感染。

(1)感染发生的年龄:40% 起病年龄于 1 岁以内,1～5 岁占 40%,6～16 岁占 15%,仅 5% 发病于成人。T 细胞缺陷和联合免疫缺陷病发病于出生后不久;以抗体缺陷为主者,因存在母体抗体,在生后 6～12 个月才发生感染。成人发病者多为常见变异型免疫缺陷病(CVID)。

(2)感染的部位:以呼吸道最常见,如复发性或慢性中耳炎、鼻窦炎、结膜炎、支气管炎或肺炎;其次为胃肠道,如慢性肠炎。皮肤感染可为脓疖、脓肿或肉芽肿。也可为全身性感染,如脓毒血症、脑膜炎和骨关节感染。

（3）感染的病原体：一般而言，抗体缺陷易发生化脓性感染。T细胞缺陷则易发生病毒、结核分枝杆菌和沙门菌属等细胞内病原体感染；此外，也易于发生真菌和原虫感染。补体成分缺陷易发生奈瑟菌属感染。中性粒细胞功能缺陷时的病原体常为金黄色葡萄球菌。发生感染的病原体的毒力可能并不很强，常呈机会性感染。

（4）感染的过程：常反复发作或迁延不愈，治疗效果欠佳，尤其是抑菌剂疗效更差，必须使用杀菌剂，剂量偏大，疗程较长才有一定疗效。

一些非免疫性因素也可能造成感染反复发生，如先天性气道发育异常、气道异物等均为反复呼吸道感染原因，在考虑PID时，应排除这些因素。

2. 自身免疫性疾病 未因严重感染而致死亡者，随年龄增长易发生自身免疫性疾病。PID伴发的自身免疫性疾病包括溶血性贫血、血小板减少性紫癜、中性粒细胞减少、系统性血管炎、系统性红斑狼疮、皮肌炎、免疫复合物性肾炎、1型糖尿病、免疫性甲状腺功能减退和关节炎等。

3. 肿瘤 尤其容易发生淋巴系统肿瘤。其发生率较正常人群高数10倍乃至100倍以上。淋巴瘤最常见，以B细胞淋巴瘤多见，淋巴细胞白血病、T细胞淋巴瘤和霍奇金病、腺癌和其他肿瘤也可发生。

4. 其他临床表现 除上述共性表现外，尚可有其他的临床特征。了解这些特征有助于临床诊断。如生长发育迟缓甚至停滞，卡介苗接种后致疫苗区域性或播散性感染，WAS的湿疹和出血倾向，胸腺发育不全的特殊面容、先天性心脏病和难以控制的低钙惊厥等。

【原发性免疫缺陷病的诊断】

1. 病史和体检

（1）既往史：脐带延迟脱落是I型白细胞黏附分子缺陷（LAD）的重要线索。严重麻疹或水痘病程提示细胞免疫缺陷。了解有无引起继发性免疫缺陷病的因素，有无输血、血制品和移植物抗宿主反应（graft versus host reaction，GVHR）史。详细记录预防接种史，特别是脊髓灰质炎活疫苗接种后有无麻痹发生。

（2）家族史：约1/4患儿家族能发现因感染致早年死亡的成员。应对患儿家族进行家系调查。PID先证者可为基因突变的开始者，而无阳性家族史。了解有无过敏性疾病、自身免疫性疾病和肿瘤患者，有助于对先证者的评估。

2. 体格检查 严重或反复感染可致体重下降和发育滞后现象、营养不良、轻中度贫血和肝脾大。B细胞缺陷者的周围淋巴组织如扁桃体和淋巴结变小或缺如。X连锁淋巴组织增生症则出现全身淋巴结肿大。可存在皮肤疖肿、口腔炎、牙周炎和鹅口疮等感染证据。某些特殊综合征则有相应的体征，如胸腺发育不全、WAS和共济失调毛细血管扩张症（AT）等疾病。

3. 实验室检查 PID的确诊依靠实验室免疫学检测和基因分析结果。

反复不明原因的感染、起病很早的自身免疫性疾病和阳性家族史提示原发性免疫缺陷病的可能性，确诊该病必须有相应的实验室检查依据，明确免疫缺陷的性质。目前还不可能测定全部免疫功能，一些实验技术仅在研究中心才能进行。为此，在做该病的实验室检查时，可分为3个层次进行：①初筛试验；②进一步检查；③特殊或研究性试验（表7-3）。其中初筛试验在疾病的初期筛查过程中尤其重要。

（1）Ig测定：包括血清IgG、IgM、IgA和IgE。一般而言，年长儿和成人总Ig>6g/L属正常，<4g/L或IgG<2g/L提示抗体缺陷。总Ig为4～6g/L或IgG 2～4g/L者为可疑的抗体缺陷，应做进一步抗体反应试验或IgG亚类测定。由于个体差异，生后至2～3岁期间各种Ig水平可低于同年龄正常范围，如果临床上没有反复感染表现，可暂不考虑免疫缺陷，亦不给予进一步检查。IgE增高见于某些吞噬细胞功能异常，特别是趋化功能缺陷。

（2）抗A和抗B同族凝集素：代表IgM类抗体功能，正常情况下，生后6个月婴儿抗A、抗B同族凝集素滴度至少为1∶8。WAS患儿伴有低IgM血症时同族凝集素滴度下降或测不出。

（3）抗链球菌溶血素O（ASO）和嗜异性凝集素滴度：由于广泛接触诱发自然抗体的抗原，故一般人群嗜异性凝集素滴度均大于1∶10，代表IgG类抗体。我国人群由于广泛接受抗菌药物，ASO效价一般较低，若血清ASO在12岁后仍低于50单位可提示IgG抗体反应缺陷。

（4）SIgA 水平:SIgA 缺乏常伴有选择性 IgA 缺乏症。一般由唾液、泪、鼻分泌物和胃液中测定 SIgA。

（5）外周血淋巴细胞绝对计数:外周血淋巴细胞约 80% 为 T 细胞,因此外周血淋巴细胞绝对计数可代表 T 细胞数量,正常值为（2~6）×10⁹/L;<2×10⁹/L 为可疑 T 细胞减少。婴儿期如淋巴细胞绝对计数<3×10⁹/L 应怀疑淋巴细胞减少症并进行复查,如仍小于<3×10⁹/L,需进行免疫功能评估以明确病因。婴儿期淋巴细胞绝对计数<1.5×10⁹/L 时,应高度怀疑 SCID。

（6）胸部 X 线片:婴幼儿期缺乏胸腺影者提示 T 细胞功能缺陷,但胸腺可因深藏于纵隔中而无法看到,应予注意。

（7）迟发皮肤过敏试验（delayed cutaneous hypersensitivity,DCH）:代表 Th1 细胞功能。抗原皮内注射 24~72h 后观察局部反应,出现红斑及硬结为阳性结果,提示 Th1 细胞功能正常。常用的抗原为腮腺炎病毒疫苗、旧结核菌类或结核菌素纯蛋白衍生物（purified protein derivative tuberculin,PPD）、毛霉菌素、白念珠菌素、白喉类毒素。2 岁以内正常儿童可因未曾致敏而出现阴性反应,故应同时进行 5 种以上抗原皮试,只要一种抗原皮试阳性,即说明 Th1 功能正常。

（8）四唑氮蓝染料（tetrazolium blue test,NBT）试验:NBT 为淡黄色可溶性染料,还原后变成蓝黑色颗粒。内毒素刺激中性粒细胞后,还原率>90%,慢性肉芽肿病患者<1%。疾病携带者则呈嵌合体。

（9）补体 CH50 活性、C3 和 C4 水平:总补体 CH50 活性法测定的正常值

为 50~100U/ml。C3 正常值新生儿期为 570~1 160mg/L,1~3 个月为 530~1 310mg/L,3 个月至 1 岁为 620~1 800mg/L,1~10 岁为 770~1 950mg/L。C4 正常值新生儿期为 70~230mg/L,1~3 个月为 70~270mg/L,3~10 岁为 70~400mg/L。

（10）基因突变分析和产前诊断:多数 PID 为单基因遗传,对疾病编码基因的序列分析可发现突变位点和形式,用于确诊及进行家系调查。基因突变分析也是产前诊断最好的手段,其他用于产前诊断的方法如测定绒毛膜标本酶（ADA）活性等。

表 7-3　免疫缺陷病的实验室检查

初筛实验	进一步检查	特殊 / 研究性实验
B 细胞缺陷		
IgG、IgM、IgA 水平	IgG 亚类水平	淋巴结活检
B 细胞计数（CD19 或 CD20）	IgD 和 IgE 水平	体内 Ig 半衰期
同族凝集素	抗体反应（破伤风、白喉、风疹、流感杆菌疫苗）	体外 Ig 合成
嗜异性凝集素	抗体反应（伤寒,肺炎球菌疫苗）	B 细胞活化增殖功能
抗链球菌溶血素 O 抗体	侧位 X 线片咽部腺样体影	基因突变分析
SIgA 水平		
T 细胞缺陷		
外周淋巴细胞计数及形态 T 细胞亚群计数（CD3,CD4,CD8）	丝裂原增殖反应或混合淋巴细胞培养	进一步 T 细胞表型分析
迟发皮肤过敏试验(腮腺炎、念珠菌、破伤风类毒素、毛霉菌素、结核菌素或纯衍生物)	HLA 配型染色体分析	细胞因子及其受体测定(如 IL-2,IFN-γ,TNF-α)
胸部 X 线胸腺影		细胞毒细胞功能（NK,CTL,ADCC）
		酶测定:ADA,PNP
		皮肤,胸腺活检,胸腺素测定,细胞活化增殖功能,基因突变分析

续表

初筛实验	进一步检查	特殊/研究性实验
吞噬细胞缺陷		
计数	化学发光试验	黏附分子测定（CD11b/CD18,选择素配体）
WBC 及形态学	WBC 动力观察	移动和趋化性、变形性、黏附和凝集功能测定
NBT 试验	特殊形态学	氧化代谢功能测定
IgE 水平	吞噬功能测定	酶测定（MPO,G-6-PD,NADPH 氧化酶）
	杀菌功能测定	基因突变分析
补体缺陷		
CH50 活性	调理素测定	补体旁路测定
C3 水平	各补体成分测定	补体功能测定（趋化因子,免疫黏附）
C4 水平	补体活化成分测定（C3a,C4a,C4d,C5a）	同种异体分析

注:ADA—腺苷脱氨酶;ADCC—抗体依赖性杀伤细胞;CTL—细胞毒性 T 细胞;G-6-PD—葡萄糖 -6- 磷酸脱氢酶;MPO—髓过氧化物酶;NADPH—还原型烟酰胺腺嘌呤二核苷酸磷酸;NBT—四唑氮蓝;NK—自然杀伤细胞;PNP—嘌呤核苷磷酸酶。

【原发性免疫缺陷病的治疗】

1. **一般治疗**　患儿应得到特别的儿科护理,包括预防和治疗感染,应有适当的隔离措施,注重营养,加强家庭宣教以增强父母和患儿对抗疾病的信心等。应鼓励经治疗后的患儿尽可能参加正常生活。一旦发现感染灶应及时治疗,有时需用长期抗感染药物预防性给药。下呼吸道慢性感染者,即便没有临床症状,也应定期做肺部影像学检查和肺功能监测。

T 细胞缺陷患儿,为防止发生 GVHR,输血或血制品时,应先将血液进行放射照射,剂量为 20～30Gy。供血者应做 CMV 筛查。最好不做扁桃体和淋巴结切除术,脾切除术为禁忌证。

若患儿尚有一定抗体合成能力,可接种灭活疫苗,如百白破三联疫苗。严重免疫缺陷患者禁用活疫菌,以防发生疫苗感染。

家庭成员中已确诊免疫缺陷者,应接受遗传学咨询,妊娠期应做产前筛查,必要时终止妊娠。

2. **替代治疗**

（1）静脉注射免疫球蛋白（intravenous injection of immunoglobulin,IVIG）:治疗指征仅限于低 IgG 血症。部分抗体缺陷患儿经 IVIG 治疗后,症状可完全缓解,获得正常生长发育。剂量为每月 1 次静注 IVIG 100～600mg/kg,持续终身。治疗剂量应个体化,以能控制感染为尺度。

（2）高效价免疫血清球蛋白（special immune serum globulins,SIG）:包括水痘 - 带状疱疹、狂犬病、破伤风和乙型肝炎的 SIG,用于高危患儿预防。

（3）血浆:除有 IgG 外,尚含有 IgM、IgA、补体和其他免疫活性成分,剂量为 20ml/kg,必要时可加大剂量。

（4）其他替代治疗

1）新鲜白细胞:吞噬细胞缺陷患者伴严重感染时。由于白细胞在体内存活时间短,反复使用会发生不良免疫反应,故仅用于严重感染时,而不作为常规替代治疗。

2）细胞因子治疗:如胸腺素类、转移因子、IFN-γ、IL-2 等。

3）酶替代治疗:腺苷脱氨酶（ADA）缺陷者,可输注红细胞(其中富含 ADA)或牛 ADA- 多聚乙二烯糖结合物肌内注射,效果优于红细胞输注。

3. **免疫重建**　是采用正常细胞或基因片段植入患者体内,使之发挥其功能,以持久地纠正免疫缺陷病。

（1）胸腺移植：包括胸腺组织移植和胸腺上皮细胞移植。目前在重症 DiGeorge 综合征已有成功胸腺移植的报道。

（2）造血干细胞移植：目前全球根治 PID 的主要方法，国内报道干细胞（主要为骨髓或脐带血造血干细胞）移植治疗部分 PID（SCID、XHIM、WAS 和 CGD）取得良好效果，成功率为 65%～85%，遗传背景一致的同胞兄妹位为最佳供者，成功率可达 90% 以上。

1）胎肝移植：一些患儿接受胎肝移植后出现嵌合体，表明移植成功，此法目前已很少使用。

2）骨髓移植（bone marrow transplantation，BMT）：已有超过 1 000 例原发性免疫缺陷患儿接受 BMT。

3）脐血造血干细胞移植：脐血富含造血干细胞，可作为免疫重建的干细胞重要来源。脐血干细胞移植后 GVHR 较无关供体配型骨髓（matched unrelated marrow donor，MUD）移植为轻。

4）外周血干细胞移植：亦可以采用。

4. 基因治疗　许多原发性免疫缺陷病的突变基因已被鉴定，其突变位点多已经确定，这给基因治疗打下了基础：将正常的目的基因片段整合到患者干细胞基因组内（基因转化），这些被目的基因转化的细胞经有丝分裂，使转化的基因片段能在患者体内复制而持续存在。

基因治疗原发性免疫缺陷病尝试已历经多年，目前全球已经完成的 PID 基因治疗临床试验已超过 10 项，并取得一定成效，未来 10 年有望在儿科临床使用，成为 PID 的重要治疗手段之一。

基因编辑治疗旨在原位修复突变的目的基因，因而避免了基因转化过程中随机整合至染色体引发的致瘤风险，可能成为今后 PID 基因治疗的理想手段。但截至目前，基因编辑治疗尚停留在临床前研究阶段。

第三节 | 继发性免疫缺陷病

【概述】

1. 病因　继发性免疫缺陷病（secondary immunodeficiency disease，SID）是出生后因不利的环境因素导致免疫系统暂时性功能障碍，一旦不利因素被纠正，免疫功能即可恢复正常。人的一生中，在某一特定的时期或环境下均可能发生一过性 SID。SID 的发病率远高于 PID，且为可逆性，因此及早确诊并找到其诱因，及时予以纠正，显得尤为重要。引起 SID 的常见因素见表 7-4。

表 7-4　导致继发性免疫缺陷病的因素

分类	致病因素
营养紊乱	蛋白质 - 能量营养不良，铁缺乏症，锌缺乏症，维生素 A 缺乏症，肥胖症
免疫抑制剂	放射线，抗体，糖皮质激素，环孢素，细胞毒性药物，抗惊厥药物
遗传性疾病	染色体异常，染色体不稳定综合征，酶缺陷，血红蛋白病，张力性肌萎缩症，先天性无脾症，骨骼发育不良
肿瘤和血液病	组织细胞增生症，类肉瘤病，淋巴系统肿瘤，白血病，霍奇金病，淋巴组织增生性疾病，再生障碍性贫血
新生儿	生理性免疫功能低下
感染	细菌感染，真菌感染，病毒感染，寄生虫感染
其他	糖尿病，蛋白质丢失性肠病，肾病综合征，尿毒症，外科手术和外伤

营养紊乱是儿童时期最常见的 SID 的原因，包括蛋白质 - 能量营养不良（protein-energy malnutrition，PEM），亚临床微量元素锌和铁缺乏，亚临床维生素 A、维生素 B 族和维生素 D 缺乏，脂肪和糖类摄入过多等。

2. 临床表现和处理　最常见的 SID 的临床表现为反复呼吸道感染，包括反复上呼吸道感染、支气管炎和肺炎，亦有胃肠道感染者，一般症状较轻，但反复发作。反复感染尤其是胃肠道感染，可引起更严重的营养吸收障碍而加重营养不良;感染本身也可直接引起免疫功能的进一步恶化。如此,形成"营养不良—免疫功能下降—感染—加重营养不良"的恶性循环,构成了儿童时期重要的疾病谱。SID的治疗原则是治疗原发性疾病,去除诱发因素。

获得性免疫缺陷综合征(艾滋病)

获得性免疫缺陷综合征(AIDS),即艾滋病,是由人类免疫缺陷病毒(HIV)所引起的一种传播迅速、病死率极高的感染性疾病。

【病因】

HIV属RNA反转录病毒,直径100～200nm,目前已知HIV有两个型,即HIV-1和HIV-2。两者均能引起AIDS,但HIV-2致病性较HIV-1弱。HIV-1有A、B、C、D、E、F、G、H、O共9种亚型,以B型最常见。本病毒为圆形或椭圆形,外层为类脂包膜,表面有锯齿样突起,内有圆柱状核心,含Mg^{2+}依赖性反转录酶。病毒包括结构蛋白P19、核心蛋白P24和P15、反转录酶蛋白P66和P51、外膜蛋白gp120和跨膜蛋白gp41等。病毒对热敏感,56℃ 30min能灭活;50%浓度的酒精、0.3%的过氧化氢、0.2%次氯酸钠及10%漂白粉,经10min能灭活病毒。但HIV对甲醛溶液、紫外线和γ射线不敏感。

【流行病学】

小儿患病自成人传播而来。1982年报道了首例儿童HIV感染,估计全球每天有1 000例HIV感染的新生儿出生。2001年联合国艾滋病联合规划署宣布,在过去的20年,累计的HIV感染者有5 600万,其中2 200万人已经死于艾滋病及相关疾病,包括430万儿童。截至2022年底,全球现存活有近200万儿童HIV感染者(0～14岁)。垂直传播的阻断策略是目前最为有效的控制婴幼儿感染的方式,通过成功干预,垂直传播风险可以降至2%以内,但是这样的干预在多数资源有限的国家仍未普及。尽管在过去的十年中,婴幼儿及儿童HIV感染的诊断和治疗方面取得了巨大的进展,但是全球每天仍有1 100多例15岁以下的新感染者发生,其中90%是在发展中国家。1995年我国首次发现经母婴途径传播的HIV感染者。

HIV感染的新生儿通常在感染后第1年即出现临床症状,到1岁时估计有1/3的感染患儿死亡,到2岁时如果没有有效治疗,近一半的患者将面临死亡。

1. 传染源 患者和无症状病毒携带者是本病的传染源,特别是后者。病毒主要存在于血液、精子、子宫和阴道分泌物中。其他体液如唾液、眼泪和乳汁亦含有病毒,均具有传染性。

2. 儿童HIV感染的传播方式

(1)垂直传播:是儿童感染的主要途径。感染本病的孕妇可以通过胎盘、产程中及产后血性分泌物或喂奶等方式传播给婴儿。

(2)血源传播:如输血、注射、器官移植等。

(3)其他途径:如性接触传播、人工授精等,主要发生在成年人。

目前尚未证实空气、昆虫、水及食物或与AIDS患者的一般接触,如握手、公共游泳池、共用被褥等会造成感染,亦未见到偶然接触发病的报道。

【发病机制】

HIV产生的逆向转录酶能以病毒RNA为模板,反转录产生cDNA,然后整合入宿主细胞DNA链中,随着宿主细胞DNA的复制得以繁殖。病毒感染靶细胞后1～2周内芽生脱落而离开原细胞侵入新的靶细胞,使得人体$CD4^+$T淋巴细胞遭受破坏。近年研究发现HIV侵入$CD4^+$T淋巴细胞时,必须借助融合病毒蛋白(fusin),可使$CD4^+$T淋巴细胞融合在一起,使未受HIV侵犯的$CD4^+$T淋巴细胞与受害的$CD4^+$T淋巴细胞融合而直接遭受破坏。由于$CD4^+$T淋巴细胞被大量破坏,丧失辅助B淋巴细胞分化的能力,使体液免疫功能亦出现异常,表现为高免疫球蛋白血症、出现自身抗体和对新抗原反应性降低。抗体反应缺陷,使患儿易患严重化脓性病变;细胞免疫功能低或衰竭,引起各种机会性感染,如结核菌、卡氏肺囊虫、李斯特菌、巨细胞病毒等感染,常是致死的原因。

【病理】

HIV 感染后可见淋巴结和胸腺等免疫器官病变。淋巴结呈反应性病变和肿瘤性病变两种。早期表现是淋巴组织反应性增生,随后可出现类血管免疫母细胞淋巴结病,继之淋巴结内淋巴细胞稀少,生发中心空虚。脾脏小动脉周围 T 细胞区和脾小结淋巴细胞稀少,无生发中心或完全丧失淋巴成分。胸腺上皮严重萎缩,缺少胸腺小体。艾滋病患儿往往发生严重的机会性感染,其病理改变因病原体不同而异。

HIV 常侵犯中枢神经系统,病变包括胶质细胞增生,灶性坏死,血管周围炎性浸润,多核巨细胞形成和脱髓现象。

【临床表现】

患儿症状和体征的发生与发展和免疫系统受损程度及患儿机体器官功能状态相关。1994 年美国疾病控制中心根据临床表现和免疫状态将 HIV 感染进行分类,根据临床表现分为:无临床表现(N),轻度临床表现(A),中度临床表现(B)和严重临床表现(C)。结合免疫学状况又可分为:无免疫学抑制(N1,A1,B1 和 C1),中度免疫学抑制(N2,A2,B2 和 C2)和严重免疫学抑制(N3,A3,B3 和 C3)。

1. **无临床表现(N)**　儿童无任何感染的症状和体征,或仅有轻微临床表现中的一个情况。

2. **轻微临床表现(A)**　儿童具有下列 2 个或更多的表现,但无中度和严重临床表现期的情况:淋巴结病($>0.5cm$,发生在 2 个部位以上,双侧对称分布),肝大,脾大,皮炎,腮腺炎,反复或持续性上呼吸道感染、鼻窦炎或中耳炎。

3. **中度临床表现(B)**　除 A 类的表现外,尚有以下表现。

(1)贫血(Hb$<80g/L$),中性粒细胞减少($<1\times10^9/L$),或血小板减少($<100\times10^9/L$),持续 30 天。

(2)细菌性脑膜炎、肺炎或败血症(纯培养)。

(3)6 个月婴儿持续 2 个月以上的口腔念珠菌病。

(4)心肌病。

(5)发生于出生后 1 个月内的巨细胞病毒感染,反复和慢性腹泻,肝炎。

(6)单纯疱疹病毒性口腔炎,1 年内发作 2 次以上;单纯疱疹病毒性毛细支气管炎、肺炎或食管炎发生于出生 1 个月内。

(7)带状疱疹至少发作 2 次或不同皮损部位。

(8)平滑肌肉瘤伴有 EB 病毒感染。淋巴样间质性肺炎或肺淋巴样增生综合征。

(9)肾病。

(10)诺卡菌属感染,持续发热 1 个月以上。

(11)弓形虫感染发生于出生 1 个月内。

(12)播散性水痘。

4. **严重临床表现(C)**

(1)严重反复和多发性细菌感染,如脓毒血症、肺炎、脑膜炎、骨关节感染和深部脓肿,不包括中耳炎、皮肤黏膜脓肿和导管插入引起的感染。

(2)念珠菌感染累及食管、气管、支气管和肺;深部真菌感染,呈播散性(肺、肺门和颈淋巴结以外的区域)。

(3)隐球菌感染伴持续腹泻 1 个月以上。

(4)巨细胞病毒感染发生于出生 1 个月内,累及肝、脾和淋巴结以外的区域。

(5)脑病:以下表现之一,至少持续 2 个月,找不到其他原因者。①发育滞后或倒退,智能倒退;②脑发育受损;头围测定证实为后天性小头畸形或 CT/MRI 证实为脑萎缩;③后天性系统性运动功能障碍:瘫痪、病理性反射征、共济失调和敏捷运动失调,具有其中 2 项者。

(6)单纯疱疹病毒性黏膜溃疡持续 1 个月以上,或单纯疱疹病毒性支气管炎、肺炎或食管炎发生于出生 1 个月以后。

(7)组织胞质菌病累及肺、肺门和颈淋巴结以外的区域。

(8)卡波西肉瘤;淋巴瘤(Burkitt 淋巴瘤或免疫母细胞性、B 细胞性、大细胞性或免疫学表型不明性)。

（9）结核病,肺外播散型。

（10）肺孢子菌肺炎。

（11）进行性多发性白质性脑病。

（12）沙门菌属(非伤寒)脓毒血症,反复发作。

（13）脑弓形虫感染发生于出生 1 个月以后。

（14）消耗综合征。

1）体重持续丧失基线的 10%。

2）大于 1 岁者的体重 - 年龄曲线下降 25 个百分位。

3）出生 1 个月后体重 - 身高曲线下降 5 个百分位;同时伴有:①慢性腹泻(每天至少 2 次稀便持续 1 个月以上);②发热 1 个月以上(持续性或间歇性)。

【实验室检查】

1. 病原学诊断

（1）病毒抗体检测:是初筛试验的主要手段。

1）初筛试验:血清或尿的酶联免疫吸附试验,血快速试验。

2）确认试验:蛋白印迹试验或免疫荧光检测试验。病毒抗体检查对小于 18 个月小儿的诊断存在局限性。

（2）病毒分离:目前常采用的方法是将受检者外周血单个核细胞(peripheral blood mononuclear cell,PBMC)与经植物血凝素(phytohemagglutinin,PHA)激活 3 天的正常人 PBMC 共同培养(加入 IL-2 10U/ml)。3 周后观察细胞病变,检测反转录酶或 P24 抗原或病毒核酸(PCR),确定有无 HIV。目前一般只用于实验研究,不作为诊断指标。

（3）抗原检测:主要是检测病毒核心抗原 P24,一般在感染后 1～2 周内即可检出。

（4）病毒核酸检测:利用 PCR 或连接酶链反应(LCR)技术,可检出微量病毒核酸。

2. 免疫缺陷的实验诊断

（1）血淋巴细胞亚群分析:$CD4^+/CD8^+$ 倒置,自然杀伤细胞活性降低,皮肤迟发性变态反应减退或消失,抗淋巴细胞抗体和抗精子抗体、抗核抗体阳性。β2 微球蛋白增高,尿中新蝶呤升高。

（2）各种机会性感染病原的检诊:应尽早进行,以便及时明确感染病原,实施针对性治疗。

【诊断】

我国目前对婴幼儿早期诊断的策略是:婴儿出生后 6 周采集第一份血样本,若第一份血样本检测呈阳性反应,尽快再次采集第二份血样本进行检测。若两份血样检测均呈阳性反应,报告"婴儿 HIV 感染早期诊断检测结果阳性",诊断儿童 HIV 感染。

2002 年中华医学会儿科学分会感染学组与免疫学组共同制定了小儿 HIV 感染和 AIDS 的诊断标准。

1. 小儿无症状 HIV 感染

（1）流行病史:①HIV 感染母亲所生的婴儿;②输入未经 HIV 抗体检测的血液或血液制品史。

（2）临床表现:无任何症状、体征。

（3）实验室检查:≥18 个月儿童,HIV 抗体阳性,经确认试验证实者;患儿血浆中 HIV RNA 阳性。

（4）确诊标准:①≥18 个月小儿,具有相关流行病学史,实验室检查中任何一项阳性可确诊;②<18 个月小儿,具备相关流行病学史,2 次不同时间的血浆样本 HIV RNA 阳性可确诊。

2. 小儿 AIDS

（1）流行病学史:同无症状 HIV 感染。

（2）临床表现:不明原因的持续性全身淋巴结肿大(直径>1cm)、肝脾大、腮腺炎;不明原因的持续发热超过 1 个月;慢性反复发作性腹泻;生长发育迟缓;体重下降明显(3 个月下降>基线 10%);迁延难愈的间质性肺炎和口腔真菌感染;常发生各种机会感染等。与成人 AIDS 相比,小儿 AIDS 的特点为:①HIV 感染后,潜伏期短,起病较急,进展快;②偏离正常生长曲线的生长停滞是小儿 HIV 感染的一种特殊表现;③易发生反复的细菌感染,特别是对多糖荚膜细菌更易感染;④慢性腮腺炎和淋巴细胞性间质性肺炎常见;⑤婴幼儿易发生脑病综合征,且发病早、进展快、预后差。

（3）实验室检查:HIV 抗体阳性并经确认试验证实,患儿血浆中 HIV RNA 阳性;外周血 $CD4^+$ T 淋巴细胞总数减少,$CD4^+$ T 淋巴细胞占淋巴细胞数百分比减少(表 7-5)。

（4）确诊标准:患儿具有一项或多项临床表现,≥18 个月患儿 HIV 抗体阳性(经确认试验证实)或 HIV RNA 阳性者;<18 个月患儿 2 次不同时间的样本 HIV RNA 阳性者均可确诊。有条件者应做 $CD4^+$ T 细胞计数和百分率以评估免疫状况(表 7-5)。

表 7-5　AIDS 患儿 $CD4^+$ 细胞计数和 $CD4^+$ T 细胞百分率与免疫状况分类

免疫学分类	小于 1 岁	1～5 岁	6～12 岁
无抑制	≥1 500/mm³（≥25%）	≥1 000/mm³（≥25%）	≥500/mm³（≥25%）
中度抑制	750～1 499/mm³（15%～24%）	500～999/mm³（15%～24%）	200～499/mm³（15%～24%）
重度抑制	<750/mm³（<15%）	<500/mm³（<15%）	<200/mm³（<15%）

【治疗】

1. 抗反转录病毒治疗的指征　最近对 HIV 感染发病机制的了解和新的抗反转录病毒药物的出现,使 HIV 感染治疗已发生很大变化。所有抗反转录病毒药物均可用于儿童患者,目前使用抗病毒药物的指征为:HIV 感染的临床症状,包括临床表现 A、B 或 C;$CD4^+$ T 细胞绝对数或百分率下降,达到中度或严重免疫抑制;年龄在 1 岁以内的患儿,无论其临床、免疫学或病毒负荷状况;年龄大于 1 岁的患儿,无临床症状者,除非能明确其临床疾病进展的危险性极低或存在其他需延期治疗的因素,也主张早期治疗。应严密监测未开始治疗的患者的临床、免疫学和病毒负荷状态。

一旦发现以下情况即开始治疗:HIV RNA 复制物数量极高或进行性增高;$CD4^+$ T 细胞绝对数或百分率很快下降,达到中度免疫学抑制;出现临床症状。

2. 抗病毒治疗

（1）核苷类反转录酶抑制剂:如齐多夫定(zidovudine,AZT)、二脱氧肌苷(DDI)、拉米夫定(lamivudine,LAM)和司坦夫定(stavudine,d4T),此类药物能选择性地与 HIV 反转录酶结合,并渗入正在延长的 DNA 链中,使 DNA 链复制终止,从而抑制 HIV 的复制和转录。

（2）非核苷类反转录酶抑制剂:如奈韦拉平(nevirapine,NVP),地拉韦定(delavirdine,DLR),其主要作用于 HIV 反转录酶的某个位点,使其失去活性,从而抑制 HIV 复制。

（3）蛋白酶抑制剂:如沙奎那韦(saquinavir)、茚地那韦(indinavir,IDV)、奈非那韦(nelfinavir)和利托那韦(ritonavir),其机制是通过抑制蛋白酶,即阻断 HIV 复制和成熟过程中所必需的蛋白质合成,从而抑制 HIV 的复制。

单用一种药物治疗效果差,目前提倡 2 种以上药物联合治疗,但药物最佳搭配并无定论。已确诊的 AIDS 患儿应转入指定医院接受治疗。

3. 免疫学治疗　基因重组 IL-2 与抗病毒药物同时应用对改善免疫功能是有益的,IL-12 是另一个有治疗价值的细胞因子,体外实验表明 IL-12 能增强免疫细胞杀伤被 HIV 感染细胞的能力。

4. 支持及对症治疗　包括输血及营养支持疗法,补充维生素特别是维生素 B_{12} 和叶酸。

5. 抗感染和抗肿瘤治疗　发生感染或肿瘤时,应给予相应的治疗。

【预防】

儿童 AIDS 的预防应特别注意以下几点:①普及艾滋病知识,减少育龄期女性感染 HIV;②HIV 感染者避免妊娠,HIV 感染或 AIDS 孕妇应规劝其终止妊娠或尽量进行剖宫产;③严格禁止高危人群献血,在供血员中必须除外 HIV 抗体阳性者;④HIV 抗体阳性母亲及其新生儿应服用 AZT,以降低垂直传播概率;⑤严格控制血液及各种血制品的质量;⑥疫苗预防:AIDS VAX 疫苗是用基因重组技术,针对 HIV-1 的糖蛋白 gp120 为靶位点,目前正在美国和泰国等地进行三期临床试验。

（赵晓东）

第八章 风湿性疾病

风湿性疾病既往曾称为结缔组织疾病,因病种繁多,临床表型各异,往往病因不明而难于诊治。多数风湿病的发病与感染相关,发病机制为感染后异常免疫反应导致机体免疫损伤。临床病种及症状复杂多变,可累及皮肤、关节、肌肉、心脏、肺、神经系统及肾脏等多器官系统,部分风湿病患儿病情可迁延过渡至成人期,预后与患儿远期生活质量密切相关。

第一节 概 述

风湿性疾病(rheumatic diseases)是一组病因不明,临床表型及转归各异的自身免疫性疾病,因主要累及不同脏器的结缔组织,故曾称为结缔组织疾病。其具体病因不明,一般认为多数风湿性疾病的发病机制有其共同规律,即感染原刺激具有遗传学背景的个体,发生异常免疫反应,导致机体器官组织不同程度的结构和功能破坏,出现相应临床表现。

风湿性疾病病种多样,临床表现各异。除经典的风湿性疾病(如风湿热、系统性红斑狼疮、皮肌炎、硬皮病、幼年型特发性关节炎等)外,许多以往病因不明的血管炎性综合征,如过敏性紫癜、川崎病等,现已明确纳入风湿性疾病的范畴。另一些病因不明的疾病,现也确认其发病机制为自身免疫反应所致,如肾小球肾炎、1型糖尿病、自身免疫性甲状腺炎、重症肌无力、吉兰-巴雷综合征、克罗恩病和免疫性血小板减少性紫癜等,因受损器官的特异性,未归入自身免疫性疾病中,仍分类于各系统性疾病里。

儿童风湿性疾病的临床特点有别于成人。风湿热发病率近年已明显下降,但仍是儿童时期较常见的风湿性疾病之一。川崎病、过敏性紫癜和幼年型特发性关节炎是常见的儿童时期风湿性疾病。一些儿童风湿性疾病的全身症状较成人明显,起病更急,预后较成人差,如全身起病型幼年型特发性关节炎、儿童期起病的系统性红斑狼疮、幼年皮肌炎等。与多数成人风湿性疾病的慢性过程不同,川崎病和过敏性紫癜多呈急性经过,少数可复发。

第二节 风湿热

风湿热(rheumatic fever,RF)是一种机体感染A组乙型溶血性链球菌后发生的急性或慢性的风湿性疾病,可反复发作,主要累及关节、心脏、皮肤和皮下组织,偶可累及中枢神经系统、血管、浆膜及肺、肾等器官系统。临床表现以关节炎和心脏炎为主,可伴有发热、皮疹、皮下结节、舞蹈病等。本病发作呈自限性,急性发作时通常发热、皮疹及关节炎明显,急性发作后常遗留轻重不等的心脏损害,尤其以瓣膜病变最为显著,形成慢性风湿性心脏病或风湿性心瓣膜病。发病可见于任何年龄,最常见为5~15岁的儿童和青少年,3岁以内的婴幼儿少见。本病无性别差异,一年四季均可发病,以冬春季节更多见。

目前风湿热的发病率已明显下降,病情也明显减轻,但在部分发展中国家,风湿热和风湿性心脏病仍不少见。我国各地发病情况不一,风湿热总发病率约为22/10万,农村和边远地区发病率仍较高,且近年来风湿热发病率有回升趋势,值得重视。

【病因和发病机制】

1. 病因 风湿热是A组乙型溶血性链球菌咽峡炎后的晚期并发症。在该菌引起的咽峡炎患儿中,大约0.3%~3%于1~4周后发生风湿热。皮肤及其他部位A组乙型溶血性链球菌感染不会引起风湿热。影响本病发生的因素有:①链球菌在咽峡部存在时间愈长,发病机会愈大;②感染特殊的致风湿热 A 组溶血性链球菌株,如 M 血清型(甲组 1～48 型)和黏液样菌株;③患儿的遗传学背景,部分人群具有明显的易感性。

2. 发病机制

(1)分子模拟:A 组乙型溶血性链球菌的抗原性复杂,各种抗原分子结构与机体器官抗原存在同源性,机体的抗链球菌免疫反应可与人体组织产生免疫交叉反应,导致器官损害,是风湿热发病的主要机制。这些交叉抗原有以下几种。

1)A 组链球菌荚膜中含透明质酸,与人体关节、滑膜存在共同抗原。

2)细胞壁外层蛋白质中 M 蛋白和 M 相关蛋白、中层多糖中 N- 乙酰葡糖胺和鼠李糖均与人体心肌和心瓣膜存在共同抗原。

3)细胞膜的脂蛋白与人体心肌肌膜和丘脑下核、尾状核之间存在共同抗原。

(2)自身免疫反应:人体组织与链球菌的分子模拟导致的自身免疫反应。

1)免疫复合物病:链球菌抗原模拟的自身抗原与抗链球菌抗体可形成循环免疫复合物沉积于人体关节滑膜、心肌、心瓣膜,激活补体成分产生炎性病变。

2)细胞免疫反应异常:①外周血淋巴细胞对链球菌抗原的增殖反应增强,患儿 T 淋巴细胞具有针对心肌细胞的细胞毒作用;②患者外周血对链球菌抗原诱导的白细胞移动抑制试验增强,淋巴细胞的增殖反应降低,自然杀伤细胞功能增强;③单核细胞对链球菌抗原的免疫反应异常。

(3)毒素:A 组链球菌还可产生多种外毒素和酶类,可能对人体心肌和关节产生毒性作用。

(4)遗传背景:有报道 HLA-B35、HLA-DR2、HLA-DR4 和淋巴细胞表面标记 D8/17[+] 等与风湿热发病有关,但本病是否为多基因遗传病,以及是否存在相关的易感基因,尚不确定。

【病理】

1. 急性渗出期 受累部位如心脏、关节、皮肤等结缔组织水肿变性,淋巴细胞和浆细胞浸润;心包膜纤维素性渗出,关节腔内浆液性渗出。本期持续约 1 个月。

2. 增生期 主要发生于心肌和心内膜(包括心瓣膜),特点为风湿小体(Aschoff 小体)形成,小体中央为胶原纤维素样坏死物质,外周有淋巴细胞、浆细胞和巨大多核细胞(风湿细胞)。风湿细胞呈圆形或椭圆形,含有丰富的嗜碱性胞质,胞核有明显的核仁。此外,风湿小体还可分布于肌肉及结缔组织,好发部位为关节处皮下组织和腱鞘,形成皮下小结,是诊断风湿热的临床及病理依据,提示风湿活动。本期持续约 3～4 个月。

3. 硬化期 风湿小体中央变性,坏死物质被吸收,炎症细胞减少,纤维组织增生和瘢痕形成。心瓣膜边缘可有嗜伊红性疣状物,瓣膜增厚,形成瘢痕。二尖瓣最常受累,其次为主动脉瓣,很少累及三尖瓣。此期约持续 2～3 个月。

此外,大脑皮质、小脑、基底核可见散在非特异性细胞变性和小血管透明变性。

【临床表现】

风湿热多呈急性起病,亦可为隐匿性进程。急性风湿热发生前 1～6 周常有链球菌感染后咽峡炎病史,如出现发热、咽痛、颌下淋巴结肿大、咳嗽等症状。典型风湿热有 5 个主要表现:游走性多发性关节炎、心脏炎、皮下结节、环形红斑、舞蹈病,这些表现可以单独或合并出现。发热和关节炎是最常见的主诉,儿童风湿热的皮肤和皮下组织表现不常见,通常发生在已有关节炎、舞蹈病或心脏炎的患儿中。

1. 一般表现 急性起病者发热在 38～40℃ 之间,热型不规则,1～2 周后转为低热。隐匿起病者仅为低热或无发热。其他表现有精神不振、疲倦、胃纳不佳、面色苍白、多汗、关节痛和腹痛等,个别有胸膜炎和肺炎。如未经治疗,一次急性风湿热发作一般不超过 6 个月;未进行预防性治疗的患者可反复发作。

2. 心脏炎 约 40%～50% 的风湿热患者累及心脏,是风湿热唯一的持续性器官损害。首次风湿热发作时,一般于起病 1～2 周内出现心脏炎的症状。初次发作时以心肌炎和心内膜炎最多见,同时累及心肌、心内膜和心包膜者,称为全心炎。

（1）心肌炎：轻者可无症状，重者可伴不同程度的心力衰竭。安静时心动过速，与体温升高不成比例；可伴心脏扩大，心尖冲动弥散；心音低钝，可闻奔马律；心尖部可闻及轻度收缩期吹风样杂音，75%的初发患儿主动脉瓣区可闻舒张中期杂音。X线检查呈心脏扩大，搏动减弱；心电图示PR间期延长，伴有T波低平和ST段异常，或有心律失常。

（2）心内膜炎：主要侵犯二尖瓣和/或主动脉瓣，造成关闭不全。二尖瓣关闭不全表现为心尖部Ⅱ～Ⅲ/Ⅵ级吹风样全收缩期杂音，向腋下传导，有时可闻二尖瓣相对狭窄所致舒张中期杂音；主动脉瓣关闭不全时胸骨左缘第三肋间可闻舒张期叹气样杂音。急性期瓣膜损害多为充血水肿，恢复期可渐消失。多次复发可造成心瓣膜永久性瘢痕形成，导致风湿性心瓣膜病。超声心动图检查能更敏感地发现临床听诊无异常的隐匿性心瓣膜炎。

（3）心包炎：可有心前区疼痛，有时于心底部听到心包摩擦音，可出现颈静脉怒张、肝大等心包填塞表现。心包积液量少时，临床上难以发现；积液量多时心前区搏动消失，心音遥远。X线检查心影向两侧扩大呈烧瓶形；心电图示低电压，早期ST段抬高，随后ST段回到等电线，并出现T波改变；超声心动图可发现少量心包积液。临床上有心包炎表现者，提示心脏炎严重，易发生心力衰竭。

风湿性心脏炎初次发作约有5%～10%患儿发生充血性心力衰竭，再发时发生率更高。风湿性心脏瓣膜病患儿伴有心力衰竭者，提示有活动性心脏炎存在。

3. 关节炎　约占急性风湿热总数的50%～60%，典型表现为游走性多关节炎，以膝、踝、肘、腕等大关节为主。表现为关节红、肿、热、痛，活动受限，每个受累关节持续数日后自行消退，愈后不留畸形，但此起彼伏，可延续3～4周。

4. 舞蹈病　占风湿热患儿的3%～10%，也称Sydenham舞蹈病。表现为全身或部分肌肉的不自主快速运动，如伸舌歪嘴、挤眉弄眼、耸肩缩颈、语言障碍、书写困难、细微动作不协调等，兴奋或注意力集中时加剧，入睡后即消失。患儿常伴肌无力和情绪不稳定。舞蹈病常在其他症状出现后数周至数月出现；如风湿热其他症状较轻，舞蹈病可能为首发症状。舞蹈病病程1～3个月，个别患者在1～2年内反复发作。少数患儿遗留不同程度神经精神后遗症，如性格改变、偏头痛、细微运动不协调等。

5. 皮肤症状

（1）环形红斑：发生率约6%～25%。呈环形或半环形边界明显的淡色红斑，大小不等，中心苍白，多出现在躯干和四肢近端，呈一过性，或时隐时现呈迁延性，可持续数周。

（2）皮下小结：见于2%～16%的风湿热患儿，常伴有严重心脏炎，呈坚硬无痛结节，与皮肤不粘连，直径0.1～1cm，多出现于肘、膝、腕、踝等关节伸面，或枕部、前额头皮以及胸、腰椎棘突的突起部位，约经2～4周消失。

【辅助检查】

1. 链球菌感染证据　20%～25%患儿咽拭子培养可发现A组乙型溶血性链球菌，链球菌感染1周后血清抗链球菌溶血素O（ASO）滴度开始上升，2个月后逐渐下降。50%～80%风湿热患儿ASO升高，如同时测定抗脱氧核糖核酸酶B（anti-DNase B）、抗链球菌激酶（ASK）、抗透明质酸酶（AH），阳性率可提高至95%。

2. 风湿热活动指标　包括外周血白细胞计数和中性粒细胞增高、血沉增快、C反应蛋白升高、α_2球蛋白和黏蛋白增高等，是反映疾病活动的指标，但对诊断本病并无特异性。

【诊断和鉴别诊断】

1. Jones诊断标准　风湿热的诊断有赖于临床表现和实验室检查的综合分析。1992年修改的Jones诊断标准包括3个部分：①主要指标；②次要指标；③链球菌感染的证据。在确定链球菌感染证据的前提下，有两项主要表现或一项主要表现伴两项次要表现即可诊断（表8-1）。由于近年风湿热不典型和轻症患者增多，对比1992年修订的Jones标准，2002—2003年WHO标准对风湿热分类诊断进行补充，做出了如下改变：①对伴有风湿性心脏病的复发性风湿热的诊断条件明显放宽，只需具有2项次要表现及前驱链球菌感染证据即可确立诊断；②对伴有隐匿发病的风湿性心脏炎和舞蹈病的患儿,不需要有其他主要表现,即使前驱链球菌感染证据缺如也可做出诊断;③重视多关节炎、多关节痛或单关节炎可能发展为风湿热,以避免误诊及漏诊。

表 8-1　修订的 Jones 诊断标准

主要表现	次要表现	链球菌感染证据
心脏炎	临床表现	近期患过猩红热
杂音	既往风湿热病史	咽拭子培养溶血性链球菌阳性
心脏增大	关节痛 [a]	
心包炎	发热	
充血性心力衰竭		ASO 或风湿热抗链球菌抗体增高
多发性关节炎	实验室检查	
舞蹈病	ESR 增快,CRP 升高,白细胞增多,贫血	
环形红斑	心电图 [b]:PR 间期延长,QT 间期延长	
皮下小节		

注:[a] 如关节炎已列为主要表现,则关节痛不能作为 1 项次要表现;[b] 如心脏炎已列为主要表现,则心电图不能作为 1 项次要表现。如有前驱的链球菌感染证据,并有 2 项主要表现或 1 项主要表现加 2 项次要表现者,高度提示可能为急性风湿热。对以下 3 种情况,可不必严格遵循上述诊断标准:以舞蹈病为唯一临床表现者;隐匿发病或缓慢发生的心脏炎;有风湿热史或现患风湿性心脏病,当再感染 A 组链球菌时,有风湿热复发风险者。

确诊风湿热后,应尽可能明确临床亚型,特别应了解是否存在心脏损害。以往有风湿热病史者,应明确是否有风湿热活动。

2. 鉴别诊断　风湿热需与下列疾病进行鉴别。

(1)诊断风湿性关节炎者

1)幼年型特发性关节炎:本病常侵犯指/趾小关节或大关节,关节炎无游走性特点,多呈对称分布。反复发作后遗留不同程度关节畸形,X 线骨关节摄片可见关节面破坏、关节间隙变窄和邻近骨骼骨质疏松等。

2)急性化脓性关节炎:多为全身脓毒血症的局部表现,感染中毒症状重,好累及大关节,单关节受累,出现红肿热痛及活动障碍,血培养阳性,常为金黄色葡萄球菌感染。

3)急性白血病:除发热、骨关节疼痛外,多数伴有贫血、出血倾向,肝、脾及淋巴结肿大。周围血片可见幼稚白细胞,骨髓检查可予鉴别。

4)生长痛:疼痛多发生于下肢,夜间或入睡尤甚,按摩可缓解,局部无红肿。

(2)诊断风湿性心脏炎者

1)感染性心内膜炎:先天性心脏病或风湿性心脏病合并感染性心内膜炎时,易与风湿性心脏病伴风湿活动相混淆。贫血、脾大、皮肤瘀斑或伴有栓塞症状有助诊断,血培养可获阳性结果,超声心动图可发现心瓣膜或心内膜有赘生物。

2)病毒性心肌炎:单纯风湿性心肌炎与病毒性心肌炎难以区别。病毒性心肌炎为急性起病,心脏杂音不明显,较少发生心内膜炎,早搏等心律失常多见,实验室检查可发现病毒感染证据。

【治疗】

风湿热的治疗目标是保护患者心脏功能,提高生活质量。具体措施有:清除链球菌感染,祛除诱发风湿热病因;控制临床症状,缓解心脏炎、关节炎、舞蹈病及风湿热症状,解除患者痛苦;处理各种并发症,提高患者生活质量,延长寿命。

1. 休息　卧床休息的期限取决于心脏受累程度和心功能状态。急性期无心脏炎患儿建议卧床休息 2 周,随后逐渐恢复活动,于 2~4 周后达正常活动水平;心脏炎无心力衰竭患儿建议卧床休息 4 周,随后于 4~8 周内逐渐恢复活动;心脏炎伴充血性心力衰竭患儿则需卧床休息至少 8 周,在以后 2~3 个月内逐渐增加活动量。

2. 清除链球菌感染 应用青霉素 80 万单位肌内注射,每天 2 次,持续 2 周,以彻底清除链球菌感染。青霉素过敏者可改用其他有效抗生素,如大环内酯类抗生素等。

3. 抗风湿热治疗 心脏炎时宜早期使用糖皮质激素,泼尼松每天 2mg/kg,最大量≤60mg/d,分次口服,2~4 周后逐渐减量,总疗程 8~12 周。无心脏炎的患儿可用非甾体抗炎药,如阿司匹林,每天 80~100mg/kg,最大量≤3g/d,分次服用,2 周后逐渐减量,疗程 4~8 周。

4. 其他治疗 有充血性心力衰竭时应视为心脏炎复发,及时给予大剂量静脉注射糖皮质激素,如甲泼尼龙每天 1 次,剂量为 10~30mg/kg,共 1~3 次。多数情况在用药后 2~3 天可控制心力衰竭。应慎用或不用洋地黄制剂,以免发生洋地黄中毒。予以低盐饮食,必要时吸入氧气,给予利尿剂和血管扩张剂。舞蹈病时可用苯巴比妥、地西泮等镇静剂。关节肿痛时应予制动,症状改善后逐渐增加运动量。

【预防和预后】

风湿热预后主要取决于心脏炎的严重程度,首次发作是否得到正确抗风湿治疗,以及正规抗链球菌治疗。合并心脏炎者易复发,预后较差,尤以严重心脏炎伴充血性心力衰竭患儿为甚。

针对风湿热的预防建议每 3~4 周肌内注射苄星青霉素(长效青霉素,benzathine penicilline),体重 27kg 以下可肌内注射苄星青霉素 60 万单位,体重 27kg 及以上建议 120 万单位,预防注射期限至少 5 年,最好持续至 25 岁;有风湿性心脏病者,宜作终身药物预防。对青霉素过敏者可改用红霉素类药物口服,每月口服 6~7 天,持续时间同前。

风湿热或风湿性心脏病患儿,需要拔牙或行其他手术时,术前、术后应用抗生素以预防发生感染性心内膜炎。

第三节 │ 幼年型特发性关节炎

幼年型特发性关节炎(juvenile idiopathic arthritis,JIA)是儿童时期常见的风湿性疾病,以慢性关节滑膜炎为主要特征,可伴全身多脏器功能损害,是小儿时期残疾或失明的重要原因之一。该病命名繁多,如幼年类风湿性关节炎(juvenile rheumatoid arthritis,JRA)、Still 病、幼年慢性关节炎(juvenile chronic arthritis,JCA)、幼年型关节炎(juvenile arthritis,JA)等。2001 年国际风湿病学会联盟(ILAR)将"儿童时期(16 岁以下)不明原因关节肿胀、疼痛持续 6 周以上者",命名为幼年型特发性关节炎(JIA)。几种主要分类比较见表 8-2。

表 8-2 幼年型特发性关节炎分类与美国和欧洲分类的比较

美国风湿病学会(ACR)	欧洲风湿病联盟(EULAR)	国际风湿病学会联盟(ILAR)
幼年类风湿关节炎(JRA)	幼年慢性关节炎(JCA)	幼年型特发性关节炎(JIA)
全身型	全身型	全身型
多关节炎型	多关节炎型	多关节型(RF 阴性)
	幼年类风湿关节炎	多关节型(RF 阳性)
少关节炎型	少关节炎型	少关节型
		持续型
		扩展型
	银屑病性幼年型特发性关节炎(PsJIA)	银屑病性幼年型特发性关节炎
	幼年强直性脊柱炎(JAS)	附着点炎相关的关节炎
		未分类的关节炎

【病因和发病机制】

病因至今尚不明确,可能与多种因素有关。

1. 感染因素　目前报道多种细菌(链球菌、耶尔森菌、志贺菌、空肠弯曲菌和沙门菌属等)、病毒(人类细小病毒 B19、风疹病毒和 EB 病毒等)、支原体和衣原体等感染与本病发生有关,但尚未证实感染是本病发生的直接原因。

2. 遗传因素　很多资料证实 JIA 具有遗传学背景,研究最多的是人类白细胞抗原(HLA),具有 HLA-DR4(尤其是 DR1*0401)、DR8(其中如 DRB1*0801)和 DR5(如 DR1*1104)位点者是 JIA 的易发病人群。其他与 JIA 发病有关的 HLA 位点为 HLA-DR6、HLA-A2 等。也发现另外一些非 HLA 等位基因与 JIA 发病有关。

3. 免疫学因素　有许多研究证实 JIA 为自身免疫性疾病:①部分患儿血清和关节滑膜液中存在类风湿因子(RF)和抗核抗体(ANA)等自身抗体;②关节滑膜液中有 IgG 和吞噬细胞增高;③多数患儿的血清 IgG、IgM 和 IgA 上升;④外周血 CD4$^+$ T 细胞克隆扩增;⑤血清炎症性细胞因子明显增高。

因此,JIA 的发病机制可能为:各种感染性微生物的特殊成分作为外来抗原,作用于具有遗传学背景的人群,激活免疫细胞,通过直接损伤或分泌细胞因子、自身抗体触发异常免疫反应,引起自身组织的损害。尤其是某些细菌、病毒的特殊成分(如 HSP)可作为超抗原,直接与具有特殊可变区 β 链(Vβ)结构的 T 细胞受体(TCR)结合而激活 T 细胞,激发免疫损伤。自身组织变性成分(内源性抗原),如变性 IgG 或变性的胶原蛋白,也可作为抗原引发针对自身组织成分的免疫反应,进一步加重免疫损伤。

【JIA 的分型及临床表现】

幼年型特发性关节炎的分型定义及各亚型 JIA 的临床特点如下。

(1)全身型幼年型特发性关节炎(systemic JIA):任何年龄皆可发病,但大部分起病于 5 岁以前。定义:每次发热至少 2 周,同时伴随以下 1)~4)项中的一项或更多症状。

1)短暂的、非固定的红斑样皮疹。

2)淋巴结肿大。

3)肝大和 / 或脾大。

4)浆膜炎:如胸膜炎及心包炎。

同时应排除下列情况:①银屑病患者;②6 岁以上 HLA-B27 阳性的男性关节炎患儿;③家族史中一级亲属有 HLA-B27 相关的疾病(强直性脊柱炎、附着点炎相关的关节炎、急性前葡萄膜炎或骶髂关节炎);④间隔至少 3 个月 2 次类风湿因子阳性。

本型的发热呈弛张高热,每天体温波动在 37~40℃之间。其皮疹特点为随体温升降而出现或消退。关节症状主要是关节痛或关节炎,通常表现为多关节受累,膝关节、腕关节和踝关节是最常受累的关节,伴四肢肌肉疼痛,常在发热时加剧,热退后减轻或缓解,单关节炎不常见。关节症状既可首发,又可在急性发病数月或数年后才出现。部分合并神经系统症状者,应警惕并发巨噬细胞活化综合征(macrophage activation syndrome,MAS)。

(2)类风湿因子阴性多关节型关节炎(RF-negative polyarthritis):发病最初 6 个月受累关节≥5 个,类风湿因子阴性。

应排除下列情况:①银屑病患者或一级亲属有银屑病史;②6 岁以上 HLA-B27 阳性的男性关节炎患儿;③家族史中一级亲属有 HLA-B27 相关的疾病[强直性脊柱炎、附着点炎相关的关节炎、赖特综合征(Reiter syndrome)或急性前葡萄膜炎、伴有炎症性肠病的骶髂关节炎];④间隔 3 个月以上 2 次类风湿因子阳性;⑤全身型 JIA。

本型任何年龄均可患病,但有两个发病高峰,为 1~3 岁和 9~14 岁,女孩多见。受累关节≥5 个,多为对称性,大小关节均可受累。颞颌关节受累时可致张口困难,小颌畸形。本型起病年龄小的合并眼部病变的风险较大,远期预后相对较差。约有 10%~15% 患者最终出现严重关节炎。

(3)类风湿因子阳性多关节型关节炎(RF-positive polyarthritis):发病最初 6 个月受累关节≥5 个,间隔 3 个月以上至少 2 次类风湿因子阳性。

同时应排除:①银屑病患者或一级亲属有银屑病史;②6 岁以上 HLA-B27 阳性的男性关节炎患

儿;③家族史中一级亲属有 HLA-B27 相关的疾病(强直性脊柱炎、附着点炎相关的关节炎、瑞特综合征或急性前葡萄膜炎、伴有炎症性肠病的骶髂关节炎);④全身型 JIA。

本型发病亦以女孩多见,多于儿童后期起病,平均发病年龄为 9～11 岁。本型临床表现基本上与成人 RA 相同。关节症状较类风湿因子阴性型为重,表现为对称性大小关节受损,常累及手部的掌指关节(metacarpophalangeal joint,MCP)、近端指间关节(proximal interphalangeal joint,PIP)、腕关节,以及足部的跖趾关节等,未经规范治疗,后期约半数以上可发生关节强直变形,进展为严重残疾和畸形。本型除关节炎表现外,可出现类风湿结节。

(4)少关节型关节炎(oligoarthritis):发病最初 6 个月受累关节<5 个。疾病又分两个亚型:①持续型少关节型关节炎(persistent oligoarthritis):整个疾病过程中关节受累均在 4 个以下;②扩展型少关节型关节炎(extended oligoarthritis):在疾病发病 6 个月后发展成关节受累≥5 个,约 20% 少关节型 JIA 患儿发展成扩展型。

同时应排除:①银屑病患者或一级亲属患银屑病;②6 岁以上 HLA-B27 阳性的男性关节炎;③家族史中一级亲属有 HLA-B27 相关的疾病(强直性脊柱炎、附着点炎相关的关节炎、瑞特综合征或急性前葡萄膜炎、伴有炎症性肠病的骶髂关节炎);④间隔至少 3 个月 2 次类风湿因子阳性;⑤全身型 JIA。

本型女孩多见,起病多在 5 岁以前。多为大关节受累,膝、踝、肘或腕等大关节为好发部位,常为非对称性。关节炎反复发作,可导致双腿不等长。约 20%～30% 患儿发生慢性葡萄膜炎而造成视力障碍,甚至失明。

(5)附着点炎相关的关节炎(enthesitis-related arthritis,ERA):关节炎合并附着点炎或关节炎或附着点炎,伴有以下情况中至少 2 项。①骶髂关节压痛和/或炎症性腰骶部疼痛;②HLA-B27 阳性;③6 岁以上的男性患儿;④家族史中一级亲属有 HLA-B27 相关疾病(强直性脊柱炎、附着点炎相关的关节炎、反应性关节炎、急性前葡萄膜炎或伴炎症性肠病的骶髂关节炎)。

应排除下列情况:①银屑病患者或一级亲属有银屑病病史;②间隔 3 个月至少 2 次类风湿因子阳性;③全身型 JIA;④关节炎符合两种 JIA 分型。

本型以男孩多见,多于 6 岁以上起病。四肢关节炎常为首发症状,以下肢大关节如髋、膝、踝关节受累多见,表现为肿、痛和活动受限。

骶髂关节病变可于病初发生,但多数于起病数月至数年后才出现。典型症状为下腰部疼痛,初为间歇性,数月或数年后转为持续性,疼痛可放射至臀部,甚至大腿。直接按压骶髂关节时有压痛。随着病情发展,腰椎受累时可致腰部活动受限,严重者病变可波及胸椎和颈椎,使整个脊柱呈强直状态。在儿童常只有骶髂关节炎的影像学早期改变,而无症状和体征。患儿可有反复发作的急性葡萄膜炎,以及由于跟腱及足底筋膜与跟骨附着处炎症所导致的足跟痛。本型 HLA-B27 阳性者占 90%,多有家族史。

(6)银屑病性幼年型特发性关节炎(psoriatic juvenile idiopathic arthritis,PsJIA):1 处或更多的关节炎合并银屑病,或关节炎合并以下任何 2 项。①指/趾炎;②指甲凹陷或指甲脱离;③家族史中一级亲属有银屑病史。

同时需排除:①6 岁以上 HLA-B27 阳性的男性关节炎;②家族史中一级亲属有 HLA-B27 相关疾病(强直性脊柱炎、附着点炎相关的关节炎、急性前葡萄膜炎或炎症性肠病相关骶髂关节炎);③间隔至少 3 个月 2 次类风湿因子阳性;④全身型 JIA;⑤符合 2 个以上 JIA 分型标准者。

本型儿童时期罕见。发病以女性占多数,女性与男性之比为 2.5∶1。表现为一个或多个关节受累,常为不对称性。大约有半数以上患儿有远端指间关节受累及指甲凹陷,关节炎可发生于银屑病发病之前或数月、数年后,40% 患者有银屑病家族史。发生骶髂关节炎或强直性脊柱炎者,HLA-B27 可为阳性。

(7)未分类的关节炎(undifferentiated arthritis):不符合上述任何一种或符合上述两种以上亚型的关节炎。

【诊断与鉴别诊断】

1. **辅助诊断**　实验室检查的任何项目都不具备确诊价值,但可帮助了解疾病程度和除外其他疾病。

（1）炎症反应的证据：血沉明显加快，但少关节型患者的血沉结果多数正常。在多关节型和全身型患者中急性期反应物（C反应蛋白、IL-1和IL-6等）增高，有助于随访时了解疾病活动情况。

（2）自身抗体

1）类风湿因子（RF）：RF阳性预示关节病变严重。RF阴性中约1/3以上患儿通过酶免疫分析法能检出隐匿型RF，对JIA患者的诊断及预后判断有一定帮助。

2）抗环瓜氨酸肽（ACCP）抗体：ACCP是一种促进瓜氨酸化的酶，该酶活性可在关节炎中增加，ACCP抗体阳性与关节损伤有关，提示预后不良。

3）抗核抗体（ANA）：约40%的JIA患儿可检出低中滴度的ANA。ANA阳性患儿的特征是发病早、女性为主、不对称关节炎及合并葡萄膜炎风险。

（3）其他检查

1）关节液分析和滑膜组织学检查：可鉴别化脓性关节炎、结核性关节炎、类肉瘤病、滑膜肿瘤等。

2）血常规：常见轻中度贫血，外周血白细胞总数和中性粒细胞增高，全身型JIA可伴类白血病反应。

3）X线检查：早期（病程1年内）X线仅显示软组织肿胀，随病程进展，出现关节周围骨质疏松，关节附近呈现骨膜炎，晚期可见关节面骨破坏，以手腕关节多见。

4）其他影像学检查：骨关节彩超和MRI检查均有助于早期发现骨关节损害。

2. 诊断依据 JIA的诊断主要依靠临床表现，采用排除诊断法。

（1）定义：16岁以下儿童不明原因关节肿胀，持续6周以上者，可考虑诊断为幼年型特发性关节炎。必须除外下列鉴别诊断中的疾病。

（2）分类：参考上述各型JIA的分类定义，并注意各型的排除要点。

3. 鉴别诊断

（1）以高热、皮疹等全身症状为主者应与以下疾病相鉴别。

1）全身感染：脓毒症、结核、病毒感染等。

2）肿瘤性疾病：白血病、淋巴瘤、恶性组织细胞病及其他恶性肿瘤等。

（2）以关节受累为主者：应与风湿性关节炎、化脓性关节炎、关节结核、创伤性关节炎等鉴别。

（3）与其他风湿性疾病合并关节炎相鉴别：如系统性红斑狼疮（SLE）、混合性结缔组织病（MCTD）、过敏性紫癜（HSP）、川崎病（KD）等。

（4）其他：还需与以下疾病如脊髓肿瘤、腰椎感染、椎间盘病变、先天性髋关节病变以及溃疡性结肠炎、局限性小肠炎、银屑病和瑞特综合征合并脊柱炎等鉴别。

【治疗】

治疗原则：控制疾病的活动度，减轻或消除发热及关节肿痛，预防关节功能不全和残疾，恢复关节功能及生活劳动能力。

1. 一般治疗 除急性发热外，不主张过多地卧床休息。给予患儿心理辅导，克服因慢性疾病或残疾造成的自卑心理，增强他们战胜疾病的信心，鼓励患儿适当运动和上学。取得家长配合，联合社工、学校及社区的力量，使患儿尽快融入社会，身心健康成长。同时定期进行眼科随访，以发现早期葡萄膜炎。

2. 药物治疗

（1）非甾体抗炎药（nonsteroidal anti-inflammatory drugs，NSAIDs）：如萘普生（naproxen），推荐每天10~15mg/kg，分2次口服；或布洛芬（ibuprofen），每天50mg/kg，分2~3次口服，约1~2周内见效，病情缓解后逐渐减量，最后以最低临床有效剂量维持，3~6个月内停药。不良反应包括胃肠道反应、肝、肾功能损害，过敏反应等。近年由于发现长期口服阿司匹林（aspirin）的不良反应较多，已较少使用，其他如双氯芬酸钠等可用于治疗。为避免严重胃肠道反应，一般不推荐多种NSAIDs药物联合使用。

（2）缓解病情抗风湿药（disease-modifying anti-rheumatic drugs，DMARDs）：因为应用这类药物后至出现临床疗效之间所需时间较长，故又称慢作用抗风湿药（slow acting anti-rheumatic drugs，SAARDs）。一旦确诊，在患者尚未发生骨侵蚀或关节破坏前及早使用本组药物，可以较好控制病情进展。

1）甲氨蝶呤（methotrexate，MTX）：剂量为 10～15mg/m²，每周 1 次顿服。最大剂量不超过每周 20mg/m²，服药 3～12 周即可起效。MTX 不良反应有不同程度胃肠道反应、一过性转氨酶升高、胃炎和口腔溃疡、贫血和粒细胞减少等，一般较轻，安全有效。长期使用注意监测肿瘤发生的风险。

2）羟氯喹（hydroxychloroquine）：可用于 6 岁以上 JIA 患儿的辅助治疗，剂量为 5～6mg/（kg·d），最大剂量不超过 0.4g/d，分 1～2 次服用。疗程 3 个月至 1 年。不良反应可有视网膜炎、白细胞减少、肌无力和肝功能损害等。建议定期（每 3～6 个月）进行眼科随访。

3）柳氮磺吡啶（sulfasalazine）：初始剂量为 40～60mg/（kg·d），服药 1～2 个月即可起效，稳定期 30mg/（kg·d）维持。副作用包括恶心呕吐、皮疹、哮喘、贫血、溶血、骨髓抑制、中毒性肝炎等，对磺胺类药物过敏者及 2 岁以下禁用。

4）其他：包括青霉胺（D-penicillamine）、金制剂（gold），因副作用明显，现已少用。

（3）糖皮质激素：可减轻 JIA 关节炎症状，但不能阻止关节破坏，长期使用不良反应大。因此，糖皮质激素不作为首选或单独使用的药物，应严格掌握指征。临床应用适应证包括以下类型。

1）全身型 JIA：NSAIDs 治疗无效的全身型 JIA 可加用泼尼松 0.5～1mg/（kg·d）（总量≤60mg/d），一次顿服或分次服用，体温控制后逐渐减量至停药。如有多浆膜腔积液、风湿性肺病变或并发 MAS 时，需静脉大剂量甲泼尼龙治疗。

2）多关节型关节炎：对 NSAIDs 和 DMARDs 未能控制的严重患儿，加用小剂量泼尼松短期口服，可减轻关节症状，提高生活质量。

3）少关节型关节炎：不主张用糖皮质激素全身治疗，可在单个病变关节腔内抽液后，注入倍他米松或氢化可的松混悬剂局部治疗。

4）葡萄膜炎：轻者可用扩瞳剂及局部滴注糖皮质激素类眼药水。对视力严重受损患者，需加用小剂量泼尼松口服。对 PsJIA 不主张用大剂量糖皮质激素。

（4）其他免疫抑制剂：根据 JIA 不同亚型，可选择使用环孢素 A、环磷酰胺（CTX）、来氟米特和硫唑嘌呤、雷公藤总苷等，注意其有效性与安全性评价。

（5）生物制剂：抗肿瘤坏死因子 α（TNF-α）单克隆抗体对多关节炎有效，白细胞介素 6（IL-6）拮抗剂对全身型 JIA 的抗炎效果明显。生物制剂联合 MTX 等传统 DMARDs 疗效更显著。

（6）其他药物：大剂量 IVIG 治疗难治性全身型 JIA 的疗效尚未得到公认。中药提纯制剂白芍总苷治疗 JIA 有一定疗效。

3. 理疗（physical therapy） 物理治疗对保持 JIA 患儿关节活动及肌力强度是极为重要的。尽早开始保护关节活动及维持肌肉强度的锻炼，有利于预防关节残疾，改善关节功能。

【预后】

JIA 患儿总体预后较好，但不同亚型 JIA 的预后具有很强的异质性。并发症主要是关节功能丧失和葡萄膜炎所致的视力障碍。JIA 病情极易反复，个别患者在历经数年缓解后到成人期亦偶有复发。有研究认为抗 ACCP 及 IgM 型 RF 阳性滴度越高预后越差。此外，部分全身型 JIA 可能合并 MAS，其临床表现主要以发热、肝脾淋巴结增大、全血细胞减少、肝功能急剧恶化、凝血功能异常以及中枢神经系统表现为特征，重者发生急性肺损伤及多脏器功能衰竭。实验室检查有血清铁蛋白增高，转氨酶及血脂增高，血沉降低，白蛋白及纤维蛋白原降低等，骨髓穿刺活检可见吞噬血细胞现象。MAS 多为急性发病，进展迅速，病死率极高，是风湿科的危急重症之一。机制主要是 T 淋巴细胞和巨噬细胞活化，导致细胞因子过度产生。大多数 MAS 发生于全身型 JIA，多关节型及少关节型也有少量报道。

第四节 │ 过敏性紫癜

过敏性紫癜（anaphylactoid purpura）又称亨 - 舒综合征（Henoch-Schönlein syndrome，Henoch-Schönlein purpura，HSP），是以全身小血管炎为主要病变的系统性血管炎，近年来根据其病理机制，最新血管炎分类标准中已将本病更名为IgA血管炎(IgA vasculitis,IgAV)。本病临床特点为血小板不减少性紫癜,常伴关节肿痛、腹痛、便血、血尿和蛋白尿。多发生于2~8岁的儿童,男孩多于女孩。一年四季均可发病,以春秋两季居多。

【病因】

本病的病因尚不十分明确,虽有报道食物(蛋类、乳类、豆类等)、药物(阿司匹林、抗生素等)、微生物(细菌、病毒、寄生虫等)、疫苗接种、麻醉、恶性病变等与过敏性紫癜发病可能有关,但均缺少确切证据。

近年来有关链球菌感染导致HSP的报道指出,约50%的HSP患儿有链球菌性呼吸道感染史,但随后研究发现有链球菌性呼吸道感染史者在HSP患儿和健康儿童间并无差异。另有报道30%过敏性紫癜肾炎患儿肾小球系膜区有A组溶血性链球菌抗原——肾炎相关性血浆素受体(NAP1r)沉积;而非过敏性紫癜肾炎的NAP1r沉积率仅为3%。表明A组溶血性链球菌感染可能是诱发HSP及过敏性紫癜肾炎的重要原因。

【发病机制】

B淋巴细胞多克隆活化为其特征,患儿T淋巴细胞和单核细胞CD40配体(CD40L)过度表达,促进B淋巴细胞分泌大量IgA(尤其IgA1)。患儿血清IgA浓度升高,急性期外周血分泌SIgA的B淋巴细胞数、IgA类免疫复合物等增高,血清中肿瘤坏死因子α、IL-6等前炎症因子表达升高,大量IgA、补体C3和纤维蛋白沉积于肾小球系膜、皮肤和肠道毛细血管,提示本病为IgA相关免疫复合物增生性疾病,也称为IgAV。

本病有一定遗传倾向,家族中同胞可同时或先后发病,部分患儿HLA-DRB1*07及HLA-DW35等基因表达增高,补体成分C2缺乏者HSP发病率亦高。

因此,过敏性紫癜的发病机制可能是各种因素,包括感染原或过敏原作用于具有遗传背景的个体,激发B细胞克隆扩增,导致IgA免疫复合物介导的系统性小血管炎。

【病理】

过敏性紫癜的病理变化为广泛的白细胞碎裂性小血管炎,以毛细血管炎为主,亦可波及小静脉和小动脉。血管壁可见胶原纤维肿胀和坏死,中性粒细胞浸润,周围散在核碎片。间质水肿,有浆液性渗出,同时可见渗出的红细胞。内皮细胞肿胀,可有血栓形成。病变累及皮肤、肾脏、关节及胃肠道,少数涉及心、肺等脏器。皮肤和肾脏活检时,荧光显微镜下可见IgA为主的免疫复合物沉积。过敏性紫癜肾炎的病理改变各异,轻者可为轻度系膜增生、微小病变、局灶性肾炎,重者为弥漫增殖性肾炎伴新月体形成。肾小球IgA免疫复合物沉积也见于IgA肾病,后者无皮疹,缺乏皮肤血管炎过程。

【临床表现】

多为急性起病,各种症状出现可以先后不一。首发症状以皮肤紫癜为主,少数患者首先出现腹痛、关节炎或肾脏症状。起病前1~3周常有上呼吸道感染史,可伴有低热、食欲减退、乏力等全身症状。

1. **皮肤紫癜**　反复出现皮肤紫癜为本病特征,多见于四肢及臀部,对称分布,伸侧较多,分批出现,面部及躯干较少。初起呈紫红色斑丘疹,高出皮面,压之不褪色,数日后转为暗紫色,最终呈棕褐色而消退。少数重症患儿紫癜可融合成大疱伴出血性坏死。部分患者可伴有荨麻疹和血管性水肿。皮肤紫癜一般在2~4周内消退,部分患儿间隔数周、数月后又复发,可反复数年。

2. **胃肠道症状**　约见于2/3患者。由血管炎引起的肠壁水肿、出血、坏死或穿孔是产生肠道症状及严重并发症的主要原因。以阵发性腹痛为主,常位于脐周或下腹部,剧烈疼痛可伴呕吐,呕血少见。部分患儿可有黑便或鲜血便,偶见并发肠套叠、肠梗阻或肠穿孔者,需外科手术治疗。

3. **关节症状**　约1/3患者可出现膝、踝、肘、腕等大关节肿痛,活动受限,多见于皮疹明显时。关节腔可有浆液性积液,但一般无出血,可在数日内消失,不留后遗症。

4. **肾脏症状**　30%~60%患者有肾脏受损的表现。多发生于起病1个月内,亦可在病程更晚期,于其他症状消失后发生,少数以肾炎为首发症状。症状轻重不一,与肾外症状的严重度可不平行。多数患儿出现血尿、蛋白尿和管型尿,伴血压增高及水肿,称为紫癜性肾炎(HSPN)或IgA血管炎相关肾炎(IgAVN);少数呈肾病综合征表现。虽然有些患儿的血尿、蛋白尿持续数月甚至数年,但大多数能完全恢复,少数发展为慢性肾炎,死于慢性肾衰竭。

5. 其他表现 偶可发生颅内出血,导致惊厥、瘫痪、昏迷、失语。出血倾向包括鼻出血、牙龈出血、咯血等。偶尔累及循环系统发生心肌炎和心包炎,累及呼吸系统发生喉头水肿、哮喘、肺出血等。

【辅助检查】

缺乏特异性诊断实验,以下检查有助于了解病情严重程度及并发症。

1. 血常规 白细胞正常或增加,中性粒细胞和嗜酸性粒细胞比例可增高。除非严重出血,一般无贫血。血小板计数正常甚至升高,出血时间和凝血时间正常,血块退缩试验正常,部分患儿毛细血管脆性试验阳性。

2. 尿常规 尿中可有红细胞、蛋白质、管型,重症可出现肉眼血尿及大量蛋白尿。

3. 大便潜血试验 合并消化道症状时可呈阳性,严重者可见鲜血便。

4. 其他 血沉轻度增快,血清 IgA 升高,IgG 和 IgM 可正常或轻度升高;C3、C4 正常或升高;抗核抗体及类风湿因子阴性;重症血浆黏度可增高。

5. 影像及病理检查 腹部超声检查有利于早期发现肠壁水肿,诊断或排除肠套叠;腹部 X 线检查可协助诊断肠梗阻或肠穿孔;头颅 MRI 对有中枢神经系统症状患儿可有提示;肾脏症状较重或迁延者可行肾穿刺活检明确紫癜性肾炎病理类型并给予相应治疗。

【诊断和鉴别诊断】

典型病例诊断不难,依据欧洲儿科血管炎 2006 分类标准,具备典型皮疹紫癜,同时伴有以下四项之一者,可以确诊。四项标准包括弥漫性腹痛、关节炎或关节痛、任何部位活检显示 IgA 免疫复合物沉积、肾损害。若临床表现不典型,皮肤紫癜未出现时,容易误诊为其他疾病,需与免疫性血小板减少性紫癜、风湿性关节炎、败血症、其他肾脏疾病和外科急腹症等鉴别。

【治疗】

1. 一般治疗 皮疹明显时卧床休息,积极寻找和祛除致病因素,如控制感染,补充维生素等。有荨麻疹或血管性水肿时,适当应用抗组胺药物和钙剂。腹痛时应用解痉剂,消化道出血时应禁食,可静脉滴注西咪替丁每天 20~40mg/kg,大量出血致贫血时对症输血。

2. 糖皮质激素和免疫抑制剂 激素对急性期腹痛和关节痛可有效缓解症状,但不能预防肾脏损害的发生,亦不能影响预后,因此不建议使用激素预防皮肤紫癜发生。如出现消化道出血、血管性水肿、严重关节炎等,建议泼尼松每天 1~2mg/kg,分次口服,或用地塞米松,或甲泼尼龙每天 2~10mg/kg静脉滴注,症状缓解后即可停用。严重过敏性紫癜肾炎可在激素使用基础上加用免疫抑制剂如环磷酰胺、吗替麦考酚酯、硫唑嘌呤等。

3. 抗凝治疗

(1)阻止血小板聚集和血栓形成:阿司匹林每天 3~5mg/kg,或每天 25~50mg,每天 1 次服用;双嘧达莫每天 3~5mg/kg,分次服用。

(2)肝素:如伴明显高凝状态,可予低分子量肝素治疗,每次 0.5~1mg/kg,每天 1 次,持续 7 天,同时检测凝血功能。

4. 其他 钙通道拮抗剂如硝苯地平每天 0.5~1.0mg/kg,分次服用,可改善肾损害所致高血压;针对明显蛋白尿,可考虑加以血管紧张素转换酶抑制剂;非甾体抗炎药如萘普生,每天 10~15mg/kg,分次服用,可缓解关节症状。严重消化道症状或紫癜性肾炎,必要时可选择血液净化治疗。中成药如黄芪颗粒、复方丹参片、银杏叶片等,可辅助补肾益气和活血化瘀。

【预后】

本病预后一般良好,除少数重症患儿可死于肠出血、肠套叠等消化道并发症,极少数合并颅内出血等神经系统损害外,多数患者可完全恢复。病程一般约 1~3 个月,少数可长达数月或 1 年以上,因此应建议患儿长期规律门诊随访。本病的远期预后取决于肾脏受累程度。肾脏病变常较迁延,可持续数月或数年,少数患者病情反复顽固,可发展为慢性肾脏病甚至慢性肾功能不全。

数字人
案例1

(李 秋)

第五节 | 川崎病

川崎病（Kawasaki disease，KD）于 1967 年由日本川崎富作首先报道，又称为皮肤黏膜淋巴结综合征（mucocutaneous lymphnode syndrome，MCLS），约 20% 未经治疗的患儿发生冠状动脉病变。自 1970 年以来，世界各国均有发生，以亚裔人群发病率为高。本病呈散发或小流行，四季均可发病。发病年龄以婴幼儿多见，5 岁以下 >85%，男女发病比例为（1.5~2.0）：1。最新流行病学调查显示，川崎病发病率在多个国家和地区呈现上升趋势。以 5 岁以下儿童为基数，日本川崎病发病率从 1970 年的 10.1/10 万增加到 2018 年的 359/10 万；韩国从 2000 年的 73.7/10 万增加到 2014 年的 194.7/10 万；中国上海地区从 1998 年的 16.8/10 万增加到 2017 年的 104.6/10 万。

【病因和发病机制】

1. **病因**　病因不明。流行病学资料提示环境因素以及多种病原如立克次体、葡萄球菌、链球菌、反转录病毒、支原体感染等可能为其病因，但均未能证实；同时存在遗传易感性。

2. **发病机制**　发病机制尚不清楚。一般认为，致病因子触发机体异常免疫反应，导致急性全身性中小血管炎。急性期主要为免疫紊乱，T 细胞异常活化，激活 B 细胞，产生大量炎症因子如白介素、肿瘤坏死因子 α 以及抗内皮细胞自身抗体，导致血管炎症损伤。研究表明，某些病原体如金黄色葡萄球菌和 A 组链球菌作为超抗原激活 T 细胞和 B 细胞强烈的免疫反应，可造成川崎病患儿血管壁损伤；在川崎病患儿的血管病变组织中存在大量浸润的产 IgA 浆细胞、单核 / 巨噬细胞和 CD8$^+$ T 细胞。与免疫异常相关的遗传易感性在川崎病发生发展中可能也发挥重要的作用。

【病理】

本病病理变化为全身性血管炎，易累及冠状动脉，病理特征包括以下三种相互关联的血管病变。①急性自限性坏死性动脉炎：起止于病程最初 2 周，以中性粒细胞炎症为主，依次破坏内皮、内膜、内弹力层、中膜、外弹力层和外膜，形成囊状动脉瘤。②亚急性 / 慢性动脉炎：发生于病程最初 2 周内，持续数月至数年，以小淋巴细胞炎症为主，血管炎自外膜 / 血管周围组织开始，损伤血管壁，进展到管腔。炎症轻者，血管壁破坏不明显；炎症严重者，可进行性扩张形成囊状动脉瘤。③管腔内肌成纤维细胞增殖：与亚急性 / 慢性动脉炎相互交织，持续数月至数年，内膜平滑肌细胞来源的病理性肌成纤维细胞增生，呈环形对称性，导致不同程度管腔狭窄。

冠状动脉病变通常表现为不同程度的动脉瘤形成（表 8-3）。

表 8-3　川崎病冠状动脉瘤的分型

分型	内径 /mm	内径 / 邻近段比值（年龄≥5 岁）	Z 值
小型冠状动脉瘤或扩张	≤4	≤1.5	≥2~<5
中型冠状动脉瘤	>4~<8	1.5~4.0	≥5~<10
巨大冠状动脉瘤	≥8	≥4	≥10

本病的病理演变过程通常可分为下列四期。

急性期：1~11 天，表现为微血管炎和小血管炎，动脉周围炎，中动脉、大动脉内膜炎。炎症可累及心内膜、心肌间质及心包。

亚急性期：11~21 天，表现为中动脉，特别是冠状动脉全层血管炎，动脉壁弹力纤维和肌层断裂，可形成动脉瘤和血栓。微血管炎和心脏炎减轻。

恢复期：21~60 天，血管炎减轻，冠状动脉病变可逐渐恢复，但可出现内膜增厚、纤维增生、血栓和肉芽形成，冠脉狭窄、阻塞。

慢性期：病程 60 天后，可迁延数年，部分冠脉病变可逐渐愈合，但一些持续进展，中动脉内膜增厚、瘢痕形成,晚期可出现缺血性心脏病。

【临床表现】

1. **主要表现**

（1）发热:体温可达 39～40℃,持续 7～14 天或更长,呈稽留热或弛张热型,抗生素治疗无效。

（2）四肢末梢改变:急性期出现手掌、足底潮红和硬性水肿,有时伴有疼痛;2～3 周手指和脚趾出现从甲周开始的脱皮(膜状脱皮),并可能延伸到手掌和脚底;在病程 1～2 个月,指甲上可出现深的横槽(Beau's lines)或脱甲现象。

（3）皮疹或卡疤红肿:通常在发热后 5 天内出现,广泛分布,主要累及躯干和四肢,呈斑丘疹、猩红热样和多形性红斑样皮疹,而荨麻疹或小脓疱疹较少见;常有会阴部潮红、皮疹和脱皮。卡疤红肿是指原卡介苗接种处急性炎症,是川崎病的一项相对特异的早期表现。

（4）球结膜充血:发热后不久患儿可出现双侧球结膜非渗出性充血,通常不累及边缘和虹膜周围的无血管区;发热第 1 周,裂隙灯检查常可见到前葡萄膜炎;偶有结膜下出血及点状角膜炎。

（5）口唇及口腔表现:口唇红、干燥、皲裂、脱皮和出血;口咽黏膜弥漫性充血,舌乳头突起、充血,呈草莓舌。

（6）颈淋巴结肿大:通常为单侧,直径≥1.5cm,表面不红,无化脓,可有触痛,大多局限于颈前三角。

2. **心脏表现** 于病程第 1～6 周可出现心包炎、心肌炎、心内膜炎、心律失常。冠状动脉病变多发生于病程第 2～4 周,但也可发生于恢复期。2 岁以下的男孩,血沉明显增快,血小板、C 反应蛋白明显升高是冠状动脉病变的高危因素。少数可发生心肌梗死、冠状动脉瘤破裂和严重心律失常,甚至猝死。

3. **其他** 本病可累及各个器官,有时候甚至是首发症状,表现为间质性肺炎、无菌性脑膜炎、消化系统症状(腹痛、呕吐、腹泻、麻痹性肠梗阻、肝大、黄疸等)、关节痛和关节炎、无菌性脓尿等。

【辅助检查】

1. **实验室检查**

（1）血常规:白细胞计数升高,以中性粒细胞为主;血红蛋白降低;血小板通常在病程第 2 周增高,第 3 周达高峰,4～6 周恢复正常。

（2）尿常规及尿培养:尿白细胞增多但培养阴性。

（3）急性期反应物:C 反应蛋白、血清淀粉样蛋白升高,血沉增快。

（4）血生化:可有转氨酶、总胆红素、肌酸肌酶及心肌同工酶升高;白蛋白和血钠降低。

（5）免疫学及炎性因子:IL-6、IL-1、肿瘤坏死因子 α 升高。血清 IgG、IgM、IgA、IgE 和血液循环免疫复合物升高;总补体和 C3 正常或增高。

（6）其他:血浆脑钠肽或 N 端脑钠肽前体升高;可有 PCT、血清铁蛋白、血浆二聚体升高等。

2. **心电图** 早期为非特异性 ST-T 变化;心包炎时可有广泛 ST 段抬高和低电压;心肌梗死时 ST 段明显抬高、T 波倒置及异常 Q 波。可有心律失常。

3. **胸部平片** 可示肺部纹理增多、模糊或有片状阴影,心影可扩大。

4. **超声检查** 可显示肝脏肿大、胆囊壁水肿、胆囊增大、腹部淋巴结肿大、腹腔积液等,颈部淋巴结肿大,颈部、腋部、腹股沟等处动脉瘤形成。

5. **超声心动图** 急性期可见心包积液,左室内径增大,二尖瓣、主动脉瓣或三尖瓣反流;可观察冠状动脉病变情况,如冠状动脉扩张或冠状动脉瘤的部位、大小、数目和形态;巨大冠状动脉瘤内有时可见血栓形成。

6. **冠状动脉造影** 可全面观察、评估冠状动脉病变程度。如超声检查有多发性冠状动脉瘤、疑有冠状动脉狭窄或心电图有心肌缺血表现者,应进行冠状动脉造影。

7. **多层螺旋 CT 血管成像** 在检测冠状动脉狭窄、血栓形成、血管钙化方面明显优于超声心动图,可部分取代传统的冠状动脉造影。

8. **磁共振** 可评估心肌炎症以及冠状动脉病变导致的心肌缺血情况。全身血管磁共振造影检查可观察其他体动脉瘤形成,对于鉴别大动脉炎或结节性动脉炎有一定价值。

【诊断和鉴别诊断】

1. **诊断**　川崎病为临床综合征,需排除其他疾病,诊断主要依靠临床表现并结合实验室检查,包括完全性川崎病和不完全性川崎病两种类型。

完全性川崎病的诊断:发热,并具有以下至少4项主要临床特征。①双侧球结膜充血;②口唇及口腔的变化:口唇干红,草莓舌,口咽部黏膜弥漫性充血;③皮疹(包括单独出现的卡疤红肿);④四肢末梢改变:急性期手足发红、肿胀,恢复期甲周脱皮;⑤非化脓性颈部淋巴结肿大。

不完全性川崎病的诊断:如果发热≥5天,但主要临床特征<4项,则需要结合血沉、C反应蛋白等实验室检查和超声心动图综合评估是否为不完全性川崎病,有时需要在病程观察中才能做出诊断。

2. **鉴别诊断**　本病需与渗出性多形性红斑、全身型幼年型特发性关节炎、药物超敏反应、败血症、EB病毒感染、猩红热等发热出疹性疾病相鉴别。

【治疗】

急性期治疗的目标是减轻并终止全身炎症反应,预防冠状动脉病变的发生发展,并防止冠状动脉血栓形成。因此,一旦明确诊断,应尽快给予治疗。

1. **阿司匹林**　每天30~50mg/kg,分3次服用,退热48~72h,复查炎性指标(血白细胞及C反应蛋白)恢复正常,阿司匹林减至小剂量3~5mg/kg顿服,发挥抗血小板聚集作用。对于无冠状动脉病变或急性期冠状动脉轻度扩张但30天内恢复正常者,持续应用至病程2~3个月。对于存在冠状动脉后遗症者,需要根据冠状动脉病变风险分级给予相应治疗和随访管理。对于不适合使用阿司匹林者,可选用双嘧达莫或氯吡格雷口服。

2. **静脉输注免疫球蛋白(IVIG)**　剂量为1~2g/kg,推荐剂量为2g/kg,于8~12h静脉缓慢输入,宜于发病早期(10天以内)应用,可迅速退热,预防冠状动脉病变发生。IVIG治疗结束后36h,体温仍高于38℃;或用药后2周内(多发生在2~7d)再次发热,并出现至少一项川崎病主要临床表现者,排除其他可能导致发热的原因后,称为IVIG无应答。针对IVIG无应答的治疗称为挽救治疗(rescue therapy),包括重复使用1次IVIG,或选择使用糖皮质激素、英夫利昔等。由于IVIG中的特异性抗病毒抗体可能会干扰活病毒疫苗的免疫应答,故使用2g/kg IVIG的患儿,9个月内不宜接种麻疹、腮腺炎、风疹和水痘疫苗。

3. **糖皮质激素**　因可能促进血栓形成,增加发生冠状动脉病变及冠状动脉瘤的风险,影响冠状动脉病变的修复,故不宜单独应用。针对IVIG治疗无效,或存在IVIG无应答风险的患儿可考虑早期使用糖皮质激素。

4. **其他治疗**

(1)抗血小板聚集:没有冠状动脉病变者,一般应用小剂量抗血小板药物3个月;对于有冠状动脉病变者,应持续服用小剂量抗血小板药物;冠状动脉病变严重者,须联合应用阿司匹林、双嘧达莫或氯吡格雷。

(2)抗凝治疗:有巨大冠状动脉瘤形成、心肌梗死病史、急性血栓形成者,须进行抗凝治疗或溶栓治疗,选用低分子量肝素、华法林等。

(3)手术:严重的冠状动脉病变需要进行冠状动脉旁路移植术或经导管介入手术。

(4)其他治疗:根据病情给予对症及支持疗法,如补充液体、保护肝脏、保护心功能、控制心力衰竭、纠正心律失常等。

【预后】

川崎病多数预后良好。再发率大约1%~3%。无冠状动脉病变患儿于出院后1、3、6、12个月及5年进行一次全面检查(包括体格检查、心电图和超声心动图等)。尽管部分小型、中型冠状动脉瘤可在2年内消退,但常遗留管壁增厚和弹性减弱等功能异常;而巨大冠状动脉瘤可致血栓形成、管腔狭窄。因此,这部分患者需要长期随访管理,定期评估心肌缺血、心功能状况,并进行运动、营养指导。

(黄国英)

本章数字资源

本章思维导图

第九章 | 感染性疾病

感染性疾病是由各种病原体感染引起的一类疾病的总称,包括传染病及非传染性感染性疾病。感染性疾病都有其特定的病原体,包括病毒、细菌、真菌和寄生虫等。部分病原体具有传染性,感染后可获得免疫力。儿童是感染性疾病的好发人群。感染性疾病的诊断主要是根据流行病学资料、临床表现和实验室辅助检查进行综合分析与判断,病原学是确诊的依据。在治疗上根据病原体选择相应抗病毒、抗细菌、抗结核、抗真菌等药物治疗。传染病可通过主动免疫及被动免疫进行预防。

第一节 | 病毒感染

一、麻疹

麻疹(measle)是由麻疹病毒引起的传染性极强的疾病。临床上以发热、上呼吸道炎、结膜炎、口腔麻疹黏膜斑(科氏斑,Koplik spot)、全身斑丘疹及疹退后遗留色素沉着伴糠麸样脱屑为特征。我国将麻疹纳入法定乙类传染病管理。

【病原学】

麻疹病毒为 RNA 病毒,属副黏病毒科,球形颗粒,有 6 种结构蛋白,包含包膜蛋白 M、F 和 H 与核衣壳蛋白 N、P 和 L。H 蛋白能与细胞受体结合;F 蛋白与病毒细胞融合有关;M 蛋白与病毒释出有关。麻疹病毒在外界生存力弱,不耐热,对紫外线和消毒剂均敏感。

【流行病学】

麻疹患儿是唯一的传染源。从眼结膜、鼻咽分泌物、血和尿中排病毒。麻疹患儿出疹前后的 5 天均有传染性,如有并发症的患儿传染性可延长至出疹后 10 天。患儿病后可产生持久的免疫力,大多可达到终身免疫。

【发病机制】

麻疹病毒通过鼻咽部进入人体后,在呼吸道上皮细胞和局部淋巴组织中繁殖并侵入血液,通过血液的单核细胞向其他器官传播,引起广泛性损伤而出现一系列临床表现。感染后的 2～3 天可以出现特异性 IgM 抗体,特异性的 IgG 抗体可同时或稍晚出现。特异性的细胞免疫在抗病毒机制中起主要作用。由于患者免疫反应受到损害,常并发喉炎、支气管肺炎、脑炎或导致结核病复燃,特别是免疫功能低下的儿童,可发生重型麻疹或因重症肺炎、脑炎等并发症而导致死亡。

【病理】

多核巨细胞(华 - 佛细胞,Warthin-Finkeldey giant cell)以及核内外均有病毒集落的嗜酸性包涵体是麻疹的典型病理特征。真皮和黏膜下层毛细血管内皮细胞充血水肿、增生、单核细胞浸润并有浆液性渗出而形成麻疹皮疹和麻疹黏膜斑。由于皮疹处红细胞裂解,疹退后形成棕色色素沉着。亚急性硬化性全脑炎(subacute sclerosing panencephalitis,SSPE)患者有脑皮质和白质的变性,细胞核及细胞质内均见包涵体。

【临床表现】

1. 典型麻疹

(1)潜伏期:大多 6～18 天(平均 10 天)。潜伏期末可有低热或全身不适。

(2)前驱期:常持续 3～4 天,主要表现如下。①发热:多为中度以上,热型不一。②在发热同时出现咳嗽、喷嚏、咽部充血等,特别是流涕、结膜充血、眼睑水肿、畏光、流泪等眼鼻卡他症状是本病特点。③麻疹黏膜斑:是麻疹早期的特异性体征,常在出疹前1～2天出现。开始时见于上下磨牙相对的颊黏膜上,如沙砾大小的灰白色小点,周围有红晕,常在1～2天内迅速增多,可累及整个颊黏膜并蔓延至唇部黏膜,于出疹后逐渐消失,可留有暗红色小点。④部分患者可有一些非特异症状,如全身不适、食欲减退、精神不振等。婴儿可有呕吐、腹泻等消化道症状。偶见皮肤荨麻疹,隐约斑疹或猩红热样皮疹,在出现典型皮疹时消失。

(3)出疹期:多在发热3～4天后出现皮疹,此时全身中毒症状加重,体温可突然高达40℃,咳嗽加剧,伴嗜睡或烦躁不安,重者有谵妄、抽搐。皮疹先出现于耳后、发际,渐及额、面、颈部,自上而下蔓延至躯干、四肢,最后达手掌与足底。皮疹初为红色斑丘疹,呈充血性,疹间可见正常皮肤,不伴痒感。以后部分融合成片,颜色加深呈暗红。此期肺部可闻及干、湿啰音。

(4)恢复期:若无并发症发生,出疹3～4天后发热开始减退,食欲、精神等全身症状逐渐好转,皮疹按出疹的先后顺序开始消退,疹退后皮肤留有棕褐色色素沉着伴糠麸样脱屑,一般7～10天后消退。

2. 非典型麻疹

(1)轻型麻疹:临床特点为一过性低热,轻度眼鼻卡他症状,全身情况良好,可无麻疹黏膜斑,皮疹稀疏、色淡,消失快,疹退后无色素沉着或脱屑,无并发症。常需要靠流行病学资料和麻疹病毒血清学检查确诊。

(2)重型麻疹:患儿常持续高热,中毒症状重,伴惊厥,昏迷。皮疹密集融合,呈紫蓝色出血性皮疹者常伴有黏膜和消化道出血,或咯血、血尿、血小板减少等,称为黑麻疹。部分患儿疹出不透、色暗淡,或皮疹骤退、四肢冰冷、血压下降出现循环衰竭表现。此型患儿常有肺炎、心力衰竭等并发症,病死率高。

(3)异型麻疹:主要见于接种过麻疹灭活疫苗而再次感染麻疹野病毒株者。典型症状是持续高热、乏力、肌痛、头痛或伴有四肢水肿,皮疹不典型,呈多样性,出疹顺序不规则,易并发肺炎。本型少见,临床诊断较困难,麻疹病毒血清学检查和麻疹病毒病原学检查有助诊断。

【并发症】

1. 呼吸系统 常见喉炎、肺炎等。其中,肺炎是麻疹最常见的并发症,临床症状较重、体征明显,预后较差,占麻疹患儿死因的90%以上。由麻疹病毒本身引起的间质性肺炎多不严重。继发性肺炎病原体多为细菌性,常见金黄色葡萄球菌、肺炎链球菌、流感嗜血杆菌等,易并发脓胸和脓气胸。部分为病毒或多种病原体混合感染。

2. 心肌炎 轻者仅有心音低钝、心率增快和一过性心电图改变,重者可出现心力衰竭、心源性休克。

3. 神经系统

(1)麻疹脑炎:常在出疹后的2～6天再次发热,临床表现和脑脊液改变与病毒性脑炎相似,与麻疹轻重无关。病死率高。存活者可伴有智力障碍、瘫痪、癫痫等后遗症。

(2)亚急性硬化性全脑炎:是少见的麻疹远期并发症,大多在患麻疹2～17年后发病,开始时症状隐匿,可仅为行为和情绪的改变,以后出现进行性智力减退,病情逐渐恶化,出现共济失调、视听障碍、肌阵挛等表现,晚期因昏迷、强直性瘫痪而死亡。患儿血清或脑脊液中麻疹病毒IgG抗体持续强阳性

4. 结核病恶化 麻疹患儿因免疫反应受到暂时抑制,可使体内原有潜伏的结核病灶重新趋于活动恶化,甚至播散而致粟粒性肺结核或结核性脑膜炎。

【实验室检查】

1. 血常规 外周血白细胞总数和中性粒细胞减少,淋巴细胞相对增多。

2. 多核巨细胞检查 于出疹前2天至出疹后1天,鼻、咽分泌物或尿沉渣涂片,瑞氏染色后直接镜检,可见多核巨细胞或包涵体细胞,阳性率较高。

3. 血清学检查 采用酶联免疫吸附试验(ELISA)进行麻疹病毒特异性IgM抗体检测,灵敏度和特异度均好,出疹早期即可发现阳性。

4. 抗原和核酸检测 用免疫荧光法检测鼻咽分泌物或尿沉渣脱落细胞中病毒抗原,或用

RT-PCR 法检测麻疹病毒 RNA,可早期快速诊断。

5. 病毒分离　前驱期或出疹初期取血、尿或鼻咽分泌物进行麻疹病毒分离。

【诊断和鉴别诊断】

根据流行病学资料、麻疹接触史、急性发热、畏光、眼鼻卡他症状等,应怀疑麻疹的可能。皮疹出现以前,依靠 Koplik 斑可以确诊。疹退后皮肤脱屑及色素沉着等特点,可帮助做出回顾性诊断。麻疹病毒血清 IgM 抗体阳性、RT-PCR 法检测麻疹病毒 RNA 阳性或分离到麻疹病毒可确诊。须与风疹、幼儿急疹、猩红热和肠道病毒感染等疾病鉴别(表 9-1)。

表 9-1　小儿常见出疹性疾病的鉴别诊断

疾病	病原	全身症状及其他特征	皮疹特点	发热与皮疹关系
麻疹	麻疹病毒	发热、咳嗽、畏光、鼻卡他症状、结膜炎,Koplik 斑	红色斑丘疹,头面部→颈→躯干→四肢,退疹后有色素沉着及细小脱屑	发热 3~4 天后出疹,出疹期为发热的高峰期
风疹	风疹病毒	全身症状轻,耳后、枕部淋巴结肿大并触痛	面颈部→躯干→四肢,斑丘疹,疹间有正常皮肤,退疹后无色素沉着及脱屑	症状出现后 1~2 天出疹
幼儿急疹	人类疱疹病毒 6 型	主要见于婴幼儿,一般情况好,高热时可有惊厥,耳后枕部淋巴结可肿大,常伴有轻度腹泻	红色细小密集斑丘疹,头面颈及躯干部多见,四肢较少,一天出齐,次日即开始消退	高热 3~5 天,热退疹出
猩红热	乙型溶血性链球菌	发热、咽痛、头痛、呕吐、杨梅舌、环口苍白圈、颈部淋巴结肿大	皮肤弥漫充血,上有密集针尖大小丘疹,全身皮肤均可受累,疹退后伴脱皮	发热 1~2 天出疹,出疹时高热
肠道病毒感染	埃可病毒,柯萨奇病毒	发热、咽痛、流涕、结膜炎、腹泻,全身或颈、枕后淋巴结肿大	散在斑疹或斑丘疹,很少融合,1~3 天消退,不脱屑,有时可呈紫癜样或水疱样皮疹	发热时或热退后出疹
药疹		原发病症状,有近期服药史	皮疹多变,斑丘疹、疱疹、猩红热样皮疹、荨麻疹等。伴有痒感,摩擦及受压部位多见	发热多为原发病引起

【治疗】

麻疹没有特异性治疗方法,主要为对症治疗、加强护理和预防并发症。没有并发症的患儿大多在发病后 2~3 周内康复。

1. 一般治疗　卧床休息,保持室内适当的温度、湿度和空气流通,避免强光刺激。注意皮肤和眼、鼻、口腔清洁。鼓励多饮水,给予易消化和营养丰富的食物。

2. 对症治疗　高热时可酌情使用退热剂,但应避免急骤退热,特别是在出疹期。烦躁可适当给予镇静剂。频繁剧咳可用镇咳剂或雾化吸入。

3. 并发症的治疗　有并发症者给予相应治疗,继发细菌感染可给予抗生素。

【预防】

提高人群免疫力,减少麻疹易感人群数是消除麻疹的关键。

1. 主动免疫　采用麻疹减毒活疫苗预防接种。我国儿童免疫规划程序规定出生后 8 个月为麻疹疫苗的初种年龄,18~24 月龄儿童要完成第 2 剂次接种。此外,根据麻疹流行病学情况,在一定范围、短时间内对高发人群开展强化免疫接种。

2. 被动免疫　接触麻疹后 5 天内立即给予肌内注射免疫球蛋白 0.25ml/kg(最大量 15ml),可预防发病或减轻症状。被动免疫只能维持 3~8 周,以后应采取主动免疫。

3. 控制传染源　对麻疹患者要做到早发现、早报告、早隔离、早治疗。一般隔离至出疹后 5 天,合并肺炎者延长至出疹后 10 天。对接触麻疹的易感儿应隔离检疫 3 周,并给予被动免疫。对麻疹疑似患者要注意进行流行病学调查和必要的实验室检查,及时报告疫情并采取针对性措施进行隔离观察,预防和控制疫情的发生和蔓延。

4. 切断传播途径 流行期间易感儿童避免到人群密集的场所。患者停留过的房间应通风并用紫外线照射消毒,患者衣物应在阳光下暴晒。无并发症的轻症患儿可在家中隔离。

二、脊髓灰质炎

脊髓灰质炎(poliomyelitis)是由脊髓灰质炎病毒(poliovirus)引起的传染性很强的疾病。临床上以出现轻重不等的弛缓性瘫痪为特征,重者因呼吸肌麻痹而死亡。我国将脊髓灰质炎纳入法定乙类传染病管理。

【病原学】

脊髓灰质炎病毒属于微小 RNA 病毒科的肠道病毒属,编码 4 种壳蛋白,有 3 个可分别致病的血清型即Ⅰ、Ⅱ和Ⅲ型,3 型之间无交叉免疫。该病毒体外生存力强,耐寒、耐酸、耐乙醚、氯仿等有机溶剂,零下 20℃下能长期存活;高温、紫外线照射、含氯消毒剂、氧化剂等可将其灭活。

【流行病学】

患儿和隐性感染者为传染源,从鼻咽部分泌物和粪便中排病毒。主要通过消化道途径传播,早期可经空气飞沫传播。患者粪便病毒存在时间可达 2 个月,一般本病的隔离期为 40 天。人群普遍易感,感染后获得对同型病毒株的持久免疫力。

【发病机制】

病毒经口进入人体,在咽部和回肠淋巴组织中增殖,同时向外排出病毒,如机体抵抗力强,形成相应的保护性抗体,患儿可无临床症状,形成隐性感染;少数患者病毒可侵入血液引起病毒血症,并侵犯呼吸道、消化道等组织引起前驱症状。此时如机体免疫系统能清除病毒则形成顿挫型感染;否则病毒可继续扩散到全身淋巴组织中大量增殖,并再次入血形成第二次病毒血症。病毒进入中枢神经系统主要侵犯脊髓前角运动神经元和脊髓、大脑的其他部位。机体感染后产生特异性 IgM、IgG 和 IgA 抗体,肠道产生的分泌性 IgA 是抗病毒的重要防御机制。

【病理】

脊髓灰质炎病毒主要侵犯中枢神经系统脊髓前角的运动神经元,对灰质造成永久损害,以颈段和腰段受损最严重。病灶特点为多发,散在且不对称。可见神经细胞染色质溶解,周围组织充血、水肿和血管周围炎性细胞浸润。早期病变呈可逆性,病变严重者则因神经细胞坏死、瘢痕形成而造成持久性瘫痪。偶见其他器官病变。

【临床表现】

潜伏期通常为 8~12 天。临床上分为无症状型(又称隐性感染,占 90% 以上)、顿挫型(约占 4%~8%)、无瘫痪型和瘫痪型。其中瘫痪型为本病的典型表现,可分为以下各期。

1. 前驱期 表现为发热、全身不适、食欲缺乏、多汗、咽痛、咳嗽、流涕等非特异性症状,或恶心、呕吐、腹痛、腹泻等消化道症状,持续 1~4 天,如病情不再发展而痊愈,即为顿挫型。

2. 瘫痪前期 多数患儿由前驱期进入本期,少数于前驱期症状消失数天后再次发热至本期,亦可无前驱期症状而从本期开始发病。患儿出现高热、头痛,颈背四肢疼痛,活动或变换体位时加重。同时出现多汗、皮肤发红、烦躁不安等兴奋状态和脑膜刺激征阳性等中枢神经系统症状体征。小婴儿拒抱,较大年龄患儿体检可见以下表现。①三脚架征(tripod sign):患儿坐起困难,需用两臂后撑在床上使身体形似三角形以支持体位,提示有脊柱强直;②吻膝试验(kiss-the-knee test)阳性:坐起后不能自如地弯颈使下颌抵膝;③头下垂征(head drop sign):将手置于患儿腋下并抬起躯干时,可发现头向后下垂。若 3~5 天后热退、症状消失则为无瘫痪型;如病情继续发展,浅反射和深腱反射逐渐减弱至消失,则可能发生瘫痪。

3. 瘫痪期 一般于起病后 2~7 天或第二次发热 1~2 天后出现不对称性肌群无力或弛缓性瘫痪,随发热而加重,热退后瘫痪不再进展。多无感觉障碍,大小便功能障碍少见。根据病变部位分为以下类型。

（1）脊髓型:最常见。多表现为不对称的单侧下肢弛缓性瘫痪,近端肌群瘫痪程度重于远端。可出现抬头及坐起困难,呼吸运动受限、矛盾呼吸,肠麻痹、顽固性便秘、尿潴留或尿失禁等表现。

（2）延髓型:病情大多严重,可见脑神经麻痹及呼吸、循环受损的表现。常与脊髓型同时发生。

（3）脑型:较少见。呈弥漫性或局灶性脑炎,临床表现与其他病毒性脑炎无异。

（4）混合型:同时存在上述两种或两种以上类型的表现。

4. **恢复期**　一般在瘫痪后 1～2 周,肢体远端的瘫痪肌群开始恢复,并逐渐上升至腰部。轻症 1～3 个月恢复,重症则需更长时间。

5. **后遗症期**　因运动神经元严重受损而形成持久性瘫痪,1～2 年内仍不能恢复则为后遗症。受累肌群萎缩,形成肢体或脊柱畸形。

【并发症】

呼吸肌麻痹者可继发吸入性肺炎、肺不张;尿潴留易并发尿路感染;长期卧床可致压疮、肌萎缩、骨质脱钙、尿路结石和肾衰竭等。

【实验室检查】

1. **血常规**　外周血白细胞多正常,急性期血沉可增快。

2. **脑脊液**　瘫痪前期及瘫痪早期可见细胞数增多(以淋巴细胞为主),蛋白增加不明显,呈细胞蛋白分离现象,对诊断有一定参考价值。至瘫痪第 3 周,细胞数多已恢复正常,而蛋白质仍继续增高,4～6 周后方恢复正常。

3. **血清学检查**　发病早期患者血液及脑脊液中抗脊髓灰质炎病毒特异性 IgM 抗体阳性,可帮助早期诊断;恢复期患者血清中特异性 IgG 抗体滴度较急性期有 4 倍以上增高,有诊断意义。

4. **病毒分离**　病毒分离是本病最重要的确诊性试验,起病 1 周内从咽部和粪便内易分离到病毒,早期从血液和脑脊液中也能分离出病毒。

5. **核酸检测**　用 RT-PCR 法检测患者咽拭子和粪便等样本中病毒核酸可快速诊断。还可通过病毒基因测序分析来区别野毒株与疫苗株。

6. **影像学检查**　MRI 表现:脊髓型可见矢状位脊髓腹侧面前角区均匀的带状长 T_2 信号,不伴占位效应和明显肿胀;横断面显示脊髓前角长 T_2 信号;增强扫描后可强化或无强化。脑干型可表现为中脑水平黑质纹状体束区的对称性长 T_1 长 T_2 信号。

【诊断与鉴别诊断】

脊髓灰质炎出现典型瘫痪症状时,诊断并不困难。瘫痪出现前多不易明确诊断。血清学试验和大便病毒分离阳性可确诊。需与其他急性弛缓性麻痹（AFP）相鉴别。

1. **急性感染性多发性神经根神经炎**(吉兰 - 巴雷综合征)　鉴别要点见表 9-2。

表 9-2　脊髓灰质炎(瘫痪型)与感染性多发性神经根神经炎的鉴别要点

鉴别要点	脊髓灰质炎	感染性多发性神经根神经炎
发病早期	多有发热	很少有发热
瘫痪肢体	不对称弛缓性瘫痪,且近端重于远端	对称性弛缓性瘫痪,且远端重于近端
感觉障碍	多无	多有
脑膜刺激征	有	多无
早期脑脊液变	呈细胞蛋白分离	呈细胞蛋白分离
遗留后遗症	多有	多无

2. **其他原因所致弛缓性瘫痪**　如家族性周期性麻痹、周围神经炎、假性瘫痪等相鉴别。

【治疗】

目前尚无药物可控制瘫痪的发生和发展,主要是对症处理和支持治疗。

1. **前驱期和瘫痪前期** 卧床休息,隔离40天。避免劳累、肌内注射及手术等刺激,肌肉痉挛疼痛可热敷或口服镇痛剂。静脉滴注高渗葡萄糖及维生素C,可减轻神经组织水肿。静脉输注免疫球蛋白400mg/(kg·d),连用2~3天,有减轻病情的作用。

2. **瘫痪期** 瘫痪肢体置于功能位置,防止畸形。地巴唑0.1~0.2mg/(kg·d)顿服,10天为1个疗程,有兴奋脊髓和扩张血管的作用;加兰他敏能促进神经传导,0.05~0.1mg/(kg·d),肌内注射,20~40天为1个疗程;维生素B₁₂能促进神经细胞代谢,0.1mg/d肌内注射。呼吸肌麻痹者及早使用呼吸机;吞咽困难者用鼻饲保证营养;继发细菌感染者选用适宜抗生素治疗。

3. **恢复期及后遗症期** 尽早开始康复训练,防止肌肉萎缩。也可采用针灸、按摩及理疗等,促进功能恢复,严重肢体畸形可行手术矫正。

【预防】

1. **主动免疫** 除了HIV感染儿童外,对所有儿童均应进行脊髓灰质炎的主动免疫。由于我国在消灭脊髓灰质炎领域取得的进展(评估野生脊髓灰质炎病毒风险减弱),从2016年开始转而采用灭活的脊髓灰质炎疫苗。基础免疫自出生后2月龄婴儿开始,接种1剂灭活脊髓灰质炎疫苗(IPV),3月龄、4月龄和4周岁时分别接种1剂脊髓灰质炎减毒活疫苗。还可根据需要对<5岁儿童实施基础免疫外的强化补充免疫接种。

2. **被动免疫** 未接种疫苗而与患者有密切接触的<5岁儿童和先天性免疫缺陷的儿童应及早肌内注射免疫球蛋白0.3~0.5ml/(kg·次),每天1次,连用2天,可防止发病或减轻症状,以后应进行主动免疫。

三、水痘

水痘(chickenpox, varicella)是由水痘-带状疱疹病毒(varicella-zoster virus, VZV)引起的具有高度传染性的儿童期出疹性疾病。其临床特点为皮肤黏膜相继出现和同时存在斑疹、丘疹、疱疹和结痂等各类皮疹。与带状疱疹(herpes zoster)为同一病毒所引起的两种不同表现的临床病症,水痘为原发感染。带状疱疹是复发性感染。

【病原学】

VZV属疱疹病毒科α亚科,为双链DNA病毒。仅一种血清型,但与单纯疱疹病毒(HSV)抗原有部分交叉免疫。该病毒在体外抵抗力弱,对热、酸和各种有机溶剂敏感。

【流行病学】

水痘患儿为本病的传染源。通过呼吸道飞沫或直接接触感染者的皮肤损伤处传染。传染期从出疹前1~2天至病损结痂,约7~8天。人群普遍易感,主要见于儿童,以2~6岁为高峰。孕妇分娩前1周内患水痘可感染胎儿,常于出生后10天内发病。

【发病机制】

病毒通过呼吸道黏膜进入人体,在鼻咽部黏膜及淋巴组织内繁殖,然后侵入血液,形成病毒血症,如患者的免疫能力不能清除病毒,则病毒可到达单核巨噬细胞系统内再次增殖后入血,引起各器官病变。主要损害部位在皮肤和黏膜,偶尔累及内脏。皮疹出现1~4天后,产生特异性细胞免疫和抗体,病毒血症消失,症状随之缓解。

【病理】

水痘病变主要发生在皮肤和黏膜,形成多核巨细胞和细胞核内包涵体。皮肤真皮层毛细血管内皮细胞肿胀,表皮棘状细胞层上皮细胞水肿变性,液化后形成水疱,内含大量病毒,之后液体吸收、结痂。有时疱疹破裂,留下浅表溃疡,很快愈合。免疫功能低下的小儿可发生全身播散性水痘,病变可波及肺、肝、脾、胰、肾、肠等,受累器官可有局灶性坏死、充血水肿和出血。并发脑炎者,脑组织可有水肿、充血和点状出血等。

【临床表现】

1. **典型水痘** 出疹前可出现前驱症状,如发热、不适和厌食等。24~48h出现皮疹。皮疹特点:

①首发于头、面和躯干,继而扩展到四肢,末端稀少,呈向心性分布;②最初的皮疹为红色斑疹和丘疹,继之变为透明饱满的水疱,24h 后水疱混浊并中央凹陷,水疱易破溃,2~3 天左右迅速结痂;③皮疹分批出现,伴明显痒感,在疾病高峰期可见到斑疹、丘疹、疱疹和结痂同时存在;④黏膜皮疹还可出现在口腔、眼结膜、生殖器等处,易破溃形成浅溃疡。水痘为自限性疾病,全身症状和皮疹较轻,10 天左右痊愈。皮疹结痂后一般不留瘢痕。

2. 重症水痘 多发生在免疫功能低下患儿。持续高热和全身中毒症状明显,皮疹多且易融合成大疱型或呈出血性,可继发感染或伴血小板减少而发生暴发性紫癜。

3. 先天性水痘 母亲在妊娠早期感染水痘可导致胎儿多发性畸形;若母亲发生水痘数天后分娩可导致新生儿水痘,病死率 25%~30%。

【并发症】

最常见为皮肤继发感染,如脓疱疮、蜂窝组织炎及脓毒症等;水痘肺炎主要发生在免疫低下患儿和新生儿中;神经系统可见水痘后脑炎、横断性脊髓炎、面神经瘫痪、Reye 综合征等;其他少数患者可发生心肌炎、肝炎、肾炎、关节炎等。

【实验室检查】

1. 血常规 白细胞总数正常或稍低。

2. 疱疹刮片 刮取新鲜疱疹基底组织和疱疹液涂片,瑞氏染色见多核巨细胞;苏木素 - 伊红染色可查到细胞核内包涵体。亦可取疱疹液直接荧光抗体染色查病毒抗原,简捷有效。

3. 血清学检查 血清水痘病毒特异性 IgM 抗体检测,可帮助早期诊断;双份血清特异性 IgG 抗体滴度 4 倍以上增高也有助诊断。

4. 病毒分离 取水痘疱疹液、咽部分泌物或血液进行病毒培养分离。

5. 抗原和核酸 采用直接免疫荧光法可在 15~20min 检出疱疹液或皮损标本中 VZV 抗原;用 RT-PCR 法可在数小时内检出样本中病毒基因,较病毒分离更加敏感而快速。

【诊断和鉴别诊断】

典型水痘临床诊断不困难。对非典型病例可选用实验室检查帮助确诊。水痘的鉴别诊断包括丘疹性荨麻疹以及能引起疱疹性皮肤损害的疾病,如肠道病毒或金黄色葡萄球菌感染、药物和接触性皮炎等。

【治疗】

水痘是自限性疾病,无合并症时以一般治疗和对症处理为主。患者应隔离,加强护理,如勤换内衣、剪短患儿指甲、戴手套以防抓伤和减少继发感染等。保持空气流通,供给足够水分和易消化食物。皮肤瘙痒可局部使用炉甘石洗剂,必要时可给少量镇静剂。抗病毒药物首选阿昔洛韦,应尽早使用,一般应在皮疹出现的 48h 内开始。口服每次 20mg/kg(<800mg),每天 4 次,连服 5 天;重症患者需静脉给药,10~20mg/(kg·次),每 8h 给药 1 次,疗程 7~10 天。伐昔洛韦,在皮疹出现的 48h 内开始用药效果佳,美国 FAD 推荐 2 岁以上儿童使用,20mg/(kg·次),每 8h 给药 1 次。继发细菌感染时给予抗生素治疗。

【预防】

水痘减毒活疫苗既可用作单一抗原,也可与麻疹、腮腺炎和风疹疫苗结合使用。水痘病儿应隔离至皮疹全部结痂为止。对有接触史的易感儿童应检疫 3 周。对正在使用大剂量激素、免疫功能受损、恶性病患者,接触过患者的孕妇以及患水痘母亲的新生儿,在接触水痘 72h 内肌内注射水痘 - 带状疱疹免疫球蛋白 125~625U,可起到被动免疫作用。

【预后】

本病为良性自限性疾病,预后一般良好,痂脱落后大都无瘢痕。新生儿及免疫缺陷者常可发展为重型或并发脑炎等严重并发症,甚至可导致死亡。

四、传染性单核细胞增多症

传染性单核细胞增多症(infectious mononucleosis,IM)是由 EB 病毒(Epstein-Barr virus,EBV)所致的急性感染性疾病,临床上以发热、咽喉痛、肝脾和淋巴结肿大、外周血中淋巴细胞增多并出现异型淋巴细胞等为特征。由于其症状、体征的多样化和不典型病例在临床上逐渐增多,给诊断、治疗带来一定困难。

【病原学】

1964 年由 Epstein 和 Barr 首先从患伯基特淋巴瘤(Burkitt lymphoma)的非洲儿童的瘤组织中发现,1968 年由 Henle 等报道为本病的病原体。EBV 为疱疹病毒属,是一种嗜淋巴细胞的 DNA 病毒,具有潜伏及转化的特征。

EBV 有 5 种抗原成分,均能产生各自相应的抗体。①衣壳抗原(viral capsid antigen,VCA):可产生 IgM 和 IgG 抗体,VCA-IgM 抗体早期出现,在 1~2 个月后消失,是新近受 EBV 感染的标志;VCA-IgG 出现稍迟于前者,原发 EBV 感染时,几乎所有患者在第 1 个月内可检测到 VCA-IgG 低亲和力抗体,逐渐成为高亲和力 VCA-IgG,可持续多年或终生。VCA-IgG 阳性不能区别新近感染与既往感染,需进行抗体亲和力检测以鉴别。②早期抗原(early antigen,EA):是 EBV 进入增殖性周期初期形成的一种抗原,其中 EA-D 成分为 EBV 活跃增殖的标志。EA-IgG 抗体于病后 3~4 周达高峰,持续 3~6 个月。③核心抗原(nuclear antigen,EBNA):EBNA-IgG 于病后 3~4 周出现,持续终生,是既往感染的标志。④淋巴细胞决定的膜抗原(lymphocyte determinant membrane antigen,LYDMA):带有 LYDMA 的 B 细胞是细胞毒性 T(Tc)细胞攻击的靶细胞,其抗体为补体结合抗体,出现和持续时间与 EBNA-IgG 相同,也是既往感染的标志。⑤膜抗原(membrane antigen,MA):是中和性抗原,可产生相应中和抗体,其出现和持续时间与 EBNA-IgG 相同。

【流行病学】

人群普遍易感,患者和隐性感染者是传染源。病毒大量存在于唾液腺及唾液中,可持续或间断排毒达数周、数月甚至数年之久。接触含病毒的唾液是主要传播方式,偶可经输血传播。本病主要见于儿童和青少年,6 岁以下患儿大多表现为隐性或轻型感染,15 岁以上多呈典型症状。

【发病机制】

EBV 进入口腔后,主要累及咽部上皮细胞、B 淋巴细胞、T 淋巴细胞及 NK 细胞,因这些细胞均具有 EBV 的受体 CD21。EBV 在咽部细胞中增殖,导致细胞破坏,引起扁桃体炎和咽炎,局部淋巴结受累肿大。病毒还可在腮腺和其他唾液腺上皮细胞中繁殖,并可长期或间歇性向唾液中排放,然后进入血液,通过病毒血症或受感染的 B 淋巴细胞进行播散,继而累及全身淋巴系统。受感染的 B 淋巴细胞表面抗原发生改变,引起 T 淋巴细胞的强烈免疫应答而转化为细胞毒性 T 细胞(主要是 CD8⁺ T 细胞,CTL)。CTL 在免疫病理损伤形成中起着非常重要的作用,它一方面杀伤感染 EBV 的 B 细胞,另一方面侵犯许多组织器官而产生一系列的临床表现。患者血中的大量异常淋巴细胞(又称为异型细胞)就是这种具有杀伤能力的 T 细胞。此外,本病发病机制除主要是由于 B、T 细胞间的交互作用外,还有免疫复合物的沉积以及病毒对细胞的直接损害等因素。T 淋巴细胞活化后产生的细胞因子亦可能在 IM 的发病中起一定作用,机制尚不清楚。婴幼儿时期典型病例很少,主要是因为不能对 EBV 产生充分的免疫应答。

【病理】

淋巴细胞的良性增生是本病的基本病理特征。病理可见非化脓性淋巴结肿大,淋巴细胞及单核 - 吞噬细胞高度增生。肝、心、肾、肾上腺、肺、皮肤、中枢神经系统等重要器官系统均可有淋巴细胞、单核细胞及异型淋巴细胞浸润和局限性坏死病灶。脾脏充满异型淋巴细胞,水肿,致脾脏质脆、易出血,甚至破裂。

【临床表现】

潜伏期 5~15 天。起病急缓不一,症状呈多样性,多数有乏力、头痛、畏寒、鼻塞、恶心、食欲减退、轻度腹泻等前驱症状。症状轻重不一,年龄越小,症状越不典型。发病期典型表现如下。

1. 发热 一般均有发热,体温 38~40℃,无固定热型,热程大多 1~2 周,少数可达数月。中毒症状多不严重。

2. 咽峡炎 绝大多数患儿可表现为咽部、扁桃体、腭垂充血及肿胀,可见出血点,伴有咽痛,部分患儿扁桃体表面可见白色渗出物或假膜形成。咽部肿胀严重者可出现呼吸及吞咽困难。

3. 淋巴结肿大 全身淋巴结均可肿大,在病程第 1 周就可出现。以颈部最为常见。肘部滑车淋巴结肿大常提示有本病的可能。肿大淋巴结直径很少超过 3cm,中等硬度,无明显压痛和粘连,肠系膜淋巴结肿大时,可引起腹痛。肿大淋巴结常在热退后数周才消退,亦可数月消退。

4. 肝、脾大 肝大者约占 20%～62%，大多数在肋下 2cm 以内，可出现肝功能异常，并伴有急性肝炎的上消化道症状，部分有轻度黄疸。约半数患者有轻度脾大，伴疼痛及压痛，偶可发生脾破裂。

5. 皮疹 部分患者在病程中出现多形性皮疹，如丘疹、斑丘疹、荨麻疹、猩红热样斑疹、出血性皮疹等。多见于躯干。皮疹大多在 4～6 天出现，持续 1 周左右消退。消退后不脱屑，也无色素沉着。

本病病程一般为 2～3 周，也可长至数月。偶有复发，但病程短，病情轻。婴幼儿感染常无典型表现，但血清 EBV 抗体可阳性。

【并发症】

重症患者可并发神经系统疾病，如吉兰-巴雷综合征、脑膜脑炎或周围神经炎等。在急性期可发生心包炎、心肌炎、EB 病毒相关性噬血细胞综合征。约 30% 的患者出现咽部继发性细菌感染。其他少见的并发症包括间质性肺炎、胃肠道出血、肾炎、自身免疫性溶血性贫血、再生障碍性贫血、粒细胞缺乏症及血小板减少症等。脾破裂虽然少见，但极严重，轻微创伤即可诱发。

【实验室检查】

1. 血常规 外周血象改变是本病的重要特征。早期白细胞总数可正常或偏低，以后逐渐升高＞$10×10^9$/L，高者可达（30～50）×10^9/L。白细胞分类早期中性粒细胞增多，以后淋巴细胞数可达 60% 以上，并出现异型淋巴细胞。异型淋巴细胞超过 10% 或其绝对值超过 $1.0×10^9$/L 时具有诊断意义。部分患儿可有血红蛋白降低和血小板计数减少。

2. 血清嗜异性凝集试验（heterophil agglutination test，HAT） 起病 1 周内患儿血清中出现 IgM 嗜异性抗体，能凝集绵羊或马红细胞，阳性率达 80%～90%。凝集效价在 1:64 以上，经豚鼠肾吸收后仍呈阳性者具有诊断价值。此抗体体内持续存在 2～5 个月。5 岁以下小儿试验多为阴性。

3. EBV 特异性抗体检测 间接免疫荧光法和酶联免疫法检测血清中 VCA-IgM、低亲和力 VCA-IgG 和 EA-IgG。VCA-IgM 阳性是新近 EBV 感染的标志，低亲和力 VCA-IgG 阳性是急性原发感染标志，EA-IgG 一过性升高是近期感染或 EBV 复制活跃的标志，均具有诊断价值。

4. EBV-DNA 检测 采用 RT-PCR 方法能快速、敏感、特异地检测出患儿血清中含有高浓度 EBV-DNA，提示存在病毒血症。

5. 其他 部分患儿可出现心肌酶升高、肝功能异常、肾功能损害、T 淋巴细胞亚群 CD4/CD8 比例降低或倒置。

【诊断和鉴别诊断】

根据流行情况、典型临床表现（发热、咽痛、肝脾及淋巴结肿大）、外周血异型淋巴细胞＞10%、嗜异性凝集试验阳性、EB 病毒特异性抗体（VCA-IgM、低亲和力 VCA-IgG、EA-IgG）和 EBV-DNA 检测阳性可做出临床诊断，特别是 VCA-IgM 阳性，和/或低亲和力 VCA-IgG 阳性，和/或急性期及恢复期双份血清 VCA-IgG 抗体效价呈 4 倍以上增高是诊断 EBV 急性感染最特异和最有价值的血清学试验，阳性可以确诊。

本病需与巨细胞病毒、腺病毒、肺炎支原体、甲型肝炎病毒、风疹病毒等感染所致的淋巴细胞和单核细胞增多相鉴别。其中因巨细胞病毒感染而被误诊为 IM 最常见。

【治疗】

临床上无特效的治疗方法，主要采取对症治疗。由于轻微的腹部创伤就有可能导致脾破裂，因此有脾大的患者 2～3 周内应避免与腹部接触的运动。抗菌药物对本病无效，仅在继发细菌感染时应用。抗病毒治疗可用阿昔洛韦、更昔洛韦及伐昔洛韦等抗疱疹病毒类药物，但其确切疗效尚存争议。静脉注射免疫球蛋白可使临床症状改善，缩短病程，早期给药效果更好。重型患者短疗程应用肾上腺皮质激素可明显减轻症状。发生脾破裂时，应立即输血，并行手术治疗。EB 病毒相关性噬血细胞综合征治疗参照相关章节。

【预防】

由于除了 IM 以外，一些恶性疾病，包括鼻咽癌、霍奇金淋巴瘤等也与 EB 病毒感染有关。因此近年来国内外正在研制 EB 病毒疫苗，除可用以预防本病外，尚考虑用于高危人群如 EBV 感染相关的儿童恶性淋巴瘤、鼻咽癌、原发性免疫缺陷病、艾滋病和移植受者的免疫预防。

【预后】

本病系自限性疾病,预后大多良好,自然病程约 2～4 周。少数恢复缓慢,可达数周至数月。病死率约为 1%～2%,多由严重并发症所致。

五、流行性腮腺炎

流行性腮腺炎(mumps,epidemic parotitis)是由腮腺炎病毒引起的急性呼吸道传染病。以腮腺非化脓性炎症、腮腺区肿痛为临床特征,唾液腺和其他多种腺体组织及神经系统可受累。我国将本病纳入法定丙类传染病管理。

【病原学】

腮腺炎病毒属于副黏病毒科副黏病毒属的单链 RNA 病毒。抗原结构稳定,仅有一个血清型。病毒颗粒呈圆形,大小悬殊,约 100～200nm,有包膜。病毒表面有两个组分,血凝素 - 神经氨酸酶蛋白和溶解蛋白,对病毒毒力起着重要作用。该病毒对物理和化学因素敏感,来苏、甲醛溶液(福尔马林)等均能在 2～5min 内将其灭活,紫外线照射也可将其杀灭,加热至 56℃、20min 即失去活力。

【流行病学】

患者和隐性感染者是本病的传染源,患者在腮腺肿大前 7 天至肿大后 9 天可从唾液中排出病毒。主要通过空气飞沫或直接接触在人与人之间传播。全年均可发病,冬春季为高峰季节。

【发病机制】

病毒通过口、鼻进入人体后,在上呼吸道黏膜上皮组织和淋巴组织中生长繁殖,导致局部炎症和免疫反应,并进入血液引起病毒血症,进而扩散到腮腺和全身各器官。亦可经口腔沿腮腺管传播到腮腺。病毒感染单核细胞,通过脉络丛侵入中枢神经系统,在脉络丛和室管膜细胞内增殖,感染细胞脱落进入脑脊液,进而引起脑膜脑炎。特异性 IgM 抗体在病后第 2 天出现,持续约 3 个月。特异性 IgG 抗体在病后第 1 周末出现,3 周后达高峰,维持终生。腮腺炎病毒还可诱导特异性细胞免疫反应。

【病理】

受侵犯的腺体出现非化脓性炎症为本病的病理特征,间质充血、水肿、点状出血、淋巴细胞浸润和腺体细胞坏死等。腺体导管细胞肿胀,管腔中充满坏死细胞及渗出物,使腺体分泌排出受阻;唾液中的淀粉酶经淋巴系统进入血液,使血、尿淀粉酶增高;如发生脑膜脑炎,可见脑细胞变性、坏死和炎性细胞浸润。

【临床表现】

潜伏期 12～25 天,平均 18 天。初期症状通常是非特异性的,如头痛、倦怠和发热,随后出现腮腺肿胀和疼痛。腮腺逐渐肿大以耳垂为中心呈马鞍形,伴局部感觉过敏、胀痛和轻压痛,腮腺管口红肿。通常一侧腮腺先肿大,数天内累及对侧,4～5 天腮腺逐渐缩小,整个过程 6～10 天。其他唾液腺如下颌下腺可同时肿大。患者可有不同程度发热,热程一般 3～7 天,约 20% 患者体温始终正常。

由于腮腺炎病毒对腺体组织和神经组织的亲和性,常侵入中枢神经系统和其他腺体、器官而出现以下并发症。

1. **脑膜脑炎**　是儿童期最常见的并发症。常在腮腺炎高峰时出现,表现为发热、头痛、呕吐、颈项强直、克尼格征阳性等。脑脊液呈无菌性脑膜炎改变。预后大多良好,常在 2 周内恢复正常。

2. **睾丸炎**　是男孩最常见的并发症,多为单侧。常发生在腮腺炎起病后的 4～5 天、肿大的腮腺开始消退时。开始为睾丸疼痛,随之肿胀伴剧烈触痛,可并发附睾炎、鞘膜积液和阴囊水肿。大多数患者有严重的全身反应,突发高热、寒战等。一般 10 天左右消退,约 1/3～1/2 的患者发生不同程度的睾丸萎缩,如双侧受累可导致不育症。

3. **卵巢炎**　约 5%～7% 的青春期女性患者可并发卵巢炎,症状多较轻,可出现下腹疼痛及压痛、月经不调等,一般不影响生育。

4. **胰腺炎**　严重的急性胰腺炎较少见。常发生在腮腺肿大数日后,表现为上腹部剧痛和触痛,伴发热、寒战、恶心、反复呕吐等,由于腮腺炎即可引起血、尿淀粉酶增高,因此单纯淀粉酶升高不能作为诊断胰腺炎的依据,需做血清脂肪酶检查,有助于诊断。

5. 耳聋　为听神经受累所致,发病率不高,大多为单侧性,不易及时发现,治疗困难,可成为永久性耳聋。

6. 其他并发症　心肌炎较常见,而肾炎、乳腺炎、胸腺炎、甲状腺炎、泪腺炎、角膜炎、血小板减少及关节炎等偶可发生。

【实验室检查】

1. 血、尿淀粉酶测定　90% 患者发病早期血清和尿淀粉酶有轻至中度增高,约 2 周恢复正常,血脂肪酶同时增高有助于胰腺炎的诊断。

2. 血清学检查　血清特异性 IgM 阳性提示近期感染。双份血清特异性 IgG 抗体阳性或增高≥4 倍有诊断意义。

3. 病原学检查　唾液、血液、脑脊液、尿液标本中分离出腮腺炎病毒,可以确诊。用特异性抗体可快速检出培养物中的病毒。亦可用 RT-PCR 技术检测病毒特异性核酸片段。

【诊断与鉴别诊断】

通常根据流行病学史、临床症状和体格检查即可做出腮腺炎的诊断。对可疑病例可进行血清学检查及病毒分离以确诊。鉴别诊断包括化脓性腮腺炎,急性淋巴结炎,其他原因引起的腮腺肿大,如白血病、淋巴瘤、干燥综合征或腮腺肿瘤等。

【治疗】

无特异性抗病毒治疗,以对症处理为主。

急性期注意休息,保持口腔清洁,补充水分和营养,给予流质和软食,避免酸性饮食;高热者给予退热剂或物理降温;腮腺肿痛严重时,可给予镇痛剂。睾丸肿痛时可用丁字带托起。中药治疗多用清热解毒、软坚消痛方法。并发脑膜脑炎、胰腺炎等的治疗见相关章节。

【预防和预后】

应隔离患者直至腮腺肿胀完全消退为止。集体机构中有接触史的儿童应检疫 3 周。可通过接种腮腺炎减毒活疫苗进行主动免疫。以麻疹、腮腺炎和风疹三联疫苗(MMR)的形式纳入国家免疫规划,取得良好的保护作用。本病预后良好,大多能完全恢复。

六、手足口病

手足口病(hand-foot-mouth disease,HFMD)是由肠道病毒引起的急性发热出疹性疾病,临床表现为手、足及口腔黏膜等部位出现斑丘疹和疱疹。少数患者进展非常迅速,可出现脑炎、神经源性肺水肿、循环衰竭等危重症表现。我国将本病纳入法定丙类传染病管理。

【病原学】

肠道病毒(enterovirus,EV)属于小 RNA 病毒科的肠道病毒属。肠道病毒无包膜和突起,外有衣壳,基因组为单股正链 RNA。主要病毒蛋白包括 4 个衣壳结构蛋白(VP1、VP2、VP3 和 VP4)和 7 个非结构蛋白(2A、2B、2C、3A、3B、3C 和 3D)。主要感染病原体是肠道病毒 71 型(EV71)和柯萨奇病毒 A16 型(*Coxsackievirus* A16,CV-A16),近年来 CV-A6 和 CV-A10 感染也呈现上升趋势。肠道病毒的血清型众多,各血清型之间一般无交叉免疫。肠道病毒具有相似的理化生物学特性,病毒颗粒小,呈 20 面体立体对称球形,直径 24～30nm。该类病毒对外界的抵抗力较强,耐低温、耐酸,对氧化剂(游离氯、高锰酸钾)极其敏感,对热、干燥和紫外线也较敏感;在 4℃环境下可存活 1 年,在 −20℃以下低温可长期保存。

【流行病学】

患者和隐性感染者均为传染源,主要通过消化道途径传播,亦可经接触患者呼吸道分泌物、疱疹液及污染的物品而感染。儿童普遍易感,3 岁以下婴幼儿发病率最高。本病传染性强,在流行期间易发生托幼机构内流行和家庭聚集发病。2～3 年为一流行周期。

【发病机制】

手足口病(特别是 EV71 感染)的发病机制目前还不完全清楚。肠道病毒由消化道或呼吸道侵入机体后,在局部黏膜或淋巴组织中繁殖,由此进入血液循环导致病毒血症,并随血流播散至脑膜、脑、脊髓、心脏、皮肤、黏膜等器官组织继续复制。大多数患者由于宿主的防御机制,感染可被控制而停止发展,成为无症状感染或临床表现为轻症;仅极少数患者,病毒在靶器官广泛复制,成为重症感染。感染 1 周后可产生特异性抗体(IgM、IgG 和 IgA)和肠道局部 IgA,3~4 周达高峰,对同血清型病毒有一定保护性,但不能阻止其他血清型 EV 感染。

【病理】

中枢神经系统病变以脑干为主,也可累及下丘脑和丘脑齿状核以及皮层,主要为脑组织神经元变性坏死和软化灶形成、噬神经现象、血管套形成、脑实质内单核巨噬细胞浸润及小胶质细胞弥漫性或结节状增生。肺组织病变包括肺泡间隔毛细血管扩张、充血和大量单核细胞浸润、肺透明膜形成和出血性梗死以及肺泡腔内大量水肿液。心脏受累者心肌内外膜及心肌间质内可见灶状炎性细胞浸润及间质内血管充血。心室组织活检可见心肌细胞坏死、肌纤维变性及心肌细胞凋亡。

【临床表现】

潜伏期为 2~14 天,常见 3~5 天。临床表现复杂而多样。根据临床病情的轻重程度,分为普通病例和重症病例。

1. 普通病例 急性起病,可发热或不伴发热,多有咳嗽、流涕、食欲缺乏等非特异性症状。手、足、口、臀等部位可见散发性的皮疹和疱疹,偶见于躯干。口腔内疱疹多位于舌、颊黏膜和硬腭等处,常发生溃疡。皮疹不留瘢痕或色素沉着。无并发症表现。多在 1 周内痊愈,预后良好。

2. 重症病例 少数病例除了手足口病的临床表现外,病情迅速进展,伴有以下任一系统并发症的病例,为重症病例。

(1)神经系统:患儿持续高热,伴头痛、呕吐、精神萎靡、嗜睡或激惹、易惊、谵妄甚至昏迷;肢体抖动、肌阵挛、眼球震颤、共济失调、眼球运动障碍;肌无力或急性弛缓性麻痹、惊厥等。颈项强直在大于 1~2 岁的儿童中较为明显,腱反射减弱或消失,脑膜刺激征阳性。

(2)呼吸系统:患儿呼吸浅且急促,呼吸困难、呼吸节律改变,口唇发绀,咳嗽加重,咳白色、粉红色或血性泡沫样痰液,肺部可闻及湿啰音。

(3)循环系统:心率增快或减慢,面色灰白、皮肤花纹、四肢发凉、出冷汗、指/趾端发绀;持续血压降低,毛细血管再充盈时间延长等表现。

【实验室检查】

1. 血常规 白细胞计数多正常或降低,病情危重者白细胞计数可明显升高。

2. 血生化检查 部分患者可有轻度丙氨酸转氨酶(ALT)、天冬氨酸转氨酶(AST)、肌酸激酶同工酶(CK-MB)升高,病情危重者可有肌钙蛋白(cTnI)和血糖升高。

3. 血气分析 呼吸系统受累时可有动脉血氧分压降低、血氧饱和度下降,二氧化碳分压升高和酸中毒表现。

4. 脑脊液检查 神经系统受累时可表现为脑脊液外观清亮,压力增高,白细胞计数增多,蛋白正常或轻度增多,糖和氯化物多正常。

5. 病原学检查 鼻咽拭子、气道分泌物、疱疹液或粪便标本中肠道病毒特异性核酸阳性或分离到肠道病毒可以确诊。

6. 血清学检查 急性期肠道病毒的特异性 IgM 抗体阳性和双份血清特异性 IgG 抗体 4 倍及以上增高有诊断意义。

7. 影像学检查 胸部 X 线可表现为双肺纹理增多,网格状、斑片状阴影,部分患者以单侧为主。磁共振检查神经系统受累者可见以脑干、脊髓灰质损害为主的异常改变。

【诊断和鉴别诊断】

根据流行病学资料和典型手、足、口、臀部皮疹可以做出临床诊断。少数重症病例皮疹不典型,临床诊断困难,需结合病原学或血清学检查做出诊断。具有以下表现者(尤其 3 岁以下的患儿),有可能在短期内发展为危重病例,应密切观察病情变化和积极救治:①持续高热不退;②精神差、呕吐、易惊、肢体抖动、无力;③呼吸、心率增快;④出冷汗、四肢冷、末梢循环不良;⑤高血压;⑥外周血白细胞计数、血小板计数明显增高;⑦高血糖。

须与其他引起儿童发热、出疹性疾病,其他病毒所致脑炎或脑膜炎、肺炎、暴发性心肌炎等疾病鉴别。

【治疗】

1. 普通病例　目前尚无特效抗病毒药物和特异性治疗手段。主要是对症治疗。注意隔离,避免交叉感染。适当休息,清淡饮食,做好口腔和皮肤护理。

2. 重症病例

(1)神经系统受累的治疗:①控制颅内高压。限制入量,积极给予甘露醇降颅内压治疗,每次 0.5~1.0g/kg,每 4~8h 给药 1 次,20~30min 快速静脉注射。根据病情调整给药间隔时间及剂量。必要时加用呋塞米。②酌情应用糖皮质激素治疗。参考剂量:甲泼尼龙 1~2mg/(kg·d);氢化可的松 3~5mg/(kg·d);地塞米松 0.2~0.5mg/(kg·d),病情稳定后,尽早减量或停用。③酌情应用静脉注射免疫球蛋白。总量2g/kg,分2~5天给予。④对症治疗。降温、镇静、止惊。密切监护,严密观察病情变化。

(2)呼吸、循环衰竭的治疗:①保持呼吸道通畅,吸氧;②监测呼吸、心率、血压和血氧饱和度;③呼吸功能障碍的治疗参见相关章节;④保护重要脏器功能,维持内环境的稳定。

(3)恢复期治疗:①促进各脏器功能恢复;②功能康复治疗;③中西医结合治疗。

【预防和预后】

普通病例居家隔离,重症病例应收在指定医院隔离治疗。应加强疫情监测,托幼机构等集体单位做好晨检,发现疑似患儿及时隔离。EV-71 灭活疫苗能有效降低儿童 EV-71 感染的风险,适用于 6 月龄~5 岁儿童,基础免疫为 2 剂,间隔 1 个月,鼓励在 12 月龄前完成接种。普通病例 1 周左右自愈,预后良好,危重型病例病情凶险,病死率高。

七、流行性感冒

流行性感冒(influenza)是由流感病毒引起的急性呼吸道传染病,简称流感。临床特点为急起高热、畏寒、头痛、乏力、全身肌肉酸痛和轻度呼吸道症状。婴幼儿和机体免疫功能低下者易并发肺炎,重者可导致死亡。

【病原学】

流感病毒属于正黏病毒科,为单股、负链、分节段 RNA 病毒。根据核蛋白和基质蛋白的不同,分为甲、乙、丙、丁四型。目前感染人的主要是甲型流感病毒中的 H1N1、H3N2 亚型及乙型流感病毒中的 Victoria 和 Yamagata 系。流感病毒对乙醇、碘伏、碘酊等常用消毒剂敏感,对紫外线和热敏感,56℃条件下 30min 可灭活。

【流行病学】

患者和隐性感染者是主要传染源。流感病毒主要通过打喷嚏和咳嗽等飞沫传播,经口腔、鼻腔、眼睛等黏膜直接或间接接触感染。从潜伏期末到急性期都有传染性,病毒在人呼吸道分泌物中一般持续排毒 3~7 天,儿童、免疫功能受损及危重患者病毒排毒时间可超过 1 周。人群普遍易感。接种流感疫苗可有效预防相应亚型的流感病毒感染。

【发病机制】

甲、乙型流感病毒通过血凝素(HA)与呼吸道上皮细胞表面的唾液酸受体结合启动感染。流感病毒通过细胞内吞作用进入宿主细胞,病毒基因组在细胞核内进行转录和复制,复制出大量新的子代病毒并感染其他细胞。流感病毒感染人体后,严重者可诱发细胞因子风暴,导致感染中毒症,从而引起急性呼吸窘迫综合征(ARDS)、休克、脑病及多器官功能不全等多种并发症。

【病理】

主要表现为呼吸道纤毛上皮细胞呈簇状脱落、上皮细胞化生、固有层黏膜细胞充血、水肿伴单核细胞浸润等病理变化。重症病例可出现肺炎的改变;危重症者可合并弥漫性肺泡损害;合并脑病时出现脑组织弥漫性充血、水肿、坏死,急性坏死性脑病表现为丘脑为主的对称性坏死性病变;合并心脏损害时出现间质出血、淋巴细胞浸润、心肌细胞肿胀和坏死等心肌炎的表现。

【临床表现】

潜伏期一般为 1~7 天,多为 2~4 天。

儿童流感多突然起病,主要症状为发热,体温可达 39~40℃,可有畏寒、寒战,多伴头痛、全身肌肉关节酸痛、乏力、食欲减退等全身症状,常有咽喉痛、干咳,可有鼻塞、流涕、胸骨后不适,颜面潮红,眼结膜充血等。部分患者症状轻微或无症状。

重症患儿病情发展迅速,体温常持续在 39℃ 以上,可快速进展为 ARDS、脓毒症、脓毒性休克、心力衰竭、肾衰竭,甚至多器官功能障碍。主要死亡原因是呼吸系统并发症和流感相关性脑病或脑炎。合并细菌感染增加流感病死率,常见细菌为金黄色葡萄球菌、肺炎链球菌及其他链球菌属细菌。

肺炎是最常见的并发症,其他并发症有神经系统损伤、心脏损伤、肌炎和横纹肌溶解、休克等。儿童流感并发喉炎、中耳炎、支气管炎较成人多见。

1. **肺炎** 流感病毒可侵犯下呼吸道,引起原发性病毒性肺炎。部分重症流感患者可合并细菌、真菌等其他病原体感染,严重者可出现 ARDS。

2. **神经系统损伤** 包括脑膜炎、脑炎、脊髓炎、脑病、吉兰 - 巴雷综合征等,其中急性坏死性脑病多见于儿童。

3. **心脏损伤** 主要有心肌炎、心包炎。可见心肌标志物、心电图、心脏超声等异常,严重者可出现心力衰竭。此外,感染流感病毒后,心肌梗死、缺血性心脏病相关住院和死亡的风险明显增加。

4. **肌炎和横纹肌溶解** 主要表现为肌痛、肌无力、血清肌酸激酶、肌红蛋白升高、严重者可导致急性肾损伤等。

【实验室检查】

1. **血常规** 外周血白细胞总数一般不高或降低,重症病例淋巴细胞计数明显降低。

2. **血生化检查** 可有天冬氨酸转氨酶、丙氨酸转氨酶、乳酸脱氢酶、肌酐等升高。少数患者肌酸激酶升高;部分患者出现低钾血症等电解质紊乱。

3. **动脉血气分析** 重症患者可有氧分压、血氧饱和度、氧合指数下降,酸碱失衡。

4. **脑脊液检查** 中枢神经系统受累者细胞数和蛋白可正常或升高;急性坏死性脑病典型表现为细胞数大致正常,蛋白增高。

5. **病毒学检查** 病毒核酸检测灵敏度和特异度高,RT-PCR 法可检测呼吸道标本中的流感病毒核酸,且可区分流感病毒亚型。从呼吸道标本培养可培养分离出流感病毒。血清学 IgG 抗体水平恢复期比急性期呈 4 倍及以上增高有回顾性诊断意义。IgM 抗体检测灵敏度和特异度较低。

6. **影像学检查** 合并肺炎时胸部 X 线检查显示肺内斑片病灶;胸部 CT 显示磨玻璃影、双侧或多叶段渗出性病灶或实变,少数患者可见胸腔积液。

【诊断和鉴别诊断】

有流行病学史和上述流感临床表现,具有以下一种或多种病原学检测结果阳性即可确定诊断:流感病毒核酸检测阳性、抗原检测阳性、病毒培养分离阳性、急性期和恢复期双份血清的流感病毒特异性 IgG 抗体水平呈 4 倍及以上增高。

须与普通感冒、其他病原引起的呼吸道感染、新型冠状病毒感染及其他病毒感染相关性脑病和脑炎等疾病鉴别。

【治疗】

重症或有重症流感高危因素的患儿在发病 48h 内尽早开始抗流感病毒药物治疗。临床诊断病例和确诊病例应尽早隔离治疗。

1. **抗病毒治疗**

（1）奥司他韦（oseltamivir）：≤8个月婴儿，6mg/（kg·d）；9～11个月婴儿，7mg/（kg·d）；≥1岁儿童：体重≤15kg者60mg/d；16～23kg者90mg/d；24～40kg者120mg/d；>40kg者150mg/d。分2次口服，疗程5天。

（2）扎那米韦（zanamivir）：>7岁儿童10mg吸入，每天2次，疗程10天。

（3）帕拉米韦（peramivir）：10mg/（kg·d），最大剂量600mg，每日1次，静脉用药，连用5～10天。

2. **并发症及重症的治疗**　积极治疗原发病，防治并发症，并进行有效的器官保护和功能支持。出现以下征象，应在抗病毒治疗同时行进一步检查并经验性治疗合并的细菌感染：出现重症流感的早期征象；早期抗病毒治疗临床好转后病情再次恶化；应用抗病毒治疗3～5天仍无好转。

【预防】

保持良好的个人卫生习惯是预防流感等呼吸道传染病的重要手段，如勤洗手，尽量避免去人群聚集场所，避免接触呼吸道感染患者。家庭成员出现流感患者时，要尽量避免相互接触。

每年接种流感疫苗是预防流感最有效的手段，可以显著降低接种者罹患流感和发生严重并发症的风险。6月龄以上儿童接种流感疫苗对流感病毒感染有保护作用。药物预防不能代替疫苗接种。建议对有重症流感高危因素的密切接触者进行暴露后药物预防，建议不要迟于暴露后48h用药。可使用奥司他韦或扎那米韦等。

（孙立荣）

第二节 ┃ 细菌感染

一、猩红热

猩红热（scarlet fever）是化脓性链球菌引起的一种急性呼吸道传染病。临床上具有发热、咽峡炎、全身弥漫性猩红色细小丘疹及疹退后明显脱皮等特征，少数患者病愈后可继发风湿热和急性肾小球肾炎等，我国将本病纳入乙类法定传染病管理。

【病原学】

化脓性链球菌（streptococcus pyogenes）是链球菌属中A组链球菌的主要成员，革兰氏染色阳性，无芽孢和鞭毛，具有β溶血特性，多数菌株兼性厌氧。其主要抗原有3种：多糖抗原或C抗原、表面抗原或蛋白质抗原、核蛋白抗原或P抗原。A组链球菌的致病物质较为复杂，包括胞壁成分、M蛋白、肽聚糖以及外毒素、溶血素和胞外侵袭性酶类等。化脓性链球菌在环境中生存力较强，可寄居在人体口咽部，在干燥尘埃中存活数月，在痰液及脓液中可存活数周，但对热和干燥的抵抗力较弱，56℃加热30min可将其杀灭，对常用消毒剂敏感。

【流行病学】

急性期患者及带菌者是主要传染源。主要经鼻咽分泌物和飞沫传播或直接密切接触传播，自发病前24h到疾病高峰期传染性最强，至恢复期1～3周内仍有传染性。人群普遍易感，多见于学龄前及学龄儿童。感染后机体可获得较持久的型特异性抗菌免疫及抗毒素免疫，但不同型别的链球菌和致热外毒素间无交叉免疫，故可重复患病。

【发病机制】

化脓性链球菌由呼吸道侵入机体后借助F蛋白和脂磷壁酸黏附于黏膜上皮细胞表面，侵入组织引起炎症，M蛋白抵抗吞噬细胞的杀菌作用，在透明质酸酶及链球菌溶素等酶的作用下，使病菌通过淋巴管或组织间隙蔓延扩散导致组织坏死。致热外毒素由局部吸收进入血液循环，导致皮肤黏膜血管炎性病变，形成点状充血性皮疹，严重者可出现出血性皮疹及全身中毒性病变，还能抑制吞噬系统和T淋巴细胞功能，触发内施瓦茨曼（Schwartzman）反应。A组链球菌的M蛋白与心肌和肾小球基底膜存在共同抗原,所诱生的特异性抗体可引起组织免疫性损伤或形成抗原-抗体复合物的沉积而致病。

【病理】

主要病理改变为炎症性病变、中毒性病变和变态反应性病变。炎症性病变常表现为局部充血水肿炎性细胞浸润;中毒性改变可见皮肤黏膜血管弥漫性充血、水肿、炎性细胞浸润及上皮细胞增生等,肝、脾和淋巴结可见不同程度的充血和脂肪变性,心肌细胞水肿、变性和坏死,肾脏出现间质性炎症改变;部分患儿在感染2~4周后出现变态反应性病变,出现心、肾或滑膜组织等的非化脓性病变。

【临床表现】

1. 普通型 潜伏期1~7天,通常为2~4天。

(1)前驱期:起病多急骤。①全身症状:有畏寒和发热,轻者38~39℃之间,重者高达39℃以上。同时伴有头痛、全身不适、恶心、呕吐及食欲缺乏等中毒症状。②咽峡炎:表现为咽痛,吞咽时加剧;咽部明显充血水肿,扁桃体充血肿胀,腺窝内可有点状或片状脓性渗出物,易拭去,软腭可见点状出血性黏膜疹。可有下颌下及颈部淋巴结肿大伴触痛。

(2)出疹期:常于发热后2天出疹,皮疹始于耳后、颈及上胸部,1天内迅速蔓延至全身。

1)典型皮疹:全身皮肤弥漫性充血发红基础上广泛均匀密集分布的细小猩红色丘疹,呈鸡皮样,抚摸有细砂纸样感觉,可融合成片,伴有痒感。用手按压皮肤时,红色可暂时消退数秒钟,出现苍白的手印,称为"贫血性皮肤划痕(anemia skin scratches)",为猩红热的特征之一。皮疹多在48h达高峰。

2)其他特征:①"环口苍白圈(circumoral pallor)":面部充血、潮红,无皮疹,而口唇周围苍白。②"帕氏线(Pastia lines)":在颈部、腋窝、肘窝及腹股沟等皮肤皱褶处,皮疹密集,色深红,间或有出血点,呈横线状。③舌部表现:病初舌苔厚白,舌乳头红肿,称为"草莓舌(strawberry tongue)";2~3天后白苔消退,舌面光滑呈绛红色,舌乳头凸起,称为"杨梅舌(myrica tongue)"。④粟粒汗疹(miliary sudamina):为带黄白色脓点样且不易破溃的皮疹,在皮疹旺盛期于腹部和手足处可见。

(3)恢复期:皮疹于3~5天后颜色转暗,按出疹顺序消退,全身症状及咽部炎症缓解。皮疹多在1周内消退,不久后开始脱皮。皮疹愈多愈密者,脱皮愈为明显。轻症呈糠屑状或片状脱皮,重者手掌和足底处可呈手指/足趾的套状脱皮。脱皮期一般为1~2周,重者可更长。

2. 其他临床类型

(1)轻型:短暂发热或无热;咽峡炎较轻微;皮疹稀疏而色淡,且消退较快;无脱皮或仅有脱屑,病程可短至2~3天,为近年多见的类型。

(2)中毒型:全身中毒症状明显,常有40℃以上高热,伴有意识障碍,甚至惊厥及昏迷;皮疹可为出血性,持续较久,但咽峡炎常不明显。可出现中毒性心肌炎、中毒性肝炎及休克等。本型近年来少见。

(3)脓毒型:咽部严重化脓性炎症、坏死及溃疡,常可波及邻近组织形成化脓性中耳炎、鼻窦炎、颈淋巴结炎及颈部蜂窝织炎等,亦可侵入血液循环引起败血症及迁徙性化脓性病灶。目前已很少见。

(4)外科型或产科型:病菌自皮肤创伤或产道侵入而致病,可有局部化脓性病变。皮疹先从近创口处出现且明显,由此再波及全身,症状轻微,常无咽峡炎。

【并发症】

1. 化脓性并发症 多见于年幼体弱儿。为感染直接侵袭邻近组织或蔓延至管腔所致,如中耳炎、乳突炎、淋巴结炎、扁桃体周围脓肿、咽后壁脓肿及蜂窝织炎等,严重者发生血行播散引起败血症及迁徙性病灶,如脑膜炎、心包炎及骨髓炎等,病情进展迅速可引起中毒性休克综合征。

2. 非化脓性并发症 少数年长儿在链球菌感染后3周左右出现风湿热,包括风湿性心肌炎、心内膜炎、心包炎及关节炎等,因抗感染药物的早期应用,目前风湿热发病明显减少。感染后2~3周还可患急性链球菌相关性肾小球肾炎。

【实验室检查】

1. 血常规 白细胞总数在(10~20)×10⁹/L或更高,中性粒细胞比例多在80%以上,严重者可出现核左移及中毒颗粒。

2. C 反应蛋白 常有增高,严重者增高明显。

3. 细菌培养 应在使用抗菌药物之前取咽扁桃体或伤口等处分泌物或渗出物培养,可分离到化脓性链球菌。

4. 特异性抗原 采用 L- 吡咯酮 -β- 萘胺反应试验(PYR)检测 A 组链球菌的氨基肽酶,观察产物显色或呈现荧光而快速诊断,其他溶血性链球菌为阴性。可检测咽拭子、尿液、脑脊液和伤口分泌物等样本。

5. 特异性抗体 血清中的多种抗体,包括抗 SLO(ASO)、抗 SD、抗透明质酸酶或抗链激酶等抗体,提示近期链球菌感染。

【诊断与鉴别诊断】

根据当地本病流行资料和与患者密切接触史,临床具有发热、典型皮疹、咽峡炎、"草莓舌"、外周血白细胞及中性粒细胞计数增高等,可做出临床诊断。咽拭子或脓性分泌物中培养出化脓性链球菌即可确诊。

本病需与小儿常见出疹性疾病如麻疹、风疹、金黄色葡萄球菌感染、药物疹及川崎病等疾病相鉴别,根据皮疹特点、发热与皮疹关系、全身症状及其他临床表现可鉴别。

【治疗】

1. 一般治疗 休息,咽痛明显者予以流质或半流质饮食。保持口腔清洁,可用温盐水漱口。高热不退者应积极物理降温或用退热药物。

2. 病原治疗 化脓性链球菌对青霉素类仍高度敏感,早期治疗可迅速消灭病原菌,缩短病程,预防和治疗并发症,尤其对预防风湿热和急性肾小球肾炎的发生有重要意义。

(1)青霉素 G:首选。10 万～20 万 U/(kg·d),静脉滴注,每 4～6h 给药 1 次,疗程 10～14 天;轻症可口服阿莫西林 50mg/(kg·d),最大量 1g,分 2 次,疗程 10～14 天。

(2)头孢菌素:对青霉素过敏者可选用。①头孢曲松,50～75mg/(kg·d),每日 1 次,静脉滴注,疗程 10 天。②头孢氨苄:40mg/(kg·d),或头孢羟氨苄:30mg/(kg·d),最大量 1g,分 2 次口服;或头孢呋辛:20mg/(kg·d),最大量 0.5g,分 2 次口服,疗程 10 天。

3. 对症治疗 中毒型及脓毒型患者,除应用大剂量青霉素外,可给予糖皮质激素。重症患者需密切监护,维持水、电解质平衡,必要时可予静脉用免疫球蛋白。发生休克者给予抗休克治疗。

4. 并发症治疗 有组织坏死及脓肿形成者需行外科切除或引流。对于风湿性心脏病或风湿热患者,应给予较长时间抗菌药物的预防性治疗。

【预防】

密切接触患者的易感儿童需医学观察 7 天。带菌者应予抗感染治疗直至培养转阴。儿童在流行期间应避免到人群密集的公共场所活动。经常开窗通风。改善环境卫生和注意个人卫生,避免皮肤软组织感染。

【预后】

普通型、轻型和外科型患者预后良好。

二、流行性脑脊髓膜炎

流行性脑脊髓膜炎(epidemic cerebrospinal meningitis)简称流脑,是由脑膜炎奈瑟菌引起的急性化脓性脑膜炎,是冬春季节常见的急性传染病之一。以突发高热、头痛、呕吐、皮肤黏膜瘀点瘀斑、脑膜刺激征阳性和脑脊液化脓性改变为主要表现,甚至可表现为感染性休克和脑实质损害。我国将该病纳入乙类法定传染病管理。

【病原学】

脑膜炎奈瑟菌(Neisseria meningitidis),俗称脑膜炎球菌(meningococcus),属于奈瑟菌属,革兰氏染色阴性,呈肾形,典型者成对出现,有荚膜和菌毛,不活动,专性需氧。根据荚膜多糖群特异性抗原,可分为 A、B、C、D、H、I、K、L、X、Y、Z、29E 及 W135 等 13 个血清群,其中主要的致病菌株为 A、B 及 C 群,C 群致病性最强。该菌能够产生自溶酶,培养物超过 48h 常死亡;对外界抵抗力差,不耐热,在干燥环境中易死亡,对寒冷和一般消毒剂敏感,故采集到血或脑脊液标本在床边立即接种可提高阳性检出率。

【流行病学】

带菌者和患儿是传染源,前者对传播过程更为重要。以呼吸道飞沫传播为主,故人口密集、居住拥挤、空气不新鲜等利于本病传播。婴幼儿可能通过密切接触被传染。人群普遍易感,感染后对本菌群产生持久免疫力。冬春季多发,我国自实施普遍接种 A 群疫苗后,流脑发病率逐年下降。

【发病机制】

感染后是否发病、病情的轻重取决于细菌的数量、毒力和机体免疫力。

本病致病的主要因素为细菌释放的内毒素。内毒素引起全身的施瓦茨曼反应,激活补体,促进血清炎症介质释放增加,产生循环障碍和休克。脑膜炎球菌释放的内毒素较其他内毒素更易激活凝血系统,因此在休克早期即可出现弥散性血管内凝血(disseminated intravascular coagulation,DIC)和继发性纤溶亢进,进一步加重微循环障碍、出血和休克,最终造成多器官功能衰竭。

细菌侵犯脑膜,进入脑脊液,释放内毒素可引起脑膜和脊髓膜化脓性炎症及颅内压升高,出现惊厥、昏迷等症状。严重脑水肿时形成脑疝,可迅速致死。

【病理】

败血症期以血管损伤为主要病理改变,表现为血管壁炎症、坏死和血栓形成,因血管周围出血致皮肤黏膜瘀点或瘀斑。脑膜炎期病理改变主要在大脑半球表面及颅底的软脑膜,早期脑膜充血、水肿和局灶性出血致颅内压增高,后期有大量纤维蛋白渗出及中性粒细胞浸润致脑脊液呈浑浊或脓性。颅底炎性病变可导致相应脑神经损害,甚至可累及脑实质。暴发型流脑的休克型可发生皮肤和内脏血管广泛凝血和血栓形成,并发肾上腺出血坏死最严重;混合型兼有肾上腺与脑膜、脑实质病变。

【临床表现】

潜伏期 1~10 天,一般为 2~3 天。按临床表现可分为四型。

1. **普通型** 最常见,占全部患者的 90% 以上。

(1)前驱期(上呼吸道感染期):以低热、咽痛、咳嗽及鼻塞等上呼吸道感染症状为主要临床表现,持续 1~2 天。

(2)败血症期:一般起病急骤,突发高热,伴有寒战、头痛及精神萎靡等表现,幼儿可表现为哭闹、烦躁、拒食及惊厥等。年长儿可诉头痛或全身痛,少数诉单关节或少关节痛。此期重要体征是皮肤黏膜瘀点或瘀斑,1~2mm 至 1~2cm 不等,初为鲜红色,后呈紫红色,迅速增多且融合,中央呈紫黑色坏死或大疱。少数患者有脾大。持续 1~2 天后进入脑膜炎期。

(3)脑膜炎期:毒血症症状、皮肤瘀点瘀斑持续存在;中枢神经系统症状明显,烦躁、喷射性呕吐、剧烈头痛,甚至谵妄、昏迷和抽搐,出现脑膜刺激征阳性。婴幼儿因颅缝及囟门未闭,临床表现常不典型,可有烦躁、尖叫、拒食、呕吐、腹泻、咳嗽、惊厥及囟门隆起等,而脑膜刺激征不明显。常在 2~5 天后进入恢复期。

(4)恢复期:经治疗,体温逐渐正常,皮肤瘀点、瘀斑逐渐消退,大瘀斑中央坏死处形成溃疡、结痂愈合。其他症状逐渐好转,神经系统检查恢复正常。一般在 1~3 周内痊愈。

2. **暴发型** 少数患儿发病更急剧,进展极其迅速,病势凶险,如不及时抢救,24h 内危及生命。临床上分为以下三型。

(1)休克型:以感染性休克、广泛皮肤黏膜出血为主要表现。起病急,数小时后即出现血压下降、意识障碍甚至抽搐。全身皮肤黏膜广泛瘀点和瘀斑迅速融合,面色苍白,末梢循环差,脉搏细速或触不到,血压下降甚至测不出,脑膜刺激征可缺如。也有休克严重但是瘀点瘀斑不多者。

(2)脑膜脑炎型:主要表现为脑膜、脑实质损害,常 1~2 天内出现严重中枢神经系统症状。可迅速出现意识障碍甚至昏迷、反复惊厥及锥体束征阳性,甚至出现瞳孔改变、呼吸异常等脑疝征象。

（3）混合型：本病最严重的类型，以上两型同时或先后出现，病死率高。

3. **轻型** 多见于流行后期，可仅表现为低热、咽痛及轻微头痛等上呼吸道感染症状，皮肤黏膜可有散在细小瘀点，无瘀斑，脑膜刺激征阴性，脑脊液多数正常。

4. **慢性败血症型** 极少见，多为成人，病程可持续数周甚至数月，表现为间歇性发热、皮肤瘀点或皮疹及关节痛，一般状态良好，少数患者可有脾大。

【并发症】

并发症包括硬膜下积液、脑积水、脑神经损害导致的动眼神经麻痹、耳聋、失明等，还可出现精神障碍、癫痫、肢体瘫痪等后遗症。因缺血坏死可导致皮肤和肢体的永久性损伤。

【实验室检查】

1. **血常规** 外周血白细胞总数明显增高，多在 20×10^9/L 以上，分类以中性粒细胞为主，亦有少数白细胞不高或降低者。并发 DIC 者血小板进行性降低。

2. **脑脊液检查** 典型表现为压力升高，混浊，白细胞数大于 $1\,000 \times 10^6$/L，分类以中性粒细胞为主，糖明显减低，蛋白明显增高。休克期脑脊液细胞数正常或轻度增高。

3. **凝血检查** 应做动态观察，休克期可有 DIC 证据，包括凝血酶原时间延长、纤维蛋白原降低以及 FDP 增高等。

4. **病原学检查**

（1）涂片镜检：取皮肤瘀点瘀斑刺出液或脑脊液沉淀涂片，革兰氏染色后镜检，检出阳性率可达 50% 以上。

（2）细菌培养：前驱期咽拭子培养可阳性；休克期血培养多为阳性；脑膜炎期脑脊液可检出细菌，可进一步行药敏试验。应在抗菌药物使用前采集标本，标本要注意保温并立即送检。

（3）免疫学检查：采用乳胶凝集试验检测脑脊液或血清、尿液中脑膜炎球菌特异性抗原。用 ELISA 法检测急性期和恢复期双份血清中特异性 IgG，当恢复期抗体滴度有 4 倍或 4 倍以上增高有助于诊断。

（4）核酸检测：采用 PCR 法检测血清或脑脊液中脑膜炎球菌特异性 DNA 片段。

【诊断与鉴别诊断】

根据在冬春季和流行地区发病，突发高热、头痛、呕吐、皮肤黏膜瘀点瘀斑及脑膜刺激征等主要临床特征，以及血常规和脑脊液的典型变化，可做出临床诊断。实验室检查如瘀点瘀斑或脑脊液涂片阳性、血或脑脊液培养阳性，或免疫学检查等均有助于确诊病原。

本病应与以下疾病鉴别。

1. **其他化脓性脑膜炎** 非流行性，大多无瘀点和瘀斑，很少并发 DIC。可根据脑脊液或血液的病原学检查鉴别诊断。

2. **结核性脑膜炎** 起病缓慢，以低热、盗汗和消瘦等结核中毒症状为主要表现。脑脊液呈毛玻璃状，放置后可形成薄膜。细胞数多在 $(50 \sim 500) \times 10^6$/L，分类以淋巴细胞为主，糖和氯化物显著降低，蛋白显著增高，脑脊液沉淀及薄膜涂片抗酸染色可检出抗酸杆菌。

3. **病毒性脑炎** 全身毒血症症状常不明显，无皮肤瘀点和瘀斑。脑脊液清亮，细胞数大多 $<500 \times 10^6$/L，糖和氯化物基本正常，蛋白轻度增加，培养无细菌生长。

4. **中毒型细菌性痢疾** 起病急，可有高热惊厥、昏迷、休克或呼吸衰竭，但脑脊液正常。大便常规可见大量脓细胞和红细胞，培养可检出志贺氏菌。

5. **其他** 还需注意与其他病原菌引起的败血症、血小板减少性紫癜和过敏性紫癜鉴别。

【治疗】

1. **普通型流脑的治疗**

（1）一般治疗：强调早诊断，住院隔离治疗；保持皮肤清洁，预防瘀斑破溃感染；保证充足的液量及电解质稳态；保持呼吸道通畅，预防并发症。

（2）病原治疗：原则是早期、足量应用敏感且能透过血 - 脑屏障的抗菌药物。目前，脑膜炎球菌对磺胺类耐药较严重,对青霉素最低抑菌浓度有所升高。

1)青霉素G:大剂量青霉素可在脑脊液中达到有效治疗浓度,儿童剂量为20万~40万U/(kg·d),分4次静脉滴注,疗程5~7天。

2)头孢菌素:第三代头孢菌素抗菌活性强,易透过血-脑屏障。头孢噻肟200mg/(kg·d)或者头孢曲松钠100mg/(kg·d),静脉滴注,疗程5~7天。

3)氯霉素(chloromycetin):较易透过血-脑屏障,对脑膜炎球菌有较好抗菌活性。30~50mg/(kg·d),分3~4次,静脉滴注,一般用3~5天,最多不超过7天。治疗中需密切复查血常规,密切监测骨髓抑制不良反应。

2. 暴发型流脑的治疗

（1）休克型

1)尽早应用有效抗菌药物:宜选择第三代头孢菌素,用法同前。

2)迅速纠正休克:①扩充血容量及纠正酸中毒。最初1h内常用生理盐水,10~20ml/kg,10~20min快速静脉推注。若循环无明显改善,可重复1~2次,总量最多达40~60ml/kg。在最初复苏的6h内,应稳定血流动力学,改善组织灌注,重建氧平衡,血糖应控制在正常范围。②血管活性药物。在扩充血容量和纠正酸中毒基础上使用。常用山莨菪碱(anisodamine,654-2)以解除微血管痉挛,每次0.5~1mg/kg,间隔10~15min静脉注射1次,至四肢温暖和血压上升后,减少剂量及延长间隔时间而逐渐停用,注意不可骤停。也可选用多巴胺或间羟胺等。

3)糖皮质激素:有助于纠正感染性休克,减轻毒血症和降低颅内压。常用地塞米松,0.6mg/(kg·d),分2次应用,一般不超过3天。

4)DIC的治疗:当患者皮肤瘀点瘀斑不断增加迅速融合成片,并有血小板明显减少时,应及时应用肝素,每次0.5~1mg/kg,加入10%葡萄糖100ml静脉滴注,间隔4~6h可重复1次,多数患者应用1~2次即可见效停用。肝素过量时可见大量新鲜出血,APTT明显延长,应立即停用并按最后一次滴注肝素的剂量使用硫酸鱼精蛋白中和。高凝状态纠正后,应输入新鲜血浆、纤维蛋白原或凝血酶原复合物补充被消耗的凝血因子。

5)保护重要脏器:发生呼吸衰竭时需辅助呼吸;合并难治性心力衰竭者可予体外膜氧合(ECMO)支持;还可采用血液净化技术清除毒素或治疗肝肾功能衰竭。

（2）脑膜脑炎型

1)尽早使用有效抗菌药物,用法同休克型。

2)减轻脑水肿预防脑疝:密切监测脑水肿表现并积极脱水治疗,积极预防脑疝发生。常应用20%甘露醇,每次1g/kg(严重高颅内压者可间隔30min后重复给药1次),根据病情每间隔4~6h给药1次。

3)糖皮质激素用法同休克型。

4)呼吸衰竭的治疗:保持呼吸道通畅,必要时行气管插管,应用呼吸机辅助呼吸治疗。

5)高热及惊厥的处理:及时采用物理和药物降温,并及早应用镇静剂,必要时行亚冬眠疗法。

（3）混合型:此型病情复杂严重,在积极抗感染的同时,既积极治疗休克,又要减轻脑水肿,针对病情,有所侧重,两者兼顾。

【预防】

1. 控制传播　及早发现患者,呼吸道隔离治疗至症状消失后3天,一般不少于病后7天。密切接触者应医学观察7天。保持室内环境通风,尽量避免到人多拥挤的公共场所,流行季节外出应佩戴口罩。

2. 疫苗接种　接种流脑疫苗是预防流脑的有效手段,目前流脑疫苗有A群流脑疫苗和AC结合流脑疫苗可供使用。

3. 药物预防　密切接触者给予药物预防。①复方磺胺甲噁唑:50~100mg/(kg·d);②利福平:10mg/(kg·d),连续应用3天。

（陈 源）

第三节 ｜ 结核病

一、概述

结核病（tuberculosis，TB）是由结核分枝杆菌引起的慢性感染性疾病。全身各个脏器均可受累，但以肺结核最常见。原发性肺结核（primary pulmonary tuberculosis）是原发性结核病中最常见者，为结核分枝杆菌初次侵入肺部后发生的原发感染，是小儿肺结核的主要类型。结核性脑膜炎（tuberculous meningitis）是小儿结核病中最严重的类型。近年来，结核病的发病率有上升趋势。耐多药结核分枝杆菌菌株（multidrug-resistant tuberculosis，MDR-TB）的产生已成为防治结核病的严重问题，且儿童耐药结核病多为初始耐药，由耐药结核病患者直接传播而来，治疗效果差，耐药结核病及其流行在很大程度上增加了控制结核病的难度。

本节对儿童结核病不同类型做了系统介绍，对儿童常见结核病的诊断标准与治疗原则需重点掌握。

【病因】

结核分枝杆菌属于分枝杆菌属，具抗酸性，为需氧菌，革兰氏染色阳性，抗酸染色呈红色。分裂繁殖缓慢，在固体培养基上需 4～6 周才出现菌落。结核分枝杆菌可分为 4 型：人型、牛型、鸟型和鼠型，对人类致病的主要为人型和牛型，其中人型是人类结核病的主要病原体。

【流行病学】

1. **传染源**　开放性肺结核（open pulmonary tuberculosis）患者是主要的传染源，正规化疗 2～4 周后，随着痰菌排量减少而传染性降低。

2. **传播途径**　呼吸道为主要传染途径，小儿吸入带结核分枝杆菌的飞沫或尘埃后即可引起感染，形成肺部原发病灶。少数经消化道传染者，产生咽部或肠道原发病灶；经皮肤或胎盘传染者少见。

3. **易感人群**　人群普遍易感。生活贫困、居住拥挤、营养不良、社会经济落后、HIV 感染等是人群结核病高发的原因。儿童发病与否主要取决于以下因素。

（1）结核分枝杆菌的毒力及数量。

（2）机体抵抗力的强弱：患麻疹、百日咳及白血病、淋巴瘤或艾滋病等小儿免疫功能受抑制和接受免疫抑制剂治疗者尤其易发结核病。

（3）遗传因素：与本病的发生有一定关系。单卵双胎儿结核病的一致性明显高于双卵双胎儿；黄种人（主要为菲律宾）发病率最高，白种人最低；身材瘦长者较矮胖者易感。另外，经研究发现组织相容性抗原（HLA）与结核病密切相关，特别是有 HLA-BW35 抗原者发生结核病的危险性比一般小儿高 7 倍。

【发病机制】

小儿初次接触结核分枝杆菌后是否发展为结核病，主要与机体的免疫力、细菌的毒力和数量有关，尤其与细胞免疫力强弱相关。机体在感染结核分枝杆菌后，在产生免疫力的同时，也产生变态反应，均为致敏 T 细胞介导，是同一细胞免疫过程的两种不同表现。

1. **细胞介导的免疫反应**　巨噬细胞吞噬和消化结核分枝杆菌，并将特异性抗原传递给辅助 T 淋巴细胞（CD4$^+$ 细胞），巨噬细胞（主要为树突状细胞）分泌 IL-12，诱导 CD4$^+$ 细胞向 Th1 细胞极化，分泌和释放 IFN-γ。IFN-γ 增强细胞毒性 T 淋巴细胞（CTL、CD8$^+$ 细胞）和自然杀伤（NK）细胞的活性。上述细胞免疫反应可最终消灭结核分枝杆菌，但亦可导致宿主细胞和组织破坏。当细胞免疫反应不足以杀灭结核分枝杆菌时，结核分枝杆菌可通过巨噬细胞经淋巴管扩散到淋巴结。

2. **迟发型变态反应**　是宿主对结核分枝杆菌及其产物的超常免疫反应，亦由 T 细胞介导，以巨噬细胞为效应细胞。由于迟发型变态反应的直接和间接作用，引起细胞坏死及干酪样改变，甚至形成空洞。

感染结核分枝杆菌后机体可获得免疫力，90% 可终生不发病；5% 因免疫力低下当即发病，即为原发性肺结核。另 5% 仅于日后机体免疫力降低时才发病，称为继发性肺结核，是成人肺结核的主要类型。初染结核分枝杆菌,除潜匿于胸部淋巴结外,亦可随感染初期菌血症转到其他脏器,并长期潜伏,成为肺外结核(extrapulmonary tuberculosis)发病的来源。

【诊断】

力求早期诊断。包括发现病灶,确定其性质、范围和是否排菌,并确定其活动性,以作为预防和治疗的根据。

1. 病史

(1)中毒症状:有无长期低热、轻咳、盗汗、乏力、食欲减退、消瘦等。

(2)结核病接触史:具有与活动性结核病患者共同生活或学习的密切接触史。应特别注意家庭病史,肯定的开放性结核病接触史对诊断有重要意义,年龄<5岁的儿童是家庭活动性肺结核患者密切接触的高危易感人群,年龄越小,意义越大。

(3)接种史:卡介苗接种是预防结核感染的有效手段,接种卡介苗可以提高对结核病的抵抗力,应仔细检查患儿左上臂有无卡介苗接种后的瘢痕。

(4)有无急性传染病史:特别是麻疹、百日咳等可使机体免疫功能暂时降低,致使体内潜伏的结核病灶活动、恶化,或成为感染结核病的诱因。

(5)有无结核过敏表现:如结节性红斑、疱疹性结膜炎等。

2. 结核菌素试验

(1)结核菌素试验:小儿受结核分枝杆菌感染4~8周后结核菌素试验即呈阳性反应。结核菌素试验属于迟发型变态反应。硬结平均直径不足5mm为阴性,5~9mm为阳性(+),10~19mm为中度阳性(++),≥20mm为强阳性(+++),局部除硬结外,还有水肿、破溃、淋巴管炎及双圈反应等为极强阳性(++++)。

若患儿结核变态反应强烈,如患疱疹性结膜炎、结节性红斑或一过性多发性结核过敏性关节炎等,宜用1个结核菌素单位的PPD试验,以防局部的过度反应及可能的病灶反应。

(2)临床意义

1)阳性反应见于:①接种卡介苗后;②年长儿无明显临床症状,仅呈一般阳性反应,表示曾感染过结核分枝杆菌;③婴幼儿,尤其是未接种卡介苗者,阳性反应多表示体内有新的结核病灶,年龄越小,活动性结核的可能性越大;④强阳性反应者,表示体内有活动性结核病;⑤由阴性反应转为阳性反应,或反应强度由原来小于10mm增至大于10mm,且增幅超过6mm时,表示新近有感染。

接种卡介苗后与自然感染阳性反应的主要区别见表9-3。此外,非结核分枝杆菌感染也可致PPD皮试阳性。

表9-3 接种卡介苗与自然感染阳性反应的主要区别

区别	接种卡介苗后	自然感染
硬结直径	多为5~9mm	多为10~15mm
硬结颜色	浅红	深红
硬结质地	较软、边缘不整	较硬、边缘清楚
阳性反应持续时间	较短,2~3天即消失	较长,可达7~10天以上
阳性反应的变化	有较明显的逐年减弱的倾向,一般于3~5年内逐渐消失	短时间内反应无减弱倾向,可持续若干年,甚至终身

2)阴性反应见于:①未感染过结核分枝杆菌。②结核迟发型变态反应前期(初次感染后4~8周内)。③假阴性反应,由于机体免疫功能低下或受抑制所致,如部分危重结核病;急性传染病,如麻疹、水痘、风疹、百日咳等;体质极度衰弱,如重度营养不良、重度脱水、重度水肿等,应用糖皮质激素或其他免疫抑制剂治疗时;原发或继发免疫缺陷病。④技术误差或结核菌素失效。

3. 实验室检查

(1)结核分枝杆菌检查:从痰液、胃液(婴幼儿可抽取空腹胃液)、脑脊液、浆膜腔液及病变组织中找到结核分枝杆菌是重要的确诊手段。

（2）免疫学诊断及分子生物学诊断

1）酶联免疫吸附试验（ELISA）：用于检测结核病患者的血清、浆膜腔液、脑脊液等的抗结核分枝杆菌抗体。

2）γ-干扰素释放试验（IGRAs）：又称 T 细胞斑点（T-spot）试验。IGRAs 的原理为通过体外试验，检测机体对结核分枝杆菌特异性抗原的免疫应答，即通过检测对致敏 T 细胞再次受到结核分枝杆菌特异性抗原刺激后释放的 γ-干扰素水平或者以采用酶联免疫斑点（ELISPOT）试验测量计数分泌 γ-干扰素的特异性 T 淋巴细胞，判定是否存在结核感染。阳性结果仅能提示结核感染存在，而无法区分活动性结核或潜伏结核感染。

3）分子生物学方法：如核酸杂交、聚合酶链反应（PCR）等能快速检测标本中结核分枝杆菌核酸物质。Xpert MTB/RIF 可同时检测结核分枝杆菌和利福平耐药基因（rpoB），具有较高的敏感性，主要被推荐用于急需快速诊断的重症疾病患儿，可适用于痰液、胃液和脑脊液标本。下一代测序（NGS）技术也用于结核分枝杆菌的检测。

（3）血沉：多增快，反映结核病的活动性。

4. **结核病的影像学诊断**

（1）X 线：除正前后位胸片外，同时应摄侧位片。可检出结核病的病灶范围、性质、类型、活动或进展情况。重复检查有助于结核与非结核疾患的鉴别，亦可观察治疗效果。

（2）CT：胸部 CT 对肺结核的诊断及鉴别诊断很有意义，有利于发现隐蔽区病灶。特别是高分辨薄切 CT，可显示早期（2 周内）粟粒性肺结核，≥4mm 的肺门纵隔淋巴结。淋巴结的钙化显示率也高于 X 线。

5. **其他辅助检查**

（1）纤维支气管镜检查：有助于支气管内膜结核及支气管淋巴结结核的诊断。

（2）周围淋巴结穿刺液涂片检查：可发现特异性结核改变，如结核结节或干酪样坏死，有助于结核病的诊断和鉴别诊断。

（3）肺穿刺活体组织检查或胸腔镜取肺活体组织检查：病理和病原学检查，对特殊疑难病例确诊有帮助。

【治疗】

1. **一般治疗**　注意营养，选用富含蛋白质和维生素的食物。有明显结核中毒症状及高度衰弱者应卧床休息。居住环境应阳光充足，空气流通。避免传染麻疹、百日咳等疾病。一般原发型结核病可在门诊治疗，但要填报疫情，治疗过程中应定期复查随诊。

2. **抗结核药物**　治疗目的是：①杀灭病灶中的结核分枝杆菌；②防止血行播散。治疗原则为：①早期治疗；②适宜剂量；③联合用药；④规律用药；⑤坚持全程；⑥分段治疗。

（1）目前常用的抗结核药物可分为两类。

1）杀菌药物：①全杀菌药，如异烟肼（isoniazid，INH）和利福平（rifampin，RFP）；②半杀菌药，如链霉素（streptomycin，SM）和吡嗪酰胺（pyrazinamide，PZA）。

2）抑菌药物：常用者有乙胺丁醇（ethambutol，EMB）及乙硫异烟胺（ethionamide，ETH）。

（2）针对耐药菌株的抗结核药物如下。

在一线口服抗结核药物的基础上，增加了 A 组氟喹诺酮类药物如莫西沙星（Mfx）、高剂量左氧氟沙星（Lfx）、加替沙星（GTFX）；增加了 B 组卡那霉素（Km）、阿米卡星（Am）、卷曲霉素（Cm）、链霉素（S）；C 组口服抑菌二线抗结核药物如乙硫异烟胺（Eto）、丙硫异烟胺（Pto）、环丝氨酸（Cs），并将利奈唑胺和氯法齐明归入 C 组。D 组药物为可添加药物：D1 组（吡嗪酰胺、乙胺丁醇和高剂量异烟肼），D2 组（新药：贝达喹啉和德拉马尼，儿童不推荐使用）和 D3 组（对氨基水杨酸、亚胺培南西司他丁、美罗培南、阿莫西林克拉维酸和氨硫脲）。

（3）抗结核药的使用：见表 9-4。

表 9-4　小儿抗结核药物

药物	剂量 /mg·(kg·d)⁻¹	给药途径	主要副作用
异烟肼（INH/H）	10（≤300mg/d）	口服（可肌内注射、静脉滴注）	肝毒性、末梢神经炎、过敏、皮疹和发热
利福平（RFP/R）	10（≤450mg/d）	口服	肝毒性、恶心、呕吐和流感样症状
链霉素（SM/S）	20～30（≤750mg/d）	肌内注射	第Ⅷ对脑神经损害、肾毒性、过敏、皮疹和发热
吡嗪酰胺（PZA/Z）	20～30（≤750mg/d）	口服	肝毒性、高尿酸血症、关节痛、过敏和发热
乙胺丁醇（EMB/E）	15～25	口服	皮疹、视神经炎
乙硫异烟胺（ETH）、丙硫异烟胺	10～15	口服	胃肠道反应、肝毒性、末梢神经炎、过敏、皮疹、发热
卡那霉素（Km/K）	15～20	口服	肌内注射肾毒性、第Ⅷ对脑神经损害
对氨基水杨酸（PAS/P）	150～200		胃肠道反应、肝毒性、过敏、皮疹和发热

（4）抗结核治疗方案

1）标准疗法：一般用于无明显自觉症状的原发性肺结核。每天服用 INH、RFP 和 / 或 EMB，疗程 9～12 个月。

2）两阶段疗法：用于活动性原发性肺结核、急性粟粒性结核病及结核性脑膜炎。①强化治疗阶段：联用 3～4 种杀菌药物。目的在于迅速杀灭敏感菌、生长繁殖活跃的细菌、代谢低下的细菌，防止或减少耐药菌株的产生，为化疗的关键阶段。在长程化疗时，此阶段一般需 3～4 个月；短程化疗时此阶段一般为 2 个月。②巩固治疗阶段：联用 2 种抗结核药物，目的在于杀灭持续存在的细菌以巩固疗效，防止复发。在长程化疗时，此阶段可长达 12～18 个月；短程化疗时，此阶段一般为 4 个月。

3）短程疗法：为结核病现代疗法的重大进展，直接监督下服药与短程化疗（Directly Observed Treatment，Short-course，DOTS）是 WHO 提出的治愈结核病患者的重要策略。短程化疗的作用机制是快速杀灭机体内处于不同繁殖速度的细胞内、外的结核分枝杆菌，使痰菌早期转阴并持久阴性，且病变吸收消散快，远期复发少。可选用以下几种 6～9 个月短程化疗方案：①2 HRZ/4 HR（数字为月数，以下同）；②2 SHRZ/4 HR；③2 EHRZ/4 HR。若无 PZA，则将疗程延长至 9 个月。

（5）儿童耐药结核病的治疗：儿童耐药结核病治疗原则与成人相同，但长时间应用二线抗结核药物治疗的经验有限，应充分评估每种结核药物的风险及获益，谨慎制定治疗方案。

【预防】

1. 控制传染源　结核分枝杆菌涂片阳性患者是小儿结核病的主要传染源，早期发现及合理治疗结核分枝杆菌涂片阳性患者，是预防小儿结核病的根本措施。

2. 普及卡介苗接种　卡介苗接种是预防小儿结核病的有效措施。目前我国计划免疫要求在全国城乡普及新生儿卡介苗接种。

下列情况禁止接种卡介苗：①先天性胸腺发育不全症或重症联合免疫缺陷病患者、HIV 患者；②急性传染病恢复期；③注射局部有湿疹或患全身性皮肤病；④结核菌素试验阳性。

3. 预防性抗结核治疗

（1）目的：①预防儿童活动性肺结核；②预防肺外结核病发生；③预防青春期结核病复燃。

（2）适应证：①密切接触家庭内开放性肺结核者；②3 岁以下婴幼儿未接种卡介苗而结核菌素试验阳性者；③结核菌素试验新近由阴性转为阳性者；④结核菌素试验阳性伴结核中毒症状者；⑤结核菌素试验阳性，新患麻疹或百日咳小儿；⑥结核菌素试验持续阳性小儿需较长期使用糖皮质激素或其他免疫抑制剂者。

（3）方法：INH 每天 10mg/kg（≤300mg/d），疗程 6～9 个月；或 INH 每天 10mg/kg（≤300mg/d），联合 RFP 每天 10mg/kg（≤300mg/d），疗程 3 个月。

二、原发性肺结核

原发性肺结核（primary pulmonary tuberculosis）是原发性结核病中最常见者,为结核分枝杆菌初次侵入肺部后发生的原发感染,是小儿肺结核的主要类型,占儿童各型肺结核总数的85.3%。原发性肺结核包括原发综合征（primary complex）和支气管淋巴结结核。前者由肺原发病灶、局部淋巴结病变和两者相连的淋巴管炎组成;后者以胸腔内淋巴结肿大为主。肺部原发病灶或因其范围较小,或被纵隔影掩盖,X线片无法查出,或原发病灶已经吸收,仅遗留局部肿大的淋巴结,故在临床上诊断为支气管淋巴结结核。此两者并为一型,即原发性肺结核。

【病理】

肺部原发病灶多位于右侧,肺上叶底部和下叶的上部,近胸膜处。基本病变为渗出、增殖、坏死。渗出性病变以炎症细胞、单核细胞及纤维蛋白为主要成分;增殖性改变以结核结节及结核性肉芽肿为主;坏死的特征性改变为干酪样改变,常出现于渗出性病变中。结核性炎症的主要特征是上皮样细胞结节及朗格汉斯细胞。

典型的原发综合征呈"双极"病变,即一端为原发病灶,一端为肿大的肺门淋巴结、纵隔淋巴结。由于小儿机体处于高度过敏状态,病灶周围炎症广泛,原发病灶范围扩大到一个肺段甚至一叶。小儿年龄越小,此种大片性病变越明显。引流淋巴结肿大多为单侧,但亦有对侧淋巴结受累者。

【临床表现】

症状轻重不一。轻者可无症状,一般起病缓慢,可有低热、食欲缺乏、疲乏、盗汗等结核中毒症状,多见于年龄较大儿童。婴幼儿及症状较重者可急性起病,高热可达到39～40℃,但一般情况尚好,与发热不相称,持续2～3周后转为低热,并伴结核中毒症状,干咳和轻度呼吸困难是最常见的症状。婴儿可表现为体重不增或生长发育障碍。部分高度过敏状态小儿可出现疱疹性结膜炎、皮肤结节性红斑和/或多发性一过性关节炎。当胸内淋巴结高度肿大时,可产生一系列压迫症状:压迫气管分叉处可出现类似百日咳样痉挛性咳嗽;压迫支气管使其部分阻塞时可引起喘鸣;压迫喉返神经可致声嘶;压迫静脉可致胸部一侧或双侧静脉怒张。

体格检查可见周围淋巴结不同程度肿大。肺部体征可不明显,与肺内病变不一致。胸片呈中到重度肺结核病变者,50%以上可无体征。如原发病灶较大,叩诊呈浊音,听诊呼吸音减低或有少许干湿啰音。婴儿可伴肝大。

【诊断和鉴别诊断】

应结合病史、临床表现、实验室检查、结核菌素试验及肺部影像学进行综合分析。

1. **原发综合征**　表现为肺内实质浸润伴肺门淋巴结和纵隔淋巴结肿大。局部炎性淋巴结相对较大而肺部的初染灶相对较小是原发性肺结核的特征。婴幼儿病灶范围较广,可占据一肺段甚至一肺叶;年长儿病灶周围炎症较轻,阴影范围不大,多呈小圆形或小片状影。部分患者可见局部胸膜病变。小儿原发性肺结核在X线胸片上呈现典型哑铃状双极影者已少见。

2. **支气管淋巴结结核**　是小儿原发性肺结核X线胸片最为常见者,分3种类型。①炎症型:呈现从肺门向外扩展的密度增高阴影,边缘模糊,此为肺门部肿大淋巴结阴影;②结节型:表现为肺门区域圆形或卵圆形致密阴影,边缘清楚,突向肺野;③微小型:其特点是肺纹理紊乱,肺门形态异常,肺门周围呈小结节状及小点片状模糊阴影。

【检查】

1. **CT扫描**　在显示小的原发灶、淋巴结肿大、胸膜改变和空洞方面优于X线检查。对疑诊原发综合征但胸部平片正常的患者有助于诊断。也可发现由于肿大淋巴结压迫或淋巴结 - 支气管瘘引起的气管或支气管狭窄、扭曲、肺不张。增强扫描后淋巴结周围有环形强化,中心因干酪样坏死呈低密度。

2. **纤维支气管镜检查**　结核病变蔓延至支气管内造成支气管结核,纤维支气管镜检查可见到以下病变:①肿大淋巴结压迫支气管致管腔狭窄,或与支气管壁粘连固定,以致活动受限;②黏膜充血、水肿、溃疡或肉芽肿;③在淋巴结穿孔前期,可见突入支气管腔的肿块;④淋巴结穿孔形成淋巴结 - 支气管瘘,穿孔口呈火山样突起,色泽红而有干酪样物质排出。

本病应与上呼吸道感染、支气管炎、百日咳、风湿热、伤寒、各种肺炎、支气管异物、支气管扩张、纵隔良恶性肿瘤相鉴别。

【治疗】

一般治疗及治疗原则见总论。

三、急性粟粒性肺结核

急性粟粒性肺结核(acute miliary tuberculosis of the lungs),或称急性血行播散性肺结核,是结核分枝杆菌经血行播散而引起的肺结核,常是原发综合征发展的后果,主要见于小儿时期,尤其是婴幼儿。年龄小,患麻疹、百日咳或营养不良时,机体免疫力低下,特别是 HIV 感染,易诱发本病。婴幼儿和儿童常并发结核性脑膜炎。

【病理】

多在原发感染后 3～6 个月以内发生。由于婴幼儿免疫功能低下,机体处于高度敏感状态,感染结核分枝杆菌后,易形成结核分枝杆菌血症。当原发病灶或淋巴结干酪样坏死发生破溃时,则大量细菌由此侵入血液,引起急性全身粟粒性结核病,可累及肺、脑膜、脑、肝、脾、肾、心、肾上腺、肠、腹膜、肠系膜淋巴结等。播散到上述脏器中的结核分枝杆菌在间质组织中形成细小结节。在肺中的结核结节分布于上肺部多于下肺部,为灰白色半透明或淡黄色不透明的结节,如针尖或粟粒一般,约 1～2mm 大小。显微镜检查示结核结节由类上皮细胞、淋巴细胞和朗格汉斯细胞加上中心干酪样坏死性病灶组成。

【临床表现】

起病多急骤,婴幼儿多突然高热(39～40℃),呈稽留热或弛张热,部分患者体温可不太高,呈规则或不规则发热,常持续数周或数月,多伴有寒战、盗汗、食欲缺乏、咳嗽、面色苍白、气促和发绀等。肺部可闻及细湿啰音而被误诊为肺炎。50% 以上的患儿在起病时就出现脑膜炎征象,部分患儿伴有肝脾以及浅表淋巴结肿大等。

6 个月以下婴儿粟粒性结核的特点为发病急、症状重而不典型,累及器官多,特别是伴发结核性脑膜炎者居多,病程进展快,病死率高。

全身性粟粒性结核患者的眼底检查可发现脉络膜结核结节,后者分布于视网膜中心动脉分支周围。

【诊断与鉴别诊断】

诊断主要根据结核接触史、临床表现、肝脾大及结核菌素试验阳性,可疑者应进行病原学检查与胸部影像学检查。胸部 X 线摄片常对诊断起决定性作用,早期因粟粒阴影细小而不易查出。至少在起病 2～3 周后胸部摄片方可发现大小一致、分布均匀的粟粒状阴影,密布于两侧肺野。肺部 CT 扫描可见肺影显示大小、密度、分布一致的粟粒影,部分病灶有融合。临床上应与肺炎、伤寒、脓毒症、朗格汉斯组织细胞增生症、肺含铁血黄素沉着症及特发性肺间质疾病等相鉴别。

【治疗】

一般支持疗法见原发性肺结核。早期抗结核治疗尤为重要。

1. **抗结核药物**　目前主张将抗结核治疗的全疗程分为两个阶段进行,即强化抗结核治疗阶段及维持治疗阶段,此方案可提高疗效。前者于治疗开始时即给予强有力的四联杀菌药物,如 INH、RFP、PZA 及 SM。开始治疗越早,杀灭细菌的效果越好,以后产生耐药菌的机会越小,此法对原发耐药患者亦有效。

2. **糖皮质激素**　有严重中毒症状及呼吸困难者,在应用足量抗结核药物的同时,可用泼尼松 1～2mg/(kg·d),疗程 1～2 个月。

【预后】

病情多急重,但若能早期诊断和彻底治疗仍可治愈。如延误诊断和治疗,则可导致死亡。

四、结核性脑膜炎

结核性脑膜炎(tuberculous meningitis),是小儿结核病中最严重的类型。常在结核原发感染后 1

年以内发生,尤其在初染结核 3～6 个月最易发生。多见于 3 岁以内婴幼儿,自普及卡介苗接种和有效抗结核药物应用以来,本病的发病率较过去明显降低,预后有很大改进,但若诊断不及时和治疗不当,病死率及后遗症的发生率仍较高,故早期诊断和合理治疗是改善本病预后的关键。

【发病机制】

结核性脑膜炎常为全身性粟粒性结核病的一部分,通过血行播散而来。婴幼儿中枢神经系统发育不成熟、血 - 脑屏障功能不完善、免疫功能低下与本病的发生密切相关。结核性脑膜炎亦可由脑实质或脑膜的结核病灶破溃,结核分枝杆菌进入蛛网膜下腔及脑脊液中所致。偶见脊椎、颅骨或中耳与乳突的结核灶直接蔓延侵犯脑膜。

【病理】

1. **脑膜病变** 软脑膜弥漫充血、水肿、炎症渗出,并形成许多结核结节。蛛网膜下腔大量炎症渗出物积聚,因重力关系、脑底池腔大、脑底血管神经周围的毛细血管吸附作用等,使炎症渗出易在脑底各池聚集。渗出物中可见上皮样细胞、朗格汉斯细胞及干酪样坏死。

2. **脑神经损害** 浆液纤维蛋白渗出物波及脑神经鞘,包围挤压脑神经引起脑神经损害,常见面神经、舌下神经、动眼神经、展神经障碍的临床症状。

3. **脑部血管病变** 在早期主要为急性动脉炎,病程较长者,增生性结核病变较明显,可见栓塞性动脉内膜炎,严重者可引起脑组织梗死、缺血、软化而致偏瘫。

4. **脑实质病变** 炎症可蔓延至脑实质,或脑实质原已有结核病变,可致结核性脑膜脑炎。少数患者脑实质内有结核瘤。

5. **脑积水及室管膜炎** 室管膜及脉络丛受累,出现脑室管膜炎。如室管膜或脉络丛结核病变使一侧或双侧室间孔粘连狭窄,可出现一侧或双侧脑室扩张。脑底部渗出物机化、粘连、堵塞,使脑脊液循环受阻,可导致脑积水。

6. **脊髓病变** 有时炎症蔓延至脊膜、脊髓及脊神经根,脊膜肿胀、充血、水肿和粘连,蛛网膜下腔完全闭塞。

【临床表现】

典型结核性脑膜炎起病多较缓慢。根据临床表现,病程大致可分为 3 期。

1. **早期(前驱期)** 约 1～2 周,主要症状为小儿性格改变,如少言、懒动、易倦、烦躁、易怒等。可有发热、食欲缺乏、盗汗、消瘦、呕吐、便秘(婴儿可为腹泻)等。年长儿可自诉头痛,多轻微或非持续性;婴儿则表现为蹙眉皱额,或凝视、嗜睡,或发育迟滞等。

2. **中期(脑膜刺激期)** 约 1～2 周,因颅内压增高致剧烈头痛、喷射性呕吐、嗜睡或烦躁不安、惊厥等。出现明显脑膜刺激征。幼婴则表现为前囟膨隆、颅缝裂开。此期可出现脑神经障碍,最常见者为面神经瘫痪,其次为动眼神经和展神经瘫痪。部分患儿出现脑炎症状及体征,如定向、运动和 / 或语言障碍。眼底检查可见视乳头水肿、视神经炎或脉络膜粟粒状结核结节。

3. **晚期(昏迷期)** 约 1～3 周,以上症状逐渐加重,由意识蒙眬,半昏迷继而昏迷。阵挛性或强直性惊厥频繁发作。患儿极度消瘦,呈舟状腹。常出现水、电解质代谢紊乱。最终因颅内压急剧增高导致脑疝,致使呼吸及心血管运动中枢麻痹而死亡。

不典型结核性脑膜炎的表现为:①婴幼儿起病急,进展较快,有时仅以惊厥为主诉;②早期出现脑实质损害者,可表现为舞蹈症或精神障碍;③早期出现脑血管损害者,可表现为肢体瘫痪;④合并脑结核瘤者可似颅内肿瘤表现;⑤当颅外结核病变极端严重时,可将脑膜炎表现掩盖而不易识别;⑥在抗结核治疗过程中发生脑膜炎时,常表现为顿挫型。

【诊断】

早期诊断主要依靠详细的病史询问、周密的临床观察及对本病高度的警惕性,综合资料全面分析,最可靠的诊断依据是脑脊液中查见结核分枝杆菌。

1. **病史** ①结核接触史:大多数结核性脑膜炎患儿有结核接触史,特别是与家庭内开放性肺结核患者接触史,对小婴儿的诊断尤有意义;②卡介苗接种史:绝大多数患儿未接种过卡介苗;③既往结核病史:尤其是 1 年内发现结核病又未经治疗者,对诊断有帮助;④近期急性传染病史:如麻疹、百日咳等常为结核病恶化的诱因。

2. 临床表现 凡有上述病史的患儿出现性格改变、头痛、不明原因的呕吐、嗜睡或烦躁不安相交替及顽固性便秘时,即应考虑本病的可能。眼底检查发现有脉络膜粟粒结节对诊断有帮助。

3. 脑脊液检查 对本病的诊断极为重要。

常规检查:脑脊液压力增高,外观无色透明或呈毛玻璃样,蛛网膜下腔阻塞时,可呈黄色,静置 12～24h 后,脑脊液中可有蜘蛛网状薄膜形成,取之涂片进行抗酸染色,结核分枝杆菌检出率较高。白细胞数多为($50～500$)×10^6/L,分类以淋巴细胞为主,但急性进展期,脑膜新病灶或结核瘤破溃时,白细胞数可>$1\,000×10^6$/L,其中 1/3 的患者分类以中性粒细胞为主。糖和氯化物均降低为结核性脑膜炎的典型改变。蛋白量增高,一般多为 1.0～3.0g/L,椎管阻塞时可高达 40～50g/L。脑脊液改变不典型者需重复检查,动态观察变化。脑脊液($5～10$ml)沉淀物涂片抗酸染色镜检阳性率可达 30%。

4. 其他检查

(1)结核分枝杆菌抗原检测:以 ELISA 法检测脑脊液结核分枝杆菌抗原,是敏感、快速诊断结核性脑膜炎的辅助方法。

(2)抗结核抗体测定:以 ELISA 法检测结核性脑膜炎患儿脑脊液 PPD-IgM 抗体和 PPD-IgG 抗体,其水平常高于血清中的水平。PPD-IgM 抗体于病后 2～4 天开始出现,2 周达高峰,至 8 周时基本降至正常,为早期诊断依据之一;而 PPD-IgG 抗体于病后 2 周起逐渐上升,至 6 周达高峰,约在 12 周时降至正常。

(3)腺苷脱氨酶(adenosine deaminase,ADA)活性测定:ADA 主要存在于 T 细胞中,有 63%～100% 的结核性脑膜炎患者脑脊液 ADA 增高(>9U/L),ADA 在结核性脑膜炎发病 1 个月内明显增高,治疗 3 个月后明显降低。

(4)结核菌素试验:阳性对诊断有帮助,但高达 50% 的患儿可呈阴性反应。

(5)脑脊液结核分枝杆菌培养:是诊断结核性脑膜炎最可靠的依据。

(6)聚合酶链反应(PCR):应用 PCR 技术在结核性脑膜炎患儿脑脊液中扩增出结核分枝杆菌所特有的 DNA 片段,能使脑脊液中极微量的结核分枝杆菌菌体 DNA 被准确地检测。

(7)IGRAs、Gene Xpert 及 NGS 等技术已用于脑脊液的检测。

5. X 线、CT 或磁共振(MRI) 约 85% 的结核性脑膜炎患儿的胸片有结核病改变,其中 90% 为活动性病变,呈粟粒性肺结核者占 48%。胸片证明有血行播散性结核病对确诊结核性脑膜炎很有意义。脑 CT 在疾病早期可正常,随着病情进展,可出现基底核阴影增强,脑池密度增高、模糊、钙化,脑室扩大、脑水肿或早期局灶性梗死症。

【鉴别诊断】

应与化脓性脑膜炎、病毒性脑膜炎、隐球菌性脑膜炎、脑肿瘤进行鉴别。

【并发症及后遗症】

最常见的并发症为脑积水、脑实质损害、脑出血及脑神经障碍。其中前 3 者是导致结核性脑膜炎死亡的常见原因。严重后遗症为脑积水、肢体瘫痪、智能低下、失明、失语、癫痫及尿崩症等。晚期结核性脑膜炎发生后遗症者约占 2/3,而早期结核性脑膜炎后遗症甚少。

【治疗】

应抓住抗结核治疗和降低颅内压两个重点环节。

1. 一般疗法 应卧床休息,细心护理,对昏迷患者可予鼻饲或胃肠外营养,以保证足够热量。应经常变换体位,以防止压疮和坠积性肺炎。做好眼睛、口腔、皮肤的清洁护理。

2. 抗结核治疗 联合应用易透过血-脑屏障的抗结核杀菌药物,分阶段治疗。

(1)强化治疗阶段:联合使用 INH、RFP、PZA 及 SM。疗程 3～4 个月,其中 INH 每天 15～25mg/kg,RFP 每天 10～15mg/kg(<450mg/d),PZA 每天 20～30mg/kg(<750mg/d),SM 每天 15～20mg/kg(<750mg/d)。开始治疗的 1～2 周,将 INH 全日量的一半加入氯化钠注射液或 5% 葡萄糖注射液中滴注,余量口服,

待病情好转后改为全日量口服。

（2）巩固治疗阶段：继续应用 INH、RFP 或 EMB。RFP 或 EMB 应用 9～12 个月。抗结核药物总疗程不少于 12 个月，或待脑脊液恢复正常后继续治疗至少 6 个月。早期患者采用 9 个月短程治疗方案（3 HRZS/6 HR）有效。

3. 降低颅内压 应及时控制颅内压，措施如下。

（1）脱水剂：常用 20% 甘露醇，一般剂量为每次 0.5～1.0g/kg，于 30min 内快速静脉注入，4～6h 用药 1 次，脑疝时可加大剂量至每次 2g/kg。2～3 天后逐渐减量，7～10 天后停用。

（2）减少脑脊液分泌：乙酰唑胺（acetazolamide）一般于停用甘露醇前 1～2 天加用该药，每天 20～40mg/kg（<750mg/d）口服，根据颅内压情况，可服用 1～3 个月或更长时间，每天服或间歇服（服 4 天，停 3 天）。在较小婴儿可发生代谢性酸中毒，必要时可同时服用碳酸氢钠预防。

（3）侧脑室穿刺引流：适用于急性脑积水而其他降颅内压措施无效或疑有脑疝形成时。引流量根据脑积水严重程度而定，一般每天 50～200ml，持续引流时间为 1～3 周。有室管膜炎时可予侧脑室内注药。特别注意防止继发感染。

（4）腰椎穿刺减压及鞘内注药：适用于以下情况。①颅内压较高，应用肾上腺皮质激素及甘露醇效果不明显，但不急需做侧脑室引流或没有做侧脑室引流的条件者；②脑膜炎症控制不好以致颅内压难以控制者；③脑脊液蛋白量>3.0g/L。方法为：根据颅内压情况，适当放出一定量脑脊液以减轻颅内压；3 岁以上每次注入 INH 20～50mg 及地塞米松 2mg，3 岁以下剂量减半，开始为每天 1 次，1 周后酌情改为隔日 1 次、1 周 2 次及 1 周 1 次。2～4 周为 1 疗程。

（5）分流手术：若由于脑底脑膜粘连发生梗阻性脑积水时，经侧脑室引流等难以奏效，而脑脊液检查已恢复正常，为彻底解决高颅压问题，可考虑做侧脑室小脑延髓池分流术。

4. 糖皮质激素 能抑制炎症渗出，从而降低颅内压，可减轻中毒症状及脑膜刺激症状，有利于脑脊液循环，并可减少粘连，从而减轻或防止脑积水的发生，是抗结核药物有效的辅助疗法，早期使用效果好。一般使用泼尼松，每天 1～2mg/kg（<45mg/d），1 个月后逐渐减量，疗程 8～12 周。

5. 对症治疗

（1）惊厥的处理：见第十五章。

（2）水、电解质紊乱的处理：①稀释性低钠血症。由于下丘脑视上核和室旁核受结核炎症渗出物的刺激，垂体分泌抗利尿激素增多，导致远端肾小管重吸收水增加，造成稀释性低钠血症。如水潴留过多，可致水中毒，出现尿少、头痛、频繁呕吐、反复惊厥甚至昏迷。治疗宜用 3% 氯化钠液静脉滴注，每次 6～12ml/kg，可提高血钠 5～10mmol/L，同时控制入水量。②脑性失盐综合征。结核性脑膜炎患儿可因间脑或中脑发生损害，调节醛固酮的中枢失灵，使醛固酮分泌减少；或因促尿钠排泄激素过多，大量 Na^+ 由肾排出，同时带出大量水分，造成脑性失盐综合征。应检测血钠、尿钠，以便及时发现，可用 2∶1 等张含钠液补充部分失去的体液后酌情补以 3% 氯化钠液以提高血钠浓度。③低钾血症。宜用含 0.2% 氯化钾的等张溶液静脉滴注，或口服补钾。

6. 随访观察 复发病例全部发生在停药后 4 年内，绝大多数在 2～3 年内。停药后随访观察至少 3～5 年，凡临床症状消失，脑脊液正常，疗程结束后 2 年无复发者，方可认为治愈。

【预后】

与下列因素有关。①治疗时间：治疗越晚，病死率越高；②年龄：年龄越小，脑膜炎症发展越快，越严重，病死率越高；③病期和病型：早期、浆液型预后好，晚期、脑膜脑炎型预后差；④结核分枝杆菌耐药性：原发耐药菌株已成为影响结核性脑膜炎预后的重要因素；⑤治疗方法：剂量不足或方法不当时可使病程迁延，易出现并发症。

五、潜伏结核感染

由结核分枝杆菌感染引起的结核菌素试验阳性，除外卡介苗接种后反应，影像学及临床无活动性结核病证据者，称潜伏结核感染（latent tuberculosis infection）。

【诊断要点】

1. **病史** 多有结核病接触史。

2. **临床表现** 有或无结核中毒症状,体格检查可无阳性发现。

3. **胸部 X 线检查** 正常。

4. **结核菌素试验** 阳性。

5. **鉴别诊断** 应注意与慢性扁桃体炎、反复上呼吸道感染、泌尿道感染及风湿热相鉴别。

【治疗】

预防性治疗目的是清除体内结核分枝杆菌,防止感染日后进展到活动性结核,是结核病防治的一个有力保障,下列情况按预防性抗结核感染治疗:①接种过卡介苗,但结核菌素试验最近 2 年内硬结直径增大≥10mm 者可认定为自然感染;②结核菌素试验反应新近由阴性转为阳性的自然感染者;③结核菌素试验呈强阳性反应的婴幼儿和少年;④结核菌素试验阳性并有早期结核中毒症状者;⑤结核菌素试验阳性而同时因其他疾病需用糖皮质激素或其他免疫抑制剂者;⑥结核菌素试验阳性,新患麻疹或百日咳的小儿;⑦结核菌素试验阳性的人类免疫缺陷病毒感染者及艾滋病患儿。以异烟肼 10mg/(kg·d)单用 6 或 9 个月(6/9 INH),总量不超过 300mg/d;异烟肼和利福平 15mg/(kg·d)联合使用 3~4 个月[3/4(INH+RFP)]为常用方案,利福平总量不超过 600mg/d;利福平单用 3~4 个月(3/4 RFP)作为备选方案。

(陈 源)

第四节 | 深部真菌病

一、概述

深部真菌病(deep mycosis)是各种真菌除侵犯皮肤、黏膜和皮下组织外,还累及组织和器官,甚至引起播散性感染,又称侵袭性真菌病(invasive fungal infections,IFIs)。深部真菌病的常见病原菌为假丝酵母菌属、新型隐球菌以及曲霉菌属。近年来由于抗生素、类固醇激素和免疫抑制剂的广泛应用等原因,本病有增加趋势。

【病因和发病机制】

真菌从生长形态上主要可分为酵母菌和丝状真菌。酵母菌中与人类疾病相关的常见致病菌有假丝酵母属和隐球菌,丝状真菌中主要有曲霉菌、根霉属及皮肤真菌。但也有部分真菌在组织内和在培养基内分别呈现一种以上形态,则称为双相真菌。由这类真菌引起的疾病主要有组织胞质菌病、芽生菌病、孢子丝菌病、球孢子菌病、类球孢子菌病等。

真菌一般不产生毒素,其致病作用主要与真菌在人体内感染部位繁殖所引起的理化损伤及所产生的酶类、酸性代谢产物有关;一些真菌还可引起轻重不一的变态反应。真菌病常见的病理变化有:①轻度非特异性炎症;②化脓性炎症,由大量中性粒细胞浸润所形成的小脓肿,如假丝酵母菌病、曲霉病、毛霉病等;③坏死性炎症,可出现大小不等的坏死灶,常伴有明显的出血,而炎症细胞相对较少,可见于毛霉病、曲霉病等;④结核样肉芽肿形成;⑤真菌脓毒症,即真菌入血,引起全身播散性感染,累及多脏器。

【治疗原则】

1. **一般治疗**

(1)积极治疗原发病,祛除病因。

(2)严格掌握抗生素、糖皮质激素和免疫抑制剂的用药指征,尽可能少用或不用这些药物。

(3)加强护理和支持疗法,补充维生素和微量元素。

(4)对于皮肤和口腔黏膜感染,大多选用制霉菌素,形成局限性病灶的可辅以手术治疗,以过敏症状为主要临床表现者可同时对症使用抗组胺药物,隐球菌性脑膜炎除抗真菌治疗外,须采用降颅内压的措施,包括必要时行侧脑室引流术。

2. **抗真菌治疗** 针对病原菌选择抗真菌药物,如两性霉素 B、5- 氟胞嘧啶、氟康唑、伏立康唑、伊曲康唑、泊沙康唑、卡泊芬净、米卡芬净及制霉菌素等。

二、假丝酵母菌病

假丝酵母菌病(candidiasis)是由假丝酵母菌属引起的皮肤、黏膜、脏器的急性、亚急性或慢性炎症,少数可引发脓毒症。大多数为机会性感染,是儿童最常见的真菌病。

【病因和发病机制】

假丝酵母菌原称念珠菌,是侵犯人类的主要真菌。引起人类感染的主要菌种有白色假丝酵母菌(Candida albicans)、热带假丝酵母菌、克柔假丝酵母菌、光滑假丝酵母菌等。白色假丝酵母菌菌体呈圆形或椭圆形,主要以出芽方式繁殖,产生芽生孢子和假菌丝,革兰氏染色阳性。属于机会致病菌,通常存在于正常人皮肤、口腔、上呼吸道、肠道及阴道等处,健康儿童带菌率达5%~30%。当机体免疫功能低下可转化为致病菌,即内源性感染而引起疾病。高危人群包括小婴儿尤其是早产儿及低出生体重儿,免疫功能低下等患儿。假丝酵母菌通过黏附宿主上皮细胞并入侵细胞内,侵入组织后转化为酵母型,通过释放毒素和蛋白酶,引起血管通透性增强和炎症坏死,其他分泌物如磷酸酯酶和卵磷酸酯酶等可加速组织损伤。

【临床表现】

假丝酵母菌病按照临床表现可分为假丝酵母菌病、皮肤假丝酵母菌病、假丝酵母菌变态反应和系统性假丝酵母菌病等。也可划分为皮肤黏膜型和内脏型两大类。可呈急性、亚急性或慢性。内脏型临床表现多种多样。

1. **皮肤黏膜型** 好发于新生儿和小婴儿,尤其是肥胖多汗者。在新生儿期肛周、臀部、外阴及腹股沟等尿布包裹区最易受损,其次为腋窝、颈前及下颌。以擦伤最常见,皮肤皱褶处可见皮肤潮红、糜烂,边界清楚,上有灰白色脱屑,周围见散在的红色丘疹、小水疱或脓疱。如患者有免疫缺陷,皮肤可呈肉芽肿改变。播散型可见全身性粟粒疹。黏膜受损以鹅口疮(thrush)最多见,在颊、齿龈、上下腭黏膜表面出现白色乳凝块样物,不易擦去,强行剥削后可见鲜红色糜烂面,可有溢血。免疫功能低下时,黏膜病变由舌、颊黏膜蔓延至咽喉、气管和食管。

2. **内脏型**

(1)消化道假丝酵母菌病(gastrointestinal candidiasis):最常见为假丝酵母菌肠炎(candida enteritis),常伴低热,发生在腹泻基础上,大便为稀便、水样便或豆腐渣样便,多泡沫,有发酵气味,每天三次至十余次不等。严重者形成肠黏膜溃疡而出现便血。

假丝酵母菌食管炎的主要症状为恶心、呕吐、拒食、吞咽困难、流涎。年长儿诉胸骨下疼痛、烧灼感和吞咽痛。X线检查见食管狭窄,蠕动改变。食管镜检可见白色厚膜。

(2)呼吸道假丝酵母菌病(respiratory candidiasis):以假丝酵母菌性肺炎(candida pneumonia)多见,临床表现为支气管肺炎的症状体征,常咳出无色胶冻样痰,有时带血丝,可闻及中小湿啰音,当病灶融合时可出现相应肺实变体征。X线表现与支气管肺炎相似。抗生素治疗无效,病程迁延。

(3)泌尿道假丝酵母菌病(urinary tract candidiasis):轻者临床症状不明显,重者出现尿频、尿急、尿痛及肾功能改变。

(4)播散性假丝酵母菌病综合征和假丝酵母菌菌血症(syndrome of disseminated candidiasis and candidemia):主要表现为长期发热,在原发病(白血病、恶性肿瘤等)的基础上体温升高,症状加重,全身状况恶化。假丝酵母菌播散时往往侵犯多个器官,包括心脏、肺脏、肾脏及脑等等。假丝酵母菌心内膜炎的赘生物较大且易发生栓塞;亦可经血行播散引起脑膜炎、脑脓肿,病死率高。

【诊断】

1. **真菌检查** 病灶组织或假膜、渗液等标本显微镜检查,可见厚膜孢子及假菌丝,多次显微镜检查阳性有诊断意义;标本真菌培养1周内出现乳白色光滑菌落,菌落数大于50%,有诊断意义。

2. **病理诊断** 病理组织中发现真菌和相应病理改变即可确诊。

3. **眼底检查** 假丝酵母菌菌血症患者视网膜和脉络膜上可见白色云雾状或棉球样病灶。

4. 血清学检查 血清 1,3-β-D 葡聚糖测定,简称 G 实验,血清 1,3-β-D 葡聚糖是真菌细胞壁的重要组分,G 试验阳性是侵袭性真菌感染的一个重要标志,但输注白蛋白或球蛋白、标本接触纱布或细菌污染等可出现假阳性。

【治疗】

1. 制霉菌素(nystatin)

(1)局部用药:可制成油剂、霜剂、粉剂、溶液等,浓度为含制霉菌素 10 万 U/g 或 10 万 U/ml 基质,依患者具体情况选用一种剂型局部涂擦,每天 2~4 次。

(2)口服:肠道假丝酵母菌病可给予制霉菌素口服,新生儿每天 20 万~40 万 U,2 岁以下每天 40 万~80 万 U,2 岁以上每天 100 万~200 万 U,分 3~4 次饭前服用,疗程 7~10 天。口服不易吸收,全部由粪便排出。不良反应有恶心、呕吐、轻度腹泻。

(3)雾化吸入:适用于呼吸系统假丝酵母菌病,制霉菌素 5 万 U 溶于 2ml 0.9% 氯化钠溶液中雾化吸入。

2. 两性霉素 B(amphotericin B) 为多烯类抗生素。是目前治疗全身假丝酵母菌病的首选药物。静脉滴注:开始宜用小量,每天 0.1mg/kg,如无不良反应,渐增至每天 1~1.5mg/kg,疗程 1~3 个月。静脉注射时用 5% 葡萄糖液稀释,浓度不超过 0.05~0.1mg/ml,缓慢静脉滴注,每剂不少于 6h 滴完。浓度过高易引起静脉炎,滴速过快可发生抽搐、心律失常、血压骤降,甚至心脏停搏。两性霉素 B 对肝、肾、造血系统有一定毒性。用药期间,应每隔 3~7 天检查血、尿常规及肝、肾功能,血清肌酐 >221μmol/L(2.5mg/dl)时用药应减量。尿素氮 >14.28mmol/L(40mg/dl)时应停药。

3. 5-氟胞嘧啶(5-fluorocytosine) 是一种口服系统性抗真菌化学药物,对白色假丝酵母菌有良好的抑制作用。与两性霉素 B 合用时可减少耐药,药量可稍减,毒性反应可减轻,可缩短疗程。剂量为每天 50~150mg/kg,分 4 次口服,疗程 4~6 周。婴儿剂量酌减。副作用有恶心、呕吐、皮疹、中性粒细胞和血小板减少、肝肾损伤。

4. 酮康唑(ketoconazole) 酮康唑(ketoconazole)是人工合成的咪唑衍生类抗真菌药。现仅做外用药治疗皮肤假丝酵母菌感染。2% 酮康唑乳膏,每日 1~2 次。

5. 氟康唑(fluconazole) 双三唑类抗真菌药,口服吸收好,对假丝酵母菌有效。>3 岁每天 3~12mg/kg,一次顿服或静脉滴注。不良反应有胃肠反应、皮疹,偶致肝功能异常。

三、隐球菌病

隐球菌病(cryptococcosis)是主要由新型隐球菌感染所致的侵袭性真菌疾病,主要侵袭中枢神经系统,亦可播散至肺部、皮肤、黏膜、骨骼、关节和其他内脏,呈急性或慢性病程,各年龄均可发病。

【病因和发病机制】

新型隐球菌广泛分布于自然界,存在于土壤、干鸽粪、水果、蔬菜、正常人皮肤和粪便中,在干燥鸽粪中可以生存达数年之久,是人的主要传染源。新型隐球菌属酵母菌,在脑脊液、痰液或病灶组织中呈圆形或半圆形,直径约 5~20μm,四周包围肥厚的胶质样荚膜。该菌以芽生方式繁殖,不生成假菌丝,芽生孢子成熟后脱落成独立个体。新型隐球菌有 3 个变种,按照血清型分类可分为 A、B、C、D 及 AD 型 5 型,此外尚有少量不确定型。感染途径可能是:①吸入空气中的孢子,此为主要途径,隐球菌孢子到达肺部引起肺部感染,继而播散到全身;②创伤性皮肤接触;③摄入带菌的食物,经肠道播散至全身引起感染。有 80% 的患者中枢神经系统受损,可能为隐球菌从鼻腔沿嗅神经及淋巴管传至脑膜所致。隐球菌可通过其荚膜多糖产生硅酸和甘露醇以及分泌磷脂酶和超氧化物歧化酶等抑制肺泡巨噬细胞的吞噬,使隐球菌得以入血并血行播散到其他组织,尤其是中枢神经系统导致脑膜和脑组织感染。

【临床表现】

1. 隐球菌性脑膜炎(cryptococcal meningitis) 是真菌性脑膜炎中最常见的类型。该病起病缓慢,不同程度发热、阵发性头痛并逐渐加重、恶心、呕吐、眩晕。数周或数月后可出现颅内压增高的症状及脑神经受累的表现,常伴有眼底渗出和视网膜渗出性改变。有时出现精神症状,如抑郁、淡漠、易激动。晚期可出现偏瘫、共济失调、抽搐、昏迷等。临床表现颇似结核性脑膜炎,但有间歇性自然缓解。如隐球菌肉芽肿局限于脑某一部位,临床表现与脑脓肿或脑肿瘤相似。

2. 肺隐球菌病(pulmonary cryptococcosis) 常与中枢神经系统感染并存,亦可单独发生。起病缓慢,常无明显症状而被忽略。如出现症状,则与肺结核不易区分,如低热、乏力、轻咳、盗汗、体重减轻等,多趋自愈。少数患儿呈急性肺炎的表现,如病灶延及胸膜,可有胸痛和胸膜渗出。肺隐球菌感染可引起胸膜下纤维结节、隐球菌结节或大的肉芽肿,可表现为支气管周围和肺实质浸润阴影,常伴纵隔或肺门淋巴结肿大,与肺结核相似,可伴肺内及胸膜下结节,可出现双肺粟粒性播散,所有类型中钙化和干酪性坏死罕见,可有空洞形成,以上表现可混合存在。肺部感染一般预后良好。

3. 皮肤黏膜隐球菌病(mucocutaneous cryptococcosis) 很少单独发生,若为全身性隐球菌病的局部表现,可能由脑膜、肺部或其他病灶播散所致。皮肤隐球菌病主要表现为痤疮样皮疹、丘疹、硬结、肉芽肿等,中央可见坏死,形成溃疡、瘘管等。黏膜损害见于口腔、鼻咽部,表现为结节、溃疡和肉芽肿样,表面覆盖黏性渗出性薄膜。

【诊断】

1. 病原体检查 ①墨汁染色法:是迅速、简便、可靠的方法,根据受损部位不同,取所需检查的新鲜标本,如脑脊液、痰液、病灶组织或渗液等,置于玻片上,加墨汁 1 滴,覆以盖玻片,在显微镜暗视野下找隐球菌,可见圆形菌体,外周有一圈透明的肥厚荚膜,内有反光孢子,但无菌丝。反复多次查找阳性率高。脑脊液应离心后取沉淀涂片。②真菌培养:取标本如脑脊液、痰液、骨髓等少许置于沙氏培养基中,在室温或 37℃培养 3~4 天可见菌落长出。

2. 血清学检查 通常检测新型隐球菌抗原,乳胶凝集试验(latex agglutination test)灵敏而特异,且有估计预后和疗效的作用。这是一种特异度强、快速灵敏的诊断方法,对隐球菌病的早期诊断很重要。

【治疗】

1. 两性霉素 B 是目前治疗隐球菌病的首选药物,静脉滴注方法与药物副作用同前。椎管内注射或脑室内注射:限于治疗隐球菌性脑膜炎的病情严重或静脉滴注失败的患者。儿童鞘内注射,首次 0.01mg,用蒸馏水(不用 0.9% 氯化钠溶液)稀释,浓度不超过 0.25mg/ml(偏稀为宜)或将药物与腰穿时引流出的脑脊液 3~5ml 混合后一并缓慢注入。以后每天 1 次,剂量渐增,约 1 周内增至每次 0.1mg,以后每隔 1~3 天增加 0.1mg,直至每次 0.5mg 为止,不超过 0.7mg。疗程一般约 30 次,如有副作用可减量或暂停用药。脑脊液内药物过多可引起蛛网膜炎而致脑脊液细胞增多、暂时性神经根炎、感觉消失、尿潴留,甚至瘫痪、抽搐。如及早停药,大多能缓解。

2. 其他药物 5-氟胞嘧啶对隐球菌有良好的抑制作用。可与两性霉素 B 合用,治疗全身性隐球菌病,剂量同前。氟康唑可在脑脊液中达到有效的治疗浓度。方法同前,其他唑类药物,如伏立康唑、伊曲康唑等也可用于新型隐球菌的治疗。

四、曲霉病

曲霉病(aspergillosis)是由致病曲霉菌所引起的疾病。致病菌主要经呼吸道吸入侵犯肺部,也可侵犯皮肤、黏膜。严重者可发生败血症,使其他组织和系统受累。多见于免疫抑制患者,但部分健康人群亦可发生。

【病因和发病机制】

曲霉属丝状真菌,是一种常见的机会致病性真菌。广泛分布于自然界,主要存在于土壤、空气、植物、野生动物或家禽及飞鸟的皮毛中,也可寄生于正常人的皮肤和上呼吸道。曲霉菌目前分为 18 个群 132 个种和 18 个变种,引起人类疾病常见的有烟曲霉(Aspergillus fumigatus)、黑曲霉(Aspergillus niger)、黄曲霉(Aspergillus flavus)。主要传播方式是通过吸入曲霉分生孢子经呼吸道传播。过敏体质者吸入曲霉孢子可触发 IgE 介导的变态反应而引起支气管痉挛。寄生于人体皮肤黏膜表面的曲霉在机体防御功能受损时可萌发菌丝而致病,并可局部入血和播散至全身各脏器。

【临床表现】

1. **肺曲霉病**(pulmonary aspergillosis) 最常见,临床表现分两型。①曲霉性支气管肺炎(aspergillus bronchopneumonia):急性起病者高热或不规则发热、咳嗽、气促、咳绿色脓痰;慢性者见反复咳嗽、咯血等类似肺结核症状。肺部体征不明显或闻及粗湿啰音。X 线检查见肺纹理增多,肺部可见弥漫性斑片状模糊阴影。②球型肺曲霉病(aspergilloma,fumgus ball):多数患者无症状或表现原发病症状,或出现发热、咳嗽、气急、咳黏液脓痰,其中含绿色颗粒,可反复咯血。肺部 X 线检查可见圆形曲霉球悬在空洞内,形成一个新月体透亮区,有重要的诊断价值。

2. **变态反应性曲霉病**(allergic aspergillosis) 过敏体质者吸入大量含有曲霉孢子的尘埃后数小时出现喘息、咳嗽和咳痰,可伴发热。大多数患者 3～4 天缓解,如再吸入又复发上述症状。痰中可检出大量嗜酸性粒细胞和菌丝,培养见烟熏色曲霉生长。血嗜酸性粒细胞增多($>1.0\times10^9$/L),血清 IgE $>1\,000$ng/ml。

3. **播散性曲霉病**(disseminated aspergillosis) 临床表现随所侵犯的脏器而异,临床上以发热、全身中毒症状和栓塞最常见。累及心内膜、心肌或心包,引起化脓、坏死和肉芽肿。中枢神经系统受累引起脑膜炎和脑脓肿。消化系统以肝受累多见。耳、鼻、鼻旁窦等部位曲霉菌感染多系慢性,如病灶扩大可波及眼眶、眼球、视神经及脑膜等。

【诊断】

1. **病原体检查** 取自患处的标本进行直接涂片可见菌丝或曲霉孢子,取痰、血、局部受损组织等培养见曲霉生长。曲霉是实验室常见的污染菌,只有多次培养出同一种菌,并结合临床表现,方有诊断价值。

2. **病理组织检查** 取受损组织或淋巴结活体组织检查,可根据真菌形态确诊。尤其对播散性曲霉菌病,可及时诊断。

3. **血清半乳露聚糖(GM)抗原检测** 简称 GM 实验,半乳甘露聚糖仅存在于曲霉细胞壁中,GM 实验阳性提示侵袭性曲霉感染。

【治疗】

曲霉病的抗真菌治疗可首选伏立康唑,两性霉素 B 脂质体、两性霉素 B 脂质复合体、卡泊芬净、泊沙康唑和伊曲康唑等可作为替代药物。一般需治疗到影像学显示病变基本吸收,通常需 6～12 周,甚至更长。

1. **伏立康唑** 三唑类制剂。剂量:2～14 岁儿童每次 7mg/kg,每 12h 用药 1 次,口服或静脉点滴。

2. **两性霉素 B 含脂质剂** 包括两性霉素 B 脂质复合体(ABLC)、两性霉素 B 胆固醇复合体(ABCC)和两性霉素 B 脂质体(L-AmB)。推荐剂量:ABLC 为 5mg/kg;ABCC 为 3～4mg/kg;L-AmB 为 3～4mg/kg,缓慢静脉滴注。

3. **卡泊芬净** 棘白菌素类。脑脊液浓度低,不推荐用于中枢神经系统感染。<3 个月婴儿,25mg/m² 或 1mg/kg;3 个月～17 岁,首日 70mg/m²,次日开始 50mg/m²,最大负荷量和维持量不超过成人用量(成人首日负荷量 70mg,其后给予维持量 50mg/d),缓慢静脉注射,每天 1 次。

4. **泊沙康唑** 口服制剂,由伊曲康唑衍生而来的三唑类制剂,抗菌谱更广,适用于重度免疫缺陷患者的预防用药。≥8 个月～12 岁,每次 4mg/kg,每天 3 次。

(孙立荣)

第五节 │ 寄生虫病

寄生虫病(parasitic disease)是儿童时期常见的一类疾病,对儿童的健康危害大,轻者出现消化不良、营养不良等症状,重者可致生长发育障碍,甚至致残或致命。人体寄生虫病对全球人类健康危害严重,特别是在热带和亚热带地区,寄生虫病广泛流行;随着我国全民卫生知识普及和健康水平的提高,寄生虫病发病率已有显著下降。

一、蛔虫病

蛔虫病(ascariasis)是由似蚓蛔线虫寄生于人体小肠内所引起的儿童最常见的寄生虫病。临床上可无症状,或出现反复发作的脐周疼痛和食欲缺乏,重者可影响儿童的生长发育,因蛔虫有钻孔习性,可引起多种并发症。

【病因和流行病学】

蛔虫是寄生在人体肠道内最大的线虫,成虫呈圆柱形,雌雄异体,活虫略带粉红色或微黄色,一般长15～35cm,横径0.2～0.6cm。成虫寄生于人体小肠,雌虫每天产卵可多达20万个,蛔虫卵随粪便排出体外,在适宜环境条件下5～10天发育成熟即具感染性。虫卵被吞食后,虫卵中的胚蚴破壳而出,穿入肠壁通过门静脉系统循环移行至肝脏,经右心进入肺泡腔,沿支气管、气管到咽部,又重新被吞咽至小肠并逐步发育成熟为成虫。在移行过程中幼虫也可随血流到达其他器官,一般不发育为成虫,但可造成器官损害。成虫有向别处移行和钻孔的习性,可引起胆道蛔虫病、蛔虫性肠梗阻,一旦阻塞气管、支气管可造成窒息死亡,亦可钻入阑尾或胰管引起炎症。自人体感染到雌虫产卵约需60～75天,雌虫寿命为1～2年。

蛔虫病患者是主要的传染源,由于雌虫产卵量极大和虫卵对外界理化因素抵抗力强,虫卵可在泥土中生存数月,在5～10℃可生存2年仍具感染力。生吃未经洗净且附有感染性虫卵的食物或用感染的手取食是主要的传染途径,虫卵亦可随飞扬的尘土被吸入咽下。

人群普遍易感。儿童发病率高于成人。

【临床表现】

1. 幼虫移行引起的症状　①幼虫移行:蛔虫移行至肺可引起蛔蚴性肺炎或蛔虫性嗜酸性粒细胞性肺炎(Loffler综合征),表现为咳嗽、胸闷、血丝痰或哮喘样症状,血嗜酸性粒细胞增多,肺部体征不明显,X线胸片可见肺部点状、片状或絮状阴影,病灶易变或很快消失。症状1～2周消失。②重症感染:幼虫可侵入脑、肝、脾、肾、甲状腺和眼,引起相应的临床表现,如惊厥、肝大、肝功能异常、视网膜炎、眼睑水肿及尿的改变等。

2. 成虫引起的症状　成虫寄生于肠道,以肠腔内半消化食物为食。临床表现与蛔虫多少、寄生部位有关。轻者无任何症状,大量蛔虫感染可引起食欲缺乏或多食易饥,异食癖;常腹痛,位于脐周,喜按揉,不剧烈;部分患者烦躁易惊或萎靡、磨牙;虫体的异种蛋白可引起荨麻疹、哮喘等过敏症状。感染严重者可造成营养不良,影响生长发育。

3. 并发症

(1)胆道蛔虫病(biliary ascariasis):是最常见的并发症。典型表现为阵发性右上腹剧烈绞痛、屈体弯腰、恶心、呕吐,可吐出胆汁或蛔虫。腹部检查无明显阳性体征或仅有右上腹压痛。当发生胆道感染时,患儿可出现发热、黄疸、外周血白细胞数增高。个别患儿,蛔虫可直接窜入肝脏引起出血、脓肿或虫体钙化。其他还包括胆道大出血、胆结石、胆囊破裂、胆汁性腹膜炎、急性出血性坏死性胰腺炎、肠穿孔等。

(2)蛔虫性肠梗阻:多见于10岁以下的儿童,其中2岁以下发病率最高。蛔虫在肠道内扭结成团,部分或完全梗阻肠道,造成肠梗阻,多见于回肠下段。表现为起病急骤、脐周或右下腹阵发性剧痛、呕吐、腹胀、肠鸣音亢进、可见肠型和蠕动波,可扪及条索状包块。腹部X线检查可见肠充气和液平面。

(3)肠穿孔及腹膜炎:表现为突发全腹的剧烈绞痛、伴恶心、呕吐、进行性腹胀。体检可见明显的腹膜刺激症状,腹部X线检查见膈下游离气体。

【实验室检查】

1. 一般检查　在幼虫移行症时,常有嗜酸性粒细胞增高,并常有血浆IgE水平升高。

2. 病原学检查　有时可从大便中检出蛔虫成虫;粪便直接涂片或浓集法检查蛔虫卵;蛔虫性肺炎或幼虫移行致过敏性肺炎者,痰中可检出幼虫;特异性抗蛔虫抗体检测可用于流行病学调查。

【诊断与鉴别诊断】

根据临床症状和体征、有排蛔虫或呕吐蛔虫史、粪便涂片查到蛔虫卵即可确诊。若出现上述并发症时,需与其他外科急腹症鉴别。肠蛔虫病应与急性胃炎和消化性溃疡等鉴别,胆道蛔虫病需与急性胆囊炎和急性胰腺炎相鉴别,蛔虫性肠梗阻需与肠套叠相鉴别。

【治疗】

1. 驱虫治疗

(1)甲苯咪唑(mebendazole):是治疗蛔虫病的首选药物之一,为广谱驱虫药,能杀灭蛔虫、蛲虫、钩虫、鞭虫等。>2岁驱蛔虫剂量为每次100mg,每天2次,或每天200mg顿服,连服3天,虫卵转阴率为90%~100%。不良反应轻微,偶见胃肠不适、腹泻、呕吐、头痛、头晕、皮疹、发热等。复方甲苯咪唑(mebendazole compound)每片含甲苯咪唑100mg和左旋咪唑25mg,剂量同前。

(2)柠檬酸哌嗪(piperazine citrate):是安全有效的抗蛔虫和蛲虫药物。每天剂量150mg/kg(最大剂量不超过3g),睡前顿服,连服2天。不良反应轻微,大量时偶有恶心、呕吐、腹痛、荨麻疹、震颤、共济失调等,肝肾功能不良及癫痫患儿禁用。有肠梗阻时,最好不用,以免引起虫体骚动。

(3)左旋咪唑(levamisole):是广谱驱肠虫药。驱蛔效果达90%~100%,对钩虫、蛲虫也有效,同时也是一种免疫调节剂,可恢复细胞免疫功能。驱蛔虫每天剂量为2~3mg/kg,睡前1次顿服或空腹顿服。不良反应轻微,可有头痛、呕吐、恶心、腹痛,偶有白细胞减少、肝功能损害、皮疹等,肝肾功能不良者慎用。

(4)阿苯达唑(albendazole):是广谱杀虫剂。>2岁驱蛔虫剂量为400mg,睡前1次顿服。治愈率可达96%,如需要,10天后重复1次。不良反应轻微,可有口干、乏力、头晕、头痛、食欲减退、恶心、腹痛、腹胀等。<2岁者慎用。

2. 并发症的治疗

(1)胆道蛔虫病:治疗原则为解痉止痛、驱虫、控制感染及纠正脱水、酸中毒及电解质紊乱。驱虫最好选用虫体肌肉麻痹驱虫药。内科治疗持久不缓解者,必要时可手术治疗。

(2)蛔虫性肠梗阻:不完全性肠梗阻可采用禁食、胃肠减压、输液、解痉、止痛等处理,疼痛缓解后可予驱虫治疗。完全性肠梗阻时应立即手术治疗。

(3)蛔虫性阑尾炎或腹膜炎:一旦诊断明确,应及早手术治疗。

【预防】

普及卫生知识,注意饮食卫生和个人卫生,做好粪便管理,不随地大小便。广泛给易感人群投药以降低感染是比较可行的方法,但蛔虫病的感染率较高,应隔3~6个月再给药。最重要的是人的粪便必须进行无害化处理后再作为肥料使用,提供对污水处理的卫生设施,这些才是长期预防蛔虫病的最有效措施。预后良好。

二、蛲虫病

蛲虫病(enterobiasis)是由蛲虫寄生于人体小肠末端、盲肠和结肠所引起的一种常见寄生虫病,尤以幼儿期多见,临床上以夜间会阴部和肛门附近瘙痒和睡眠不安为主要特征。

【病因和流行病学】

蛲虫又称蠕形住肠线虫(Enterobius vermicularis)。蛲虫的成虫细小,乳白色线头状。雄虫长0.2~0.5cm,雌虫长0.8~1.3cm。虫卵为不对称椭圆形。雌雄异体,交配后雄虫很快死亡。成虫寄生于人体的盲肠、结肠及回肠下段,在人体内存活2~4周,一般不超过2个月。雌虫向肠腔下段移行,当入睡时,肛门括约肌较松弛,雌虫从肛门爬出,受温度、湿度改变和空气的刺激大量排卵,然后大多数死亡,少数雌虫可再进入肛门、阴道、尿道等处,引起异位损害。虫卵在肛周约6h发育成为感染性卵。当虫卵污染患儿手指,再经口食入而自身感染。感染性卵抵抗力强,在室内一般可存活3周,虫卵可散落在衣裤、被褥或玩具、食物上,经吞食或空气吸入等方式传播。

蛲虫患者是唯一的传染源,经粪-口传播。人群普遍易感。经常在集体儿童机构和家庭中传播流行。蛲虫感染呈世界性分布,国内感染也较普遍。感染率儿童高于成人,尤其集体生活的儿童感染率更高。

【临床表现】

潜伏期约1~2个月。蛲虫感染可引起局部和全身症状,最常见的症状是肛周和会阴皮肤强烈瘙痒和睡眠不安。局部皮肤可因搔损而发生皮炎和继发感染。全身症状有胃肠激惹现象,如恶心、呕吐、腹痛、腹泻、食欲缺乏,还可见焦虑不安、失眠、夜惊、易激动、注意力不集中等精神症状。偶可见异位寄生其他器官和侵入邻近器官引起阑尾炎、阴道炎、盆腔炎和腹膜炎等。

【实验室检查】

1. 血常规 可见嗜酸性粒细胞增多。

2. 病原学检查 查找成虫:在患儿入睡后 1～3h 检查其肛周或衬裤,可见白色棉线样细小成虫;检查虫卵:清晨大便前或洗澡前,用棉签拭子法或透明胶纸拭子法在患儿肛周采样,在显微镜低倍镜下检查虫卵。连续 3 天采样检查,检出率很高。

【诊断与鉴别诊断】

有肛门瘙痒和睡眠不宁等症状时应考虑蛲虫病,查见成虫或虫卵可确诊。蛲虫异位寄生导致相应部位炎症时,应与其他病原所致炎症鉴别,如细菌性尿道炎和阴道炎等,可通过阴道分泌物和尿液等样本的细菌培养等帮助鉴别。

【治疗】

1. 驱虫治疗

(1)恩波吡维铵(pyrvinium embonate):是治疗蛲虫感染的首选药物。剂量为 5mg/kg(最大量 0.25g),睡前 1 次顿服,2～3 周后重复治疗 1 次。不良反应轻微,少数有腹痛、腹泻、恶心、呕吐,偶有感觉过敏、肌肉痉挛。口服本品可将粪便染成红色。

(2)噻嘧啶(pyrantel):为广谱高效驱虫药。口服很少吸收,剂量为 11mg/kg(最大量 1g),睡前 1 次顿服,2 周后重复 1 次。不良反应轻微,有恶心、眩晕、腹痛等,严重溃疡病者慎用。

(3)甲苯咪唑:剂量和用法与驱蛔虫治疗相同,2 周后重复 1 次。

2. 局部用药 每晚睡前清洗会阴和肛周,局部涂擦蛲虫软膏(含百部浸膏 30%、甲紫 0.2%)杀虫止痒;或用噻嘧啶栓剂塞肛,连用 3～5 天。

【预防】

应强调预防为主,培养良好的卫生习惯,饭前便后洗手,纠正吮手指的习惯,勤剪指甲,婴幼儿尽早穿满裆裤,玩具、用具、被褥要常清洗和消毒。预后良好。

三、钩虫病

钩虫病(ancylostomiasis)是由钩虫科线虫(hookworm)寄生于人体小肠所引起的肠道寄生虫病。轻者无临床表现,仅在粪便中发现虫卵,称为钩虫感染(hookworm infection)。典型临床表现主要为贫血、营养不良、胃肠功能失调,严重者可出现心功能不全和生长发育障碍。

【病因和流行病学】

寄生人体的钩虫常见有十二指肠钩虫(*Ancylostoma duodenale*)和美洲钩虫(*Necator americanus*)。成虫呈半透明灰白色或米黄色,长约 1cm,雌雄异体,寄生于人体小肠上段,以其口囊咬吸在肠黏膜上,摄取血液及组织液。成熟的十二指肠钩虫雌虫每天产卵 1 万～3 万个;美洲钩虫雌虫每天产卵 5 000～1 万个。虫卵随粪便排出,在温暖、潮湿、疏松的土壤中孵育成杆状蚴,1～2 周后,经过二次蜕皮发育为丝状蚴,即感染期蚴。丝状蚴通过毛囊、汗腺口或皮肤破损处钻入人体进入血管和淋巴管,随血流经右心至肺,穿过肺微血管进入肺泡,向上移行至咽部,被吞咽入胃,达小肠发育为成虫。成虫在人体内一般可存活 3 年左右,最长可达 15 年。

钩虫病患者为主要传染源。皮肤接触污染的土壤是主要感染途径;进食感染期蚴污染的食物也是感染途径之一;婴幼儿可因尿布、衣服晾晒在或落在沾有钩蚴的土地上而感染,或因坐地、爬玩而感染。

人群普遍易感。钩虫病遍及全球,分布极为广泛,我国除西藏和西北干燥及寒冷地区外,其他各地都有钩虫病存在;南方流行较北方为重。多数地区是十二指肠钩虫和美洲钩虫混合感染。

【临床表现】

1. 钩蚴引起的症状

(1)钩蚴皮炎:钩蚴入侵多见于足趾或手指间皮肤较薄处及其他部位暴露的皮肤,可出现红色点状丘疹或小疱疹,烧灼、针刺感,奇痒,数日内消失。搔抓破溃后常继发感染,形成脓疱,并可引起发热和淋巴结炎。

(2)呼吸道症状:感染后 3~7 天,幼虫移行至肺部可引起喉咙发痒、咳嗽、发热、气急和哮喘,痰中带血丝,甚至大咯血。胸部 X 线检查见肺有短暂的浸润性病变,血嗜酸性粒细胞增高。病程数日或数周。

2. 成虫引起的症状

(1)贫血:失血性贫血是主要症状。表现为不同程度的贫血、皮肤黏膜苍白、乏力、眩晕,影响小儿体格和智能发育。严重者可发生贫血性心脏病。

(2)消化道症状:初期表现为贪食、多食易饥,但体重下降。后期食欲下降、胃肠功能紊乱、腹胀不适、异食癖、营养不良等,严重者可出现便血。

3. 婴儿钩虫病 临床表现为急性便血性腹泻,大便黑色或柏油样,胃肠功能紊乱、面色苍白、发热、心尖部可闻及明显收缩期杂音、肝脾大、生长发育迟缓、严重贫血,血红蛋白低于 50g/L,大多数患儿周围血白细胞总数增高,嗜酸性粒细胞显著增高,有时呈类白血病样反应。发病多在 5~12 个月,亦有新生儿发病的报道。

【实验室检查】

1. 一般检查 血常规常呈小细胞低色素性贫血,网织红细胞正常或轻度增高,白细胞总数和嗜酸性粒细胞在早期增高,后期特别是严重贫血时降低;大便常规隐血多呈阳性;血清铁浓度显著降低;骨髓呈增生现象。

2. 病原学检查 大便直接涂片和/或饱和盐水漂浮法,在粪便中检查钩虫虫卵;大便培养 5~6 天行钩蚴培养或痰中找钩蚴;大便淘洗或肠内镜检查钩虫成虫。

【诊断与鉴别诊断】

在流行区,对有贫血、胃肠功能紊乱、异食癖、营养不良、生长发育迟缓的小儿应考虑钩虫病的可能。粪便中检出钩虫卵或孵化出钩蚴是确诊的依据。当咳嗽时痰中找到钩蚴亦可确诊。用钩虫虫体抗原进行皮内试验,阳性者结合流行病学及临床特点可做出早期诊断。贫血者应与其他原因引起的缺铁性贫血相鉴别,黑便者需与消化性溃疡相鉴别。

【治疗】

1. 驱虫治疗

(1)苯咪唑类药物:是一类广谱驱肠线虫药,具有杀死成虫和虫卵的作用。驱虫作用缓慢,治疗 3~4 天才排钩虫。常用剂型有两种。①甲苯咪唑(甲苯达唑):不分年龄,每次 100mg,每天 2 次,连服 3 天。治愈率达 90% 以上。不良反应轻而短暂,少数患者有头痛、恶心、腹痛等,严重肝、肾疾病者及 <2 岁儿童慎用。②阿苯达唑:单剂有效,儿童每次 200mg,10 天后可重复 1 次。严重心功能不全、活动性溃疡病患儿慎用。

(2)噻嘧啶:也是一类广谱驱肠线虫药。驱虫作用快,服药 1~2 天排虫。常用剂量为 11mg/kg(最大量 1g),每天 1 次,睡前顿服,连服 2~3 天。不良反应轻,可见恶心、腹痛、腹泻等。急性肝炎、肾炎者暂缓给药。

(3)左旋咪唑:是广谱驱肠虫药,剂量为 1.5~2.5mg/kg,睡前 1 次顿服,连用 3 天为 1 个疗程。不良反应轻微,可有头痛、呕吐、恶心、腹痛,偶有白细胞减少、肝功能损害、皮疹等。肝肾功能不良者慎用。

(4)联合用药:左旋咪唑和噻嘧啶合用可提高疗效。

2. 对症治疗 纠正贫血,给予铁剂和充足营养,严重贫血可少量多次输血。

【预防】

加强卫生宣教,注意饮食卫生,不随地大便,加强粪便无害化管理。在流行区定期普查普治,加强个人防护,防止感染。一般预后良好。

(孙立荣)

第十章 | 消化系统疾病

本章数字资源

本章思维导图

消化系统是由口腔、食管、胃、肠、肝、胰腺及肠道微生物组成的复杂系统,其主要功能是消化吸收营养物、分解合成机体所需相关物质、排泄机体分泌和消化后的残渣、机体免疫,还是人体最大的微生物生长贮存处,是人体免疫系统和内分泌系统最重要的组成之一。儿童消化系统约3岁发育至接近成人。3岁前儿童食物从液态到固体、从乳类到自然多样、从单一到复杂为一渐变过程。此阶段儿童易患感染性疾病,如各种病原所致腹泻病,轮状病毒性肠炎、细菌性肠炎等;易发生胃食管反流、溢乳等症状。生后早期出现严重消化系统的疾病,大多可能由基因异常或结构异常所致。因此,在儿童消化系统疾病诊疗过程中,结合其年龄及生长发育特点综合分析考虑,部分症状和体征不需要任何干预,但要充分认识并予以鉴别,是发育不成熟还是存在致病因素。

第一节 | 儿童消化系统解剖生理特点

一、口腔

口腔是消化道的起端,具有吸吮、吞咽、咀嚼、消化、味觉、感觉和语言等功能。足月新生儿出生时已具有较好的吸吮及吞咽功能。新生儿及婴幼儿口腔黏膜薄嫩,血管丰富,唾液腺不够发达,口腔黏膜易受损伤和发生局部感染;3~4个月时唾液分泌开始增加。婴儿口底浅,尚不能及时吞咽所分泌的全部唾液,常发生流涎。

二、食管

食管长度在新生儿为8~10cm,1岁时为12cm,5岁时为16cm,学龄儿童为20~25cm,成人为25~30cm。食管全长相当于从咽喉部到剑突下的距离。插胃管时,以鼻尖至同侧耳垂到剑突的距离作为插入的长度。食管横径,与儿童手大拇指根直径相当,婴儿约为0.6~0.8cm,幼儿1cm,学龄儿童1.2~1.5cm。食管pH通常在5.0~6.8。新生儿和婴儿的食管呈漏斗状,黏膜薄嫩、腺体缺乏、弹力组织及肌层尚不发达,食管下括约肌发育不成熟,控制能力差,常发生胃食管反流。

三、胃

胃容量在新生儿约为30~60ml,1~3个月90~150ml,1岁250~300ml,5岁700~850ml,成人2 000ml。进食后幽门即开放,胃内容物陆续进入十二指肠,故实际进食量大于上述容量。婴儿胃略呈水平位,当开始行走时其位置变为垂直。胃分泌的盐酸和各种酶均较成人少,且酶活性低下,故消化功能弱。胃平滑肌发育尚未完善,在充满液体食物后易使胃扩张。胃排空时间随食物种类不同而异;水的排空时间约为1.5~2h;母乳2~3h;牛乳3~4h;早产儿胃排空更慢,易发生胃潴留。

四、肠

儿童肠管相对比成人长,一般为身长的5~7倍(成人仅为4倍),或为坐高的10倍。小肠的主要功能包括运动(蠕动、摆动、分节运动)、消化、吸收及免疫。大肠的主要功能是贮存食物残渣、进一步吸收水分以及形成粪便。婴幼儿肠黏膜肌层发育差,肠系膜柔软而长,结肠无明显结肠带与肠脂垂,升结肠与后壁固定差,易发生肠扭转和肠套叠。肠壁薄,故通透性高,屏障功能差,肠内毒素、消化不全产物等

NOTES

207

可能作为抗原经肠黏膜进入体内,加之口服耐受的免疫机制尚不完善,容易引起全身感染和过敏性疾病。由于婴儿大脑皮质功能发育不完善,进食时常引起胃结肠反射,产生便意,所以大便次数多于年长儿。

五、肝

年龄越小,肝脏相对越大。婴儿肝结缔组织发育较差,肝细胞再生能力强,不易发生肝硬化,但易受各种不利因素的影响,如缺氧、感染、药物、先天性代谢异常等均可使肝细胞发生肿胀、脂肪浸润、变性、坏死、纤维增生而肿大,影响其正常功能。婴儿时期胆汁分泌较少,故对脂肪的消化、吸收功能较弱。

六、胰腺

出生后3~4个月时胰腺发育较快,胰液分泌量也随之增多,出生后1年,胰腺外分泌部分生长迅速,为出生时的3倍。胰液分泌量随年龄生长而增加。酶类出现的先后顺序为:胰蛋白酶、糜蛋白酶、羧肽酶、脂肪酶、淀粉酶。新生儿胰液所含脂肪酶活性不高,直到2~3岁时才接近成人水平。婴幼儿时期胰液及其消化酶的分泌易受炎热天气和各种疾病的影响而被抑制,发生消化不良。儿童时期如反复发生胰腺炎,需考虑有先天性胰胆管发育异常或遗传性胰腺炎的可能。

七、肠道细菌及粪便

在母体内,胎儿肠道是无菌的,生后数小时开始细菌即进入肠道,主要分布在结肠和直肠。肠道菌群受分娩方式、添加辅食时间和食物成分影响,单纯母乳喂养儿以双歧杆菌占绝对优势,人工喂养和混合喂养儿肠内的大肠埃希菌、嗜酸乳杆菌、双歧杆菌及肠球菌所占比例几乎相等。正常肠道菌群除了对侵入肠道的致病菌有一定的拮抗作用,肠道菌群及其代谢产物对部分儿童生理功能如免疫、代谢、营养、消化、吸收等的发育成熟过程起着重要的作用。婴幼儿肠道正常菌群脆弱,易受许多内外界因素影响而致菌群失调,导致消化功能紊乱。

食物进入消化道至粪便排出时间因年龄而异:母乳喂养的婴儿平均为13h,人工喂养者平均为15h,成人平均为18~24h。新生儿、婴儿口服钡剂到排出的时间平均为8h,成人平均约为24h。粪便量约为5~10g/(kg·d),成人约200g/d。

1. 胎便 新生儿最初3天内排出的粪便,形状黏稠,呈橄榄绿色,无臭味。它由脱落的肠上皮细胞、浓缩的消化液、咽下的羊水所构成,2~3天内转变为普通的婴儿粪便。

2. 母乳喂养儿粪便 为黄色或金黄色,多为均匀膏状或带少许黄色粪便颗粒,或较稀薄,绿色、不臭,呈酸性反应(pH 4.7~5.1)。平均每天排便2~4次,一般在添加辅食后次数减少。

3. 人工喂养儿粪便 为淡黄色或灰黄色,较干稠,呈中性或碱性反应(pH 6~8)。早年的牛乳及其配方奶粉含酪蛋白较多,粪便有明显的蛋白质分解产物的臭味,有时可混有白色酪蛋白凝块,近二十年来因婴幼儿配方生产工艺提高,上述现象明显减少,每天排便1~2次。

4. 混合喂养儿粪便 与喂食牛乳者相似,但较软、黄。添加淀粉类食物可使大便增多,稠度稍减,稍呈暗褐色,臭味加重。每天排便1~3次不等。添加各类蔬菜、水果等辅食时大便外观与成人粪便相似,初加菜泥时,常有小量绿色便排出,并可见食物残渣。

(龚四堂)

第二节 │ 儿童消化系统疾病的诊断方法

一、胃肠影像学

(一)腹部 X 线平片

腹部 X 线平片是小儿消化系统影像学的基本检查方法,简单方便,小儿容易接受。主要用于胃肠道穿孔、肠套叠、肠梗阻、腹部肿块、脏器异位、组织钙化及新生儿消化道畸形如食管闭锁、肛门闭锁等病变的诊断。根据病情及诊断的需要可取仰卧位、立位、水平侧位、倒立侧卧位等进行摄片。

(二)消化道造影

造影检查能观察小儿消化道病变的形态及功能改变,同时也可反映消化道外某些病变的范围和性质。常用造影剂有阴性造影剂和阳性造影剂,前者有空气和氧气;后者有钡剂和碘剂。钡剂造影分为普通硫酸钡造影、双重气钡造影及气钡灌肠造影三种。碘造影剂有油性和水溶性两类。消化道造影在儿科临床应用广泛,常用于诊断各种消化道疾病。

1. **上消化道造影** 多用于上消化道疾病或先天发育异常的检查,如食管气管瘘、食管狭窄、食管裂孔疝、胃扭转、肠旋转不良、先天性肥厚性幽门狭窄及膈疝等。还可通过全面细致观察胃肠各部位黏膜及其充盈状态,测量钡剂通过时间及有无反流的发生,用于如胃、十二指肠溃疡和胃食管反流的诊断。

2. **钡灌肠**(barium enema) 主要用于小儿肠套叠、巨结肠、肠息肉及直肠发育畸形等疾病的诊断,还可用于结肠梗阻和小肠梗阻的鉴别。婴幼儿钡灌肠,在检查当日不给固体食物,检查前 3h 禁食,可以不清洁灌肠;学龄前和学龄儿童在检查前是否清洁灌肠,根据拟诊疾病而定,如疑似巨结肠则不需清洁灌肠。

(三)电子计算机体层扫描

腹部电子计算机体层扫描(computed tomography,CT)主要适用于肝脏、胰腺疾病的诊断,也可用于腹部包块、腹膜后肿瘤、小肠和腹部血管性病变的检查。静脉增强扫描可清楚地显示血管的解剖及鉴别肿瘤和正常组织。CT 小肠造影检查(CT enterography,CTE)可检查肠腔内外病变。CT 较 MRI 快,检查用时短,但有放射性,儿童尽可能少用。

(四)磁共振成像检查

磁共振成像检查(magnetic resonance imaging,MRI)主要适用于肝脏肿瘤,特别是血管瘤与囊性病变的诊断,对于局限性脂肪浸润显示较清,对胰腺囊性纤维化伴脂肪沉积及囊肿形成也有明显的诊断价值。MRI 的血管显影成像优于 CT,特别是磁共振血管造影对肝脏的血管病变显示清晰。MRI 小肠造影检查(MR enterography,MRE)可检查肠腔内外病变,MRI 胆胰管造影检查(MR cholangiopancreatography,MRCP)可检查胆管和胰管的病变。MRI 没有放射性,更适合儿童应用。

(五)腹部超声检查

超声检查是利用人体对超声波的反射进行图像化处理,间接反映人体某部位各层组织的结构。腹部超声检查适用于胃肠、肝、胆囊、胆管、脾、胰等多个脏器疾病的诊断。超声检查方法简便,诊断准确率高,对受检者无损伤,现为儿童腹部疾病诊断常用方法。

二、消化道内镜检查

消化道内镜检查是诊断和治疗消化道疾病的可靠手段。随着电子内镜的普及,加之高性能的电视监视器,图像清晰,该检查能清楚观察到胃肠黏膜的细微病变,并可采用多种方式记录和保存图像,用于会诊与教学,为诊断、治疗消化道疾病提供了良好的条件。内镜检查除了可以观察消化道黏膜病变外,还可行黏膜组织学检查或微生物学检查。目前,消化内镜检查已在儿科广泛开展。

(一)上消化道内镜检查

上消化道内镜检查(upper gastrointestinal endoscopy)又称胃镜检查。胃镜检查优点是直观、精确,病变发现率优于钡餐。通过胃镜检查,可以发现食管、胃及十二指肠内炎症、溃疡、憩室、息肉、血管瘤及血管扩张等。小儿胃镜检查适应证主要为上腹疼痛、呕血、黑便、咽下困难或咽下疼痛、反复呕吐、误服异物等。并可行介入治疗,如上消化道取异物、食管狭窄扩张、内镜下止血、息肉切除、食管静脉曲张硬化剂治疗等。

(二)结肠镜检查

结肠镜(colonoscopy)主要用于大肠病变的检查。儿童的大肠病变有结肠炎、血管畸形、息肉、憩室等。下消化道出血的患者 65% 可能为息肉所致。传统的 X 线钡剂灌肠时,直径小于 0.5cm 的肿物易漏诊。结肠镜检查可以在直视下观察大肠息肉病变的性质、范围和部位,并可以做活体组织检查和肠息肉高频电凝切除术等。因此结肠镜检查主要适用于小儿便血、慢性腹泻、息肉、炎症性肠病等的诊断,介入治疗如息肉摘除、异物取出、狭窄扩张及止血等。

(三) 超声内镜检查

超声内镜检查(endoscopic ultrasonography,EUS)是经胃镜、肠镜导入高频微型超声探头,通过体腔在内镜直视下对消化管壁或邻近脏器进行超声扫描的方法。由于超声探头接近病变部位,图像分辨率明显提高。同时,在消化道管腔内进行超声扫描,避免了体外超声检查时皮下脂肪、肠腔气体和骨骼系统对超声结果的影响和干扰,可获得清晰的消化道管壁的各层次结构和周围邻近脏器的超声显像。在小儿可用于检测先天性肥厚性幽门狭窄肌层厚度及胃肠黏膜下肿块组织来源的判断等。

(四) 小肠镜检查

小肠长约 3~5m,肠管盘曲折叠,又位于胃和结肠之间。双气囊小肠镜是小肠疾病新的检查手段,为小肠深部疾病的认识与诊断提供了帮助。其与普通内镜的区别,即在内镜头部有一气囊,内镜外再置有一气囊的外套管,通过气囊的来回充气、放气和外套管移行、钩拉等动作,使内镜插入小肠深处,达到检查目的。目前主要用于原因不明肠道出血、腹泻或慢性小肠病变的检查和治疗。

(五) 胶囊内镜检查

胶囊内镜又称医用无线内镜,也是小肠病变诊断方法之一。优点是检查无痛苦、无创伤,缺点是不能做活体组织检查或行内镜治疗。学龄前儿童因吞咽胶囊困难,使用受到限制,现胶囊直径缩小,在胃镜的辅助下,体重 10kg 以上幼儿可以使用。检查前须排除肠道狭窄或梗阻。

(六) 内镜下逆行胰胆管造影检查

内镜下逆行胰胆管造影检查(endoscopic retrograde cholangiopancreatography,ERCP)是将十二指肠镜插到十二指肠降段,找到十二指肠乳头后,经内镜活体组织检查孔道插入一造影导管进入乳头开口部,向胆管或胰管注入造影剂,行 X 线胰胆管造影。ERCP 是微创胰胆系统重要的诊治方法,在小儿主要应用于肝内外胆道梗阻如胆道闭锁、胆总管扩张、急性发作性胰腺炎、慢性胰腺炎等疾病的检查治疗。

三、胃肠动力学检查

(一) pH 动态监测

pH 动态监测(pH monitoring)采用 pH 电极(儿科常用锑电极),放置在食管下括约肌上缘以上 3~5cm 处和 / 或胃内监测 pH,根据监测 24h 食管和 / 或胃内 pH 变化诊断胃食管反流,在胃食管反流病的诊断和鉴别诊断中有较高的价值。也可用于评价酸相关性疾病的疗效。

(二) 胃肠测压

胃肠测压是根据消化道肌肉收缩压力变化来判断胃肠动力,现多用高分辨率测压设备,用于食管测压、直肠肛门测压、胃内压测定、Oddi 括约肌测压等,是诊断胃肠动力障碍性疾病的重要方法。

(三) 食管阻抗测定

根据物质电阻抗(impedance)不同的原理检测食管反流物的性质和走行状态。阻抗技术与 pH 监测或高分辨率食管测压联用,分别称为 24 小时 pH-MⅡ技术和高分辨率测压阻抗(high-resolution impedance manometry,HRIM)技术。24 小时 pH-MⅡ技术用于明确胃食管反流病的病因,HRIM 技术可以在了解食管各部分压力状况的同时,明确食团被蠕动推进和通过胃食管连接部进入胃内的过程,多方位地明确食管动力状况。

(四) 胃电图

胃电图(electrogastrogram,EGG)是通过胃电活动检查胃运动功能的方法,可诊断胃动过速、胃动过缓及其他动力紊乱性疾病。

(五) 核素检查

将核素标记的液体与固体食物给试验者服用后,用 γ 照相机直接观察其在食管内动态移行情况,并用记录器与起始计数比较得出单位时间的排空率和胃半排空时间,了解胃排空时间、胃食管反流及反流物的肺部吸入情况。

(六) 超声检查

采用 B 型实时超声或三维实时超声检查,进食一定量的液体餐后,观察胃窦、胃体、幽门及十二指肠的动态运动情况,并可将胃排空情况量化,得出胃排空和半排空时间。

四、呼吸试验

(一) 氢呼气试验

氢呼气试验(hydrogen breath test,HBT)主要检测呼出气中氢气(H_2)的浓度,用于乳糖吸收不良、蔗糖吸收不良、小肠细菌过度生长的诊断和胃肠道传递时间的测定,是一种非侵入性胃肠功能检查方法,具有简便、无创、可重复的特点,但要能配合吹气的儿童才可实施。

(二) 二氧化碳呼吸试验

口服 ^{13}C 标记化合物后,经一系列代谢最终以 CO_2 形式从肺排出,检测呼出气中 $^{13}CO_2$ 含量,用于检测脂肪吸收不良、乳糖吸收不良、小肠细菌过度生长及评价肝功能等。^{13}C- 尿素呼气试验还可以用于检测幽门螺杆菌感染。^{13}C 为稳定性同位素,无放射性,适用于儿童。

(龚四堂)

第三节 口 炎

口炎(stomatitis)是指各种感染引起的口腔黏膜炎症。病变限于舌、齿龈、口角等局部者,可称为舌炎、齿龈炎或口角炎等。本病多见于婴幼儿。可单独发生,亦可继发于全身疾病,如急性感染、腹泻、营养不良、久病体弱和维生素缺乏等。感染常由病毒、真菌或细菌引起。不注意食具及口腔卫生,或各种疾病导致机体免疫功能紊乱等因素均可导致口炎的发生。目前细菌感染性口炎已经很少见,病毒及真菌感染所致的口炎仍为儿科常见疾病。

一、鹅口疮

鹅口疮(thrush,oral candidiasis)为白念珠菌感染在口腔黏膜表面形成白色斑膜的疾病。多见于新生儿和婴幼儿,营养不良、腹泻、长期使用广谱抗生素或类固醇激素的患儿常有此症。新生儿多由产道感染或因哺乳时污染的乳头和哺乳用具获得感染。

【临床表现】

口腔黏膜表面覆盖白色乳凝块样小点或小片状物,可逐渐融合成大片,不易擦去,周围无炎症反应,强行剥离后局部黏膜潮红、粗糙,可有溢血。不痛,不流涎,一般不影响吃奶,无全身症状。重症则全部口腔均被白色斑膜覆盖,甚至可蔓延到咽、喉、食管、气管、肺等处,此时可危及生命。重症患儿可伴低热、拒食、吞咽困难。使用抗生素可加重病情,促进感染蔓延。

【治疗和预防】

一般不需口服抗真菌药物。可用 2% 碳酸氢钠溶液于哺乳前后清洁口腔,或局部涂抹 10 万～20 万 U/ml 制霉菌素溶液,每天 2～3 次。亦可口服肠道微生态制剂,抑制真菌生长。预防鹅口疮应注意哺乳卫生,加强营养,适当增加维生素 B_2 和维生素 C 摄入。

二、疱疹性口炎

疱疹性口炎(herpetic stomatitis)为单纯疱疹病毒 1 型感染所致。多见于 1～3 岁婴幼儿,在公共场所容易传播,发病无明显季节差异。

【临床表现】

常好发于颊黏膜、齿龈、舌、唇内、唇红部及邻近口周皮肤。起病时发热可达 38～40℃,1～2 天后上述各部位口腔黏膜出现单个或成簇的小疱疹,直径约 2mm,周围有红晕,迅速破溃后形成溃疡,有黄白色纤维素性分泌物覆盖,多个溃疡可融合成不规则的大溃疡,有时累及软腭、舌和咽部。由于疼痛剧烈,患儿可表现拒食、流涎、烦躁,常因拒食啼哭才被发现。体温在 3～5 天后恢复正常,病程约 1～2 周。所属淋巴结常肿大和压痛,可持续 2～3 周。

本病应与疱疹性咽峡炎鉴别,后者为柯萨奇病毒 A 组感染所致,多发生在夏秋季。常骤起发热及咽痛,体格检查可发现咽部充血,在咽腭弓、软腭和腭垂黏膜上可见灰白色疱疹,四周绕有红晕,疱疹破溃后形成溃疡。疱疹不累及齿龈和颊黏膜,这与疱疹性口炎不同。

【治疗】

保持口腔清洁,多饮水,以微温或凉的流质食物为宜,避免刺激性食物。局部可喷洒西瓜霜、锡类散等。疼痛严重者可在餐前用 2% 利多卡因涂抹局部。发热时可用退热剂,抗生素不能缩短病程,仅用于有继发感染者。

(宋元宗)

第四节 ｜ 胃食管反流及反流性食管炎

胃食管反流(gastroesophageal reflux,GER)是指胃内容物,包括从十二指肠流入胃的胆盐和胰酶等反流入食管甚至口咽部,分生理性和病理性两种。生理情况下,小婴儿由于食管下括约肌(lower esophageal sphincter,LES)发育不成熟,神经肌肉协调功能也差,可于日间餐时或餐后出现反流,又称"溢乳"。病理性反流是由于 LES 的功能障碍和 / 或与其功能有关的组织结构异常,以致 LES 压力低下而出现反流,可以发生于睡眠、仰卧位及空腹时,引起一系列临床症状和并发症,即胃食管反流病(gastroesophageal reflux disease,GERD)。随着直立体位时间和固体饮食的增多,到 2 岁时 60% 的患儿症状可自行缓解,部分患儿症状可持续到 4 岁以后。脑性瘫痪、唐氏综合征以及其他原因的发育迟缓患儿,有较高的 GER 发生率。

【病因和发病机制】

1. 抗反流屏障功能低下　①LES 压力降低,是引起 GER 的主要原因。正常吞咽时 LES 反射性松弛,压力下降,通过食管蠕动推动食物进入胃内,然后压力又恢复到正常水平,并出现一个反应性的压力增高以防止食物反流。当胃内压和腹内压升高时,LES 会发生反应性主动收缩,使其压力超过增高的胃内压,起到抗反流的作用。如因某种因素使上述正常功能发生紊乱,LES 短暂性松弛,即可导致胃内容物反流入食管。②LES 周围组织作用减弱,例如缺少腹腔段食管,致使腹内压增高时不能将其传导至 LES 使之收缩达到抗反流的作用;小婴儿食管角(由食管和胃贲门形成的夹角,即 His 角)较大(正常为 30°～50°);膈肌食管裂孔钳夹作用减弱;膈食管韧带和食管下端黏膜瓣结构存在器质性或功能性病变;以及胃内压、腹内压增高等,均可破坏正常的抗反流功能。

2. 食管廓清能力降低　正常食管廓清能力是依靠食管的推动性蠕动、唾液的冲洗、对酸的中和作用、食丸的重力和食管黏膜细胞分泌的碳酸氢盐等多种机制发挥其对反流物的清除作用,以缩短反流物与食管黏膜的接触时间。当食管蠕动减弱或消失,或出现病理性蠕动时,食管清除反流物的能力下降,这样就延长了有害的反流物质在食管内的停留时间,增加了对黏膜的损伤。

3. 食管黏膜的屏障功能破坏　屏障作用是由黏液层、细胞内的缓冲液、细胞代谢及血液供应共同构成。反流物中的某些物质,如胃酸、胃蛋白酶,以及十二指肠反流入胃的胆盐和胰酶,使食管黏膜的屏障功能受损,引起黏膜炎症。

4. 胃、十二指肠功能失常　胃排空能力低下,使胃内容物及其压力增加,当胃内压增高超过 LES 压力时可使 LES 开放。胃容量增加又导致胃扩张,致使贲门食管段缩短,使其抗反流屏障功能减弱。十二指肠病变时,幽门括约肌关闭不全则容易导致十二指肠 - 胃 - 食管反流(duodenogastroesophageal reflux,DGER)。

【临床表现】

轻重不一,与反流的强度、持续的时间、有无并发症以及患者年龄有关。

1. **呕吐** 新生儿和婴幼儿以呕吐为主要表现。多数患儿于生后第1周即出现呕吐,另有部分患儿于生后6周内出现症状。呕吐多发生在进食后,有时在夜间或空腹时,严重者呈喷射状。呕吐物为胃内容物,有时含少量胆汁。也有患儿表现为溢乳、反刍或吐泡沫。年长儿以反胃、反酸、嗳气等症状多见。

2. **反流性食管炎** 常见症状有三种。①胃灼热:见于有表达能力的年长儿,位于胸骨下段,饮用酸性饮料可使症状加重;②咽下疼痛:婴幼儿表现为喂奶困难、烦躁、拒食,年长儿诉吞咽时疼痛,如并发食管狭窄则出现严重呕吐和持续性吞咽困难;③呕血和便血:食管炎严重者可发生糜烂或溃疡,出现呕血或黑便症状。严重的反流性食管炎可发生缺铁性贫血。

3. **Barrette食管** 由于慢性GER,食管远端的鳞状上皮被增生的柱状上皮替代,虽抗酸能力增强,但更易发生食管溃疡、狭窄甚至腺癌。溃疡较深者可发生气管食管瘘。

4. **食管外症状**

(1)与GERD相关的呼吸系统疾病:①呼吸道感染。反流物直接或间接引发反复呼吸道感染、吸入性肺炎。②哮喘。反流物刺激食管黏膜感受器反射性地引起支气管痉挛而出现哮喘。部分发病早、抗哮喘治疗无效、无过敏性疾病家族史的哮喘患儿更可能是GERD引起。③窒息和呼吸暂停。多见于早产儿和小婴儿。原因为反流所致喉痉挛引起呼吸道梗阻,表现为青紫或苍白、心动过缓,甚至发生婴儿猝死综合征。

(2)营养不良:因呕吐及食管炎引起喂食困难而营养摄取不足所致。主要表现为体重不增和生长发育迟缓、贫血。

(3)其他:如声音嘶哑、中耳炎、鼻窦炎、反复口腔溃疡、龋齿等。部分患儿可出现精神、神经症状。①Sandifer综合征:是指病理性GER患儿于进食后呈现类似斜颈样的一种特殊"公鸡头样"的怪异姿势,这是一种保护性机制,用以保持气道通畅或减轻酸反流所致的疼痛,可以同时伴有杵状指、蛋白丢失性肠病及贫血;②婴儿哭吵综合征:表现为易激惹、夜惊、进食时哭闹等。

【辅助检查】

1. **食管钡餐造影** 可对食管的形态、运动状况、钡剂的反流和食管与胃连接部的组织结构做出判断,并能观察到是否存在食管裂孔疝等先天性疾患,以及严重病例是否形成食管溃疡、狭窄等改变。

2. **食管pH动态监测** 经鼻孔将微电极放置在食管括约肌的上方,24h连续监测食管下段pH,如有酸性GER发生则pH下降。通过计算机软件分析可反映GER的发生频率、时间、反流物在食管内停留的状况,以及反流与起居活动、临床症状之间的关系,借助一些评分标准,可区分生理性和病理性反流,是目前最可靠的诊断方法。特别是用于一些症状不典型的患者,或用于查找一些症状,如咳嗽、哽噎、喘息、呼吸暂停的原因。还可以同时检测食管及胃内pH,以判断食管下段pH不下降时的碱性GER和DGER。

3. **食管动力功能检查** 应用低顺应性灌注导管系统和腔内微型传感器导管系统等测压设备了解食管运动情况及LES功能。对于LES压力正常的患儿应连续测压,动态观察食管的运动功能。

4. **食管内镜检查及黏膜活检** 内镜诊断及分级标准如下。0级:食管黏膜无异常;Ⅰ级:黏膜点状或条状发红、糜烂,无融合现象;Ⅱ级:黏膜有条状发红、糜烂并有融合,但小于周径的2/3;Ⅲ级:黏膜广泛发红、糜烂,融合成全周性或有溃疡。食管黏膜组织活检可发现鳞状上皮基底层细胞增生、肥厚,黏膜固有层乳头延伸进入上皮,上皮层内中性粒细胞、嗜酸性粒细胞、淋巴细胞浸润,甚至黏膜糜烂、溃疡,肉芽组织形成和/或纤维化。Barrette食管:食管远端正常的复层鳞状上皮发生肠上皮化生,改变为含杯状细胞的柱状上皮组织。

5. **食管胆汁反流动态监测** 应用便携式24h胆红素监测仪,将监测探头经鼻孔插入,放置在食管括约肌上方,监测24h,记录平卧、直立、进餐及症状发生的时间,数据以专用软件处理,可提示胆汁反流至食管的十二指肠胃食管反流。

6. 胃-食管放射性核素闪烁扫描　口服或胃管内注入含有 ^{99m}Tc 标记的液体,应用 γ 照相机测定食管反流量,可了解食管运动功能。

【诊断】

GER 临床表现复杂且缺乏特异性,仅凭临床症状有时难以与其他引起呕吐的疾病相鉴别,即使是 GER 也难以区分是生理性或病理性。凡临床发现不明原因反复呕吐、咽下困难、反复发作的慢性呼吸道感染、难治性哮喘、生长发育迟缓、营养不良、原因不明的哭吵、贫血、反复出现窒息、呼吸暂停等症状时,都应考虑到 GER 的可能,针对不同情况,选择必要的辅助检查以明确诊断。

【鉴别诊断】

1. 贲门失弛缓症　又称贲门痉挛,是指食管下括约肌松弛障碍导致的食管功能性梗阻。婴幼儿表现为喂养困难、呕吐,重症可伴有营养不良、生长发育迟缓。年长儿诉胸痛和胃灼热感、反胃。通过 X 线钡餐造影、内镜和食管测压等可确诊。

2. 消化道器质性病变　以呕吐为主要表现的新生儿、小婴儿应排除消化道器质性病变,如先天性幽门肥厚性狭窄、胃扭转、肠旋转不良等梗阻性疾病。

3. 其他致病因素引起的损伤　对反流性食管炎伴并发症的患儿,必须排除由于物理性、化学性、生物性等致病因素所引起组织损伤而出现的类似症状。

【治疗】

凡诊断为 GER 的患儿,特别是有合并症或影响生长发育者必须及时进行治疗。

1. 体位治疗　将床头抬高 30°,小婴儿的最佳体位为前倾俯卧位,但为防止婴儿猝死综合征的发生,睡眠时应采取左侧卧位。儿童在清醒状态下最佳体位为直立位和坐位,睡眠时保持左侧卧位及上身抬高,减少反流频率及反流物误吸。

2. 饮食疗法　以稠厚饮食为主,少量多餐,婴儿增加喂奶次数,人工喂养儿可在奶中加入淀粉类食物或进食谷类食品。年长儿亦应少量多餐,以高蛋白低脂肪饮食为主,睡前 2h 不予进食,保持胃处于非充盈状态,避免食用降低 LES 张力和增加胃酸分泌的食物,如酸性饮料、高脂饮食、巧克力和辛辣食品。此外,应控制体重增长,不吸烟及避免被动吸烟。

3. 药物治疗　主要基于降低胃内容物酸度和促进上消化道动力,包括促胃肠动力药、抗酸或抑酸药、黏膜保护剂等,但使用时应注意药物的适用年龄及不良反应。

(1) 促胃肠动力药(prokinetic agents):疗程 4 周。能提高 LES 张力,增加食管和胃蠕动,提高食管廓清能力,促进胃排空,从而减少反流和反流物在食管内的停留。如多巴胺受体拮抗剂:多潘立酮(domperidone),常用剂量为每次 0.2~0.3mg/kg,每天 3 次,饭前半小时及睡前口服(因心脏负作用,建议 12 岁以上使用)。

(2) 抗酸和抑酸药:疗程 8~12 周。主要作用为抑制酸分泌、中和胃酸以减少反流物对食管黏膜的损伤,提高 LES 张力。①抑酸药:H$_2$ 受体拮抗剂(H$_2$-receptor blockers),如西咪替丁(cimetidine)、雷尼替丁(ranitidine)、法莫替丁(famotidine)、尼扎替丁(nizatidine);质子泵抑制剂(proton pump inhibitors,PPI),如奥美拉唑(omeprazole)、兰索拉唑(lansoprazole)、埃索美拉唑(esomeprazole)等,可根据年龄特点选择使用。②抗酸药:如氢氧化铝凝胶可中和胃酸,多用于年长儿。

(3) 黏膜保护剂(mucosa protector):疗程 4~8 周。可选用硫糖铝、硅酸铝盐、磷酸铝等(抗酸和抑酸药以及黏膜保护剂的治疗见本章第五节)。

4. 外科治疗　及时采用体位、饮食、药物等治疗方法后,大多数患儿症状能明显改善或痊愈。具有下列指征可考虑外科手术:①内科治疗 6~8 周无效,有严重并发症(消化道出血、营养不良、生长发育迟缓);②因先天食管裂孔疝导致反流或有严重食管炎伴出血、溃疡、狭窄等;③有严重的呼吸道并发症,如呼吸道梗阻、反复发作吸入性肺炎或窒息、伴支气管肺发育不良者;④合并严重神经系统疾病。

(宋元宗)

第五节 | 胃炎和消化性溃疡

一、胃炎

胃炎（gastritis）是指各种物理性、化学性或生物性有害因子引起的胃黏膜或胃壁炎性病变。根据病程分急性和慢性两种，后者发病率高。

【病因和发病机制】

1. **急性胃炎** 多为继发性，是由严重感染、休克、颅内损伤、严重烧伤、呼吸衰竭和其他危重疾病所致的应激反应（又称急性胃黏膜损伤、急性应激性黏膜病变）。误服毒性物质和腐蚀剂、摄入由细菌及其毒素污染的食物、服用对胃黏膜有损害的药物（如阿司匹林等非甾体抗炎药）、食物过敏、胃内异物、情绪波动、精神紧张等均能引起胃黏膜的急性炎症。

2. **慢性胃炎** 是有害因子长期反复作用于胃黏膜引起损伤的结果，儿童慢性胃炎中以非萎缩性（以往称浅表性）胃炎最常见，约占90%～95%，萎缩性胃炎和特殊类型胃炎少见。病因迄今尚未完全明确，可能与下列因素有关。

（1）幽门螺杆菌（*Helicobacter pylori*，Hp）感染：已证实Hp的胃内感染是胃炎的主要病因，在活动性、重度胃炎中Hp检出率很高。慢性胃炎的家族聚集倾向也表明了Hp在家族成员间的传播。

（2）胆汁反流：各种原因引起胃肠道动力异常，十二指肠胃反流，反流的胆盐刺激降低了胃黏膜对离子通透的屏障功能，使得胃液中氢离子得以反弥散进入胃黏膜引起炎症。

（3）长期食（服）用刺激性食物和药物：如粗糙、过硬、过冷、过热、辛辣的食品，经常暴饮暴食，饮浓茶、咖啡，服用阿司匹林等非甾体抗炎药及类固醇激素类药物。

（4）神经精神因素：持续精神紧张、压力过大，可使消化道激素分泌异常。

（5）全身慢性疾病影响：如慢性肾炎、尿毒症、重症糖尿病、肝胆系统疾病、类风湿关节炎、系统性红斑狼疮等。

（6）其他因素：如环境、遗传、免疫、营养等因素均与发病有关。

【临床表现】

1. **急性胃炎** 发病急骤，轻者仅有食欲缺乏、腹痛、恶心、呕吐，严重者可出现呕血、黑便、脱水、电解质及酸碱平衡紊乱。有感染者常伴有发热等全身中毒症状。

2. **慢性胃炎** 常见症状为反复发作、无规律性的腹痛，疼痛经常出现于进食过程中或餐后，多数位于上腹部、脐周，部分患儿部位不固定，轻者为间歇性隐痛或钝痛，严重者为剧烈绞痛。常伴有食欲缺乏、恶心、呕吐、腹胀，继而影响营养状况及生长发育。胃黏膜糜烂出血者伴呕血、黑便。

【辅助检查】

1. **胃镜检查** 为最有价值、可靠的诊断手段。可直接观察胃黏膜病变及其程度，可见黏膜广泛充血、水肿、糜烂、出血，有时可见黏膜表面的黏液斑或反流的胆汁。Hp感染时，还可见到胃黏膜微小结节形成（又称胃窦小结节或淋巴细胞样小结节增生）。同时可取病变部位组织进行幽门螺杆菌检测和病理学检查。

2. **幽门螺杆菌检测** 分为侵入性和非侵入性两大类。前者需通过胃镜检查采集胃黏膜组织进行检测，包括：①快速尿素酶实验；②组织学检查；③Hp培养。后者主要有：①^{13}C-尿素呼气实验；②粪便Hp抗原检测；③血清学检测抗Hp-IgG抗体。

【病理】

1. **急性胃炎** 表现为上皮细胞变性、坏死，固有层大量中性粒细胞浸润，无或极少有淋巴细胞、浆细胞，腺体细胞呈不同程度的变性坏死。

2. **慢性胃炎** 非萎缩性胃炎见上皮细胞变性，小凹上皮细胞增生，固有层炎症细胞主要为淋巴细胞、浆细胞浸润。萎缩性胃炎主要为固有层腺体萎缩,肠腺化生及炎症细胞浸润。

【诊断和鉴别诊断】

根据病史、体检、临床表现、胃镜和病理学检查,基本可以确诊。由于引起儿童腹痛的病因很多,急性发作的腹痛必须注意与外科急腹症以及肝、胆、胰、肠等腹内脏器的器质性疾病、腹型过敏性紫癜相鉴别。慢性反复发作的腹痛应与消化性溃疡、嗜酸性粒细胞性胃肠炎、肠道寄生虫病及功能性腹痛等疾病鉴别。

1. 肠蛔虫病 常有不固定腹痛、偏食、异食癖、恶心、呕吐等消化功能紊乱症状,有时出现全身过敏症状。往往有吐虫、排虫史,粪便查找虫卵,驱虫治疗有效等可协助诊断。随着卫生条件的改善,肠蛔虫病在我国已经大为减少。

2. 嗜酸性粒细胞性胃肠炎 嗜酸性粒细胞在胃肠黏膜浸润所致的胃肠疾病,其中黏膜型与本病临床症状相似,但按一般胃炎治疗效果不佳。

3. 心理因素所致功能性腹痛 是一种常见的儿童期心身疾病。原因不明,与情绪改变、生活事件、家庭成员过度焦虑等有关。表现为弥漫性、发作性腹痛,持续数十分钟或数小时而自行缓解,可以伴有恶心、呕吐等症状,熟睡后症状消失。临床和辅助检查往往没有阳性发现。

【治疗】

1. 急性胃炎 祛除病因,积极治疗原发病,避免服用一切刺激性食物和药物,及时纠正水、电解质紊乱。有上消化道出血者应卧床休息,保持安静,监测生命体征及呕吐与黑便情况。可用抑酸剂和胃黏膜保护剂,细菌感染者应用有效抗生素。

2. 慢性胃炎

(1)饮食治疗:养成良好的饮食习惯和生活规律。饮食定时定量,避免食用刺激性食品和对胃黏膜有损害的药物。

(2)药物治疗:①黏膜保护剂,如碱式碳酸铋、硫糖铝、蒙脱石粉剂等;②抑制胃酸药物,常用西咪替丁、雷尼替丁、法莫替丁等;③胃肠动力药,腹胀、呕吐或胆汁反流者加用多潘立酮、西沙必利、莫沙必利等;④有幽门螺杆菌感染者应进行规范的抗 Hp 治疗(见消化性溃疡的治疗)。药物治疗时间视病情而定。

二、消化性溃疡

消化性溃疡(peptic ulcer)主要是指发生在胃和十二指肠的慢性溃疡,即胃溃疡(gastric ulcer,GU)和十二指肠溃疡(duodenal ulcer,DU)。各年龄儿童均可发病,以学龄儿童多见。婴幼儿多为急性、继发性溃疡,常有明确的原发疾病,GU 和 DU 发病率相近。年长儿多为慢性、原发性溃疡,以 DU 多见,男孩多于女孩,可有明显的家族史。

【病因和发病机制】

原发性消化性溃疡的病因与诸多因素有关,确切发病机制至今尚未完全阐明。目前认为,溃疡的形成是对胃和十二指肠黏膜有损害作用的侵袭因子(酸、胃蛋白酶、胆盐、药物、微生物及其他有害物质)与黏膜自身的防御因素(黏膜屏障、黏液-重碳酸盐屏障、黏膜血流量、细胞更新、前列腺素等)之间失去平衡的结果。一般认为,与酸增加有关的因素对十二指肠溃疡的意义较大,而与组织防御减弱有关的因素对胃溃疡有更重要的意义。

1. 胃酸和胃蛋白酶的侵袭力 酸和胃蛋白酶是对胃和十二指肠黏膜有侵袭作用的主要因素。新生儿生后 1～2 天胃酸分泌多,与成人相同,4～5 天时下降,以后又逐渐增高,故生后 2～3 天亦可发生原发性消化性溃疡,因胃酸分泌随年龄而增加,因此年长儿消化性溃疡的发病率较婴幼儿高。

2. 胃和十二指肠黏膜的防御功能 决定胃黏膜抵抗损伤能力的因素包括黏膜血流、上皮细胞的再生、黏液分泌和黏膜屏障的完整性。在各种攻击因子的作用下,黏膜血液循环及上皮细胞的分泌与更新受到影响,屏障功能受损,发生黏膜缺血、坏死,形成溃疡。

3. 幽门螺杆菌感染 有调查表明大部分原发性溃疡患者存在 Hp 感染,Hp 被根除后溃疡的复发率即下降,说明 Hp 在溃疡病发病机制中起重要作用。

4. 遗传因素 消化性溃疡的发生具有遗传因素的证据,部分患儿可以有家族史,GU 和 DU 同胞患病比一般人群分别高 1.8 倍和 2.6 倍,单卵双胎发生溃疡的一致性也较高。

5. 其他 精神创伤、中枢神经系统病变、外伤、手术后、饮食习惯不当(如暴饮暴食、过冷、油炸食品)、气候因素、对胃黏膜有刺激性的药物(如非甾体抗炎药、类固醇激素等),均可降低胃黏膜的防御能力,引起胃黏膜损伤。

继发性溃疡是由于全身疾病引起的胃、十二指肠黏膜局部损害。见于各种危重疾病所致的应激反应(参见急性胃炎病因)。

【病理】

DU 好发于球部,偶尔位于球部以下的部位,称球后溃疡。多为单发,也可多发。GU 多发生在胃窦、胃角,少数可发生在胃体、幽门管内。溃疡大小不等,深浅不一,胃镜下观察呈圆形、不规则圆形或线形,底部有灰白苔,周围黏膜充血、水肿。溃疡浅者累及黏膜肌层,深者达肌层甚至浆膜层,血管破溃时引起出血,穿破浆膜层时引起穿孔。十二指肠球部因黏膜充血、水肿,或因多次复发后纤维组织增生和收缩而导致球部变形,有时出现假憩室。胃和十二指肠同时有溃疡时称复合溃疡。

【临床表现】

由于溃疡在各年龄阶段的好发部位、类型和演变过程不同,临床症状和体征也存在差异。不同年龄患者的临床表现有各自的特点,但年龄越小,症状越不典型。

1. 新生儿期 继发性溃疡多见,常见原发病有早产、出生窒息等缺氧缺血、败血症、低血糖、呼吸窘迫综合征和中枢神经系统疾病等。常表现急性起病,呕血、黑便。生后 2～3 天亦可发生原发性溃疡。

2. 婴儿期 继发性溃疡多见,发病急,首发症状可为消化道出血和穿孔。原发性以 GU 多见,表现为食欲差、呕吐、进食后啼哭、腹胀、生长发育迟缓,也可表现为呕血、黑便。

3. 幼儿期 GU 和 DU 发病率相等,常见进食后呕吐,间歇发作脐周及上腹部疼痛,烧灼感少见,夜间及清晨痛醒,可发生呕血、黑便甚至穿孔。

4. 学龄前至青春期 以原发性 DU 多见,主要表现为反复发作脐周及上腹部胀痛、烧灼感,饥饿时或夜间多发。严重者可出现呕血、便血、贫血。并发穿孔时疼痛剧烈并放射至背部或左右上腹部。也有仅表现为贫血,少数患儿表现为无痛性黑便、晕厥,甚至休克。

【并发症】

慢性溃疡常并发缺铁性贫血。如溃疡穿孔至腹腔或邻近器官,可出现腹膜炎、胰腺炎等。如炎症和水肿较广泛,可出现急慢性梗阻。

【辅助检查】

1. 消化道出血相关的实验室检查 如血常规示失血性贫血,粪便潜血实验阳性等。

2. 上消化道内镜检查 是诊断溃疡病准确率最高的方法。内镜观察不仅能准确诊断溃疡、观察病灶大小、周围炎症的轻重、溃疡表面有无血管暴露,同时又可采集黏膜组织行病理组织学和细菌学检查,还可以在内镜下控制活动性出血。内镜下溃疡可呈圆形或椭圆形病灶,边界清楚,中央有灰白色苔状物,可分为活动期(A)、愈合期(H)和瘢痕期(S),其中每个病期又可分为 1～2 个阶段。

3. 胃肠 X 线钡餐造影 适用于对胃镜检查有禁忌者。

(1)直接征象:发现胃和十二指肠壁龛影可确诊。

(2)间接征象:胃溃疡对侧痉挛切迹,十二指肠球部痉挛、畸形对本病有诊断参考价值。因儿童溃疡浅表,钡餐通过快,检出率比成人低,且假阳性率较高,气钡双重对比造影效果会有改善。

4. 幽门螺杆菌检测 见慢性胃炎部分。我国儿童 Hp 现症感染的诊断应符合下述四项之一:①Hp 培养阳性;②组织病理学检查和快速尿素酶实验均阳性;③组织病理学检查和快速尿素酶实验结果不一致时,需进一步行非侵入性检查,如 ^{13}C- 尿素呼气实验或粪便 Hp 抗原检测;④消化性溃疡出血时,组织病理学检查和快速尿素酶实验中任一项阳性。

【诊断和鉴别诊断】

儿童消化性溃疡的症状和体征不如成人典型,故对出现剑突下有烧灼感或饥饿痛;反复发作、进食后缓解的上腹痛,夜间及清晨症状明显;与饮食有关的呕吐;反复胃肠不适,且有溃疡病,尤其是 DU 家族史;原因不明的呕血、便血;粪便潜血试验阳性的贫血患儿等,均应警惕消化性溃疡的可能,及时进行内镜检查,尽早明确诊断。以下症状应与其他疾病鉴别。

1. **腹痛**　应与肠痉挛、蛔虫病、腹内脏器感染、结石、腹型过敏性紫癜等疾病鉴别。

2. **呕血**　新生儿和小婴儿呕血可见于新生儿出血症、食管裂孔疝等;年长儿需与肝硬化致食管静脉曲张破裂及全身出血性疾病鉴别,有时还应与咯血相鉴别。

3. **便血**　消化性溃疡出血多为柏油样便,鲜红色便仅见于大量出血者。应与肠套叠、梅克尔憩室、息肉、腹型过敏性紫癜及血液病所致出血鉴别。

【治疗】

目的是缓解和消除症状,促进溃疡愈合,防止复发,并预防并发症。

1. **一般治疗**　培养良好的生活习惯,饮食定时定量,避免过度疲劳及精神紧张,消除有害因素(如避免食用刺激性食物和药物)。如有出血时,应积极监护治疗,以防失血性休克;应监测生命体征,如血压、心率及末梢循环;同时禁食,注意补充足够血容量;失血严重时应及时输血。必要时可行消化道局部止血(如喷药、胃镜下硬化、电凝治疗),或使用全身止血药。

2. **药物治疗**　原则为抑制胃酸分泌和中和胃酸,强化黏膜防御能力,抗幽门螺杆菌治疗。

(1)抑制胃酸治疗:是消除侵袭因素的主要途径。①H_2受体拮抗剂(H_2RI):可直接抑制组胺、阻滞乙酰胆碱分泌,达到抑酸和加速溃疡愈合的目的。可用西咪替丁,每天 10~15mg/kg,分 4 次于饭前 10~30min 口服,或每天分 1~2 次静脉滴注;雷尼替丁,每天 3~5mg/kg,每 12h 服用 1 次,或每晚 1 次口服,或每天分 2~3 次静脉滴注,疗程均为 4~8 周。法莫替丁 0.9mg/kg,睡前 1 次口服,或每天(严重者每 12h)1 次静脉滴注,疗程 2~4 周。②质子泵抑制剂(PPI):作用于胃黏膜壁细胞,降低壁细胞中的 H^+-K^+-ATP 酶活性,阻止 H^+ 从细胞质内转移到胃腔而抑制胃酸分泌。常用奥美拉唑,剂量为每天 0.6~0.8mg/kg,清晨顿服。疗程 2~4 周,还有兰索拉唑、埃索美拉唑等,可根据年龄特点选用。③中和胃酸的抗酸剂:起缓解症状和促进溃疡愈合的作用。

(2)胃黏膜保护剂:①硫糖铝。参考剂量为每次 10~25mg/kg,或按年龄 1 月~1 岁每次 250mg,2~11 岁每次 500mg,12~14 岁每次 1g,一日 4~6 次,餐前 1h 或睡前口服,最大剂量每天 8g,疗程 4~8 周;②铋剂(≥6 岁)。枸橼酸铋钾或胶体果胶铋,剂量按铋元素计算为每天 6~8mg/kg,分 2 次口服,最大剂量每次 165mg,一日 2 次,疗程 4~6 周,但本药有导致神经系统不可逆损害和急性肾衰竭等副作用,长期大剂量应用时应谨慎,最好有血铋监测。

(3)抗幽门螺杆菌治疗:有 Hp 感染的消化性溃疡,需要 Hp 感染根除治疗。常用的药物有三种。①抗生素:阿莫西林 50mg/(kg·d)分 2 次;克拉霉素 15~20mg/(kg·d)分 2 次;甲硝唑 20mg/(kg·d)分 2 次;替硝唑 20mg/(kg·d)分 2 次。②铋剂(≥6 岁)。③抗酸分泌药:如奥美拉唑。

目前主张联合用药,疗程 14 天。有条件的单位,首选基于药敏结果的个体化三联方案,如明确克拉霉素敏感者,首选 PPI+ 克拉霉素 + 阿莫西林,疗程 14 天,若青霉素过敏则将阿莫西林换为甲硝唑。克拉霉素耐药率较高或未知的地区,若无法获得药敏结果,≥6 岁者首选含铋剂的四联疗法(PPI+ 阿莫西林 + 甲硝唑 + 铋剂),若青霉素过敏则将阿莫西林换为克拉霉素,疗程 14 天;<6 岁且无法获得药敏结果或明确克拉霉素和甲硝唑均耐药的患儿,应严格把握根除治疗的指征。

3. **手术治疗**　消化性溃疡一般不需手术治疗,但如有以下情况,应考虑手术治疗:①溃疡合并穿孔;②难以控制的出血,失血量大,48h 内失血量超过血容量的 30%;③瘢痕性幽门梗阻,经胃肠减压等保守治疗 72h 仍无改善;④慢性难治性疼痛。

(宋元宗)

第六节 | 炎症性肠病

炎症性肠病(inflammatory bowel disease,IBD)是指原因不明的一组非特异性慢性胃肠道炎症性疾病,包括溃疡性结肠炎(ulcerative colitis,UC)、克罗恩病(Crohn disease,CD)和未定型结肠炎(indeterminate colitis,IC)。近年来,儿童炎症性肠病发病率有上升趋势,本病严重影响着患儿的生长发育和生活质量。IBD 特别是克罗恩病多在青少年期起病,据统计约 20%~30% IBD 在儿童期被诊断。儿童炎症性肠病患者的临床表现多以初发型为主,发病年龄越小,症状越严重。年龄<6 岁的 IBD 是一特殊形式的 IBD,其临床表型及基因与晚发型 IBD 均不同,被定义为极早发型 IBD(very early onset IBD,VEO-IBD)。VEO-IBD 严重程度更重,对既往传统治疗手段反应差,一般同时伴有原发性免疫缺陷病。

【病因和发病机制】

IBD 病因与发病机制至今仍未完全明确,但公认为遗传、环境及免疫等多种因素综合作用的结果。目前认为其发病机制是由感染等诱发过度肠黏膜免疫反应,在具有遗传易感性的人群中导致肠黏膜损伤。

1. **遗传因素** 流行病学资料表明,本病发病呈明显种族差异和家族聚集性,不同种族人群中 IBD 发病率存在较大差异,其中白种人发病率最高,其次为美洲黑种人,亚洲人种发病率最低。随着免疫学、遗传学、分子生物学的迅速发展,特别是全基因组关联研究(genome wide association studies,GWAS)、基因芯片等技术的应用,目前已经越来越多地发现与 IBD 发病易感性相关的基因位点。VEO-IBD 患者多为单基因疾病或与免疫系统疾病相关的罕见突变多基因疾病。例如 VEO-IBD 中较多见 IL10RA 和 IL10RB 缺陷患者,肠道炎症即为免疫应答缺陷直接导致的。

2. **环境因素** 工业化国家儿童 IBD 的发病率高于非工业化国家,城市儿童的发病率高于农村和山区,迁居欧美的亚洲移民及其后代的 IBD 易感性明显增加,提示各种环境因素如感染、吸烟、饮食、肠道菌群、居住地气候等均可能参与了 IBD 的发病。

3. **免疫因素** 免疫失调在 IBD 的发病机制中发挥重要作用。肠黏膜上皮细胞、基质细胞、肥大细胞、内皮细胞等与免疫细胞间相互作用,调节肠黏膜免疫的动态平衡,维持肠黏膜结构的稳定。上述相互作用的失调,即可造成组织损伤和慢性炎症,导致 IBD 发生。中性粒细胞、巨噬细胞、T 淋巴细胞和 B 淋巴细胞等免疫细胞释放的抗体、细胞因子和炎症介质均可引起组织破坏和炎性病变。

【病理】

溃疡性结肠炎主要累及结肠及直肠,偶尔累及回肠末端,亦可能累及阑尾,极少累及上消化道,病变呈弥漫性、连续性分布,多位于黏膜层,浆膜层无明显异常。镜下为非特异性炎症,多局限于黏膜层及黏膜下层,固有层内可见淋巴细胞、浆细胞、单核细胞浸润,急性期常伴有多量中性粒细胞及嗜酸性粒细胞浸润。腺体破坏是该病的重要特征,肠黏膜隐窝处多见隐窝脓肿形成,腺体上皮细胞坏死、结构破坏,同时杯状细胞减少,帕内特细胞化生,腺上皮增生,核分裂增多。

克罗恩病可侵犯整个消化道,最常累及末端回肠,极少累及直肠,病变呈节段性分布。镜下可见单核细胞、浆细胞、嗜酸性粒细胞、肥大细胞、中性粒细胞等急、慢性炎症细胞浸润肠壁全层,有时形成裂隙样溃疡,上皮样细胞及多核巨细胞形成非干酪样坏死性肉芽肿,黏膜下层水肿,淋巴管、血管扩张,部分血管周围可见粗大、扭曲的神经纤维,神经节细胞增生,伴有纤维组织增生。

【临床表现】

溃疡性结肠炎和克罗恩病共同临床特征有:多呈亚急性或慢性起病,近年也可见部分以急性暴发型起病者。均可表现有腹胀、腹痛、腹泻;大便呈黏液稀便、黏液脓便或脓血便,甚至血水样便以及可能有里急后重。可能出现有不同程度发热以及出现各种肠外表现,如关节炎、强直性脊柱炎、皮疹、虹膜睫状体炎等。病程较长或反复发作会对患儿营养和生长发育造成很大影响。两者都可能有肠出血、肠狭窄、肠梗阻、肠穿孔等并发症。

溃疡性结肠炎和克罗恩病的不同临床特点:克罗恩病患儿因常累及回盲部,腹痛多在右下腹,多表现为绞痛或痉挛性锐痛,呈阵发性发作,绞痛多发生在餐后。大便为黏液便或水样便,也可表现便秘与腹泻交替现象。因为累及小肠的消化吸收功能,对生长发育影响更明显。早期病例容易误诊为阑尾炎,慢性迁延过程又容易误诊为肠结核。与成人不同,儿童克罗恩病患者因病程短,很少有腹部包块形成,但可有肛周病变,包括肛门直肠周围瘘管、脓肿形成及肛裂等病变。溃疡性结肠炎患儿的肠道损害多先出现在远端结肠和乙状结肠,因此腹痛多在左下腹,以持续性隐痛或钝痛为主要特征,腹泻后腹痛可缓解。大便多为黏液便或脓血便,甚至血水样便,伴里急后重多见,容易误诊为痢疾或感染性结肠炎。两者鉴别见表 10-1。

表 10-1　克罗恩病与溃疡性结肠炎的鉴别

鉴别点	克罗恩病	溃疡性结肠炎
病变范围	全消化道	主要在结肠
病变特点	跳跃式	连续性
病变累及深度	全层,不对称	黏膜和黏膜下层,环周
内镜特征	纵行深溃疡,肉芽	弥漫性浅溃疡,假息肉
并发症	梗阻,瘘管,出血,营养吸收障碍,全身多脏器功能障碍	出血,结肠扩张(巨结肠),癌变,狭窄
预后	差	相对好
对治疗的反应	可控制,不可治愈	可控制,可治愈
治疗难度	更大	大

【辅助检查】

1. **实验室检查**　包括全血细胞计数、血沉、C 反应蛋白(CRP)、血清白蛋白等。活动期白细胞计数可升高,CRP 可升高,血沉可加快。严重或病情持续患者血清白蛋白下降。粪便常规与培养对非 IBD 的肠道感染可起鉴别作用。血清标志物:核周抗中性粒细胞胞质抗体(p-ANCA)和抗酿酒酵母菌抗体(ASCA)分别为溃疡性结肠炎和克罗恩病的相对特异性抗体,有助于溃疡性结肠炎和克罗恩病的诊断和鉴别诊断。

2. **胃肠道内镜检查**　疑似 IBD 患儿就诊时均应完善全面的内镜检查及活检,包括食管胃十二指肠镜和结肠镜检查。小肠镜检查对发生在小肠的克罗恩病有独特的诊断价值。镜下改变及病理结果见表 10-2。胶囊内镜亦可用于年长儿观察小肠克罗恩病,但缺点是不能活体组织检查。

表 10-2　炎症性肠病的内镜和组织学表现

表现	克罗恩病	溃疡性结肠炎
内镜(胃镜/肠镜)	溃疡(阿弗他、线形、裂隙状)	溃疡
	鹅卵石样改变	红斑
	狭窄	血管纹理模糊
	瘘管	质脆
	口腔或肛周病变	自发性出血
	跳跃性病变	持续性病变(从直肠到近端结肠)
	节段性分布	假性息肉
组织学	黏膜下层累及或全层累及	黏膜层累及
	隐窝扭曲、变形	隐窝扭曲、变形
	隐窝脓肿	隐窝脓肿
	溃疡	杯状细胞减少
	肉芽肿(非干酪样、非黏液性)	黏液性肉芽肿(罕见)
	局部病变、灶性分布	持续性分布

3. **X线钡剂灌肠检查** 胃肠钡剂造影和气钡双重造影可显示IBD病变以及肠管的狭窄、僵硬和内瘘。一些放射学征象可以提示克罗恩病处于活动期,如黏膜呈鹅卵石样改变、溃疡、小肠祥分离、病变呈跳跃性节段性分布。由于肠腔狭窄,结肠镜无法检查全部结肠时,钡剂灌肠是有用的检查方法,但是病情急重时不宜做钡剂灌肠检查,以免加重病情或诱发中毒性巨结肠。

4. **腹部CT扫描** 可以发现节段性肠壁增厚(肠壁>3mm);肠壁强化显示为多层,或肠壁分为两层伴有显著黏膜强化和黏膜下低密度现象;肠系膜血管呈扭曲、扩张、增多的状态;肠系膜淋巴结肿大;肠外并发症:瘘管、窦道、脓肿、肠穿孔、狭窄等。

5. **MRI或MRI双重造影** 用气体和等渗液体扩张肠道,并静脉注射钆剂增强,使肠腔内、肠壁和肠腔外的结构得以显示,加上MRI具有极好的对比、多平面成像和无辐射的特点,在儿童克罗恩病的诊断中得到越来越多的应用。

【诊断和鉴别诊断】

对于腹痛、腹泻、便血和体重减轻等症状持续4周以上的患儿,应高度怀疑IBD,结合患儿的肠外表现,实验室、内镜检查、病理检查、影像学检查等做出诊断。由于本病治疗上的特殊性,需与下述疾病相鉴别。

1. **肠结核** 回盲部肠结核与克罗恩病鉴别相当困难。肠镜下两病无特征性区别,一般来说,纵行溃疡多见于克罗恩病,而横向溃疡多见于结核。肠结核不常见瘘管及肛周病变。对鉴别有困难者,建议先行诊断性抗结核治疗。

2. **急性阑尾炎** 起病急,病史短,腹泻少见,常有转移性右下腹痛,血象白细胞计数增高更为显著。

3. **其他** 如慢性细菌性痢疾、阿米巴肠炎、出血坏死性肠炎、腹型过敏性紫癜、白塞病、肠道淋巴瘤等,在鉴别诊断中亦需考虑。

【治疗】

儿童IBD治疗目标与成人一致:诱导并维持临床缓解及黏膜愈合,防治并发症,提高患儿生存质量,并尽可能减少对患儿生长发育的不良影响。

1. **营养支持** IBD患儿的发病高峰年龄是儿童生长发育的关键时期,除了生长发育对营养物质的需求量增加之外,IBD患儿常有食欲下降、营养物质吸收障碍和丢失增多等现象,营养治疗是IBD治疗的重要措施之一。全肠内营养可作为轻中度儿童克罗恩病的诱导缓解治疗,研究显示全肠内营养与糖皮质激素对克罗恩病的诱导缓解效果相当,而在改善患儿营养状况和药物副作用方面优于糖皮质激素。

2. **药物治疗**

(1)氨基水杨酸类药物:5-氨基水杨酸(5-aminosalicylic acid,5-ASA)是临床治疗IBD并预防其复发的最常用药物,具有抑制局部炎症、清除自由基和抑制免疫反应等作用。5-ASA可用于溃疡性结肠炎的诱导缓解,可口服和/或直肠给药,是目前轻中度溃疡性结肠炎患者诱导缓解以及维持治疗的一线药物。5-ASA用于克罗恩病患儿的诱导及缓解治疗尚存在争议。目前认为,对于儿童轻度结肠克罗恩病的患者可选择5-ASA,剂量与溃疡性结肠炎患儿相同。

(2)糖皮质激素:可以通过降低毛细血管通透性,稳定细胞膜,减少白三烯、前列腺素及血栓素等炎症因子的释放,抑制炎症反应,从而缓解临床症状,有效控制急性活动性炎症。一般适用于IBD急性发作期且足量5-ASA治疗无效时,通常不用于维持缓解治疗。儿童泼尼松口服从1~2mg/(kg·d)开始,症状改善后,逐渐减少用量,直到彻底停药。其他还可采用甲泼尼龙1~1.5mg/(kg·d)静脉给药。IBD患儿不宜长期使用糖皮质激素治疗。部分患儿对激素有依赖性,逐渐减量时,有些患儿的症状会复发,尤其是发病年龄早的患儿。

(3)免疫抑制剂:常用于氨基水杨酸类药物和激素治疗无效、激素依赖者。临床常用:硫代嘌呤包括6-硫基嘌呤(6-mercaptopurine,6-MP),硫唑嘌呤(azathioprine,AZA),甲氨蝶呤,钙调磷酸酶抑制剂(环孢素、他克莫司)等。硫代嘌呤能减少克罗恩病患者术后临床和内镜检查复发,但起效较慢,不作为急性治疗用药,初次给药3个月左右见效。因此,中重度克罗恩病患儿治疗早期即应考虑该药的应用。硫代嘌呤和甲氨蝶呤适用于以下情况:①氨基水杨酸类难以维持缓解或不耐受的 UC;②CD 的维持缓解;③激素依赖。AZA 剂量 1.5~2.5mg/(kg·d),6-MP 剂量为 0.75~1.50mg/(kg·d)。常见的不良反应有骨髓抑制、肝功能损害和胰腺炎等。所以初次用药一般从 1/3 或半量开始,4 周左右逐渐增加到足剂量,期间需监测血常规和肝功能。

（4）生物治疗:研究认为 IBD 患者肿瘤坏死因子 α(tumor necrosis factor-α,TNF-α)表达水平增高在疾病过程中起重要作用,故针对 TNF-α 表达过程的生物治疗,如英夫利西单抗(infliximab,IFX)(肿瘤坏死因子单克隆抗体)应用于临床,其效果已获得大量临床研究证实,认为是目前诱导和维持缓解克罗恩病最有效的药物。IFX 适用于:①中重度活动期 CD 的诱导和维持缓解治疗;②激素耐药的活动性 CD 的诱导缓解治疗;③瘘管型克罗恩病患者;④有严重肠外表现(如关节炎、坏疽性脓皮病等)的 CD;⑤存在高危因素的患儿,即内镜下深溃疡、充分诱导缓解治疗后仍持续为重度活动、病变广泛、生长迟缓、严重骨质疏松、起病时即存在炎性狭窄或穿孔、严重肛周病变;⑥作为重度 UC 的"拯救"治疗。本品用于 IBD 患儿的初始剂量为 5mg/kg,在第 0、2、6 周给予作为诱导缓解;3 剂无效者不再继续使用本品。有效者随后每隔 8 周给予相同剂量作长程维持治疗。在使用 IFX 前正在接受糖皮质激素治疗时应继续原来治疗,在取得临床完全缓解后将激素逐步减量至停用。对 IFX 治疗前未接受过免疫抑制剂治疗者,IFX 与 AZA 合用可提高撤离激素缓解率及黏膜愈合率。目前尚无足够资料提出何时可以停用 IFX,对 IFX 维持治疗达 1 年,保持撤离激素缓解伴黏膜愈合及 CRP 正常者,可以考虑停用 IFX,使用免疫抑制剂维持治疗。对停用 IFX 后复发者,再次使用 IFX 可能仍然有效。IFX 的不良反应为可增加感染、肿瘤和免疫反应的发生率。

（5）抗生素:甲硝唑和环丙沙星为克罗恩病治疗中最常用的抗生素。高热或实验室检查显示有严重感染者(并发有腹腔、盆腔脓肿),宜行超声或 CT 扫描以确定是否有脓肿,应给予广谱抗生素积极抗感染治疗。

（6）其他药物:还有将益生菌、沙利度胺等用于本病治疗的报道。沙利度胺具有免疫抑制和免疫刺激的双重作用,能抑制单核细胞产生 TNF-α 及 IL-12,改变黏附分子的水平,从而影响炎症组织的白细胞外渗并抑制炎性反应。此外,其还具有抗血管生成及抑制氧自由基等作用。

3. 其他治疗 对于 VEO-IBD,亦可行人血干细胞移植治疗,国内外均有治疗成功的报道。

4. 手术治疗

（1）急诊手术:当 IBD 患儿出现危及生命的并发症,如肠穿孔、顽固性出血或中毒性巨结肠,而药物治疗无效者应及时手术。

（2）择期手术:内科治疗后症状顽固不缓解、长期药物治疗不能耐受者、出现难治性瘘管和窦道等情况时。

5. 心理辅导

IBD 患儿常伴有情绪低落、抑郁、自我评价降低等心理问题,进而影响其社会功能。长期疾病的困扰、糖皮质激素治疗的副作用、生长发育迟缓及青春期延迟对儿童青少年心理均产生较大的影响。因此在积极治疗原发病的同时,应尽量减轻患儿的心理负担,必要时寻求心理科医生的帮助。

儿童 IBD 治疗需要一个专业的治疗团队协同完成,包括儿童消化科、儿外科、营养科、心理科、专业护理队伍以及成人消化科(后继治疗)等,在这个专业团队的共同努力下,才能确保 IBD 患儿的最佳预后。

(龚四堂)

第七节 ｜ 腹泻病

腹泻病(diarrhea)是一组由多病原、多因素引起的以大便次数增多和大便性状改变为特点的消化道综合征,是我国婴幼儿最常见的疾病之一。6 个月至 2 岁婴幼儿发病率高,1 岁以内约占半数,是造成儿童营养不良、生长发育障碍的主要原因之一。

婴幼儿容易患腹泻病,主要与下列因素有关。

1. **消化系统发育尚未成熟**　胃酸和消化酶分泌少,酶活性偏低,不能适应食物质和量的较大变化。婴幼儿水代谢旺盛,对缺水的耐受力差,一旦失水容易发生体液紊乱。婴儿时期神经调节、内分泌、循环、肝功能、肾功能发育均不成熟,容易发生消化道功能紊乱。

2. **生长发育快,所需营养物质相对较多**　婴儿食物以液体为主,入量较多,胃肠道负担重。

3. **机体及肠黏膜免疫功能不完善**　①婴儿胃酸偏少,胃排空较快,对进入胃内的细菌杀灭能力较弱;②血清免疫球蛋白(尤其是 IgM、IgA)和胃肠道 SIgA 均较低。肠黏膜屏障的免疫防御反应及口服耐受(oral tolerance)机制均不完善,既容易罹患肠道感染,又容易发生食物过敏相关的腹泻。

4. **肠道菌群失调**　正常肠道菌群(normal intestinal flora)对入侵的致病微生物有拮抗作用,新生儿生后尚未建立正常肠道菌群,改变饮食使肠道内环境改变,或滥用广谱抗生素,均可造成菌群平衡失调而患肠道感染。维生素 K 的合成有赖于肠道正常菌群的参与,故小婴儿肠道菌群失调时除易患腹泻外,还可有呕吐或大便中带血。

5. **人工喂养**　母乳中含有大量体液因子(SIgA、乳铁蛋白)、巨噬细胞和粒细胞、溶菌酶、溶酶体等,有很强的抗肠道感染作用。动物乳中虽有某些上述成分,但在加热过程中被破坏,而且人工喂养的食物和餐具易受污染,故人工喂养儿肠道感染发生率明显高于母乳喂养儿。

【病因】

引起婴幼儿腹泻病的病因分为感染性及非感染性原因。

1. **感染因素**　肠道内感染可由病毒、细菌、真菌、寄生虫引起,以前两者多见,尤其是病毒。

(1)病毒感染:寒冷季节的婴幼儿腹泻 80% 由病毒感染引起。病毒性肠炎主要病原为轮状病毒(rotavirus,RV),属于呼肠孤病毒科 RV 属;杯状病毒(calicivirus)科的诺如病毒(norovirus)和札如病毒(sapovirus);星状病毒(astrovirus);肠道腺病毒(enteric adenovirus)等。其他肠道病毒包括柯萨奇病毒(Coxsackievirus)、埃可病毒(ECHO virus)和冠状病毒(coronavirus)科的环曲病毒(torovirus)等。

(2)细菌感染(本节中不包括法定传染病)

1)致腹泻大肠埃希菌:根据引起腹泻的大肠埃希菌不同致病毒性和发病机制,已知菌株可分为 5 大组:①致病性大肠埃希菌(enteropathogenic *E. coli*,EPEC):为最早发现的致腹泻大肠埃希菌。EPEC 侵入肠道后,黏附在肠黏膜上皮细胞,引起肠黏膜微绒毛破坏,皱襞萎缩、变平,黏膜充血、水肿而致腹泻,可累及全肠道。②产毒性大肠埃希菌(enterotoxigenic *E. coli*,ETEC):可黏附在小肠上皮刷状缘,在细胞外繁殖,产生不耐热肠毒素(heat-labile toxin,LT)和耐热肠毒素(heat-stable toxin,ST)而引起腹泻。③侵袭性大肠埃希菌(enteroinvasive *E. coli*,EIEC):可直接侵入肠黏膜引起炎症反应,也可黏附和侵入结肠黏膜,导致肠上皮细胞炎症和坏死,引起痢疾样腹泻。该菌与志贺菌相似,两者 O 抗原有交叉反应。④出血性大肠埃希菌(enterohemorrhagic *E. coli*,EGEC):黏附于结肠产生与志贺杆菌相似的肠毒素(vero 毒素),引起肠黏膜坏死和肠液分泌,致出血性肠炎。⑤黏附-集聚性大肠埃希菌(enteroadherent-aggregative *E. coli*,EAEC):以集聚方式黏附于下段小肠和结肠黏膜致病,不产生肠毒素,亦不引起组织损伤。

2)空肠弯曲菌(*Campylobacter jejuni*):与肠炎有关的弯曲菌有空肠型、结肠型和胎儿亚型 3 种,95%～99% 的弯曲菌肠炎是由胎儿弯曲菌空肠亚种(简称空肠弯曲菌)所致。致病菌直接侵入空肠、回肠和结肠黏膜,引起侵袭性腹泻。某些菌株亦能产生肠毒素。

3)耶尔森菌(*Yersinia*):除侵袭小肠、结肠黏膜外,还可产生肠毒素,引起侵袭性和分泌性腹泻。

4)其他:沙门菌(salmonella)(主要为鼠伤寒和其他非伤寒、副伤寒沙门菌)、嗜水气单胞菌(*Aeromonas hydrophila*)、艰难梭菌(*Clostridium difficile*)、金黄色葡萄球菌(*Staphylococcus aureus*)、铜绿假单胞菌(*Pseudomonas aeruginosa*)、变形杆菌(*Bacillus proteus*)等均可引起腹泻。

(3)真菌:致腹泻的真菌有假丝酵母菌、曲霉菌、毛霉菌,婴儿以白念珠菌(*Candida albicans*)性肠炎多见。

(4)寄生虫:常见为蓝氏贾第鞭毛虫、阿米巴原虫和隐孢子虫等。

（5）肠道外感染：有时亦可产生腹泻症状。如患中耳炎、上呼吸道感染、肺炎、泌尿系感染、皮肤感染或急性传染病时，可由于发热、感染原释放的毒素、抗生素治疗、直肠局部激惹（如膀胱炎、阑尾周围脓肿等）作用并发腹泻。有时病原体（主要是病毒）可同时感染肠道。

（6）使用抗生素引起的腹泻：肠道外感染时长期、大量地使用广谱抗生素可引起肠道菌群紊乱，肠道正常菌群减少，耐药性金黄色葡萄球菌、变形杆菌、铜绿假单胞菌、艰难梭菌或白念珠菌等可大量繁殖，引起药物较难控制的肠炎，排除其他（如病程中伴发的肠道病毒或细菌感染等）诱发因素，称为抗生素相关性腹泻（antibiotic-associated diarrhea，AAD）。

2. 非感染因素

（1）饮食因素：①喂养不当可引起腹泻。患者多为人工喂养儿，原因为喂养不定时，饮食量不当，突然改变食物品种，过早喂给大量淀粉类或脂肪类食品；母乳喂养过早添加辅食；果汁，特别是含高果糖或山梨醇的果汁，可产生高渗性腹泻；肠道刺激物（调料、富含纤维素的食物）也可引起腹泻。②过敏性腹泻，如食物过敏相关性肠病、小肠结肠炎、直肠结肠炎等。③原发性或继发性双糖酶（主要为乳糖酶）缺乏或活性降低，肠道对糖的消化吸收不良而引起腹泻。

（2）气候因素：气候突然变化、腹部受凉，使肠蠕动增加；天气过热，消化液分泌减少或由于口渴饮奶过多等，都可能诱发消化功能紊乱致腹泻。

【发病机制】

导致腹泻的机制有：①肠腔内存在大量不能吸收的具有渗透活性的物质——"渗透性"腹泻；②肠腔内电解质分泌过多——"分泌性"腹泻；③炎症所致的液体大量渗出——"渗出性"腹泻；④肠道蠕动功能异常——"肠道功能异常性"腹泻等。但在临床上很多腹泻并非由某种单一机制引起，而是在多种机制共同作用下发生的。

1. 感染性腹泻　病原微生物多随污染的食物或饮水进入消化道，亦可通过污染的日用品、手、玩具或带菌者传播。病原微生物能否引起肠道感染取决于宿主防御功能的强弱、感染病原微生物的量及毒力大小。

（1）病毒性肠炎：各种病毒侵入肠道后，在小肠绒毛顶端的柱状上皮细胞内复制，使细胞发生空泡变性和坏死，其微绒毛肿胀、排列紊乱和变短，受累肠黏膜上皮细胞脱落，致使小肠黏膜重吸收水分和电解质的能力受损，肠液在肠腔内大量积聚而引起腹泻。同时，发生病变的肠黏膜细胞分泌双糖酶不足且活性降低，使食物中糖类消化不全而积滞在肠腔内，并被细菌分解成小分子的短链有机酸，肠液的渗透压增高。微绒毛破坏亦造成载体减少，上皮细胞钠转运功能障碍，水和电解质进一步丧失（图 10-1）。新近的研究表明，轮状病毒的非结构蛋白 4（NSP4）亦与发病机制关系密切。NSP4 是具有多种功能的液体分泌诱导剂，可以通过以下方式发挥作用：作用于固有层细胞，激活 Cl^- 分泌和水的外流；改变上皮细胞的完整性，从而影响细胞膜的通透性；本身可能形成一个通道或是激活一种潜在的 Ca^{2+} 激活通道，导致分泌增加；通过旁分泌效应作用于未感染的细胞，扩大了被感染的黏膜上皮细胞的感染效应；直接作用于肠道神经系统（ENS），产生类似于霍乱毒素引起的腹泻。

（2）细菌性肠炎：肠道感染的病原菌不同，发病机制亦不同。

1）肠毒素性肠炎：各种产生肠毒素的细菌可引起分泌性腹泻，如霍乱弧菌、产毒性大肠埃希菌等，如图 10-2 所示。病原体侵入肠道后，一般仅在肠腔内繁殖，黏附在肠上皮细胞刷状缘，不侵入肠黏膜。细菌在肠腔释放 2 种肠毒素，即不耐热肠毒素（LT）和耐热肠毒素（ST），LT 与小肠上皮细胞膜上的受体结合后激活腺苷酸环化酶，致使三磷酸腺苷（ATP）转变为环磷酸腺苷（cAMP），cAMP 增多后即抑制小肠绒毛上皮细胞吸收 Na^+、Cl^- 和水，并促进肠腺分泌 Cl^-；ST 则通过激活鸟苷酸环化酶，使三磷酸鸟苷（GTP）转变为环磷酸鸟苷（cGMP），cGMP 增多后亦使肠上皮细胞减少 Na^+ 和水的吸收，促进 Cl^- 分泌。两者均使小肠液总量增多，超过结肠的吸收限度而发生腹泻，排出大量水样便，导致患儿脱水和电解质紊乱。

2）侵袭性肠炎：各种侵袭性细菌感染可引起渗出性腹泻，如志贺菌属、沙门菌属、侵袭性大肠埃希菌、空肠弯曲菌、耶尔森菌和金黄色葡萄球菌等均可直接侵袭小肠或结肠肠壁，使黏膜充血、水肿、

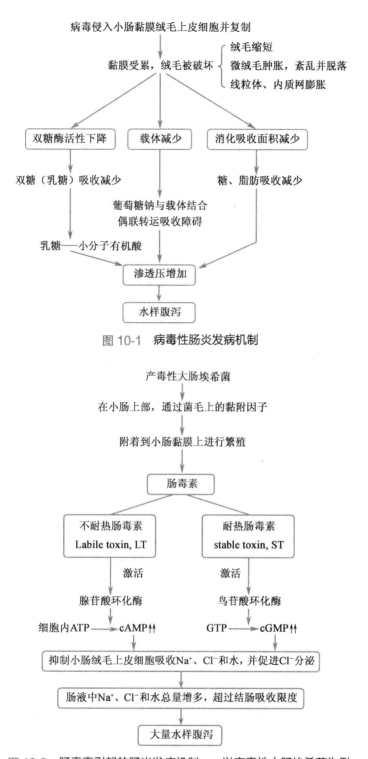

图 10-1 病毒性肠炎发病机制

图 10-2 肠毒素引起的肠炎发病机制——以产毒性大肠埃希菌为例

炎症细胞浸润,引起渗出和溃疡等病变。此时可排出含有大量白细胞和红细胞的菌痢样粪便,并出现全身中毒症状。结肠由于炎症病变而不能充分吸收来自小肠的液体,并且某些致病菌还会产生肠毒素,亦可发生水样腹泻。

2. 非感染性腹泻 主要是由饮食不当引起,如图 10-3 所示。当进食过量或食物成分不恰当时,食物不能被充分消化和吸收而积滞在小肠上部,有利于肠道下部的细菌上移和繁殖;食物发酵和腐败,分解产生的短链有机酸使肠腔内渗透压增高,腐败性毒性产物刺激肠壁,使肠蠕动增加,导致腹泻,进而发生脱水和电解质紊乱。

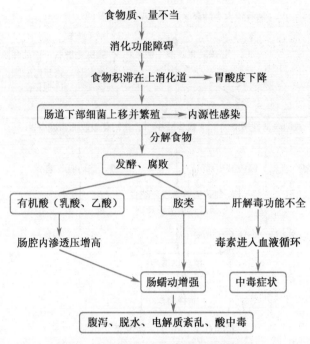

图 10-3 饮食不当引起腹泻发生机制

【临床表现】

不同病因引起的腹泻常具有不同的临床特点和过程,故在临床诊断中常包括病程、严重程度及可能的病原。连续病程在 2 周以内的腹泻为急性腹泻,病程 2 周至 2 个月为迁延性腹泻,慢性腹泻的病程为 2 个月以上。国外学者亦有将病程持续 2 周以上的腹泻统称为慢性腹泻,或难治性腹泻。

1. 急性腹泻

(1)腹泻的共同临床表现

1)轻型:常由饮食因素及肠道外感染引起。起病可急可缓,以胃肠道症状为主,表现为食欲缺乏,偶有溢乳或呕吐,大便次数增多,但每次大便量不多,稀薄或带水,呈黄色或黄绿色,有酸味,常见白色或黄白色奶瓣和泡沫。无脱水及全身中毒症状,多在数日内痊愈。

2)重型:多由肠道内感染引起。常急性起病,也可由轻型逐渐加重转变而来,除有较重的胃肠道症状外,还有较明显的脱水、电解质紊乱和全身感染中毒症状,如发热或体温不升、精神烦躁或萎靡、嗜睡、面色苍白、意识模糊甚至昏迷、休克。

胃肠道症状包括食欲低下,常有呕吐,严重者可吐咖啡色液体;腹泻频繁,大便每天十余次至数十次,多为黄色水样或蛋花样便,含有少量黏液,少数患儿也可有少量血便。

水、电解质及酸碱平衡紊乱:由于吐泻丢失体液和摄入量不足,体液总量尤其是细胞外液量减少,导致不同程度(轻、中、重)的脱水。由于腹泻患儿丧失的水和电解质的比例不尽相同,可造成等渗、低渗或高渗性脱水,以前两者多见。出现眼窝、囟门凹陷,尿少、泪少,皮肤黏膜干燥、弹性下降,甚至血容量不足引起的末梢循环改变,见第四章第三节内容及图 10-4。

重型腹泻病时常出现代谢性酸中毒、低钾血症等离子紊乱,见第四章第三节有关内容。腹泻伴代谢性酸中毒的发生原因有:①腹泻丢失大量碱性物质;②进食少,肠吸收不良,热能不足,机体得不到正常能量供应,导致脂肪分解

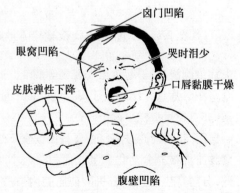

图 10-4 婴幼儿脱水时的特征性症状、体征

增加,产生大量酮体;③脱水时血容量减少,血液浓缩,使血流缓慢,组织缺氧导致无氧酵解增多而使乳酸堆积;④脱水使肾血流量亦不足,其排酸、保钠功能低下,酸性代谢产物滞留在体内。患儿可出现精神不振、唇红、呼吸深大、呼出气凉而有丙酮味等症状,但小婴儿症状可不典型。在腹泻脱水合并代谢性酸中毒时,虽然体内钾含量降低,由于血液浓缩,酸中毒时钾由细胞内向细胞外转移,尿少而致钾排出量减少等原因可使体内钾总量减少,但血清钾多数正常。随着脱水、酸中毒被纠正、排尿后钾排出增加、大便继续失钾以及输入葡萄糖合成糖原时使钾从细胞外进入细胞内等,血钾迅速下降,出现不同程度的缺钾症状,如精神不振、无力、腹胀、心律失常、碱中毒等。

腹泻病时还可合并低钙血症和低镁血症:腹泻患儿进食少,吸收不良,从大便丢失钙、镁,可使体内钙、镁减少,此症在活动性佝偻病和营养不良患儿更多见。但是脱水、酸中毒时由于血液浓缩、离子钙增多等原因,不出现低钙的症状,待脱水、酸中毒纠正后则出现低钙症状(手足搐搦和惊厥)。极少数久泻和营养不良患儿输液后出现震颤、抽搐。用钙治疗无效时应考虑有低镁血症的可能。

（2）几种常见类型肠炎的临床特点

1）轮状病毒肠炎:是婴儿腹泻最常见的病原。呈散发或小流行,主要传播途径为粪 - 口传播,也可通过气溶胶形式经呼吸道感染而致病。潜伏期 1～3 天,多发生在 6～24 个月的婴幼儿。起病急,常伴发热和上呼吸道感染症状,多数无明显感染中毒症状。病初 1～2 天常发生呕吐,随后出现腹泻。大便次数及水分多,呈黄色水样或蛋花样便带少量黏液,无腥臭味。常并发脱水、酸中毒及电解质紊乱。轮状病毒感染亦可侵犯多个脏器,导致神经、呼吸、心脏、肝胆、血液等多系统病变,如出现无热惊厥、心肌损害、肺部炎症、肝胆损害等。本病为自限性疾病,数日后呕吐渐停,腹泻减轻,自然病程约 3～8 天,少数较长。粪便显微镜检查偶有少量白细胞,感染后 1～3 天即有大量病毒自大便中排出,最长可达 6 天。血清抗体一般在感染后 3 周上升。病毒较难分离,有条件者可直接用电镜检测病毒,或 PCR 及核酸探针技术检测病毒抗原。临床常用 ELISA 法或胶体金法检测粪便中病毒抗原。

2）诺如病毒肠炎:全年散发,暴发高峰多见于寒冷季节（11 月至第二年 2 月）。在轮状病毒疫苗高普及的国家,诺如病毒甚至超过轮状病毒成为儿童急性胃肠炎的首位病原体。诺如病毒感染最常发生于餐馆、托幼机构、医院、学校、军营、游船、养老院等集体机构,常呈暴发性,易造成突发公共卫生问题。感染后潜伏期多为 12～36h,急性起病。首发症状多为阵发性腹痛、恶心、呕吐和腹泻,全身症状有畏寒、发热、头痛、乏力和肌痛等。可有呼吸道症状。吐泻频繁者可发生脱水及酸中毒、低钾。本病为自限性疾病,症状持续 12～72h。粪便及周围血象检查一般无特殊发现。

3）产毒性细菌引起的肠炎:多发生在夏季。潜伏期 1～2 天,起病较急。轻症仅大便次数稍增,性状轻微改变。重症腹泻频繁,量多,呈水样或蛋花样混有黏液,镜检无白细胞。伴呕吐,常发生脱水、电解质和酸碱平衡紊乱。本病为自限性疾病,自然病程一般为 3～7 天,亦可较长。

4）侵袭性细菌(包括侵袭性大肠埃希菌、空肠弯曲菌、耶尔森菌、鼠伤寒杆菌等)引起的肠炎:全年均可发病,多见于夏季。潜伏期长短不等。常引起志贺杆菌性痢疾样病变。根据病原菌侵袭的肠段部位不同,临床特点各异。一般表现为急性起病,高热甚至可以发生热性惊厥。腹泻频繁,大便呈黏液状,带脓血,有腥臭味。常伴恶心、呕吐、腹痛和里急后重,可出现严重的中毒症状,如高热、意识改变,甚至感染性休克。大便镜检有大量白细胞及数量不等的红细胞。粪便细菌培养可找到相应的致病菌。其中空肠弯曲菌常侵犯空肠和回肠,有脓血便,腹痛十分剧烈,易误诊为阑尾炎,亦可并发严重的小肠结肠炎、败血症、肺炎、脑膜炎、心内膜炎和心包炎等。研究发现吉兰 - 巴雷综合征与空肠弯曲菌感染有关。耶尔森菌小肠结肠炎多发生在冬季和早春,可引起淋巴结肿大,亦可产生肠系膜淋巴结炎,症状可与阑尾炎相似,也可引起咽痛和颈淋巴结炎。鼠伤寒沙门菌小肠结肠炎有胃肠炎型和败血症型,新生儿和 <1 岁婴儿尤易感染,新生儿多为败血症型,常引起暴发流行。可排深绿色黏液脓便或白色胶冻样便。

5）出血性大肠埃希菌肠炎:大便次数增多,开始为黄色水样便,后转为血水便,有特殊臭味。大便镜检有大量红细胞,常无白细胞。伴腹痛,个别患者可伴发溶血尿毒症综合征和血小板减少性紫癜。

6）抗生素相关性腹泻：①金黄色葡萄球菌肠炎。多继发于使用大量抗生素后,病程和症状常与菌群失调的程度有关,有时继发于慢性疾病。表现为发热、呕吐、腹泻、不同程度的中毒症状、脱水和电解质紊乱,甚至发生休克。典型大便为暗绿色,量多带黏液,少数为血便。大便镜检有大量脓细胞和成簇的革兰氏阳性球菌,培养有葡萄球菌生长,凝固酶阳性。②假膜性小肠结肠炎。由艰难梭菌引起,除万古霉素和胃肠道外用的氨基糖苷类抗生素外,几乎各种抗生素均可诱发本病。可在用药 1 周内或迟至停药后 4～6 周发病。亦见于外科手术后,或患有肠梗阻、肠套叠、巨结肠等病的体弱患者。此菌大量繁殖,产生毒素 A（肠毒素）和毒素 B（细胞毒素）致病,表现为腹泻,轻症大便每天数次,停用抗生素后很快痊愈。重症频泻,黄绿色水样便,可有假膜排出,为坏死毒素致肠黏膜坏死所形成的假膜。黏膜下出血可引起大便带血,可出现脱水、电解质紊乱和酸中毒。伴有腹痛、腹胀和全身中毒症状,甚至发生休克。对可疑病例可行结肠镜检查。大便厌氧菌培养、免疫荧光及细胞毒素中和实验等方法检测细胞毒素可协助确诊。③真菌性肠炎。多为白念珠菌所致,2 岁以下婴幼儿多见。常并发于其他感染,或肠道菌群失调时。病程迁延,常伴鹅口疮。大便次数增多,黄色稀便,泡沫较多,带黏液,有时可见豆腐渣样细块（菌落）。大便镜检有真菌孢子和菌丝,如芽孢数量不多,应进一步做真菌培养确诊。

2. **迁延性和慢性腹泻** 病因复杂,感染、食物过敏、酶缺陷、免疫缺陷、药物因素、先天性畸形等均可引起。以急性腹泻未彻底治疗或治疗不当、迁延不愈最为常见。营养不良的婴幼儿患病率高,其原因为：①重症营养不良时胃黏膜萎缩,胃液酸度降低,使胃杀菌屏障作用明显减弱,有利于胃液和十二指肠液中的细菌和酵母菌大量繁殖；②营养不良时十二指肠、空肠黏膜变薄,肠绒毛萎缩、变性、细胞脱落增加,双糖酶尤其是乳糖酶以及刷状缘肽酶活性降低,小肠有效吸收面积减少,引起各种营养物质的消化吸收不良；③重症营养不良患儿腹泻时小肠上段细菌显著增多,十二指肠内厌氧菌和酵母菌过度繁殖,由于大量细菌对结合型胆酸的降解作用,非结合型胆酸浓度增高,损害小肠细胞,同时阻碍脂肪微粒形成；④营养不良患儿常有肠动力的改变；⑤长期滥用抗生素引起肠道菌群失调；⑥重症营养不良儿免疫功能缺陷,抗革兰氏阴性杆菌有效的 IgM 抗体、起黏膜保护作用的 SIgA 抗体、吞噬细胞功能和补体水平均降低,因而增加了对病原的易感性,同时降低了对食物蛋白抗原的口服免疫耐受。故营养不良患儿患腹泻时易迁延不愈,持续腹泻又加重了营养不良,两者互为因果,形成恶性循环,最终导致多脏器功能异常。

对于迁延性、慢性腹泻的病因诊断,必须详细询问病史,进行全面的体格检查,正确选用有效的辅助检查。①粪便常规、肠道菌群分析、大便酸度、还原糖和细菌培养；②小肠黏膜活检,了解慢性腹泻的病理生理变化；③食物过敏方面的检查,如食物回避 - 激发试验等。必要时还可做消化道造影或 CT 等影像学检查、结肠镜等综合分析判断。

【诊断和鉴别诊断】

可根据临床表现和大便性状做出临床诊断。必须判定有无脱水（程度和性质）、电解质紊乱和酸碱失衡。从临床诊断和治疗需要角度考虑,可先根据大便常规有无白细胞将腹泻分为两组。

1. **大便无或偶见少量白细胞** 为侵袭性细菌以外的病因（如病毒、非侵袭性细菌、喂养不当）引起的腹泻,多为水泻,有时伴脱水症状,除感染因素外应注意下列情况。

（1）生理性腹泻：多见于 6 个月以内婴儿,外观虚胖,常有湿疹,生后不久即出现腹泻,除大便次数增多外,无其他症状,食欲好,不影响生长发育。有人认为此类腹泻可能为乳糖不耐受的一种特殊类型,或为食物过敏相关,添加辅食后大便即逐渐转为正常。

（2）导致小肠消化吸收功能障碍的各种疾病：如双糖酶缺乏、食物过敏性腹泻、失氯性腹泻、原发性胆汁酸吸收不良等,可根据各病特点进行粪便酸度检测、还原糖检测、查找食物过敏原、食物回避 - 激发试验等加以鉴别。

2. **大便有较多的白细胞** 表明结肠和回肠末端有侵袭性炎症病变,常由各种侵袭性细菌感染所致,仅凭临床表现难以区别,必要时应进行大便细菌培养、细菌血清型和毒性检测,尚需与下列疾病鉴别。

（1）细菌性痢疾：常有流行病学史，起病急，全身症状重。便次多，量少，排脓血便伴里急后重，大便镜检有较多脓细胞、红细胞和吞噬细胞，大便细菌培养有志贺痢疾杆菌生长可确诊。

（2）坏死性肠炎：中毒症状较严重，腹痛、腹胀、频繁呕吐、高热，大便呈暗红色糊状，渐出现典型的赤豆汤样血便，常伴休克。腹部 X 线摄片呈小肠局限性充气扩张，肠间隙增宽，肠壁积气等。

（3）食物蛋白过敏相关性直肠结肠炎：发病年龄较小（2 月龄左右），母乳喂养或混合喂养婴儿，轻度腹泻粪便带血（多为血丝），全身无其他器官受累，患儿一般状态好，粪便常规检查可见红细胞增多，潜血阳性，可见白细胞。

【治疗】

治疗原则：调整饮食，预防和纠正脱水，合理用药，加强护理，预防并发症。不同时期的腹泻病治疗重点各有侧重，急性腹泻多注意维持水、电解质平衡；迁延性及慢性腹泻则应注意肠道菌群失调及饮食疗法。

1. 急性腹泻的治疗

（1）饮食疗法：腹泻时进食和吸收减少，而肠黏膜损伤的恢复、发热时代谢旺盛、侵袭性肠炎丢失蛋白等因素使得营养需要量增加，如限制饮食过严或禁食过久常造成营养不良，并发酸中毒，以致病情迁延不愈影响生长发育。故应强调继续饮食，满足生理需要，补充疾病消耗，以缩短腹泻后的康复时间，应根据疾病的特殊病理生理状况、个体消化吸收功能和平时的饮食习惯进行合理调整。尽快恢复母乳及原来已经熟悉的饮食，由少到多，由稀到稠，喂食与患儿年龄相适应的易消化饮食。病毒性肠炎可能有继发性双糖酶（主要是乳糖酶）缺乏，对疑似病例可以改喂淀粉类食品，或去乳糖配方粉以减轻腹泻，缩短病程。腹泻停止后逐渐恢复营养丰富的饮食，并每天加餐 1 次，共 2 周。

（2）纠正水、电解质紊乱及酸碱失衡：参照第四章第三节。重度脱水时静脉补液见图 10-5。

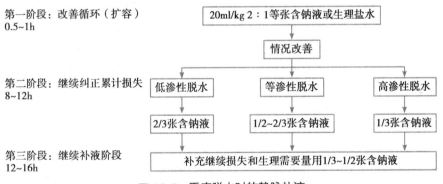

图 10-5　重度脱水时的静脉补液

（3）补钙、补镁治疗

1）补钙：补液过程中如出现惊厥、手足搐搦，可用 10% 葡萄糖酸钙每次 1～2ml/kg，最大≤10ml，用等量 5%～10% 葡萄糖液稀释后缓慢静脉推注。

2）补镁：在补钙后手足搐搦不见好转反而加重时要考虑低镁血症，可测定血镁浓度。同时用 25% 硫酸镁，每次 0.1～0.2ml/kg，深部肌内注射，每天 2～3 次，症状消失后停用。

（4）药物治疗

1）控制感染：①水样便腹泻患者（约占 70%）多为病毒及非侵袭性细菌所致，一般不用抗生素。如伴有明显中毒症状不能用脱水解释者，尤其是重症患儿、新生儿、小婴儿和衰弱患儿（免疫功能低下），应选用抗生素治疗。②黏液脓血便患者（约占 30%）多为侵袭性细菌感染，应根据临床特点，针对病原经验性选用抗菌药物，再根据大便细菌培养和药物敏感试验结果进行调整。大肠埃希菌、空肠弯曲菌、耶尔森菌、鼠伤寒沙门菌所致感染常选用抗革兰氏阴性杆菌以及大环内酯类抗生素。金黄色葡萄球菌肠炎、假膜性肠炎、真菌性肠炎应立即停用原来使用的抗生素，根据症状可选用苯唑西林钠、万古霉素、利福昔明、甲硝唑或抗真菌药物治疗。

2）肠道微生态疗法：有助于恢复肠道正常菌群的生态平衡，抑制病原菌定植和侵袭，控制腹泻。常用双歧杆菌、嗜酸乳杆菌、酪酸梭状芽孢杆菌、布拉酵母菌、粪链球菌、地衣芽孢杆菌、枯草芽孢杆菌、蜡样芽孢杆菌、鼠李糖乳杆菌等制剂。

3）肠黏膜保护剂：能吸附病原体和毒素，维持肠细胞的吸收和分泌功能，与肠道黏液糖蛋白相互作用，可增强其屏障功能，阻止病原微生物的攻击，如蒙脱石粉。

4）抗分泌治疗：脑啡肽酶抑制剂消旋卡多曲可以通过加强内源性脑啡肽来抑制肠道水、电解质的分泌，可以用于治疗分泌性腹泻。

5）避免用止泻剂，如洛哌丁胺，因其抑制胃肠动力，会增加细菌繁殖和毒素的吸收，这对于感染性腹泻有时是很危险的。

6）补锌治疗：对于急性腹泻患儿，应每天给予元素锌 20mg（＞6 个月），6 个月以下婴儿每天 10mg，疗程 10～14 天。

2. 迁延性和慢性腹泻治疗　因迁延性和慢性腹泻常伴有营养不良和其他并发症，病情较为复杂，必须采取综合治疗措施。积极寻找引起病程迁延的原因，针对病因进行治疗，切忌滥用抗生素，避免顽固的肠道菌群失调。预防和治疗脱水，纠正电解质及酸碱平衡紊乱。此类患儿多有营养障碍，营养支持疗法对促进肠黏膜损伤的修复、胰腺功能的恢复、微绒毛上皮细胞双糖酶的产生等进而恢复健康是必要的治疗措施。

（1）调整饮食：应继续母乳喂养。人工喂养儿应调整饮食，保证足够热量。

（2）双糖不耐受患儿食用含双糖（包括乳糖、蔗糖、麦芽糖）的饮食可使腹泻加重，其中以乳糖不耐受最多见，治疗中应注意减少饮食中的双糖负荷，如采用不含乳糖代乳品或去乳糖配方奶粉等。

（3）过敏性腹泻的治疗：如果在应用无双糖饮食后腹泻仍不改善，应考虑食物过敏（如对牛奶过敏）的可能性，应回避过敏食物，也可以采用游离氨基酸或深度水解蛋白配方饮食。

（4）要素饮食：是肠黏膜损伤患儿最理想的食物，系由氨基酸、葡萄糖、中链甘油三酯、多种维生素和微量元素组合而成。应用时的浓度和量视患儿临床状态而定。

（5）静脉营养：少数不能耐受口服营养物质的患儿可采用静脉高营养。推荐方案：脂肪乳剂每天 2～3g/kg，复方氨基酸每天 2～2.5g/kg，葡萄糖每天 12～15g/kg，电解质及多种微量元素适量，液体每天 120～150ml/kg，热量每天 50～90kcal/kg。好转后改为口服。

（6）药物治疗：抗生素仅用于分离出特异病原的感染患儿，并根据药物敏感试验选用。补充微量元素和维生素：如锌、铁、烟酸、维生素 A、维生素 B_{12}、维生素 B_1、维生素 C 和叶酸等，有助于肠黏膜的修复。应用微生态调节剂和肠黏膜保护剂。

【预防】

1. 合理喂养　提倡母乳喂养，添加辅助食品时每次限一种，逐步增加，适时断奶。人工喂养者应根据具体情况选择合适的代乳品。

2. 鉴别生理性腹泻　对于生理性腹泻的婴儿应避免不适当的药物治疗，或者由于婴儿便次多而怀疑其消化能力，进而不按时添加辅食。

3. 养成良好的卫生习惯　注意乳品的保存和奶具、食具、便器、玩具等的定期消毒。

4. 预防感染　感染性腹泻患儿，尤其是大肠埃希菌、鼠伤寒沙门菌、诺如病毒肠炎等的传染性强，集体机构如有流行，应积极治疗，做好消毒隔离工作，防止交叉感染。

5. 规范使用抗生素　避免长期滥用广谱抗生素，即使婴幼儿没有消化道症状，在因败血症、肺炎等肠道外感染必须使用抗生素，特别是广谱抗生素时，亦应加用微生态制剂，防止由于肠道菌群失调导致难治性腹泻。

6. 接种疫苗　轮状病毒肠炎流行甚广，接种疫苗为理想的预防方法，口服疫苗国内外已有应用，但持久性尚待研究。

（宋元宗）

第八节 | 婴儿胆汁淤积症

婴儿胆汁淤积症（infantile cholestasis）是指肝内外各种原因造成 1 岁以内婴儿（包括新生儿）胆汁形成、分泌和排泄障碍，胆汁成分不能正常流入十二指肠而进入血液的病理状态。临床表现主要为黄疸、粪便颜色改变，可伴肝大或肝脾大，质地异常，以及胆红素、总胆汁酸、转氨酶升高等肝功能指标异常；部分患儿还可伴皮肤瘙痒、营养不良等。我国既往称其为"婴儿肝炎综合征"。

【病因和发病机制】

引起婴儿胆汁淤积症的病因复杂多样，主要包括：各种胆道畸形、遗传病、中毒、感染等。不同国家因地理环境、遗传背景及其他因素各有异同。

1. **胆道畸形**

（1）胆道闭锁：是发生于胎儿后期、生后早期及新生儿期的一种进行性病变，由于各种原因导致肝内和肝外胆管阻塞，使胆汁排泄的通道梗阻，并逐步形成不同类型的胆道闭锁。多数学者认为围产期感染（特别是病毒感染）所致的炎症病变是导致本病的重要因素，因胆道炎症原因造成胆道闭锁占80%，而因先天性胆管发育不良造成胆道闭锁仅占 10%。

（2）先天性胆管扩张症：根据扩张部位可分为多种类型。其中先天性胆总管囊肿较为常见，是多种因素参与的先天性发育畸形。胚胎时期胰胆分化异常，胆总管和胰管未能正常分离，胰液反流入胆管，胆总管远端狭窄，胆道内压力增高，Oddi 括约肌神经肌肉功能失调，是本病的综合致病因素。

（3）先天性肝内胆管囊状扩张症（congenital intrahepatic biliary cystic dilatation，又称 Caroli 病）：为常染色体隐性遗传，以男性多见，一般以复发性胆管炎为主要特点。可伴有先天性肝纤维化、肝外胆管扩张或其他纤维囊性病。

（4）其他胆道疾病，如胆管稀疏症（包括 Alagille 综合征）、胆管狭窄、胆汁黏稠 / 黏液栓等。

2. **遗传性病因** 近年来，随着分子遗传学检测技术在临床的推广普及，遗传性病因在胆汁淤积症中的占比呈上升趋势。胆汁淤积症致病基因种类繁多，且新的致病基因不断被发现。

（1）碳水化合物代谢异常：如遗传性果糖不耐受、半乳糖血症、糖原贮积症等。其中与肝炎综合征相关的糖原贮积症主要有 I、III、IV 型。

（2）氨基酸及蛋白质代谢异常：如遗传性酪氨酸血症、希特林缺陷造成的新生儿肝内胆汁淤积症（neonatal intrahepatic cholestasis caused by citrin deficiency，NICCD）等。

（3）脂质代谢障碍：类脂质代谢过程中某些酶的遗传性缺陷，使得原本能被该酶分解的某些类脂质沉积在单核巨噬细胞系统及其他组织内，呈现充脂性组织细胞增殖，如戈谢病、尼曼 - 皮克病、Wolman 病等。

（4）胆汁酸和胆红素等胆汁成分代谢异常：如先天性胆汁酸合成缺陷（congenital bile acid synthesis defect，CBAS）、Rotor 综合征、Dubin-Johnson 综合征等。钠离子 - 牛磺胆酸共转运多肽（Na^+-taurocholate cotransporting polypeptide，NTCP）缺陷病是由 *SLC10A1* 基因致病性变异导致的常染色体隐性遗传病，持续性的血清胆汁酸升高为突出生化异常，部分患儿存在暂时性胆汁淤积症。

（5）内分泌疾病：先天性甲状腺功能减退症可引起黄疸，部分患者表现为胆汁淤积性黄疸。全垂体功能低下可表现为严重胆汁淤积伴低血糖，早期其他表现可不明显。

（6）其他遗传病，包括进行性家族性肝内胆汁淤积症（progressive familial intrahepatic cholestasis，PFIC）1～6 型、线粒体疾病、Zellweger 综合征（脑肝肾综合征）、Aagenaes 综合征（遗传性胆汁淤积伴淋巴水肿）、囊性纤维化、关节挛缩 - 肾功能不全和胆汁淤积综合征、$α_1$- 抗胰蛋白酶缺乏症、染色体畸变等，胆汁淤积症表现也可较突出。

3. **感染** 包括肝脏的原发性感染和全身感染累及肝脏。TORCH 综合征包括了主要的感染病原，即弓形虫、风疹病毒、巨细胞病毒、单纯疱疹病毒，以及埃可病毒、腺病毒和细小病毒 B19 等。细菌感染,如金黄色葡萄球菌、大肠埃希菌、沙门菌、厌氧菌、链球菌等,以及一些机会致病菌,往往在全身感染时累及肝脏;尿路感染也可导致胆汁淤积,甚至以黄疸为唯一起病表现。近年来梅毒螺旋体以及结核分枝杆菌等引起的肝炎综合征仍不容忽视,人类免疫缺陷病毒(HIV)等新病原体的垂直传播引起的肝炎综合征亦应引起注意。

4. **毒性作用** 某些药物的毒副作用、肠外营养相关性胆汁淤积(parenteral nutrition associated cholestasis,PNAC)等。

5. **其他** 包括肝内占位病变、新生儿血色病、累及肝脏的全身恶性疾病,如朗格汉斯细胞组织细胞增生症、噬血细胞淋巴组织细胞增生症等。

6. **特发性婴儿胆汁淤积症** 通过全面评估仍无法明确病因的胆汁淤积症。随着对胆汁淤积症病因认识的深入和诊断技术的进步,此类患儿的占比将会逐渐下降。

【病理】

病因虽多,但主要病理改变为非特异性的多核巨细胞形成。胆汁淤积、肝间质和门脉区有炎症细胞浸润,程度与病情轻重有关。轻者肝小叶结构正常,重者可紊乱失常,肝细胞点状或片状坏死,库普弗细胞和小胆管增生,病情进展,门脉周围可有纤维化。

【临床表现】

1. **皮肤改变** 黄疸为首发及显著特点。皮肤颜色与胆汁淤积程度有关,梗阻性黄疸肤色灰暗甚至呈黄褐色。慢性长期胆道梗阻可出现黄色瘤、皮肤色素沉着。皮肤瘀斑、瘀点,或有鼻黏膜、牙龈出血,常于肝功能受损、凝血因子合成障碍时出现。部分患儿皮肤瘙痒明显。

2. **粪便颜色改变** 大便颜色变浅,呈白陶土色,甚至灰白色。尿色变深。

3. **肝大和/或质地异常** 肝功能受损常表现肝脏增大,质韧,无明显压痛。黄疸伴胆囊肿大提示胆总管下端梗阻,见于结石、炎症及肿瘤。严重时导致门脉高压而出现脾大。随胆汁淤积进展,肝脏及肝功能受损逐渐加重,可出现消化道出血。20%可进展为胆汁性肝硬化、肝衰竭。

4. **脂肪、脂溶性维生素吸收障碍和营养不良** 胆汁淤积在肝内,肠道胆汁减少导致腹泻、营养不良和脂溶性维生素吸收不良。维生素K吸收不良及肝功能受损合成不足,致使维生素K缺乏,出现凝血功能障碍,产生瘀点、瘀斑,甚至颅内出血。维生素A、D、E等缺乏,出现佝偻病症状、夜视力受损甚至夜盲。脂肪、脂溶性维生素吸收障碍引起脂肪泻;蛋白合成不良,导致发育落后、营养不良。

5. **精神和神经系统异常** 表现为喂养困难、嗜睡、肌张力减低,易激惹、烦躁,甚至惊厥。肝功能明显受损时常导致高氨血症和肝性脑病。

6. **特殊表现** 先天性CMV感染可合并脉络膜视网膜炎;Alagille综合征可有心脏杂音、面容异常;右上腹可扪及包块可能为胆总管囊肿;白内障提示半乳糖血症或甲状腺功能减退的可能。

【辅助检查】

1. **全血常规** 细菌感染时白细胞增高,中性粒细胞增高并核左移;CMV感染时,可有单个核细胞增多、血小板减少、贫血、溶血等改变。

2. **肝功能检测** 结合胆红素和非结合胆红素可有不同程度、不同比例的增高;丙氨酸转氨酶升高;血清胆汁酸、γ-谷氨酰转肽酶、碱性磷酸酶、5'-核苷酸酶等反映胆管性胆汁淤积的指标增高,但PFIC 1型、2型等特定疾病的γ-谷氨酰转肽酶不增高或降低;反映肝细胞合成功能的指标,如凝血因子和纤维蛋白原、血清白蛋白等可能降低;甲胎蛋白持续增高则提示肝细胞有破坏,再生增加。

3. **病原学检查** 病毒感染标志物和相应的病毒学、血清学检查,如肝炎病毒、CMV、EBV、HSV、风疹病毒、HIV等检查;弓形虫、梅毒螺旋体检查;血培养、中段尿细菌培养等可提示相应的细菌感染原。

4. **代谢病筛查** 串联质谱方法检测血清及尿中氨基酸及代谢产物水平可发现氨基酸及脂肪酸等代谢障碍性疾病。TSH筛查检测甲状腺功能减退;尿琥珀酰丙酮检测用于遗传性酪氨酸血症;尿中和血中半乳糖-1-磷酸尿苷酰转移酶检测提示半乳糖血症。血清α₁-AT降低和异常蛋白酶活性降低

提示 α_1- 抗胰蛋白酶缺乏症;胰蛋白酶原免疫反应筛查和汗氯检测可提示婴儿囊性纤维化(CF)。血糖测定可有助于发现肝糖原贮积症。

5. 基因检测 目前较明确的胆汁淤积症致病基因已经超过 600 种,通过 Sanger 测序、靶向高通量测序等手段检测有关基因,有可能为疾病的病因诊断和个体化治疗提供分子遗传学依据。

6. 影像学检查 肝胆胰脾超声、肝脏 CT 或肝胆磁共振胆管成像(MRCP)检查,可显示相应的结构异常或结石等占位病变。

7. 肝胆核素扫描 正常 ^{99m}Tc-EHIDA 静脉注射后迅速被肝细胞摄取,3~5min 肝脏即清晰显影,左右肝管于 5~10min 显影,15~30min 胆囊、胆总管及十二指肠开始出现放射性。在正常情况下,胆囊及肠道显影均不迟于 60min。先天性胆道闭锁患儿肠道内始终无放射性出现。

8. 胆汁引流 可行动态持续十二指肠液引流,收集引流液标本查细菌培养,行胆红素、胆汁酸等胆汁成分检查,有助于评估胆道闭锁可能性。

9. 病理检查 可经皮肝穿刺或腹腔镜检查获取肝脏标本,进行免疫组织化学、电镜、病毒培养、酶等病理学诊断。

【诊断】

目前婴儿胆汁淤积症诊断采用北美儿科胃肠病学、肝病学及营养学会(North American Society for Pediatric Gastroenterology, Hepatology, and Nutrition, NASPGHAN)推荐的标准:血清总胆红素≤85μmol/L(5mg/dl)时,直接胆红素>17.1μmol/L(1.0mg/dl);或者血清总胆红素>85μmol/L(5mg/dl),直接胆红素占总胆红素比例>20%。同时存在肝大或质地异常,血清丙氨酸转氨酶和 / 或天冬氨酸转氨酶增高等肝功能异常者称之为婴儿胆汁淤积性肝炎。

【治疗】

治疗目的是恢复胆汁流,缓解症状,促进生长发育,提高生存质量。

1. 病因治疗 早期识别病因,对有特异性治疗手段的胆汁淤积症尽早进行病因治疗,包括胆道闭锁、希特林缺陷病、脓毒症和泌尿系感染、甲状腺功能减退、全垂体功能低下等。希特林缺陷病、半乳糖血症和酪氨酸血症Ⅰ型等需要特殊配方奶粉。胆酸或者鹅脱氧胆酸适用于 CBAS 患者。

2. 营养治疗 营养治疗适用于所有胆汁淤积症患儿。补充中链甘油三酯(medium-chain triglycerides, MCT)能够使胆汁淤积症患儿获益,改善其营养状态。胆汁淤积症患儿需补充脂溶性维生素,并监测相关指标。

3. 利胆退黄 利胆药物促进肝细胞分泌和排泄胆汁,增加胆汁在肠道中的排泄,消除临床症状及改善肝功能,常用药物有:①熊去氧胆酸(ursodeoxycholic acid, UDCA):是脱氧胆酸的异构体,能促进胆汁分泌,提升胆汁中碳酸氢钠比例,降低胆汁中胆固醇浓度。广泛用于各种肝内胆汁淤积的治疗,剂量为 10~30mg/(kg·d),分 2 次口服,对胆道闭锁和严重肝功能异常患者禁用。②考来烯胺:一种阴离子结合树脂,口服后在肠道中能与胆汁酸结合,增加胆汁酸的排泄,剂量为 0.25~0.50g/(kg·d),在早餐前后顿服或分次口服。③苯巴比妥:口服,具有改善与提高酶活力及促进胆汁排泄的作用。④S- 腺苷甲硫氨酸:作为甲基供体,在肝脏使质膜磷脂甲基化而调节细胞膜流动性,促进胆汁酸的转运,增加胆盐的摄取和排泄;增加谷胱甘肽的合成,具有解毒和肝细胞保护作用。

4. 其他药物 如保肝解毒的葡醛内酯、促进肝脏解毒与合成功能的还原型谷胱甘肽、降酶作用显著的联苯双酯,以及微生态制剂等。低蛋白血症时可用白蛋白制剂;有免疫球蛋白低下及反复感染时可用静脉免疫球蛋白;有免疫机制介导的胆汁淤积症在充分权衡利弊后,可酌情考虑应用糖皮质激素。

5. 外科治疗 部分内科治疗效果不佳的胆汁淤积症患儿,能够通过外科胆汁分流术获得临床症状缓解。如疑为胆道闭锁,则应尽早行腹腔镜或剖腹探查术,必要时行 Kasai 手术。肝移植是婴儿胆汁淤积症进展到终末期肝病的有效治疗措施,其术前评估、手术及术后管理需要多学科参与。

(宋元宗)

第九节 | 先天性肥厚性幽门狭窄

先天性肥厚性幽门狭窄（congenital hypertrophic pyloric stenosis）是由于幽门环肌增生肥厚，幽门管腔狭窄而引起的上消化道不完全梗阻性疾病。发病率约为 1/3 000～1/1 000，排消化道畸形的第 3 位。第一胎多见，男性多见，男女发病率之比约为 5∶1，患儿多为足月儿，未成熟儿较少见。

【病因和发病机制】

至今尚未完全清楚，一般认为与下列因素有关。

1. **遗传因素**　本病为多基因遗传性疾病。

2. **胃肠激素及其他生物活性物质紊乱**　先天性肥厚性幽门狭窄患儿幽门环肌中的脑啡肽、P 物质和血管活性肠肽有不同程度的减少；患儿血清胃泌素、前列腺素水平增高；使用外源性前列腺素 E 维持动脉导管未闭时容易发生幽门狭窄。

3. **先天性幽门肌层发育异常**　在胚胎 4～6 周幽门发育过程中，肌肉发育过度，致使幽门肌，尤其是环肌肥厚而致梗阻。

【病理】

幽门肌全层增生肥厚，以环肌更为明显。幽门明显增大，呈橄榄形，颜色苍白，表面光滑，质地如硬橡皮。肿块随日龄而逐渐增大。肥厚的肌层渐向胃壁移行，胃窦部界限不明显，十二指肠端则界限分明，肥厚组织突然终止于十二指肠始端，因胃强烈蠕动，幽门管部分被推入十二指肠，使十二指肠黏膜反折呈子宫颈样。

【临床表现】

典型症状为无胆汁的喷射性呕吐，体征是胃蠕动波和右上腹肿块。

1. **呕吐**　为本病的主要症状，一般在出生后 2～4 周，少数于生后 1 周发病，也有迟至生后 2～3 个月发病。开始为溢乳，逐日加重呈喷射性呕吐，几乎每次喂奶后均吐，多于喂奶后不到半小时即吐，自口鼻涌出。吐出物为带凝块的奶汁，不含胆汁，少数患儿因呕吐频繁，导致胃黏膜毛细血管破裂出血，吐出物可含咖啡样物或血。患儿呕吐后即饥饿欲食。呕吐严重时，大部分食物被吐出，致使大便次数减少和少尿。因反复呕吐，营养物质及水摄入不足，并有 H^+ 和 Cl^- 的大量丢失，患儿体重不增或下降，逐渐出现营养不良、脱水、低氯性碱中毒等，晚期脱水加重，组织缺氧，产生乳酸血症、低钾血症；肾功能损害时，可合并代谢性酸中毒。

2. **黄疸**　约 2%～8% 的患儿伴有黄疸，非结合胆红素增高，手术后数日即消失。原因不明，可能与饥饿和肝功能不成熟，葡糖醛酸基转移酶活性不足，以及大便排出少，胆红素肠肝循环增加有关。

3. **腹部体征**　上腹膨隆，下腹平坦柔软。常见胃蠕动波，蠕动波从左肋下向右上腹移动后消失。在喂奶时或呕吐前容易见到，轻拍上腹部常可引出。右上腹肿块为本病特有体征：在右上腹肋缘下腹直肌外缘处轻轻向深部按，可触到橄榄形、质较硬的肿块，可以移动。

【辅助检查】

1. **腹部 B 超检查**　为首选的无创检查，可发现幽门肥厚肌层为一环形低回声区，相应的黏膜层为高密度回声，并可测量肥厚肌层的厚度、幽门直径和幽门管长度，如果幽门肌厚度≥4mm、幽门肌直径≥13mm、幽门肌长度≥17mm，确诊率 81%～93%。

2. **X 线钡餐检查**　透视下可见胃扩张，钡剂通过幽门排出时间延长，胃排空时间延长。仔细观察可见幽门管延长，向头侧弯曲，幽门胃窦呈鸟嘴状改变，管腔狭窄如线状，十二指肠球部压迹呈"蕈征""双肩征"等为本病特有的 X 线征象。

【鉴别诊断】

临床表现不典型的病例应与下列情况鉴别。

1. **喂养不当**　喂奶过多、过急，或人工喂养时将奶瓶内气体吸入胃内，或喂奶后体位放置不当等,均为新生儿呕吐的常见原因。调整喂养方法,食后抱起婴儿,轻拍后背使积存在胃内的气体排出,呕吐即可停止。

2. **幽门痉挛**　多在生后即出现间歇性不规则呕吐,量不多,无进行性加重,偶见胃蠕动波,但右上腹摸不到肿块。一般状况较好,无明显脱水及营养不良,B超检查无幽门肌层肥厚,用阿托品、氯丙嗪等解痉镇静剂治疗效果良好。

3. **胃食管反流**　呕吐为非喷射性,上腹无蠕动波,无右上腹橄榄样肿块。采用体位疗法和稠厚食物饮食疗法可减轻呕吐。X线钡餐检查、食管24小时pH监测等可协助确诊。

4. **胃扭转**　生后数周内出现呕吐,移动体位时呕吐加剧。X线钡餐检查可见:①食管与胃黏膜有交叉现象;②胃大弯位于小弯之上;③胃窦的位置高于十二指肠球部;④双胃泡、双液平面;⑤食管腹段延长,且开口于胃下方。胃镜检查亦可达到诊断和治疗(胃镜下整复)的目的。

5. **其他先天性消化道畸形**　如幽门前瓣膜、环状胰腺、肠旋转不良及肠梗阻型胎粪性腹膜炎等。根据畸形所造成的消化道梗阻部位和程度的不同,症状出现早晚不一,呕吐物的性状亦不同。一般于生后不久出现呕吐,同时排便减少或消失。幽门前瓣膜患者呕吐性状与肥厚性幽门狭窄相似,但无腹部肿块及特征性X线表现。后三种疾病呕吐含胆汁样物甚至粪样物,腹部平片显示胃及十二指肠不同程度扩张,表现为"双气泡"或"三气泡"等十二指肠梗阻的影像,环状胰腺时十二指肠降段呈现内陷、线形狭窄或节段性缩窄。肠旋转不良时钡剂灌肠可显示出结肠框及回盲部充满钡剂,位于右上腹部或上腹中部。肠梗阻型胎粪性腹膜炎可见腹腔钙化斑。

【治疗】

确诊后应及早纠正营养状态,通过腹腔镜进行幽门肌切开术,手术方法简便,效果良好。近年来,随着内镜技术发展,在胃镜下行幽门环肌切开术,创伤更小,不留皮肤瘢痕。

(龚四堂)

第十节 ｜ 肠套叠

肠套叠(intussusception)是指部分肠管及其肠系膜套入邻近肠腔所致的一种肠梗阻,是婴幼儿时期常见的急腹症之一。本病60%的患儿年龄在1岁以内,但新生儿罕见。80%的患儿年龄在2岁以内,男孩发病率高于女孩,约为(2∶1)～(3∶1)。发病季节与胃肠道病毒感染流行相一致,以春季多见。常伴发于胃肠炎和上呼吸道感染。我国儿童急性肠套叠发生率较欧美为高。

【病因和发病机制】

肠套叠分原发和继发两种。95%为原发性,多见于婴幼儿,婴儿回盲部系膜尚未完全固定、活动度较大是容易发生肠套叠的结构性因素。5%继发性患者多为年长儿,发生肠套叠的肠管多有明显的器质性原因,如梅克尔憩室翻入回肠腔内,成为肠套叠的起点。肠息肉、肠肿瘤、肠重复畸形、腹型紫癜致肠壁肿胀增厚等均可牵引肠壁发生肠套叠。有些促发因素可导致肠蠕动的节律发生紊乱,从而诱发肠套叠,如饮食改变、病毒感染及腹泻等。有研究表明病毒感染可引起末段回肠集合淋巴结增生,局部肠壁增厚,甚至凸入肠腔,构成套叠起点,加之肠道受病毒感染后蠕动增强而导致肠套叠。

【病理】

肠套叠一般是顺行的,即多为近端肠管套入远端肠腔内,极少数是逆行的。依据其套入部位不同分为六种类型。①回盲型:回盲瓣是肠套叠头部,带领回肠末端进入升结肠,盲肠、阑尾也随着翻入结肠内,此型最常见,约占总数的50%～60%;②回结型:回肠从距回盲瓣几厘米处起套入回肠最末端,穿过回盲瓣进入结肠,约占30%;③回回结型:回肠先套入远端回肠内,然后整个再套入结肠内,约占10%;④小肠型:小肠套入小肠,少见;⑤结肠型:结肠套入结肠,少见;⑥多发型:回结肠套叠和小肠套叠合并存在。肠套叠一旦形成,仅有很少部分的小肠套叠可以自行复位(暂时性小肠套叠),而对于套入结肠的或复套的一般不能自行复位。鞘层肠管持续痉挛,致使套入部肠管发生循环障碍,初期静脉回流受阻,组织充血、水肿、静脉曲张。黏膜细胞分泌大量黏液,进入肠腔内,与血液及粪质混合成果酱样胶冻状便排出。肠壁水肿、静脉回流障碍加重,使动脉受累,供血不足,导致肠壁坏死并出现全身中毒症状,严重者可并发肠穿孔和腹膜炎。

【临床表现】

1. 急性肠套叠

(1)腹痛:既往健康肥胖的婴儿突然发作剧烈的有规律的阵发性绞痛,患儿哭闹不安、屈膝缩腹、面色苍白,持续约10～20min后腹痛缓解,安静或入睡,间歇5～10min或更长时间后又反复发作。阵发性腹痛系由于肠系膜受牵拉和套叠鞘部强烈收缩所致。

(2)呕吐:开始为反射性,含乳块和食物残渣,后可含胆汁,晚期可吐粪便样液体,说明有肠管梗阻。

(3)血便:为重要症状。出现症状的最初几小时大便可正常,以后大便少或无便。约85%的患者在发病后6～12h排出果酱样黏液血便,或肛门指诊时发现血便。

(4)腹部包块:多数患者在右上腹季肋下可触及有轻微触痛的套叠肿块,呈腊肠样,光滑不太软,稍可移动。晚期患者发生肠坏死或腹膜炎时,出现腹胀、腹腔积液、腹肌紧张和压痛,不易扪及肿块,有时腹部扪诊和直肠指检双合检查可触及肿块。

(5)全身情况:患儿在早期一般情况尚好,体温正常,无全身中毒症状。随着病程延长,病情加重,并发肠坏死或腹膜炎时,全身情况恶化,常有严重脱水、高热、嗜睡、昏迷及休克等症状。

2. 慢性肠套叠 年龄越大,发病过程越缓慢。主要表现为阵发性腹痛,腹痛时上腹或脐周可触及肿块,不痛时腹部平坦、柔软、无包块,病程有时长达十余日。由于年长儿肠腔较宽阔,可无梗阻现象,肠管亦不易坏死。呕吐少见,便血发生也较晚。

【辅助检查】

1. 腹部B超检查 在套叠部位横断扫描可见"同心圆"或"靶环状"肿块图像,纵断扫描可见"套筒征"。

2. B超监视下水压灌肠 经肛门插入Foley管并将气囊充气20～40ml。将T形管一端接Foley管,侧管接血压计监测注水压力,另一端为注水口,将37～40℃等渗盐水匀速推入肠内,可见靶环状块影退至回盲部,"半岛征"由大到小,最后消失,B超下可见"同心圆"或"套筒征"消失,回盲瓣呈"蟹爪样"运动,小肠进水,呈"蜂窝状"扩张,诊断治疗同时完成。

3. 空气灌肠 由肛门注入气体,在X线透视下可见杯口阴影,能清楚看见套叠头的块影,并可同时进行复位治疗。

4. 钡剂灌肠 可见套叠部位充盈缺损和钡剂前端的杯口影,以及钡剂进入鞘部与套入部之间呈现的线条状或弹簧状阴影。只用于慢性肠套叠疑难病例。

【诊断和鉴别诊断】

凡健康婴幼儿突然发生阵发性腹痛或阵发性规律性哭闹、呕吐、便血和腹部扪及腊肠样肿块时可确诊。肠套叠早期在未排出血便前应做直肠指检。诊断本病时应与下列疾病鉴别。

1. 细菌性痢疾 夏季发病多。大便次数多,含黏液、脓血,里急后重,多伴有高热等感染中毒症状。粪便检查可见成堆脓细胞,细菌培养阳性。但必须注意菌痢偶尔亦可引起肠套叠,两种疾病可同时存在或肠套叠继发于菌痢后。

2. 梅克尔憩室出血 大量血便,常为无痛性,亦可并发肠套叠。

3. 过敏性紫癜 有阵发性腹痛,呕吐、便血,由于肠管有水肿、出血、增厚,有时左右下腹可触及肿块,但绝大多数患儿有出血性皮疹、关节肿痛,部分患者有蛋白尿或血尿。该病由于肠功能紊乱和肠壁肿胀,也可并发肠套叠。

【治疗】

急性肠套叠是一种危及生命的急症,其复位是紧急的治疗措施,一旦确诊需立即进行。多次复发疑有器质性病变者,应尽早明确病因并行相应治疗。

1. 非手术疗法

（1）灌肠疗法的适应证:肠套叠在48h内,全身情况良好,腹部不胀,无明显脱水及电解质紊乱。

（2）禁忌证:①病程已超过48h,全身情况差,如有脱水、精神萎靡、高热、休克等症状者,对3个月以下婴儿尤应注意;②高度腹胀、腹膜刺激征,X线腹部平片可见多数液平面者;③套叠头部已达脾曲,肿物硬而且张力大者;④小肠型肠套叠。

（3）方法:①B超监视下水压灌肠;②空气灌肠;③钡剂灌肠复位。

（4）灌肠复位成功的表现:①拔出肛管后排出大量带臭味的黏液血便和黄色粪水;②患儿很快入睡,不再哭闹及呕吐;③腹部平软,触不到原有的包块;④灌肠复位后给予0.5～1g活性炭口服,6～8h后应有炭末排出,表示复位成功。

2. 手术治疗　肠套叠超过48～72h,或虽时间不长但病情严重疑有肠坏死或穿孔者,以及小肠型肠套叠均需手术治疗。根据患儿全身情况及套叠肠管的病理变化选择进行肠套叠复位、肠切除吻合术或肠造瘘术等。5%～8%的患儿可有肠套叠复发。灌肠复位比手术复位的复发率高。

（龚四堂）

第十一节 ┃ 先天性巨结肠

先天性巨结肠(congenital megacolon)又称肠无神经节细胞症(aganglionosis)或希尔施普龙病(Hirschsprung disease,HD),是由于直肠或结肠远端的肠管持续痉挛,粪便淤滞在近端结肠,使该肠管肥厚、扩张。本病是婴儿常见的先天性肠道畸形,发病率为1/5 000～1/2 000,男女之比为(3∶1)～(4∶1),有遗传倾向。

【病因和病理生理】

该病发生是多基因遗传和环境因素共同作用的结果。基本病理变化是痉挛段肠管肠壁肌间和黏膜下神经丛内缺乏神经节细胞,无髓鞘的副交感神经纤维数量增加,形态增粗、增大,紧密交织成束;扩张段肠管肌层肥厚,黏膜炎症,可伴有小溃疡,肠壁肌间和黏膜下神经节细胞正常。

在形态学上可分为痉挛段、移行段和扩张段三部分。除形成巨结肠外,其他病理生理变化有排便反射消失等。根据病变肠管痉挛段的长度,本病可分为:①常见型(约占85%);②短段型(10%左右);③长段型(4%左右);④全结肠型(1%左右);⑤全肠型(罕见)。

【临床表现】

1. 胎便排出延缓、顽固性便秘和腹胀　患儿生后24～48h内多无胎便或仅有少量胎便排出,可于生后2～3天出现低位肠梗阻症状。以后即有顽固性便秘,3～7天甚至1～2周排便1次。严重者发展成不灌肠不排便。痉挛段越长,出现便秘的时间越早、越严重。腹胀逐渐加重,腹壁紧张发亮,有静脉扩张,可见肠型及蠕动波,肠鸣音增强,膈肌上升可以引起呼吸困难。

2. 呕吐、营养不良和发育迟缓　由于肠梗阻,可出现呕吐,量不多,呕吐物含少量胆汁,严重者可见粪样液,加上长期腹胀,便秘使患儿食欲下降,营养物质吸收障碍,致发育迟缓、消瘦、贫血或有低蛋白血症伴水肿。

3. 直肠指检　直肠壶腹部空虚,拔指后由于近端肠管内积存大量粪便,可排出恶臭气体及大便。

【并发症】

1. 小肠结肠炎　为本病的常见并发症,可见于任何年龄,尤其是新生儿。由于远端肠梗阻使结肠高度扩张,肠腔内压增高导致肠黏膜缺血,同时降低了黏膜的屏障作用,使粪便的代谢产物、细菌、毒素进入血液循环,患儿出现高热、高度腹胀、呕吐、排出恶臭并带血的稀便。肠黏膜缺血处可产生水肿、溃疡,引起血便及肠穿孔。重者炎症侵犯肌层,出现浆膜充血、水肿、增厚,导致渗出性腹膜炎。由于吐泻及扩张肠管内大量肠液的积存,迅速出现脱水和酸中毒,病死率极高。

2. 肠穿孔　多见于新生儿,常见的穿孔部位为乙状结肠和盲肠。

3. 继发感染　如败血症、肺炎等。

【辅助检查】

1. X线检查 一般可确定诊断。①腹部立位平片:多显示低位不完全性肠梗阻,近端结肠扩张,盆腔无气体或少量气体;②钡剂灌肠检查:其诊断率在90%左右,可显示典型的痉挛段、移行段和扩张段,呈"漏斗状"改变,痉挛段及其上方的扩张肠管,排钡功能差,若黏膜皱襞变粗(锯齿状变化),提示伴有小肠结肠炎。

2. 直肠、肛门测压检查 测定直肠、肛门内外括约肌的反射性压力变化,患儿内括约肌反射性松弛过程消失,直肠肛门抑制反射阴性。2周内新生儿可出现假阴性,故不适用。

3. 直肠黏膜吸引活检 组化法测定黏膜乙酰胆碱含量和胆碱酯酶活性,但对新生儿诊断率较低;还可用免疫组化法检测神经元特异性烯醇化酶等。

4. 直肠全层活检 从直肠壁取深达肌层的肠壁组织活检,HE染色判断神经节细胞的有无并计数神经节细胞数量。病变肠段缺乏神经节细胞,而无髓鞘的神经纤维数量增加,形态增粗、增大。

【诊断和鉴别诊断】

凡新生儿生后胎粪排出延迟或不排胎粪,伴有腹胀、呕吐应考虑本病。婴幼儿有长期便秘史和腹胀等体征者即应进行特殊检查。本病应与以下疾病相鉴别。

1. 新生儿期

(1)胎粪阻塞综合征(胎粪性便秘):由于胎粪浓缩稠厚,可出现一过性低位肠梗阻症状,经灌肠排出胎粪后,即可正常排便且不再复发。

(2)先天性肠闭锁:可发生于新生儿任何肠管位置,回肠闭锁多见,表现为肠梗阻症状,直肠指检仅见少量灰白色胶冻样便,用盐水灌肠亦不能排便。腹部直立位平片可见整个下腹部无气,X线造影可明确诊断。

(3)新生儿坏死性小肠结肠炎:与先天性巨结肠伴发小肠结肠炎很难鉴别。本病多为早产儿,围产期多有窒息、缺氧、感染、休克的病史,且有便血。X线平片示肠壁有气囊肿和/或门静脉积气。

2. 婴儿和儿童期

(1)继发性巨结肠:肛门、直肠末端有器质性病变,如先天性肛门狭窄、术后瘢痕狭窄或直肠外肿瘤压迫等,使排便不畅,粪便滞留,结肠继发扩张。经肛诊可以确诊。

(2)功能性便秘:是一种原因不明的慢性便秘,分为慢传输型、出口梗阻型及混合型。表现为排便次数少、排便费力、粪质较硬或呈球状、排便不尽感,有时需借助人工方式(手抠)来协助排便。诊断需排除器质性疾病。

【治疗】

应进行根治手术切除无神经节细胞肠段和部分扩张结肠。先天性巨结肠许多并发症发生在生后2个月内,故要特别重视此期间的治疗。

1. 保守治疗 ①口服缓泻剂、润滑剂,帮助排便;②使用开塞露、扩肛等刺激括约肌,诱发排便;③灌肠:肛管插入深度要超过狭窄段,每天1次注入生理盐水,揉腹后使灌肠水与粪水排出,反复数次,逐渐使积存的粪便排出。

2. 手术治疗 包括结肠造瘘术和根治术。凡合并小肠结肠炎不能控制者,合并营养不良、高热、贫血、腹胀、不能耐受根治术者,或保守治疗无效、腹胀明显影响呼吸者,均应及时行结肠造瘘术。现多主张早期进行根治手术,一般认为体重在3kg以上,周身情况良好即可行根治术。

(龚四堂)

第十二节 │ 急性阑尾炎

急性阑尾炎(acute appendicitis)是小儿常见的急腹症。一般病情比成人严重。因此,小儿急性阑尾炎及时诊断和正确治疗很重要。

小儿阑尾炎多见于6~12岁儿童,男性发病率略高于女性。5岁以后,随着年龄的增长,发病率亦增高,2岁以下婴儿少见。患儿年龄越小,症状越不典型,且婴幼儿因大网膜发育不完全,局限炎症能力相对较弱,感染易扩散,表现为病情进展迅速,短时间内即发生化脓、穿孔、坏死及弥漫性腹膜炎。若诊断治疗不及时,则会带来严重的并发症,甚至死亡,故应加以重视。到目前为止,国内外报道婴幼儿急性阑尾炎的误诊率约35%～50%,新生儿达90%以上。

【病因】

小儿急性阑尾炎的发病原因较复杂,与以下因素有关。①阑尾腔梗阻:分泌物滞留,腔内压力增高,阑尾壁血运发生障碍,细菌容易侵入阑尾组织。最常见的梗阻原因是粪石、异物(果核、蛔虫)、阑尾扭曲、管腔瘢痕狭窄等。②细菌感染:细菌可经破溃或损伤的黏膜及血循环到达阑尾,引起急性炎症,如咽峡炎、上呼吸道感染、扁桃体炎等。③神经反射:当胃肠道功能发生障碍时,常伴有阑尾肌肉和血管的反射痉挛,阑尾腔发生梗阻及血运障碍,引发炎症。

【病理】

根据病理发展过程的不同,可分为三型。

1. 单纯性阑尾炎(uncomplicated appendicitis) 阑尾炎主要病变为黏膜充血水肿,中性多形核白细胞浸润。

2. 化脓性阑尾炎(suppurative appendicitis) 阑尾炎除黏膜病变外,浆肌层亦受侵犯,有脓性渗出物附着,早期即可发生腹膜感染及渗出,病情进展可发生穿孔。

3. 坏疽性阑尾炎(gangrenous appendicitis) 阑尾感染后迅速发生血管痉挛栓塞,血循环障碍,阑尾壁迅速广泛坏死,呈暗紫色。渗出不多,但对周围组织浸润较快,易发生粘连。

单纯性阑尾炎病变仅限于黏膜,经保守治疗可痊愈,但也可因阑尾腔引流不畅,继发感染而转化为化脓性阑尾炎。小儿年龄愈小,大网膜愈短,阑尾壁愈薄,越容易发生穿孔,且局限能力差,可导致弥漫性腹膜炎。又因小儿盲肠位置较高,相对游离,活动度大,故压痛部位变异大,可表现为右中腹、脐下等不典型部位。

【临床表现】

1. 腹痛 为小儿急性阑尾炎的主要症状,典型表现为起初是脐周或上腹部疼,数小时后转移至右下腹部。腹痛为持续性,如为梗阻性阑尾炎则伴有阵发性剧烈绞痛,阑尾穿孔引起弥漫性腹膜炎后,则有全腹持续性疼痛。

2. 胃肠道症状 患儿可有食欲缺乏。发病初期可有恶心、呕吐。呕吐次数不多,病初为反射性呕吐,当阑尾穿孔形成弥漫性腹膜炎时则发生腹胀及频繁呕吐。患儿常有便秘,如并发腹膜炎或盆腔脓肿,可因直肠刺激征而出现频繁稀便。

3. 体温和脉搏 一般患儿早期体温略上升,随病情发展可以很快上升到38～39℃,甚至更高,年龄越小体温上升速度越快。脉搏的加快与体温成正比,中毒越严重,体温越高,脉搏越快且弱。

4. 腹部体征 对诊断价值最大,年龄小不合作者,须多次反复检查,进行腹部左、右、上、下对比,必要时可给镇静剂,待入睡后再进行检查,以免误诊。

右下腹固定性压痛是最可靠的体征。早期没有腹肌紧张,待炎症波及腹膜后即有局限性腹肌紧张。小儿阑尾解剖位置不一定在麦氏点下方,有时偏上近脐部或在盲肠后,其压痛点随之变化。但对每个患儿,发病后压痛点基本上表现为固定的位置。

阑尾穿孔并发弥漫性腹膜炎时,中毒症状多较严重,可有精神不振、高热、脱水、腹胀,查体肠鸣音减弱甚至消失,全腹压痛伴腹肌紧张,呈"板状腹"特征,但一般仍以右下腹为重。

直肠指检对于急性阑尾炎诊断有一定价值。阑尾炎时在直肠前右侧壁有触痛及水肿,局部脓肿形成时偶可触到肿块。较小的幼儿甚至可摸到肿胀的阑尾。

【辅助检查】

1. 实验室检查 白细胞可显著增高,早期多在(15～20)×10⁹/L,中性粒细胞可高达80%～90%。少数有严重休克或中毒症状的患儿,体温及白细胞可正常或偏低,为免疫能力反应低下的表现。

2. B超检查 目前最常用的辅助检查,炎症时阑尾肿胀增粗,直径>6mm,壁增厚,阑尾腔内积液、积脓或见到粪石,与周围肠管可形成粘连,局部有脓肿形成等。

3. 腹腔穿刺 对疑难病例可考虑做腹腔穿刺来协助诊断。

4. CT 或 MRI 检查 一般在诊断困难或考虑有肿瘤等其他少见原因时,可选用该类检查。

【诊断和鉴别诊断】

根据典型的转移性右下腹痛病史和右下腹固定压痛体征,结合实验室检查和 B 超检查,急性阑尾炎诊断并不困难。然而部分阑尾炎表现不典型,变化较多,儿童往往又无法准确诉说病史,大多惧怕检查,容易与其他急腹症相混淆。现将与其鉴别的常见疾病列举如下。

1. 急性肠系膜淋巴结炎 常有急性上呼吸道感染或急性扁桃体炎的病史。腹痛较广泛。因肠系膜淋巴结在回肠末端较多,故右下腹痛也较其他部位明显。但压痛多不局限,也没有腹肌紧张。数小时后观察病情无进展,或有减轻。

2. 急性胃肠炎 有些肠炎患儿在腹泻未出现前会有腹痛、呕吐及发热,可能被误诊为阑尾炎。这些患儿的腹痛多为阵发性绞痛,腹部压痛部位不固定,腹肌紧张不明显。待观察数小时后,出现腹泻、压痛消失,多可确诊。

3. 梅克尔憩室炎 憩室位于末端回肠距回盲部 20～100cm,发炎时其压痛和肌紧张比较靠近中线,临床表现与化脓性或坏疽性阑尾炎极相似,术前多不能鉴别。如有便血史,应考虑本病,两者均需早期手术。阑尾炎术中如发现阑尾正常,则应常规探查距回盲瓣 100cm 左右的末端回肠,检查是否存在梅克尔憩室。

4. 过敏性紫癜 由于腹膜及肠浆膜下出血,故可有腹痛和压痛,但无肌紧张。皮下出血斑、关节肿胀和疼痛有助于鉴别。

5. 右侧肺炎或胸膜炎 膈肌周围神经分布与腹壁神经分布同来自胸 7～12 对脊神经,当右肺下叶肺炎或右侧胸膜炎时,刺激膈肌,右腹可有反应性疼痛和肌紧张。但如果用手按住右肋缘处保护胸部,另一手逐渐持续压迫右下腹,则腹肌紧张会逐渐消失。此外,肺炎患儿可有呼吸快鼻翼扇动。胸部听诊可有摩擦音、啰音及呼吸音减低。胸部 X 线检查有助于诊断。

6. 肠痉挛 学龄期儿童可反复发作,每次持续 10～20min,检查时腹部压痛不固定,无肌紧张,疼痛一般可以自行缓解,不需特殊治疗。

7. 卵巢囊肿蒂扭转 女孩患右侧卵巢囊肿扭转可引起右下腹阵发性剧烈绞痛。肿物可因血循环障碍出血坏死而引起腹肌紧张压痛。直肠指诊及双合诊触及盆腔内圆形肿物则可确诊,B 超有助于鉴别诊断。

8. 原发性腹膜炎 女孩多见,起病急骤、高热、腹胀、呕吐、白细胞高达（20～30）×10⁹/L,全腹压痛、肌紧张,以双下腹为主,与化脓性阑尾炎穿孔引起的腹膜炎难以鉴别。腹穿脓液稀而无臭味,镜检为球菌者诊断为原发性腹膜炎,必要时可行剖腹探查以明确病因。

9. 回盲部结核 可误诊为坏疽性阑尾炎浸润或脓肿。结核患儿一般有慢性腹痛史,全身消瘦,经常有低热,常可摸到肿物,身体其他部位也可有结核病灶。应进一步做结核检查及观察。

10. 急性坏死性小肠炎 有腹泻便血史,入院时常有高热,严重的中毒或休克状态,右下腹或全腹压痛紧张。不论是坏死性肠炎还是阑尾炎所致的腹膜炎,均须开腹探查,以明确诊断施行手术治疗。

【治疗】

小儿急性阑尾炎的基本治疗原则是早期手术,手术方式为开腹阑尾切除术或腹腔镜阑尾切除术。对于病程超过三天或更长、右下腹已有炎性包块考虑阑尾脓肿形成者,可试行非手术治疗,并密切观察病情进展。如体温上升、压痛范围扩大,或已形成的脓肿张力加大,均须尽快中转手术。如遇诊断不明,又不能排除阑尾炎或其他急腹症的患者,也应考虑手术探查。因为阑尾腔内具备微生态系统,有利于胃肠炎后肠道菌群的恢复,近年来探讨的保留阑尾治疗方法,比如内镜下逆行阑尾炎治疗术（edoscopic retrograde appendicitis therapy,ERAT）通过内镜辅助进入阑尾腔内进行冲洗、取石以及置入支架引流,在临床上有许多成功的案例,其远期疗效待进一步观察。

（龚四堂）

第十一章 | 呼吸系统疾病

本章数字资源

本章思维导图

呼吸系统疾病是儿童常见病及多发病,严重影响儿童的生长发育和身心健康,呼吸道感染仍然是儿科最常见的疾病,肺炎是我国 5 岁以下儿童死亡的主要原因之一。另一方面,哮喘发病率呈明显上升趋势,已成为儿童期最常见的慢性呼吸道疾病。近年来支气管镜下介入治疗、肺功能和影像学评估以及基因检测技术等应用于儿科临床,显著提高了呼吸系统疑难疾病的诊治水平。

第一节 | 儿童呼吸系统解剖、生理和免疫特点

儿童呼吸系统的解剖、生理和免疫特点与儿童时期易患呼吸道疾病密切相关。

一、呼吸系统胚胎发育

呼吸系统的形态学发育共分为五期。①胚胎期(embryonic period):呼吸系统发育始于内胚层和间胚层,于妊娠 26~28 天开始,在前原肠的内胚层出现原始气道,并很快分为左、右总支气管,为"肺芽",肺段支气管在妊娠 5~6 周建立。②假腺期(pseudoglandular period):此期肺组织切片与腺泡相似,故有此名。到本期末,原始气道开始形成管腔,此期气管与前原肠分离,分离不全则形成气管食管瘘,是重要的先天畸形。③小管期(canalicular period):此期支气管分支继续延长,形成呼吸管道。毛细血管和肺的呼吸部分的生长为本期特点。④囊泡期(saccular period):末端呼吸道在此期加宽并形成柱状结构,为肺泡小囊。⑤肺泡期(alveolar period):本期出现完整的毛细血管结构的肺泡,肺泡表面扩大,这是肺泡能进行气体交换的形态学基础。

二、解剖特点

呼吸系统以环状软骨下缘为界,分为上、下呼吸道,上呼吸道包括鼻、鼻窦、咽、咽鼓管、会厌及喉,下呼吸道包括气管、支气管、毛细支气管、呼吸性细支气管、肺泡管及肺泡。

(一)上呼吸道

1. **鼻** 婴幼儿鼻腔较成人相对短小,鼻道狭窄,无鼻毛,鼻黏膜柔嫩并富于血管,易于感染,感染时黏膜肿胀,易造成堵塞,导致呼吸困难或张口呼吸。

2. **鼻窦** 儿童各鼻窦发育先后不同,新生儿上颌窦和筛窦极小,2 岁以后迅速增大,至 12 岁才充分发育。额窦 2~3 岁开始出现,12~13 岁发育完全。蝶窦 3 岁开始出现并与鼻腔相通,6 岁时很快增大。由于鼻窦黏膜与鼻腔黏膜相连续,鼻窦口相对大,故急性鼻炎易致鼻窦炎,学龄前期儿童鼻窦炎并不少见。

3. **鼻泪管和咽鼓管** 婴幼儿鼻泪管短,开口接近于内眦部,且瓣膜发育不全,故鼻腔感染常易侵入结膜引起炎症。婴儿咽鼓管较宽,且直而短,呈水平位,故鼻咽炎时易引起中耳炎。

4. **咽部** 咽部较狭窄且垂直。扁桃体包括腭扁桃体和咽扁桃体,腭扁桃体 1 岁末逐渐增大,4~10 岁发育达高峰,14~15 岁时渐退化,故扁桃体炎常见于年长儿,婴儿则少见。咽扁桃体又称腺样体,6 个月已发育,位于鼻咽顶部与后壁交界处,严重的腺样体肥大是小儿阻塞性睡眠呼吸暂停综合征的重要原因。

5. **喉** 以环状软骨下缘为标志。喉部呈漏斗状,喉腔较窄,声门狭小,软骨柔软,黏膜柔嫩且富

含血管及淋巴组织,故轻微炎症即可引起喉头狭窄致吸气性呼吸困难。

(二) 下呼吸道

1. **气管、支气管** 婴幼儿的气管、支气管较成人短且较狭窄,黏膜柔嫩,血管丰富,软骨柔软,因缺乏弹力组织而支撑作用差,因黏液腺分泌不足易致气道较干燥,因纤毛运动较差而致清除能力差,故婴幼儿容易发生呼吸道感染,一旦感染则易发生充血、水肿,导致呼吸道阻塞。左主支气管细长,由气管侧方伸出,而右主支气管短而粗,为气管直接延伸,故异物较易进入右主支气管。毛细支气管平滑肌在生后5个月以前薄而少,3岁以后才明显发育,故小婴儿呼吸道梗阻主要是由黏膜肿胀和分泌物堵塞引起。

2. **肺** 肺泡数量少且肺泡小,弹力组织发育较差,血管丰富,间质发育旺盛,致肺含血量多而含气量相对少,故易于感染。感染时易致黏液阻塞,引起间质炎症、肺气肿和肺不张等。

(三) 胸廓

婴幼儿胸廓较短,前后径相对较长,呈桶状;肋骨呈水平位,膈肌位置较高,胸腔小而肺脏相对较大;呼吸肌发育差。因此在呼吸时,肺的扩张受到限制,尤以脊柱两旁和肺的后下部受限更甚,不能充分扩张进行通气与换气,故当肺部病变时,容易出现呼吸困难,导致缺氧及二氧化碳潴留。小儿纵隔体积相对较大,周围组织松软,在胸腔积液或气胸时易致纵隔移位。

三、生理特点

(一) 呼吸频率与节律

儿童呼吸频率快,年龄越小,频率越快。新生儿40~44次/min,29天~12个月30次/min,1~3岁24次/min,4~7岁22次/min,8~14岁20次/min,15~18岁16~18次/min。婴幼儿由于呼吸中枢发育不完善,调节能力差,所以易出现呼吸节律不规整、间歇、暂停等现象,尤以早产儿、新生儿明显。

(二) 呼吸类型

婴幼儿胸廓活动范围小,呼吸肌发育不全,肌纤维较细,间质较多且肌肉组织中耐疲劳的肌纤维所占的比例小,故小儿呼吸肌肌力弱,容易疲劳,易发生呼吸衰竭。小儿膈肌较肋间肌相对发达,且肋骨呈水平位,肋间隙小,故婴幼儿为腹式呼吸(abdominal respiration)。随年龄增长,膈肌和腹腔脏器下降,肋骨由水平位变为斜位,胸廓的体积增大,逐渐转化为胸腹式呼吸(thoracic and abdominal respiration)。7岁以后逐渐接近成人。

(三) 呼吸功能特点

1. **肺活量**(vital capacity) 小儿肺活量约为50~70ml/kg。在安静情况下,年长儿仅用肺活量的12.5%来呼吸,而婴幼儿则需用30%左右,说明婴幼儿呼吸储备量较小。小儿发生呼吸障碍时其代偿呼吸量最大不超过正常的2.5倍,而成人可达10倍,因此小儿易发生呼吸衰竭。

2. **潮气量**(tidal volume) 小儿潮气量约为6~10ml/kg,年龄越小,潮气量越小;无效腔/潮气量比值大于成人。

3. **每分通气量和气体弥散量** 前者按体表面积计算与成人相近,后者按单位肺容积计算与成人相近。

4. **气道阻力** 由于小儿气道管径细小,气道阻力大于成人,随年龄增长,气道管径逐渐增大,从而阻力递减。

四、免疫特点

儿童呼吸道的非特异性免疫和特异性免疫功能均较差。如咳嗽反射及纤毛运动功能差,难以有效清除吸入的尘埃和异物颗粒。肺泡吞噬细胞功能不足,婴幼儿辅助性T细胞功能暂时性低下,IgG、SIgA,尤其是IgG亚类含量均低。此外,乳铁蛋白、溶菌酶、干扰素及补体等数量和活性不足,故易患呼吸道感染。

第二节 ｜儿童呼吸系统疾病检查方法

一、呼吸系统体格检查时的重要体征

(一) 呼吸频率改变

呼吸困难的第一征象为呼吸频率增快,年龄越小越明显。呼吸急促是指:＜2月龄,呼吸≥60次/min;2～12月龄,呼吸≥50次/min;1～5岁,呼吸≥40次/min;5岁以上,呼吸≥30次/min。呼吸频率减慢或节律不规则也是病情危险征象。

(二) 吸气性凹陷

上呼吸道梗阻或严重肺病变时,可出现胸骨上窝,锁骨上窝及肋间隙和剑突下在吸气时向内凹陷。

(三) 特殊的呼吸形式

1. **吸气喘鸣**(stridor) 正常儿童吸呼时间比 I：E 为 1：(1.5～2.0),如果吸气时出现喘鸣音,同时伴吸气延长,是上呼吸道梗阻的表现。

2. **呼气呻吟**(grunting) 是小婴儿下呼吸道梗阻和肺扩张不良的表现,特别见于新生儿呼吸窘迫综合征。

(四) 异常呼吸音

哮鸣音常于呼气相明显,提示细小支气管梗阻。在严重小气道梗阻时,则听不到哮鸣音,呼吸音低或消失,称沉默肺(silent lung),常见于哮喘,是病情危重的征象。不固定的中、粗湿啰音常来自支气管的分泌物。于吸气相,特别是深吸气末,听到固定不变的细湿啰音提示肺泡内存在分泌物,常见于各种肺炎。小婴儿因呼吸浅快,啰音可不明显,刺激其啼哭方可在吸气末闻及。

(五) 发绀(cyanosis)

发绀是血氧下降的重要表现,末梢性发绀指血流缓慢、动静脉氧差较大部位(如肢端)的发绀;中心性发绀指血流较快、动静脉氧差较小部位(如舌、黏膜)的发绀。中心性发绀较末梢性发绀发生晚,但更有意义。

(六) 杵状指/趾

杵状指/趾是由长期缺氧导致指/趾骨末端背侧软组织增生,甲床抬高所致。支气管扩张、慢性肺炎等患儿可见。

二、检查方法

(一) 血气分析

反映气体交换和血液的酸碱平衡状态,为诊断和治疗提供依据。小儿血气分析正常值见表 11-1。

表 11-1 小儿血气分析正常值

项目	新生儿	29天～2岁以内	2岁以后
pH	7.35～7.45	7.35～7.45	7.35～7.45
PaO_2/kPa	8～12	10.6～13.3	10.6～13.3
$PaCO_2$/kPa	4.00～4.67	4.00～4.67	4.67～6.00
HCO_3^-/(mmol·L^{-1})	20～22	20～22	22～24
BE/(mmol·L^{-1})	–6～+2	–6～+2	–4～+2
SaO_2/%	90～97	95～97	96～98

注:1kPa=7.501mmHg。

在海平面、1个大气压、静息状态下吸入室内空气,当动脉血氧分压(PaO_2)<60mmHg(8.0kPa)和/或动脉二氧化碳分压($PaCO_2$)>50mmHg(6.67kPa),动脉血氧饱和度(SaO_2)<85%时为呼吸衰竭。

(二)胸部影像学

胸部 X 线片仍为呼吸系统疾病影像学诊断的基础。CT 特别是高分辨率CT(HRCT)和磁共振成像技术(MRI)的发展使小儿呼吸系统疾病的诊断率大为提高。数字化胸部 X 线照射技术可迅速获得和传送清晰的肺部影像片。

1. **HRCT** 对许多肺脏疾病具有诊断价值,可发现诊断间质性肺疾病的一些特征性的表现,如磨玻璃样影、网状影、实变影,可显示肺小叶间隔的增厚。三维重建可清楚显示气管、支气管的内外结构。

2. **MRI** 在显示肿块与肺门、纵隔血管关系方面优于 CT。MRI 适合于肺门及纵隔肿块或转移淋巴结的检查,利用三维成像技术可以发现亚段肺叶中血管内的血栓。

(三)儿童支气管镜检查

纤维支气管镜、电子支气管镜和混合式支气管镜适用于不明原因咯血、慢性或反复咳喘、肺不张等呼吸道疑难杂症及重症难治性肺炎的病原学诊断、病因诊断与鉴别诊断,也可通过钳取异物、支气管灌洗等方法通畅气道。近年来球囊扩张、支架放置、冷冻、激光等支气管镜下介入治疗技术应用于儿科临床,显著提高了呼吸系统疑难疾病的诊治水平。

(四)肺功能检查

肺功能检查是指运用特定的手段和仪器对受检者的呼吸功能进行检测、评价,是描述呼吸功能的一种重要方法。5 岁以上儿童可进行较全面的肺功能检查。脉冲振荡技术(impulse oscillometry system,IOS)对患儿配合的要求相对低,大部分学龄前儿童能够完成,可对 3 岁以上的患儿进行检查。<3 岁患儿肺功能检查可以进行潮气呼吸流量 - 容积曲线(tidal breathing flow-volume curve,TBFV)检测、部分性腹腔挤压法、阻断法,甚至婴幼儿体描仪法检测。不同年龄儿童肺功能检测方法详见表 11-2。

表 11-2 不同年龄阶段儿童的肺功能检测技术及内容

年龄	检测技术	测定内容
学龄儿童(≥6 岁)	肺量仪:最大呼吸流量 - 容积曲线	容积、流量
	最大用力呼气峰流量仪(PEFR)	流量
	脉冲振荡肺功能	气道阻力
	体描仪(body plethysmograph)	气道阻力和功能残气量
	氦/氮稀释法	功能残气量
学龄前儿童(3~5 岁)	肺量仪:最大呼吸流量 - 容积曲线	容积、流量参数
	脉冲振荡肺功能(>3.5 岁)	气道阻力
婴幼儿(<3 岁)	潮气呼吸肺功能(TBFV)	容积、流量参数
	婴幼儿体描仪	气道阻力和功能残气量
	阻断法	气道阻力
	快速胸腹挤压法(RTC)	流量

(五)胸腔镜检查

胸腔镜是利用带有光源的金属细管,经胸壁切口进入胸腔,用以观察胸膜及肺部病变,并治疗某些胸膜腔疾病。此外,胸腔镜还可用于纵隔、心包疾病以及胸外伤的诊断和治疗。

(六)胸腔穿刺术和胸腔闭式引流

胸腔穿刺术简称胸穿,是指对有胸腔积液或积气的患者,为了满足诊断和治疗疾病的需要而通过胸腔穿刺抽取积液或气体的一种技术。胸腔闭式引流术又称"胸廓造口术",主要用于治疗脓胸、外伤性血胸、张力性气胸及大量胸腔积液等。

第三节 ｜ 急性上呼吸道感染

急性上呼吸道感染（acute upper respiratory infection，AURI）系由各种病原引起的上呼吸道的急性感染，又称"感冒"，是小儿最常见的疾病。该病主要侵犯鼻和咽部，根据感染部位的不同可诊断为急性鼻炎、急性咽炎、急性扁桃体炎等，是小儿最常见的急性呼吸道感染性疾病。

【病因】

各种病毒、细菌及支原体均可引起急性上呼吸道感染，但 90% 以上为病毒，主要有鼻病毒（rhinovirus，RV）、冠状病毒（coronavirus）、呼吸道合胞病毒（respiratory syncytial virus，RSV）、流感病毒（influenza virus）、副流感病毒（parainfluenza virus）、柯萨奇病毒（Coxsackievirus，CV）、埃可病毒（ECHO virus）、腺病毒（adenovirus，ADV）、人类偏肺病毒（human metapneumovirus，hMPV）、单纯疱疹病毒（herpes simplex virus）、EB 病毒（Epstein-Barr virus）等。病毒感染后可继发细菌感染，最常见为溶血性链球菌，其次为肺炎链球菌、流感嗜血杆菌等。

婴幼儿时期由于上呼吸道的解剖、生理和免疫特点易患本病。儿童有营养障碍性疾病，如维生素 D 缺乏性佝偻病、锌或铁缺乏症等，或有免疫缺陷病、被动吸烟、护理不当、气候改变和环境不良等因素，易反复发生上呼吸道感染或使病程迁延。

【临床表现】

由于年龄、体质、病原体及病变部位的不同，病情的缓急、轻重程度也不同。年长儿症状较轻，婴幼儿则较重。

1. 普通感冒

（1）症状

1）局部症状：鼻塞、流涕、喷嚏、干咳、咽部不适和咽痛等，多于 3～4 天内自然痊愈。

2）全身症状：发热、烦躁不安、头痛、全身不适、乏力等。部分患儿有食欲缺乏、呕吐、腹泻、腹痛等消化道症状。腹痛多为脐周阵发性疼痛，无压痛，可能为肠痉挛所致；如腹痛持续存在，多为并发急性肠系膜淋巴结炎。

婴幼儿起病急，以全身症状为主，常有消化道症状，局部症状较轻。多有发热，体温可高达 39～40℃，热程在 2～3 天至 1 周左右，起病 1～2 天内可因发热引起惊厥。

（2）体征：体格检查可见咽部充血、扁桃体肿大。有时可见下颌和颈淋巴结肿大。肺部听诊一般正常。肠道病毒感染者可见不同形态的皮疹。

2. 流行性感冒　主要症状为发热，体温可达 39～40℃，多伴头痛、四肢肌肉酸痛、乏力，少部分出现恶心、呕吐、腹泻，儿童消化道症状多于成人。婴幼儿流行性感冒的临床症状往往不典型（详见第九章第一节）。

3. 两种特殊类型的急性上呼吸道感染

（1）疱疹性咽峡炎（herpetic angina）：病原体为柯萨奇病毒 A 组。好发于夏秋季。起病急骤，临床表现为高热、咽痛、流涎、厌食、呕吐等。体格检查可发现咽部充血，在腭咽弓、软腭、腭垂的黏膜上可见多个直径 2～4mm 大小灰白色的疱疹，周围有红晕，1～2 天后破溃形成小溃疡，疱疹也可发生于口腔的其他部位。病程为 1 周左右。

（2）咽结膜热（pharyngoconjuctival fever）：病原体为腺病毒 3 型、7 型。以发热、咽炎、结膜炎为特征。好发于春夏季，散发或发生小流行。临床表现为高热、咽痛、眼部刺痛，有时伴消化道症状。体检发现咽部充血，可见白色点块状分泌物，周边无红晕，易于剥离；一侧或双侧滤泡性眼结膜炎，可伴球结膜出血；颈及耳后淋巴结增大。病程 1～2 周。

【并发症】

以婴幼儿多见，病变若向邻近器官组织蔓延可引起中耳炎、鼻窦炎、咽后壁脓肿、扁桃体周围脓肿、颈淋巴结炎、喉炎、支气管炎及肺炎等。年长儿若患 A 组乙型溶血性链球菌咽峡炎，可引起急性肾小球肾炎和风湿热。

【实验室检查】

病毒感染者外周血白细胞计数正常或偏低。鼻咽分泌物病毒分离、抗原及血清学检查可明确病原。

细菌感染者外周血白细胞及中性粒细胞可增高,在使用抗菌药物前行咽拭子培养可发现致病菌。C 反应蛋白(CRP)和降钙素原(PCT)有助于鉴别细菌感染。

【诊断和鉴别诊断】

根据临床表现一般不难诊断,但需与以下疾病鉴别。

1. **急性传染病早期** 急性上呼吸道感染常为各种传染病的前驱症状,如麻疹、流行性脑脊髓膜炎、百日咳、猩红热等,应结合流行病史、临床表现及实验室资料等综合分析,并观察病情演变加以鉴别。

2. **急性阑尾炎** 上呼吸道感染伴腹痛者应与本病鉴别。急性阑尾炎腹痛常先于发热,以右下腹为主,呈持续性,伴腹肌紧张和固定压痛点,血白细胞及中性粒细胞增高。

3. **变应性鼻炎** 某些学龄前或学龄儿童有"感冒"症状,如流涕、打喷嚏持续超过 2 周或反复发作,而全身症状较轻,则应考虑变应性鼻炎的可能,鼻拭子涂片嗜酸性粒细胞增多有助于诊断。

在排除上述疾病后,尚应对上呼吸道感染的病原进行鉴定,以便指导治疗。

【治疗】

1. **一般治疗** 注意休息,居室通风,适当补充水分。防止交叉感染及并发症。

2. **病因治疗** 急性上呼吸道感染以病毒感染多见,单纯的病毒性上呼吸道感染具有一定自限性。普通感冒目前尚缺乏特异性抗病毒药物,部分中药制剂有一定的抗病毒疗效。若为流感病毒感染,可用磷酸奥司他韦口服(详见第九章第一节)。细菌性上呼吸道感染或病毒性上呼吸道感染继发细菌感染者可选用抗生素治疗。

3. **对症治疗**

(1)2 月龄以上儿童发热伴明显不适或高热者可使用退热药物,如对乙酰氨基酚。对发热儿童进行适当的护理可以改善患儿舒适度,如温水外敷儿童额头、温水浴等。

(2)热性惊厥者可予镇静、止惊等处理。

(3)鼻塞者可酌情给予减充血剂。

【预防】

加强体格锻炼以增强抵抗力;提倡母乳喂养;避免被动吸烟;防治佝偻病及营养不良;避免去人多拥挤、通风不畅的公共场所。

第四节 | 急性感染性喉炎

急性感染性喉炎(acute infectious laryngitis)是指喉部黏膜的急性弥漫性炎症。以犬吠样咳嗽、声嘶、喉鸣、吸气性呼吸困难为临床特征。部分患者可同时累及气管或支气管,为急性喉气管支气管炎(acute laryngotracheobronchitis)。冬春季节多发,且多见于婴幼儿。

【病因】

由病毒或细菌感染引起,亦可并发于麻疹、百日咳和流行性感冒等急性传染病。常见的病毒为副流感病毒、流感病毒和腺病毒,常见的细菌为金黄色葡萄球菌、链球菌和肺炎链球菌。由于小儿喉部解剖特点,炎症时易充血、水肿而出现喉梗阻。

【临床表现】

起病急、症状重。可有发热、犬吠样咳嗽、声嘶、吸气性喉鸣和吸气性凹陷。严重时可出现发绀、烦躁不安、面色苍白、心率加快。咽部充血,间接喉镜检查可见喉部、声带有不同程度的充血、水肿。一般白天症状轻,夜间入睡后加重,喉梗阻者若不及时抢救,可窒息死亡。按吸气性呼吸困难的轻重,将喉梗阻分为 4 度,见表 11-3。

表 11-3　喉梗阻分度

分度	临床表现
Ⅰ度	活动后出现吸气性喉鸣和呼吸困难,肺部听诊呼吸音及心率无改变
Ⅱ度	安静时亦出现喉鸣和吸气性呼吸困难,肺部听诊可闻及喉传导音或管状呼吸音,心率加快
Ⅲ度	除上述喉梗阻症状外,因缺氧而出现烦躁不安、口唇及指/趾发绀、双眼圆睁、惊恐万状、头面部出汗,肺部呼吸音明显降低,心率快,心音低钝
Ⅳ度	渐显衰竭、昏睡状态,由于无力呼吸,吸气性凹陷可不明显,面色苍白发灰,肺部听诊呼吸音几乎消失,仅有气管传导音,心律不齐,心音钝、弱

【诊断和鉴别诊断】

根据急性发病、犬吠样咳嗽、声嘶、喉鸣、吸气性呼吸困难等临床表现不难诊断,但应与白喉、急性会厌炎、喉痉挛、喉或气管异物、喉先天性畸形等所致的喉梗阻鉴别。

【治疗】

1. 一般治疗　保证充分休息与水分摄入,保持呼吸道通畅,防止缺氧加重。

2. 糖皮质激素　有抗炎、抗过敏和抑制变态反应等作用,有助于减轻喉头水肿,缓解喉梗阻。Ⅱ度以上喉梗阻患儿均应使用糖皮质激素治疗,常用泼尼松龙或泼尼松、地塞米松、氢化可的松。雾化吸入糖皮质激素(如布地奈德混悬液)具有一定效果。

3. 控制感染　多为病毒感染,如考虑为细菌感染,及时选用适当足量的广谱抗生素治疗。

4. 对症治疗　缺氧者给予吸氧。镇静剂可能缓解烦躁不安,但会掩盖缺氧的症状,降低呼吸用力,原则上避免使用。痰多者可选用祛痰剂。

5. 气管插管　经上述处理仍有严重缺氧征象或有Ⅲ度及以上喉梗阻者,及时进行气管插管和机械通气支持,必要时行气管切开。

第五节 | 急性支气管炎

急性支气管炎(acute bronchitis)指由于各种病原体引起的支气管黏膜感染,由于气管常同时受累,故也称为急性气管支气管炎(acute tracheobronchitis),是儿童时期常见的呼吸道疾病。

【病因】

病原为各种病毒或细菌,或为混合感染。能引起上呼吸道感染的病原体都可引起支气管炎。免疫功能低下、特应性体质、营养障碍、佝偻病和支气管结构异常等均为本病的危险因素。

【临床表现】

多先有上呼吸道感染症状,之后以咳嗽为主要症状,开始为干咳,以后有痰。婴幼儿症状较重,常有发热、呕吐及腹泻等。全身症状常不明显。双肺呼吸音粗糙,可有不固定的散在的干啰音和粗中湿啰音。婴幼儿有痰常不易咳出,可在咽喉部或肺部闻及痰鸣音。

【辅助检查】

胸片显示正常,或肺纹理增粗,肺门阴影增浓。

【诊断】

本病主要靠临床诊断,如为了鉴别是否合并肺炎或肺不张,需进行胸部 X 线检查。

【治疗】

1. 一般治疗　同上呼吸道感染,经常变换体位,多饮水,保持适当的湿度,使呼吸道分泌物易于咳出。

2. 控制感染　由于病原体多为病毒,一般不采用抗生素。怀疑有细菌感染者则应用抗菌药物,如支原体感染,则应给以大环内酯类抗菌药物。

3. 对症治疗　一般不用镇咳药物,以免影响痰液咳出,痰液黏稠时可用祛痰药物。喘息者可吸入支气管舒张剂和/或糖皮质激素,喘息严重者可加用糖皮质激素短期口服。

第六节 ｜ 毛细支气管炎

毛细支气管炎(bronchiolitis)是一种婴幼儿较常见的下呼吸道感染,常发生于2岁以下小儿,发病高峰年龄为2~6个月。临床上较难发现未累及肺泡与肺泡间壁的纯粹毛细支气管炎,故国内认为是一种特殊类型的肺炎,称为喘憋性肺炎。

【病因】

主要由呼吸道合胞病毒(RSV)引起,副流感病毒、腺病毒、鼻病毒、人类偏肺病毒(hMPV)、博卡病毒(Bocavirus)、肺炎支原体也可引起本病。

【病理及发病机制】

病变主要侵犯直径75~300μm的毛细支气管,表现为上皮细胞坏死和周围淋巴细胞浸润,黏膜下充血、水肿和腺体增生、黏液分泌增多。病变会造成毛细支气管管腔狭窄甚至堵塞,导致肺气肿和肺不张。炎症还可波及肺泡、肺泡壁及肺间质,出现通气和换气功能障碍,导致低氧血症、高碳酸血症、呼吸性酸或碱中毒、代谢性酸中毒。

【临床表现】

毛细支气管炎典型病程表现初始为上呼吸道症状,2~3天时出现下呼吸道症状和体征,3~5天达高峰,然后逐渐消退。咳嗽与喘憋同时发生为本病特点。喘息和肺部哮鸣音为其突出表现。主要表现为下呼吸道梗阻症状,呼气相延长伴喘息,严重者可出现呼气性呼吸困难。呼吸困难可呈阵发性,间歇期喘息消失。严重发作者,可见面色苍白、烦躁不安,口周和口唇发绀。初起时呼吸症状远较中毒症状严重,体温高低不一。体格检查发现呼吸浅而快,60~80次/min,甚至100次/min以上,伴鼻翼扇动和吸气性凹陷;心率加快,可达150~200次/min。肺部体征主要为呼气相哮鸣音,喘憋稍缓解时可闻及中细湿啰音,叩诊可呈过清音。肝脾可由于肺过度充气而推向肋缘下,因此可触及肝和脾。由于过度换气引起的不显性失水量增加和液体摄入量不足,部分患儿可发生比较严重的脱水,在小婴儿还可能有代谢性酸中毒。重度喘憋者可有二氧化碳潴留,出现呼吸性酸中毒,动脉血氧分压降低、呼吸衰竭。本病高峰期在呼吸困难发生后的48~72h,病程5~15天,平均为10天。

【辅助检查】

外周血白细胞总数及分类大多在正常范围内。病情较重的患儿血气分析多有代谢性酸中毒,少数可有呼吸性酸中毒。血气分析可了解患儿缺氧和二氧化碳潴留程度,建议有慢性肺疾病、气道解剖结构缺陷等重度毛细支气管炎危险因素的患儿进行血氧饱和度监测。病原学诊断包括病毒抗原和核酸检测、病毒分离。

胸部X线检查可见不同程度的肺充气过度或斑片状浸润影,局部肺不张,也可以见到支气管周围炎及肺纹理增粗。

【诊断和鉴别诊断】

根据本病发生在小婴儿,具有典型的喘息及哮鸣音,一般诊断不难,但须与以下疾病鉴别。

1. 支气管哮喘　婴儿的第一次感染性喘息发作多为毛细支气管炎。如有反复多次喘息发作,亲属有哮喘等变应性疾病史则有哮喘的可能,具体参见本章第八节(支气管哮喘)。

2. 肺结核　粟粒性肺结核有时呈发作性喘息,但一般听不到啰音,支气管淋巴结结核患儿肿大的淋巴结压迫气道,可出现喘息,需根据结核接触史、结核中毒症状、结核菌素试验和胸部X线改变予以鉴别。

3. 其他疾病　如纵隔占位、心源性喘息、异物吸入及先天性气管支气管畸形等均可发生喘息,应结合病史和体征及相应的检查做出鉴别。

【治疗】

目前尚缺乏特异、有效的治疗方法,以支持治疗和对症治疗为主。

1. **一般治疗**　室内经常通风,保持一定的温度和湿度,饮食应维持足够的入量。有中重度呼吸困难者,尤其是高危人群建议住院治疗。

2. **对症治疗**　当血氧饱和度持续低于90%~92%者给予吸氧,必要时给予高流量鼻导管吸氧治疗。对于喘憋严重者,可试用支气管舒张剂,无效时不再重复。不推荐常规使用全身糖皮质激素治疗,但喘憋严重患者可考虑试用全身糖皮质激素1~3天,无效者应及时停用。

3. **抗感染治疗**　毛细支气管炎多为RSV感染所致,目前尚缺乏明确有效的抗RSV药物。利巴韦林为广谱的抗病毒药物,但对RSV毛细支气管炎的有效性不明确。支原体感染者可应用大环内酯类抗生素。继发细菌感染者酌情应用抗生素。

4. **其他**　保持呼吸道通畅,保证液体摄入量、纠正酸中毒,并及时发现和处理呼吸衰竭及其他生命体征危象,具体参见本章第七节(肺炎)。

【预防】

1. 加强家长对疾病认识的宣教,提倡母乳喂养,避免被动吸烟,增强婴幼儿体质。

2. 目前尚无疫苗可预防毛细支气管炎最常见病原体(RSV、鼻病毒、人类偏肺病毒及副流感病毒)。抗RSV单克隆抗体(palivizumab)可用于高危婴儿(早产儿、支气管肺发育不良、先天性心脏病、免疫缺陷病)的预防,并能减少RSV感染的发病率和住院率。

(曲书强)

第七节 | 肺　炎

肺炎(pneumonia)是指不同病原微生物或其他因素(如吸入羊水、过敏反应、免疫损伤等)所引起的终末气道、肺泡和肺间质的炎症。由病原微生物引起的肺炎是最常见的感染性疾病之一,一年四季均可发病,以冬春寒冷季节多见。早产儿、低出生体重儿、营养不良儿、严重过敏以及有基础疾病如先天性气道结构畸形、先天性心脏病、免疫缺陷、神经肌肉疾病者易患本病。主要临床表现为发热、咳嗽、肺部固定性中细湿啰音,严重者可有气促、呼吸困难,还可累及循环、神经及消化等肺外系统而出现相应的临床表现。肺炎仍然是我国当前5岁以下儿童死亡的主要原因之一,严重威胁儿童健康,疾病负担重,故加强对本病的防治十分重要。

【分类】

无统一分类,目前常用的有以下几种分类法。

1. **按解剖分类**

(1)支气管肺炎(bronchopneumonia):病原体经支气管入侵,引起细支气管、终末细支气管和肺泡的炎症,是儿童时期最常见的肺炎,尤以2岁以内婴幼儿多发。X线影像显示为沿着肺纹理分布的不规则斑片状阴影,边缘密度浅而模糊,无实变征象,肺下叶常受累。

(2)大叶性肺炎(lobar pneumonia):病原体先在肺泡引起炎症,经肺泡间孔(Kohn孔)向其他肺泡扩散,致使部分肺段或整个肺段、肺叶发生炎症。X线影像显示肺叶或肺段的实变阴影。

(3)间质性肺炎(interstitial pneumonia):以肺间质为主的炎症,累及支气管壁和支气管周围组织。X线影像表现为一侧或双侧肺纹理增多增粗、僵硬,弥漫性网点状的阴影,或磨玻璃样影。

2. **按病因分类**

(1)病毒性肺炎:5岁以下儿童的常见病原中呼吸道合胞病毒(RSV)占首位,其次为流感病毒,人类偏肺病毒,鼻病毒和腺病毒(ADV)。5岁以上儿童则依次由流感病毒,ADV,RSV和鼻病毒等引起。

(2)细菌性肺炎:由肺炎链球菌(SP)、金黄色葡萄球菌(SA)、肺炎克雷伯菌(KP)、流感嗜血杆菌

（HI）、大肠埃希菌（*E.coli*）、军团菌等引起。

（3）支原体肺炎：由肺炎支原体引起。

（4）衣原体肺炎：由沙眼衣原体（CT）、肺炎衣原体（CP）和鹦鹉热衣原体引起，以 CT 和 CP 多见。

（5）原虫性肺炎：由肺包虫病、肺弓形虫病、肺血吸虫病、肺线虫病等引起。

（6）真菌性肺炎：由白念珠菌、曲霉菌、组织胞浆菌、隐球菌、肺孢子菌等引起，多见于免疫缺陷病及长期使用免疫抑制剂或抗菌药物者。

（7）非感染病因引起的肺炎：如吸入性肺炎、坠积性肺炎、嗜酸性粒细胞性肺炎（过敏性肺炎）等。

3. 按病程分类 ①急性肺炎：病程＜1 个月；②迁延性肺炎：病程 1～3 个月；③慢性肺炎：病程＞3 个月。

4. 按病情分类 ①轻症：除呼吸系统外，其他系统仅轻微受累，无全身中毒症状；②重症：除呼吸系统出现呼吸衰竭外，其他系统亦存在功能障碍，可有酸碱平衡失调，水、电解质紊乱，全身中毒症状明显，甚至危及生命。

5. 按肺炎发生的地点分类 ①社区获得性肺炎（community-acquired pneumonia，CAP）指原本健康的儿童在医院外获得的感染性肺炎，包括感染了具有明确潜伏期的病原体而在入院后潜伏期内发病的肺炎；②医院获得性肺炎（hospital-acquired pneumonia，HAP），又称医院内肺炎（nosocomial pneumonia），指患儿入院时不存在，也不处于潜伏期而在入院≥48h 发生的感染性肺炎，包括在医院感染而于出院 48h 内发生的肺炎。

临床上如果病原体明确，则按病因分类，有助于指导治疗，否则按解剖或其他方法分类。

【病因和发病机制】

呼吸道病毒是儿童肺炎的常见病原，年龄常常能预示儿童肺炎的可能病原。在年幼儿，约 50% 肺炎由病毒引起，包括呼吸道合胞病毒、流感病毒、腺病毒、副流感病毒和鼻病毒等。在年长儿，细菌、支原体感染多见。常见革兰氏阳性菌包括肺炎链球菌、金黄色葡萄球菌和 A 组链球菌（GAS）等；常见革兰氏阴性细菌包括流感嗜血杆菌、卡他莫拉菌、大肠埃希菌和肺炎克雷伯菌等。

是否发生肺炎取决于病原体和宿主因素。如果病原体数量多、毒力强和 / 或患儿呼吸道局部和全身免疫防御系统损害，即可发生肺炎。病原体到达下呼吸道，繁殖后通过入侵机体或释放毒素，造成肺组织损害。

【病理和病理生理】

病理变化以肺组织充血、水肿、炎症细胞浸润为主。肺泡内充满渗出物，经 Kohn 孔向周围组织蔓延，呈点片状炎症病灶。若病变融合成片，可累及多个肺小叶或更为广泛。当小支气管、毛细支气管发生炎症时，可导致管腔部分或完全阻塞而引起肺气肿或肺不张。不同病原体造成肺炎的病理改变亦不同：细菌性肺炎以肺实质受累为主；而病毒性肺炎则以间质受累为主，亦可累及肺泡。临床上支气管肺炎与间质性肺炎常常并存。

肺炎的主要病理生理变化是由于支气管、肺泡炎症引起通气和换气障碍，导致缺氧和二氧化碳潴留，产生肺部和肺外其他系统的一系列功能障碍（图 11-1）。

【临床表现】

起病多数较急，发病前数日多先有上呼吸道感染，主要临床表现为发热、咳嗽、咳痰和肺部固定中细湿啰音。

1. 主要症状 ①发热：热型不定，多为不规则热，亦可为弛张热或稽留热。值得注意的是，新生儿、重度营养不良患儿体温可不升或低于正常。②咳嗽：较频繁，早期为刺激性干咳，极期咳嗽反而减轻，恢复期咳嗽有痰。③气促、呼吸困难：肺部病变范围大者可有。④全身症状：精神萎靡、意识障碍、烦躁不安，食欲减退、呕吐、腹泻等。

2. 体征 早期或轻症肺部体征无明显异常，重症都可有呼吸频率增快、鼻翼扇动、吸气性凹陷和发绀（口周、鼻唇沟和指 / 趾端发绀）。肺部啰音早期不明显，可有呼吸音粗糙、减低，以后可闻及固定

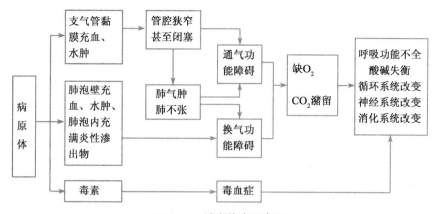

图 11-1 肺炎的病理生理

的中细湿啰音,以背部两侧下方及脊柱两旁较多,于深吸气末更为明显。肺部叩诊多正常,病灶融合时可出现实变体征。

【辅助检查】

1. 外周血检查

(1)白细胞检查:细菌性肺炎通常白细胞计数升高,中性粒细胞增多,并有核左移现象,胞质可有中毒颗粒。病毒性肺炎的白细胞计数大多正常或偏低,亦有少数升高者,时有淋巴细胞增高或出现异型淋巴细胞。

(2)C 反应蛋白(CRP):细菌感染时血清 CRP 值多上升,非细菌感染时则上升不明显。

(3)前降钙素(PCT):细菌感染时可升高,抗菌药物治疗有效时,可迅速下降。

2. 胸部 X 线检查 早期肺纹理增强,透光度减低;后期两肺下野、中内带出现大小不等的点状或小斑片状影,或呈现肺段或肺叶的实变阴影。可有肺气肿、肺不张。伴发脓胸时,早期患侧肋膈角变钝;积液较多时,可呈反抛物线状阴影,纵隔、心脏向健侧移位。并发脓气胸时,患侧胸腔可见液平面。肺大疱时则见完整薄壁、无液平面的大疱。肺脓肿时可见圆形阴影,脓腔的边缘较厚,其周围的肺组织有炎性浸润。间质性肺炎时,主要呈现肺纹理增多增粗、僵硬,弥漫性网点状的阴影,或磨玻璃样影。对于一般状况良好且可以在门诊治疗的疑似肺炎患儿,无需常规行胸片检查。胸部 X 线检查未能显示肺炎征象而临床又高度怀疑肺炎、难以明确炎症部位、怀疑气道和肺部畸形、有严重并发症、需同时了解有无纵隔内病变等,可行胸部 CT 检查。但需注意,胸部 CT 扫描和胸部侧位片不宜列为常规。对于临床上肺炎已康复,一般状况良好的患儿,无需反复胸部 X 线检查。

3. 病原学检查 轻症肺炎可不进行病原学检查。重症肺炎应在抗菌药物应用之前,尽早行病原学检查以指导治疗。可采集鼻咽拭子、口咽拭子、鼻咽吸取物、痰液、气管吸取物、肺泡灌洗液、血液、胸腔积液、组织或局灶穿刺物等标本行相关病原学检测。常用检测方法如下。

(1)涂片染色镜检:合格下呼吸道标本行六胺银染色、抗酸染色和革兰氏染色可分别用于检测真菌、分枝杆菌和部分细菌。

(2)病原体培养:主要用于细菌学检查,可以针对不同病原微生物选用特殊培养基,并可结合体外药敏试验结果为治疗提供参考。病毒分离培养因技术要求高、耗时长等限制了其临床应用。

(3)病原特异性抗原检测:用已知病原体抗体检测患者体内有无相应病原体抗原的方法,包括乳胶凝集试验、胶体金免疫层析法、直接荧光抗体试验等。可用于流感病毒、呼吸道合胞病毒、腺病毒、新型冠状病毒等病毒的快速筛查,还可用于细菌(肺炎链球菌)、真菌(曲霉菌、假丝酵母菌、隐球菌)等检测。

(4)病原特异性抗体检测:利用免疫学试验的方法和原理,用已知病原微生物的抗原检测患者体内有无该病原的抗体来诊断是否感染,包括补体结合试验、酶联免疫吸附测定、颗粒凝集试验、荧光抗体试验等,主要用病毒、支原体、衣原体、军团菌等的鉴定。

（5）病原体核酸检测：包括病原体基因组序列依赖性核酸检测方法，如聚合酶链反应（PCR）检测，通过设计特异性引物，靶向性地进行病原体核酸扩增和检测；病原体基因组序列非依赖性检测，如宏基因组测序技术，不需要设计特异性引物，而是对样本中的病原体序列进行高通量测序，将获得的序列与数据库中序列进行比对分析而确定病原体。

【诊断】

肺炎的诊断比较简单，一般有发热、咳嗽、咳痰症状，肺部听诊闻及中、细湿啰音和／或胸部影像学有肺炎的改变即可诊断。

确诊肺炎后应进一步评估病情的严重程度和明确引起肺炎的病原体。对反复肺炎患儿，还应尽可能明确导致反复感染的基础疾病或高危因素，如原发性或继发性免疫缺陷病、呼吸道结构畸形或发育异常、支气管异物、先天性心脏病、营养不良、早产、过敏和环境因素等。

【严重度评估】

当肺炎患儿出现严重通气／换气功能障碍或肺内外并发症时，即为重症肺炎。重症肺炎病死率高，并可遗留后遗症，需及早识别。受不同地区经济和文化差异等影响，目前儿童重症肺炎的诊断标准并不统一。在门急诊或发展中国家及基层地区，推荐使用 WHO 儿童重症肺炎的简易判断标准，即出现胸壁吸气性凹陷或鼻翼扇动或呻吟之一表现，为重症肺炎；出现中心性发绀、严重呼吸窘迫、拒食或脱水征、意识障碍（嗜睡、昏迷、惊厥）之一表现为极重症肺炎。对于住院患儿或条件较好的地区，重症肺炎的判断还应依据肺部病变范围、有无低氧血症以及有无肺内外并发症表现等（表 11-4）。

表 11-4　儿童重症肺炎诊断标准

临床特征	重症肺炎	轻症肺炎
一般情况	差	好
发热	超高热，持续高热＞5d	未达重度标准
拒食或脱水征	有	无
意识障碍	有	无
低氧血症	呼吸增快，RR≥70 次/min（婴儿），RR≥50 次/min（＞1 岁）；辅助呼吸（呻吟、鼻翼扇动、三凹征）；间歇性呼吸暂停；氧饱和度＜92%	无
胸片或胸部 CT	≥2/3 一侧肺浸润、多叶肺浸润、胸腔积液、气胸、肺不张、肺坏死、肺脓肿	未达重度标准
肺外并发症	有	无
判断标准	存在以上任何一项	存在上述所有表现

【鉴别诊断】

1. **急性支气管炎**　一般不发热或仅有低热，全身状况好，以咳嗽为主要症状，肺部可闻及干湿啰音，多不固定，随咳嗽而改变。胸部 X 线检查示肺纹理增多、排列紊乱。若鉴别困难，则按肺炎处理。

2. **支气管异物**　有异物吸入史，突然出现呛咳，可有肺不张和肺气肿，有助于鉴别。若病程迁延，有继发感染则类似肺炎或合并肺炎，需注意鉴别。

3. **支气管哮喘**　儿童哮喘可无明显喘息发作，主要表现为持续性咳嗽，胸部 X 线检查示肺纹理增多、排列紊乱和肺气肿，易与本病混淆。患儿具有特应性体质，肺功能检查及支气管激发试验和支气管舒张试验有助于鉴别。

4. **肺结核**　一般有结核接触史，结核菌素试验阳性，胸部 X 线检查示肺部有结核病灶有助于鉴别。粟粒性肺结核可有气促和发绀，因此与肺炎极其相似，但肺部啰音可不明显。

【并发症】

早期合理治疗者并发症少见。若延误诊断或病原体致病力强，则可引起并发症。肺内并发症包括胸腔积液或脓胸、气胸、脓气胸、肺大疱、肺脓肿、坏死性肺炎、支气管胸膜瘘、急性呼吸窘迫综合征

（ARDS）以及急性呼吸衰竭等；肺外并发症包括脓毒症、脓毒性休克、弥散性血管内凝血以及迁延性病灶（心包炎、心内膜炎、脑膜炎、脑脓肿、脓毒症性关节炎、骨髓炎）等。

1. **脓胸**（empyema）　临床表现有高热不退、呼吸困难加重；患侧呼吸运动受限；语颤减弱；叩诊呈浊音；听诊呼吸音减弱，其上方有时可听到管状呼吸音。当积脓较多时，患侧肋间隙饱满，纵隔和气管向健侧移位。胸部 X 线（立位）示患侧肋膈角变钝，或呈反抛物线状阴影。胸腔穿刺可抽出脓液。

2. **脓气胸**（pyopneumothorax）　肺边缘的脓肿破裂并与肺泡或小支气管相通，即造成脓气胸。表现为突然呼吸困难加剧、剧烈咳嗽、烦躁不安、面色发绀。胸部叩诊积液上方呈鼓音，听诊呼吸音减弱或消失。若支气管破裂处形成活瓣，气体只进不出，形成张力性气胸，可危及生命，必须积极抢救。立位 X 线检查可见液气面。

3. **肺大疱**（pulmonary bullae）　由于小支气管发生炎性病变后出现水肿、狭窄，形成活瓣性部分阻塞，气体进得多、出得少或只进不出，肺泡扩大、破裂而形成肺大疱，可一个亦可多个。体积小者无症状，体积大者可引起呼吸困难。X 线可见薄壁空洞。

4. **肺脓肿**（lung abscess）　由于化脓性感染造成肺实质的空洞性损害，并形成脓腔。常见的病原为需氧化脓菌，如金黄色葡萄球菌、克雷伯菌。脓肿可侵及胸膜或破溃至胸膜腔引发脓胸。起病通常隐匿，有发热、不适、食欲减退和体重下降等。极期可有细菌性肺炎的临床表现：咳嗽，常伴有咯血，未经治疗的患儿可在病程 10 天左右咳恶臭味脓痰；呼吸困难、高热、胸痛；白细胞显著升高；X 线片可见圆形阴影，如与支气管相通则脓腔内有液平面，周围有炎性浸润影。脓肿可单发或多发，治疗后可留有少许纤维索条影。

以上四种并发症多见于金黄色葡萄球菌肺炎、耐药肺炎链球菌肺炎和某些革兰氏阴性杆菌肺炎。

【治疗】
采用综合治疗，原则为改善通气、控制感染、对症治疗、防止和治疗并发症。

1. **对症治疗及护理**　室内空气要流通，以温度18～20℃、湿度60%为宜。给予营养丰富的饮食，重症患儿进食困难，可给予肠道外营养。经常变换体位，以减少肺部淤血，促进炎症吸收。注意隔离，以防交叉感染。

根据需要进行退热、祛痰、平喘等对症治疗。高热者给予药物降温，如口服对乙酰氨基酚或布洛芬；若伴烦躁不安，可给予水合氯醛或苯巴比妥每次 5mg/kg 肌内注射。咳喘重者可雾化吸入糖皮质激素联合支气管扩张剂。并注意水、电解质的补充，纠正酸中毒和电解质紊乱，适当的液体补充还有助于气道的湿化。但要注意输液速度，过快可加重心脏负担。

2. **抗感染治疗**

（1）抗菌药物治疗：明确为细菌感染或病毒感染继发细菌感染者应使用抗菌药物。

1）原则：①有效和安全是选择抗菌药物的首要原则。②在使用抗菌药物前应采集合适的呼吸道分泌物或血标本进行细菌培养和药物敏感试验，以指导治疗；在未获培养结果前，可根据经验选择敏感药物。③选用的药物在肺组织中应有较高的浓度。④轻症患者口服抗菌药物有效且安全，对重症肺炎或因呕吐等致口服难以吸收者，可考虑胃肠道外抗菌药物治疗。⑤适宜剂量、合适疗程。⑥重症患儿宜静脉联合用药。

2）根据不同病原选择抗菌药物：①肺炎链球菌。青霉素敏感者首选青霉素或阿莫西林；青霉素中介者，首选大剂量青霉素或阿莫西林；青霉素耐药者，或有肺大叶实变、坏死性肺炎、肺脓肿的患儿首选头孢曲松、头孢噻肟，备选万古霉素或利奈唑胺。②金黄色葡萄球菌。甲氧西林敏感者首选苯唑西林钠或氯唑西林；耐药者，首选万古霉素，或替考拉宁、利奈唑胺或联合夫西地酸。③流感嗜血杆菌。首选阿莫西林 / 克拉维酸、氨苄西林 / 舒巴坦。④大肠埃希菌和肺炎克雷伯菌。不产超广谱 β 内酰胺酶（ESBLs）菌首选第 3 代或第 4 代头孢菌素或哌拉西林或头孢哌酮 / 舒巴坦、头霉素类、哌拉西林 / 他唑巴坦。产 ESBLs 菌轻、中度感染者首选头孢哌酮 / 舒巴坦、哌拉西林 / 他唑巴坦。重度感染或其他抗菌药物治疗，疗效不佳时选用厄他培南、亚胺培南、美罗培南。⑤肺炎支原体和衣原体。首选大环内酯类抗生素,如阿奇霉素、红霉素及克拉霉素。

3)用药时间:一般用至热退且平稳、全身症状明显改善、呼吸道症状部分改善后 3～5 天。病原微生物不同、病情轻重不等、存在菌血症与否等因素均影响肺炎疗程。一般肺炎链球菌肺炎疗程 7～10 天,MP 肺炎、CP 肺炎疗程平均 10～14 天,个别严重者可适当延长。葡萄球菌肺炎在体温正常后 2～3 周可停药,一般总疗程≥6 周。

(2)抗病毒治疗:目前有肯定疗效的抗病毒药物很少,加之副作用大,使得抗病毒治疗受到很大制约。①利巴韦林:对 RSV 有体外活性,但吸入利巴韦林治疗 RSV 所致 CAP 的有效性仍存在争议,考虑到药物疗效与安全性问题,不推荐用于 RSV 肺炎治疗。②α- 干扰素(interferon-α,IFN-α):临床上应用少,5～7 天为 1 个疗程,亦可雾化吸入,但疗效存在争议。若为流感病毒感染,可用磷酸奥司他韦(oseltamivir)口服。部分中药制剂有一定抗病毒疗效。

3. 呼吸支持

(1)气道管理:及时清除鼻痂、鼻腔分泌物和吸痰,以保持呼吸道通畅,改善通气功能。气道的湿化非常重要,有利于痰液的排出。接受机械通气者尤应注意气道湿化、变换体位和拍背,保持气道湿度和通畅。

(2)氧疗:有缺氧表现,如烦躁、发绀,或动脉血氧分压<60mmHg 时需给予吸氧,多用鼻前庭导管给氧,经湿化的氧气的流量为 0.5～1L/min,氧浓度不超过 40%。新生儿或婴幼儿可用面罩、氧帐、鼻塞给氧,面罩给氧流量为 2～4L/min,氧浓度为 50%～60%。

(3)辅助通气:当普通氧疗下仍不能维持正常血氧分压或依然存在二氧化碳潴留,应积极给予无创通气或气管插管机械通气。

(4)体外膜氧合:重症肺炎合并急性呼吸窘迫综合征经机械通气等治疗氧合无改善,可考虑体外膜氧合(ECMO)治疗。

4. 并发症的治疗

脓毒症、脓毒症休克、脑膜炎、心包炎等治疗参阅本书相关章节。

(1)胸腔积液和气胸:大量胸腔积液和气胸应进行胸腔闭式引流。如果脓胸合并肺实变,尤其是坏死性肺炎,不建议过早应用胸腔镜清创。

(2)肺切除:坏死性肺炎合并脓气胸者,肺部病变大多能恢复正常,当合并畸形或者出现内科难以治疗的并发症如支气管胸膜瘘、张力性气胸等时,可考虑行肺叶切除手术。

5. 糖皮质激素 不推荐常规使用。若存在下列情况之一,可考虑短期应用:重症难治性支原体肺炎、重症腺病毒肺炎、A 组链球菌肺炎等;难治性脓毒症休克、病毒性脑病、急性呼吸窘迫综合征;哮喘或有喘息上述情况可短期应用激素,可用甲泼尼龙 1～2mg/(kg·d)、琥珀酸氢化可的松 5～10mg/(kg·d)或用地塞米松 0.1～0.3mg/(kg·d)静脉滴注。

6. 丙种球蛋白 不推荐常规使用。存在下列情况之一者可考虑应用:部分重症细菌性肺炎,如 CA-MRSA 肺炎;支原体肺炎并发多形性渗出性红斑、脑炎等肺外表现;免疫缺陷病,尤其是丙种球蛋白减少或缺乏;重症腺病毒肺炎等。

7. 支气管镜检查和治疗 不推荐常规使用。出现下列情况之一者可考虑应用:炎性分泌物或坏死物致气道阻塞或肺不张时需及时清除,如难治性支原体肺炎、腺病毒肺炎和流感病毒肺炎等气道大量分泌物,甚至形成塑型物阻塞、黏膜坏死等;经常规治疗效果不佳,需观察有无气管软化、狭窄、异物阻塞、结核病变或肺泡出血等表现,并留取灌洗液进行病原学分析;感染后气道损伤诊断:如难治性支原体肺炎、腺病毒肺炎、麻疹病毒肺炎和流感病毒肺炎等可引起气道结构改变(气道软骨破坏、气道闭塞等),可通过支气管镜下进行诊断和治疗。

【预防】

1. 一般预防 增强体质,减少被动吸烟,室内通风,积极防治营养不良、贫血及佝偻病等,注意手卫生,避免交叉感染。

2. 针对性预防 针对某些常见细菌和病毒病原,疫苗预防接种可有效降低儿童肺炎患病率。目前已有的疫苗包括肺炎链球菌疫苗、B 型流感嗜血杆菌结合疫苗、流感病毒疫苗等。

几种常见病原体所致肺炎的特点

（一）腺病毒肺炎（*Adenovirus* pneumonia）

腺病毒肺炎为腺病毒（ADV）感染所致，ADV 为无包膜的双链 DNA 病毒，目前已发现至少 90 个基因型，引起儿童肺炎最常见的为 3 型和 7 型。本病多见于 6 个月至 2 岁儿童，冬春季节多发。临床特点为起病急骤、高热持续时间长、中毒症状重、啰音出现较晚、X 线改变较肺部体征出现早，易合并心肌炎和多器官功能障碍。症状表现为多个方面。①发热：可达 39℃以上，呈稽留热或弛张热，热程长，可持续 2~3 周；②中毒症状重：面色苍白或发灰，精神不振，嗜睡与烦躁交替；③呼吸系统症状：咳嗽频繁，呈阵发性喘憋，轻重不等的呼吸困难和发绀；④消化系统症状：腹泻、呕吐和消化道出血；⑤可因脑水肿而致嗜睡、昏迷或惊厥发作。体格检查发现：①肺部啰音出现较迟，多于高热 3~7 天后才出现，肺部病变融合时可出现实变体征；②肝脾增大，单核吞噬细胞系统反应较强所致；③麻疹样皮疹；④出现心率加速、心音低钝等心肌炎、心力衰竭表现；亦可有脑膜刺激征等中枢神经系统体征。X 线特点：早期两肺纹理增多、毛糙，双肺中内带明显，于病程 3~7 天出现片状影，以小片状融合多见，进一步进展可表现为大片病变。肺门致密增宽，多为双侧或以肺实变侧较重。部分患儿合并胸腔积液、气胸、纵隔气肿和皮下气肿。少数心影轻度增大。

ADV 肺炎易继发细菌感染。继发细菌感染者表现为持续高热不退；症状恶化或一度好转又恶化；痰液由白色转为黄色脓样；外周血白细胞明显升高，有核左移；胸部 X 线检查见病变增多或发现新的病灶。部分 ADV 肺炎可发展为闭塞性细支气管炎（bronchiolitis obliterans, BO），导致反复喘息。

（二）肺炎链球菌肺炎（*Streptococcus pneumoniae* pneumonia）

肺炎链球菌肺炎是 5 岁以下儿童最常见的细菌性肺炎。肺炎链球菌是革兰氏阳性球菌，根据其表面荚膜多糖抗原的差异，可分为不同血清型，目前已报道超过 100 种血清型，我国常见的血清型为 19F、19A、15、6B、6A 和 17 型。肺炎链球菌可通过空气飞沫传播，另外作为人体上呼吸道寄居的正常菌群也可经呼吸道下行转移，当机体抵抗力降低或大量细菌侵入时，可进入组织或穿越黏膜屏障进入血流引起感染。不同年龄患儿临床表现不同，肺炎链球菌肺炎在年长儿多表现为典型的大叶性肺炎，年幼儿则多为支气管肺炎。病变主要表现以纤维素渗出和肺泡炎为主，典型病变可分为充血水肿期、红色肝样变期、灰色肝样变期、溶解消散期。临床起病多急骤，可有寒战，高热可达 40℃，呼吸急促、呼气呻吟、鼻翼扇动、发绀，可有胸痛，最初数日多咳嗽不重，无痰，后可有痰呈铁锈色。轻症者神志清醒，重症者可有烦躁、嗜睡、惊厥、谵妄，甚至昏迷等缺氧中毒性脑病表现。亦可伴发休克、急性呼吸窘迫综合征、溶血尿毒症综合征等。胸部体征早期只有轻度叩诊浊音或呼吸音减弱，肺实变后可有典型叩诊浊音、语颤增强及管状呼吸音等。消散期可闻及湿啰音。近年来由于抗菌药物的广泛应用，临床上症状轻或不典型为多见。

胸部 X 线检查：无特异性。年长儿多为大叶性肺炎改变，年幼儿则多为小叶性肺炎改变。早期可表现为肺纹理增粗、模糊，病情进展时出现肺段或肺叶的大片均匀致密影；消散期可见散在斑片影，多数患者发病 3~4 周才完全消散。部分患者可出现脓胸、脓气胸、肺脓肿或坏死性肺炎等改变。

（三）金黄色葡萄球菌肺炎（*Staphylococcal aureus* pneumonia）

病原为金黄色葡萄球菌。由呼吸道入侵或经血行播散入肺。儿童免疫功能低下，故易发生金黄色葡萄球菌肺炎，新生儿、婴幼儿发病率更高。1961 年 Jevons 首先分离到耐甲氧西林金黄色葡萄糖球菌（MRSA），随后的 20 年间 MRSA 逐渐成为医院感染的主要病原菌之一（医院相关性 MRSA，hospital-associated MRSA, HA-MRSA）。20 世纪 80 年代社区相关 MRSA（community-associated MRSA, CA-MRSA）感染病例开始增加。金黄色葡萄球菌肺炎病理改变以肺组织广泛出血性坏死和多发性小脓肿形成为特点。由于病变发展迅速，组织破坏严重，故易形成肺脓肿、脓胸、脓气胸、肺大疱、皮下气肿、纵隔气肿；还可引起败血症及其他器官的迁徙性化脓灶，如化脓性心包炎、脑膜炎、肝脓肿、皮肤脓肿、骨髓炎和关节炎。临床特点为起病急、病情严重、进展快、全身中毒症状明显。发热多呈弛张热型,但早产儿和体弱儿有时可无发热或仅有低热。患者面色苍白、烦躁不安、咳嗽、呻吟、呼吸浅快和发绀,重症者可发生休克。消化系统症状有呕吐、腹泻和腹胀。肺部体征出现较早,两肺有散在中、细湿啰音,发生脓胸、脓气胸和皮下气肿时则有相应体征。发生纵隔气肿时呼吸困难加重。可有各种类型皮疹,如荨麻疹或猩红热样皮疹等。

胸部 X 线检查:可有小片状影,病变发展迅速,甚至数小时内可出现小脓肿、肺大疱或胸腔积液,因此在短期内应重复摄片。病变吸收较一般细菌性肺炎缓慢,重症病例在 2 个月时可能还未完全消失。

外周血白细胞多数明显增高,中性粒细胞增高伴核左移并有中毒颗粒。婴幼儿和重症患者可出现外周血白细胞减少,但中性粒细胞百分比仍较高。

(四) 肺炎支原体肺炎 (*Mycoplasma pneumoniae* pneumonia)

是 5 岁及以上儿童常见的一种肺炎,5 岁以下儿童也可发病。病原体为肺炎支原体(MP),是一种介于细菌和病毒之间的微生物,无细胞壁结构。肺炎支原体肺炎以发热、咳嗽为主要临床表现,可伴有头痛、流涕、咽痛、耳痛等。发热以中高热为主。咳嗽为本病突出的症状,一般于病后 2~3 天开始,初为干咳,后转为顽固性剧咳,常有黏稠痰液,偶带血丝,少数患者可类似百日咳样阵咳,可持续 1~4 周。肺部早期体征多不明显,甚至全无,随病情进展可出现呼吸音降低和干、湿啰音。婴幼儿起病急,病程长,病情较重,表现为呼吸困难、喘憋、喘鸣音较为突出,肺部啰音比年长儿多。重症病例可出现塑型性支气管炎、肺栓塞、胸腔积液、坏死性肺炎等肺内并发症,并可累及皮肤黏膜、神经系统、血液系统、循环系统等,出现相应系统受损的表现。少数患儿表现危重,发展迅速,可出现呼吸窘迫,甚至需要呼吸机支持或体外膜氧合支持,可导致死亡。

胸部 X 线检查:本病的重要诊断依据为肺部 X 线改变。特点为:①支气管肺炎;②间质性肺炎;③均匀一致的片状阴影似大叶性肺炎改变;④肺门阴影增浓。上述改变可相互转化,有时一处消散,而另一处又出现新的病变,即所谓游走性浸润;有时呈薄薄的云雾状浸润影。亦可有胸腔积液。体征轻而 X 线改变明显是肺炎支原体肺炎的又一特点。

临床上,经大环内酯类抗菌药物正规治疗 7 天及以上,临床征象加重、仍持续发热、肺部影像学加重、出现肺外并发症者,可考虑为难治性 MP 肺炎(refractory *Mycoplasma pneumoniae* pneumonia, RMPP)。RMPP 年长儿多见,病情较重,发热时间及住院时间长,常表现为持续发热、剧烈咳嗽、呼吸困难等,胸部影像学进行性加重,表现为肺部病灶范围扩大、密度增高、胸腔积液,甚至有坏死性肺炎和肺脓肿。RMPP 容易累及其他系统,甚至引起多器官功能障碍。

第八节　支气管哮喘

支气管哮喘(bronchial asthma)简称哮喘,是一种以慢性气道炎症和气道高反应性为特征的异质性疾病,是儿童期最常见的慢性呼吸道疾病。主要特征包括多种炎症细胞和细胞组分共同参与的气道慢性炎症,这种慢性炎症引起气道对各种刺激因素呈现的高反应性,导致广泛多变的可逆性气流受限,以及随病程延长而导致的气道重构。临床上表现为反复发作性的喘息、气促、胸闷或咳嗽等症状,常在夜间和 / 或清晨发作或加剧,多数患儿可经治疗缓解或自行缓解。

据 WHO 估计,全球约有 3 亿人罹患哮喘,发达国家高于发展中国家,城市高于农村。我国儿童哮喘的患病率呈明显上升趋势。全国儿科哮喘防治协作组的调查显示,全国城市 14 岁以下儿童哮喘的患病率 1990 年、2000 年和 2010 年分别为 1.09%、1.97% 和 3.02%。70%~80% 的儿童哮喘发病于 5 岁以前,儿童哮喘如诊治不及时,随病程延长可发生气道不可逆性狭窄和气道重塑,因此,早期防治至关重要。WHO 与美国国立卫生研究院制定的全球哮喘防治倡议(Global Initiative for Asthma, GINA)方案,自 2002 年起每年进行更新,成为目前全球防治哮喘的重要指南。

【病因】
遗传和环境因素的共同作用,影响了哮喘的发病。

1. **遗传因素**　哮喘具有明显遗传倾向,约 20% 的患者有家族史。哮喘为一种复杂的、多基因遗传性疾病,已鉴定多个哮喘易感基因,如 *IL-4R*、*IL-13*、*IL6R*、*YLK40*、*PDE4D*、*IL-33* 等。

2. **环境因素**　包括变应原性因素,如室内变应原(尘螨、动物皮毛屑、蟑螂排泄物、真菌),室外变应原(花粉、草粉等),食物(牛奶、鸡蛋、鱼、虾、螃蟹、鸡蛋和花生等),药物(阿司匹林、抗生素等),职业性变应原(粉尘及有机挥发气体等),病原体(儿童呼吸道感染尤其是病毒及支原体感染)和非变应原性因素(情绪变化、运动、冷空气、肥胖等)。

【发病机制】

哮喘的发病机制可概括为气道免疫 - 炎症机制、神经调节机制及其相互作用,但尚未完全阐明。

1. **气道免疫 - 炎症机制**

(1)气道慢性炎症反应:是多种细胞(如嗜酸性粒细胞、肥大细胞、T 淋巴细胞、中性粒细胞及气道上皮细胞等)和炎症介质、细胞因子共同参与、相互作用的结果。

外源性变应原通过吸入、食入或接触等途径进入机体后,被抗原提呈细胞内吞并激活 T 细胞。活化的 Th2 细胞产生 IL-4、IL-5 和 IL-13 等促进 B 细胞产生大量 IgE(包括抗原特异性 IgE)。IgE 与肥大细胞或嗜碱性粒细胞表面结合,形成致敏的肥大细胞或嗜碱性粒细胞。当变应原再次进入体内时,一方面数秒内可出现速发相反应,变应原与结合在细胞表面的 IgE 交联,使肥大细胞或嗜碱性粒细胞合成并释放组胺和前列腺素,导致气道平滑肌收缩、黏液分泌增加和炎症细胞浸润,产生哮喘的临床症状。另一方面,4～6h 后出现迟发相反应,表现为激活的嗜酸性粒细胞、Th2 细胞、中性粒细胞、巨噬细胞和嗜碱性粒细胞浸润聚集在气道,并进一步分泌多种炎症因子如组胺、白三烯、前列腺素、活性神经肽、嗜酸性粒细胞趋化因子、转化生长因子(TGF)等,构成了一个与炎症细胞相互作用的复杂网络,导致气道慢性炎症。

同时,近年研究发现具有促炎作用的辅助性 T 细胞 17(Th17)和具有抗炎作用的调节性 T 细胞(Treg),作为 CD4[+] T 淋巴细胞中两个新发现的细胞亚群,其介导的 Th17/Treg 免疫失衡在哮喘的发病机制中发挥重要作用,但具体机制尚未明确。

(2)气道高反应性(airway hyperresponsiveness,AHR):是指气道对各种刺激因子呈现高度敏感状态,表现为气道受到刺激时出现过强或过早的收缩反应。目前普遍认为 AHR 的发生与气道慢性炎症密切相关。气道慢性炎症引起气道上皮损害,暴露上皮下神经末梢等,从而导致气道高反应性。AHR 在一定程度上反映了气道炎症的严重性,可通过支气管激发试验来量化和评估。

2. **气道神经调节机制**　支气管受复杂的自主神经支配,除肾上腺素能神经、胆碱能神经外,还有非肾上腺素能非胆碱能(NANC)神经系统。哮喘患儿 β 肾上腺素受体功能低下,或伴有胆碱能神经张力增加。NANC 神经系统分为抑制性 NANC 神经系统(i-NANC)及兴奋性 NANC 神经系统(e-NANC)。i-NANC 神经系统释放舒张支气管平滑肌的神经递质包括血管活性肠肽(VIP)、一氧化氮(NO),e-NANC 神经系统释放收缩支气管平滑肌的神经递质如 P 物质(SP)、神经激肽(NK)、降钙素基因相关肽(CGRP),两者平衡失调可引起支气管平滑肌收缩。

【病理和病理生理】

气道慢性炎症是哮喘的基本病理特征。哮喘尸检患儿的肺组织呈肺气肿,大、小气道内填满黏液栓(由黏液、血清蛋白、炎症细胞和细胞碎片组成)。显微镜下显示支气管和毛细支气管上皮细胞脱落,管壁嗜酸性粒细胞和单核细胞浸润,血管扩张和微血管渗漏,基底膜增厚,平滑肌增生肥厚,杯状细胞和黏膜下腺体增生。

气流受阻是哮喘病理生理改变的核心,支气管痉挛、管壁炎症性肿胀、黏液栓形成和气道重塑均是造成患儿气流受阻的原因。

1. **支气管痉挛**　急性支气管痉挛为速发型哮喘反应,是 IgE 依赖型介质释放所致(Ⅰ型变态反应),包括肥大细胞释放组胺、前列腺素和白三烯等。

2. **管壁炎症性肿胀**　抗原在气道刺激后 6～24h 发生的气道直径减小,是微血管通透性和漏出物增加导致的气道黏膜增厚和肿胀所致。伴或不伴平滑肌收缩,为迟发型哮喘反应。

3. **黏液栓形成**　主要发生于迟发型哮喘,黏液分泌增多,形成黏液栓,重症病例黏液栓广泛阻塞细小支气管,引起严重呼吸困难,甚至发生呼吸衰竭。

4. 气道重塑　慢性和反复炎症损害可以导致气道重塑(airway remodelling),表现为气道壁增厚和基质沉积、胶原沉积,上皮下纤维化,平滑肌增生和肥大,肌成纤维细胞增殖及黏液腺杯状细胞化生及增生,上皮下网状层增厚,微血管生成。

【临床表现】

反复发作的喘息、咳嗽、气促、胸闷,以夜间和凌晨为重,可由上呼吸道感染、变应原暴露、剧烈运动、大笑、哭闹、气候变化等诱发,常在秋冬季节或换季时发作或加重。严重发作时可有呼吸困难,呼气相延长伴有喘鸣声,甚至呈端坐呼吸,恐惧不安,大汗淋漓,面色青灰。

体格检查肺部听诊可闻及呼气相哮鸣音,严重者气道广泛堵塞,哮鸣音降低甚至消失,称"闭锁肺",是哮喘最危险的体征。在发作间歇期可无任何症状和体征,有些患者在用力呼气时才可听到呼气相哮鸣音。

【辅助检查】

1. 肺通气功能检测　肺通气功能检测是诊断哮喘的重要手段,也是评估哮喘病情严重程度和控制水平的重要依据,主要用于 5 岁及以上适龄儿童。哮喘患儿主要表现为可逆性的阻塞性通气功能障碍,肺通气功能可出现不同程度的改变,尤其在哮喘急性发作期,常表现为第一秒用力呼气量(forced expiratory volume in one second,FEV_1)和 FEV_1/用力肺活量(forced vital capacity,FVC)等参数的降低(正常 $FEV_1 \geqslant 80\%$ 预计值,正常 $FEV_1/FVC \geqslant 80\%$)。建议以 $FEV_1 < 80\%$ 预计值和 $FEV_1/FVC < 80\%$ 作为判断儿童哮喘气流受限的重要指标。疑诊哮喘儿童如出现肺通气功能降低,应尽可能进行支气管舒张试验,评估气流受限的可逆性和严重程度;如果肺通气功能未见异常,则可考虑进行支气管激发试验,评估其气道反应性;或建议患儿进行呼吸流量峰值(PEF)及其变异率测定,连续监测 2 周。

2. 特异性变应原检测　用多种吸入性过敏原或食物性变应原提取液所做的变应原皮肤试验是诊断变态反应性疾病的重要工具,提示患者对该变应原过敏与否。目前常用方法为变应原皮肤点刺试验。血清特异性 IgE 测定也有助于了解患儿过敏状态。推荐对疑诊哮喘患儿尽可能进行变应原皮肤点刺试验或血清变应原特异性 IgE 测定,以评估其过敏状态和识别相关变应原。

3. 气道炎症指标检测　可通过诱导痰嗜酸性粒细胞分类计数和呼出气一氧化氮(fractional exhaled nitric oxide,FeNO)水平等无创检测手段,评估嗜酸性粒细胞性气道炎症状况。

4. 胸部影像学检查　哮喘患儿胸部 X 线片无特异性征象,长期哮喘发作者可有肺气肿表现。对于诊断困难、治疗后症状控制不佳,怀疑其他呼吸道疾病的患儿,适时进行胸部 X 线、胸部 CT 等检查,有助于鉴别诊断,排除肺炎、肺结核、气管支气管异物和先天性呼吸系统畸形等。

5. 支气管镜检查　反复喘息或咳嗽患儿,经规范哮喘治疗无效,怀疑其他疾病,或哮喘合并其他疾病,如气道异物、气道内膜结核、先天性呼吸系统畸形等,应考虑予以支气管镜检查以进一步明确诊断。

【诊断和病情评估】

1. 诊断　儿童哮喘的诊断主要依赖于临床表现和可逆性气流受限的证据,并排除可能引起相关症状的其他疾病。

(1)儿童哮喘诊断标准

1)反复喘息、咳嗽、气促、胸闷,多与接触变应原、冷空气、物理、化学性刺激、呼吸道感染、运动以及过度通气(如大笑和哭吵)等有关,常在夜间和/或凌晨发作或加剧。

2)发作时在双肺可闻及散在或弥漫性、以呼气相为主的哮鸣音,呼气相延长。

3)上述症状和体征经抗哮喘治疗有效,或自行缓解。

4)除外其他疾病所引起的喘息、咳嗽、气促和胸闷。

5)临床表现不典型者(如无明显喘息或哮鸣音),应至少具备以下 1 项。A. 证实存在可逆性气流受限。①支气管舒张试验阳性:吸入速效 β_2 受体激动剂(如沙丁胺醇压力定量气雾剂 200~400μg)15min 之后 FEV_1 增加 ≥12%;或抗炎治疗后肺通气功能改善:给予吸入型糖皮质激素和/或抗白三烯药物治疗 4~8 周后,FEV_1 增加 ≥12%。②支气管激发试验阳性。③呼气峰流量(PEF)日间变异率(连续监测 2 周)≥13%。

本处诊断依据参考《儿童支气管哮喘诊断与防治指南（2016 年版）》，符合第 1～4 条或第 4、5 条者，可以诊断为哮喘。

（2）咳嗽变异性哮喘（CVA）诊断标准

1）咳嗽持续＞4 周，常在运动、夜间和 / 或凌晨发作或加重，以干咳为主，不伴有喘息。

2）临床上无感染征象，或经较长时间抗生素治疗无效。

3）抗哮喘药物诊断性治疗有效。

4）排除其他原因引起的慢性咳嗽。

5）支气管激发试验阳性和 / 或 PEF 日间变异率（连续监测 2 周）≥13%。

6）个人或一、二级亲属特应性疾病史，或变应原检测阳性。

以上 1～4 项为诊断基本条件。

6 岁以下儿童哮喘的诊断仍是一个具有挑战性的临床问题。目前国外多使用哮喘危险因素预测模型判断喘息儿童发生哮喘的风险。如哮喘预测指数，适用于过去 1 年喘息≥4 次的 3 岁内幼儿，具有 1 项主要危险因素或 2 项次要危险因素即为阳性。主要危险因素包括：①父母有哮喘病史；②经医生诊断为特应性皮炎；③有吸入变应原致敏的依据。次要危险因素包括：①有食物变应原致敏的依据；②外周血嗜酸性粒细胞≥4%；③与感冒无关的喘息。

2. 病情评估　根据临床表现，哮喘可分为急性发作期（acute exacerbation）、慢性持续期（chronic persistent）和临床缓解期（clinical remission）。急性发作期是指突然发生喘息、咳嗽、气促和胸闷等症状，或原有症状急剧加重。慢性持续期是指近 3 个月内不同频度和 / 或不同程度地出现症状（喘息、咳嗽和胸闷）。临床缓解期指经过治疗或未经治疗症状和体征消失，肺功能（FEV_1 或 PEF）≥80% 预计值，并维持 3 个月以上。

同时，需要进行哮喘的分级评估，包括哮喘病情严重程度分级、哮喘症状控制水平分级和急性发作时的严重度分级。目前哮喘病情严重程度主要是根据达到哮喘控制所采用的治疗级别来进行分级，因此通常在控制药物规范治疗三个月及以上进行评估。轻度哮喘：第 1 级或第 2 级治疗能达到良好控制的哮喘；中度哮喘：使用第 3 级治疗能达到良好控制的哮喘。重度哮喘：需要第 4 级或第 5 级治疗才能达到完全控制，或者即使经过第 4 级或第 5 级治疗仍不能达到控制者。目前临床推荐的儿童哮喘症状控制水平分级常采用儿童哮喘控制测试（C-ACT）进行评估，见表 11-5 和表 11-6，急性发作时的严重度分级见表 11-7 和表 11-8。

表 11-5　≥6 岁儿童哮喘症状控制水平分级

评估项目*	良好控制	部分控制	未控制
日间症状＞2 次 / 周 夜间因哮喘憋醒 应急缓解药使用＞2 次 / 周 因哮喘而出现活动受限	无	存在 1～2 项	存在 3～4 项

注：* 用于评估近 4 周的哮喘症状。

表 11-6　＜6 岁儿童哮喘症状控制水平分级

评估项目*	良好控制	部分控制	未控制
持续至少数分钟的日间症状＞1 次 / 周 夜间因哮喘憋醒或咳嗽 应急缓解药使用＞1 次 / 周 因哮喘而出现活动受限（较其他儿童跑步 / 玩耍减少，步行 / 玩耍时容易疲劳）	无	存在 1～2 项	存在 3～4 项

注：* 用于评估近 4 周的哮喘症状。

表 11-7 ≥6 岁儿童哮喘急性发作严重度分级

临床特点	轻度	中度	重度	危重度
气短	走路时	说话时	休息时	呼吸不规则
体位	可平卧	喜坐位	前弓位	不定
讲话方式	能成句	成短句	说单字	难以说话
精神意识	可有焦虑、烦躁	常焦虑、烦躁	常焦虑、烦躁	嗜睡、意识模糊
辅助呼吸肌活动及三凹征	常无	可有	通常有	胸腹矛盾运动
哮鸣音	散在,呼气末期	响亮、弥漫	响亮、弥漫	减弱乃至消失
脉率	略增加	增加	明显增加	减慢或不规则
吸入速效 β_2 激动剂后 PEF 占正常预计值或本人最佳值的百分数 /%	>80	60~80	<60	无法完成检查
血氧饱和度(吸空气)	0.90~0.94	0.90~0.94	0.90	<0.90

注:①判断急性发作严重度时,只要存在某项严重程度的指标,即可归入该严重度等级;②幼龄儿童较年长儿和成人更易发生高碳酸血症(低通气);PEF—最大呼气峰流量。

表 11-8 <6 岁儿童哮喘急性发作严重度分级

症状	轻度	重度[c]
精神意识改变	无	焦虑、烦躁、嗜睡或意识不清
血氧饱和度(治疗前)[a]	≥0.92	<0.92
讲话方式[b]	能成句	说单字
脉率 /(次·min^{-1})	<100	>200(0~3 岁) >180(4~5 岁)
发绀	无	可能存在
哮鸣音	存在	减弱,甚至消失

注:[a] 血氧饱和度是指在吸氧和支气管舒张剂治疗前的测量值;[b] 需要考虑儿童的正常语言发育过程;[c] 判断重度发作时,只要存在一项就可归入该等级。

【鉴别诊断】

在做出儿童哮喘的诊断之前,须排除其他可引起反复咳嗽和 / 或喘息的疾病。以喘息为主要症状的儿童哮喘应注意与闭塞性毛细支气管炎、肺结核、气道异物、先天性呼吸系统畸形、支气管肺发育不良和先天性心脏病相鉴别,咳嗽变异性哮喘(CVA)应注意与迁延性细菌性支气管炎、反复病毒性呼吸道感染和胃食管反流等疾病相鉴别。

【治疗】

哮喘治疗的目标:①有效控制急性发作症状,并维持最轻的症状,甚至无症状;②防止症状加重或反复;③尽可能将肺功能维持在正常或接近正常水平;④防止发生不可逆的气流受限;⑤保持正常活动(包括运动)能力;⑥避免药物不良反应;⑦防止因哮喘而死亡。

哮喘治疗应尽早开始,并坚持长期、持续、规范和个体化治疗原则。急性发作期治疗重点为抗炎、平喘,以便快速缓解症状;慢性持续期应坚持长期抗炎,降低气道反应性,防止气道重塑,避免危险因素和自我保健。

1. 哮喘慢性持续期治疗 治疗药物分为缓解药物、控制药物和重度哮喘的附加治疗药物 3 大类。缓解药物:在有症状时按需使用,用于快速解除支气管痉挛、改善症状,包括速效吸入和短效口服 β_2 受体激动剂(short-acting β_2-agonist,SABA)、吸入短效抗胆碱能药物(short-acting muscarine anticholinergic,SAMA)、短效茶碱和全身用糖皮质激素等。控制药物:需每天用药并长期使用,通过抗炎作用达到控制哮喘的目的,主要包括吸入型糖皮质激素(inhaled corticosteroid,ICS)、全身用糖皮质激素、白三烯受体拮抗剂(leukotriene receptor antagonist,LTRA)、长效 β_2 受体激动剂(long acting β_2-agonist,LABA)、长效抗胆碱能药物(long-acting muscarine anticholinergic,LAMA)、缓释茶碱、色甘酸钠等。重度哮喘的附加治疗药物：主要为生物靶向药物，如抗 IgE 单克隆抗体、抗 IL-5 单克隆抗体等。

（1）糖皮质激素：是最有效的控制哮喘气道炎症的药物。慢性持续期哮喘主要通过吸入和口服途径给药，吸入为首选途径。ICS 直接作用于气道黏膜，局部抗炎作用强，全身不良反应少。目前临床上常用 ICS 有布地奈德、丙酸氟替卡松和丙酸倍氯米松。对于高剂量 ICS 加 LABA 仍不能控制的慢性重度持续性哮喘，可以附加小剂量口服激素维持治疗。

（2）β_2 受体激动剂：吸入型 LABA 主要福莫特罗和沙美特罗，吸入型 SABA 有沙丁胺醇和特布他林，口服药物有班布特罗、丙卡特罗等。

（3）ICS+LABA 复合制剂：两者具有协同的抗炎和平喘作用，减少大剂量 ICS 的不良反应，主要有丙酸氟替卡松 - 沙美特罗干粉剂、布地奈德 - 福莫特罗干粉剂、丙酸倍氯米松 - 福莫特罗气雾剂。

（4）白三烯调节剂：分为白三烯合成酶抑制剂和白三烯受体拮抗剂，是 ICS 之外可单独应用的长期控制性药物之一，可作为轻度哮喘的替代治疗药物和中重度哮喘的联合用药。白三烯受体拮抗剂包括孟鲁司特和扎鲁司特。

（5）茶碱：对吸入 ICS 或 ICS+LABA 仍未控制的哮喘患者，可加用缓释茶碱维持治疗

（6）抗胆碱药物：具有一定的支气管舒张作用，但较 β_2 受体激动剂弱，起效也较慢，与 β_2 受体激动剂联合应用具有互补作用。

（7）生物靶向药物：包括抗 IgE 单克隆抗体、抗 IL-4 受体单克隆抗体等，主要用于重度哮喘的附加治疗，不单独使用。

（8）特异性免疫治疗（AIT）：是目前可能改变过敏性疾病自然进程的唯一治疗方法，适用于过敏原明确，且在严格的环境控制和药物治疗后仍控制不良的哮喘患者。

（9）儿童哮喘长期治疗升降级治疗问题：儿童哮喘需要强调规范化治疗，≥6 岁儿童哮喘的长期治疗方案分为 5 级（见表 11-9），<6 岁儿童哮喘的长期治疗方案分为 4 级（见表 11-10）。对初诊或未经哮喘规范治疗的患儿，参照哮喘控制水平分级，选择第 2 级、第 3 级或第 4 级治疗方案。每 1～3 个月评估 1 次治疗方案，根据病情控制情况适当调整治疗方案。通常情况下，如果哮喘症状良好控制且通气功能稳定持续 3 个月以上，可考虑降级治疗。部分控制，可考虑升级或强化升级治疗，直至达到控制。

表 11-9 ≥6 岁儿童哮喘长期治疗方案

药物	1级	2级	3级	4级	5级
推荐选择控制方案	按需使用 SABA 时联合低剂量 ICS	每日低剂量 ICS	低剂量 ICS-LABA，或中等剂量 ICS，或极低剂量 ICS-福莫特罗	中剂量 ICS-LABA，或低剂量 ICS-福莫特罗	评估 ± 高剂量 ICS-LABA 或附加治疗如抗 IgE 等生物靶向药
其他可选控制方案	每日低剂量 ICS	每日 LTRA，或按需使用 SABA 时联合低剂量 ICS	低剂量 ICS+LTRA	添加 LAMA 或 LTRA	添加低剂量 OCS
缓解药物	按需使用				

表 11-10 <6 岁儿童哮喘长期治疗方案

药物	1级	2级	3级	4级
推荐选择控制方案	—	每日低剂量 ICS	中剂量 ICS	评估吸入方法和药物依从性
其他可选控制方案	按需使用	每日 LTRA，或按需使用 ICS	低剂量 ICS+LTRA	添加 LTRA，或增加 ICS 频次
缓解药物	按需使用			

2. 哮喘急性发作期治疗 哮喘急性发作时需尽快采取恰当的治疗以迅速缓解气道阻塞症状。应正确指导哮喘患儿和 / 或家长在出现哮喘发作征象时及时吸入 SABA。如经 SABA 治疗后喘息症状未能有效缓解或症状缓解持续时间短于 4h，应即刻前往医院就诊。医院内主要治疗包括以下方面。

（1）呼吸支持:出现低氧血症者需给予氧疗,可采用鼻导管或面罩吸氧,以维持血氧饱和度>0.94。经合理联合治疗,症状持续加重,低氧血症或高碳酸血症仍未能纠正,应及时给予辅助机械通气治疗。

（2）β₂受体激动剂:吸入 SABA 是治疗任何年龄儿童哮喘急性发作的首选药物,疗效可维持 4~6h。严重哮喘发作时第 1 小时每 20min 吸入 1 次,以后每 1~4h 可重复吸入。

（3）糖皮质激素:是目前控制哮喘最有效的药物,可根据病情选择口服、静脉或吸入途径给药,对中重度哮喘急性发作应尽早使用全身激素。①口服:泼尼松或泼尼松龙 1~2mg/(kg·d),疗程 3~5 天。口服给药效果良好,副作用较小,但对于依从性差、不能口服给药或危重患儿,可采用静脉途径给药。②静脉:注射甲泼尼龙 1~2mg/(kg·次)或琥珀酸氢化可的松 5~10mg/(kg·次),根据病情可间隔 4~8h 重复使用。若疗程不超过 10 天,可无需减量直接停药。

（4）抗胆碱能药物:对于中重度哮喘患儿,尤其是对 β₂ 受体激动剂治疗反应不佳者,应尽早联合使用吸入 SAMA。

（5）硫酸镁:有助于缓解危重哮喘症状,安全性良好。推荐药物剂量:硫酸镁 25~40mg/(kg·d)(≤2g/d),分 1~2 次,加入 10% 葡萄糖溶液 20ml 缓慢静脉滴注(20min 以上),酌情使用 1~3 天。

（6）短效茶碱:如经上述药物治疗后仍不能有效控制哮喘发作,可酌情考虑使用氨茶碱,但治疗时需密切观察,并监测心电图和血药浓度。推荐药物剂量:氨茶碱负荷量 4~6mg/kg(≤250mg),缓慢静脉滴注 20~30min;继之根据年龄持续滴注维持剂量 0.7~1mg/(kg·h)。

【管理与教育】

1. **避免危险因素** 应避免接触变应原,积极治疗和清除感染灶,去除各种诱发因素(尘螨、呼吸道感染和花粉等)。

2. **哮喘的教育与管理** 哮喘患儿的教育与管理是提高疗效、减少复发、提高患儿生活质量的重要措施。通过对患儿及家长进行哮喘基本防治知识的教育,调动其对哮喘防治的主观能动性,提高依从性,避免各种危险因素,巩固治疗效果,提高生活质量。教会患儿及其家属正确使用儿童哮喘控制测试(C-ACT)等儿童哮喘控制问卷,以判断哮喘控制水平。

3. **多形式教育** 通过门诊教育、集中教育(交流会和哮喘之家等活动)、媒体宣传(广播、电视、报纸、科普杂志和书籍等)和定点教育(与学校、社区卫生机构合作)等多种形式,向哮喘患儿及其家属宣传哮喘基本知识。

【预后】

目前哮喘虽然不能根治,但长期规范化治疗可使大部分患者达到良好或完全的临床控制。儿童哮喘的预后较成人更好,病死率约为(2~4)/10 万,约 70%~80% 年长后症状不再反复,但仍可能存在不同程度气道炎症和气道高反应性,30%~60% 的患儿可完全控制或自愈。

第九节 │ 支气管扩张症

支气管扩张症(bronchiectasis)主要指在先天性支气管发育不全或其他原因基础上,急慢性呼吸道感染和支气管阻塞后导致的支气管壁结构破坏,管壁增厚,引起支气管树不可逆扩张的一类异质性疾病的总称。临床上以反复或慢性咳嗽、咳脓痰、咯血和反复感染以及异常的影像表现为主要特点。

【病因与发病机制】

儿童支气管扩张症不同于成人,大部分儿童支气管扩张症可以发现潜在病因。研究报道,63%~86% 的儿童支气管扩张症存在基础疾病。主要病因包括以下几个方面。

1. **感染** 下呼吸道感染是我国儿童支气管扩张症最常见的病因,包括细菌(百日咳鲍特菌、肺炎链球菌、结核分枝杆菌),肺炎支原体和病毒(麻疹病毒、腺病毒)等引起的感染。

2. **吸入** 气管、支气管异物吸入多见于 3 岁以下小儿,其他还包括气管食管瘘、吞咽功能障碍和胃食管反流等引起的慢性肺吸入。

3. **先天性支气管和肺部畸形** 包括气管软骨软化、支气管狭窄、支气管源性囊肿、巨气管支气管症。

4. 原发性免疫缺陷病　持续或反复感染,尤其是多部位感染或机会性感染者,应考虑原发性免疫缺陷病可能。以 B 淋巴细胞缺陷最为多见,包括普通变异型免疫缺陷病、无丙种球蛋白血症、IgA 缺陷等。其他还包括高 IgE 综合征、高 IgM 综合征、联合免疫缺陷病和慢性肉芽肿病等。

5. 原发性纤毛运动障碍(primary ciliary dyskinesia,PCD)　累及多器官的一种遗传性疾病,主要表现为慢性咳嗽、慢性鼻窦炎、中耳炎和支气管扩张症。

6. 囊性纤维化(cystic fibrosis,CF)　CF 是欧美国家最常见的一种常染色体隐性遗传病,亚洲人中少见。除呼吸系统表现外,尚有消化、内分泌、生殖等多系统受累表现。

7. 系统性疾病　类风湿性关节炎、系统性红斑狼疮、干燥综合征、强直性脊柱炎及复发性多软骨炎等系统性疾病中支气管扩张症发生率为 1%～3%。

8. 其他　如变应性支气管肺曲霉病、α_1-抗胰蛋白酶缺乏症。

采用现有技术手段未能明确病因者考虑为特发性支气管扩张症。

目前,支气管扩张症的发病机制尚未完全阐明。目前认为肺部黏液纤毛清除功能下降、持续或反复呼吸道感染和炎症及支气管阻塞是支气管扩张症发病的基础,这些因素互为因果,形成恶性循环,逐渐破坏支气管壁的平滑肌,弹力纤维甚至软骨,削弱了支气管管壁的支撑结构,最终形成不可逆性支气管扩张。

【病理】

病理主要所见为段或亚段支气管扩张与管壁的破坏,管壁弹性组织、平滑肌和软骨消失,被纤维组织替代,形成三种不同表现:①柱状扩张;②囊状扩张;③不规则扩张。显微镜下可见支气管炎症和纤维化、支气管壁溃疡、鳞状上皮化生和黏液腺增生。相邻肺实质也可有纤维化、肺气肿、支气管肺炎和肺萎陷。炎症可致支气管壁血管增多,并伴相应支气管动脉扩张及支气管动脉和肺动脉吻合。有的毛细血管扩张形成血管瘤,引起反复咯血。

【临床表现】

典型临床表现为慢性咳嗽、咳痰,多见于清晨起床后或变换体位时,痰量可多可少,含稠厚脓液。急性加重时可出现咳嗽咳痰增多、发热和咯血。患者常常因反复肺部感染就诊。体征取决于病变范围及扩张程度,轻微支气管扩张可无明显体征。病变严重或继发感染可在扩张部闻及持续存在的湿啰音,咳嗽排痰后短暂消失。病程较长者可见杵状指/趾及营养不良、发育落后等情况。

【辅助检查】

1. 影像学检查

(1)胸部 X 线检查:部分支气管扩张症患儿胸部 X 线可无异常表现,故胸部 X 线对支气管扩张症的诊断价值有限。典型表现为“双轨征”,不规则环状透光阴影,或呈蜂窝状。

(2)胸部高分辨率 CT 扫描(HRCT):可直接显示支气管扩张的形态、分布、位置,且无创、易行,现已成为支气管扩张的主要诊断方法。①支气管管腔增宽超过正常管腔的 1.5 倍,管壁增厚;②支气管内径与伴行肺动脉外径比值>0.8(不存在肺动脉高压的情况下),横切面呈“印戒征”(图 11-2)。

(3)气道由中心向外周逐渐变细的正常走行规律消失,支气管的纵切面呈“轨道征”,胸壁下 1cm 以内范围可见支气管影。此外 HRCT 还可显示气道壁增厚(支气管内径<80% 外径)、细支气管扩张和黏液栓,即“树芽征”。

2. 实验室检查

(1)血常规:当细菌感染导致支气管扩张症急性加重时,血常规白细胞计数、中性粒细胞分类及 C 反应蛋白可升高。

(2)免疫功能评估:免疫球蛋白、淋巴细胞亚群、

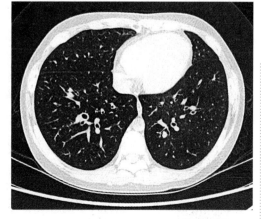

图 11-2　支气管扩张症胸部 CT 示印戒征

特异性抗体水平及人类免疫缺陷病毒抗体检测用于协助诊断原发或继发性免疫缺陷病。

（3）病原学检查:应留取合格的痰或支气管肺泡灌洗液标本送检涂片、培养等病原检测。

（4）肺功能测定:是评估支气管扩张症的重要检查手段之一,5 岁以上儿童初始评估时应尽可能进行常规肺通气功能检查。支气管扩张症患儿可出现阻塞性通气功能障碍、限制性通气功能障碍或相对正常的肺功能。

（5）支气管镜检查:支气管镜检查已成为诊断支气管扩张症患儿潜在病因的重要手段,可直视下发现异物吸入、气管支气管软化和气道畸形等基础病变,并可留取支气管肺泡灌洗液行微生物和细胞学检测。

（6）其他:如怀疑 PCD,可行鼻窦一氧化氮测定、纤毛透射电镜、高速摄像显微分析检查,必要时行基因检测;怀疑 CF,可行汗液氯离子浓度和基因检测;怀疑全身性疾病时可检测类风湿因子、抗核抗体、抗中性粒细胞浆抗体;怀疑肺吸入者可行吞咽造影检查、纤维内镜吞咽功能检查或核素唾液显像等;怀疑变应性支气管肺曲霉病的患者可选择性进行烟曲霉特异性 IgE/IgG 和血清沉淀抗体检查。

【诊断和鉴别诊断】

根据慢性咳嗽,咳脓痰、反复咯血及肺部反复感染病史,肺部听诊闻及持续存在的湿啰音,结合 HRCT 显示支气管扩张即可做出诊断。因为明确支气管扩张症的病因对于患儿治疗十分重要,所以对于儿童支气管扩张症的诊断并不能仅仅停留在确定支气管扩张的存在,而应围绕潜在基础疾病进行鉴别诊断并行进一步检查以明确病因。

【治疗】

支气管扩张症治疗的主要目的是清除气道分泌物,减少呼吸道感染次数,维持肺功能稳定,改善患儿生活质量。

1. **清除气道分泌物** 体位引流、胸部叩击、高频胸壁振荡背心、用力呼气技术、呼气末正压通气、主动呼吸训练器等气道廓清技术是支气管扩张症的基础且有效的治疗方法,不仅可清除气道分泌物通畅呼吸道,改善临床症状,而且能减轻炎症和防止气道的进一步损伤。配合物理排痰,可气道内雾化吸入生理盐水、高渗生理盐水或吸入黏液溶解剂如 N- 乙酰半胱氨酸等,有助于痰液的稀释和排出。

2. **控制感染** 支气管扩张症患儿出现急性加重时,可考虑应用抗菌药物。治疗前应常规送痰培养,根据痰培养和药敏结果指导抗生素应用,但在等待培养结果时即应开始经验性抗菌药物治疗。

3. **免疫调节剂** 十四元环和十五元环大环内酯类药物不仅具有抗菌作用,其抗炎作用可直接针对支气管扩张症的发病机制。对于频繁急性加重患儿可应用小剂量大环内酯类抗生素如红霉素和阿奇霉素,疗程至少为 6 个月。

4. **其他药物治疗** 可口服痰液促排剂、黏液溶解剂等加强痰液的排出。支气管舒张剂可改善气流受限,帮助清除分泌物,适用于伴有气道高反应及可逆性气流受限患儿。目前尚无循证医学证据支持常规吸入激素进行抗炎治疗。

5. **治疗基础疾病** 如对于部分以抗体缺陷为主的免疫缺陷病,可使用免疫球蛋白替代治疗。

6. **手术** 对于局限性支气管扩张经内科治疗仍反复感染或大咯血者可考虑手术切除病变组织。对于肺部病变严重而广泛、临床症状重的患儿可考虑肺移植。

7. **管理和监测** 应当提供宣教材料向患儿及家长介绍支气管扩张症的日常管理及急性发作期的治疗和管理:重点介绍支气管扩张症的主要治疗手段,包括排痰技术、药物治疗及控制感染,病因明确者还应向其解释基础疾病及其对急性发作的影响,帮助其及时识别急性加重并尽早就医;不建议患儿自行服用抗菌药物;应制定个性化的随访及监测方案。

【预防】

可考虑应用肺炎球菌疫苗和流感病毒疫苗预防或减少急性发作,免疫调节剂对于减轻症状和减少发作有一定帮助。减少烟草暴露、康复锻炼对于保持肺功能均有一定作用。

（钱莉玲）

第十二章 心血管系统疾病

本章数字资源

本章思维导图

儿童心血管系统疾病种类较多,包括先天性心脏病、病毒性心肌炎、川崎病合并心脏损害、风湿性心脏病、感染性心内膜炎、心包炎、心肌病、心内膜弹力纤维增生症、心律失常、肺动脉高压和心力衰竭等。其中先天性心脏病属于出生缺陷,大多在儿童时期被发现。过去三十多年来,风湿热发病率不断降低,故风湿性心脏病已明显减少,而随着川崎病发病率的增高,川崎病合并冠状动脉病变已成为威胁儿童健康常见的后天性心脏病。同时,随着经济社会的发展和心血管诊治技术的发展,儿童时期各种心血管疾病可以得到有效救治,预后也明显改观。

第一节 │ 儿童心血管系统解剖生理特点

一、心脏的胚胎发育

人类胚胎第 2 周末,位于其腹面咽喉下部两侧的心脏原基形成了左、右两个纵形的管状结构,至胚胎 22 天,两个内皮管逐渐向正中移动融合为原始心管。至胚胎 22~24 天,原始心管由头侧至尾侧,逐渐发育形成了动脉干、心球、心室、心房与静脉窦等结构。同时,心管发生扭曲旋转,心室的扩展和伸张较快,向腹面突出,动脉干跟随位于心脏前端,而心房和静脉窦则移至心室的背上方。四组瓣膜环连在一起,组成纤维支架。心脏的流入及流出孔道并列在同一水平。

至胚胎 29 天左右,心脏外形基本形成,但此时心脏仍为单一的管道。房和室的最早划分为房室交界的背面和腹面长出心内膜垫,背侧内膜垫与腹侧内膜垫相互融合成为中间的分隔结构,将房室分隔开。心房的左右之分起始于胚胎第 3 周末,在心房腔的顶部长出一镰状隔,为第一房间隔,其下缘向心内膜垫生长,暂时未长合时所留孔道为原发孔,该孔闭合前,第一房间隔的上部形成另一孔,为继发孔,这样使左右心房仍保持相通。至胚胎第 5~6 周,于第一房间隔右侧又长出一镰状隔,为第二房间隔,此隔在向心内膜垫延伸过程中,其游离缘留下一孔道,为卵圆孔,此孔与第一房间隔的继发孔上下相对,第二房间隔完全掩盖继发孔,而第一房间隔呈幕帘状紧贴着卵圆孔,血流可由右侧推开幕帘流向左侧,反向时幕帘遮盖卵圆孔而阻止血液自左心房流向右心房(图 12-1)。在心房内分隔的同时,心室底部有肌性室间隔基胚突出并向上生长,使心室分成左右两半,至胚胎第 7 周时室间隔膜部形成,使室间孔完全闭合。心室间隔的形成有三个来源:①肌隔,由原始心室底壁向上生长,部分地将左右二室分开;②心内膜垫向下生长与肌隔相合,完成室间隔;③小部分为动脉总干及心球分化成主动脉与肺动脉时的中隔向下延伸的部分。二尖瓣、三尖瓣分别由房室交界的左右侧及腹背侧心内膜垫发育形成(图 12-2)。

原始的心脏出口包括由心球发育形成的近端的圆锥部和远端的动脉总干,也称为圆锥动脉干,是复杂性心血管畸形的好发部位。心球内部分隔为左、右两部分,分别发育成为左、右室流出道。同时,动脉总干的内层对侧各长出一纵嵴,两者在中央轴相连,将总干分为主动脉与肺动脉。由于该纵隔自总干分支处呈螺旋形向心室生长,使肺动脉向前、向右旋转与右心室连接,主动脉向左、向后旋转与左心室连接。

原始心脏约于第 4 周起有循环作用,至第 8 周内部分隔基本完成,成为四腔心脏。先天性心血管畸形的形成主要发生在这一时期。

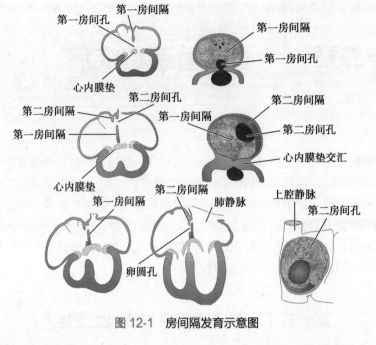

图 12-1 房间隔发育示意图

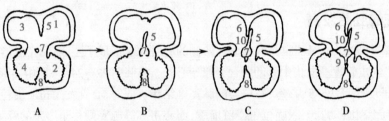

图 12-2 室间隔发育示意图

1—左心房；2—左心室；3—右心房；4—右心室；5—第一房间隔；6—第二房间隔；
7—心内膜垫；8—室间隔肌部；9—室间隔膜部；10—卵圆孔。

二、胎儿 - 新生儿循环转换

(一) 正常胎儿循环

胎儿时期的营养代谢和气体交换是通过脐血管连接胎盘与母体之间以弥散方式完成的。由胎盘来的动脉血经脐静脉进入胎儿体内，至肝脏下缘，约 50% 的血流入肝与门静脉血流汇合，另一部分经静脉导管入下腔静脉，与来自下半身的静脉血混合，流入右心房。由于下腔静脉瓣的阻隔，来自下腔静脉的混合血(以动脉血为主)流入右心房后，约 1/3 经卵圆孔流入左心房，再经左心室流入升主动脉，主要供应心脏、脑及上肢；其余的血流入右心室。从上腔静脉回流的来自上半身的静脉血，流入右心房后绝大部分流入右心室，与来自下腔静脉的血一起进入肺动脉。由于胎儿肺脏处于压缩状态，故肺动脉的血只有少量流入肺脏，经肺静脉回流到左心房，而约 80% 的血液经动脉导管与来自升主动脉的血汇合后进入降主动脉(以静脉血为主)，供应腹腔器官及下肢，同时经过脐动脉流回胎盘，换取营养及氧气。故胎儿期供应脑、心、肝及上肢的血氧量远远较下半身为高(图 12-3)。右心室在胎儿期不仅要克服体循环的阻力，同时承担着远较左心室多的容量负荷。

(二) 出生后血液循环的变化

出生后脐血管被阻断，呼吸建立，肺泡扩张，肺小动脉管壁肌层逐渐退化，管壁变薄并扩张，肺循环压力下降，从右心室经肺动脉流入肺脏的血液增多，使肺静脉回流至左心房的血量也增多，左心房压力因而增高。当左心房压力超过右心房时，卵圆孔先在功能上关闭，到出生后 5~7 个月，解剖上大多闭合。自主呼吸使血氧增高，动脉导管壁平滑肌受到刺激后收缩，同时，低阻力的胎盘循环由于脐带结扎而终止,体循环阻力增高,动脉导管处逆转为左向右分流,高的动脉氧分压加上出生后体内前列腺素的减少,使导管收缩、逐渐闭塞,最后血流停止,成为动脉韧带。足月儿约80%在生后10～15h动脉导管形成功能性关闭;约80%于生后3个月、95%于生后1年内形成解剖性关闭。脐血管则在血流停止后6～8周完全闭锁,形成韧带。

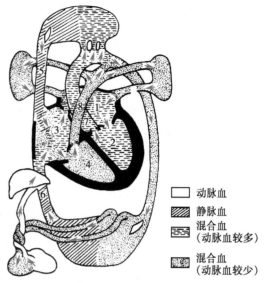

图 12-3　正常胎儿循环特点

1—左心房;2—左心室;3—右心房;4—右心室;5—上腔静脉;6—下腔静脉;7—升主动脉;8—主肺动脉。

动脉血

静脉血

混合血(动脉血较多)

混合血(动脉血较少)

(三)解剖特点

新生儿心肌纤维束很细,排列较松,间质与结缔组织、弹力纤维发育差,不含脂肪细胞,但血管网较丰富。以后随年龄增长,到青春期时心肌纤维变粗长,弹力纤维及结缔组织也逐渐发育完善。心脏传导系统在初生时也尚未完全发育成熟。

小儿心脏的位置随年龄的增长而变化。新生儿期,心脏位置较高并呈横位,心尖冲动在第4肋间隙锁骨中线外。2岁以后横位心脏逐渐变为斜位,心尖冲动降至第5肋间隙。

小儿心脏体积相对较成人大,新生儿心脏重约20～25g,占体重的0.8%;1～2岁时达60g,占体重的0.5%;5岁时为新生儿的4倍,9岁时为6倍,青春后期增至12～14倍,达到成人水平。心脏增长速度在不同年龄期有所不同,生后第1年增长最快,7～9岁及青春期时增长速度再度加快。除青春早期外,各年龄男孩的心脏均比女孩重。

初生时,右心室重量与左心室接近,室壁厚度稍厚于左心室,并形成心尖的一部分,左、右心室的厚度均为0.5cm左右。由于出生后肺循环阻力下降而左心室负荷增加,故左心室的重量及室壁厚度的增长均较右心室快,并逐渐形成心尖的大部分。5～6岁时,左心室壁厚度明显超过右心室壁。年长后,左心室壁厚度可超过右心室壁的1倍;左心室的迅速增长使心脏长径较横径增大更多,使心脏从球形变成椭圆形。

新生儿大血管的弹力纤维很少,故弹力不足,以后血管渐增厚,弹力纤维增多,12岁时大血管的发育成熟程度开始与成人相同。小儿时期冠状动脉及毛细血管的管腔内径相对较成人宽大,故心肌及各大器官如肺、肾、肠和皮肤等供血良好;静脉内径与动脉内径几乎相等。而在成人,静脉内径可为动脉内径的2倍。

(四)生理特点

出生时心脏的迷走神经发育尚未完善,交感神经占优势,故交感神经对心脏作用较强。至5岁时,心脏神经调节开始具有成人的特征,10岁时完全成熟。故年龄愈小,心率及血流速度愈快。婴儿血液循环时间平均12s,学龄期儿童需15s,年长儿则需18～20s。按照体重或体表面积,小儿每分钟心搏出量大于成人。34周胎儿左、右心室输出量分别为284.71ml/(kg·min^{-1})与365.99ml/(kg·min^{-1}),胎儿期右心室占优势。出生后几天内左、右心室输出量约400ml/(kg·min^{-1}),左心室搏出量明显增高。心搏出量增高的原因主要是每千克体重的氧消耗量增加。以后3个月内心排血量逐渐接近成人水平,约为100ml/(kg·min^{-1})。

第二节 │ 儿童心血管系统疾病的诊断方法

一、病史和体格检查

(一)病史询问

儿童心血管系统疾病常见症状包括:喂养困难、活动耐力减低、呼吸急促、呼吸困难、青紫、生长发育迟缓、缺氧发作等,有时也可出现水肿、晕厥、心悸、胸痛等症状。3 岁以内婴幼儿的心血管疾病以先天性心脏病最常见,反复的肺炎、心功能不全、生长发育迟缓是大量左向右分流的证据。婴幼儿心功能不全以呼吸浅促、喂养困难、易出汗为主要症状。左心房或肺动脉扩张压迫喉返神经可引起声音嘶哑。有青紫者应注意排除呼吸系统疾病,还要询问有无蹲踞、缺氧发作。风湿性心脏病多见于年长儿,应注意有无咽痛、游走性关节痛、舞蹈病等病史。对胸闷、心悸、心前区疼痛者,应注意心律失常、心肌疾病。此外,川崎病目前已经成为发达国家和地区后天性心脏病的常见病因,主要累及冠状动脉,大多在 5 岁以下发病,临床上皮肤、黏膜、淋巴结等部位有独特症状。

病史询问中还要注意母亲孕早期有无病毒感染、放射线接触、有害物质、药物应用史及有无家族遗传性疾病史。许多先天性心脏病、心肌病与遗传因素有关。

(二)体格检查

1. **全身检查** 评价生长发育,注意特殊面容及全身合并畸形、精神状态、体位和呼吸频率。检查口唇、鼻尖、指/趾端等毛细血管丰富部位有无发绀,有无杵状指/趾。皮肤黏膜瘀点是感染性心内膜炎血管栓塞的表现;皮下小结、环形红斑是风湿热的主要表现之一。注意颈动脉搏动,肝颈静脉回流征,肝脾大小、质地及有无触痛,下肢有无水肿。

2. **心脏检查**

(1)视诊:心前区有无隆起,心尖冲动的位置、强弱及范围。心前区隆起者多示有心脏扩大,应注意与佝偻病引起的鸡胸相鉴别。<2 岁的正常小儿,心尖冲动见于左侧第 4 肋间,其左侧最远点可达锁骨中线外 1cm;5~6 岁时在左侧第 5 肋间,锁骨中线上。正常的心尖冲动范围不超过 2~3cm²,若心尖冲动强烈、范围扩大,提示心室肥大。左心室肥大时,心尖冲动最强点向左下偏移;右心室肥大时,心尖冲动弥散,有时扩散至剑突下。心尖冲动减弱见于心包积液和心肌收缩力减弱。右位心的心尖冲动则见于右侧。消瘦者心尖冲动易见,而肥胖者相反。

(2)触诊:进一步确定心尖冲动的位置、强弱及范围,心前区有无抬举感及震颤。左侧第 5~6 肋间锁骨中线外的抬举感提示左心室肥大,胸骨左缘第 3~4 肋间和剑突下的抬举感提示右心室肥大。震颤的位置有助于判断杂音的来源。

(3)叩诊:可粗略估计心脏的位置及大小。

(4)听诊:注意心率的快慢、节律是否整齐,第一、第二心音的强弱,是亢进、减弱还是消失,有无分裂,特别是肺动脉瓣区第二心音(P_2)意义更大。P_2 亢进提示肺动脉高压,而减弱则支持肺动脉狭窄的诊断。正常儿童在吸气时可有生理性 P_2 分裂;P_2 固定性分裂是房间隔缺损的重要体征。杂音对鉴别先天性心脏病的类型有重要意义,需注意其位置、性质、响度、时相及传导方向。

3. **周围血管征** 比较四肢脉搏及血压,如股动脉搏动减弱或消失,下肢血压低于上肢,提示主动脉缩窄。脉压增宽,伴有毛细血管搏动和股动脉枪击音,提示动脉导管未闭或主动脉瓣关闭不全等。

二、辅助检查

(一)经皮脉搏血氧饱和度测定

许多复杂性先天性心脏病存在低氧血症,特别是危重症患儿在新生儿期即可出现低氧血症,当动脉血氧饱和度<80% 时可表现明显的发绀;但当动脉血氧饱和度在 80%~95% 之间时,则往往肉眼看不出发绀。所以临床上一般采用血氧饱和度测定来判别是否存在低氧血症。经皮脉搏血氧饱和度测定(pulse oximetry,POX)由于无创、准确而在临床上备受青睐。POX 检查十分简便,儿童可以采用指套式或钳夹式电极分别置于指尖或耳垂部位检测;新生儿则需采用专用缠绕式电极,分别绕右手掌和任何一只脚掌一圈进行血氧饱和度测量,当经皮血氧饱和度仪显示的心率与新生儿的实际心率相符,且血氧饱和度数值和仪器的信号波形稳定至少 10s,即可记录数据。经皮血氧饱和度持续<95% 或上下肢差异大于 3% 为异常。2018 年以来,我国将先天性心脏病纳入新生儿筛查疾病谱,采用 POX 结合心脏杂音听诊在新生儿早期筛查危重症先天性心脏病。当然,POX 检查结果有时也会受到

某些因素的影响,如周围血管充盈状态、皮肤色素、肢体运动以及探头与肢体的接触不良等。

(二) 普通 X 线检查

包括胸部透视和摄片。透视可动态观察心脏和大血管的搏动、位置、形态以及肺血管的粗细、分布,但不能观察细微病变。摄片可弥补这一缺点,并留下永久记录,常规拍摄正、侧位片,必要时辅以心脏斜位片。分析 X 线片时,应注意以下几点。

1. **摄片质量要求**　理想的胸片应为吸气相拍摄,显示肺纹理清晰,对比良好,心影轮廓清晰,心影后的胸椎及椎间隙可见。

2. **确定心脏位置、有无内脏异位症**　注意肝、胃泡及横膈的位置,必要时可摄增高电压(100~140kV)的高千伏胸片,观察支气管的形态。

3. **测量心胸比值**　年长儿应小于 50%,婴幼儿小于 55%,呼气相及卧位时心胸比值增大。

4. **肺血管阴影**　是充血还是缺血,有无侧支血管形成。

5. **心脏有无异常**　形态、位置及各房室有无增大,血管有无异位,肺动脉段是突出还是凹陷,主动脉结是增大还是缩小。

(三) 心电图检查

心电图对各种心律失常具有特异性,对房室肥大、传导阻滞、电解质紊乱及药物中毒等有提示意义,对心脏位置及心肌病变也有重要的参考价值,24 小时动态心电图及各种负荷心电图可提供更多的信息。

在分析小儿心电图时应注意年龄的影响:①年龄越小,心率越快,各间期及各波时限较短,有些指标的正常值与成人有差别;②QRS 综合波以右心室占优势,尤其在新生儿及婴幼儿,随着年龄增长逐渐转为左心室占优势;③右胸前导联的 T 波在不同年龄有一定改变,如生后第 1 天,V_1 导联 T 波直立,4~5 天后 T 波转为倒置或双相。

(四) 超声心动图检查

超声心动图不仅可以提供详细的心脏解剖结构信息,还能提供心脏功能及部分血流动力学信息,能对绝大多数先天性心脏病做出准确的诊断,在很大程度上取代了创伤性的心导管检查及造影术。通常采用经胸部检查的方法。目前经食管超声心动图也得到广泛应用,即将超声探头放置在食管或胃底部进行检查,大多用于心脏手术和介入性导管术中,进行监测及评估手术效果。目前常用的超声心动图技术有以下几种。

1. **M 型超声心动图**　通过超声波回声形成的活动曲线显示心脏各层结构,特别是瓣膜的活动,常用于测量心腔、血管内径,结合同步记录的心电图可计算左室射血分数、左室短轴缩短速率等多种心功能指标。

2. **二维超声心动图**　通过超声波回声形成的解剖平面观(sectional view)实时地显示心脏和大血管各解剖结构和活动情况,以及它们的空间毗邻关系,是目前各种超声心动图检查的基础(图 12-4)。

3. **多普勒超声心动图**　包括频谱(脉冲波和连续波)多普勒及彩色血流显像,在二维超声心动图基础上采用这些技术,可以检测血流的方向及速度,并换算成压力阶差,可用于评估瓣膜、血管的狭窄程度,估算心内缺损的分流量及肺动脉压力,评价心功能等。

4. **三维超声心动图**　成像直观、立体感强、易于识别,还可对图像进行任意切割,充分

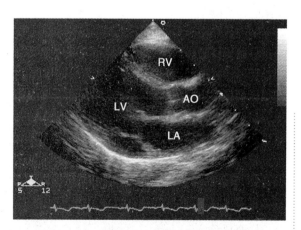

图 12-4　二维超声心动图左心长轴切面观
LA—左心房;LV—左心室;AO—主动脉;RV—右心室。显示舒张期二尖瓣开放,主动脉瓣关闭。

显示感兴趣区,为外科医师模拟手术进程与切口途径选择提供了丰富的信息。

(五) 心导管检查

是先天性心脏病进一步明确诊断和决定手术前的重要检查方法之一,根据检查部位不同分为右心导管检查、左心导管检查两种。右心导管检查即经皮穿刺股静脉,插入不透 X 线的导管,经下腔静脉、右心房、右心室至肺动脉。左心导管检查时,导管经股动脉、降主动脉逆行至左心室。检查时可探查异常通道,测定心腔、大血管不同部位的血氧饱和度和压力,计算心排血量、分流量及血管阻力。通过测定肺小动脉楔压可以评价肺动脉高压患者的肺血管床状态,对左心房入口及出口病变、左心室功能等有一定意义。连续压力测定可评价瓣膜或血管狭窄的部位、类型、程度。此外,经心导管检查还可进行心内膜活体组织检查、电生理测定等。

(六) 心血管造影

心导管检查时,根据诊断需要将导管顶端送到选择的心腔、血管部位,并根据观察不同部位病损的要求采用轴向(成角)造影,同时进行快速摄片或电影摄影,以明确心血管的解剖畸形,对复杂性先天性心血管畸形仍是重要的检查手段。数字减影造影技术(DSA)的发展及新一代造影剂的应用使诊断更精确,也降低了造影检查对人体的伤害。

(七) 磁共振成像

磁共振成像(MRI)具有无电离辐射损伤、多剖面成像能力等特点,有多种技术选择,包括自旋回波技术(SE)、电影 MRI、磁共振血管造影(MRA)及磁共振三维成像技术等。常用于主动脉弓等心外大血管畸形的诊断。

(八) 计算机断层扫描

电子束计算机断层扫描(EBCT)和螺旋 CT 已应用于心血管领域。对下列心脏疾病有较高的诊断价值:心外大血管异常及其分支的病变;心脏瓣膜、心包和血管壁钙化,心腔肿块、心包缩窄、心肌病等,此外,还可以很好地显示血管环压迫所造成的气道狭窄。

(九) 放射性核素心血管显像

主要用于心功能的测定、左向右分流定量分析和了解心肌缺血状况。常用的放射性核素为 ^{99m}Tc,静脉注射后,应用 γ 闪烁照相机将放射性核素释放的 γ 射线最终转换为点脉冲,所有的数据均由计算机记录、存储,并进行图像重组及分析。

第三节 ｜ 先天性心脏病

一、概述

先天性心脏病(congenital heart disease,CHD)是胚胎期心脏及大血管发育异常所致的先天性畸形,是儿童最常见的心脏病,我国发病率在活产新生儿中为 8.98‰,危重症为 2.93‰。如未经治疗,危重症患儿在出生后 1 年内可因严重缺氧、心力衰竭、休克、肺炎等严重并发症而死亡。近年来,先天性心脏病的预后已大为改观。体外循环、深低温麻醉下心脏直视手术的发展,带瓣管道的使用,以及微创介入治疗的广泛应用,大大减少了手术创伤,明显提高了手术成功率。

【病因】

先天性心脏病发病与遗传、母体和环境因素有关。

遗传因素既有单基因的遗传缺陷,如 Holt-Oram 综合征与 *TBX5* 基因突变相关,Williams 综合征与 Elastin 基因缺陷相关,马方综合征与 Fibrillin 基因缺陷相关。遗传因素也可表现为染色体畸变,如唐氏综合征(Down syndrome)、18- 三体综合征(Edward 综合征)。但是大多数先天性心脏病与多基因的遗传缺陷有关。

母体因素主要为母体围孕期的感染、接触有害物质和疾病,特别是妊娠早期患病毒感染,如风疹、流行性感冒、流行性腮腺炎和柯萨奇病毒感染等,或母体罹患代谢性疾病,如糖尿病、高钙血症、苯丙酮尿症等;其他如孕母接触放射线、有机化学物质、服用药物(抗癌药、抗癫痫药等)、缺乏叶酸、宫内缺氧等,均可能与先天性心脏病发病有关。

大多数先天性心脏病患者的病因尚不清楚,目前认为85%以上可能是胎儿遗传因素与周围环境因素相互作用的结果。因此,加强孕妇的保健,特别是在妊娠早期积极预防风疹、流感等病毒性疾病,以及避免与发病有关的因素接触,保持健康的生活方式、围孕期补充足够的关键营养素如叶酸等,都对预防先天性心脏病具有积极的意义。

【分类】

先天性心脏病有多种分类方法。可根据左、右两侧及大血管之间有无分流进行分类。

1. 左向右分流型(潜伏青紫型)　如房间隔缺损、室间隔缺损和动脉导管未闭等,由于体循环压力高于肺循环,故血液从左向右分流而不出现青紫。当剧烈哭闹、屏气或任何病理情况下致使右侧压力增高并超过左侧时,则可使血液自右向左分流而出现暂时性青紫。当病情发展到梗阻性肺动脉高压时,则可发生艾森门格(Eisenmenger)综合征,此时右向左分流导致的青紫持续存在,是疾病晚期的表现。

2. 右向左分流型(青紫型)　如法洛四联症、大动脉转位和三尖瓣闭锁等,由于右侧前向血流梗阻或大血管连接异常,右心大量静脉血流入体循环,出现持续性青紫。

3. 无分流型(无青紫型)　如肺动脉狭窄、主动脉瓣狭窄和主动脉缩窄等,即左、右两侧或动、静脉之间无异常通路或分流。

二、房间隔缺损

房间隔缺损(atrial septal defect,AS)占先天性心脏病发病总数的5%~10%。是成人最常见的先天性心脏病之一,男女性别比例为1:2。

【病理解剖】

根据胚胎发生,房间隔缺损可分为以下4个类型。

1. 原发孔型　也称为I孔型房间隔缺损,约占15%,缺损位于房间隔与心内膜垫交界处。常合并二尖瓣或三尖瓣裂缺,此时又称为部分型房室间隔缺损。

2. 继发孔型　最为常见,约占75%。缺损位于房间隔中心卵圆窝部位,亦称为中央型(图12-5)。

3. 静脉窦型　约占5%,分上腔型和下腔型。上腔静脉窦型缺损位于上腔静脉入口处,右上肺静脉常经此缺损异位引流入右心房。下腔静脉型缺损位于下腔静脉入口处,常合并右下肺静脉异位引流入右心房,此种情况常见于弯刀综合征(scimitar syndrome)。

4. 冠状静脉窦型　约占2%,缺损位于冠状静脉窦上端与左心房间,造成左心房血流经冠状静脉窦缺口分流入右心房。此型缺损常合并左侧上腔静脉残存、左右侧房室瓣狭窄或闭锁、完全性房室间隔缺损、无脾综合征、多脾综合征等。

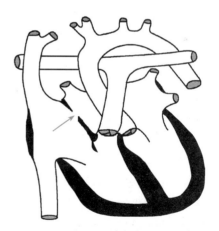

图12-5　继发孔型房间隔缺损示意图
箭头所示为房间隔缺损。

【病理生理】

房间隔缺损表现为左向右分流,分流量与缺损大小、两侧心房压力差,尤其是心室的顺应性有关。出生后初期左、右心室壁厚度相似,顺应性也相近,故分流量不多。随年龄增长,肺血管阻力及右心室压力下降,右心室壁较左心室壁薄,右心室充盈阻力也较左心室低,故右心室充盈比左心室充盈更容易,所以心室舒张时,左心房血流通过缺损向右分流。由于右心血量增加,舒张期负荷加重,故右心房、右心室增大。肺循环血量增加,早期引起动力学压力增高,晚期则可导致肺小动脉肌层及内膜增

动画

厚,管腔狭窄,引起梗阻性肺动脉高压,使左向右分流减少,甚至出现右向左分流。

【临床表现】

症状出现的早晚和轻重取决于缺损的大小。缺损小的可无症状,仅在体格检查时发现胸骨左缘第2~3肋间有收缩期杂音。缺损较大时分流量也大,导致肺充血,由于肺循环血流增多而易反复发生呼吸道感染,严重者早期发生心力衰竭。另一方面,体循环血流量不足,表现为体形瘦长、面色苍白、乏力、多汗、活动后气促和生长发育迟缓。

多数患儿在婴幼儿期无明显体征,以后心脏增大,前胸饱满,搏动活跃,少数分流量大者可触及震颤。听诊有以下4个特点:①第一心音亢进,肺动脉第二心音增强;②由于右心室容量增加,收缩时喷射血流时间延长,肺动脉瓣关闭落后于主动脉瓣,且不受呼吸影响,因而第二心音呈固定分裂;③由于右心室增大,大量的血流通过正常肺动脉瓣时形成相对狭窄,故在胸骨左缘第2肋间可闻及Ⅱ~Ⅲ级喷射性收缩期杂音,较柔和,传导局限;④当肺循环血流量超过体循环达1倍时,则在三尖瓣听诊区可出现三尖瓣相对狭窄的短促与低频的舒张早中期杂音。随着肺动脉高压的进展,左向右分流可逐渐减少,第二心音增强,固定分裂消失,收缩期杂音缩短,舒张期杂音消失,但可出现肺动脉瓣及三尖瓣关闭不全的杂音。

【辅助检查】

1. X线表现　对分流较大的房间隔缺损具有诊断价值。心脏外形轻至中度增大,以右心房及右心室为主,心胸比大于0.5。肺动脉段突出,肺野充血明显,主动脉影缩小。透视下可见肺动脉总干及分支随心脏搏动而一明一暗的"肺门舞蹈"征,心影略呈梨形(图12-6)。原发孔型房间隔缺损伴二尖瓣裂缺者,左心房及左心室增大。

2. 心电图检查　一般为窦性心律,年龄较大者可出现交界性心律或室上性心律失常。大多数有右心室增大伴不完全性右束支传导阻滞的图形。电轴右偏,右心房和右心室肥大。PR间期延长,V_1及V_{3R}导联QRS波群呈rSr或rsR等。分流量较大者R波可出现切迹。原发孔型房间隔缺损常见电轴左偏及左心室肥大。

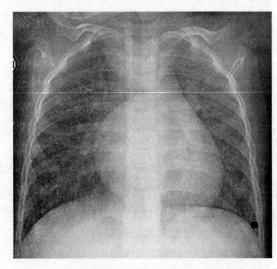

图12-6　房间隔缺损X线胸片(正位片)

3. 超声心动图检查　M型超声心动图可以显示右心房、右心室增大及室间隔的矛盾运动。二维超声可以显示房间隔缺损的位置及大小,结合彩色血流显像可以提高诊断的可靠性并能判断分流的方向,应用频谱多普勒超声可以估测分流量的大小,估测右心室收缩压及肺动脉压力。年龄较大的肥胖患者经胸超声透声较差,可选用经食管超声心动图进行诊断。实时三维超声心动图可以从左心房侧或右心房侧直接观察到缺损的整体形态,观察缺损与毗邻结构的立体关系及其随心动周期的动态变化。

4. 心导管检查　一般不需要做心导管检查。当考虑合并肺动脉高压、肺动脉瓣狭窄或肺静脉异位引流时可行右心导管检查,检查时导管易通过缺损由右心房进入左心房,右心房血氧含量高于腔静脉血氧含量,右心室和肺动脉压力正常或轻度增高,并按所得数据可计算出肺动脉阻力和分流量大小。合并肺静脉异位引流者应探查异位引流的肺静脉。必要时结合心血管造影,将造影剂注入右上肺静脉,可见其通过房间隔缺损迅速由左心房进入右心房。

【治疗】

较大的房间隔缺损有发生心力衰竭和肺动脉高压的潜在风险,故宜在儿童时期进行手术修补。传统的心内直视手术创伤较大,恢复时间较长,但仍然是原发孔型、静脉窦型和冠状静脉窦型房间隔缺损或同时合并其他畸形者的首选方法。在严格掌握指征的情况下,大部分继发孔型房间隔缺损在

2 岁之后可通过导管或经胸介入封堵。

【预后】

房间隔缺损手术治疗的疗效确切,手术死亡率很低。小型继发孔型房间隔缺损有自然闭合的可能,大多发生在 4 岁之前,特别是 1 岁以内,因此可以在随访中决定是否需要干预。

三、室间隔缺损

室间隔缺损(ventricular septal defect,VS)是最常见的先天性心脏病,约占我国先天性心脏病的 50%。约 40% 合并其他心血管畸形。

【病理解剖】

室间隔缺损种类很多,根据缺损在室间隔的部位及其与房室瓣、主动脉瓣的关系,可分为下列三种类型(图 12-7)。

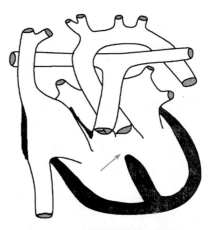

图 12-7 室间隔缺损示意图
箭头所示为室间隔缺损。

1. **膜周型** 最常见,占 60%～70%,位于室上嵴下室间隔膜部,向与之接触的流入道、流出道或小梁肌部延伸。

2. **肌部型** 占 10%～20%,缺损边缘均为肌部,而膜部完整,可位于肌小梁部、流入道肌部或流出道肌部。

3. **双动脉下型** 较少见,东方人发病多于西方人,缺损位于右心室流出道部,上缘为主动脉瓣环和肺动脉瓣环连接部。

【病理生理】

取决于缺损大小及肺血管阻力。左心房血液进入左心室后,一部分从左心室到主动脉至体循环,为有效循环,另一部分则自左心室经室间隔缺损分流入右心室到肺循环,为无效循环(见图 12-7)。此时两个循环量不再相等,肺循环血流量大于体循环血流量,可分为 3 种情况。

1. **小型室间隔缺损**(Roger 病) 缺损直径<5mm 或缺损面积<0.5cm²/m²(体表面积),左向右分流量少,血流动力学变化不大,可无症状。

2. **中型室间隔缺损** 缺损直径 5～10mm 或缺损面积 0.5～1.0cm²/m²(体表面积),分流量较多,肺循环血流量可达体循环的 1.5～3.0 倍以上,但因肺血管床有很丰富的后备容受量,肺动脉收缩压和肺血管阻力可在较长时期不增高。

3. **大型室间隔缺损** 缺损直径>10mm 或缺损面积>1.0cm²/m² 体表面积,大量左向右分流量使肺循环血流量明显增加,当超过肺血管床的容量限度时,出现容量性肺动脉高压,肺小动脉持续出现反应性痉挛,之后肺小动脉中层和内膜层渐增厚,管腔变小、梗阻。随着肺血管病变进行性发展则渐变为不可逆的梗阻性肺动脉高压。当右心室收缩压超过左心室收缩压时,左向右分流逆转为双向分流或右向左分流,即艾森门格综合征。

动画

【临床表现】

小型缺损可无症状,一般活动不受限制,生长发育不受影响,仅体格检查时听到胸骨左缘第 3、4 肋间响亮的全收缩期杂音,常伴震颤,肺动脉第二心音正常或稍增强。缺损较大时左向右分流量多,患儿多生长迟缓,体重不增,有消瘦、喂养困难,活动后乏力、气短、多汗,易患反复呼吸道感染,易导致充血性心力衰竭等。有时因扩张的肺动脉压迫喉返神经,引起声音嘶哑。心脏搏动活跃,胸骨左缘第 3、4 肋间可闻及 3 级以上粗糙的全收缩期杂音,向四周广泛传导,可触及收缩期震颤。分流量大时,在心尖区可闻及二尖瓣相对狭窄的较柔和的舒张中期杂音。大型缺损伴有明显肺动脉高压时(多见于儿童或青少年期),右心室压力显著升高,逆转为右向左分流,出现青紫,并逐渐加重,此时心脏杂音较轻而肺动脉第二心音显著亢进。

【辅助检查】

1. **X 线检查** 小型缺损心肺 X 线检查无明显改变,或肺动脉段延长或轻微突出,肺野轻度充血。

中型缺损心影轻度到中度增大,左、右心室增大,以左心室增大为主,主动脉弓影较小,肺动脉段扩张,肺野充血(图 12-8)。大型缺损心影中度以上增大,左、右心室增大,多以右心室增大为主,肺动脉段明显突出,肺野明显充血。当肺动脉高压导致艾森门格综合征时,主要特点为肺动脉主支增粗,而肺外周血管影很少,宛如枯萎的秃枝,此时心影可基本正常或轻度增大。

2. **心电图检查**　小型缺损心电图可正常或表现为轻度左心室肥大;中型缺损主要为左心室舒张期负荷增加表现,V_5、V_6 导联 R 波升高伴深 Q 波,T 波直立高尖对称,以左心室肥大为主;大型缺损为双心室肥大或右心室肥厚,可伴有心肌劳损。

3. **超声心动图检查**　二维超声可从多个切面显示缺损的部位、数目与大小等。彩色血流显像可显示分流束的起源、部位、数目、大小及方向。频谱多普勒超声可测量分流速度,计算跨隔压差和右心室收缩压,估测肺动脉压。还可通过测定肺动脉瓣口和二尖瓣口血流量计算肺循环血流量;测定主动脉瓣口和三尖瓣口血流量,计算体循环血流量,借此可计算左向右分流量大小。

4. **心导管检查**　心导管检查和造影大多在需要获取更多信息对病情进行全面评估时才采用,可进一步证实诊断及进行血流动力学检查,准确评价肺动脉高压的程度、计算肺血管阻力及分流量等,造影还可示心腔形态、大小及心室水平分流束情况,除外其他并发畸形等(图 12-9)。

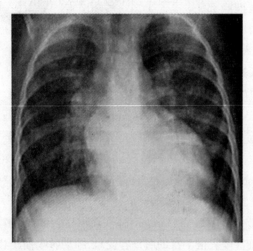

图 12-8　室间隔缺损 X 线胸片(正位片)

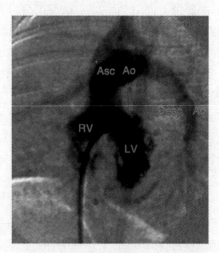

图 12-9　室间隔缺损左心室造影
LV—左心室;RV—右心室;Asc Ao—升主动脉;
Desc Ao—降主动脉。

【治疗】

室间隔缺损易并发呼吸道感染、充血性心力衰竭及感染性心内膜炎等,应及时诊治。双动脉下型和流出道肌部缺损很少能自然闭合,且易发生主动脉脱垂致主动脉瓣关闭不全,故应早期处理。以下情况应及时手术处理:大中型缺损肺循环/体循环血流量之比大于 2∶1,难以控制的充血性心力衰竭,肺动脉压力持续升高超过体循环压的 1/2,合并主动脉瓣脱垂或反流等。心内直视手术是同时合并其他畸形或不适合介入治疗者的首选方法。在严格掌握指征的情况下,部分患者特别是膜周型和肌部型室间隔缺损可通过导管或经胸介入封堵。

【预后】

室间隔缺损的手术疗效确切,手术死亡率很低。20%~50% 的膜周型和肌部型室间隔缺损在 5 岁以内有自然闭合的可能,但大多发生于 1 岁以内,因此可以定期随访,再决定是否需要干预。

四、动脉导管未闭

动脉导管未闭(patent ductus arteriosus,PDA)占先天性心脏病发病总数的 10%。胎儿期动脉导管是血液循环的重要通道,出生后,大约 15h 即发生功能性关闭,80% 在生后 3 个月解剖性关闭。到出生后1年,在解剖学上完全关闭。若持续开放即称为动脉导管未闭。动脉导管未闭大多单独存在,但有10%可合并其他心血管畸形,如主动脉缩窄、室间隔缺损、肺动脉狭窄。在某些先天性心脏病中,如肺动脉闭锁,未闭的动脉导管是患儿生存的必需血流通道,一旦关闭可致死亡。

未成熟儿动脉导管平滑肌发育不良,更由于其平滑肌对氧分压的反应低于成熟儿,故早产儿动脉导管未闭发生率高,占早产儿的20%,且常伴呼吸窘迫综合征。

【病理解剖】

未闭的动脉导管的大小、长短和形态不一,一般分为三型(图12-10)。

1. **管型**　导管连接主动脉和肺动脉两端,粗细一致。

2. **漏斗型**　近主动脉端粗大,向肺动脉端逐渐变窄,临床多见。

3. **窗型**　导管很短,但直径往往较大。

【病理生理】

动脉导管未闭引起的病理生理改变主要取决于分流量的大小,与导管的直径以及主、肺动脉的压差有关。由于主动脉在收缩期和舒张期的压力均超过肺动脉,因而通过未闭的动脉导管左向右分流的血液连续不断,使肺循环及左心房、左心室、升主动脉的血流量明显增加,左心负荷加重,其排血量达正常时的2~4倍。大量血流向肺循环可形成动力性肺动脉高压;继之导管收缩、管壁增厚、硬化,导致梗阻性肺动脉高压,此时右心室收缩期负荷过重,右心室肥厚。当肺动脉压超过主动脉压时,左向右分流明显减少或停止,产生肺动脉血流逆向分流入降主动脉,患儿呈现差异性发绀(differential cyanosis),即下半身青紫,左上肢可有轻度青紫,而右上肢正常。

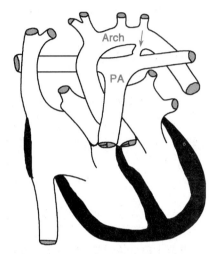

图 12-10　动脉导管未闭示意图

PA—肺动脉;Arch—主动脉弓;箭头所指为动脉导管。

动画

【临床表现】

动脉导管细小者临床上可无症状。导管粗大者在婴幼儿期即易患反复呼吸道感染,易导致充血性心力衰竭等,出现咳嗽、气急、喂养困难、体重不增、生长发育落后等。分流量大者可有心前区饱满、突出等现象。胸骨左缘第二肋间闻及连续性"机器"样杂音,占整个收缩期与舒张期,常伴有震颤,杂音向左锁骨下、左锁骨上、颈部和背部传导。当肺血管阻力增高时,杂音的舒张期成分可能减弱或消失。当合并肺动脉高压或心力衰竭时,多仅有收缩期杂音。新生儿期因肺动脉压力较高,主、肺动脉压差在舒张期不显著,因而往往仅听到收缩期杂音。分流量大者因相对性二尖瓣狭窄而在心尖部可闻及较短的舒张期杂音。肺动脉瓣区第二心音增强。由于舒张压降低,脉压增宽,可出现周围血管征,如水冲脉、枪击音、指甲床毛细血管搏动等。

早产儿动脉导管未闭时,出现周围动脉搏动宏大,锁骨下或肩胛间区闻及收缩期杂音(偶闻及连续性杂音),心前区搏动明显,肝脏增大,气促,并易发生呼吸衰竭。

【辅助检查】

1. **X线检查**　动脉导管细者心影可正常。分流量大者心胸比率增大,左心室增大,心尖向下延伸,左心房亦轻度增大。肺血增多,肺动脉段突出,肺门血管影增粗(图12-11)。

透视下左心室和主动脉搏动增强。肺动脉高压时,

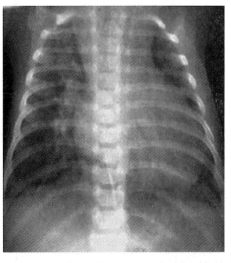

图 12-11　动脉导管未闭 X 线胸片(正位片)

肺门处肺动脉总干及其分支扩大,而远端肺野肺小动脉狭小,左心室有扩大肥厚征象。主动脉结正常或突出。当婴儿有心力衰竭时,可见肺淤血表现。

2. 心电图检查　分流量大者可有不同程度的左心室肥大,电轴左偏,偶有左心房肥大。肺动脉压力显著增高者,左、右心室肥厚,后期甚至仅见右心室肥厚。

3. 超声心动图检查　二维超声心动图可以直接探查到未闭合的动脉导管。脉冲多普勒在动脉导管开口处可探测到典型的收缩期与舒张期连续性湍流频谱。叠加彩色血流显像可见红色血流信号出自降主动脉,通过未闭导管沿肺动脉外侧壁流动;在重度肺动脉高压时,当肺动脉压超过主动脉时,可见蓝色血流信号自肺动脉经未闭导管进入降主动脉。

4. 心导管检查　当肺血管阻力增加或怀疑有合并其他心血管畸形时,有必要施行心导管检查,可发现肺动脉血氧含量较右心室为高。有时心导管可以从肺动脉通过未闭导管插入降主动脉。逆行主动脉造影对复杂病例的诊断有重要价值,在主动脉根部注入造影剂可见主动脉与肺动脉同时显影,同时也能显示未闭的动脉导管情况。

【治疗】

为防止发生心内膜炎、心功能不全和肺动脉高压,一般主张应及时手术或经介入方法予以关闭动脉导管。目前大多首选介入治疗,可选择螺旋弹簧圈或蘑菇伞等封堵器关闭动脉导管。在部分病例中,如完全性大血管转位、肺动脉闭锁、三尖瓣闭锁、严重的肺动脉狭窄中,动脉导管为依赖性者,对维持患儿生命至关重要,此时应该应用前列腺素 E_2 或放置支架以维持动脉导管处于开放状态。对于不适合介入治疗或合并需要处理的其他畸形时,则考虑外科手术。

早产儿动脉导管未闭的处理视分流大小、呼吸窘迫综合征情况而定。症状明显者,需抗心力衰竭治疗,生后 1 周内使用吲哚美辛治疗,但仍有 10% 的患者需手术治疗。

【预后】

动脉导管未闭的手术疗效确切,手术死亡率很低。小婴儿特别是新生儿早期常见有动脉导管分流,绝大多数可在 3 个月消失,通常不需要特别处理,予以定期随访。

五、肺动脉瓣狭窄

肺动脉瓣狭窄(pulmonary stenosis,PS)是一种常见的先天性心脏病,单纯性肺动脉瓣狭窄约占先天性心脏病的 10%,另外约有 20% 的先天性心脏病合并肺动脉瓣狭窄。广义的肺动脉狭窄包括漏斗部、瓣膜、肺动脉干及肺动脉分支狭窄。

【病理解剖】

肺动脉瓣狭窄可分为两种类型(图 12-12)。

1. 典型肺动脉瓣狭窄　肺动脉瓣三个瓣叶交界处互相融合,使瓣膜开放受限,瓣口狭窄;只有两个瓣叶的交界处融合为肺动脉瓣二瓣化畸形;瓣叶无交界处,仅中心部留一小孔,为单瓣化畸形。瓣环正常,肺动脉干呈狭窄后扩张,有时可延伸到左肺动脉。

2. 发育不良型肺动脉瓣狭窄　肺动脉瓣叶形态不规则且明显增厚或呈结节状,瓣叶间无粘连,瓣叶启闭不灵活,瓣环发育不良,肺动脉干不扩张或发育不良。此病常有家族史,Noonan 综合征大多合并此病变。

【病理生理】

右心室向肺动脉射血遇到瓣口狭窄的阻碍,因此右心室必须提高收缩压方能向肺动脉泵血,其收缩压提高的程度与狭窄的严重性成正比,如果狭窄严重,则右心室壁极度增厚,

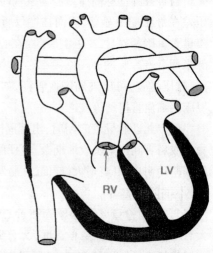

图 12-12　肺动脉瓣狭窄示意图
RV—右心室;LV—左心室;箭头所示为肺动脉瓣狭窄。

使心肌供血不足,可导致右心衰竭。

在宫内,肺动脉瓣狭窄使胎儿右心室的心肌肥厚,右心室排血量仍可维持正常,对胎儿循环无多大影响;但如果狭窄很重,则右心室排血量大减,腔静脉血回右心房后大多通过卵圆孔或房间隔缺损流入左心房、左心室,则右心室发育偏小。

【临床表现】

轻度狭窄可无症状;中度狭窄在 2~3 岁内无症状,但年长后劳力时即感易疲乏及气促;严重狭窄者于中度体力劳动时亦可出现呼吸困难和乏力,可有昏厥甚至猝死。亦有患者活动时感胸痛或上腹痛,可能由于心排血量不能相应提高,致使心肌供血不足或心律失常所致,提示预后不良。

生长发育多正常,半数患儿面容硕圆,大多无青紫,面颊和指端可能暗红。狭窄严重者可有青紫,大多由于卵圆孔的右向左分流所致;如伴有大型房间隔缺损,可有严重青紫,并有杵状指/趾及红细胞增多,但有蹲踞者很少见。

颈静脉有明显搏动者提示狭窄严重,该收缩期前的搏动在肝区亦可触及。

心前区可较饱满、搏动弥散,左侧胸骨旁可触及右心室抬举样搏动,胸骨左缘第 2~3 肋间可闻及 3 级以上喷射性收缩期杂音,向左上胸、心前区、颈部、腋下及背面传导。第一心音正常,轻中度狭窄者可听到收缩早期喀喇音,狭窄越重,喀喇音出现越早,甚至与第一心音相重,使第一心音呈金属样。喀喇音是增厚但仍具弹性的瓣膜在开始收缩时突然绷紧所致。第二心音分裂,分裂程度与狭窄严重程度成比例。

【辅助检查】

1. X 线检查　轻中度狭窄时心脏大小正常;重度狭窄时如心功能尚可,心脏仅轻度增大;如有心力衰竭,心脏则明显增大,主要为右心室和右心房扩大。狭窄后肺动脉扩张为本病特征性的改变(图 12-13),有时扩张延伸到左肺动脉,但在婴儿期扩张多不明显。

2. 心电图检查　显示电轴右偏、右心房扩大、P 波高耸、右心室肥大。右胸前导联显示 R 波高耸,狭窄严重时出现 T 波倒置、ST 段压低。

3. 超声心动图检查　二维超声心动图可显示肺动脉瓣的数目、厚度、收缩时开启情况及狭窄后扩张。多普勒超声可检测肺动脉口血流速度、右心室与肺动脉之间的压力阶差,较可靠地估测肺动脉瓣狭窄的严重程度,彩色血流显像还可观察心房水平有无分流。

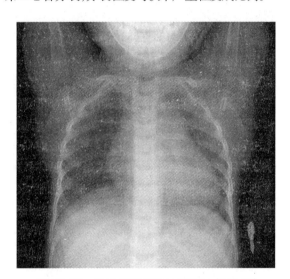

图 12-13　肺动脉瓣狭窄 X 线胸片(正位片)
心影重度增大,右心室增大为主,肺动脉段突出,两肺血管稀疏。

4. 心导管检查　右心室压力明显增高,严重者甚至超过体循环压力,而肺动脉压力明显降低,心导管从肺动脉向右心室退出时的连续曲线显示明显的无过渡区的压力阶差。右心室造影可见肺动脉瓣口明显的"射流征",同时可显示肺动脉瓣叶增厚和/或发育不良及肺动脉总干的狭窄后扩张。

【治疗】

一般认为,右心室收缩压超过 50mmHg 时,可导致心肌损害,因此需要行狭窄解除手术。经导管球囊瓣膜成形术是大多数患儿的首选治疗方法。严重肺动脉瓣狭窄(右心室收缩压超过体循环压力)治疗也首先考虑球囊瓣膜成形术,如无适应证,则应接受外科瓣膜切开术。

【预后】

肺动脉瓣狭窄的手术疗效确切,成功率很高。严重肺动脉瓣狭窄可伴有漏斗部狭窄,但大多数患儿一旦肺动脉瓣狭窄解除,漏斗部肥厚可自行消退。术后需要定期随访瓣膜功能,及时发现肺动脉瓣反流或再狭窄的潜在风险。

六、法洛四联症

法洛四联症(tetralogy of Fallot,TOF)是婴儿期后最常见的青紫型先天性心脏病,约占所有先天性心脏病的12%。1888年法国医师 Etienne Fallot 详细描述了该病的病理改变及临床表现,故而得名。25%为右位主动脉弓;还可合并其他心血管畸形如左上腔静脉残留、冠状动脉异常、房间隔缺损、动脉导管未闭、肺动脉瓣缺如等。

【病理解剖】

法洛四联症由以下四种畸形组成,其中右心室流出道狭窄是决定患儿的病理生理、病情严重程度及预后的主要因素(图12-14)。狭窄可随时间推移而逐渐加重。

1. **右心室流出道梗阻** 狭窄范围可自右心室漏斗部入口至左、右肺动脉分支。可为漏斗部狭窄、动脉瓣狭窄或两者同时存在。常有肺动脉瓣环、肺动脉总干发育不良和肺动脉分支非对称性狭窄。狭窄的严重程度差异较大。

2. **室间隔缺损** 为膜周型缺损,向流出道延伸,多位于主动脉下,可向肺动脉下方延伸,为对位不良型室间隔缺损。

3. **主动脉骑跨** 主动脉根部粗大且顺钟向旋转右移并骑跨在室间隔缺损上,骑跨范围为15%~95%。

4. **右心室肥厚** 一般认为右心室肥厚属于继发性病变。

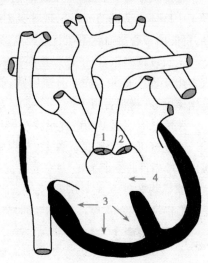

图12-14 **法洛四联症示意图**
1—右心室漏斗部及肺动脉瓣狭窄;2—主动脉骑跨;3—右心室肥厚;4—室间隔缺损。

【病理生理】

由于室间隔缺损为非限制性,左、右心室压力基本相等。因右心室流出道狭窄程度不同,心室水平可出现左向右、双向甚至右向左分流。肺动脉狭窄较轻者,可由左向右分流,此时患者可无明显青紫;肺动脉狭窄严重时,出现明显的右向左分流,临床出现明显的青紫。杂音由右心室流出道梗阻所致而非室间隔缺损所致。右心室流出道梗阻使右心室后负荷加重,引起右心室的代偿性肥厚。

由于主动脉骑跨于两心室之上,主动脉除接受左心室的血液外,还直接接受一部分来自右心室的静脉血,输送到全身各部,因而出现青紫;同时因肺动脉狭窄,肺循环进行气体交换的血流减少,更加重了青紫的程度。此外,由于进入肺动脉的血流减少,增粗的支气管动脉与肺血管之间形成侧支循环。

在动脉导管关闭前,肺循环血流量减少程度较轻,青紫可不明显,随着动脉导管的关闭和漏斗部狭窄的逐渐加重,青紫日益明显,并出现杵状指/趾。由于缺氧,刺激骨髓代偿性产生过多的红细胞,血液黏稠度高,血流缓慢,可引起脑血栓,若为细菌性血栓,则易形成脑脓肿。

【临床表现】

1. **青紫** 为其主要表现,其程度和出现的早晚与肺动脉狭窄程度及动脉导管是否关闭有关。多见于毛细血管丰富的浅表部位,如唇、指/趾甲床、球结膜等。因血氧含量下降,活动耐力差,稍一活动,如啼哭、情绪激动、体力劳动、寒冷等,即可出现气急及青紫加重。

2. **蹲踞症状** 患儿多有蹲踞症状,每于行走、游戏时,常主动下蹲片刻。蹲踞时下肢屈曲,使静脉回心血量减少,减轻了心脏负荷,同时下肢动脉受压,体循环阻力增加,使右向左分流量减少,缺氧症状暂时得以缓解。不会行走的小婴儿常喜欢大人抱起,双下肢屈曲状。

3. **杵状指/趾** 发绀持续6个月以上,出现杵状指/趾,是长期缺氧使指/趾端毛细血管扩张增生,局部软组织和骨组织也增生肥大,表现为指/趾端膨大如鼓槌状。

4. **阵发性缺氧发作** 多见于婴儿,发生的诱因为吃奶、哭闹、情绪激动、贫血、感染等。表现为阵发性呼吸困难,严重者可引起突然昏厥、抽搐,甚至死亡。其原因是在肺动脉漏斗部狭窄的基础上突然发生该处肌部痉挛,引起一时性肺动脉梗阻,使脑缺氧加重。年长儿则常诉头痛、头晕。

生长发育一般较迟缓,智能发育亦可能稍落后于正常同龄儿。心前区略隆起,胸骨左缘第 2~4 肋间可闻及 2~3 级粗糙喷射性收缩期杂音,此为肺动脉狭窄所致,一般无收缩期震颤。肺动脉第二心音减弱。部分患儿可听到单一、亢进的第二心音,乃由右跨的主动脉传来。狭窄极严重者或在阵发性呼吸困难发作时可听不到杂音。有时可听到侧支循环的连续性杂音。

常见的并发症为脑血栓、脑脓肿及感染性心内膜炎。

【辅助检查】

1. 血液检查 周围血红细胞计数和血红蛋白浓度明显增高,红细胞可达(5.0~8.0)×10^{12}/L,血红蛋白 170~200g/L,血细胞比容也增高,为 53%~80%。血小板降低,凝血酶原时间延长。

2. X 线检查 心脏大小一般正常或稍增大,典型者正位胸片心影呈"靴状",即心尖圆钝上翘,肺动脉段凹陷,上纵隔较宽,肺门血管影缩小,两侧肺纹理减少,透亮度增加,年长儿可因侧支循环形成,肺野呈网状纹理,25% 的患儿可见到右位主动脉弓(图 12-15)。

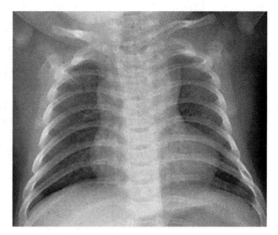

图 12-15 法洛四联症 X 线胸片(正位片)

3. 心电图检查 电轴右偏,右心室肥大,狭窄严重者往往出现心肌劳损,可见右心房肥大。

4. 超声心动图检查 二维超声可见到主动脉内径增宽,骑跨于室间隔之上,室间隔中断,并可判断主动脉骑跨、右心室流出道及肺动脉狭窄的程度。此外,右心室、右心房内径增大,左心室内径缩小。彩色血流显像可见右心室直接将血液注入骑跨的主动脉内以及能观察室间隔缺损的分流情况。

5. 心导管检查 对外周肺动脉分支发育不良及体-肺侧支存在的患者应做心导管检查和造影,选择性左心室及主动脉造影可进一步了解左心室发育的情况及冠状动脉的起源和走向。

【治疗】

1. 内科治疗

(1)一般护理:平时保证充足的水分摄入,及时补液,防治脱水和并发症。婴幼儿则需特别注意护理,以免引起阵发性缺氧发作。注意预防感染。

(2)缺氧发作的治疗:发作轻者使其取胸膝位即可缓解,重者应立即吸氧,给予去氧肾上腺素每次 0.05mg/kg 静脉注射,或普萘洛尔每次 0.1mg/kg。必要时也可皮下注射吗啡每次 0.1~0.2mg/kg。纠正酸中毒,给予 5% 碳酸氢钠 1.5~5.0ml/kg 静脉注射。以往有缺氧发作者,可口服普萘洛尔 1~3mg/(kg·d)。平时应去除引起缺氧发作的诱因,如贫血、感染,尽量保持患儿安静。经上述处理后仍不能有效控制发作者,应考虑急症外科手术修补。

2. 外科治疗 外科手术是法洛四联症根本的治疗方法。轻症患者可考虑于学龄前行一期根治手术,但临床症状明显者应在生后 6 个月内行根治术。对于重症患儿也可先行姑息手术,待一般情况改善、肺血管发育好转后,再行根治。目前常用的姑息手术有锁骨下动脉-肺动脉分流术(即改良 Blalock-Taussig 手术)。

【预后】

近年来法洛四联症手术疗效不断提高,手术死亡率不断下降,多数患儿术后长期预后较好。术后需要长期随访,重点关注肺动脉口残余梗阻、肺动脉反流、室间隔残余分流、心律失常和心功能不全等。

七、完全性大动脉转位

完全性大动脉转位(complete transposition of the great arteries,TGA)是新生儿期最常见的青紫型

先天性心脏病,占先天性心脏病总数的5%~7%,男女患病之比为(4∶1)~(2∶1)。

【病理解剖】

正常情况下,肺动脉瓣下圆锥发育,肺动脉位于左前上方与右心室连接;主动脉瓣下圆锥萎缩,主动脉位于右后下方与左心室连接。大动脉转位时,主动脉瓣下圆锥发达,未被吸收,主动脉位于右前上方与右心室连接;肺动脉瓣下圆锥萎缩,肺动脉位于左后下方与左心室连接。主动脉瓣下因有圆锥存在,与三尖瓣间呈肌性连接;肺动脉瓣下无圆锥结构存在,与二尖瓣呈纤维连接。常见的合并畸形有房间隔缺损或卵圆孔未闭、室间隔缺损、动脉导管未闭、肺动脉狭窄、冠状动脉畸形等(图12-16)。

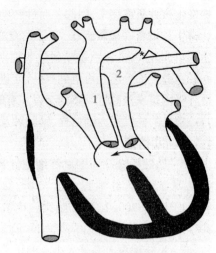

图12-16　完全性大动脉转位示意图
1—主动脉;2—肺动脉;箭头为室间隔缺损;* 所示为动脉导管未闭。

【病理生理】

完全性大动脉转位若不伴其他畸形,则形成两个并行循环。上、下腔静脉回流的静脉血通过右心射至转位的主动脉供应全身,而肺静脉回流的氧合血则通过左心射入转位的肺动脉到达肺部。患者必须依靠心内交通(卵圆孔未闭、房间隔缺损、室间隔缺损)或心外交通(动脉导管未闭、侧支血管)进行血流混合方能存活。本病血流动力学改变取决于是否伴随其他畸形,通常包括以下三种情况。

1. 完全性大动脉转位伴室间隔完整　右心室负荷增加而扩大肥厚,随正常的肺血管阻力下降,左心室压力降低,室间隔常偏向左心室。两者仅靠未闭的卵圆孔及动脉导管沟通混合,故青紫、缺氧严重。

2. 完全性大动脉转位伴室间隔缺损　可使左、右心血液沟通混合较多,使青紫减轻,但肺血流量增加可导致心力衰竭。

3. 完全性大动脉转位合并室间隔缺损及肺动脉狭窄　血流动力学改变类似法洛四联症。

【临床表现】

1. 青紫　出现早,半数出生时即存在,绝大多数始于1个月内。随着年龄增长及活动量增加,青紫逐渐加重。青紫为全身性,若同时合并动脉导管未闭,则出现差异性发绀,上肢青紫较下肢重。缺氧严重者可发生代谢性酸中毒、缺氧性脑损伤等,甚至威胁生命。

2. 充血性心力衰竭　生后3~4周婴儿出现喂养困难、多汗、气促、肝大和肺部细湿啰音等进行性充血性心力衰竭等症状。

3. 体格检查　患儿常发育不良。生后心脏可无明显杂音,但有单一、响亮的第二心音,是出自靠近胸壁的主动脉瓣关闭音。若伴有大的室间隔缺损或大的动脉导管或肺动脉狭窄等,则可听到相应畸形所产生的杂音。如合并动脉导管未闭,可在胸骨左缘第2肋间听到连续性杂音。合并室间隔缺损,可在胸骨左缘第3、4肋间听到全收缩期杂音。合并肺动脉狭窄,可在胸骨左缘上方听到收缩期喷射性杂音。杂音较响时,常伴有震颤。一般伴有大型室间隔缺损者早期出现心力衰竭伴肺动脉高压;但伴有肺动脉狭窄者则发绀明显,而心力衰竭少见。

【辅助检查】

1. X线检查　①由于主、肺动脉干常呈前后位排列,因此正位片见大动脉阴影狭小,肺动脉略凹陷,心蒂小而心影呈"蛋形"(图12-17);②心影进行性增大;③大多数患者肺纹理增多,若合并肺动脉狭窄则肺纹理减少。

2. 心电图检查　新生儿期可无特殊改变。婴儿期示电轴右偏,右心室肥大,有时尚有右心房肥大。肺血流量明显增加时则可出现电轴正常或左偏,左、右心室肥大等。

3. 超声心动图检查　二维超声显示房室连接正常,心室大动脉连接不一致,主动脉和肺动脉前后平行排列,主动脉常位于右前,发自右心室;肺动脉位于左后,发自左心室。彩色及频谱多普勒超声

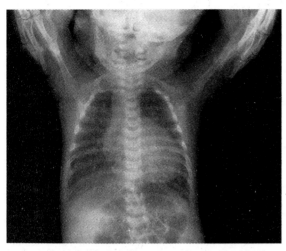

图 12-17　完全性大动脉转位 X 线胸片（正位片）
心影呈斜置蛋形，重度增大，右心室、左心室增大为主，肺动脉段平，两肺充血。

检查有助于心内分流方向、大小的判定及合并畸形的检出。

4. 心导管检查　导管可从右心室直接插入主动脉，右心室收缩期压力与主动脉相等。也有可能通过卵圆孔或房间隔缺损到左心腔再入肺动脉，肺动脉血氧饱和度高于主动脉。选择性右心室造影时可见主动脉发自右心室，左心室造影可见肺动脉发自左心室。选择性升主动脉造影可判断是否合并冠状动脉畸形。

【治疗】

完全性大动脉转位若不治疗，约 90% 的患者在 1 岁内死亡。诊断明确后应首先纠正低氧血症和代谢性酸中毒等，如无足够分流量的房间隔缺损或室间隔缺损，可使用前列腺素 E_2 或放置支架保持动脉导管处于开放状态直到手术。

1. 姑息性治疗方法

（1）球囊房间隔造口术（Rashkind procedure）：缺氧严重而又不能进行根治手术时可行球囊房间隔造口或房间隔缺损扩大术，使血液在心房水平大量混合，提高动脉血氧饱和度，使患儿存活至适合根治手术。

（2）肺动脉环缩术：伴大型室间隔缺损者，可在 6 个月内行肺动脉环缩术，预防充血性心力衰竭及肺动脉高压引起的肺血管病变。

2. 根治性手术

（1）解剖纠正手术（Jatene 手术）：室间隔完整者可在生后 2 周内进行，即主动脉与肺动脉互换及冠状动脉再植，达到解剖关系上的纠正。手术条件为：左 / 右心室压力比＞0.85，左心室射血分数＞45%，左心室舒张末期容量＞正常值 90%，左心室后壁厚度＞4mm，室壁张力＜12N/m。伴室间隔缺损者可在 6 个月内实施根治手术。

（2）生理纠治术（Senning 或 Mustard 手术）：可在生后 1～12 个月内进行，即用心包膜及心房壁在心房内建成板障，将体循环的静脉血导向二尖瓣口而入左心室，并将肺静脉的回流血导向三尖瓣口而入右心室，形成房室连接不一致及心室大血管连接不一致，以达到生理上的纠治。

【预后】

完全性大动脉转位若不治疗，约 90% 的患者在 1 岁内死亡。近年来，根治性手术得到普遍应用，手术死亡率不断下降，手术成功者预后良好。

（黄国英）

第四节 │ 病毒性心肌炎

病毒性心肌炎（viral myocarditis）是由病毒感染引起的心肌间质炎症细胞浸润和邻近的心肌细胞坏死、变性，可累及心包或心内膜。我国儿童期发病率不明。国外资料显示本病不是常见病。

【病因】

引起儿童心肌炎的常见病毒有柯萨奇病毒（B 组和 A 组）、埃可病毒、腺病毒、流感病毒和副流感病毒、人类细小病毒 B19、单纯疱疹病毒、麻疹病毒以及流行性腮腺炎病毒等。值得注意的是，新生儿期柯萨奇病毒 B 组感染可导致群体流行，其病死率可高达 50% 以上。

【发病机制】

本病的发病机制尚不完全清楚。但随着分子病毒学、分子免疫学的发展,揭示出病毒性心肌炎的发病机制涉及病毒对被感染的心肌细胞的直接损害和病毒触发人体自身免疫反应而引起的心肌损害。柯萨奇病毒和腺病毒等通过心肌细胞的相关受体侵入心肌细胞,在细胞内复制,并直接损害心肌细胞,导致急性期的心肌变性、坏死和溶解。机体受病毒的刺激,激活细胞和体液免疫反应,产生抗心肌抗体、白细胞介素 -1α、TNF-α 和 γ- 干扰素等,诱导产生细胞黏附因子,促使细胞毒性 T 细胞(CD8[+])选择地向心肌组织黏附、浸润和攻击。

【临床表现】

表现轻重不一,取决于年龄和感染的急性或慢性过程。部分患者起病隐匿,有乏力、活动受限、心悸、胸痛等症状,少数重症患者可发生心力衰竭并发严重心律失常、心源性休克,死亡率高。部分患者呈慢性进程,演变为扩张型心肌病。新生儿患病时病情进展快,常见高热、反应低下、呼吸困难和发绀,常有神经、肝和肺的并发症。

心脏有轻度扩大,伴心动过速、心音低钝及奔马律。反复心力衰竭者,心脏明显扩大,肺部出现湿啰音及肝、脾大,呼吸急促和发绀,重症患者可突然发生心源性休克,脉搏细弱,血压下降。

【辅助检查】

1. **实验室检查**　磷酸激酶(CPK):在早期多有增高,其中以来自心肌的同工酶(CK-MB)为主。心肌肌钙蛋白(cTnI 或 cTnT)的变化对心肌炎诊断的特异度更强,但灵敏度相对不高。血清乳酸脱氢酶(SLDH)同工酶增高在心肌炎早期诊断有提示意义。疾病早期可从鼻咽拭子及冲洗液、粪便、血液中分离出病毒,恢复期血清抗体滴度比急性期增高 4 倍以上有诊断意义。

2. **X 线检查**　显示心影增大,但无特异性。心力衰竭时可显示肺淤血、水肿征象。

3. **心电图**　缺乏特异性,应强调动态观察的重要性(具体见下文诊断依据 4)中"显著心电图改变")。

4. **超声心动图**　可显示心房、心室的扩大,心室壁水肿增厚,心室收缩功能受损程度,探查有无心包积液以及瓣膜功能。

5. **心脏磁共振成像(CMR)**　对心肌炎具有良好的诊断价值,可呈现典型心肌炎症表现(具体见下文心肌炎主要临床诊断依据 5)中"CMR 呈现典型心肌炎症表现")。

6. **心肌活体组织检查**　仍被认为是诊断的金标准,但由于取样部位的局限性及患者的依从性不高,应用十分有限。

【诊断】

1. **临床指标**

(1)主要临床诊断依据

1)心功能不全、心源性休克或心脑综合征。

2)心脏扩大。

3)cTnI 或 cTnT 或 CK-MB 升高,伴动态变化。

4)显著心电图改变(心电图或 24 小时动态心电图):以 R 波为主的 2 个或 2 个以上主要导联(Ⅰ、Ⅱ、aVF、V_5)的 ST-T 改变持续 4 天以上伴动态变化,新近发现的窦房、房室传导阻滞,完全性右或左束支传导阻滞,窦性停搏,成联律、成对、多形性或多源性期前收缩,非房室结及房室折返引起的异位性心动过速,心房扑动,心房颤动,心室扑动,心室颤动,QRS 低电压(新生儿除外),异常 Q 波等。

5)心脏磁共振成像(CMR)呈现典型心肌炎症表现:具备以下 3 项中至少 2 项。①提示心肌水肿:T_2 加权像显示局限性或弥漫性高信号;②提示心肌充血及毛细血管渗漏:T_1 加权像显示早期钆增强;③提示心肌坏死和纤维化:T_1 加权像显示至少 1 处非缺血区域分布的局限性晚期延迟钆增强。

(2)次要临床诊断依据

1)前驱感染史。

2）胸闷、胸痛、心悸、乏力、头晕、面色苍白、面色发灰、腹痛等症状（至少 2 项），小婴儿可有拒乳、发绀、四肢凉等。

3）LDH、α- 羟丁酸脱氢酶（α-HBDH）或天冬氨酸转氨酶（AST）升高。

4）心电图轻度异常（未达到上述主要临床诊断依据中"显著心电图改变"标准的 ST-T 改变）。

5）抗心肌抗体阳性。

2. 病原学指标

（1）确诊指标：自心内膜、心肌、心包（活体组织检查、病理）或心包穿刺液检查发现以下之一者可确诊。①分离到病毒；②用病毒核酸探针查到病毒核酸；③特异性病毒抗体阳性。

（2）参考依据：有以下之一者结合临床表现可考虑心肌炎由病毒引起。①自粪便、咽拭子或血液中分离到病毒，且恢复期血清同型抗体滴度较第一份血清升高 4 倍以上；②病程早期血中特异性 IgM 抗体阳性；③用病毒核酸探针自患儿血中查到病毒核酸。

3. 确诊依据

（1）具备主要临床诊断依据 ≥3 条，或主要临床诊断依据 2 条加次要临床诊断依据 ≥3 条，除外其他疾病可临床诊断心肌炎。

（2）同时具备病原学确诊依据之一者，可确诊为病毒性心肌炎；具备病原学参考依据之一者，可临床诊断为病毒性心肌炎。

（3）凡不具备确诊依据，应给予必要的治疗或随诊，根据病情变化，确诊或除外心肌炎。

（4）应除外冠状动脉疾病、中毒性心肌炎、先天性心脏病、高原性心脏病、由风湿性疾病以及代谢性疾病（如甲状腺功能亢进症）引起的心肌损害、原发性心肌病、原发性心内膜弹力纤维增生症、先天性房室传导阻滞、心脏自主神经功能异常、β 受体功能亢进及药物引起的心电图改变。

【治疗】

1. 休息　急性期需卧床休息，减轻心脏负荷。

2. 药物治疗

（1）对于仍处于病毒血症阶段的早期患者，可选用抗病毒治疗，但疗效不确定。

（2）改善心肌营养：1,6- 二磷酸果糖有益于改善心肌能量代谢，促进受损细胞的修复，同时可选用大剂量维生素 C、泛醌（CoQ$_{10}$）、维生素 E 和复合维生素 B，中药生脉饮、黄芪口服液等。

（3）大剂量免疫球蛋白：通过免疫调节作用减轻心肌细胞损害。

（4）皮质激素：通常不使用。对重型患者合并心源性休克、致死性心律失常（三度房室传导阻滞、室性心动过速）、心肌活体组织检查证实慢性自身免疫性心肌炎症反应者应足量、早期应用。

（5）心律失常治疗：参见本章第七节。

（6）心力衰竭治疗：应控制液体摄入量，可根据病情联合应用利尿剂、洋地黄和血管活性药物，应特别注意用洋地黄时饱和量应较常规剂量减少，并注意补充氯化钾，以避免洋地黄中毒。

【预后】

预后与患病年龄、疾病严重程度以及治疗是否及时有关。新生儿患者预后较差。重症病例若抢救不及时，病死率高。左室明显增大及心功能显著减低者预后较差。

第五节 | 心内膜弹力纤维增生症

心内膜弹力纤维增生症（endocardial fibroelastosis）以心内膜下弹力纤维及胶原纤维增生、心室壁和心内膜增厚为主要病理特征，临床上表现为心脏扩大、心室收缩和舒张功能下降。多见于 1 岁以内婴儿。

【发病机制】

病因尚未完全明确，部分患者可能由病毒性心肌炎发展而来；心内膜供血不足及宫内缺氧亦很可能为发病的原因。部分心内膜弹力纤维增生症可继发于左心梗阻型先天性心脏病,如严重主动脉缩窄、左心发育不良综合征、主动脉瓣闭锁或狭窄。

【临床表现】

主要表现为充血性心力衰竭,按症状的轻重缓急可分为三型。

1. **暴发型** 起病急骤,突然出现呼吸困难、口唇发绀、面色苍白、烦躁不安、心动过速、心音减低,可闻及奔马律,肺部常闻及干、湿啰音,肝脏增大,少数出现心源性休克,甚至于数小时内猝死。此型多见于6个月内的婴儿。

2. **急性型** 起病亦较快,但心力衰竭发展不如暴发型急剧。部分患儿因心腔内附壁血栓的脱落而发生脑栓塞。此型发病年龄同暴发型。如不及时治疗,多数死于心力衰竭。

3. **慢性型** 症状同急性型,但进展缓慢。患儿生长发育多较落后。经适当治疗可获得缓解,存活至成年期,但仍可因反复发生心力衰竭而死亡。

【辅助检查】

1. **X 线检查** 以左心室扩大为明显,左心缘搏动多减弱,肺纹理增多。

2. **心电图检查** 有重要价值,多呈左心室肥大,少数表现为右心室肥大或左、右心室均肥大,可同时出现 ST 段、T 波改变以及房室传导阻滞。

3. **超声心动图检查** 左心房、左心室增大,左心室后壁和室间隔增厚,左心室心内膜增厚、反光增强是特征性表现。

4. **心导管检查** 左心室舒张压增高,其波形具有诊断意义。选择性造影则可见左心室增大、室壁增厚及排空延迟。

5. **心脏磁共振** 心内膜钆剂延迟增强有助于识别心内膜弹力纤维增生症。

【诊断】

除发病年龄特点和临床表现以充血性心力衰竭为主以外,辅助检查尤其是超声心动图检查具有诊断意义。

【治疗】

正性肌力药物,如洋地黄可用于控制心力衰竭,一般反应较好。使用时间需要 2 年左右。在无禁忌证的情况下根据病情可同时选用血管紧张素转换酶抑制剂、β 受体阻断药。肾上腺皮质激素使用时间不宜过长。

【预后】

本病如不治疗,大多于 2 岁前死亡。6 个月以内发病者病死率约为 50%,6 个月以后发病者病死率约为 30%。对洋地黄反应良好而又能长期坚持治疗者预后较好,且有痊愈的可能。

第六节 │ 感染性心内膜炎

感染性心内膜炎(infective endocarditis,IE)80% 以上由链球菌和葡萄球菌所致,其他尚有真菌、衣原体、立克次体及病毒等。近年来随着新型抗生素的不断出现,外科手术的进步,IE 死亡率已显著下降,但由于致病微生物的变迁、心脏手术和心导管检查的广泛开展、长期静脉插管输液的增多等因素,本病的发病率并无显著下降。

【病因】

1. **基础心脏病变** 90% 的 IE 患者均有基础性心脏病变,其中以先天性心脏病最为多见,约占80%,室间隔缺损、动脉导管未闭、主动脉瓣狭窄、复杂发绀型先心病等较常见;后天性心脏病,如风湿性瓣膜病、二尖瓣脱垂综合征等也可并发 IE。心内补片、人造心脏瓣膜等是近年 IE 常见的易患因素。

2. **病原体** 几乎所有的细菌均可导致 IE,甲型溶血性链球菌、金黄色葡萄球菌最多见,白色葡萄球菌,以及肠球菌、产气杆菌等革兰氏阴性杆菌引起的 IE 正在增多。少数情况下,IE 由一种以上的病原体引起,常见于人工瓣膜手术者。

3. 诱发因素 约 1/3 的患儿在病史中可找到诱发因素,常见的诱发因素为纠治牙病和扁桃体摘除术。近年心导管检查和介入性治疗、中心静脉置管、人工瓣膜置换、心内直视手术的广泛开展,也是 IE 的重要诱发因素之一,其他诱发因素有长期使用抗生素、糖皮质激素和免疫抑制剂等。

【病理】

正常人口腔和上呼吸道常聚集一些定植菌,一般不致病,在机体防御功能低下,特别是口腔感染、拔牙、扁桃体摘除术时易侵入血流,当心内膜,特别是心瓣膜存在病理改变或先天性缺损时,细菌易在内膜表面黏着、繁殖,从而形成心内膜炎。且双侧心室或大血管间较大的压力差,能够产生高速的血流,冲击心内膜面,使之损伤并暴露心内膜下胶原组织,与血小板和纤维蛋白聚积,形成无菌性赘生物。受累部位多在压力低的一侧,如室间隔缺损感染性赘生物常见于缺损的右缘、三尖瓣的隔叶及肺动脉瓣;动脉导管未闭在肺动脉侧;主动脉瓣关闭不全在左心室等。狭窄瓣孔及异常通道两侧心室或管腔之间的压力差越大、湍流越明显,压力低的一侧越易形成血栓和赘生物。

基本病理改变是心瓣膜、心内膜及大血管内膜面附着疣状感染性赘生物。赘生物由血小板、白细胞、红细胞、纤维蛋白、胶原纤维和致病微生物等组成。心脏瓣膜的赘生物可致瓣膜溃疡、穿孔;若累及腱索和乳头肌,可使腱索缩短及断裂。累及瓣环和心肌,可致心肌脓肿、室间隔穿孔和动脉瘤,大的或多量的赘生物可堵塞瓣膜口或肺动脉,致急性循环障碍。

赘生物受高速血流冲击可有血栓脱落,随血流散布到全身血管,导致器官栓塞。右心的栓子引起肺栓塞;左心的栓子引起肾、脑、脾、四肢、肠系膜等动脉栓塞。微小栓子栓塞毛细血管,产生皮肤瘀点,即奥斯勒小结(Osler nodes)。肾栓塞时可致梗死、局灶性肾炎或弥漫性肾小球肾炎。脑栓塞时可发生脑膜、脑实质、脊髓、脑神经等弥漫性炎症,产生出血、水肿、脑软化、脑脓肿、颅内动脉瘤破裂等病变。后者破裂可引起颅内各部位的出血,如脑出血、蛛网膜下腔出血。

【临床表现】

临床表现及其严重程度与相关的合并症及病原微生物也有密切关系。①发热:是最常见的症状,体温多数超过 38℃,热型可不规则或低热。少数患者体温可正常。②心功能不全及心脏杂音:部分患者呈现心功能不全或原有心功能不全加重。瓣膜损伤反流可出现相应的心脏杂音,或使原有的杂音性质、响度发生改变,但有时较难察觉。③血管征象:瘀斑(球结膜、口腔黏膜、躯干及四肢皮肤)及 Janeway 斑(手掌和足底红斑或无压痛的出血性瘀点)较少见。主要血管(肺、脑、肾、肠系膜、脾动脉等)栓塞是 IE 的重要合并症,可出现相关部位的缺血、出血症状(如胸痛、偏瘫、血尿和腹痛等)。④免疫征象:指/趾甲下出血(呈暗红、线状)、奥斯勒小结(指/趾掌面红色皮下结节)及 Roth 斑(眼底椭圆形出血斑,中央苍白)均不是 IE 特有的症状,临床较少见。免疫复合物性肾小球肾炎可见于部分 IE 患者,可表现为血尿、肾功能不全。

新生儿临床表现不典型,与脓毒症及其他原因引起的心功能不全难以区别,病死率高。

【辅助检查】

1. 血培养 血细菌培养阳性是确诊 IE 的重要依据,凡原因未明的发热、体温持续在 1 周以上,且原有心脏病者,均应反复多次进行血培养,以提高阳性率。若血培养阳性,尚应做药物敏感试验。最常见的病原菌为甲型溶血性链球菌与金黄色葡萄球菌,约占阳性血培养的 80% 以上。

2. 超声心动图 心内膜受损的超声心动图征象主要有赘生物、腱索断裂、瓣膜穿孔、心内修补材料部分裂开、心内脓肿及人工瓣膜瓣周脓肿等。在小儿 IE 患者中,超声心动图检查可见心内膜受损征象者约占 85%。

3. CT 或 MRI 对怀疑有颅内病变者应及时进行头颅 CT 或 MRI 检查,了解病变的部位和范围。

4. 其他检查 血常规可见进行性贫血,多为正细胞性贫血,白细胞数增高,中性粒细胞比例升高,血沉加快,C 反应蛋白升高,血清球蛋白常增多,免疫球蛋白升高,循环免疫复合物及类风湿因子阳性,尿常规有红细胞,发热期可出现蛋白尿。

【诊断】

1. 病理学指标 ①赘生物(包括已形成栓塞的)或心脏感染组织经培养或镜检发现微生物;②赘生物或心脏感染组织经病理检查证实伴活动性心内膜炎。

2. 临床指标

(1)主要指标

1)血培养阳性:分别 2 次血培养有相同的 IE 常见微生物(甲型溶血性链球菌、金黄色葡萄球菌、凝固酶阴性葡萄球菌、肠球菌等)。

2)心内膜受累证据(超声心动图征象):①附着于瓣膜、瓣膜装置、心脏或大血管内膜、人工材料上的赘生物;②腱索断裂、瓣膜穿孔、人工瓣膜或缺损补片有新的部分裂开;③心腔内脓肿。

(2)次要指标

1)易感染条件:基础心脏疾病、心脏手术、心导管术、经导管介入治疗、中心静脉内置管等。

2)较长时间的发热≥38℃,伴贫血。

3)原有的心脏杂音加重,出现新的心脏杂音,或心功能不全。

4)血管征象:重要动脉栓塞、感染性动脉瘤、瘀斑、脾大、颅内出血、结膜出血、Janeway 斑。

5)免疫学征象:肾小球肾炎、奥斯勒结节、Roth 斑、类风湿因子阳性。

6)微生物学证据:血培养阳性,但未符合主要标准中的要求。

3. 诊断依据

(1)具备以下①~⑤项任何之一者可诊断为 IE:①临床主要指标 2 项;②临床主要指标 1 项和临床次要指标 3 项;③心内膜受累证据和临床次要指标 2 项;④临床次要指标 5 项;⑤病理学指标 1 项。

(2)有以下情况时可以排除 IE 诊断:有明确的其他诊断解释心内膜炎表现;经抗生素治疗≤4 天临床表现消除;抗生素治疗≤4 天手术或尸检无 IE 的病理证据。

(3)临床考虑 IE,但不具备确诊依据时仍应进行治疗,根据临床观察及进一步的检查结果确诊或排除 IE。

【治疗】

总的原则是积极抗感染、加强支持疗法,但在应用抗生素之前必须先做几次血培养和药物敏感试验,以期对选用抗生素及剂量提供指导。

1. 一般治疗 包括细心护理,保证患者充足的热量供应,可少量多次输新鲜血或血浆,也可输注免疫球蛋白。

2. 抗生素治疗 应用原则是早期、联合、足量、足疗程、选择敏感的抗生素。在具体应用时,对不同的病原菌感染选用不同的抗生素。抗生素应连用 4~8 周,用至体温正常,栓塞现象消失,周围血象、血沉恢复正常,血培养阴性。停药 8 周后需复查血培养。

3. 手术治疗 近年早期外科治疗 IE 取得了良好效果。手术指征为:①瓣膜功能不全引起的中重度心力衰竭;②抗生素使用 1 周以上仍高热,赘生物增大;③反复发生栓塞;④真菌感染;⑤瓣膜穿孔破损。

【预后和预防】

合理应用抗生素治疗以来,近年病死率已有明显下降。残留严重瓣膜损伤者,需进行瓣膜修复或置换术。有先天性或风湿性心脏病的患儿平时应注意口腔卫生,防止齿龈炎、龋齿;预防感染;若施行口腔手术、扁桃体摘除术、心导管检查和心脏手术时,可于术前 1~2h 及术后 48h 使用抗生素治疗。

第七节 | 儿童心律失常

儿童时期如果心脏心肌细胞兴奋性、传导性和自律性等电生理发生改变,都可导致心律失常(cardiac arrhythmia)。儿科的心律失常可以是先天性的,也可以是获得性的,如风湿热、心肌炎,毒物、毒素,药物或心脏手术后。心律失常的主要危险是由此产生的严重心动过缓或心动过速,可导致心搏出量的降低,可能引起晕厥或猝死。但大多数心律失常并无生命危险,如单纯房性、室性期前收缩。准确判断心律失常是否对生命构成威胁非常重要。

一、期前收缩

期前收缩(premature beat)是由心脏异位兴奋灶发放的冲动所致,为小儿时期最常见的心律失常。异位起搏点可位于心房、房室交界或心室组织,分别引起房性、交界性及室性期前收缩,其中以室性期前收缩为多见。

【病因】

常见于无器质性心脏病的小儿。可由疲劳、精神紧张、自主神经功能不稳定等引起,但也可发生于心肌炎、先天性心脏病或风湿性心脏病。另外,药物(如拟交感胺类、洋地黄、奎尼丁)中毒及缺氧、酸碱失衡、电解质紊乱(低血钾)、心导管检查、心脏手术等均可引起期前收缩。健康学龄儿童中约1%~2%有期前收缩。

【临床表现】

小儿症状较成人为轻,常缺乏主诉。个别年长儿可诉心悸、胸闷、不适。期前收缩的次数因人而异,同一患儿在不同时间亦可有较大出入。某些患儿于运动后心率增快时期前收缩减少,但也有反而增多者。后者提示可能同时存在器质性心脏病。为了明确诊断,了解期前收缩的类型,必须进行心电图检查。根据心电图有无 P′ 波的存在、P′ 波的形态、PR 间期的长短以及 QRS 波的形态来判断期前收缩属于何种类型。

【诊断】

1. 房性期前收缩的心电图特征 ①P′ 波提前,可与前一心动的 T 波重叠;②P′R 间期在正常范围;③期前收缩后代偿间隙不完全;④如伴有变形的 QRS 波则为心室内差异传导所致(图 12-18)。

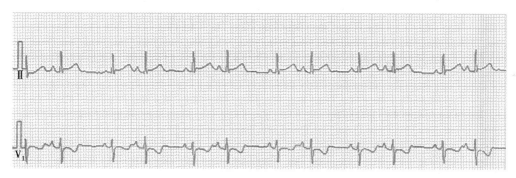

图 12-18 房性期前收缩的心电图特征

2. 交界性期前收缩的心电图特征 ①QRS 波提前,形态、时限与正常窦性基本相同;②期前收缩所产生的 QRS 波前或后有逆行 P′ 波,P′R<0.10s。有时 P′ 波可与 QRS 波重叠而辨认不清;③代偿间歇往往不完全(图 12-19)。

3. 室性期前收缩的心电图特征 ①QRS 波提前,其前无异位 P 波;②QRS 波宽大、畸形,T 波与主波方向相反;③期前收缩后多伴有完全代偿间歇(图 12-20)。

【治疗】

对在器质性心脏病基础上出现的期前收缩或有自觉症状、心电图上呈多源性者,则应予以抗心律失常药物治疗。根据期前收缩的不同类型选用药物。可服用普罗帕酮或普萘洛尔等药物。房性期前收缩若用以上药物无效,可改用洋地黄类。室性期前收缩必要时可选用利多卡因、美西律和莫雷西嗪等。同时,如果存在原发病,则需要予以针对性治疗。

【预后】

药物治疗可取得良好效果。若期前收缩次数不多,无自觉症状,或期前收缩虽频发呈联律性,但

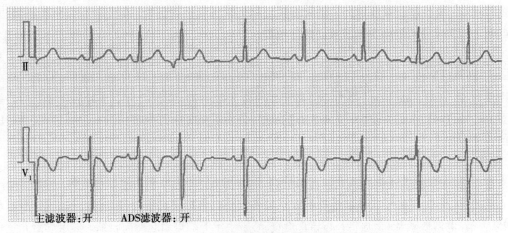

图 12-19　交界性期前收缩的心电图特征

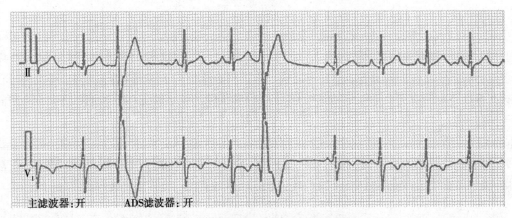

图 12-20　室性期前收缩的心电图特征

形态一致,活动后减少或消失不需用药治疗。有些患者期前收缩可持续多年,但不少患者最终自行消退。

二、阵发性室上性心动过速

阵发性室上性心动过速(paroxysmal supraventricular tachycardia)是小儿最常见的异位快速心律失常,是指异位激动在希氏束以上的心动过速,主要由折返机制造成,少数为自律性增高或触发活动引起。本病可发生于任何年龄,容易反复发作,但初次发病以婴儿时期多见。

【病因】

可发生于先天性心脏病、预激综合征、心肌炎、心内膜弹力纤维增生症等疾病的基础上。但多数患儿无器质性心脏疾患。感染为常见诱因,但也可因疲劳、精神紧张、过度换气、心脏手术时和手术后、心导管检查等诱发。

【临床表现】

小儿常突然烦躁不安、面色青灰、皮肤湿冷、呼吸增快、脉搏细弱,常伴有干咳,有时呕吐。年长儿还可自诉心悸、心前区不适、头晕等。发作时心率突然增快在 160~300 次 /min 之间,一次发作可持续数秒钟至数日。发作停止时心率突然减慢,恢复正常。此外,听诊时第一心音强度完全一致,发作时心率较固定而规则等为本病的特征。发作持续超过 24h 者易引发心力衰竭。

【诊断】

心电图特征:P 波形态异常,往往较正常时小,常与前一心动的 T 波重叠,以致无法辨认。QRS 波形态同窦性心动过速(图 12-21)。发作持续时间较久者,可有暂时性 ST 段及 T 波改变。部分患儿在发作间歇期可有预激综合征表现。有时需与窦性心动过速及室性心动过速相鉴别。

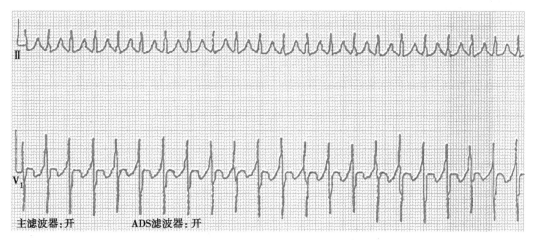

图 12-21　阵发性室上性心动过速的心电图特征

【治疗】

1. 兴奋迷走神经终止发作　对无器质性心脏病、无明显心力衰竭者可先用此方法刺激咽部,以压舌板或手指刺激患儿咽部使之产生恶心、呕吐,使患儿深吸气后屏气。如无效时可试用压迫颈动脉窦法、潜水反射法。

2. 药物治疗

以上方法无效或当即有效但很快复发时,可考虑应用下列药物治疗。

(1)洋地黄类药物:适用于病情较重,发作持续 24h 以上,有心力衰竭表现者。室性心动过速或洋地黄中毒引起的室上性心动过速禁用此药。低血钾、心肌炎、阵发性室上性心动过速伴房室传导阻滞或肾功能减退者慎用。

(2)β 受体阻断药:重度房室传导阻滞,伴有哮喘及心力衰竭者禁用。

(3)选择性钙拮抗剂:抑制钙离子进入细胞内,疗效显著。不良反应为血压下降,并具有明显负性肌力作用,加重房室传导阻滞,1 岁以内婴儿禁用。

(4)钠通道阻滞剂:可有效终止室上性心动过速,具有良好的效果,而且副作用较少见。

3. 电学治疗　对个别药物疗效不佳者,尤其是血流动力学不稳定者,除洋地黄中毒外,可考虑用直流电同步电击转律。有条件者,可使用经食管心房调搏或经静脉右心房内调搏,终止室上性心动过速。

4. 射频消融术(radiofrequency ablation)　药物治疗无效,发作频繁或持续发作伴心功能不全者可考虑使用此方法。

【预后】

大多数患者对药物等治疗效果良好。持续发作者若不及时治疗,可致心力衰竭影响预后。

三、室性心动过速

室性心动过速(ventricular tachycardia,VT)是指起源于希氏束分叉处以下的 3～5 个以上宽大畸形 QRS 波组成的心动过速。

【病因】

可由心脏手术、心导管检查、严重心肌炎、先天性心脏病、感染、缺氧、电解质紊乱等原因引起。但不少患者病因不易确定。

【临床表现】

与阵发性室上性心动过速相似,但症状比较严重。小儿烦躁不安、苍白、呼吸急促。年长儿可主诉心悸、心前区疼痛,严重病例可有晕厥、休克、充血性心力衰竭等。发作短暂者血流动力学改变较轻;发作持续 24h 以上者则可发生显著的血流动力学改变。体格检查发现心率增快,常在 150 次 /min以上,节律整齐,心音可有强弱不等现象。

【诊断】

心电图特征:①心室率常在150～250次/min之间,QRS波宽大畸形,时限增宽;②T波方向与QRS波主波方向相反,P波与QRS波之间无固定关系;③QT间期多正常,可伴有QT间期延长,多见于多形性室速(图12-22);④心房率较心室率缓慢,有时可见到室性融合波或心室夺获。

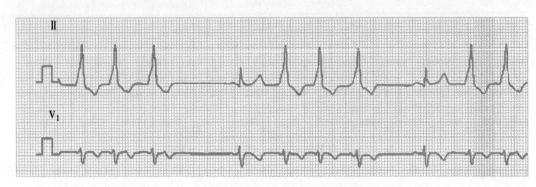

图 12-22　室性心动过速的心电图特征

心电图是诊断室性心动过速的重要手段,但有时与室上性心动过速伴心室内差异传导的鉴别比较困难,必须综合临床病史、体格检查、心电图特点、对治疗措施的反应等仔细加以区别。

【治疗】

药物可选用利多卡因,此药能控制心动过速,但作用时间很短,剂量过大能引起惊厥、传导阻滞等毒性反应。伴有血压下降或心力衰竭者首选同步直流电复律,转复后再用利多卡因维持。预防复发可用口服普罗帕酮、胺碘酮和索他洛尔等。对多形性室速伴QT间期延长者,如为先天性因素,则首选β受体阻断药,禁忌应用Ⅰa、Ⅰc及Ⅲ类药物和异丙肾上腺素。后天性因素所致者,可选用异丙肾上腺素,必要时可试用利多卡因。

【预后】

室性心动过速是一种严重的快速心律失常,可发展为心室颤动、猝死。同时有心脏病存在者病死率可达50%以上,所以必须及时诊断,予以适当处理。

四、房室传导阻滞

房室传导阻滞是指由于房室传导系统某部位的不应期异常延长,激动自心房向心室传播过程中传导延缓或部分甚至全部不能下传的现象,临床上将房室传导阻滞分为三度。

1. **一度房室传导阻滞**　房室传导时间延长,心电图表现为PR间期超过正常范围,但每个心房激动都能下传到心室(图12-23)。

2. **二度房室传导阻滞**　二度房室传导阻滞时窦房结的冲动不能全部传至心室,因而造成不同程度的漏搏。通常又可分为两型。

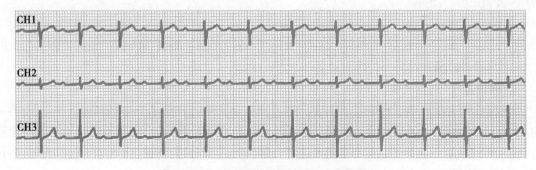

图 12-23　一度房室传导阻滞的心电图特征

（1）莫氏Ⅰ型：又称为文氏现象。特点是 PR 间期逐步延长，最终 P 波后不出现 QRS 波，在 PR 间期延长的同时，RR 间期往往逐步缩短，且脱漏的前后两个 R 波的距离小于最短的 RR 间期的 2 倍（图 12-24）。

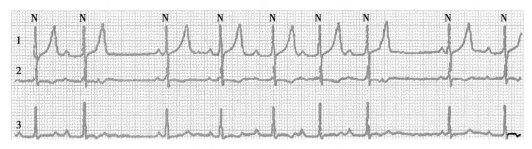

图 12-24　二度房室传导阻滞（莫氏Ⅰ型）的心电图特征

（2）莫氏Ⅱ型：此型特点为 PR 间期固定不变，心房搏动部分不能下传到心室，发生间歇性心室脱漏，且常伴有 QRS 波增宽（图 12-25）。

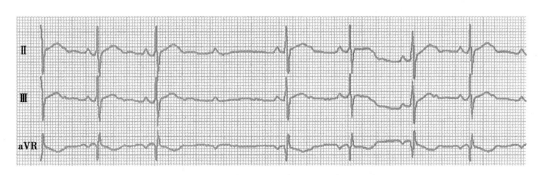

图 12-25　二度房室传导阻滞（莫氏Ⅱ型）的心电图特征

3. 三度房室传导阻滞　此时，房室传导阻滞有效不应期极度延长，使 P 波全部落在了有效不应期内，完全不能下传到心室，心房与心室各自独立活动，彼此无关。心室率较心房率慢（图 12-26）。

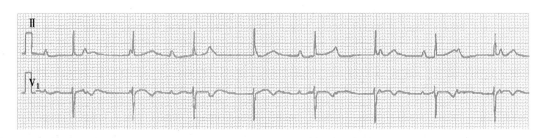

图 12-26　三度房室传导阻滞的心电图特征

【病因】

一度房室传导阻滞可见于正常健康儿童，也可由风湿性心脏炎、病毒性心肌炎、发热、肾炎、先天性心脏病引起。在应用洋地黄时也能延长 PR 间期。

二度房室传导阻滞产生的原因有风湿性心脏病、各种原因引起的心肌炎、严重缺氧、心脏手术后及先天性心脏病（尤其是大动脉转位）等。

三度房室传导阻滞，又称完全性房室传导阻滞，小儿较少见。病因可分为先天性与获得性两种。前者中约 50% 的患儿的心脏并无形态学改变，部分患儿合并先天性心脏病或心内膜弹力纤维增生症等。后者以心脏手术引起者最为常见，其次为病毒性心肌炎，新生儿低血钙与酸中毒也可引起暂时性三度房室传导阻滞。

【临床表现】

一度房室传导阻滞本身对血流动力学并无不良影响。临床听诊,除第一心音较低钝外,并无其他特殊体征,诊断主要通过心电图检查。

二度房室传导阻滞临床表现取决于基本心脏病变以及由传导阻滞引起的血流动力学改变。当心室率过缓时可引起胸闷、心悸,甚至产生眩晕和晕厥。听诊时除原有心脏疾患所产生的听诊改变外,尚可发现心律不齐、脱漏搏动。莫氏Ⅰ型比Ⅱ型常见,但Ⅱ型的预后比较差,容易发展为完全性房室传导阻滞,导致阿-斯综合征。

三度房室传导阻滞部分小儿并无主诉,重者因心排血量减少而自觉乏力、眩晕、活动时气短。最严重的表现为阿-斯综合征发作,知觉丧失,甚至死亡。某些小儿则表现为心力衰竭以及对应激状态的耐受能力降低。体格检查时脉率缓慢而规则,第一心音强弱不一,有时可闻及第三心音或第四心音。绝大多数患儿心底部可闻及1~2/6级喷射性杂音,为心脏每次搏出量增加引起的半月瓣相对狭窄所致。由于经过房室瓣的血量也增加,所以可闻及舒张中期杂音。X线检查发现的不伴有其他心脏疾患的三度房室传导阻滞中,60%亦有心脏增大。

【治疗】

一度房室传导阻滞应着重病因治疗,基本上不需特殊治疗。

二度房室传导阻滞的治疗应针对原发疾病,当心室率过缓、心脏搏出量减少时可用阿托品、异丙肾上腺素治疗。

三度房室传导阻滞有心功能不全症状或阿-斯综合征表现者需积极治疗。纠正缺氧与酸中毒可改善心脏传导功能。由心肌炎或手术暂时性损伤引起者,肾上腺皮质激素可消除局部水肿。可口服阿托品、麻黄碱,或异丙肾上腺素舌下含服,重症者应用阿托品皮下或静脉注射。安装起搏器的指征为:反复发生阿-斯综合征,药物治疗无效或伴心力衰竭者。一般先安装临时起搏器,经临床治疗有望恢复正常,若观察4周左右仍未恢复,应考虑安置永久起搏器。

【预后】

一度房室传导阻滞预后较好。二度房室传导阻滞预后与心脏的基础病变有关。三度房室传导阻滞预后受到心脏基础病变和病情严重程度影响,起搏器的应用明显改善了预后。

第八节 │ 心力衰竭

充血性心力衰竭(congestive heart failure)是指心脏工作能力(心肌收缩或舒张功能)下降,即心排血量绝对或相对不足,不能满足全身组织代谢的需要,同时引起神经内分泌调节障碍的病理状态,是儿童时期的危重症之一。

【病因】

小儿时期心力衰竭以1岁以内发病率最高,其中尤以先天性心脏病引起者最多见。先天性心脏病中,流出道狭窄导致的后负荷增加以及左向右分流、瓣膜反流导致的前负荷增加均可导致心力衰竭。心力衰竭也可继发于病毒性心肌炎、川崎病、风湿性心脏病、心肌病、心内膜弹力纤维增生症等。贫血、营养不良、电解质紊乱、严重感染等都是儿童心力衰竭的常见诱因。

【病理生理】

心脏功能从正常发展到心力衰竭,经过一段代偿过程,心脏出现心肌肥厚、心脏扩大和心率增快。由于心肌纤维伸长和增厚,使收缩力增强,排血量增多。如病因持续存在,则代偿性改变相应发展,心肌能量消耗增多,冠状动脉血供相对不足,心肌收缩速度减慢和收缩力减弱。心率增快超过一定限度时,舒张期缩短,心排血量反而减少。心排血量通过代偿不能满足身体代谢需要时,即出现心力衰竭。

心力衰竭时心排血量减少到低于正常休息时的心排血量,称为低输出量心力衰竭。但由甲状腺功能亢进、严重贫血、动静脉瘘等引起的心力衰竭,体循环量增多,静脉回流量和心排血量高于正常,心力衰竭发生后,心排血量减少,但仍可超过正常休息时的心排血量,则称为高输出量心力衰竭。

心力衰竭时由于心室收缩期排血量减少,心室内残余血量增多。舒张期充盈压力增高,可同时出现组织缺氧以及心房、静脉淤血。组织缺氧,交感神经活性增加,引起皮肤内脏血管收缩,血液重新分布,以保证重要器官的血供。肾血管收缩后肾血流量减少,肾小球滤过率降低,肾素分泌增加,继而醛固酮分泌增多,使近端和远端肾曲小管对钠的重吸收增多,体内水钠潴留,引起血容量增多,组织间隙等处体液淤积。近年来对神经内分泌在心力衰竭发生发展过程中的调节作用有了新的认识。心力衰竭时心排血量减少,可通过交感神经激活肾素 - 血管紧张素 - 醛固酮系统,从而引起 β 受体腺苷酸环化酶系统调节紊乱,使外周血管收缩,水钠潴留,以致加剧心室重塑,促进心力衰竭的恶化。

心室负荷过重可分为容量负荷过重和压力负荷过重。前者在轻度或中度时的心肌代偿能力较后者为好,例如房间隔缺损虽然有时分流量很大,但属于舒张期负荷过重,在儿童期很少发生心力衰竭;肺动脉瓣狭窄属于收缩期负荷过重,心力衰竭出现更早些;主动脉缩窄伴动脉导管未闭则兼有收缩期和舒张期负荷过重,故在新生儿时期可致死。

【临床表现】

年长儿心力衰竭的症状与成人相似,主要表现为乏力、食欲缺乏、活动后气急和咳嗽。安静时心率增快,呼吸浅快,颈静脉怒张,肝大、有压痛,肝颈静脉回流试验阳性。病情较重者可有端坐呼吸、肺底部可闻及湿啰音,并出现水肿,尿量明显减少。心脏听诊除原有疾病产生的心脏杂音和异常心音外,常可听到心尖区第一心音减低和奔马律。

婴幼儿心力衰竭的临床表现有一定特点。常见症状为呼吸浅快,频率可达 50～100 次 /min,喂养困难,体重增长缓慢,烦躁多汗,哭声低弱,肺部可闻及干啰音或哮鸣音。水肿首先见于颜面、眼睑等部位,严重时鼻唇三角区呈现青紫。

【诊断】

1. **临床诊断依据**　①安静时心率增快,婴儿>180 次 /min,幼儿>160 次 /min,不能用发热或缺氧解释;②呼吸困难,青紫突然加重,安静时呼吸达 60 次 /min 以上;③肝大,达肋下 3cm 以上,或在密切观察下短时间内较前增大,而不能以横膈下移等原因解释;④心音明显钝,或出现奔马律;⑤突然烦躁不安,面色苍白或发灰,而不能用原有疾病解释;⑥尿少、下肢水肿,已经除外营养不良、肾炎、维生素 B_1 缺乏等原因。

2. **其他检查**　上述前 4 项为临床诊断的主要依据。尚可结合其他几项以及下列 1～2 项检查进行综合分析。

（1）N 末端 B 型利钠肽原（NT-proBNP）:是重要的心力衰竭标志物,有助于心力衰竭的诊断与鉴别诊断以及严重程度、疗效和预后的判断。

（2）胸部 X 线检查:心影多呈普遍性扩大,搏动减弱,肺纹理增多,肺门或肺门附近阴影增加,肺部淤血。

（3）心电图检查:不能表明有无心力衰竭,但有助于病因诊断及指导洋地黄的应用。

（4）超声心动图检查:可见心室和心房腔扩大,M 型超声心动图显示心室收缩时间延长,射血分数降低。二尖瓣舒张早期血流速度（E 峰）/ 舒张晚期血流速度（A 峰）<1 常提示左室舒张功能不全。

【治疗】

1. **一般治疗**

（1）减轻心脏负担:充分休息、平卧或取半卧位、避免患儿烦躁哭闹,必要时可适当应用镇静剂,苯巴比妥、吗啡（0.05mg/kg）皮下或肌内注射常能取得满意效果,但需警惕呼吸抑制。适当限制液体摄入量。给予容易消化且富有营养的食品,饮食中应减少钠盐,但很少需要严格的极度低钠饮食。

（2）吸氧:有助于缓解组织缺氧状态。

（3）纠正水、电解质紊乱和酸碱平衡失调:心力衰竭时易发生水钠潴留、酸中毒、低血糖和低血钙,新生儿时期更是如此,应予及时纠正。

2. 洋地黄类药物　迄今为止洋地黄仍是儿科临床上广泛使用的强心药物之一。洋地黄作用于心肌细胞上的 Na^+-K^+ATP 酶,抑制其活性,使细胞内 Na^+ 浓度升高,通过 Na^+-Ca^{2+} 交换,使细胞内 Ca^{2+} 升高,从而加强心肌收缩力,使心室舒张终末期压力明显下降,静脉淤血症状减轻。洋地黄能直接抑制过度的神经内分泌活性(主要抑制交感神经活性作用),具有负性传导、负性心率等作用。洋地黄对左心瓣膜反流、心内膜弹力纤维增生症、扩张型心肌病和某些先天性心脏病等所致的充血性心力衰竭均有效。尤其是对合并心率增快、房扑、房颤者更有效。对贫血、心肌炎引起者疗效较差。

小儿时期常用的洋地黄制剂为地高辛(digoxin),可口服和静脉注射,作用时间较快,排泄亦较迅速,因此剂量容易调节,药物中毒处理也比较容易。地高辛酊剂口服吸收率更高。早产儿对洋地黄比足月新生儿敏感,后者又比婴儿敏感。婴儿的有效浓度为 $2\sim4$ng/ml,大年龄儿童为 $1\sim2$ng/ml。洋地黄治疗要个体化,常用剂量和用法见表 12-1。

表 12-1　洋地黄类药物的临床应用

洋地黄制剂	给药方式	洋地黄化总量/($mg \cdot kg^{-1}$)	每天平均维持量	效力开始时间	效力最大时间	中毒作用消失时间	效力完全消失时间
地高辛	口服	<2 岁 0.05~0.06 ≥2 岁 0.03~0.05 (总量不超过 1.5mg)	1/5 洋地黄化量,分 2 次	2h	4~8h	1~2 天	4~7 天
	静脉	口服量的 1/2~1/3		10min	1~2h		
毛花苷丙 (西地兰)	静脉	<2 岁 0.03~0.04 ≥2 岁 0.02~0.03		15~30min	1~2h	1 天	2~4 天

(1)洋地黄化:如病情较重或不能口服者,可选用毛花苷 C 或地高辛静脉注射,首次给洋地黄化总量的 1/2,余量分 2 次,每隔 4~6h 给予,多数患儿可于 8~12h 内达到洋地黄化。能口服的患者可给予口服地高辛,首次给洋地黄化总量的 1/3 或 1/2,余量分 2 次,每隔 6~8h 给予。慢性心力衰竭也可从口服地高辛维持量开始,5~7 天后血浓度与使用负荷量后再用维持量的效果相似,且不易发生地高辛中毒。

(2)维持量:洋地黄化后 12h 可开始给予维持量,每次给负荷量的 1/8~1/10,每天两次,间隔 12h。维持量的疗程视病情而定,短期难以祛除病因者,如心内膜弹力纤维增生症或风湿性心瓣膜病等,则应注意随患儿体重增长及时调整剂量,以维持小儿血清地高辛的有效浓度。

(3)使用洋地黄的注意事项:用药前应了解患儿在 2~3 周内的洋地黄使用情况,以防药物过量引起中毒。各种病因引起的心肌炎患儿对洋地黄耐受性差,一般按常规剂量减去 1/3,且饱和时间不宜过快。未成熟儿和<2 周的新生儿因肝肾功能尚不完善,易引起中毒,洋地黄化剂量应偏小,可按婴儿剂量减少 1/3~1/2。钙剂对洋地黄有协同作用,故用洋地黄类药物时应避免用钙剂。此外,低血钾可促使洋地黄中毒,应予注意。

(4)洋地黄毒性反应:心力衰竭越重,心功能越差者,其治疗量和中毒量越接近,故易发生中毒。肝肾功能障碍、电解质紊乱、低钾、高钙、心肌炎和大剂量利尿之后的患儿均易发生洋地黄中毒。小儿洋地黄中毒最常见的表现为心律失常,如房室传导阻滞、室性期前收缩和阵发性心动过速等;其次为恶心、呕吐等胃肠道症状;神经系统症状,如嗜睡、头晕、色视等较少见。

洋地黄中毒时应立即停用洋地黄和利尿剂,同时补充钾盐。小剂量钾盐能控制洋地黄引起的室性期前收缩和阵发性心动过速。轻者每天用氯化钾 0.075~0.1g/kg,分次口服;严重者每小时 0.03~0.04g/kg 静脉滴注,总量不超过 0.15g/kg,滴注时用 10% 葡萄糖稀释成 0.3% 浓度。肾功能不全和合并房室传导阻滞时忌静脉给钾。钾盐治疗无效或并发其他心律失常时的治疗参见本章第七节。

3. 利尿剂　水钠潴留为心力衰竭的一个重要病理生理改变,故合理应用利尿剂为治疗心力衰竭的一项重要措施。当使用洋地黄类药物而心力衰竭仍未完全控制,或伴有显著水肿者,宜加用利尿剂

（表 12-2）。对急性心力衰竭或肺水肿者可选用快速强效利尿剂,如呋塞米或依他尼酸,可排出较多的 Na^+,而 K^+ 的损失相对较少。慢性心力衰竭一般联合使用噻嗪类与保钾利尿剂,并采用间歇疗法维持治疗,防止电解质紊乱。

表 12-2　各种利尿剂的临床应用

药名	剂量和方法	作用时间	并发症及注意事项	作用强弱
碱性利尿剂: 依他尼酸 25mg/ 支、 20mg/ 片	静脉注射:每次 1mg/kg,稀释成 2mg/ml,5～10min 缓推,必要时 8～12h 可重复; 口服:2～3mg/(kg·d),分 2～3 次	静脉注射后 15min,口服 30min 开始起作用;1～2h 为利尿高峰	可引起脱水,低血钾,碱中毒;肾衰竭者用依他尼酸有耳聋危险,婴儿慎用	++++
噻嗪类: 氢氯噻嗪 25mg/ 片	口服:1～5mg/(kg·d),分 2～3 次,维持治疗服 4 天停 3 天,<6 个月者,0.5～0.75mg/(mg·d),分 2～3 次	1h 开始,4～6h 达高峰,持续 12h	常用可致低电解质紊乱(低血钾,低血氯)及心律失常,粒细胞减少	+++
保钾利尿剂: 螺内酯 20mg/ 粒	口服:1～2mg/(kg·d),分 2～3 次	8～12h 开始,3～4h 达高峰,持续 2～3 天	有保血钾、保血氯作用,和噻嗪类联用,可增强疗效	+
氨苯蝶啶 50mg/ 片	口服:2～4mg/(kg·d),分 2～3 次	1h 开始,4～6h 达高峰,持续 12h		+

4. 血管扩张剂　近年来应用血管扩张剂治疗顽固性心力衰竭取得一定疗效。小动脉的扩张使心脏后负荷降低,从而可能增加心排血量。同时静脉的扩张使前负荷降低,心室充盈压下降,肺充血的症状亦可能得到缓解,对左心室舒张压增高的患者更为适用。

（1）血管紧张素转换酶抑制剂:通过减少循环中血管紧张素 II 的浓度来发挥效应,能有效缓解心力衰竭的临床症状,改善左心室的收缩功能,防止心肌重构,逆转心室肥厚,降低心力衰竭患者的死亡率。

（2）硝普钠:能释放一氧化氮,使 cGMP 升高而松弛血管平滑肌,扩张小动脉、静脉的血管平滑肌,作用强、起效快、持续时间短。硝普钠对急性心力衰竭(尤其是急性左心衰竭、肺水肿)伴周围血管阻力明显增加者效果显著。在治疗体外循环心脏手术后的低心排综合征时联合多巴胺效果更佳。应在动脉压力监护下进行。

（3）酚妥拉明:α 受体阻断药,以扩张小动脉为主,兼有扩张静脉的作用。

（4）其他药物:心力衰竭伴有血压下降时可应用多巴胺,这有助于增加心排血量,提高血压而心率不一定明显增快。

5. 心脏移植　对于终末期心力衰竭的患儿可采用心脏移植手术。

6. 病因治疗　应重视病因治疗,手术治疗往往是解除先天性心脏病患者心力衰竭的根本措施。如心力衰竭由甲状腺功能亢进、重度贫血或维生素 B_1 缺乏、病毒性或中毒性心肌炎等引起,则需及时治疗原发疾病。

【预后】

心力衰竭的预后与病情严重程度以及治疗是否规范有关。心力衰竭住院病死率为 6%～15%。在最终接受心脏移植的患儿中,相比年龄较大的儿童,婴儿心脏移植术后第 1 年的死亡风险较高。但第 1 年幸存者中,婴儿的远期预后通常好于青少年。积极治疗导致心力衰竭的原发病,如先天性心脏病、心肌病、严重心律失常等,避免过度劳累等是预防心力衰竭发生和发展的有效手段。

（褚茂平）

第十三章 | 泌尿系统疾病

泌尿系统包括肾脏、输尿管、膀胱及尿道,其主要功能为排泄体内代谢产物,维持机体水、电解质、酸碱平衡。泌尿系统疾病是儿童常见病,起病常隐匿,临床表现错综复杂,部分疾病可出现尿色、尿量的异常,伴有浮肿、高血压等表现;部分疾病可无症状,仅在尿液或肾脏B超检查时发现。肾脏疾病多表现为慢性临床过程,病程反复或迁延,少部分患儿在儿童期即进展到终末期肾病,严重影响儿童的生长发育和身心健康。儿童泌尿系统疾病以肾小球疾病最常见,如急性肾小球肾炎、肾病综合征;其次为泌尿系统感染。肾小管疾病(如肾小管性酸中毒、Bartter综合征等)和肾血管疾病(如溶血尿毒症综合征)相对少见。近年来,随着基因检测技术的进步和应用,遗传性肾脏病或部分泌尿系统疾病的遗传因素越来越受到重视。

第一节 | 儿童泌尿系统解剖生理特点

一、泌尿系统胚胎发育

泌尿系统的发生从胚胎的第4周起,人类肾脏起源于尿生殖嵴的间介中胚层,历经前肾、中肾、后肾三个阶段。

人类前肾和中肾只短暂存在、在出生前就退化,后肾则发育为成年永久肾。中肾退化前的内皮细胞、肾小管周围的肌样细胞和类固醇生成细胞迁移至相邻的肾上腺性腺原基中,最终形成肾上腺和性腺,中肾的细胞迁移异常会导致先天性腺发育不全。在胚胎发育过程中,器官之间存在互相联系和影响,临床上可见先天病变中性腺缺陷和肾脏缺陷之间存在密切联系。

肾脏发育的调控基因和发育程序较复杂,肾脏的发育和发生过程中任何分子或程序的异常均可导致先天性肾脏和尿路畸形(congenital anomalies of the kidney and urinary tract,CAKUT),如肾脏发育异常(肾缺如、肾发育不良、多囊性肾发育不良、异位肾、马蹄肾),输尿管及膀胱发育异常(如巨输尿管、肾盂输尿管连接处梗阻、异位输尿管开口、双集合系统等),尿道发育异常(如后尿道瓣膜)等。

二、解剖特点

(一)肾脏

儿童年龄越小,肾脏相对越重,新生儿两肾重量约为体重的1/125,而成人两肾重量约为体重的1/220。婴儿肾脏位置较低,其下极可低至髂嵴以下第4腰椎水平,2岁以后始达髂嵴以上。婴儿肾脏表面呈分叶状,至2~4岁时,分叶完全消失。

(二)输尿管

婴幼儿输尿管长而弯曲,管壁肌肉和弹力纤维发育不良,容易受压及扭曲而导致梗阻,发生尿潴留而诱发感染。

(三)膀胱

婴儿膀胱位置比年长儿高,尿液充盈时,膀胱顶部常在耻骨联合之上,随年龄增长逐渐下降至盆腔内。

（四）尿道

新生女婴尿道长仅 1cm（性成熟期 3～5cm），且外口暴露又接近肛门，易受细菌污染。男婴尿道虽较长，但常有包茎和包皮过长，尿垢积聚时也易引起上行性细菌感染。

三、生理特点

肾脏有许多重要功能。①排泄功能：排出体内代谢终末产物，如尿素、有机酸等；②调节机体水、电解质、酸碱平衡，维持内环境相对稳定；③内分泌功能：产生激素和生物活性物质，如促红细胞生成素、肾素、前列腺素等。肾脏的生理功能，主要通过肾小球滤过和肾小管重吸收、分泌及排泄。在胎龄 36 周时肾单位数量（每肾 85 万～100 万）已达成人水平，儿童肾脏具备大部分成人肾的功能，但调节能力较弱，贮备能力差，一般至 1～2 岁时才接近成人水平。

（一）胎儿肾功能

胎儿于 12 周末，已能形成尿液。但此时主要通过胎盘来完成机体的排泄和调节内环境稳定，故无肾的胎儿仍可存活和发育。

（二）肾小球滤过率（glomerular filtration rate，GFR）

新生儿出生时肾小球滤过率比较低，为成人的 1/4，早产儿更低，3～6 个月时为成人的 1/2，6～12 个月时为成人的 3/4，故不能有效排出过多的水分和溶质，2 岁时可达成人水平。因 GFR 较低，大量水负荷或输液过快时易出现水肿。

（三）肾小管重吸收及排泄功能

肾小管对肾小球滤液中的水及各种溶质选择性重吸收，以保持机体内环境的稳定。足月新生儿氨基酸及葡萄糖的重吸收能力正常，出生后已能维持钠平衡。早产儿肾功能尚不成熟，葡萄糖肾阈较低，易出现糖尿。低出生体重儿排钠较多，如摄入量过低，可出现钠的负平衡而致低钠血症。新生儿头 10 天对钾的排泄能力较差，故有高钾血症倾向。

（四）浓缩和稀释功能

新生儿及幼婴由于髓袢短、尿素形成量少（婴儿蛋白合成代谢旺盛）以及抗利尿激素分泌不足，新生儿及幼婴尿稀释功能接近成人，浓缩尿液功能不足，在应激状态下保留水分的能力低于年长儿和成人故入量不足时易发生脱水，甚至诱发急性肾损伤。

（五）酸碱平衡

新生儿及婴幼儿时期易发生酸中毒，主要原因有：①肾保留 HCO_3^- 的能力差，碳酸氢盐的肾阈低，仅为 19～22mmol/L；②泌 NH_3 和 H^+ 的能力低；③尿中排磷酸盐量少，故排出可滴定酸的能力受限。

（六）肾脏的内分泌功能

新生儿的肾脏已具有内分泌功能，出生时血浆肾素、血管紧张素和醛固酮水平接近成人，生后数周内逐渐降低。由于胎儿血氧分压较低，故胚肾合成促红细胞生成素较多，生后随着血氧分压的增高，促红细胞生成素合成减少。

（七）儿童排尿及尿液特点

1. **排尿次数**　93% 的新生儿在生后 24h 内排尿，99% 在 48h 内排尿。生后头几天内，因摄入量少，每天排尿仅 4～5 次；1 周后因新陈代谢旺盛，进水量较多而膀胱容量小，排尿突增至每天 20～25 次；1 岁时每天排尿 15～16 次，至学龄前和学龄期每天 6～7 次。

2. **排尿控制**　正常排尿机制在婴儿期由脊髓反射完成，以后由脑干 - 大脑皮质控制，至 3 岁已能控制排尿。在 1.5～3 岁之间，儿童主要通过控制尿道外括约肌和会阴肌控制排尿，若 5 岁后仍保持这种排尿机制，不能控制膀胱逼尿肌收缩，则出现不稳定膀胱，表现为白天尿频、尿急，偶然尿失禁和夜间遗尿。

3. **每天尿量**　儿童尿量个体差异较大，新生儿生后 48h 正常尿量一般每小时为 1～3ml/kg，<1 岁为 400～500ml/d，1～3 岁为 500～600ml/d，4～8 岁为 600～1 000ml/d，9～14 岁为 800～1 400ml/d，

>14 岁为 1 000～1 600ml/d。若新生儿尿量每小时<1.0ml/kg 为少尿,每小时<0.5ml/kg 为无尿。儿童每天排尿量少于 250ml/m² 为少尿;每天尿量少于 50ml 为无尿。

4. 尿的性质

（1）尿色:生后头 2～3 天尿色深,可有红褐色尿酸盐结晶。正常婴幼儿尿液淡黄透明,但在寒冷季节放置后可有盐类结晶析出而变混浊,加热后尿液变清,可与脓尿或乳糜尿鉴别。

（2）酸碱度:生后头几天因尿内含尿酸盐多而呈强酸性,以后接近中性或弱酸性,pH 波动在 4.5～8,平均 6.0～6.5。

（3）尿渗透压和尿比重:新生儿尿渗透压平均为 240mmol/L,尿比重为 1.006～1.008,随年龄增长逐渐增高;婴儿尿渗透压为 50～600mmol/L,1 岁后接近成人水平;儿童通常为 500～800mmol/L,尿比重范围为 1.003～1.030,通常为 1.011～1.025。

（4）尿蛋白:正常儿童尿中仅含微量蛋白,通常<150mg/d,定性为阴性,随意尿的尿蛋白 / 尿肌酐<0.2。若尿蛋白含量≥150mg/d,定性检查阳性均为异常。尿蛋白主要来自血浆蛋白,2/3 为白蛋白,其余为 Tamm-Horsfall 蛋白和球蛋白等。

（5）尿细胞和管型:正常新鲜尿液、离心后显微镜检查,红细胞<3 个 /HP,白细胞<5 个 /HP,偶见透明管型。

第二节　儿童泌尿系统疾病的诊断方法

儿童泌尿系统疾病种类繁多、临床表现多样。当临床表现尿色、尿量异常,或有尿频、尿急、尿痛症状,或有浮肿、高血压症状时,需警惕泌尿系统疾病。部分疾病起病隐匿,可无症状,仅在尿液分析或肾脏 B 超检查时发现。

（一）尿液分析和尿沉渣检查

尿液分析包括酸碱度、比重、尿蛋白、尿糖、尿酶、尿细菌学检查等。尿沉渣检查用于观察尿液中有形成分,如红细胞计数和形态学、白细胞、管型、结晶等。

（二）血液学检查

可根据病情需要选择:①病原学证据的检查,如抗链球菌溶血素 O（antistreptolysin O,ASO）,各种病原微生物相关的抗原、抗体等;②血液生化和血脂分析;③血清免疫球蛋白、补体、循环免疫复合物、自身抗体、细胞免疫功能等;④血清蛋白电泳;⑤血常规、血小板计数、血沉等。

（三）肾功能检查

1. **肾小球功能检查**　包括血尿素氮（BUN）、血肌酐（Scr）、半胱氨酸蛋白酶抑制素 C（cystatin C）、肾小球滤过率（GFR）、肾小球滤过分数等。

2. **肾小管功能检查**　①肾小管葡萄糖最大重吸收量（TmG）测定是检查近端肾小管最大重吸收能力;②肾小管对氨基马尿酸最大排泄量（TmPAH）测定是检查近端肾小管排泄功能;③尿浓缩和稀释试验;④肾小管性酸中毒的酸碱负荷试验;⑤尿酶检查:如 N- 乙酰 -β-D- 氨基葡萄糖苷酶（NAG）存在于近端肾小管上皮细胞溶酶体和刷状缘,尿中增多提示肾小管损伤。

3. **肾脏内分泌功能检查**　肾脏内分泌功能包括三个部分:①肾分泌的内分泌激素,如肾素、血管紧张素、前列腺素、促红细胞生成素等;②以肾脏为靶器官的肾外分泌的多种激素,如抗利尿激素、甲状旁腺素等;③以肾脏作为降解场所的肾外分泌的内分泌激素,如胰岛素等。

（四）影像学检查

1. **B 型超声检查**　可检测肾脏位置、大小,了解肾结构有无异常,有无积水、囊肿、占位性病变及结石等。

2. **X 线检查**　腹部平片可观察肾脏有无钙化病灶及不透 X 线结石。静脉肾盂造影（IVP）用以了解肾脏排泄功能、肾位置、形态、结构,有无先天畸形、结石、肿瘤、尿路梗阻等。排泄性膀胱尿路造影可确定有无膀胱输尿管反流及严重程度。其他尚有肾血管造影、数字减影血管造影（DSA）、CT、MRI 检查等。

3. 放射性核素检查 静脉注射核素标志的特异性肾显像剂，可获得肾脏的血流灌注、肾实质的形态和功能（包括分肾功能）、输尿管形态、膀胱容量和残余量等诊断数据。如 ^{99m}Tc- 二巯基丁二酸（^{99m}Tc-DMSA）肾静态显像为上尿路感染的病灶和肾瘢痕诊断的"金标准"。^{99m}Tc- 二乙三胺五乙酸（^{99m}Tc-DTPA）肾动态显像可诊断肾动脉狭窄、分肾功能测定。

（五）肾穿刺活组织检查

对肾脏病的诊断（病理分型、病变严重程度及活动情况）、指导治疗及评估预后均具有重要的作用。

（六）基因检测

基因检测技术包括单基因检测、多基因组合检测（panel 检测）、全外显子测序和全基因组测序等，用于揭示遗传性疾病的致病基因，以及部分泌尿系统疾病的遗传因素。

（黄松明）

第三节 | 肾小球疾病

一、儿童肾小球疾病的临床分类

在中华医学会儿科学分会肾脏学组 2000 年修订的儿童肾小球疾病临床分类的基础上，结合近年研究进展分类如下。

（一）原发性肾小球疾病（primary glomerular diseases）

1. 肾小球肾炎（glomerulonephritis）

（1）急性肾小球肾炎（acute glomerulonephritis，AGN）：急性起病，多有前驱感染，以血尿为主，伴不同程度蛋白尿，可有水肿、高血压和 / 或肾功能下降，病程多在 1 年内。可分为：急性链球菌感染后肾小球肾炎（acute poststreptococcal glomerulonephritis，APSGN）和非链球菌感染后肾小球肾炎（non-poststreptococcal glomerulonephritis）。

（2）急进性肾小球肾炎（rapidly progressive glomerulonephritis，RPGN）：起病急，有尿改变（血尿、蛋白尿、管型尿）、高血压、水肿，并常有持续性少尿或无尿，进行性肾功能减退。

（3）慢性肾小球肾炎（chronic glomerulonephritis）：病程超过 1 年，或隐匿起病，存在不同程度肾功能下降或肾性高血压的肾小球肾炎。

目前国际上将病程 3 个月以上的肾脏结构或功能异常均定义为慢性肾脏病（chronic kidney disease，CKD）。因此慢性肾小球肾炎和既往分类中的迁延性肾小球肾炎的概念均已较少使用。

2. 肾病综合征（nephrotic syndrome，NS） 指由多种原因引起的肾小球滤过膜通透性增加，大量血清蛋白自尿中丢失的一组临床综合征，诊断标准为：①大量蛋白尿：1 周内 3 次尿蛋白定性 +++～++++、晨尿或随机尿尿蛋白（mg）/ 肌酐（mg）≥2.0 或 24 小时尿蛋白定量≥50mg/kg；②低蛋白血症：血清白蛋白<25g/L；③高脂血症：血清胆固醇>5.7mmol/L；④不同程度的水肿。其中大量蛋白尿和低蛋白血症是必要条件。

3. 孤立性血尿或蛋白尿（isolated hematuria or proteinuria） 指仅有血尿或蛋白尿，而无其他临床症状、肾功能等实验室检查均正常。

4. 其他 如 IgA 肾病（IgA nephropathy，IgAN）、IgM 肾病、C1q 肾病等，需要免疫病理诊断。

（二）继发性肾小球疾病（secondary glomerular diseases）

1. 紫癜性肾炎（Henoch-Schönlein purpura nephritis，HSPN） 又名 IgA 血管炎肾炎（IgA vasculitis with nephritis，IgAVN）。

2. 狼疮性肾炎（lupus nephritis，LN）

3. 乙型肝炎病毒相关性肾炎（HBV associated glomerulonephritis）

4. 其他 毒物、药物中毒或其他全身性疾病所致的肾小球疾病。

(三)遗传性肾小球疾病（hereditary glomerular diseases）

1. **先天性肾病综合征**（congenital nephrotic syndrome，CNS） 指生后 3 个月内发病，临床表现符合肾病综合征，除外 TORCH 感染或先天性梅毒等继发因素所致者。CNS 绝大多数为遗传因素所致，可分为芬兰型和法国型（弥漫性系膜硬化）等。

2. **Alport 综合征**（Alport syndrome，AS） 既往也称遗传性进行性肾炎。

3. **薄基底膜肾病**（thin basement membrane nephropathy，TBMN） 也称家族性良性血尿。

4. **其他** 如指甲 - 髌骨综合征（nail patella syndrome，NPS）、Denys-Drash 综合征和眼脑肾综合征等。

二、急性肾小球肾炎

急性肾小球肾炎（简称急性肾炎），是指一组病因不一，临床表现为急性起病，多有前驱感染，以血尿为主，伴不同程度蛋白尿，可有水肿、高血压、肾功能下降等特点的肾小球疾病。本病以 5~14 岁多见，小于 2 岁少见，男女比为 2：1。

急性肾炎可分为急性链球菌感染后肾小球肾炎（acute poststreptococcal glomerulonephritis，APSGN）和非链球菌感染后肾小球肾炎，本节主要讲述 APSGN。

【病因】

急性肾小球肾炎可有多种病因，但大多数患儿为 A 组乙型溶血性链球菌急性感染后引起的免疫复合物性肾小球肾炎。我国各地区 A 组乙型溶血性链球菌急性感染以上呼吸道炎或扁桃体炎最常见，占 51%，脓皮病或皮肤感染次之，占 25.8%。感染后，AGN 的发生率为 0~20%。除 A 组乙型溶血性链球菌之外，其他细菌（如甲型溶血性链球菌、肺炎链球菌、金黄色葡萄球菌、伤寒杆菌、流感嗜血杆菌等）、病毒（如柯萨奇病毒 B4 型、埃可病毒 9 型、麻疹病毒、腮腺炎病毒、乙型肝炎病毒、巨细胞病毒、EB 病毒、流感病毒等）、疟原虫、肺炎支原体、白色念珠菌、丝虫、钩虫、血吸虫、弓形虫、梅毒螺旋体、钩端螺旋体等感染也可引起急性肾炎。

【发病机制】

目前认为 APSGN 主要与 A 组乙型溶血性链球菌中的致肾炎菌株感染有关。链球菌致肾炎菌株的细胞内外及其分泌的蛋白均具有抗原性，主要包括细菌细胞壁上的 M 蛋白、胞质中的内链球菌素（endostreptosin）、肾炎菌株协同蛋白（nephritis strain-associated protein，NSAP）和肾组织相关纤溶酶受体（nephritis-associated plasmin receptor，NAPlr）等。链球菌分泌的链球菌溶血素（streptolysin，包括 O和 S 亚型）、透明质酸酶（hyaluronidase）、链球菌热源性外毒素 B（streptococcal pyogenic exotoxin，SPEB）等也与 APSGN 发病密切相关。

APSGN 的主要发病机制为抗原 - 抗体复合物引起肾小球毛细血管炎症病变，包括循环免疫复合物沉积和原位免疫复合物形成学说。沉积和原位形成的免疫复合物均可通过经典补体途径激活补体系统，趋化循环中的炎症细胞，炎症细胞及肾小球细胞释放多种生物活性物质，引起肾脏免疫损伤和炎症。此外，某些链球菌菌株可通过神经氨酸苷酶的作用或其产物（如唾液酸酶），与机体的免疫球蛋白（IgG）结合，改变其免疫原性，产生自身抗体，形成免疫复合物而致病。也有研究发现链球菌抗原与肾小球基底膜糖蛋白间具有交叉抗原性，可使少数患儿表现为抗肾小球基底膜抗体型肾炎。急性链球菌感染后肾炎的发病机制见图 13-1。

【病理】

典型的肾脏病理改变是弥漫性毛细血管内增生性肾小球肾炎。光镜下肾小球表现为程度不等的弥漫性增生性炎症及渗出性病变。肾小球增大、系膜细胞增生、内皮细胞增生和肿胀、中性粒细胞浸润及少量单核细胞浸润，致毛细血管腔狭窄甚至闭塞。肾小球囊内可见红细胞、球囊上皮细胞增生，部分患儿中可见新月体形成。肾小管病变较轻，呈上皮细胞变性，管腔内见红细胞、白细胞和管型，肾间质水肿及炎症细胞浸润。

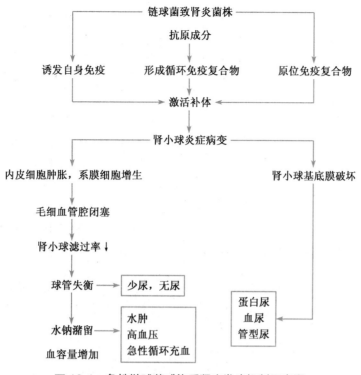

图 13-1　急性链球菌感染后肾炎发病机制示意图

电镜下可见肾小球基底膜上皮细胞侧有结节状呈驼峰样电子致密物沉积,肾小球基底膜可有局部裂隙或中断。

免疫荧光检查急性期可见弥漫一致性纤细或粗颗粒状的 IgG、C3 和备解素沉积,主要分布于肾小球毛细血管祥和系膜区,也可见 IgM 和 SIgA 沉积。系膜区或肾小球囊腔内可见纤维蛋白原和纤维蛋白沉积。

【临床表现】

急性肾炎临床表现轻重悬殊,轻者可无临床症状,仅见镜下血尿,重者可表现为急进性肾炎,短期内出现肾功能下降。

1. **前驱感染**　90% 的患儿有链球菌前驱感染,以呼吸道及皮肤感染为主。前驱感染后经 1~3 周无症状的间歇期而急性起病。呼吸道感染者,间歇期 6~12 天(平均 10 天)。皮肤感染者,间歇期 14~28 天(平均 20 天)。

2. **典型表现**　急性期常有全身不适、乏力、发热、头痛、头晕、咳嗽、气急、食欲下降、恶心、呕吐、腹痛等。

(1)水肿:70% 的患儿有水肿,一般仅累及眼睑及颜面部,重者 2~3 天遍及全身,呈非凹陷性。

(2)血尿:50%~70% 的患儿有肉眼血尿,1~2 周后多转为镜下血尿。

(3)蛋白尿:程度不等,20% 可达肾病水平,病理上常呈严重系膜增生。

(4)高血压:30%~80% 的患儿有血压增高,多在病程 1~2 周后降至正常。

(5)尿量减少:水肿严重者可伴尿量减少。

3. **严重表现**　少数患儿在疾病早期(2 周内)可出现下列严重症状。

(1)严重循环充血:常发生在起病 1 周内,由于水钠潴留、血容量增加而出现循环充血。当肾炎患儿出现呼吸急促和肺部湿啰音时,应警惕循环充血,严重者可出现呼吸困难、端坐呼吸、颈静脉怒张、咳粉红色泡沫痰、双肺满布湿啰音、心脏扩大,甚至出现奔马律、肝大而硬、水肿加剧。少数可突然发生,病情急剧恶化,可因急性肺水肿于数小时内死亡。

(2)高血压脑病:常发生在疾病早期,收缩压可达 150~160mmHg 及以上,舒张压可达 100~

110mmHg 及以上。目前认为由于水钠潴留、血容量增加,脑血管痉挛,导致缺血、缺氧、血管渗透性增高而发生脑水肿。年长儿主诉剧烈头痛、呕吐、烦躁、意识模糊、复视或一过性失明,严重者可出现惊厥、昏迷。

（3）急性肾损伤:常发生于疾病初期,出现尿少、无尿等症状,引起暂时性氮质血症、电解质紊乱和代谢性酸中毒,一般持续 3~5 天,不超过 10 天。

4. 非典型表现

（1）无症状性急性肾炎:为亚临床病例,患儿仅有显微镜下血尿或仅有血清 C3 降低,无其他临床表现。

（2）肾外症状性急性肾炎:患儿水肿、高血压明显,甚至出现严重循环充血及高血压脑病,但尿改变轻微或尿常规检查正常,可有链球菌前驱感染和血清 C3 水平明显降低。

（3）以肾病综合征为表现的急性肾炎:少数患儿以急性肾炎起病,但水肿和蛋白尿突出,伴低蛋白血症和高胆固醇血症,临床表现似肾病综合征。

【实验室检查】

尿蛋白可在 +~+++ 之间,且与血尿的程度相平行。尿沉渣镜检见红细胞明显增多,可有透明、颗粒或红细胞管型,疾病早期可见较多的白细胞和上皮细胞。外周血白细胞可轻度升高或正常,血沉加快。前驱感染为咽炎的患儿,抗链球菌溶血素 O（ASO）多在 10~14 天开始升高,3~5 周达高峰,3~6 个月后恢复正常。咽炎后 APSGN 患儿抗双磷酸吡啶核苷酸酶（diphosphopyridine nucleotidase,DPNase）滴度升高。皮肤感染后 APSGN 患儿 ASO 升高不多,而抗脱氧核糖核酸酶 B（deoxyribonuclease B,DNase B）和抗透明质酸酶（hyaluronidase,HAase）滴度升高。血清总补体（CH50）一般下降,80%~90% 的患儿血清 C3 下降,至第 8 周 94% 的患儿恢复正常,血清 C4 一般正常或仅轻度下降。明显少尿时血尿素氮和肌酐可升高。持续少尿、无尿者,血肌酐升高,内生肌酐清除率降低,尿浓缩功能也受损。

【诊断和鉴别诊断】

急性起病,多有前驱感染史,具有血尿、蛋白尿、水肿、少尿、高血压等特点,可临床诊断急性肾炎。根据前驱链球菌感染史,急性期血清 ASO、抗 DNase B 滴度升高,C3 水平降低,可进一步诊断为 APSGN。当病情进展快表现为急进性肾炎者、临床或实验室检查不典型者、病情迁延者可行肾穿刺组织病理检查以明确诊断。急性肾炎必须注意和以下疾病鉴别。

1. 其他病原体感染后的肾小球肾炎　多种病原体可引起急性肾炎,可从原发感染灶及各自临床特点相区别。

2. IgA 肾病　以血尿为主要症状,表现为反复发作性肉眼血尿,多在上呼吸道感染后 24~48h 出现血尿,多无水肿、高血压,血清 C3 正常。确诊靠肾组织免疫病理检查。

3. 慢性肾炎急性发作　无明显前期感染,除有肾炎症状外,常有贫血、肾功能异常、低比重尿或固定低比重尿,尿改变以蛋白增多为主。

4. 原发性肾病综合征　具有肾病综合征表现的急性肾炎需与原发性肾病综合征鉴别。若患儿呈急性起病,有明确的链球菌感染的证据,血清 C3 降低,肾组织病理检查为毛细血管内增生性肾炎有助于急性肾炎的诊断。

5. 其他　还应与急进性肾炎或其他系统性疾病引起的肾小球疾病,如 IgA 血管炎肾炎（紫癜性肾炎）、狼疮性肾炎等相鉴别。

【治疗】

本病以急性期对症支持治疗为主,无特异治疗。

1. 休息　急性期有肉眼血尿、高血压、明显水肿时需卧床休息。卧床至肉眼血尿消失、血压正常、肾功能好转可下床轻微活动。血沉正常可上学,但应避免重体力活动。尿沉渣细胞计数正常后方可恢复体力活动。

2. 饮食　对有水肿、高血压者应限制水、盐摄入。食盐摄入应低于 60mg/（kg·d）。有氮质血症者应限制蛋白质摄入,可给优质动物蛋白 0.5g/(kg·d),供给易消化的高糖饮食以满足热能需求。对于严重病例应"量出为入",根据每日液体量 = 尿量 + 显性失水(呕吐、大便、引流量)+ 不显性失水 – 内生水。

3. 抗感染　存在感染灶时,使用青霉素或其他敏感抗生素治疗 10～14 天。

4. 对症治疗

(1)利尿:限制水、盐摄入后仍水肿、少尿者可用氢氯噻嗪口服无效时可用呋塞米口服或静脉注射需注意静脉注射剂量过大可致一过性耳聋。一般忌用保钾利尿剂及渗透性利尿剂。

(2)降血压:经休息、控制水盐摄入、利尿而仍有高血压者应降压治疗,可用钙离子通道阻滞剂如硝苯地平,开始剂量为 0.25mg/(kg·d),最大剂量为 1mg/(kg·d),分 3 次口服、血管紧张素转换酶抑制剂(ACEI)如依那普利、卡托普利等。ACEI 有引起急性肾损伤和高钾血症风险,需注意监测。

5. 严重循环充血的治疗　表现有肺水肿者除上述处理外,可加用血管扩张剂硝普钠,以 1μg/(kg·min)速度静脉滴注,根据血压调节滴速,每分钟不宜超过 8μg/kg 需避光输注。上述处理无效者可采用腹膜透析或血液滤过治疗。

6. 高血压脑病的治疗　选用降压效果强而迅速的药物,如尼卡地平或硝普钠。0.01%～0.02% 尼卡地平(1ml 中尼卡地平含量为 0.1～0.2mg)溶液,以 0.5～6.0μg/(kg·min)速度静脉滴注,须从小剂量起始,避光输注,严密监测血压并随时调节滴速;硝普钠用法同上。有惊厥者应及时止痉。

7. 急性肾损伤的治疗　见本章第八节。

【预后和预防】

急性肾炎预后好。95% 的 APSGN 患儿能完全恢复,小于 5% 的患儿可有持续尿异常,罕有进展至终末期肾病者。肾病水平蛋白尿、肾功能进行性下降或持续时间长、伴新月体形成提示肾脏预后不良。本病复发罕见,偶有因感染另一血清型链球菌致肾炎菌株而复发者。近年来由于对急性期治疗的重视及积极处理,急性期死亡者已罕见。

防治感染是预防急性肾炎的根本。对急性扁桃体炎、猩红热及脓疱疮患儿应尽早、彻底地用青霉素或其他敏感抗生素治疗,一般无需长期用药预防链球菌感染。A 组乙型溶血性链球菌感染后 1～3 周内应定期检查尿常规,及时发现和治疗本病。患儿家庭成员或同学有链球菌感染证据者,须予青霉素或其他敏感抗生素治疗,以控制致肾炎菌株感染流行及播散。

三、肾病综合征

肾病综合征(NS)是由多种原因引起的肾小球滤过膜通透性增加,导致大量血清蛋白自尿中丢失的一组临床综合征。临床有以下 4 大特点:①大量蛋白尿;②低蛋白血症;③高脂血症;④不同程度的水肿。其中第①、②两项为必备条件。

肾病综合征在儿童肾脏疾病中发病率仅次于急性肾炎。发病年龄多为学龄前,3～5 岁为发病高峰。肾病综合征按病因可分为原发性、继发性和遗传性 3 种类型。本节主要介绍原发性肾病综合征(primary nephrotic syndrome,PNS),约占儿童时期肾病综合征总数的 90%。

【病因和发病机制】

病因及发病机制目前尚不明确。

1. 肾小球滤过膜电荷或结构屏障损伤,通透性增加　NS 患儿肾小球滤过膜阴离子丢失增多,导致电荷屏障破坏,大量带负电荷的中分子血清白蛋白滤出,形成选择性蛋白尿;也可因结构屏障损伤,尿中丢失多种大、中分子蛋白,形成非选择性蛋白尿。

2. T 淋巴细胞功能异常　T 淋巴细胞可能通过促进分泌循环因子(如肾小球通透因子等)靶向攻击肾小球滤过屏障,导致大量蛋白尿。

3. B 淋巴细胞功能异常　近年研究发现,清除 B 淋巴细胞在 PNS 的治疗中有一定的疗效,证实了 B 淋巴细胞在 PNS 发病中起作用。

对临床表现为激素耐药或病理表现为局灶节段性肾小球硬化的肾病综合征,应警惕编码肾小球裂孔隔膜蛋白分子、足细胞分子和肾小球基底膜结构分子等的基因异常,精准诊断有助于制订个体化治疗方案。

【病理生理】

基本病变是肾小球滤过膜通透性增加导致的蛋白尿,低蛋白血症、水肿和高脂血症是继发的病理生理改变。

1. **低蛋白血症** 血清蛋白自尿中大量丢失和从肾小球滤出后被肾小管吸收分解是造成肾病综合征低蛋白血症的主要原因。肝脏合成蛋白的速度减低和蛋白分解代谢率的增加也使血清蛋白降低。患儿胃肠道也可丢失少量蛋白,但非低蛋白血症的主要原因。

2. **高脂血症** 患儿血清总胆固醇、甘油三酯和低密度脂蛋白、极低密度脂蛋白增高,其主要机制是低蛋白血症促进肝脏合成脂蛋白,其中大分子脂蛋白难以从肾脏排出而蓄积于体内,导致高脂血症。血中胆固醇和低密度脂蛋白,尤其是脂蛋白α持续升高,而高密度脂蛋白却正常或降低,促进了动脉硬化的形成;持续高脂血症,脂质从肾小球滤出,可导致肾小球硬化和肾间质纤维化。

3. **水肿** 水肿的发生与下列因素有关:①低蛋白血症降低血浆胶体渗透压,当血清白蛋白低于25g/L时,液体将在间质区滞留;低于15g/L可有腹腔积液或胸腔积液;②血浆胶体渗透压降低,使血容量减少,刺激了渗透压和容量感受器,促使抗利尿激素和肾素-血管紧张素-醛固酮分泌、心房钠尿肽减少,最终使远端肾小管钠、水吸收增加,导致水钠潴留;③低血容量使交感神经兴奋性增高,近端肾小管 Na^+ 吸收增加;④某些肾内因子改变了肾小管管周体液平衡机制,使近曲小管 Na^+ 吸收增加。

4. **其他** 患儿体液免疫功能降低与血清 IgG 和补体系统 B 因子、D 因子从尿中大量丢失有关,也与 T 淋巴细胞抑制 B 淋巴细胞 IgG 合成转换有关。抗凝血酶Ⅲ丢失,而Ⅳ、Ⅴ、Ⅶ因子和纤维蛋白原增多,使患儿处于高凝状态。由于钙结合蛋白降低,血清结合钙降低;当 25-(OH)D_3 结合蛋白同时丢失时,游离钙也降低。另一些结合蛋白降低,可使结合型甲状腺素(T_3、T_4)、血清铁、锌和铜等微量元素降低,转铁蛋白减少则可发生小细胞低色素性贫血。

【病理】

儿童原发性肾病综合征可有多种病理改变,依次为:微小病变、系膜增生性肾小球肾炎、局灶节段性肾小球硬化、膜性肾病和膜增生性肾小球肾炎等,其中最常见的病理类型是微小病变(占85%以上)。

【临床表现】

一般起病缓慢,常无明显诱因,约30%患儿有病毒或细菌感染病史,70%复发与病毒感染有关。

水肿最常见,病初仅表现为晨起眼睑水肿,后逐渐累及四肢、全身。严重者全身皮肤紧绷、发亮,腹壁水肿时肚脐呈"一"字形,男孩可有阴囊水肿。可同时伴腹腔积液和胸腔积液,大量腹腔和/或胸腔积液可引起呼吸困难。尿量减少,尿中常有较多泡沫,肉眼血尿少见,约15%患儿伴镜下血尿。多数患儿血压正常,少数可有高血压症状。约30%患儿因血容量减少而出现短暂的肌酐清除率下降,出现急性肾损伤。

部分患儿晚期可有肾小管功能障碍,出现低血磷性佝偻病、肾性糖尿、氨基酸尿和酸中毒等。

【并发症】

1. **感染** 肾病综合征患儿极易合并各种感染。常见为呼吸道、皮肤、泌尿道感染和原发性腹膜炎等,其中上呼吸道感染最多见,占50%以上。呼吸道感染中病毒感染较常见,细菌感染以肺炎链球菌为主,结核分枝杆菌感染亦应引起重视。医院内感染不容忽视,以呼吸道感染和泌尿道感染最多见,以机会致病菌为主。

2. **电解质紊乱和低血容量** 常见的电解质紊乱有低钠、低钾及低钙血症。患儿不恰当长期禁用食盐或长期食用不含钠的食盐代用品,过多使用利尿剂以及感染、呕吐、腹泻等因素均可致低钠血症。临床表现可有厌食、乏力、懒言、嗜睡、血压下降甚至出现休克、抽搐等。由于低蛋白血症、血浆胶体渗透压下降、显著水肿常可致有效血容量不足,尤其在各种诱因引起低钠血症时易出现低血容量性休克。

3. **血栓形成** 由于肾病综合征存在高凝状态,易导致血栓形成,发生率约1.8%,发生部位以肾静脉血栓最多见,表现为突发腰痛、出现血尿或血尿加重、少尿,甚至发生严重的急性肾损伤;下腔静脉、肺静脉、肝静脉、下肢深静脉、颅内静脉窦及肺动脉、股动脉等也可发生血栓。

4. 急性肾损伤 肾病综合征患儿可并发急性肾损伤。

5. 肾小管功能障碍 除原有肾小球的基础病变可引起肾小管功能损害外,大量尿蛋白的重吸收,可导致肾小管(主要是近曲小管)功能损害,出现肾性糖尿或氨基酸尿,严重者呈范科尼综合征。

6. 其他 蛋白质 - 能量营养不良,易发生生长发育落后;因长期使用糖皮质激素需要警惕和预防肾上腺皮质功能不全甚至肾上腺危象。

【实验室检查】

1. 尿液分析 尿蛋白定性多在 +++～++++,约 15% 有镜下血尿。24 小时尿蛋白定量≥50mg/kg,或晨尿、随机尿尿蛋白 / 尿肌酐≥2.0。

2. 血清蛋白、胆固醇和肾功能测定 血清白蛋白水平降低,α₂ 球蛋白、β 球蛋白水平增高,IgG 降低,IgM、IgE 可增加。血清胆固醇和甘油三酯升高,低密度胆固醇和极低密度胆固醇增高,高密度胆固醇多正常。血尿素氮和肌酐在肾炎型肾病综合征可升高,晚期可有肾小管功能损害。

3. 血清补体测定 微小病变型肾病综合征或单纯型肾病综合征患儿血清补体水平正常,肾炎型肾病综合征患儿补体水平可下降。

4. 系统性疾病的血清学检查 对新诊断的肾病综合征患儿需检测抗核抗体(ANA)、抗 dsDNA 抗体、抗 Smith 抗体等,对伴有血尿、低补体血症、其他肾外临床表现的患儿尤其重要。

5. 高凝状态和血栓形成的检查 多数患儿存在不同程度的高凝状态,表现为血小板增多、血小板聚集率增加、血浆纤维蛋白原增加、尿中纤维蛋白裂解产物(fibrin degradation product,FDP)增高。对疑有血栓形成者可行彩色多普勒超声检查以明确诊断,有条件者可行数字减影血管造影。

6. 经皮肾穿刺组织病理学检查 多数患儿不需要行肾穿刺活检术。有下列指征时可行肾穿刺活检以了解肾组织病理改变:①年龄＜1 岁;②临床分型为肾炎型;③初治或迟发激素耐药;④激素依赖或频复发,虽非必须指征,但对治疗方案选择有帮助;⑤钙调磷酸酶抑制剂长时间使用或治疗中出现肾功能下降。

【诊断和鉴别诊断】

1. 诊断标准 ①大量蛋白尿:1 周内 3 次尿蛋白定性 +++～++++、晨尿或随机尿尿蛋白(mg)/肌酐(mg)≥2.0,或 24h 尿蛋白定量≥50mg/kg;②低蛋白血症:血清白蛋白＜25g/L;③高脂血症:血清胆固醇＞5.7mmol/L;④不同程度的水肿。其中大量蛋白尿和低蛋白血症是必备条件。

2. 临床分型 为进一步指导临床预测病理类型并判断糖皮质激素的治疗疗效,我国学者提出原发性 NS 依临床表现分为两类。

(1)单纯型 NS(simple type NS):仅有上述表现者。

(2)肾炎型 NS(nephritic type NS):除以上表现外,尚具有以下四项之一或多项者。①血尿:2 周内 3 次离心尿镜检 RBC≥10 个 / 每高倍镜视野(HPF),并证实为肾小球源性血尿;②反复或持续出现高血压,并除外糖皮质激素等原因所致;③肾功能下降,除外血容量不足等所致;④持续或反复低补体血症。

3. 按糖皮质激素(简称激素)反应分类

(1)激素敏感型 NS(steroid sensitive NS,SSNS):以泼尼松足量 2mg/(kg·d)或 60mg/(m²·d)治疗≤4 周尿蛋白转阴。

(2)激素耐药型 NS(steroid resistant NS,SRNS):以泼尼松足量治疗＞4 周尿蛋白仍呈阳性。可分为初治耐药和迟发耐药。后者指激素治疗一次或多次缓解后,再次激素治疗＞4 周尿蛋白仍呈阳性。

(3)激素依赖型 NS(steroid dependent NS,SNS):对激素敏感,但减量或停药 2 周内复发,重复 2 次以上者。

4. 按复发情况分类

(1)复发(relapse):连续 3 天,尿蛋白由阴性转为 +++ 或 ++++,或 24 小时尿蛋白定量≥50mg/kg

或尿蛋白（mg）/肌酐（mg）≥2.0。

（2）频复发（frequently relapse，FR）：肾病病程中半年内复发≥2次，或1年内复发≥3次。

5. 鉴别诊断 原发性肾病综合征需与继发于全身性疾病的肾病综合征鉴别。部分非典型链球菌感染后肾炎、狼疮性肾炎、紫癜性肾炎（也称IgA血管炎肾炎）、乙型肝炎病毒相关性肾炎及药物性肾损害等均可有肾病综合征样表现。临床上须排除继发性和遗传性肾病综合征后方可诊断为原发性肾病综合征。

【治疗】

本病的治疗目标是尽快达到并维持缓解，减少复发，积极防治并发症，减少药物副作用。

1. 一般治疗

（1）休息：除严重水肿、并发感染或严重高血压外，一般不需卧床休息。病情缓解后逐渐增加活动量。

（2）饮食：明显水肿和严重高血压时应短期限制水、钠摄入，病情缓解后不需限盐。活动期供盐1～2g/d，蛋白质摄入1.5～2g/（kg·d），以高生物效价的动物蛋白为宜。在应用糖皮质激素过程中每天应给予维生素D 400U及适量钙剂。

（3）防治感染。

（4）利尿：对水肿较重伴尿少者，可使用利尿剂，但需密切观察出入量、体重变化及电解质情况。

（5）疾病教育：使患儿及父母很好地了解NS的有关知识，教会家属使用试纸检验尿蛋白的方法，增强治病信心，积极配合治疗，提高治疗的依从性。

2. 糖皮质激素

（1）初治病例确诊后应尽早选用泼尼松治疗。

1）短程疗法：泼尼松2mg/（kg·d）（按身高标准体重，以下同），最大量60mg/d，口服4周。4周后减为泼尼松1.5mg/kg隔日晨顿服4周，全疗程共8周，然后停药。短程疗法易复发，国内少用。

2）中、长程疗法：先以泼尼松2mg/（kg·d），最大量60mg/d，口服。若4周内尿蛋白转阴，则自转阴后至少巩固2周开始减量，改为隔日2mg/kg早餐后顿服，继续用4周，以后每2～4周减2.5～5mg，直至停药。疗程6个月为中程疗法。开始治疗后4周尿蛋白未转阴者可继续用原量至尿蛋白转阴后2周，一般不超过8周。之后再改为隔日2mg/kg早餐后顿服，继续用4周，以后每2～4周减量一次，直至停药，疗程9个月为长程疗法。

（2）复发和激素依赖型NS的其他激素治疗。

1）调整糖皮质激素的剂量和疗程：糖皮质激素停药或在减量过程中复发者，原则上再次恢复到初始疗效剂量或上一个有效剂量，或改隔日疗法为每天疗法，或将激素减量的速度放慢，疗程延长。同时注意查找患儿是否存在感染或影响糖皮质激素疗效的其他因素。

2）更换糖皮质激素制剂：对泼尼松疗效较差的患儿，可换用其他糖皮质激素制剂，如甲泼尼龙、曲安西龙等。

3）甲泼尼龙冲击治疗：慎用，宜根据肾脏病理改变选择。

（3）激素治疗的副作用：长期超生理剂量使用糖皮质激素可有以下副作用。①代谢紊乱：可出现明显的库欣貌、肌肉萎缩无力、伤口愈合不良、蛋白质-能量营养不良、高血糖、水钠潴留、高血压、骨质疏松。②消化性溃疡、兴奋、失眠，甚至呈精神病、癫痫发作等；还可发生白内障、青光眼、无菌性股骨头坏死、生长迟缓等。③易发生感染或诱发结核活动。④急性肾上腺皮质功能不全或肾上腺危象、戒断综合征等。

3. 免疫抑制剂 主要用于频复发、激素依赖、激素耐药、出现激素严重副作用或存在使用激素禁忌证的患儿，可选用以下免疫抑制剂。

（1）环磷酰胺：2.0～2.5mg/（kg·d），分3次口服，疗程8～12周，总量不超过200mg/kg。或冲击治疗，剂量为10～12mg/（kg·d），连续2天为1疗程。每2周重复1个疗程，累积剂量<150～200mg/kg。

注意白细胞减少、脱发、肝功能损害、出血性膀胱炎及远期性腺损害等副作用。避免青春期前和青春期用药。

（2）其他免疫抑制剂：根据患儿病情个体化选用他克莫司、环孢素 A、霉酚酸类药物（包括吗替麦考酚酯和麦考酚钠肠溶片）等。

4. **生物制剂** 利妥昔单抗（rituximab,RTX）是一种针对前 B 细胞和成熟 B 细胞表面抗原 CD20 的人鼠嵌合单克隆抗体,能有效诱导 NS 缓解和减少复发次数,主要用于激素依赖、频复发或出现激素严重副作用的患儿。每次剂量 375mg/m^2,每周 1 次,静脉滴注,根据病情使用 1～4 次。注意感染、输液反应和低 IgG 血症等药物副作用。

5. **抗凝及纤溶药物疗法** 由于肾病综合征存在高凝状态和纤溶障碍,易并发血栓形成,需加用抗凝和溶栓治疗。

（1）肝素：剂量为 1mg/（kg·d）,静脉滴注每天 1 次,2～4 周为 1 个疗程。亦可选用低分子量肝素或其他抗凝药。

（2）尿激酶：有直接激活纤溶酶溶解血栓的作用。一般剂量为 3 万～6 万 U/d,静脉滴注,1～2 周为 1 个疗程。

（3）口服抗凝药：双嘧达莫 5～10mg/（kg·d）,分 3 次饭后口服,6 个月为 1 个疗程。

6. **免疫调节剂** 作为糖皮质激素的辅助治疗,适用于常伴感染、频复发或糖皮质激素依赖者。左旋咪唑 2.5mg/kg,隔日用药,疗程 6 个月。副作用可有胃肠不适、流感样症状、皮疹、外周血中性粒细胞下降,停药即可恢复。

7. **血管紧张素转换酶抑制剂（ACEI）或血管紧张素Ⅱ受体拮抗剂（ARB）** 对改善肾小球局部血流动力学、减少尿蛋白、延缓肾小球硬化有良好的作用。常用药物有卡托普利（captopril）、依那普利（enalapril）、福辛普利（fosinopril）、氯沙坦（losartan）、缬沙坦（valsartan）等。

8. **中医药治疗** 肾病综合征属中医"水肿""阴水""虚劳"的范畴。可根据辨证施治原则治疗。

【预后】

1. **PNS 的转归判定** ①未缓解：尿蛋白≥+++；②部分缓解：尿蛋白阳性（≤++）和 / 或水肿消失、血清白蛋白≥25g/L；③完全缓解：血生化及尿检查完全正常；④临床治愈：完全缓解,停止治疗＞3 年无复发。

2. **预后** PNS 的预后转归与其病理类型和对糖皮质激素治疗的反应关系密切。微小病变型预后最好,局灶节段性肾小球硬化预后最差。90%～95% 的微小病变型患儿首次应用糖皮质激素有效,但 85% 可复发,复发在第 1 年最常见。如 3～4 年未复发者,不复发的机会为 95%。部分 PNS 对糖皮质激素和 / 或免疫抑制剂仅有部分效应或完全无效应,病程迁延反复,用药种类多且疗程长,易出现药物副作用及各种并发症,最终可进展至终末期肾病。

【附1】 先天性肾病综合征

先天性肾病综合征（congenital nephritic syndrome,CNS）指生后 3 个月内发病,临床表现符合肾病综合征,除外 TORCH 感染或先天性梅毒等继发因素所致者,包括典型的芬兰型肾病综合征、弥漫性系膜硬化（DMS）和生后早期发生的原发性肾病综合征。遗传性 NS 是 CNS 的主体,依据是否伴有其他系统疾病,将其分为单发型和综合征型。目前多认为生后早期发生的肾病综合征仍属于原发性肾病综合征。

【病因和发病机制】

遗传性 CNS 主要是由构成肾小球滤过屏障的重要分子基因突变或调节这些基因的转录因子突变所致。常见的 CNS 致病基因有 *NPHS1*、*NPHS2*、*WT1*、*LAMB2*、*PLCE1* 和 *COQ2* 等。

【病理】

CNS 的肾脏病理为非特异性,病理所见因病程早晚不同。患儿肾脏体积及重量是正常儿肾脏的 2～3 倍,肾单位也明显增多。光镜下没有特异性的病变。生后 1 个月肾脏可出现皮质小管囊性改变和增生性改变;最终小囊中的上皮细胞扁平,刷状缘结构消失,小管萎缩。晚期可见终末期肾病病理改变。免疫荧光检查无免疫球蛋白和补体沉着。随疾病进展,在系膜区可有少量的 IgM 或 C3 沉积。电镜示内皮细胞肿胀、足细胞足突广泛融合、基膜皱缩等。

【临床表现】

多数患儿生后 3 个月内已表现出典型的肾病综合征表现,可有阳性家族史,芬兰型 CNS 患儿还有早产、窒息史和大胎盘(胎盘重量>胎儿体重的 25%)。

除上述表现外,可有肾外表现,呈综合征型 CNS。如 *WT1* 突变所致 CNS 患儿可有 Wilms 瘤、男性假两性畸形等。其他如白内障、角膜混浊、小头、斜视、眼球震颤及眼距过宽等亦可出现。

【实验室检查】

除大量蛋白尿外,常有镜下血尿,可有氨基酸尿和糖尿。血清蛋白降低,胆固醇正常或升高,C3正常或下降。母血和羊水甲胎蛋白阳性。

85% 以上的 CNS 患儿可发现相关的致病基因,建议 CNS 患儿均应行基因检测。基因检测未发现致病基因者或其他检查未能明确诊断者可考虑行肾穿刺活检病理学检查。

【诊断和鉴别诊断】

诊断主要依据生后 3 个月内符合肾病综合征诊断标准并排除继发性因素,可有阳性家族史和出生时巨大胎盘。根据有无肾外症状,分为单发型 CNS 和综合征型 CNS。基因检测对 CNS 的诊断和鉴别诊断具有重要的意义,必要时肾穿刺活检病理学检查。

【治疗】

糖皮质激素和免疫抑制剂治疗无效。需定期输注白蛋白,及时选择肾脏替代治疗,包括腹膜透析、血液透析或肾移植。

【预后】

本病预后差,随年龄增长,肾功能逐渐减退,生后第 2 年 GFR 常<50ml/(min·1.73m²),多数患儿3 岁时已需肾替代治疗。如不能及时行肾脏替代治疗则病死率高。

【附2】 IgA 肾病

IgA 肾病(IgA nephropathy,IgAN)是我国常见的原发性肾小球疾病,IgAN 临床表现多样,以肾小球系膜区 IgA 沉积或以 IgA 为主的免疫复合物沉积为主要特征,除外其他疾病导致的继发性 IgAN。

【病因和发病机制】

IgAN 的病因和发病机制尚未完全清楚,低糖基化 IgA1 分子形成可能是 IgAN 发病的始动和关键环节。目前较公认的发病机制是“四重打击”学说:①半乳糖缺陷 IgA1(galactose deficient-IgA1,Gd-IgA1)的异常增多;②特异性识别 Gd-IgA1 的抗糖基 IgG 抗体产生;③致病性免疫复合物形成;④难以清除的免疫复合物沉积在肾小球系膜区并通过多种途径级联反应致肾脏免疫 - 炎症损伤。遗传因素也与 IgAN 发病有关。

【病理】

本病的典型病理表现为光镜下系膜细胞增生和基质增多,以局灶节段性系膜增生最为常见,其次为肾小球轻微病变,少数呈弥漫性系膜增生伴新月体形成。免疫荧光显示,肾小球系膜区出现单纯IgA 或以 IgA 为主的免疫球蛋白沉积,较重者肾小球毛细血管袢上也可见 IgA 沉积。电镜下主要可见增多的系膜细胞和系膜基质所致的系膜区扩大,系膜区或系膜旁区电子致密物沉积。

【临床表现】

儿童 IgAN 发病年龄平均为 10 岁。临床以持续镜下血尿或反复发作的肉眼血尿和 / 或蛋白尿为特征,少数表现为肾病综合征和肾功能下降。起病前多有感染病史,常见为上呼吸道感染,其次为消化道、肺部和泌尿道感染等。血尿同时可伴或不伴蛋白尿,约7%的患儿蛋白尿可达肾病综合征水平。少数患儿(4%~10%)以急性肾炎起病,伴不同程度的水肿和高血压。

【实验室检查】

尿液检查可见红细胞增多,常见红细胞管型。尿红细胞位相检查为肾小球源性血尿。多伴轻度蛋白尿,少数患儿可出现大量蛋白尿。

约 20%～40% 的患儿血清 IgA 升高,主要是多聚体 IgA 增多,血清补体可降低。

【诊断和鉴别诊断】

IgAN 诊断依赖肾脏病理学检查,光镜下常见系膜区局灶节段性增生或弥漫性系膜增生,免疫荧光可见系膜区 IgA 或以 IgA 为主的免疫球蛋白沉积。

本病应与以下疾病鉴别。

1. **急性链球菌感染后肾小球肾炎** 发病前 1～3 周有链球菌感染的前驱病史,以血尿、水肿及高血压为主要症状。肉眼血尿持续时间较长,可从数天到数周,与 IgAN 发作性血尿不同。实验室检查有补体 C3 下降,ASO、血沉升高。

2. **薄基底膜肾病** 本病多有家族史,90% 表现为持续性镜下血尿,仅少数伴间歇性发作性血尿。一般无症状,多在体检或尿常规检查中发现。电镜可见肾小球基底膜厚度约为正常的 1/3～2/3,预后良好。

3. **Alport 综合征** 多为持续性镜下血尿,男重于女,呈进行性肾功能减退,50% 伴有神经性高频区耳聋,15% 有眼部异常。

4. **非 IgA 系膜增生性肾炎** 表现与 IgAN 相似,从临床上很难鉴别。主要靠肾活检免疫荧光检查鉴别。

【治疗】

去除感染等诱发因素,反复发作者可以行病灶清除,如扁桃体切除。根据临床表现及病理类型,制订相应方案,如应用血管紧张素转换酶抑制剂(ACEI)和 / 或血管紧张素 II 受体拮抗剂(ARB)、糖皮质激素、免疫抑制剂等或联合应用,以保护肾功能,减慢病情进展。

【预后】

儿童 IgAN 的预后不容乐观,少数呈进行性发展,最终进展至终末期肾病。因此,对于儿童 IgAN 的早期发现和积极治疗非常重要。

第四节 | 肾小管疾病

肾小管疾病是指以肾小管病变及功能障碍为主要表现的一组疾病,可累及近端小管、髓袢或远端小管而出现一种或多种肾小管功能异常。病初肾小球功能多无异常,随着疾病进展或受原发病影响,肾小球功能也可减退。肾小管疾病按病因可分为先天遗传性和后天获得性。先天遗传性者可在生后不久或延迟数年后发病,如肾性糖尿、肾性氨基酸尿、肾性尿崩症、肾小管性酸中毒、低磷抗维生素 D 佝偻病、范科尼综合征等;后天获得性者可继发于药物或重金属中毒、代谢性疾病、免疫性疾病等。儿童肾小管疾病发病率远低于肾小球疾病,本节主要介绍肾小管性酸中毒和巴特综合征。

一、肾小管性酸中毒

肾小管性酸中毒(renal tubular acidosis,RTA)是由于近端肾小管对 HCO_3^- 重吸收障碍和 / 或远端肾小管排泌 H^+ 障碍所致的一组临床综合征。其主要表现为:①慢性高氯性酸中毒;②电解质紊乱;③肾性骨病;④尿路症状等。原发者为先天缺陷,多有家族史,早期无肾小球功能障碍;继发性者可见于许多肾脏和全身疾病。根据发病部位与功能缺陷的特点分为 4 型:①远端肾小管性酸中毒(RTA-I);②近端肾小管性酸中毒(RTA-II);③混合型或 III 型肾小管性酸中毒(RTA-III);④高钾型肾小管性酸中毒(RTA-IV)。本章节重点介绍 RTA-I,4 种类型 RTA 的特点见表 13-1。

远端肾小管性酸中毒 远端肾小管性酸中毒(distal renal tubular acidosis,dRTA),即 RTA-I,是由于远端肾小管排泌 H^+ 障碍,尿 NH_4^+ 及可滴定酸排出减少所致。

表 13-1 四型 RTA 的特点

特点	RTA-Ⅰ	RTA-Ⅱ	RTA-Ⅲ	RTA-Ⅳ
发病机制	远端肾小管排泌 H^+ 障碍	近端肾小管重吸收 HCO_3^- 功能障碍	在 RTA-Ⅰ 的基础上伴有 HCO_3^- 丢失	醛固酮分泌不足或肾小管反应不敏感
临床表现	慢性代谢性酸中毒、低钾血症；骨病；尿路症状；多饮多尿	与 RTA-Ⅰ 相似但程度轻，多无骨骼畸形、肾结石和肾钙化。少数仅尿异常，无酸中毒	兼有 RTA-Ⅰ 和 RTA-Ⅱ 的特点，酸中毒更严重	慢性代谢性酸中毒、高钾血症
辅助检查	血 pH、CO_2CP、血钾↓，血氯、ALP↑，AG 正常；尿 pH>5.5，尿比重↓，尿钙↑；FE HCO_3^-<5%，氯化铵负荷试验阳性；骨密度减低，尿路结石和肾钙化	血 pH、CO_2CP、血钾↓，血氯↑，AG 正常；尿 pH>6（严重酸中毒时<5.5），尿比重↓，尿钙正常；FE HCO_3^->15%，氯化铵负荷试验阴性	兼有 RTA-Ⅰ 和 RTA-Ⅱ 的特点	血 pH、CO_2CP↓，血氯、血钾↑，AG 正常；血醛固酮↓；尿 HCO_3^-↑、尿 NH_4^+↓
治疗	①纠正酸中毒②纠正电解质紊乱③肾性骨病治疗④噻嗪类利尿剂 补充营养，控制感染，治疗原发病	与 RTA-Ⅰ 相似，补碱剂量需更大〔约 10~15mmol/（kg·d）〕	同 RTA-Ⅰ 和 RTA-Ⅱ	①降钾治疗（低肾素低醛固酮患儿）②盐皮质激素治疗③余与 RTA-Ⅰ 相似，但不使用钾盐纠正酸中毒
预后	不一	较好，多数患儿随年龄增长自行缓解	—	—

注：FE HCO_3^-—HCO_3^- 排泄分数；CO_2CP—二氧化碳结合率；ALP—碱性磷酸酶；AG—阴离子间隙。

【病因】

RTA-Ⅰ 分原发和继发，原发者见于先天性肾小管功能缺陷，多为常染色体显性遗传。继发者可见于多种疾病，如肾盂肾炎、干燥综合征、原发性胆汁性肝硬化、系统性红斑狼疮、甲状旁腺功能亢进、甲状腺功能亢进、维生素 D 中毒、特发性高钙尿症、肝豆状核变性、药物性或中毒性肾病、肾髓质囊性病、珠蛋白生成障碍性贫血等。

【发病机制】

原发或继发病因导致远端肾小管排泌 H^+ 和维持小管腔液 - 管周间 H^+ 梯度功能障碍，尿液酸化功能受阻，净酸排泄减少，尿 pH>6.0。正常情况下远曲小管 HCO_3^- 重吸收很少，排泌的 H^+ 主要与管腔液中 Na_2HPO_3 交换 Na^+ 形成 NaH_2PO_4，与 NH_3 结合形成 NH_4^+。$H_2PO_4^-$ 与 NH_4^+ 不能弥散至细胞内，因而产生较陡峭的小管腔液 - 管周间 H^+ 梯度。远端肾小管性酸中毒患者不能形成或维持这个梯度，故使 H^+ 蓄积，而体内 HCO_3^- 储备下降，血液中 Cl^- 代偿性增高，发生高氯性酸中毒。由于泌 H^+ 障碍，Na^+-H^+ 交换减少，导致 Na^+-K^+ 交换增加，大量 K^+、Na^+ 被排出体外，造成低钾血症和低钠血症。患者由于长期处于酸中毒状态，致使骨质脱钙、骨骼软化而变形，由骨游离出的钙可致肾钙化或尿路结石。

【临床表现】

1. **原发患者** 出生后即有临床表现。

2. **慢性代谢性酸中毒** 患儿表现为厌食、恶心、呕吐、腹泻、便秘、生长发育迟缓。尿 pH>5.5。

3. **电解质紊乱** 主要为高氯血症和低钾血症，患者出现全身肌无力和周期性瘫痪。

4. **骨病** 常表现为软骨病或佝偻病，出牙延迟或牙齿早脱，维生素 D 治疗效果差。患者常有骨痛和骨折，可有骨畸形和侏儒等。

5. **尿路症状** 由于肾结石和肾钙化，患儿可有血尿、尿痛等表现，易导致继发感染与梗阻性肾病。肾脏浓缩功能受损时，患者常有多饮、多尿、烦渴等症状。

【实验室检查】

1. **血液生化检查**　①血浆 pH、[HCO_3^-] 或 CO_2 结合力降低;②血氯升高,血钾、血钠降低,血钙和血磷偏低,阴离子间隙正常;③血碱性磷酸酶高。

2. **尿液检查**　①尿比重低;②尿 pH>5.5;③尿钠、钾、钙、磷增加;④尿氨显著减少。

3. **HCO_3^- 排泄分数（FE HCO_3^-）**　正常值<5%。计算公式为:FE HCO_3^-=（尿[HCO_3^-]/血[HCO_3^-]）÷（尿 Cr/血 Cr）×100%。

4. **NH_4Cl 负荷试验**　口服 NH_4Cl 0.1g/kg,当血[HCO_3^-]降至 20mmol/L 以下时,尿 pH>5.5,具有诊断价值。尿 pH<5.5,则可排除本病。NH_4Cl 负荷试验对明显酸中毒者不宜应用。

5. **肾功能检查**　早期为肾小管功能降低。待肾结石、肾钙化导致梗阻性肾病时,可出现肾小球滤过率下降,血肌酐和尿素氮升高。

6. **X 线检查**　骨骼显示骨密度普遍降低和佝偻病表现,可见陈旧性骨折。腹部平片可见泌尿系结石影和肾钙化。

【诊断和鉴别诊断】

根据以上典型临床表现,排除其他原因所致的代谢性酸中毒,尿 pH>5.5 者,可诊断为远端肾小管性酸中毒,确定诊断应具有:①即使在严重酸中毒时,尿 pH 也不会低于 5.5;②有显著的钙、磷代谢紊乱及骨骼改变;③尿氨显著降低;④FE HCO_3^-<5%;⑤氯化铵负荷试验阳性。

应与各种继发性远端肾小管性酸中毒相鉴别。

【治疗】

1. **一般治疗**　补充营养,保证入量,控制感染及原发疾病的治疗。

2. **纠正酸中毒**　可口服碳酸氢钠或用复方枸橼酸溶液（Shohl 液,含枸橼酸钾 140g,枸橼酸钠 98g,加水 1 000ml）,开始剂量为 2~4mmol/（kg·d）,最大可用至 5~14mmol/（kg·d）以纠正酸中毒。

3. **纠正电解质紊乱**　低钾血症可服 10% 枸橼酸钾 0.5~1mmol/（kg·d）,每天 3 次。不宜用氯化钾,以免加重高氯血症。

4. **肾性骨病的治疗**　可用维生素 D、钙剂。维生素 D 剂量 5 000~10 000IU/d。应注意:①从小剂量开始,缓慢增量;②监测血药浓度及血钙、尿钙浓度,及时调整剂量,防止高钙血症的发生。

5. **利尿剂**　噻嗪类利尿剂如氢氯噻嗪可减少尿钙排泄,促进钙重吸收,防止钙在肾内沉积。

【预后】

如早期发现,长期治疗,防止肾钙化及骨骼畸形的发生,预后良好,甚至可达正常的生长发育水平。有些患者可自行缓解,但也有部分患者可发展为终末期肾病。

二、巴特综合征

巴特综合征（Bartter syndrome,BS）是一种罕见的遗传性失盐性肾小管疾病,临床特征为继发性醛固酮增多症、高肾素、低钾低氯性碱中毒而血压正常或稍低。该病不同基因型的临床表现存在较大的异质性。

【发病机制】

大多数属常染色体隐性遗传,少数为 X 连锁隐性遗传或散发。目前至少已发现 5 种致病基因可导致髓袢升支粗段钠吸收异常,可分为 5 型（BS 1~5 型）,其中 BS 4 型再分为 BS 4a 和 BS 4b。不同类型 BS 的分子遗传学特点见表 13-2。这些基因变异可引起氯化钠重吸收减少,在远端小管刺激 K^+ 和 H^+ 分泌,造成低钾血症和代谢性碱中毒,进而促使前列腺素合成增多。一方面,可使血管对血管紧张素反应减低,血压维持正常;另一方面,可活化肾素-血管紧张素-醛固酮系统,进一步加剧尿钾丢失。

【临床表现】

本病常于婴儿及儿童期起病,表现为多尿、烦渴、失水和生长发育迟缓、肌肉无力、便秘。BS 1 型和 BS 2 型患儿常有高钙尿症和肾结石,血压正常。晚期可进展至终末期肾病。

表 13-2　不同类型巴特综合征的分子遗传学特点

遗传学特点	BS 1	BS 2	BS 3	BS 4a	BS 4b	BS 5
遗传方式	AR	AR	AR	AR	AR	XLR
致病基因	*SLC12A1*	*KCNJ1*	*CLCNKB*	*BSND*	*CLCNKA* 和 *CLCNKB*	*MAGE-D2*
编码蛋白	NKCC2	KCNJ1 （ROMK or Kir1.1）	ClC-Kb	Barttin	ClC-Ka 和 ClC-Kb	MAGE-D2

注：BS—巴特综合征；AR—常染色体隐性遗传；XLR—X 连锁隐性遗传。

【病理】

肾小球旁器明显增生为本病特征性的病理改变。肾小管上皮细胞可有低钾性空泡变性，肾髓质部间质炎性细胞浸润。

【实验室检查】

低钾血症、低氯血症、碱中毒；尿钾增高（>20mmol/d）；尿 pH 呈碱性。30% 患儿尿蛋白阳性，部分有高钙尿症。肾浓缩及稀释功能降低，血肾素活性增高，血、尿醛固酮增多，前列腺素 E2 增多。

【诊断和鉴别诊断】

本病特征为低钾低氯性碱中毒、高肾素、高醛固酮血症而血压正常，肾小球旁器增生。需与以下疾病鉴别：①严重呕吐、腹泻、利尿剂引起的假性 Bartter 综合征，临床表现与本病相似，但患者呕吐好转或停用药物后即可恢复；②肾小管性酸中毒，为高氯性代谢性酸中毒，与本病不同；③原发性醛固酮增多症和 Liddle 综合征，均有低钾血症和代谢性碱中毒，但伴有高血压。

【治疗】

补充钾盐，给予氯化钾 4~6mmol/kg，分 3~4 次口服。可同时服保钾利尿剂氨苯蝶啶或阿米洛利，不建议使用噻嗪类利尿药。可用非甾体抗炎药吲哚美辛 1~4mg/（kg·d）、布洛芬 15~30mg/（kg·d）和塞来昔布 2~10mg/（kg·d）。保钾利尿剂、血管紧张素转换酶抑制剂和血管紧张素受体拮抗剂的使用存在争议。

【预后】

由于 BS 是罕见病，目前仍缺乏我国儿童大样本长期预后的数据。BS 患者肾功能下降常见，晚期可进展至终末期肾病。

（蒋小云）

第五节 ｜ 溶血尿毒症综合征

溶血尿毒症综合征（hemolytic uremic syndrome，HUS）是由多种病因引起的血栓性微血管病，临床以溶血性贫血、血小板减少和急性肾损伤为主要特征的临床综合征。本病好发于婴幼儿和学龄儿童，是小儿急性肾损伤的常见原因之一。本病既往可分为：①典型 HUS，又称腹泻后 HUS（post diarrhea HUS，D+HUS），占 HUS 的 90%，常有前驱胃肠道症状，与产志贺样毒素的大肠埃希菌（shiga toxin-producing-*E. coli*，STEC）的感染有关；②非典型 HUS（atypical HUS），约占 10%，部分有家族史，且易复发。

【病因和分型】

各种病因如感染、遗传因素、药物和系统性疾病均可导致 HUS 或其他血栓性微血管病。

1. **感染相关的 HUS**

（1）产志贺样毒素的大肠埃希菌感染诱发。

（2）产神经氨酸酶的肺炎链球菌感染诱发。

（3）其他病原体感染诱发，如甲型流感病毒、柯萨奇病毒、埃可病毒和人类免疫缺陷病毒（HIV）等。

2. **非典型 HUS**

（1）补体调节的异常：因编码补体相关蛋白，如 C3、H 因子、I 因子、膜辅助蛋白（MCP）等的基因突变；或体内产生补体相关蛋白的抗体，如抗 H 因子抗体、抗 C3 抗体等，导致补体旁路途径过度激活。

（2）部分原因未明的 HUS。

3. **其他遗传因素所致 HUS**　包括钴胺素 C 代谢缺陷、*DGKE*（diacylglycerol kinase ε）基因缺陷等。

4. **继发性 HUS**

（1）继发于系统性疾病（如系统性红斑狼疮）。

（2）用于移植、肿瘤等的化疗药物诱发，如丝裂霉素、顺铂、钙调磷酸酶抑制剂。

（3）其他药物诱导，如奎宁、吉西他滨、氯吡格雷、噻氯匹定等。

【发病机制】

各种原因，如细菌感染所产生的志贺样毒素，引起血管内皮损伤、活化血小板引起聚集；肺炎链球菌产生的神经氨酸酶可使红细胞膜、血小板膜和肾小球内皮细胞膜上的 T-F（Thomsen-Friedenreich）抗原暴露，导致机体产生抗体；以上均成为血栓性微血管病的始动因素。血小板在内皮聚集、受损的内皮细胞合成前列环素减少、血小板聚集释放血栓素引起血管收缩、血管内微血栓形成。

补体相关因子基因的缺陷或体内产生补体相关蛋白的抗体，导致补体系统的异常活化。在感染等因素引起内皮损伤时，异常活化的补体加剧血小板的活化、聚集，导致血栓性微血管病的发生。

上述病理过程中，血小板大量消耗，临床上出现血小板减少；小血管腔内血栓形成，红细胞通过病变部位时受机械变形作用发生溶血性贫血；肾脏入球小动脉和肾小球毛细血管内皮细胞受累，导致内皮细胞肿胀、血管腔狭窄、血小板聚集、纤维素沉积、血栓形成，最终导致肾小球滤过率下降，临床出现少尿、无尿等急性肾损伤的一系列表现。

【病理】

以多脏器微血管病变，微血栓形成为特点。肾脏是主要的受累器官。急性期肾小球内皮细胞肿胀，内皮下纤维素沉积，毛细血管壁增厚；肿胀的内皮细胞与基膜分离，可呈双轨样改变。毛细血管腔狭窄，可见红细胞碎片、血小板及微血栓形成。严重者可见小动脉血栓形成，偶有新月体形成。肾小管腔内常见透明管型和红细胞管型，可出现小管上皮坏死、萎缩。免疫荧光检查可见纤维蛋白原沿肾小球毛细血管壁及系膜区沉积，也可见 IgM、补体 C3、C1q 沉积。电镜下可见内皮细胞肿胀，内皮和基膜之间分离形成内皮下间隙，其间充以细微纤维、脂质红细胞碎片、血小板，沿内皮细胞侧可见新形成的薄层基膜，上皮细胞足突融合。

【临床表现】

主要发生于婴幼儿和儿童，散发多见，少数地区呈暴发流行。典型临床表现如下。

1. **前驱症状**　近 90% 的患者有前驱症状，大多为胃肠炎表现，如腹痛、腹泻、呕吐及食欲缺乏，伴中度发热。腹泻可为严重血便，极似溃疡性结肠炎，少数患者以呼吸道感染症状为前驱症状。前驱期约持续数天至 2 周，其后常有一无症状间歇期。

2. **溶血性贫血和血小板减少**　在前驱期后 5～10 天（可迟至数周）突然发病，以溶血性贫血和出血为突出表现。患儿突然面色苍白、黄疸（约占 15%～30%）、头晕、乏力，皮肤黏膜出血、呕血、便血或血尿，常有部分患者出现贫血性心力衰竭及水肿，可有肝脾大、皮肤瘀斑及皮下血肿等症状。

3. **急性肾损伤**　与贫血几乎同时发生，少尿或无尿、水肿、血压增高，出现尿毒症症状，水、电解质紊乱和酸中毒。

4. **其他**　大部分患者可出现头痛、嗜睡、烦躁等非特异性中枢神经系统症状，少部分患者可因中枢神经系统微血栓、缺血而出现抽搐、昏迷等症状。

【实验室检查】

1. **血液学改变**　血红蛋白下降明显，可低至 30～50g/L，末梢血网织红细胞明显增高，血涂片可见红细胞形态异常，呈三角形、芒刺形、盔甲形及红细胞碎片等。白细胞数大多增高，可达（20～30）×10^9/L，血小板减少见于 90% 的患者，可低至 $10×10^9$/L，持续 1～2 周后逐渐升高。骨髓检查见巨核细胞数目增多、形态正常，未能测出血小板抗体；Coombs 试验阴性，但肺炎链球菌感染引起者 Coombs 试验常呈阳性。

2. **尿常规**　可见不同程度的血尿、红细胞碎片,严重溶血者可有血红蛋白尿,还可有不同程度的蛋白尿、白细胞及管型。

3. **大便培养或病原学检查**　部分患者有致病性大肠埃希菌引起腹泻的前驱病史,可能因病原在体内很快被清除,大便培养常阴性。对没有腹泻前驱病史或肺炎链球菌感染的患儿,应尽早进行非典型 HUS 的基因检测,这些患者有复发的风险、预后较差且治疗措施也有所不同。

4. **肾组织活检**　有助于明确诊断并可估计预后,因为急性期有血小板减少和出血倾向,宜在急性期过后病情缓解时进行。肾活检病理表现为肾脏微血管病变、微血管栓塞。

5. **补体调节因子及 ADAMTS13 检测**　对疑为补体介导的 HUS 患儿,可行血补体 C3、C4、FH、FI、FB、抗 FH 抗体、ADAMTS13 等检测。

6. **维生素 B$_{12}$ 代谢缺陷筛查**　对于疑为维生素 B$_{12}$ 代谢缺陷等,可行血尿遗传病代谢筛查、血同型半胱氨酸检测。

7. **基因检测**　对疑似非药物相关的非典型 HUS 患儿,应行基因检测,如全基因组测序、全外显子组测序等。

【诊断和鉴别诊断】

典型 HUS 病例诊断不难,临床表现溶血性贫血、血小板减少及急性肾损伤三大特征者应考虑本病的诊断。症状不典型者可做肾活检,如发现显著的小血管病变和血栓形成有助诊断。本病应与血栓性血小板减少性紫癜(thrombotic thrombocytopenic purpura,TTP)相鉴别。儿童血栓性微血管病,首先要区分 TTP 和 HUS。TTP 是因 ADAMTS13 的基因缺陷或体内产生抗 ADAMTS13 的抗体,引起血管性血友病因子剪切异常,血小板异常活化导致的血栓性微血管病。另外,还需与免疫性溶血性贫血、特发性血小板减少症、败血症、阵发性睡眠性血红蛋白尿、急性肾小球肾炎、各种原因所致的急性肾损伤等相鉴别。

【治疗】

本病主要是早期诊断,及时纠正水、电解质紊乱,控制高血压,对重症病例和非典型病例可行血浆治疗、早期透析治疗。

1. **一般治疗**　包括抗感染、补充营养,维持水、电解质平衡等。

2. **急性肾损伤的治疗**　除强调严格控制入水量,积极治疗高血压及补充营养,维持水、电解质稳态外,提倡尽早进行透析治疗(详见本章第八节)。

3. **纠正贫血**　一般主张尽可能少输血,以免加重微血管内凝血。当血红蛋白低于 60g/L 时,应输新鲜洗涤红细胞,于 2～4h 内缓慢输入。必要时可隔 6～12h 重复输入。

4. **抗凝、抗血小板和抗纤溶治疗**　因有增加严重出血的危险,应慎用。

5. **血浆治疗**　包括输注新鲜冰冻血浆和血浆置换治疗。对补体调节异常所致的非典型 HUS 患者,建议早期应用,以改善预后。可输注新鲜冰冻血浆,直到血小板数升至正常或＞150×10^9/L,溶血停止。严重病例,特别是有神经系统症状的患者可采用血浆置换。肺炎链球菌所致的 HUS 患者禁用血浆治疗。肺炎链球菌产生的神经氨酸酶可使红细胞膜、血小板膜和肾小球内皮细胞膜上的 T-F 抗原暴露,正常成人血浆中含有抗 T-F 的抗体,会与暴露的 T-F 抗原发生反应。钴胺素 C 代谢缺陷所致的 HUS 血浆治疗无效。

6. **激素及免疫抑制治疗**　对补体调节异常的非典型 HUS,可用激素和免疫抑制剂治疗,依库珠单抗(eculizumab)是针对 C5 的单克隆抗体,可改善这类患者的预后。

7. **抗菌药物**　腹泻后 HUS,抗菌药物虽可清除产生志贺样毒素的细菌,但会增加毒素的释放,因此不建议使用。但肺炎链球菌感染存在时,应积极抗感染治疗。

8. **肾替代治疗**　部分患者对上述治疗反应不佳而逐渐出现慢性肾衰竭,需行肾替代治疗,终末期肾病患者可考虑行肾移植手术,但肾移植后可再发本病。

【预后】

腹泻后 HUS,经积极对症、支持治疗,其病死率降至 5% 以下,但 20%～30% 的患者可伴有不同程度的肾功能不全。无腹泻 HUS 的预后较差,有报道显示,由肺炎链球菌感染所致 HUS 的病死率可达20%;因补体调节相关蛋白,如 H 因子、I 因子、膜辅助蛋白(MCP)等基因缺陷引起的非典型 HUS,其死亡或发生终末期肾病的比例在 20%～80%。早期诊断、正确治疗、及早进行血浆置换和透析是降低急性期 HUS 病死率、改善预后的关键。

(黄松明)

第六节 │ 泌尿道感染

泌尿道感染(urinary tract infection,UTI)是指病原体直接侵入尿路,在尿液中生长繁殖,并侵犯尿路黏膜或组织而引起损伤。按病原体侵袭的部位不同,分为肾盂肾炎(pyelonephritis)、膀胱炎(cystitis)和尿道炎(urethritis)。肾盂肾炎又称上尿路感染;膀胱炎和尿道炎合称下尿路感染。由于儿童时期感染局限在尿路某一部位者较少,且临床上又难以准确定位,故常不加区别,统称为泌尿道感染。根据有无临床症状,分为症状性泌尿道感染(symptomatic urinary tract infection)和无症状性菌尿(asymptomatic bacteriuria)。

无论成人或儿童,女性泌尿道感染的发病率普遍高于男性,但新生儿或婴幼儿早期,男性发病率却高于女性。

无症状性菌尿是儿童泌尿道感染的一个重要组成部分,见于各年龄、性别的儿童,甚至 3 个月以下的小婴儿,但以学龄女孩更常见。

【病因】

任何致病菌均可引起泌尿道感染,但绝大多数为革兰氏阴性杆菌,如大肠埃希菌、变形杆菌、克雷伯菌、铜绿假单胞菌,少数为肠球菌和葡萄球菌。大肠埃希菌是泌尿道感染中最常见的致病菌,约占60%～80%。初次患泌尿道感染的新生儿、所有年龄的女孩和 1 岁以下的男孩中,主要的致病菌是大肠埃希菌;而在 1 岁以上男孩中,主要致病菌是变形杆菌。对于 10～16 岁的女孩,白色葡萄球菌亦常见。克雷伯菌和肠球菌多见于新生儿泌尿道感染。

【发病机制】

细菌引起泌尿道感染的发病机制错综复杂,是宿主内在因素与细菌致病性相互作用的结果。

1. 感染途径

(1)上行性感染:是泌尿道感染最主要的感染途径。致病菌从尿道口上行并进入膀胱,引起膀胱炎,膀胱内的致病菌再经输尿管移行至肾脏,引起肾盂肾炎。引起上行性感染的致病菌主要是大肠埃希菌,其次是变形杆菌或其他肠道杆菌。膀胱输尿管反流(vesicoureteral reflux,VUR)常是细菌上行性感染的直接通道。

(2)血源性感染:经血源途径侵袭尿路的致病菌主要是金黄色葡萄球菌。

(3)淋巴感染和直接蔓延:结肠内和盆腔的细菌可通过淋巴管感染肾脏,肾脏周围邻近器官和组织的感染也可直接蔓延。

2. 宿主内在因素

(1)尿道周围菌种的改变及尿液性状的变化,为致病菌入侵和繁殖创造了条件。

(2)细菌黏附于尿路上皮细胞(定植)是其在泌尿道增殖引起泌尿道感染的先决条件。

(3)患者 SIgA 的产生存在缺陷,使尿中 SIgA 浓度减低,增加发生泌尿道感染的机会。

(4)先天性或获得性尿路畸形,增加泌尿道感染的危险性。

(5)新生儿和小婴儿抗感染能力差,易患泌尿道感染。尿布、尿道口常受细菌污染,且局部防卫能力差,易致上行感染。

（6）糖尿病、高钙血症、高血压、慢性肾脏疾病、镰状细胞贫血及长期使用糖皮质激素或免疫抑制剂的患儿,泌尿道感染的发病率增高。

3. 细菌毒力　如宿主无特殊易感染的内在因素,如尿路畸形,则微生物的毒力是决定细菌能否引起上行性感染的主要因素。

【临床表现】

1. 急性泌尿道感染　临床症状因患儿年龄组的不同存在较大差异。

（1）新生儿:临床症状极不典型,多以全身症状为主,如发热或体温不升、苍白、吃奶差、呕吐、腹泻等。多有生长发育停滞,体重增长缓慢或不增,伴黄疸者较多见。部分患儿可有嗜睡、易激惹甚至惊厥等神经系统症状。新生儿泌尿道感染常伴有败血症,局部尿路刺激症状多不明显,30% 的患儿血和尿培养的致病菌一致。

（2）婴幼儿:临床症状也不典型,常以发热为主。拒食、呕吐、腹泻等全身症状也较明显。局部尿路刺激症状可不明显,但细心观察可发现排尿时哭闹不安、尿布有臭味和顽固性尿布疹等。

（3）年长儿:发热、寒战、腹痛等全身症状突出,常伴有腰痛和肾区叩击痛、肋脊角压痛等。尿路刺激症状明显,患儿可出现尿频、尿急、尿痛、尿液混浊,偶见肉眼血尿。

2. 慢性泌尿道感染　是指病程迁延或反复发作,伴有贫血、消瘦、生长迟缓、高血压或肾功能下降者。

3. 无症状性菌尿　在常规的尿筛查中,可发现健康儿童中存在菌尿,但无任何尿路感染症状。这种现象可见于各年龄组,在儿童中以学龄女孩常见。无症状性菌尿患儿常同时伴有尿路畸形和既往有症状的泌尿道感染史。病原体多数是大肠埃希菌。

【实验室检查】

1. 尿常规检查　如清洁中段尿离心沉渣中白细胞≥5 个 /HP,即可怀疑为泌尿道感染。血尿也很常见。肾盂肾炎患者可有蛋白尿、白细胞管型尿及晨尿的比重和渗透压减低。

2. 尿培养细菌学检查　尿细菌培养及菌落计数是诊断泌尿道感染的主要依据。清洁中段尿培养菌落数 $>10^5$/ml 可诊断。$10^4 \sim 10^5$/ml 为可疑,$<10^4$/ml 为污染,应结合患儿的性别、有无症状、细菌种类及繁殖力综合评价临床意义。如为粪链球菌,菌落数在 $10^3 \sim 10^4$/ml 之间即可诊断。通过耻骨上膀胱穿刺获取的尿培养,只要有细菌生长,即有诊断意义。伴严重尿路刺激症状的女孩,如尿中有较多白细胞,中段尿细菌定培养 $\geq 10^2$/ml,且致病菌为大肠埃希菌类或腐物寄生球菌等,也可诊断为泌尿道感染。临床高度怀疑泌尿道感染而尿普通细菌培养阴性的,应行 L 型细菌和厌氧菌培养。

3. 尿液直接涂片法找细菌　油镜下如每个视野都能找到一个细菌,表明尿内细菌数 $>10^5$/ml。

4. 尿亚硝酸盐试验（Griess 试验）　大肠埃希菌、克雷伯菌等能将尿液中的硝酸盐转化为亚硝酸盐,尿亚硝酸盐试验呈阳性;产气杆菌、变形杆菌、铜绿假单胞菌和葡萄球菌呈弱阳性;粪链球菌、结核分枝杆菌呈阴性。用晨尿检查,可提高其阳性率。

5. 尿白细胞酯酶检测　通过半定量方法检测尿液中溶解的白细胞释放酶,对诊断泌尿道感染的特异度和灵敏度分别为 69.3% ~ 97.8% 和 37.5% ~ 100.0%。

6. 其他　如新生儿上尿路感染血培养可阳性。

【影像学检查】

影像学检查的目的:①检查泌尿系有无发育畸形;②了解有无慢性肾损害或肾瘢痕及进展情况;③辅助上尿路感染的诊断。常用泌尿系彩色多普勒超声、泌尿系水成像、肾脏 CT/ 磁共振、排泄性膀胱尿路造影、核素（^{99m}Tc-DMSA）肾静态扫描、核素肾动态显像等检查。

【诊断和鉴别诊断】

年长儿泌尿道感染症状与成人相似,尿路刺激症状明显,如能结合实验室检查,即可确诊。对于婴幼儿,特别是新生儿,尿路刺激症状不明显或缺如,常以全身表现较为突出,易漏诊。故对病因不明的发热患儿都应反复进行尿液检查,争取在用抗生素治疗前进行尿培养、菌落计数和药物敏感试验。凡清洁中段尿培养菌落数≥10^5/ml 或球菌≥10^3/ml,或耻骨上膀胱穿刺尿培养有细菌生长,即可确立诊断。

完整的泌尿道感染的诊断,还应包括以下内容:①本次感染系初次感染、复发或再感染;②确定致病菌的种类并进行药物敏感试验;③评估有无尿路畸形,如膀胱输尿管反流、尿路梗阻等;如有膀胱输尿管反流,还要进一步了解"反流"的严重程度和有无肾脏瘢痕形成;④感染的定位诊断,即上尿路感染或下尿路感染。

泌尿道感染须与肾小球肾炎、肾结核、出血性膀胱炎症及其他原因所致的尿改变鉴别。

【治疗】

治疗目的是控制症状,根除病原体,祛除致病因素,预防再发。

1. 一般处理

(1)鼓励患儿多饮水以增加排尿量,男孩注意有无包茎和包皮过长,加强局部护理,女孩应注意外阴部的清洁卫生。

(2)鼓励患儿进食,供给足够的热能、丰富的蛋白质和维生素,以增强机体的抵抗力。

(3)对症治疗:高热、头痛、腰痛的患儿可予解热镇痛药缓解症状。尿路刺激症状明显者,可予阿托品、山莨菪碱等抗胆碱药物或口服碳酸氢钠碱化尿液,以减轻尿路刺激症状。

2. 抗菌药物治疗 选用抗生素的原则如下。①感染部位:对肾盂肾炎应选择血浓度高的药物,对膀胱炎应选择尿浓度高的药物;②感染途径:如发热等全身症状明显或属血源性感染,多选用青霉素类或头孢菌素类治疗;③根据尿培养及药物敏感试验结果,同时结合临床疗效选抗生素;④选用对肾功能损害小的药物。

(1)症状性泌尿道感染的治疗:对下尿路感染,在行尿细菌培养后,经验性初始用药可选阿莫西林/克拉维酸钾[20~40mg/(kg·d)]或复方磺胺甲噁唑(SMZCo)[30~60mg/(kg·d)]口服,抗生素的标准疗程为7~14天,目前推荐短疗程2~4天。

对上尿路感染或有尿路畸形的患儿,在进行尿细菌培养后,经验用药一般选用广谱或两种抗菌药物,如头孢曲松,75mg/(kg·d),每天1次;头孢噻肟,150mg/(kg·d),分次静脉滴注,疗程10~14天。应随访尿液检查,必要时随访尿细菌培养以指导和调整用药。

对婴幼儿要注意及时行超声检查,必要时行排泄性膀胱尿路造影和 ^{99m}Tc-DMSA,排除尿路畸形后方可停止用药。

(2)无症状性菌尿的治疗:单纯无症状性菌尿一般不需要治疗。若合并尿路梗阻、膀胱输尿管反流或存在其他尿路畸形,或既往感染留有肾瘢痕者,则应积极选用上述抗菌药物治疗,疗程7~14天,继之给予预防剂量抗菌药物,直至尿路畸形被矫治为止。预防用药期间,选择敏感抗菌药物治疗剂量的1/3~1/4睡前顿服,首选呋喃妥因或复方磺胺甲噁唑,小婴儿可选择阿莫西林/克拉维酸钾或头孢菌素类抗生素。

(3)再发泌尿道感染的治疗:包括复发和再感染。复发指原来感染的细菌未完全杀灭,在适宜的环境下细菌再度滋生繁殖。绝大多数患儿复发多在治疗后1个月内发生。再感染是指上次感染已治愈,本次是由不同细菌或菌株再次引发泌尿道感染。再感染多见于女孩,多在停药后6个月内发生。

再发泌尿道感染的治疗在进行尿细菌培养后选用2种抗菌药物,疗程10~14天,然后以预防剂量抗菌药物维持,以防再发。

3. 积极矫治尿路畸形

4. 泌尿道感染的局部治疗 经全身给药治疗无效的顽固性慢性膀胱炎患者,可予膀胱内药液灌注治疗。

【预后】

急性泌尿道感染经合理抗菌治疗,多数于数日内症状消失、治愈;但有近50%的患者可复发或再感染。再发病例多伴有尿路畸形,其中以膀胱输尿管反流最常见。膀胱输尿管反流与肾瘢痕关系密切,肾瘢痕的形成是影响儿童泌尿道感染预后的最重要的因素。

【预防】

泌尿道感染的预防包括：①注意个人卫生，不穿紧身内裤，勤洗外阴以防止细菌入侵；②及时发现和处理男孩包茎、女孩处女膜伞、蛲虫感染等；③及时矫治尿路畸形，防止尿路梗阻和肾瘢痕形成。

附：膀胱输尿管反流和反流性肾病

【病因及分类】

导致膀胱输尿管反流的主要机制是膀胱输尿管连接部异常。按发生原因可分为以下两类。

1. 原发性膀胱输尿管反流 最常见，为先天性膀胱输尿管瓣膜机制不全。53%的患者为膀胱逼尿肌功能异常所致反流。

2. 继发性膀胱输尿管反流 导致 Waldeyer 鞘功能紊乱的因素有泌尿道感染、膀胱颈及下尿路梗阻、创伤等，儿童泌尿道感染并发反流者高达 30%～50%。

【发病机制】

反流性肾病（reflux nephropathy，RN）的发病机制目前仍未阐明，膀胱输尿管反流引起肾损害可能是多因素所致：①菌尿；②尿动力学改变；③尿液漏入肾组织；④肾内血管狭窄；⑤肾小球硬化；⑥遗传因素。

【病理】

有反流的乳头管、集合管明显扩张，管壁周围间质充血、水肿，淋巴细胞及中性粒细胞浸润，继之肾小管萎缩，局灶性及肾小球周围纤维化。肾盏、肾盂扩张，肾实质变薄，重度膀胱输尿管反流伴反复泌尿道感染者瘢痕广泛，一般肾上、下极突出（即极性分布倾向）。小动脉可有增厚、狭窄。

【临床表现】

反流性肾病最常见的临床表现为反复发作的泌尿道感染，可出现不同程度的血尿、蛋白尿和高血压。部分患儿可出现夜尿、多尿等症状。

【辅助检查】

1. 实验室检查 泌尿道感染时尿常规检查有脓尿，尿细菌培养阳性。

2. 超声检查 通过彩色多普勒超声可观察输尿管扩张、蠕动及膀胱基底部的连续性；观察肾盂、肾脏形态及实质改变情况。

3. X 线检查

（1）排泄性膀胱尿路造影：是确诊及分级的"金标准"。膀胱输尿管反流可分 5 级，I 级：反流仅至输尿管；II 级：反流至输尿管、肾盂、肾盏，无输尿管扩张，肾盏穹窿正常；III 级：反流同时伴轻 - 中度输尿管扩张、扭曲，轻 - 中度肾盂扩张，无或仅轻微肾盏变钝；IV 级：输尿管中度扩张、扭曲，伴肾盂和肾盏中度扩张，肾盏穹窿的锐角完全消失，但大部分肾盏的肾乳头印迹仍可见；V 级：输尿管显著扩张和扭曲，肾盂和肾盏明显扩张，大部分肾盏的肾乳头印迹消失。

（2）静脉肾盂造影（IVP）：可进一步确诊有无肾萎缩及肾瘢痕形成。

4. 放射性核素检查

（1）放射性核素膀胱显像：分直接测定法和间接测定法，用于测定膀胱输尿管反流。

（2）DMSA 扫描技术：是诊断儿童反流性肾病的唯一"金标准"。

【诊断】

由于临床诊断膀胱输尿管反流时症状多不明显或仅有非特异性表现，故确诊需依赖影像学检查。

1. 下列情况应考虑反流存在的可能性 ①反复复发和迁延的泌尿道感染；②长期尿频、尿淋漓或遗尿；③年龄较小（＜2 岁）和 / 或男孩泌尿道感染；④中段尿培养持续阳性；⑤泌尿道感染伴尿路畸形；⑥家族一级亲属有膀胱输尿管反流、反流性肾病患者；⑦胎儿或婴儿期有肾盂积水。

2. 反流性肾病的诊断 确诊依赖影像学检查，临床表现和肾活体组织病理检查有助诊断。

【治疗】

积极控制感染和改善反流，以防止肾功能进一步损害（选药原则及疗程同第六节泌尿道感染）。

反流级别高或反复感染难以控制者可考虑外科手术治疗。

【预后】

有一定的自愈比例,部分需要手术治疗。严重者可致反流性肾病,合并肾脏发育不良者可致肾功能严重损害,是儿童终末期肾病的原因之一。

(蒋小云)

第七节 | 血 尿

血尿(hematuria)是儿科泌尿系统疾病常见的症状。正常人尿中红细胞仅为 0~2 个 /HP,血尿是指尿液中红细胞数超过正常,分为镜下血尿和肉眼血尿,前者仅在显微镜下发现红细胞增多。取新鲜清洁中段尿(以晨起中段尿为好)10ml,以 1 500r/min 离心沉淀 5min,弃上清液,将管底沉渣 0.2ml 混匀后涂片镜检,高倍镜下红细胞>3 个 /HP,或尿沉渣红细胞计数>8×10^6/L(8 000 个 /ml)即为镜下血尿。肉眼即可见尿呈 "洗肉水" 色或血样,称为肉眼血尿。肉眼血尿的颜色与尿液的酸碱度有关,中性或弱碱性尿颜色鲜红或呈洗肉水样,酸性尿呈浓茶样或烟灰水样。

目前常用尿液分析仪(试纸法)检测血尿,其原理是利用血红蛋白的氧化性与试纸的呈色反应来进行半定量分析,但当尿中存在还原物质(如维生素 C>50mg/L),可呈假阴性。尿中存在游离血红蛋白、肌红蛋白和过氧化物酶等物质时可呈假阳性。尿潜血为筛查试验,确诊血尿应以尿沉渣显微镜检查为准。

【病因与临床分类】

引起血尿的原因很多,各种致病因素引起的肾小球基膜完整性受损或通透性增加、肾小球毛细血管腔内压增高、尿道黏膜的损伤、全身凝血机制障碍等均可导致血尿。

1. 肾脏疾病

(1)各种原发性肾小球疾病:急慢性肾小球肾炎、Alport 综合征、薄基膜病、IgA 肾病、肺出血 - 肾炎综合征等。

(2)感染:肾结核、肾盂肾炎。

(3)畸形:肾血管畸形、先天性多囊肾、游走肾、肾下垂、肾盂积水等。

(4)肿瘤:肾胚胎瘤、肾盏血管肿瘤等。

(5)肾血管病变:肾静脉血栓形成、左肾静脉受压综合征(胡桃夹现象)。

(6)损伤:肾挫伤及其他损伤。

(7)药物:肾毒性药物,如氨基糖苷类抗生素、杆菌肽、水杨酸制剂、磺胺类、苯妥英钠、环磷酰胺等,均可引起肾损害产生血尿。

2. 尿路疾病

(1)感染:膀胱炎、尿道炎、结核。

(2)结石:输尿管结石、膀胱结石。

(3)肿瘤、息肉、憩室、异物等。

3. 全身性疾病

(1)出血性疾病:弥散性血管内凝血、血小板减少性紫癜、血友病、新生儿自然出血症、再生障碍性贫血、白血病等。

(2)心血管疾病:充血性心力衰竭、感染性心内膜炎。

(3)感染性疾病:猩红热、伤寒、流行性出血热、传染性单核细胞增多症、暴发型流行性脑膜炎以及肺炎支原体、结核分枝杆菌、肝炎病毒、钩端螺旋体等所致感染后肾炎。

(4)系统性疾病:系统性红斑狼疮、过敏性紫癜、结节性多动脉炎、风湿性肾炎。

(5)营养性疾病:维生素 C 缺乏症、维生素 K 缺乏症。

（6）过敏性疾病：饮食过敏，如牛奶或菠萝过敏。

（7）其他疾病：如遗传性毛细血管扩张症、剧烈运动引起的一过性血尿、特发性高钙尿症等。

【诊断和鉴别诊断】

1. 真性血尿与假性血尿 血尿的诊断需排除以下能产生假性血尿的情况：①摄入大量人造色素（如苯胺）、食物（如蜂蜜、黑莓、甜菜）或药物（如大黄、利福平、苯妥英钠）等引起的红色尿；②血红蛋白尿或肌红蛋白尿；③卟啉尿；④初生新生儿尿内尿酸盐可使尿布呈红色；⑤血便或月经血污染。①～④虽有尿色异常，但尿沉渣检查无红细胞可以鉴别。

2. 肾小球性与非肾小球性血尿 血尿确定后，首先判定血尿的来源，然后查找可能的病因。目前常用的方法如下。

（1）尿沉渣红细胞形态学检查：若以异形红细胞为主（相差显微镜下＞30%），则提示为肾小球性血尿。以均一形为主者则提示非肾小球性血尿，血尿来源于肾盂、肾盏、输尿管、膀胱或尿道，多见于泌尿道感染、结石、结核、肿瘤、创伤等。影响尿红细胞形态的因素有年龄、尿比重、尿pH、利尿剂的应用、泌尿系感染、肉眼血尿发作。

（2）尿试纸蛋白检测：来源于肾小球的血尿常呈棕色、可乐样或茶色、葡萄酒色，尿试纸蛋白检测＞100mg/dl。来源于下尿路的血尿常呈鲜红色、粉红色，可有血丝或血块，尿试纸蛋白检测一般＜100mg/dl。

（3）尿沉渣检查：见到红细胞管型和肾小管上皮细胞，表明血尿为肾实质性，多提示肾小球疾病。

3. 肾小球性血尿的诊断步骤

（1）临床资料分析：肾小球性血尿的鉴别诊断应详细询问血尿的伴随症状及体征：①伴水肿、高血压、尿液中发现管型和蛋白尿，应考虑原发性或继发性肾小球疾病。②近期有上呼吸道感染、皮肤感染、胃肠道感染史者，应考虑急性链球菌感染后肾小球肾炎、IgA肾病、溶血尿毒症综合征。③发作性肉眼血尿，常见于IgA肾病、Alport综合征、薄基膜病。④询问血尿家族史，遗传性肾小球疾病包括Alport综合征、薄基膜病；其他遗传性肾疾病还有常染色体显性或隐性多囊肾、不典型溶血尿毒症综合征、镰状红细胞病等。⑤伴感觉异常，应考虑Fabry病。⑥伴肺出血，应想到肺出血-肾炎综合征。⑦伴有皮疹和关节症状者，应考虑紫癜性肾炎、狼疮性肾炎等。

（2）血和尿生化分析：①血ASO升高伴有C3下降应考虑急性链球菌感染后肾炎；②伴血HBsAg（+）和/或HBeAg（+），肾组织中有乙肝病毒抗原沉积，可诊断为乙肝病毒相关性肾炎；③血清补体持续性下降，考虑原发性膜增生性肾炎、狼疮性肾炎、乙肝病毒相关性肾炎等；④ANA、抗dsDNA抗体、ANCA等阳性应考虑狼疮性肾炎、ANCA相关性肾炎；⑤血清IgG、IgM、IgA均增高，可见于狼疮性肾炎、慢性肾炎；⑥尿蛋白成分分析中以大分子蛋白尿为主，多见于急慢性肾小球肾炎及肾病综合征；以小分子蛋白尿为主，提示肾小管、肾间质病变。

（3）肾活检分析：对持续性镜下血尿、发作性肉眼血尿，特别是伴有蛋白尿、肾功能下降或高血压的患者应行肾活检病理检查，对血尿的病因诊断具有极为重要的价值，如IgA肾病、局灶节段性肾小球硬化、狼疮性肾炎、肝炎病毒相关性肾炎、薄基膜病、Alport综合征等。

4. 非肾小球性血尿的诊断步骤

（1）尿三杯试验：第一杯红细胞增多为前尿道出血；第三杯红细胞增多则为膀胱基底部、前列腺、后尿道或精囊出血；三杯均有出血，则为膀胱颈以上部位出血。上尿道出血多呈暗棕色尿，无膀胱刺激征，有时可见血块。尿中出现血块通常为非肾小球性疾病。

（2）临床资料分析：①伴有尿频、尿急、尿痛，应考虑泌尿道感染，其次为肾结核；②伴有低热、盗汗、消瘦，应考虑肾结核；③伴有皮肤黏膜出血，应考虑出血性疾病；④伴有出血、溶血、循环障碍及血栓症状，应考虑DIC或溶血尿毒症综合征；⑤伴有肾绞痛或活动后腰痛，应考虑肾结石；⑥伴有外伤史，应考虑泌尿系统外伤；⑦伴有肾区肿块，应考虑肾肿瘤或肾静脉栓塞；⑧近期使用肾毒性药物，应考虑急性间质性肾炎；⑨无明显伴随症状时，应考虑左肾静脉受压综合征、特发性高钙尿症、肾微小结石、肾盏乳头炎、肾小血管病及肾盂、尿路息肉、憩室。

（3）辅助检查分析：①中段尿培养阳性、尿菌落计数＞10⁵/ml，可诊断泌尿道感染；②尿培养检出结核分枝杆菌，对诊断肾结核有重要价值，并可通过 3 次以上晨尿沉渣找抗酸杆菌，其阳性率为80%～90%，24 小时尿沉渣找抗酸杆菌，阳性率为 70%；③泌尿系统影像学检查，如超声检查、CT 检查、静脉肾盂造影（IVP）、DMSA 等，有助于泌尿系统结石、肾囊肿、肾肿瘤、左肾静脉受压综合征、肾静脉血栓的诊断；④儿童特发性高钙尿症，是非肾小球性血尿的常见原因，2 岁以上当尿钙／尿肌酐＞0.2时，进一步行 24 小时尿钙测定＞4mg/kg，即可诊断。

第八节 | 急性肾损伤

急性肾损伤（acute kidney injury，AKI）是由多种原因引起的短期内肾功能急剧下降或丧失的临床综合征，患儿出现氮质血症、水及电解质紊乱和代谢性酸中毒等症状。AKI 的诊断标准为：48h 血肌酐升高绝对值≥26.5μmol/L（0.3mg/dl）；或血肌酐达基线水平 1.5～1.9 倍；或尿量＜0.5ml/（kg·h）持续6～12h。

【病因】

可分为肾前性、肾性和肾后性三类。

1. **肾前性** 任何原因引起有效循环血容量降低，使肾血流量不足、肾小球滤过率（GFR）显著降低所致。

常见的原因包括呕吐、腹泻和胃肠减压等胃肠道液体大量丢失、大面积烧伤、手术或创伤出血等引起的绝对血容量不足；脓毒症、休克、低蛋白血症、严重心律失常、心脏压塞和心力衰竭等引起的相对血容量不足。

2. **肾性** 系指各种肾实质病变所致的肾功能下降，或由于肾前性因素未能及时祛除病因、病情进一步发展所致。

常见的原因包括急性肾小管坏死（ATN）、急性肾小球肾炎、溶血尿毒症综合征、急性间质性肾炎、肾血管病变（血管炎、血管栓塞和弥散性血管内栓塞），以及慢性肾脏疾患在某些诱因刺激下肾功能急剧衰退。

3. **肾后性** 各种原因所致的泌尿道梗阻引起的急性肾损伤，如输尿管肾盂连接处狭窄、肾结石、肿瘤压迫、血块堵塞等。

【发病机制】

急性肾损伤的发病机制目前仍不清楚，本节着重讨论 ATN 的主要发病机制。

1. **肾小管损伤** 肾缺血或中毒时引起急性肾小管损伤，小管上皮细胞变性、坏死和脱落，肾小管基膜断裂。一方面脱落的上皮细胞引起肾小管堵塞，造成管内压升高和小管扩张，导致肾小球有效滤过压降低和少尿；另一方面肾小管上皮细胞受损，引起肾小管液回漏，导致肾间质水肿。

2. **肾血流动力学改变** 肾缺血和肾毒素能使肾素-血管紧张素系统活化，可引起肾血管持续收缩和肾小球入球动脉痉挛，肾缺血缺氧、肾血流量减少、GFR 降低等，导致急性肾损伤。

3. **缺血-再灌注肾损伤** 肾缺血再灌注时，细胞内钙通道开放，钙离子内流，造成细胞内钙超负荷；同时局部产生大量的氧自由基，可使肾小管细胞的损伤发展为不可逆性损伤。

4. **非少尿型 ATN 的发病机制** 因肾单位受损轻重不一，受累肾单位灌注量明显减少、血管收缩和阻力增大，而部分肾单位血流灌注几乎正常所致。

【病理】

ATN 肾脏病理改变：近端肾小管上皮细胞肿胀、坏死，刷状缘弥漫性消失、变薄和远端肾小管腔内管型形成是缺血型 ATN 常见的特征性病理改变。近端肾小管及远端肾单位局灶节段性斑块坏死和细胞脱落是中毒型 ATN 的病理特征。

【临床表现】

急性肾损伤除有诱发病因的症状外,患儿因肾功能下降而出现水及电解质紊乱和代谢性酸中毒等系列症状。

1. 水钠潴留 患儿可表现为全身水肿、高血压、肺水肿、脑水肿和心力衰竭,有时因水潴留可出现稀释性低钠血症。

2. 电解质紊乱 常见高钾、低钠、低钙、高镁、高磷和低氯血症。

3. 代谢性酸中毒 表现为恶心、呕吐、疲乏、嗜睡、呼吸深快、食欲缺乏,甚至昏迷,血 pH 降低。

4. 全身各系统中毒症状 其严重程度与血中尿素氮及肌酐增高的浓度相一致。

(1)消化系统:表现为食欲缺乏、恶心、呕吐和腹泻等,严重者出现消化道出血或黄疸,而消化道出血可加重氮质血症。

(2)心血管系统:主要因水钠潴留所致,表现为高血压和心力衰竭,还可发生心律失常、心包炎等。

(3)神经系统:可有嗜睡、神志混乱、焦虑不安、抽搐、昏迷和自主神经功能紊乱,如多汗或皮肤干燥,还可表现为意识、行为、记忆、感觉、情感等多种功能障碍。

(4)血液系统:AKI 常伴有正细胞、正色素性贫血,贫血随肾功能恶化而加重,系由于红细胞生成减少、血管外溶血、血液稀释和消化道出血等原因所致。出血倾向(牙龈出血、鼻出血、皮肤瘀点及消化道出血)多因血小板减少、血小板功能异常和 DIC 引起。急性肾损伤早期白细胞总数常增高,中性粒细胞比例也增高。

【实验室检查】

1. 尿液检查 有助于鉴别肾前性和肾实质性 AKI。肾前性 AKI 尿比重、渗透压增高,而尿沉渣和蛋白检查可为阴性或轻度异常;肾性 AKI 因原发病的不同,尿中可有不同程度的蛋白尿、红细胞、白细胞等。

2. 血生化检查 应注意监测电解质浓度变化及血肌酐和尿素氮。

3. 影像学检查 采用超声、CT、磁共振等检查有助于了解肾脏的大小、形态,血管及输尿管、膀胱有无梗阻,也可了解肾血流量、肾小球和肾小管的功能,造影剂有加重肾损害的风险,须慎用。

4. 肾活检 对原因不明的 AKI,肾活检是可靠的诊断手段,可帮助诊断和评估预后。

【诊断和鉴别诊断】

当患儿存在诱发急性肾损伤的基础疾病或因素时,需警惕和预防 AKI 的发生。尿量持续减少、肾功能急剧恶化时,均应考虑 AKI 的可能,诊断一旦确定,进一步鉴别是肾前性、肾性还是肾后性。

1. AKI 诊断标准 KIDGO 指南的标准:48h 血肌酐升高绝对值≥26.5μmol/L(0.3mg/dl);或血肌酐较原水平升高 50%~99%;或尿量<0.5ml/(kg·h)持续 6~12h。急性透析质量倡议(ADQI)修订的儿童 RIFLE 标准(pRIFLE 标准):7 天内估算肌酐清除率下降≥25%,或尿量<0.5ml/(kg·h)持续 8h。

2. AKI 分期标准 见表 13-3。

表 13-3 急性肾损伤的诊断标准及分期(KIDGO)

分期	血肌酐	尿量
1 期(Risk)	血肌酐达基线水平的 1.5~1.9 倍,或血肌酐上升值升高≥26.5μmol/L(0.3mg/dl)	<0.5ml/(kg·h),持续 6~12h
2 期(Injury)	血肌酐达基线水平的 2.0~2.9 倍	<0.5ml/(kg·h),持续≥12h
3 期(Failure)	血肌酐达基线水平的 3 倍以上,或血肌酐上升≥353.6μmol/L(4mg/dl),或需要肾替代治疗,或肾小球滤过率<35ml/(min·1.73m^2)	<0.3ml/(kg·h),时间超过 24h 或无尿超过 12h

注:此外,还有 ADQI 修订的 pRIFLE 标准、我国学者制定的 pROCK 标准。

3. AKI 病因诊断

（1）肾前性与肾性鉴别：通过详细询问病史，如有呕吐、腹泻、失血、休克等引起血容量不足的因素，提示肾前性可能；既往有肾病史或用药史，提示肾性可能。仔细的体格检查，如有皮肤黏膜干燥、周围循环充血不足提示肾前性；高血压、水肿、循环充血症状提示肾性。还可通过补液试验、利尿试验辅助鉴别。补液试验：用 2∶1 等张液 $15\sim20ml/kg$ 快速输入（半小时内输完），2h 尿量增加至 $6\sim10ml/kg$，为肾前性少尿；尿量无增加则可能为肾性。利尿试验：如补液后无反应，可使用 20% 甘露醇 $0.2\sim0.3g/kg$，在 $20\sim30min$ 内推注，2h 尿量增加至 $6\sim10ml/kg$ 为有效，需继续补液改善循环；无反应者给呋塞米 $1\sim2mg/kg$，2h 尿量增加至 $6\sim10ml/kg$ 为有效，若仍无改善，为肾性肾衰竭。对已有循环充血者，慎用甘露醇。

（2）肾后性 AKI：泌尿系统影像学检查有助于发现导致尿路梗阻的病因。

【治疗】

治疗原则是祛除病因，积极治疗原发病，减轻症状，改善肾功能，维持水和电解质的平衡，防止并发症的发生。

1. 祛除病因和治疗原发病 肾前性 AKI 应注意及时纠正全身循环血流动力学障碍，包括补液、输注血浆和白蛋白、控制感染等。避免接触肾毒性物质，严格掌握肾毒性抗生素的用药指征，并根据肾功能调节用药剂量，密切监测尿量和肾功能变化。肾后性应及时解除梗阻，保持尿液的通畅。

2. 饮食和营养 应选择高糖、低蛋白、富含维生素的食物，尽可能供给足够的能量。供给热量 $210\sim250kJ/(kg\cdot d)$，蛋白质 $0.5g/(kg\cdot d)$，应选择优质动物蛋白，脂肪占总热量的 30%～40%。

3. 控制水和钠的摄入 坚持"量出为入"的原则，严格限制水、钠摄入，有透析支持则可适当放宽液体入量。每天液体量控制在：尿量 + 显性失水（呕吐、大便、引流量）+ 不显性失水 - 内生水。无发热患儿每天不显性失水为 $300ml/m^2$，体温每升高 1℃，不显性失水增加 $75ml/m^2$；内生水在非高分解代谢状态约为 $100ml/m^2$。所用液体均为非电解质液。可短期试用髓袢利尿剂呋塞米。

4. 纠正代谢性酸中毒 轻中度代谢性酸中毒一般无须处理。当血浆 HCO_3^-<12mmol/L 或动脉血 pH<7.2，可补充 5% 碳酸氢钠 5ml/kg，提高 CO_2CP 5mmol/L。纠正酸中毒时应注意防治低钙性抽搐。

5. 纠正电解质紊乱 包括高钾血症、低钠血症、低钙血症和高磷血症的处理。

6. 透析治疗 凡上述保守治疗无效者，均应尽早进行透析。透析的指征：①严重水潴留，有肺水肿、脑水肿的倾向；②血钾≥6.5mmol/L 或心电图有高钾表现；③严重酸中毒，血浆 HCO_3^-<12mmol/L 或动脉血 pH<7.2；④严重氮质血症，特别是高分解代谢的患儿。现透析指征有放宽的趋势，透析的方法包括腹膜透析、血液透析和连续动静脉血液滤过三种技术。

【预后】

随着透析的广泛开展，AKI 的病死率已有明显降低。AKI 的预后与原发病性质、肾脏损害程度、少尿持续时间长短、早期诊断和早期治疗与否、透析与否和有无并发症等有直接关系。

（黄松明）

第十四章 | 血液系统疾病

血液系统疾病是指原发于造血系统和主要累及血液和造血器官的疾病,是以血液和造血组织为主要研究对象的分支学科。儿童造血系统疾病具有许多与其他疾病不同的特点。血液以液体状态不停地在体内循环,灌注着每一个器官的微循环,因此血液病的表现多为全身性。同时由于血液是执行不同生理功能的血细胞和血浆成分的综合体,并且与造血组织共同构造一个完整的动态平衡系统,血液病的症状与体征多种多样;实验室检查在血液病诊断中占有突出地位;继发性血液学异常比原发性血液病更多见。

第一节 | 儿童造血和血象特点

一、造血特点

造血是血细胞形成的动态过程。造血器官起源于中胚叶以及肝、脾、骨髓、胸腺和淋巴结等器官。根据造血组织发育和造血部位发生的先后,可将此期分为 2 个阶段(图 14-1)。

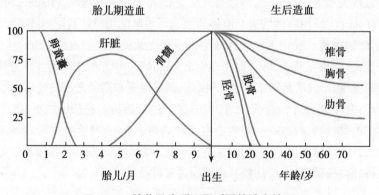

图 14-1 胎儿及生后不同时期的造血情况

(一)胚胎期造血

1. 中胚叶造血期 在胚胎第 3 周开始出现卵黄囊造血,之后在中胚叶组织中出现广泛的原始造血成分,主要是原始的有核红细胞。在胚胎第 6 周后,中胚叶造血开始减退。

2. 肝脾造血期 自胚胎第 6～8 周开始,肝脏出现活动的造血组织,并逐渐成为胎儿中期的主要造血部位,4～5 个月时达高峰,6 个月后逐渐减退,出生时终止。胎肝造血主要产生有核红细胞,此外还产生少量粒细胞和巨核细胞。

约于胚胎第 8 周脾脏开始造血,以生成红细胞占优势,稍后粒系造血也开始活跃,至 12 周时出现淋巴细胞和单核细胞。胎儿 5 个月之后,脾脏造红细胞和粒细胞的功能逐渐减退,至出生时成为终生造血淋巴器官。

胚胎第 6～7 周开始出现胸腺,于第 8 周开始生成淋巴细胞。来源于卵黄囊、肝脏或骨髓的淋巴干细胞在胸腺中经包括胸腺素在内的微环境诱导分化为具有细胞免疫功能的前 T 细胞和成熟 T 淋巴细胞,并迁移至周围淋巴组织,在相应的微环境中分化为不同的亚群,这种功能维持终生。此外,胚胎期胸腺还有短暂的生成红细胞和粒细胞功能。

自胚胎第 11 周淋巴结开始生成淋巴细胞,从此,淋巴结成为终生造淋巴细胞和浆细胞的器官。胎儿期淋巴结亦有短暂的红系造血功能。

3. 骨髓造血期　胚胎第 6 周开始出现骨髓,但至胎儿 4 个月时才开始造血活动,并迅速成为主要的造血器官,直至出生 2~5 周后成为唯一的造血场所。

(二) 生后造血

1. 骨髓造血　出生后主要是骨髓造血。婴幼儿期所有骨髓均为红骨髓,全部参与造血,以满足生长发育的需要。5~7 岁开始,脂肪组织(黄骨髓)逐渐代替长骨中的造血组织,因此年长儿和成人红骨髓仅限于肋骨、胸骨、脊椎、骨盆、颅骨、锁骨和肩胛骨,但黄骨髓仍有潜在的造血功能,当造血需要增加时,它可转变为红骨髓而恢复造血功能。小儿在出生后前几年缺少黄骨髓,故造血代偿潜力小,当造血需要增加时,就会出现髓外造血。

2. 骨髓外造血　在正常情况下,骨髓外造血极少。出生后,尤其在婴儿期,当发生感染性贫血或溶血性贫血等造血需要增加时,肝、脾和淋巴结可随时适应需要,恢复到胎儿时的造血状态,出现肝、脾、淋巴结肿大。同时外周血中可出现有核红细胞和 / 或幼稚中性粒细胞。这是小儿造血器官的一种特殊反应,称为"骨髓外造血",感染及贫血等纠正后即恢复正常。

二、血象特点

不同年龄儿童的血象有所不同。

(一) 红细胞数和血红蛋白量

由于胎儿期处于相对缺氧状态,红细胞生成素合成增加,故红细胞数和血红蛋白量较高,出生时红细胞数约 $(5.0~7.0)×10^{12}/L$,血红蛋白量约 150~220g/L。未成熟儿与足月儿基本相等,少数可稍低。生后 6~12h 因进食较少和不显性失水,其红细胞数和血红蛋白量往往比出生时高些。生后随着自主呼吸的建立,血氧含量增加,红细胞生成素减少,骨髓造血功能暂时性降低,网织红细胞减少;胎儿红细胞寿命较短,且破坏较多(生理性溶血);婴儿生长发育迅速,循环血量迅速增加等因素,红细胞数和血红蛋白量逐渐降低,至 2~3 个月时(早产儿较早)红细胞数降至 $3.0×10^{12}/L$ 左右,血红蛋白量降至 100g/L 左右,出现轻度贫血,称为"生理性贫血"。"生理性贫血"呈自限性,3 个月以后,红细胞数和血红蛋白量又缓慢增加,于 12 岁时达成人水平。此外,初生时外周血中可见到少量有核红细胞,生后 1 周内消失。

网织红细胞百分比在初生 3 天内约为 4%~6%,于生后第 7 天迅速下降至 2% 以下,并维持在较低水平,约 0.3%,以后随生理性贫血恢复而短暂上升,婴儿期以后约与成人相同。

(二) 白细胞数与分类

初生时白细胞数为 $(15~20)×10^9/L$,生后 6~12h 达 $(21~28)×10^9/L$,然后逐渐下降,1 周时平均为 $12×10^9/L$,婴儿期白细胞数维持在 $10×10^9/L$ 左右,8 岁以后接近成人水平。

白细胞分类主要是中性粒细胞与淋巴细胞比例的变化。出生时中性粒细胞约占 0.65,淋巴细胞约占 0.30。随着白细胞总数的下降,中性粒细胞比例逐渐下降,生后 4~6 天时两者比例约相等;至 1~2 岁时淋巴细胞约占 0.60,中性粒细胞约占 0.35,之后中性粒细胞比例逐渐上升,至 4~6 岁时两者比例又相等;以后白细胞分类与成人相似。此外,初生儿外周血中也可出现少量幼稚中性粒细胞,但在数天内即消失。

(三) 血小板数

血小板计数约为 $(100~300)×10^9/L$。

(四) 血红蛋白种类

血红蛋白分子由两对多肽链组成,构成血红蛋白分子的多肽链共有 6 种,分别为 α、β、γ、δ、ε 和 ζ 链,不同的血红蛋白分子由不同的多肽链组成。正常情况下可有 6 种不同的血红蛋白分子:胚胎期的血红蛋白为 Gower1（$\zeta_2\varepsilon_2$）、Gower2（$\alpha_2\varepsilon_2$）和 Portland（$\zeta_2\gamma_2$）；胎儿期的胎儿血红蛋白（HbF, $\alpha_2\gamma_2$）；成人血红蛋白分为 HbA（$\alpha_2\beta_2$）和 HbA$_2$（$\alpha_2\delta_2$）两种。

血红蛋白 Gower1、Gower2 和 Portland 在胚胎 12 周时消失，并被 HbF 代替。胎儿 6 个月时 HbF 占 0.90，而 HbA 仅占 0.05～0.10；以后 HbA 合成逐渐增加，至出生时 HbF 约占 0.70，HbA 约占 0.30，HbA$_2$<0.01。出生后 HbF 迅速被 HbA 代替，1 岁时 HbF 不超过 0.05，2 岁时 HbF 不超过 0.02。成人的 HbA 约占 0.95，HbA$_2$ 占 0.02～0.03，HbF 不超过 0.02。

（五）血容量

小儿血容量相对成人较多，新生儿血容量约占体重的 10%，平均 300ml；儿童约占体重的 8%～10%；成人血容量约占体重的 6%～8%。

第二节 | 儿童血液系统疾病的诊断方法

一、血液系统疾病体格检查

（一）全身状态检查

包括生命体征、营养状态、面容等，发热是急性白血病最常见的全身症状；贫血患儿通常表现为虚弱无力，慢性贫血往往有生长发育障碍；重型 α、β 地中海贫血可表现为特殊面容，如颧骨、额突出，眼距宽、鼻梁低等。

（二）皮肤

血液系统疾病在病程中可伴随着多种皮肤病变和反应，有的是局部的，有的是全身的。皮肤病变除颜色改变外，亦可出现皮疹、出血点、紫癜、水肿等。贫血时出现皮肤黏膜苍白，苍白程度一般与贫血程度成正比；溶血性贫血导致皮肤黄疸；朗格汉斯细胞组织细胞增生症中的皮疹可呈湿疹样、脂溢性皮疹；免疫性血小板减少症以针尖大小的出血点为突出表现；急性髓系白血病皮肤浸润可表现为皮疹、丘疹、肿块等。

（三）淋巴结

淋巴结肿大是血液系统疾病尤其是恶性疾病常见的体征之一。根据淋巴结肿大的范围分为普遍性和局限性两种，常见于血液系统恶性疾病，如白血病、淋巴瘤、恶性组织细胞病、朗格汉斯细胞组织细胞增生症等。

（四）肝脏和脾脏

肝脾大是血液系统疾病常见的体征之一。儿童缺铁性贫血髓外造血可出现肝、脾轻度肿大，贫血越重，肝脾大越明显。遗传性球形红细胞增多症三大特征之一是脾大，年龄越大越显著。急性淋巴细胞白血病的肝脾大占 90% 以上，是白血病细胞浸润导致，肿大的肝脾表面光滑，可有压痛。

二、血液系统疾病辅助检查

实验室检查是血液系统疾病诊断与鉴别诊断的基本依据和必要手段。

（一）血液一般检测

血液一般检测是对血液成分的一些基础指标进行数值测定、形态学描述的实验室检查。包括血常规检验和血涂片形态学检查，主要反映外周血血细胞数量和形态的变化，间接反映骨髓造血的病理变化。传统的血液常规检测仅有红细胞计数、血红蛋白测定、白细胞计数及分类。目前血液常规项目的内涵逐渐丰富，除有形成分数量指标外，红细胞个体形态、血红蛋白状态、网织红细胞定量及分级、血小板个体形态、白细胞自动分类及异常白细胞提示，甚至外周血有核红细胞数量都已逐渐成为常规检测内容，因此也有把血常规检测称为全血细胞计数（CBC）。

血液常规和外周血涂片检测为血液系统疾病诊断提供最基本的辅助诊断及诊断依据，如缺铁性贫血外周血红细胞呈小细胞低色素性,细胞体积变小,中央淡染区扩大;大多数急性白血病外周血白细胞计数增多,如果白细胞高达 $100×10^9/L$,并且外周血涂片可见大量原始及幼稚细胞称为高白细胞性白血病。

(二)溶血性贫血的实验室检测

1. **红细胞膜缺陷的检测**　红细胞渗透脆性试验是测定红细胞对不同浓度低渗氯化钠溶液溶血的抵抗力,即红细胞的渗透脆性。脆性增高主要见于遗传性球形红细胞增多症,温抗体型自身免疫性溶血性贫血、遗传性椭圆形红细胞增多症也可增高。脆性减低常见于地中海贫血(thalassemia),也可见于缺铁性贫血、某些肝硬化及阻塞性黄疸等。

2. **红细胞酶缺陷的检测**　红细胞葡萄糖 -6- 磷酸脱氢酶(G-6-PD)缺乏症常用的检测方法包括高铁血红蛋白还原试验、变性珠蛋白小体生成试验和葡萄糖 -6- 磷酸脱氢酶荧光斑点试验和活性测定。蚕豆病和伯氨喹型药物溶血性贫血患者由于 G-6-PD 缺陷,高铁血红蛋白还原率明显下降,高铁血红蛋白还原试验减低。G-6-PD 缺乏症变性珠蛋白小体常高于45%。丙酮酸激酶缺乏症会导致红细胞的能量供应受到影响,进而发生溶血,通过丙酮酸激酶荧光筛选试验和活性测定可诊断。

3. **珠蛋白生成异常的检测**　血红蛋白电泳中 HbA_2 增高是诊断轻型 β 地中海贫血的重要依据。个别恶性贫血、叶酸缺乏所致巨幼红细胞贫血、某些不稳定血红蛋白病 HbA_2 也会增高。缺铁性贫血及铁粒幼细胞贫血 HbA_2 减低。β 地中海贫血胎儿血红蛋白测定或 HbF 碱变性试验明显增高,急性白血病、再生障碍性贫血、纯红白血病、淋巴瘤等也可轻度增高。

4. **自身免疫性溶血性贫血检测**　抗球蛋白试验阳性见于新生儿溶血病、自身免疫性溶血性贫血(AIHA)、淋巴瘤等;间接 Coombs 试验主要用于 Rh 或 ABO 妊娠免疫性新生儿溶血病、母体血清中不完全抗体的检测。冷热溶血试验阳性见于阵发性寒冷性血红蛋白尿症。

5. **阵发性睡眠性血红蛋白尿症有关检测**　阵发性睡眠性血红蛋白尿症(PNH)蔗糖溶血试验常为阳性,轻度阳性亦可见于部分巨幼红细胞贫血、再生障碍性贫血、AIHA 和遗传性球形红细胞增多症。此试验可作为 PNH 的筛选试验,阴性可排除 PNH,阳性应再做酸化溶血试验。酸化溶血试验阳性主要见于 PNH,某些 AIHA 发作严重时也可阳性。

(三)血栓与止血检测

1. **出血时间和束臂试验**　出血时间延长见于血小板明显减少,如原发性和继发性血小板减少症;血小板功能异常,如血小板无力症(GT)和巨血小板综合征(BSS);严重缺乏血浆某些凝血因子,如血管性血友病(vWD)、弥散性血管内凝血(DIC)和血管异常。束臂试验阳性见于以下几种情况:遗传性出血性毛细血管扩张症、过敏性紫癜、原发性和继发性血小板减少症、血小板增多症以及遗传性和获得性血小板功能缺陷症等。

2. **血小板检测**　克隆抗体特异性俘获血小板抗原试验(MAIPA)是用于检测血清中血小板膜蛋白特异的自身抗体。免疫性血小板减少症(ITP)患儿存在可以与血小板结合的血小板自身抗体,尤其是抗血小板膜蛋白的特异性自身抗体,对抗体介导的 ITP 有较高特异性。血小板黏附试验(PAdT)减低见于血管性血友病(vWD)、巨血小板综合征(BBS)、血小板无力症、骨髓增生异常综合征(MDS)、急性白血病、低(无)纤维蛋白原血症等。血小板聚集试验(PAgT)减低反映血小板聚集功能减低,见于血小板无力症、原发性血小板减少性紫癜、急性白血病等。

3. **凝血因子检测及抗凝系统检测**　凝血因子检测筛检试验即血凝试验,包括活化部分凝血活酶时间(APTT)、凝血时间(CT)、凝血酶原时间(PT)等。确诊试验包括血浆凝血因子Ⅷ、Ⅸ、Ⅺ、Ⅻ促凝活性测定,血浆凝血因子Ⅱ、Ⅴ、Ⅶ、Ⅹ促凝活性测定,血浆纤维蛋白原测定,血浆凝血因子ⅩⅢ定性试验和可溶性纤维蛋白单体复合物测定。抗凝系统检测包括 APTT 交叉纠正试验、狼疮抗凝物质测定、血浆抗凝血酶活性测定(AT)、血浆蛋白 C 活性测定(PC)等。

(四)骨髓液相关检测

骨髓检查的方法主要包括:骨髓细胞形态学检查、骨髓细胞化学检查、骨髓病理学检查、细胞遗传学检查、细胞免疫学表型分析等。

1. 骨髓细胞形态学检查 骨髓细胞形态学检查是通过观察骨髓涂片中细胞的形态以及细胞间的比例关系来检查骨髓细胞量和质的变化,是诊断造血系统疾病最常用的基本方法。

造血系统疾病多数具有特征性细胞形态学改变,骨髓检查对这些疾病有一定的决定性诊断意义。如各种类型白血病、多发性骨髓瘤、巨幼红细胞贫血、戈谢病(GD)、尼曼-皮克病等。这些疾病也常通过复查骨髓象来评价疗效或判断预后。骨髓细胞形态学检查还可用于辅助诊断某些疾病,如各种恶性肿瘤的骨髓转移、淋巴瘤的骨髓浸润、骨髓增生异常综合征、骨髓增殖性肿瘤、缺铁性贫血、溶血性贫血、脾功能亢进和免疫性血小板减少症。

2. 骨髓细胞化学检查 细胞化学染色是以细胞形态学为基础,根据化学反应原理,应用骨髓涂片按一定程序染色,然后在显微镜下观察细胞化学成分及其变化的一项检查方法,髓过氧化物酶染色(MPO)、中性粒细胞碱性磷酸酶染色(NAP)和糖原染色(PAS)对于白血病的诊断、分型和鉴别有重要意义。铁染色是目前诊断缺铁性贫血及指导铁剂治疗的一项可靠和临床实用的检验方法。

3. 骨髓细胞免疫表型 也称细胞免疫标记(表型)检测,即用单克隆抗体及免疫学技术对细胞膜表面和/或细胞质存在的特异性抗原进行检测,借以分析细胞所属系列,分化程度和功能状态的一种方法,用于血液肿瘤的免疫表型分析和血液肿瘤微小残留病的监测,也用于检测T淋巴细胞亚群、识别巨核细胞和血小板的抗体等。骨髓细胞免疫表型分析对于白血病、淋巴瘤等血液肿瘤的诊断与鉴别诊断、分型与治疗方案选择、预后判断均具有重要的临床意义。

4. 骨髓细胞遗传学和基因分析 细胞遗传学在血液肿瘤的研究中确定了某些染色体异常与疾病发生、发展、诊断、治疗及预后有密切关系,染色体的特定片段和易位也已成为血液病诊断的依据。许多血液肿瘤与染色体异常(如染色体易位、缺失、重排等)有关,特异性染色体标志的检测有助于血液肿瘤的诊断及分型。血液肿瘤的染色体易位在分子水平的改变,表现为与血液肿瘤发病机制有关的基因重排及各种融合基因的形成,也是诊断某些血液肿瘤的分子标志物。如慢性髓系白血病(CML)典型的特点是具有 Ph 染色体,即 t(9;22)(q34;q11.2),易位后重组形成 *BCR-ABL* 融合基因,其基因产物 P210 具有较高的蛋白酪氨酸激酶(PTK)活性,被认为是 CML 发病的主要原因。

第三节 | 儿童贫血概述

贫血是指外周血中单位容积内的红细胞数、血红蛋白量或红细胞比容(HCT)低于正常。婴儿和儿童的红细胞数和血红蛋白量随年龄不同而有差异。根据世界卫生组织的资料,血红蛋白(Hb)的低限值在 6~59 个月者为 110g/L,血细胞比容(HCT)为 0.33;5~11 岁儿童 Hb 为 115g/L,HCT 为 0.34;12~14 岁儿童 Hb 为 120g/L,HCT 为 0.36,海拔每升高 1 000m,血红蛋白上升 4%;低于此值为贫血。6 个月以下的婴儿由于生理性贫血等因素,血红蛋白值变化较大,目前尚无统一标准。我国小儿血液会议(1988 年)将生后 10 天新生儿贫血标准暂定为血红蛋白<145g/L,以后血红蛋白逐渐下降,1 个月以上婴儿根据 1986 年联合国儿童基金会补充建议,1~3 个月时<90g/L,4~6 个月时<100g/L 为贫血。

【贫血的分类】

1. 按程度分类 根据外周血血红蛋白含量或红细胞数可分为 4 度:①血红蛋白从正常下限至>90g/L 者为轻度;②60~90g/L 者为中度;③30~59g/L 者为重度;④<30g/L 者为极重度。新生儿 Hb 介于 144~120g/L 者为轻度,90~120g/L 者为中度,60~89g/L 者为重度,<60g/L 者为极重度。

2. 按病因分类 根据造成贫血的原因将其分为红细胞或血红蛋白生成不足、破坏过多(溶血性)和丢失过多(失血性)三类。

(1)生成不足

1)造血物质缺乏:如铁缺乏(缺铁性贫血)、维生素 B$_{12}$ 和叶酸缺乏(巨幼红细胞贫血)、维生素 A

缺乏、维生素 B_6 缺乏、铜缺乏、维生素 C 缺乏、蛋白质缺乏等。

2）骨髓造血功能障碍：如再生障碍性贫血、单纯红细胞再生障碍性贫血、骨髓增生异常（MDS）、肿瘤浸润等。

3）感染性及炎症性贫血：如流感嗜血杆菌、金黄色葡萄球菌、链球菌等感染。

4）其他：慢性肾病所致贫血、铅中毒所致贫血、癌症性贫血等。

（2）破坏过多（溶血性）：可由红细胞内在异常或红细胞外在因素引起。

1）红细胞内在异常：①红细胞膜结构缺陷。如遗传性球形红细胞增多症、遗传性椭圆形红细胞增多症、棘状红细胞增多、阵发性睡眠性血红蛋白尿等。②红细胞酶缺乏。如葡萄糖 -6- 磷酸脱氢酶（G-6-PD）缺乏、丙酮酸激酶（PK）缺乏等。③血红蛋白合成或结构异常。如地中海贫血、血红蛋白病等。

2）红细胞外在因素：①免疫因素。体内存在破坏红细胞的抗体，如新生儿溶血病、自身免疫性溶血性贫血、药物所致的免疫性溶血性贫血等。②非免疫因素。如感染、物理化学因素、毒素、脾功能亢进、弥散性血管内凝血等。

（3）丢失过多（失血性）：包括急性失血和慢性失血引起的贫血。

3. **按形态分类**　根据红细胞数、血红蛋白量和血细胞比容计算平均红细胞体积（MCV）、平均红细胞血红蛋白量（MCH）、平均红细胞血红蛋白浓度（MCHC），将贫血分为四类（表 14-1）。

表 14-1　贫血的细胞形态分类

形态分类	MCV/fl	MCH/pg	MCHC/($g·L^{-1}$)
正常值	80～94	28～32	320～380
大细胞性	>94	>32	320～380
正细胞性	80～94	28～32	320～380
单纯小细胞性	<80	<28	320～380
小细胞低色素性	<80	<28	<320

【临床表现】

贫血的临床表现与其病因、程度轻重、发生急慢等因素有关。急性贫血，如急性失血或溶血，虽贫血程度轻，亦可引起严重症状甚至休克；慢性贫血，若机体各器官的代偿功能较好，可无症状或症状较轻，当代偿不全时才逐渐出现症状。红细胞的主要功能是携带氧气，故贫血时的症状即是组织与器官出现缺氧的相关症状。

1. **一般表现**　皮肤、黏膜苍白为突出表现。贫血时皮肤（面、耳轮、手掌等）黏膜（睑结膜、口腔黏膜）及甲床呈苍白色；重度贫血时皮肤往往呈蜡黄色，易误诊为轻度黄疸；相反，伴有黄疸、青紫或其他皮肤色素改变时可掩盖贫血的表现。此外，病程较长的患者易疲倦、毛发干枯、营养低下、体格发育迟缓等。

2. **造血器官反应**　婴幼儿期的骨髓几乎全是红骨髓，贫血时，骨髓不能进一步代偿而出现骨髓外造血，表现为肝脾和淋巴结肿大，外周血中可出现有核红细胞、幼稚粒细胞。

3. **各系统症状**

（1）循环和呼吸系统：贫血时可出现呼吸加速、心率加快、脉搏加强、动脉压增高，有时可见毛细血管搏动。重度贫血失代偿时，则出现心脏扩大、心前区收缩期杂音，甚至发生充血性心力衰竭。

（2）消化系统：胃肠蠕动及消化酶分泌功能均受影响，出现食欲减退、恶心、腹胀或便秘等。偶有舌炎、舌乳头萎缩等。

（3）神经系统：常表现为精神不振、注意力不集中、情绪易激动等。年长儿童可有头痛、眩晕、眼前有黑点或耳鸣等。

（4）其他：引起贫血的疾病的相关症状。如溶血性贫血时可出现黄疸、血红蛋白尿；α 地中海贫血时可有头颅增大，额骨、顶骨、枕骨突出等；遗传性球形红细胞增多症反复发作溶血时可有胆石症的症状；急性淋巴细胞白血病可有肝、脾、淋巴结肿大等。

【诊断要点】

贫血是综合征,必须查清贫血的原因,才能进行合理和有效的治疗。因此,详细询问病史、全面的体格检查和必要的实验室检查是贫血病因诊断的重要依据。

1. 病史

(1) 发病年龄:可提供诊断线索。不同年龄发生贫血的病因不同。出生即有严重贫血者要考虑产前或产时失血;生后48h内出现贫血伴有黄疸者,以新生儿溶血病可能性大;婴儿期发病者多考虑营养缺乏性贫血、遗传性溶血性贫血;儿童期发病者多考虑慢性出血性贫血、再生障碍性贫血、其他造血系统疾病、全身性疾病引起的贫血。

(2) 病程经过和伴随症状:起病快、病程短者,提示急性溶血或急性失血;起病缓慢者,提示营养性贫血、慢性失血、慢性溶血等。如伴有黄疸和血红蛋白尿提示溶血;伴有呕血、便血、血尿、瘀斑等提示出血性疾病;伴有神经和精神症状,如嗜睡、震颤等提示维生素 B_{12} 缺乏;伴有骨痛提示骨髓浸润性病变,肿瘤性疾病多伴有发热、肝脾及淋巴结肿大。

(3) 喂养史:详细了解婴幼儿的喂养方法及饮食的质与量对诊断和病因分析有重要意义。单纯乳类喂养未及时添加辅食的婴儿,易患营养性缺铁性贫血或巨幼红细胞贫血;幼儿及年长儿童饮食质量差或搭配不合理者,可能为缺铁性贫血(iron deficiency anemia, IDA)。

(4) 既往史:询问有无寄生虫病,特别是钩虫病史;询问其他系统疾病,包括消化系统疾病、慢性肾病、严重结核、慢性炎症性疾病(如类风湿病)等可引起贫血的有关疾病。此外,还要询问是否服用对造血系统有不良影响的药物,如氯霉素、磺胺等。

(5) 家族史:与遗传有关的贫血,如遗传性球形红细胞增多症、G-6-PD缺乏、地中海贫血等,家族(或近亲)中常有同样患者。

2. 体格检查

(1) 生长发育:慢性贫血往往有生长发育障碍。某些遗传性溶血性贫血,例如长期贫血状态的重型β地中海贫血,除发育障碍外,还表现出特殊面貌(颧、额突出,眼距宽、鼻梁低、下颌骨较大)等。

(2) 营养状况:营养不良常伴有慢性贫血。

(3) 皮肤、黏膜:皮肤和黏膜苍白的程度一般与贫血程度成正比。儿童因自主神经功能不稳定,故面颊的潮红与苍白有时不一定能正确反映有无贫血,观察甲床、结膜及唇黏膜的颜色比较可靠。长期慢性贫血者皮肤呈苍黄色,甚至呈古铜色;反复输血者皮肤常有色素沉着。如贫血伴有皮肤、黏膜出血点或瘀斑,要注意排除出血性疾病和白血病。伴有黄疸时提示溶血性贫血。

(4) 指甲和毛发:缺铁性贫血的患者指甲菲薄、脆弱,严重者扁平甚至呈匙状甲。巨幼红细胞贫血患者头发细黄、干稀、无光泽,有时呈绒毛状。

(5) 肝脾和淋巴结肿大:是婴幼儿贫血的重要体征。肝脾轻度肿大多提示髓外造血;如肝脾明显肿大且以脾大为主者,多提示遗传性溶血性贫血。贫血伴有明显淋巴结肿大者,应考虑造血系统恶性病变(如白血病、恶性淋巴瘤)。

除上述病史与体检资料外,还应注意贫血对各系统的影响,如心脏扩大和心尖部收缩期杂音等,以及各系统可能的其他损害与贫血的因果关系。

3. 实验室检查　血液检查是贫血鉴别诊断不可缺少的措施,临床上应由简而繁进行。一般根据病史、体征和初步的实验室检查资料,通过综合分析,对大多数贫血可做出初步诊断或确定诊断;对一些病情复杂暂时不能明确诊断者,亦可根据初步线索进一步选择必要的检查。

(1) 外周血象:这是一项简单而又重要的检查方法。根据红细胞和血红蛋白量可判断有无贫血及其程度,并可根据形态分类协助病因分析。仔细观察血涂片中红细胞的大小、形态及染色情况,对贫血的病因诊断有帮助。如红细胞较小、染色浅、中央淡染区扩大,多提示缺铁性贫血;红细胞呈球形,染色深,提示遗传性球形红细胞增多症;红细胞大小不等,有异形、靶形和碎片者,多提示地中海贫血;红细胞形态正常则见于急性溶血或骨髓造血功能障碍。白细胞和血小板计数以及观察血涂片中白细胞和血小板的质和量的改变,对判断贫血的原因也有帮助。

网织红细胞计数可反映骨髓造红细胞的功能。增多提示骨髓造血功能活跃,可见于急慢性溶血或失血性贫血;减少提示造血功能低下,可见于再生障碍性贫血、营养性贫血等。此外,在治疗过程中定期检查网织红细胞计数,有助于判断疗效,如缺铁性贫血经合理治疗后网织红细胞在1周左右即开始增加。

（2）骨髓检查:骨髓涂片检查可直接了解骨髓造血细胞生成的质和量的变化,对某些贫血的诊断具有决定性意义(如白血病、再生障碍性贫血、营养性巨幼红细胞贫血)。骨髓活检对白血病、转移瘤等骨髓病变具有诊断价值。

（3）血红蛋白分析检查:如血红蛋白碱变性试验、血红蛋白电泳、包涵体生成试验等,对地中海贫血和异常血红蛋白病的诊断有重要意义。

（4）红细胞脆性试验:脆性增高见于遗传性球形红细胞增多症;减低则见于地中海贫血。

（5）特殊检查:红细胞酶活力测定对先天性红细胞酶缺陷所致的溶血性贫血有诊断意义;抗人球蛋白试验可诊断自身免疫性溶血;血清铁、铁蛋白、红细胞游离原卟啉等检查可以协助诊断缺铁性贫血;核素 ^{51}Cr 可以测定红细胞寿命;基因诊断对遗传性溶血性贫血不但有诊断意义,还有产前诊断价值。

【治疗原则】

1. **祛除病因**　这是治疗贫血的关键,有些贫血在病因祛除后很快可以治愈。对一些贫血原因暂时未明的,应积极寻找病因,予以祛除。

2. **一般治疗**　加强护理,预防感染,提高饮食质量和搭配等。

3. **药物治疗**　针对贫血的病因,选择有效的药物给予治疗,如铁剂治疗缺铁性贫血;维生素 B_{12} 和叶酸治疗巨幼红细胞贫血;肾上腺皮质激素治疗自身免疫性溶血性贫血和单纯红细胞再生障碍性贫血;"强化"免疫抑制(抗胸腺球蛋白、环孢素等)治疗再生障碍性贫血等。

4. **输红细胞**　当贫血引起心功能不全时,输红细胞是抢救措施。长期慢性贫血者,若代偿功能良好,可不必输红细胞;必须输注时应注意量和速度,贫血越严重,一次输注量越少且速度宜慢。一般选用红细胞悬液,每次 $5\sim10ml/kg$,速度不宜过快,以免引起心力衰竭和肺水肿。对于贫血合并肺炎的患儿,每次输红细胞量更应减少,速度减慢。

5. **造血干细胞移植**　是目前根治严重遗传性溶血性贫血、再生障碍性贫血和"高危"白血病的有效方法。

6. **并发症治疗**　婴幼儿贫血易合并急慢性感染、营养不良、消化功能紊乱等,应予积极治疗。同时还应考虑贫血与合并症的相互影响的特点,如贫血患者在消化功能紊乱时对于体液失衡的调节能力较无贫血的儿童差,在输液治疗时应予注意。

第四节 ｜ 营养性贫血

营养性贫血是一组由于各种原因导致造血原料供应不足,表现为红细胞及血红蛋白低于"正常值"的贫血。其临床表现并不局限于血液系统。尽管国人生活水平有了明显提高,营养性贫血的发病率仍然较高,科学"营养"是降低本组疾病发生的重要措施。

一、缺铁性贫血

缺铁性贫血（iron deficiency anemia, IDA）是体内铁缺乏导致血红蛋白合成减少,临床上以小细胞低色素性贫血、血清铁蛋白减少和铁剂治疗有效为特点的贫血症。本病婴幼儿发病率最高,严重危害儿童健康,是我国重点防治的儿童常见病之一。

【铁的代谢】

1. **人体内铁元素的含量及分布**　正常人体内的含铁总量随着年龄、体重、性别和血红蛋白水平的不同而异。正常成年男性体内总铁量约为 50mg/kg,女性约为 35mg/kg,新生儿约 75mg/kg。总铁量中约 64% 用于合成血红蛋白,32% 以铁蛋白及含铁血黄素形式贮存于骨髓、肝和脾内,3.2% 合成肌红蛋白;<1% 存在于含铁酶内和以运铁蛋白的形式存在于血浆中。

2. **铁的来源**　铁的来源主要有两个方面。

(1)外源性铁:主要来自食物,占人体铁摄入量的 1/3;分为血红素铁和非血红素铁,前者吸收率高于后者。动物性食物含铁量高且为血红素铁,吸收率达 10%~25%;母乳与牛乳含铁量均低,但母乳的铁吸收率是牛乳的 4~5 倍。植物性食物中的铁是非血红素铁,吸收率为 1.7%~7.9%。

(2)内源性铁:体内红细胞衰老或破坏所释放的血红蛋白铁占人体铁摄入量的 2/3,几乎全部被再利用。

3. **铁的吸收和运转**　食物中的铁主要以 Fe^{2+} 的形式在十二指肠和空肠上段被吸收。进入肠黏膜细胞的 Fe^{2+} 被氧化成 Fe^{3+},一部分与细胞内的去铁蛋白(apoferritin)结合形成铁蛋白(ferritin),暂时储存在肠黏膜细胞中;另一部分与细胞质中载体蛋白结合后移出胞外进入血液,与血浆中的转铁蛋白(transferrin,Tf)结合,随血液循环将铁运送到需铁和贮铁组织,供给机体利用,红细胞破坏后释放出的铁也同样通过与 Tf 结合运送到骨髓等组织,被利用或贮存。肠道铁吸收部位主要在近端小肠(十二指肠和空肠)。铁吸收通过两个过程。一是黏膜吸收:铁从肠腔进入肠黏膜细胞;二是黏膜转运:铁从肠黏膜细胞基底侧进入血液。肠黏膜吸收是机体维持铁平衡的关键。目前认为肠腔内铁主要是以二价的形式经小肠上皮细胞膜上的二价金属离子转运蛋白 1(divalent metal transport 1,DMT1)介导,由肠腔进入上皮细胞内,然后,再经膜铁转运蛋白 1(ferroportin1,FPN1)和亚铁氧化酶(hephestin,HP)介导由细胞内进入血液循环。研究发现 DMT1 表达可能受机体或细胞铁状态调节进而调节肠道铁的吸收。

肠腔内一些物质也影响铁的吸收。维生素 C、稀盐酸、果糖、氨基酸等还原物质等使 Fe^{3+} 变成 Fe^{2+},有利于铁的吸收;磷酸、草酸等可与铁形成不溶性铁酸盐,难以吸收;植物纤维、茶、咖啡、蛋、牛奶、抗酸药物等可抑制铁的吸收。

正常情况下,血浆中的转铁蛋白仅 1/3 与铁结合,结合的铁称为血清铁(serum iron,SI);其余 2/3 的转铁蛋白仍具有与铁结合的能力,在体外实验时加入一定量的铁可使其达到饱和状态,所加的铁量即为未饱和铁结合力。血清铁与未饱和铁结合力之和称为血清总铁结合力(total iron-binding capacity,TIBC)。血清铁在总铁结合力中所占的百分比称为转铁蛋白饱和度(transferrin saturation,TS)。

4. **铁的利用与储存**　铁到达骨髓造血组织后即进入幼红细胞,在线粒体中与原卟啉结合形成血红素,血红素与珠蛋白结合形成血红蛋白。此外,铁参与肌红蛋白和某些酶(如细胞色素 C、单胺氧化酶、核糖核酸还原酶、琥珀酸脱氢酶等)的合成。在体内未被利用的铁以铁蛋白及含铁血黄素的形式贮存。在机体需要铁时,这两种铁均可被利用,通过还原酶的作用,使铁蛋白中的 Fe^{2+} 释放,然后被氧化酶氧化成 Fe^{3+},与转铁蛋白结合后被转运到需铁的组织。

5. **铁的排泄**　正常情况下每天仅有极少量的铁排出体外。小儿每天排出量约为 15μg/kg,约 2/3 随脱落的肠黏膜细胞、红细胞、胆汁由肠道排出,其他经肾脏和汗腺排出,表皮细胞脱落也失去极微量的铁。

6. **铁的需要量**　儿童由于生长发育的需要,每天需摄入的铁量相对较成人为多。足月儿自生后 4 个月至 3 岁每天约需铁 1mg/kg;早产儿需铁较多,约达 2mg/kg;各年龄儿童每天摄入总量不宜超过 15mg。

7. **胎儿和儿童期铁代谢特点**

(1)胎儿期铁代谢特点:胎儿通过胎盘从母体获得铁,以孕后期 3 个月获得铁量最多,平均每天约 4mg。故足月儿从母体所获得的铁足够其生后 4~5 个月内的需要;未成熟儿从母体获得的铁较少,容易发生缺铁。当孕母严重缺铁,由于母体转铁蛋白受体(TfR)的代偿性降低和胎盘摄铁能力的下降,可影响胎儿获取铁。

(2)婴幼儿期铁代谢的特点:足月新生儿体内总铁 75mg/kg,其中 25% 为贮存铁。生后由于"生理性溶血"释放的铁较多,随后是"生理性贫血"期造血相对较低下,加之从母体获得的铁一般能满足 4 个月的需要,故婴儿早期不易发生缺铁。但早产儿从母体获得的铁少,且生长发育更迅速,可较早发生缺铁。约 4 月龄以后,从母体获得的铁逐渐耗尽,加上此期生长发育迅速,造血活跃,因此对膳食铁的需要增加,而婴儿主食母乳和牛乳的铁含量均低,不能满足机体的需要,贮存铁耗竭后即发生缺铁,故 6 个月至 2 岁的小儿缺铁性贫血发生率高。

（3）儿童期和青春期铁代谢特点:儿童期一般较少缺铁,此期缺铁的主要原因是偏食,使摄取的铁不足,或是食物搭配不合理,使铁的吸收受抑制;肠道慢性失血也是此期缺铁的原因。青春期由于生长发育迅速,对铁的需要量增加,初潮以后少女如月经过多造成铁的丢失也是此期缺铁的原因。

【病因】

1. **先天储铁不足**　胎儿从母体获得的铁以妊娠最后 3 个月最多,故早产、双胎或多胎、胎儿失血和孕母严重缺铁等均可使胎儿储铁减少。

2. **铁摄入量不足**　这是缺铁性贫血的主要原因。母乳、牛乳、谷物中含铁量均低,如不及时添加含铁较多的辅食,容易发生缺铁性贫血。

3. **生长发育因素**　婴儿期生长发育较快,3～4 个月时和 1 岁时体重分别为出生时的 2 倍和 3 倍;随着体重增加,血容量也增加较快,1 岁时血液循环中的血红蛋白增加 2 倍;未成熟儿的体重及血红蛋白增加倍数更高;如不及时添加含铁丰富的食物,则易致缺铁。

4. **铁的吸收障碍**　食物搭配不合理可影响铁的吸收。慢性腹泻不但铁的吸收不良,而且铁的排泄也增加。

5. **铁的丢失过多**　正常婴儿每天排泄铁量相比成人更多。每 1ml 血约含铁 0.5mg,长期慢性失血可致缺铁,如肠息肉、梅克尔憩室、膈疝、钩虫病等可致慢性失血,用不经加热处理的鲜牛奶喂养的婴儿可因对牛奶过敏而致肠出血(每天失血约 0.7ml)。

【发病机制】

1. **缺铁对血液系统的影响**　铁是合成血红蛋白的原料,缺铁时血红素生成不足,进而血红蛋白合成减少,导致新生的红细胞内血红蛋白含量不足,细胞质减少,细胞变小;而缺铁对细胞的分裂、增殖影响较小,故红细胞数量减少程度不如血红蛋白明显,从而形成小细胞低色素性贫血。缺铁通常经过以下 3 个阶段才发生贫血。①铁减少期(iron depletion, ID):此阶段体内贮存铁已减少,但供红细胞合成血红蛋白的铁尚未减少;②红细胞生成缺铁期(iron deficient erythropoiesis, IDE):此期贮存铁进一步耗竭,红细胞生成所需的铁亦不足,但循环中血红蛋白的量尚未减少;③缺铁性贫血期(iron deficiency anemia, IDA):此期出现小细胞低色素性贫血,还有一些非造血系统的症状。

2. **缺铁对其他系统的影响**　缺铁可影响肌红蛋白的合成,并可使多种含铁酶(如细胞色素 C、单胺氧化酶、核糖核苷酸还原酶、琥珀酸脱氢酶等)的活性减低。由于这些含铁酶与生物氧化、组织呼吸、神经介质分解与合成有关,故铁缺乏时造成细胞功能紊乱,尤其是单胺氧化酶的活性降低,造成重要的神经介质,如 5- 羟色胺、去甲肾上腺素、肾上腺素及多巴胺发生明显变化,不能正常发挥功能,因而产生一些非造血系统的表现,如体力减弱、易疲劳、表情淡漠、注意力难以集中、注意力减退和理解能力降低等。缺铁还可引起组织器官的异常,如口腔黏膜异常角化、舌炎、胃酸分泌减少、脂肪吸收不良和反甲等。此外,缺铁还可引起细胞免疫功能降低,易患感染性疾病。

【临床表现】

任何年龄均可发病,以 6 个月至 2 岁最多见。发病缓慢,其临床表现随病情轻重而有所不同。

1. **一般表现**　皮肤黏膜逐渐苍白,以唇、口腔黏膜及甲床较明显,易疲乏,不爱活动。年长儿可诉头晕、眼前发黑、耳鸣等。

2. **髓外造血表现**　由于髓外造血,肝、脾可轻度肿大;年龄越小,病程越久,贫血越重,肝脾大越明显。

3. **非造血系统症状**

（1）消化系统症状:食欲减退,少数有异食癖(如嗜食泥土、墙皮、煤渣等);可有呕吐、腹泻;可出现口腔炎、舌炎或舌乳头萎缩;重者可出现萎缩性胃炎或吸收不良综合征。

（2）神经系统症状:表现为烦躁不安或萎靡不振、精神不集中、记忆力减退,智力多数低于同龄儿。

（3）心血管系统症状:明显贫血时心率增快,严重者心脏扩大,甚至发生心力衰竭。

（4）其他:因细胞免疫功能降低,常合并感染。可因上皮组织异常而出现反甲。

【实验室检查】

1. **外周血象** 血红蛋白降低比红细胞数减少明显,呈小细胞低色素性贫血。外周血涂片可见红细胞大小不等,以小细胞为多,中央淡染区扩大。平均红细胞容积（MCV）<80fl,平均红细胞血红蛋白量（MCH）<26pg,平均红细胞血红蛋白浓度（MCHC）<310g/L。网织红细胞数正常或轻度减少。白细胞、血小板一般无改变。

2. **骨髓象** 呈增生活跃,以中、晚幼红细胞增生为主。各期红细胞均较小,胞质少,染色偏蓝,显示胞质成熟程度落后于胞核。粒细胞和巨核细胞系一般无明显异常。

3. **有关铁代谢的检查**

（1）血清铁蛋白（serum ferritin,SF）:可较敏感地反映体内贮存铁的情况,因而是诊断缺铁性贫血铁减少期（ID）的敏感指标。放射免疫法测定的 SF 正常值:<3 个月婴儿为 194～238μg/L,3 个月后为 18～91μg/L;<12μg/L,提示缺铁。由于感染、肿瘤、肝脏和心脏疾病时 SF 明显升高,故当缺铁合并这些疾病时其 SF 值可不降低,此时测定红细胞内碱性铁蛋白有助诊断。

（2）红细胞游离原卟啉（free erythrocyte protoporphyrin,FEP）:红细胞内缺铁时 FEP 不能完全与铁结合成血红素,血红素减少又反馈性地使 FEP 合成增多,未被利用的 FEP 在红细胞内堆积,导致 FEP 值增高,当 FEP>0.9μmol/L（500μg/dl）即提示细胞内缺铁。如 SF 值降低、FEP 升高而未出现贫血,这是红细胞生成缺铁期（IDE）的典型表现。FEP 增高还见于铅中毒、慢性炎症和先天性原卟啉增多症。

（3）血清铁（SI）、总铁结合力（TIBC）和转铁蛋白饱和度（TS）:这 3 项检查反映血浆中的铁含量,通常在缺铁性贫血期（IDA）才出现异常:即 SI 和 TS 降低,TIBC 升高。SI 正常值为 12.8～31.3μmol/L（75～175μg/dl）,<9.0～10.7μmol/L（50～60μg/dl）有意义,但其生理变异大,并且在感染、恶性肿瘤、类风湿关节炎等疾病时也可降低。TIBC>62.7μmol/L（350μg/dl）有意义,其生理变异较小,在病毒性肝炎时可增高。TS<15% 有诊断意义。

4. **骨髓可染铁** 骨髓涂片用普鲁士蓝染色镜检,细胞外铁减少。观察红细胞内铁粒细胞数,如<15%,提示贮存铁减少（细胞内铁减少）,这是一项反映体内贮存铁的敏感而可靠的指标。

【诊断】

根据病史,特别是喂养史、临床表现和血象特点,一般可做出初步诊断。进一步进行有关铁代谢的生化检查有确诊意义。必要时可进行骨髓检查。用铁剂治疗有效可证实诊断。

地中海贫血、异常血红蛋白病、维生素 B₆ 缺乏性贫血、铁粒幼红细胞性贫血和铅中毒等亦表现为小细胞低色素性贫血,应根据各病临床特点和实验室检查特征加以鉴别。

【治疗】

主要原则为祛除病因和补充铁剂。

1. **一般治疗** 加强护理,保证充足睡眠;避免感染,如伴有感染者应积极控制感染;重度贫血者注意保护心脏功能。根据患者消化能力,适当增加含铁质丰富的食物,注意饮食的合理搭配,以增加铁的吸收。

2. **祛除病因** 对饮食不当者应纠正不合理的饮食习惯和食物组成,有偏食习惯者应予纠正。如有慢性失血性疾病,如钩虫病、肠道畸形等,应予及时治疗。

3. **铁剂治疗**

（1）口服铁剂:铁剂是治疗缺铁性贫血的特效药,若无特殊原因,应采用口服给药;二价铁盐容易吸收,故临床均选用二价铁盐制剂。常用的口服铁剂有硫酸亚铁（含元素铁 20%）、富马酸亚铁（含元素铁 33%）、葡萄糖酸亚铁（含元素铁 12%）、琥珀酸亚铁（含元素铁 35%）等。口服铁剂的剂量为元素铁每天 4～6mg/kg,分 3 次口服,以两餐之间口服为宜;为减少胃肠副作用,可从小剂量开始,如无不良反应,可在 1～2 天内加至足量。近年的研究显示,蛋白琥珀酸铁每天 1 次的临床疗效与传统铁剂每天 3 次相当,但依从性增高。牛奶、茶、咖啡及抗酸药等与铁剂同服均可影响铁的吸收。

（2）注射铁剂:注射铁剂较容易发生不良反应,甚至可发生过敏反应致死,故应慎用。其适应证是:①诊断肯定,但口服铁剂后无治疗反应者;②口服后胃肠反应严重,虽改变制剂种类、剂量及给药时间仍无改善者;③由于胃肠疾病胃肠手术后不能应用口服铁剂或口服铁剂吸收不良者。常用注射铁剂有山梨醇柠檬酸铁复合物,专供肌内注射用;右旋糖酐铁注射液,为氢氧化铁与右旋糖酐铁复合物,可供肌内注射或静脉注射;葡萄糖氧化铁,供静脉注射用。

补给铁剂 12～24h 后,细胞内含铁酶开始恢复,烦躁等精神症状减轻,食欲增加。网织红细胞于服药 2～3 天后开始上升,5～7 天达高峰,2～3 周后下降至正常。治疗 1～2 周后血红蛋白逐渐上升,通常于治疗 3～4 周达到正常。如 3 周内血红蛋白上升不足 20g/L,应注意寻找原因。如治疗反应满意,血红蛋白恢复正常后再继续服用铁剂 6～8 周,以增加铁贮存。

4. 输红细胞　一般不必输红细胞,输注红细胞的适应证是:①贫血严重,尤其是发生心力衰竭者;②合并感染者;③急需外科手术者。贫血越严重,每次输注量应越少。Hb 在 30g/L 以下者,应采用等量换血方法;Hb 在 30～60g/L 者,每次可输注红细胞悬液 4～6ml/kg;Hb 在 60g/L 以上者,不必输红细胞。

【预防】

做好卫生宣教工作,使全社会认识到缺铁对儿童的危害性及做好预防工作的重要性,使之成为儿童保健工作中的重要内容。主要预防措施包括:①提倡母乳喂养,因母乳中铁的吸收利用率较高;②做好喂养指导,无论是母乳还是人工喂养的婴儿,均应及时添加含铁丰富且铁吸收率高的辅助食品,如精肉、血、内脏、鱼等,并注意膳食合理搭配,婴儿如以鲜牛乳喂养,必须加热处理以减少牛奶过敏所致肠道失血;③婴幼儿食品(谷类制品、牛奶制品等)应加入适量铁剂加以强化;④对早产儿,尤其是极低体重的早产儿,宜在 2 个月左右给予铁剂预防。

二、营养性巨幼红细胞贫血

营养性巨幼红细胞贫血(nutritional mega-loblastic anemia)是由于维生素 B_{12} 和 / 或叶酸缺乏所致的一种大细胞性贫血。主要临床特点是贫血、神经精神症状、红细胞的胞体变大、骨髓中出现巨幼红细胞、用维生素 B_{12} 和 / 或叶酸治疗有效。

【病因】

1. 摄入量不足　单纯母乳喂养而未及时添加辅食、人工喂养不当及严重偏食的婴幼儿,其饮食中缺乏肉类、动物肝、肾及蔬菜,可致维生素 B_{12} 和叶酸缺乏。羊乳含叶酸量很低,单纯以羊奶喂养者可致叶酸缺乏。

2. 需要量增加　婴儿生长发育较快,对叶酸、维生素 B_{12} 的需要量也增加,严重感染者维生素 B_{12} 的消耗量增加,需要量相应增加。

3. 吸收或代谢障碍　食物中维生素 B_{12} 必须与胃底部壁细胞分泌的糖蛋白结合成复合物才能在末端回肠黏膜吸收,进入血液循环后再与转钴胺素蛋白(transcobalamin,TC)结合,运送到肝脏。慢性腹泻影响叶酸吸收,先天性叶酸代谢障碍(如小肠吸收叶酸缺陷及叶酸转运功能障碍)也可致叶酸缺乏。

【发病机制】

叶酸在叶酸还原酶的还原作用和维生素 B_{12} 的催化作用下变成四氢叶酸,后者是 DNA 合成过程中必需的辅酶。当维生素 B_{12} 或叶酸缺乏,使四氢叶酸减少,导致 DNA 合成减少。幼稚红细胞内的 DNA 合成减少,使其分裂和增殖时间延长,导致细胞核的发育落后于胞质而血红蛋白的合成不受影响,红细胞的胞体变大,形成巨幼红细胞。由于红细胞生成速度变慢,巨幼红细胞在骨髓内易被破坏,进入血液循环的红细胞寿命也较短,从而出现贫血。

DNA合成不足也导致粒细胞核成熟障碍,使其胞体增大,出现巨大幼稚粒细胞和中性粒细胞分叶过多现象,而且可使巨核细胞的核发育障碍而致巨大血小板。

维生素B_{12}能促使脂肪代谢产生的甲基丙二酸转变成琥珀酸而参与三羧酸循环,此作用与神经髓鞘中脂蛋白形成有关,因而能保持中枢和外周髓鞘神经纤维的功能完整性;当其缺乏时,可导致中枢和外周神经髓鞘受损,出现神经精神症状。叶酸缺乏主要引起情感改变,偶见深感觉障碍,其机制尚未明了。

维生素B_{12}缺乏还可使中性粒细胞和巨噬细胞吞噬细菌后的杀灭细菌作用减弱,使组织、血浆及尿液中甲基丙二酸堆积,后者是结核分枝杆菌细胞壁成分的原料,有利于结核分枝杆菌生长,故维生素B_{12}缺乏之者易伴结核病。

【临床表现】

以6个月至2岁多见,起病缓慢。

1. **一般表现** 多呈虚胖或颜面轻度水肿,毛发纤细、稀疏、黄色,严重者皮肤有出血点或瘀斑。

2. **贫血表现** 皮肤常呈蜡黄色,睑结膜、口唇、指甲等处苍白,偶有轻度黄疸;疲乏无力,常伴肝脾大。

3. **神经精神症状** 可出现烦躁不安、易怒等症状。维生素B_{12}缺乏者表现为表情呆滞、目光发直、对周围反应迟钝、嗜睡、不认亲人、少哭不笑,智力、动作发育落后甚至退步。重症病例可出现不规则性震颤、手足无意识运动,甚至抽搐、感觉异常、共济失调、踝阵挛和Babinski征阳性等。叶酸缺乏不发生神经系统症状,但可导致神经精神异常。

4. **消化系统症状** 常出现较早,如厌食、恶心、呕吐、腹泻和舌炎等。

【实验室检查】

1. **外周血象** 呈大细胞性贫血,MCV>94fl,MCH>32pg。血涂片可见红细胞大小不等,以大细胞为多,易见嗜多色性和嗜碱点彩红细胞,可见巨幼变的有核红细胞,中性粒细胞呈分叶过多现象。网织红细胞、白细胞、血小板计数常减少。

2. **骨髓象** 增生明显活跃,以红系增生为主,粒系、红系均出现巨幼变,表现为胞体变大、核染色质粗而松、副染色质明显。中性粒细胞的胞质空泡形成,核分叶过多。巨核细胞的核有过度分叶现象,巨大血小板。

3. **血清维生素B_{12}和叶酸测定** 血清维生素B_{12}正常值为200~800ng/L,<100ng/L为缺乏。血清叶酸水平正常值为5~6μg/L,<3μg/L为缺乏。

【诊断】

根据临床表现、血象和骨髓象可诊断为巨幼红细胞贫血(megaloblastic anemia)。在此基础上,如神经精神症状明显,则考虑为维生素B_{12}缺乏所致。有条件时测定血清维生素B_{12}或叶酸水平可进一步协助确诊。

【治疗】

1. **一般治疗** 注意营养,及时添加辅食;加强护理,防止感染。

2. **祛除病因** 对引起维生素B_{12}和叶酸缺乏的原因应予祛除。

3. **维生素B_{12}和叶酸治疗** 有神经精神症状者,应以维生素B_{12}治疗为主,如单用叶酸反而有加重症状的可能。维生素B_{12} 500~1000μg一次肌内注射;或每次肌内注射100μg,每周2~3次,连用数周,直至临床症状好转,血象恢复正常为止;当有神经系统受累表现时,可予每天1mg,连续肌内注射2周以上;由于维生素B_{12}吸收缺陷所致的患者,每月肌内注射1mg,长期应用。用维生素B_{12}治疗后6~7h骨髓内巨幼红细胞可转为正常幼红细胞;一般精神症状2~4天后好转;网织红细胞2~4天开始增加,6~7天达高峰,2周后降至正常;神经精神症状恢复较慢。

叶酸口服剂量为5mg,每天3次,连续数周至临床症状好转、血象恢复正常为止。同时口服维生素C有助于叶酸的吸收。服叶酸1~2天后食欲好转,骨髓中巨幼红细胞转为正常;2~4天网织红细胞增加,4~7天达高峰;2~6周红细胞和血红蛋白恢复正常。因使用抗叶酸代谢药物而致病者,可用亚叶酸钙(calcium leucovorin)治疗。先天性叶酸吸收障碍者,口服叶酸剂量应增至每天 15～50mg 才有效。

治疗初期,由于大量新生红细胞,细胞外钾转移至细胞内,可引起低血钾,甚至发生低血钾性婴儿猝死,应预防性补钾。

【预防】

改善哺乳母亲的营养,婴儿应及时添加辅食,注意饮食均衡,及时治疗肠道疾病,注意合理应用抗叶酸代谢药物。

第五节 | 溶血性贫血

溶血性贫血(hemolytic anemia)是一类由多种病因导致红细胞寿命缩短或破坏过多,且超过了骨髓代偿造红细胞能力而引发的贫血。

正常红细胞寿命为 120 天左右,每天约 1% 的衰老红细胞在脾脏清除,同时,相当量的新生红细胞从骨髓中释放进入血液循环,当红细胞破坏的速度过快和 / 或量大于骨髓的代偿能力,即发生本综合征。

一、遗传性球形红细胞增多症

遗传性球形红细胞增多症(hereditary spherocytosis,HS)是红细胞膜先天性缺陷的溶血性贫血,以不同程度的贫血、反复出现黄疸、脾大、球形红细胞增多及红细胞渗透脆性增加为特征。

【病因和发病机制】

本病大多数为常染色体显性遗传,少数为常染色体隐性遗传。正常红细胞膜由双层脂质和膜蛋白组成。本病由于调控红细胞膜蛋白的基因突变,造成膜骨架蛋白(膜收缩蛋白、锚蛋白)单独或联合缺陷。缺陷造成红细胞的病理生理改变:①红细胞膜双层脂质不稳定,以出芽形式形成囊状而丢失,使红细胞表面积减少,表面积与体积比值下降,红细胞变成球形;②红细胞膜阳离子通透性增加,钠和水进入胞内而钾透出胞外,为了维持红细胞内外钠离子平衡,钠泵作用加强致 ATP 缺乏,钙 -ATP 酶受抑,致细胞内钙离子浓度升高并沉积在红细胞膜上;③红细胞膜蛋白磷酸化功能下降,过氧化物酶增加,与膜结合的血红蛋白增加,导致红细胞变形性下降。球形红细胞的细胞膜变形性和柔韧性减弱,少量水分进入胞内即易涨破而溶血,红细胞通过脾时易被破坏而溶解,发生血管外溶血。

【临床表现】

贫血、黄疸、脾大是本病的三联征,而且在慢性溶血性贫血的过程中易出现急性溶血发作。发病年龄越小,症状越重。新生儿期起病者出现急性溶血性贫血和高胆红素血症;婴儿和儿童患者贫血的程度差异较大,大多为轻至中度贫血。黄疸可见于大部分患者,多为轻度,呈间歇性。几乎所有患者均有脾大,且随年龄增长而逐渐显著,溶血危象时肿大明显。肝脏肿大多为轻度。未行脾切除的年长儿可并发色素性胆石症,10 岁以下发生率为 5%,发现胆结石最小年龄为 4～5 岁。长期贫血可因骨髓代偿造血而致骨骼改变,但程度一般较地中海贫血轻。偶见踝部溃疡。

在慢性病程中,常因感染、劳累或情绪紧张等因素诱发“溶血危象”:贫血和黄疸突然加重,伴有发热、寒战、呕吐,脾大显著并有疼痛。也可出现“再生障碍危象”:表现为以红系造血受抑为主的骨髓造血功能暂时性抑制,出现严重贫血,可有不同程度的白细胞和血小板减少。后者与人类细小病毒(parvovirus)B19 感染有关,呈自限性过程,持续数天或 1～2 周缓解。

【实验室检查】

1. **外周血象**　贫血多为轻至中度,发生危象时可呈重度;网织红细胞升高;MCV 和 MCH 多正常,MCHC 可增加;白细胞及血小板多正常。外周血涂片可见胞体小、染色深、中心淡染区消失的球形红细胞增多,是本病的特征,约占红细胞数的 20%～40%。仅少数患者球形红细胞数量少或红细胞形态改变不明显。

2. **红细胞渗透脆性试验**　大多数患者红细胞渗透脆性增加,0.5%～0.75% 盐水开始溶血,0.40%

完全溶血。24 小时孵育脆性试验则 100% 病例阳性。

3. **其他**　溶血的证据,如血清非结合胆红素和游离血红蛋白增高,结合珠蛋白降低,尿中尿胆原增加。红细胞自身溶血试验阳性,加入葡萄糖或 ATP 可以纠正。骨髓象示红细胞系统明显增生,但有核红细胞形态无异常。酸化甘油试验阳性。采用十二磺酸钠聚丙烯酰胺凝胶电泳或放射免疫法测定膜蛋白含量有助于判断膜蛋白的缺陷。分子生物学方法可确定基因突变位点。

【诊断和鉴别诊断】

根据贫血、黄疸、脾大等临床表现,球形红细胞增多,红细胞渗透脆性增加或孵育后红细胞渗透脆性试验增加即可做出初步诊断;并应行家族调查,阳性家族史即可确诊。须注意当本病合并缺铁时,红细胞渗透脆性可能正常。自身免疫性溶血患者既有溶血的表现,球形红细胞亦明显增多,易与本病混淆,Coombs 试验阳性、肾上腺皮质激素治疗有效等可资鉴别。轻型 HS 溶血发作时可误诊为黄疸型肝炎,应注意鉴别。

【治疗】

1. **一般治疗**　注意防治感染,避免劳累和情绪紧张。适当补充叶酸。

2. **防治高胆红素血症**　见于新生儿发病者(参阅第六章第十一节)。

3. **输注红细胞**　贫血轻者无须输红细胞,重度贫血或发生溶血危象时应输红细胞。发生再生障碍危象时除输红细胞外,必要时输血小板。

4. **脾切除**　有显著疗效,术后黄疸消失、贫血纠正,不再发生溶血危象和再生障碍危象,红细胞寿命延长,但不能根除先天缺陷。手术应于 5 岁以后进行,因过早切脾可降低机体的免疫功能,易发生严重感染。若反复出现再生障碍危象或重度溶血性贫血致生长发育迟缓,则手术年龄可提早。切脾时注意有无副脾,如有应同时切除。为防止术后感染,应在术前 1~2 周注射多价肺炎球菌疫苗,术后应用长效青霉素预防治疗 1 年。脾切除术后血小板数于短期内升高,如 >800×10^9/L,应予抗血小板凝集药物,如双嘧达莫等。

二、红细胞葡萄糖 -6- 磷酸脱氢酶缺乏症

红细胞葡萄糖 -6- 磷酸脱氢酶(glucose-6-phosphate dehydrogenase deficiency,G-6-PD)缺乏症是一种 X 连锁不完全显性红细胞酶缺陷病。本病分布遍及世界各地,估计全世界约有 4 亿人患有 G-6-PD 缺乏症。但各地区、各民族间的发病率差异很大。高发地区为地中海沿岸国家、东印度、菲律宾、巴西和古巴等。在我国,此病主要见于长江流域及其以南各省,以云南、海南、广东、广西、福建、四川、江西、贵州等省(自治区)的发病率较高,北方地区较为少见。

【病因】

本病是由编码 G-6-PD 的基因突变所致。编码 G-6-PD 的基因定位于 X 染色体长臂 2 区 8 带(Xq28),全长约 18.5kb,含 13 个外显子,编码 515 个氨基酸。男性患者,由于只有一条 X 染色体,故称为半合子(hemizygote),女性两个 X 染色体上一般只有一条 X 染色体上有 G-6-PD 基因缺陷,称为杂合子(heterozygote),而两条 X 染色体均有缺陷称为纯合子(homozygote)。男性半合子和女性纯合子均表现为 G-6-PD 显著缺乏;女性杂合子发病与否取决于其 G-6-PD 缺乏的细胞数量在细胞群中所占的比例,在临床上有不同的表现度,故称为不完全显性。

迄今,G-6-PD 相关基因的突变已达 122 种以上;中国人(含海外华裔)G-6-PD 的基因突变型即有 17 种,其中最常见的是 nt1376 G→T(占 57.6%)、nt1388 G→A(占 14.9%),其他突变有 nt95 A→G、nt493 A→G、nt1024 G→T 等。同一地区的不同民族其基因突变型相似,而分布在不同地区的同一民族其基因突变型则差异很大。

【发病机制】

本病发生溶血的机制尚未完全明了,目前认为服用氧化性药物(如伯氨喹)诱发溶血的机制为:G-6-PD 是红细胞葡萄糖磷酸戊糖旁路中葡萄糖 -6- 磷酸转变为 6- 磷酸葡萄糖酸反应中必需的酶。

G-6-PD 缺乏时,使还原型烟酰胺腺嘌呤二核苷酸磷酸(NADPH)减少,不能维持生理浓度的还原型谷胱甘肽(GSH),从而使红细胞膜蛋白和酶蛋白中的巯基氧化,破坏了红细胞膜的完整性。NADPH 减少后,使高铁血红蛋白(MHb)不能转变为氧合血红蛋白,MHb 增加致红细胞内不可溶性变性珠蛋白小体(Heinz body)形成明显增加,红细胞膜变硬,通过脾脏时被破坏,导致溶血。新生的红细胞 G-6-PD 活性较高,对氧化性药物有较强的"抵抗性",当衰老红细胞酶活性过低而被破坏后,新生红细胞即代偿性增加,故不再发生溶血,呈"自限性"。蚕豆诱发溶血的机制未明,蚕豆浸液中含有多巴、多巴胺、蚕豆嘧啶类、异脲咪等类似氧化剂的物质,可能与蚕豆病的发病有关,但很多 G-6-PD 缺乏者在进食蚕豆后并不一定发病,故认为还有其他因素参与,尚待进一步研究。

【临床表现】

根据诱发溶血的不同原因,可分为以下 5 种临床类型。

1. **伯氨喹型药物性溶血性贫血** 是由于服用某些具有氧化特性的药物而引起的急性溶血。此类药物包括:抗疟药(伯氨喹、奎宁等)、解热镇痛药(阿司匹林、安替比林等)、硝基呋喃类、磺胺类、砜类、萘苯胺、大剂量维生素 K、丙磺舒、川莲、蜡梅花等。常于服药后 1～3 天出现急性血管内溶血。有头晕、厌食、恶心、呕吐、疲乏等症状,继而出现黄疸、血红蛋白尿,溶血严重者可出现少尿、无尿、酸中毒和急性肾衰竭。溶血过程呈自限性是本病的重要特点,轻症的溶血持续 1～2 天或 1 周左右临床症状逐渐改善而自愈。

2. **蚕豆病** 常见于<10 岁的儿童,男孩多见,常在蚕豆成熟季节流行,进食蚕豆或蚕豆制品(如粉丝)均可致病,母亲食蚕豆后哺乳可使婴儿发病。通常于进食蚕豆或其制品后 24～48h 内发病,表现为急性血管内溶血,其临床表现与伯氨喹型药物性溶血性贫血相似。

3. **新生儿黄疸** 在 G-6-PD 缺乏症高发地区,由 G-6-PD 缺乏引起的新生儿黄疸并不少见。感染、病理产、缺氧、哺乳的母亲服用了氧化剂药物,或新生儿穿戴有樟脑丸气味的衣服等均可诱发溶血,但也有不少患者无诱因可查。黄疸大多于出生 2～4 天后达高峰,半数患者可有肝脾大,贫血大多数为轻度或中度,重者可致胆红素脑病。

4. **感染诱发的溶血** 细菌、病毒感染可诱发 G-6-PD 缺乏者发生溶血,一般于感染后几天之内突然发生溶血,程度大多较轻,黄疸多不显著。

5. **先天性非球形红细胞溶血性贫血**(congenital non-spherocytic hemolytic anemia,CNSHA) 在无诱因的情况下出现慢性溶血,常于婴儿期发病,表现为贫血、黄疸、脾大;可因感染或服药而诱发急性溶血。约有半数患者在新生儿期以高胆红素血症起病。

【实验室检查】

1. **红细胞 G-6-PD 缺乏的筛选试验** 常用 3 种方法。

(1)高铁血红蛋白还原试验:正常还原率>0.75;中间型为 0.74～0.31;显著缺乏者<0.30。此试验可出现假阳性或假阴性,故应配合其他有关实验室检查。

(2)荧光斑点试验:正常 10min 内出现荧光;中间型者 10～30min 出现荧光;严重缺乏者 30min 仍不出现荧光。本试验灵敏度和特异度均较高。

(3)硝基四唑氮蓝(NBT)纸片法:正常滤纸片呈紫蓝色,中间型呈淡蓝色,显著缺乏者呈红色。

2. **红细胞 G-6-PD 活性测定** 这是特异性的直接诊断方法,正常值随测定方法不同而不同。

(1)世界卫生组织(WHO)推荐的 Zinkham 法为(12.1±2.09)IU/gHb。

(2)国际血液学标准化委员会(SICSH)推荐的 Clock 与 Mclean 法为(8.34±1.59)IU/gHb。

(3)NBT 定量法为 13.1～30.0BNT 单位。

(4)近年开展 G-6-PD/6-PGD 比值测定,可进一步提高杂合子的检出率,正常值为成人 1.0～1.67,脐带血 1.1～2.3,低于此值为 G-6-PD 缺乏。

3. **变性珠蛋白小体生成试验** 在溶血时阳性细胞>0.05;溶血停止时呈阴性。不稳定血红蛋白病患者此试验亦可为阳性。

4. G-6-PD 基因检测　可采用限制性内切酶片段长度多态性(RFLP)连锁分析、PCR- 限制酶切法、等位基因特异性寡核苷酸探针点杂交(PCR-ASO)、反向点杂交(RDB)、多重 SNaPshot 基因诊断和 DNA 测序等方法检测 G-6-PD 基因突变位点。

【诊断】

阳性家族史或过去病史均有助于临床诊断。病史中有急性溶血特征,并有食蚕豆或服药物史,或新生儿黄疸,或自幼即出现原因未明的慢性溶血者,均应考虑本病。结合实验室检查即可确诊。

【治疗】

对急性溶血者,应去除诱因。在溶血期应供给足够水分,注意纠正电解质失衡,口服碳酸氢钠,使尿液保持碱性,以防止血红蛋白在肾小管内沉积。贫血较轻者不需要输血,去除诱因后溶血大多于 1 周内自行停止。严重贫血时,可输 G-6-PD 正常的红细胞。应密切注意肾功能,如出现肾衰竭,应及时采取有效措施。

新生儿黄疸可用蓝光治疗,个别严重者应考虑换血疗法,以防止胆红素脑病的发生。

【预防】

在 G-6-PD 缺乏高发地区,应进行群体 G-6-PD 缺乏症的普查;已知为 G-6-PD 缺乏者应避免进食蚕豆及其制品,忌服有氧化作用的药物,并加强对各种感染的预防。

三、地中海贫血

地中海贫血(thalassemia)又称海洋性贫血、珠蛋白生成障碍性贫血,是遗传性溶血性贫血的一组疾病。其共同特点是珠蛋白基因的缺陷使一种或几种珠蛋白肽链合成减少或不能合成,导致血红蛋白的组成成分改变。本组疾病的临床症状轻重不一。

本病以地中海沿岸国家和东南亚各国多见,我国长江以南各省均有报道,以广东、广西、海南、四川、重庆等省、自治区、直辖市发病率较高,在北方较为少见。

【病因和发病机制】

正常人血红蛋白(Hb)中的珠蛋白含 4 种肽链,即 α、β、γ 和 δ。根据珠蛋白肽链组合的不同,形成 3 种血红蛋白,即 HbA($\alpha_2\beta_2$)、HbA$_2$($\alpha_2\delta_2$)和 HbF($\alpha_2\gamma_2$)。当遗传缺陷时,珠蛋白基因功能障碍,珠蛋白肽链合成障碍,从而出现慢性溶血性贫血。根据肽链合成障碍的不同,分别称为 α、β、$\delta\beta$ 和 δ 等地中海贫血。其中以 α 和 β 地中海贫血较常见。

1. β 地中海贫血　人类 β 珠蛋白基因簇位于第 11 号染色体短臂 1 区 5 带 4 亚带(11p15.4)。β 地中海贫血的病因主要是该基因的点突变,少数为基因缺失。基因缺失和有些点突变可致 β 链的生成完全受抑制,称为 β0 地中海贫血;有些点突变或缺失使 β 链的生成部分受抑制,则称为 β+ 地中海贫血。染色体上的两个等位基因突变点相同者称为纯合子;同源染色体上只有一个突变点者称为杂合子;等位基因的突变点不同者称为复合杂合子。

重型 β 地中海贫血是纯合子或复合杂合子状态。因 β 链生成完全或明显受到抑制,以致含有 β 链的 HbA 合成减少或消失,而多余的 α 链与 γ 链结合而成为 HbF($\alpha_2\gamma_2$),使 HbF 明显增加。由于 HbF 的氧亲和力高,致患者组织缺氧。过剩的 α 链沉积于幼红细胞和红细胞中,形成 α 链包涵体附着于红细胞膜上,使其变僵硬,在骨髓内大多被破坏而导致"无效造血"。部分含有包涵体的红细胞虽能成熟并被释放至外周血,但当它们通过微循环时就容易被破坏;这种包涵体还影响红细胞膜的通透性,从而导致红细胞寿命缩短。所以,患儿在临床上呈慢性溶血性贫血。贫血和缺氧刺激红细胞生成素的分泌量增加,促使骨髓增加造血,因而引起骨骼的改变。贫血使肠道对铁的吸收增加,加上在治疗过程中的反复输血,使铁在组织中大量贮存,导致含铁血黄素沉着症。

轻型 β 地中海贫血是杂合子状态,β 链的合成仅轻度减少,其病理生理改变极轻微。中间型 β 地中海贫血是复合杂合子和某些变异型的纯合子或复合杂合子状态,其病理生理改变介于重型和轻型之间。

2. α 地中海贫血　人类 α 珠蛋白基因簇位于第 16 号染色体短臂末端(16p13.3)。每条染色体各有 2 个 α 珠蛋白基因,一对染色体共有 4 个 α 珠蛋白基因。α 地中海贫血可由于 α 珠蛋白基因缺失或点突变所致。若一条染色体上仅一个 α 基因缺失或缺陷,则 α 链的合成仅减少,称为 α+ 地中海贫血;若染色体上共有两个 α 基因缺失或缺陷,则无 α 链合成,称为 α0 地中海贫血。

重型 α 地中海贫血是 α0 地中海贫血的纯合子状态,其 4 个 α 珠蛋白基因均缺失或缺陷,以致完全无 α 链生成,含有 α 链的 HbA、HbA$_2$ 和 HbF 的合成均减少。患者在胎儿期即发生大量 γ 链合成 γ$_4$(Hb Bart)。Hb Bart 对氧的亲和力极高,造成组织缺氧而引起胎儿水肿综合征。中间型 α 地中海贫血是 α0 和 α+ 地中海贫血的双重杂合子状态,是由三个 α 珠蛋白基因缺失或缺陷所致,患者仅能合成少量 α 链,其多余的 β 链即合成 HbH(β$_4$)。HbH 对氧亲和力较高,又是一种不稳定的血红蛋白,容易在红细胞内变性沉淀而形成包涵体,造成红细胞膜僵硬而使红细胞寿命缩短。

轻型 α 地中海贫血是 α+ 地中海贫血纯合子或 α0 地中海贫血杂合子状态,它有 2 个 α 珠蛋白基因缺失或缺陷,故有相当数量的 α 链合成,病理生理改变轻微。静止型 α 地中海贫血仅有一个 α 基因缺失或缺陷,是 α+ 地中海贫血杂合子状态,α 链的合成略为减少,病理生理可没有改变。

【临床表现和实验室检查】

1. β 地中海贫血　根据病情轻重的不同,分为以下三型。

(1)重型:又称 Cooley 贫血。患儿出生时无症状,至 3～12 个月开始发病,呈慢性进行性贫血,面色苍白,肝脾大,发育不良,常有轻度黄疸,症状随年龄增长而日益明显。常需每 4 周左右输红细胞以纠正严重贫血。长期中度或以上贫血者,由于骨髓代偿性增生,将导致骨骼变大、髓腔增宽,先发生于掌骨,以后为长骨和肋骨;1 岁后颅骨改变明显,表现为头颅变大、额部隆起、颧高、鼻梁塌陷,两眼距增宽,形成地中海贫血特殊面容。患儿易并发支气管炎或肺炎。本病如不输红细胞以纠正严重贫血,多于 5 岁前死亡。若只纠正贫血,不进行铁螯合治疗,易并发含铁血黄素沉着症,即过多的铁沉着于心肌和其他脏器,如肝、胰腺、脑垂体等而引起该脏器损害,其中最严重的是心力衰竭,是导致患儿死亡的重要原因之一。自 20 世纪 90 年代开始,经推广规律地输红细胞和进行铁螯合治疗,本病的临床症状和体征可不典型,且预期寿命也明显延长。

实验室检查:外周血象呈小细胞低色素性贫血,红细胞大小不等,中央浅染区扩大,出现异形、靶形、碎片红细胞和有核红细胞、点彩红细胞、嗜多染性红细胞、豪 - 乔小体等;网织红细胞正常或增高。骨髓象红系增生明显活跃,以中、晚幼红细胞占多数,成熟红细胞改变与外周血相同。红细胞渗透脆性明显减低。HbF 含量明显增高,大多>0.40,这是诊断重型 β 地中海贫血的重要依据。颅骨 X 线片可见颅骨内外板变薄,板障增宽,在骨皮质间出现垂直短发样骨刺。

(2)轻型:患者无症状或轻度贫血,脾不大或轻度大。病程经过良好,能存活至老年。本病易被忽略,多在重型患者家族调查时被发现。

实验室检查:成熟红细胞有轻度形态改变,红细胞渗透脆性正常或减低,血红蛋白电泳显示 HbA$_2$ 含量增高(0.035～0.060),这是本型的特点。HbF 含量正常。

(3)中间型:多于幼童期出现症状,其临床表现介于轻型和重型之间,中度贫血,脾脏轻度或中度大,黄疸可有可无,骨骼改变较轻。

实验室检查:外周血象和骨髓象的改变同重型,红细胞渗透脆性减低,HbF 含量约为 0.40～0.80,HbA$_2$ 含量正常或增高。

2. α 地中海贫血

(1)静止型:患者无症状,也可呈现正常血红蛋白量;红细胞形态正常,甚至没有红细胞体积的变小,出生时脐带血中 Hb Bart 含量为 0.01～0.02,但 3 个月后即消失,故容易漏诊。

(2)轻型:患者无症状。红细胞形态有轻度改变,如大小不等、中央浅染、异形等;红细胞渗透脆性正常/降低;变性珠蛋白小体阳性;HbA$_2$ 和 HbF 含量正常或稍低。患儿脐血 Hb Bart 含量为 0.034～0.140,于生后 6 个月时完全消失。

(3)中间型:又称血红蛋白 H 病。患儿出生时无明显症状;婴儿期以后逐渐出现贫血、疲乏无力、肝脾大、轻度黄疸;学龄期后可出现类似重型 β 地中海贫血的特殊面容。合并呼吸道感染或服用氧化性药物、抗疟药物等可诱发急性溶血而加重贫血,甚至发生溶血危象。

实验室检查:外周血象和骨髓象的改变类似重型 β 地中海贫血;红细胞渗透脆性减低;变性珠蛋白小体阳性;HbA$_2$ 及 HbF 含量正常。出生时血液中含有少量 HbH,Hb Bart 含量约 0.25;随年龄增长,HbH 逐渐取代 Hb Bart,其含量约为 0.024~0.44。包涵体生成试验阳性。

(4) 重型:又称 Hb Bart 胎儿水肿综合征。胎儿常于 30~40 周时流产、死胎或娩出后半小时内死亡,胎儿呈重度贫血、黄疸、水肿、肝脾大、腹腔积液、胸腔积液。胎盘巨大且质脆。

实验室检查:外周血成熟红细胞形态改变同重型 β 地中海贫血,有核红细胞和网织红细胞明显增多。血红蛋白中几乎全是 Hb Bart 或同时有少量 HbH,无 HbA、HbA$_2$ 和 HbF。

【诊断和鉴别诊断】

根据临床特点和实验室检查,结合阳性家族史,一般可做出诊断。有条件时,可进行基因诊断。本病须与下列疾病鉴别。

1. **缺铁性贫血** 轻型地中海贫血的临床表现和红细胞的形态改变与缺铁性贫血有相似之处,故易被误诊。但缺铁性贫血常有缺铁诱因,血清铁蛋白含量减低,骨髓外铁粒幼红细胞减少,红细胞游离原卟啉升高,铁剂治疗有效等可资鉴别。对可疑病例可借助血红蛋白碱变性试验和血红蛋白电泳鉴别。

2. **遗传性球形红细胞增多症** 见本节遗传性球形红细胞增多症。

3. **传染性肝炎或肝硬化** 因 HbH 病贫血较轻,还伴有肝脾大、黄疸,少数患者还可有肝功能损害,故易被误诊为黄疸型肝炎或肝硬化。但通过病史询问、家族调查以及红细胞形态观察、血红蛋白电泳检查即可鉴别。

【治疗】

静止型 / 轻型地中海贫血无须特殊治疗。中间型和重型地中海贫血应采取下列一种或数种方法给予治疗。

1. **一般治疗** 注意休息和营养,积极预防感染。适当补充叶酸和维生素 E。

2. **输血和祛铁治疗** 是基础治疗。

(1) 红细胞输注:少量输注法仅适用于中间型 α 和 β 地中海贫血,不主张用于重型 β 地中海贫血。对于重型 β 地中海贫血应从早期开始给予适量的红细胞输注,以使患儿生长发育接近正常和防止骨骼病变。其方法是先 2~4 周内分次输注浓缩红细胞,使患儿血红蛋白含量达 120g/L 左右;然后每隔 4~5 周输注浓缩红细胞 10~15ml/kg,使血红蛋白含量维持在 90~140g/L。但本法容易导致含铁血黄素沉着症,故应同时给予铁螯合剂治疗。

(2) 铁螯合剂:除铁治疗是改善重型地中海贫血患者生存质量和延长寿命的主要措施。目前临床上使用的药物有去铁胺(deferoxamine)、去铁酮(deferiprone)和地拉罗司(deferasirox)。建议在规则输注红细胞 1 年或 10 单位后进行铁负荷评估,如有铁过载(SF>1 000μg/L),则开始应用铁螯合剂。去铁胺每天 25~40mg/kg,每晚 1 次连续皮下注射 12h,或加入等渗葡萄糖液中静脉滴注 8~12h;每周 5~7 天,长期应用。去铁胺副作用不大,偶见过敏反应,长期使用偶可致白内障和长骨发育障碍,剂量过大可引起视力和听觉减退。维生素 C 与去铁胺联合应用可加强其从尿中排铁的作用,剂量为每天 2~3mg/kg,最大量为 200mg/d。

3. **脾切除** 对血红蛋白 H 病和中间型 β 地中海贫血的疗效较好,对重型 β 地中海贫血效果差。脾切除应在 5~6 岁以后施行并严格掌握适应证。

4. **造血干细胞移植** 异基因造血干细胞移植是目前能根治重型 β 地中海贫血的方法。如有 HLA 相配的造血干细胞供者,应作为治疗重型 β 地中海贫血的首选方法。

5. **基因活化治疗** 应用化学药物可增加 γ 基因的表达或减少 α 基因的表达,以改善 β 地中海贫血的症状,已用于临床研究的药物有羟基脲、沙利度胺,5- 氮杂胞苷(5-AZC)、阿糖胞苷、白消安、异烟肼等。

【预防】

开展人群普查和遗传咨询、做好婚前指导以避免地中海贫血基因携带者之间联姻,对预防本病有重要意义。采用基因分析法进行产前诊断,可在妊娠早期对重型β和α地中海贫血胎儿做出诊断并及时终止妊娠,以避免胎儿水肿综合征的发生和重型β地中海贫血患者的出生,这是目前预防本病行之有效的方法。

四、自身免疫性溶血性贫血

自身免疫性溶血性贫血(autoimmune hemolytic anemia, AIHA)是一种获得性溶血性疾病,是由于各种原因刺激机体产生抗自身红细胞抗体导致红细胞寿命缩短或破坏加速,骨髓代偿造血功能不足时所发生的一类贫血。儿童各年龄段均可发病。

根据自身抗体血清学特点将 AIHA 分为温抗体型、冷抗体型和温冷抗体混合型三型。冷抗体型 AIHA 又进一步分为冷凝集素病(cold agglutinin disease, CAD)和阵发性冷性血红蛋白尿症(paroxysmal cold hemoglobinuria, PCH)。当没有基础疾病的时,称之为原发性或特发性自身免疫性溶血性贫血;而当溶血是某种相关疾病的表现时,称之为继发性自身免疫性溶血性贫血。儿童原发性温抗体型 AIHA 约占 70%。

【病因】

1. **特发性**　病因不明。

2. **继发性**　常见病因有多种。①感染:可为细菌、病毒、支原体等感染;②疫苗接种;③免疫性疾病:常见于系统性红斑狼疮、类风湿关节炎、皮肌炎、免疫缺陷病等;④恶性肿瘤:白血病、淋巴瘤、霍奇金病等;⑤药物:可通过半抗原药物依赖性非特异性抗体如青霉素类、头孢菌素类等或通过免疫复合物,如奎宁、奎尼丁等或诱导真性自身抗体如甲基多巴、左旋多巴等;⑥干细胞移植、器官移植等。

【发病机制】

发生机制相当复杂。主要是存在于红细胞表面具有抗自身红细胞抗原活性的 IgG 分子,可有补体参与,通过多种免疫机制介导细胞损伤,造成红细胞寿命缩短。除 B 淋巴细胞免疫调节紊乱外,红细胞表面抗原改变、特定亚群 T 细胞以及细胞因子等在 AIHA 的发病中也起着重要作用。

1. **温抗体型 AIHA(wAIHA)**　自身抗体在 37℃左右作用最强,多为 IgG,亦可为 IgA、IgM、IgG/IgA 抗体通过单核巨噬细胞系统吞噬破坏红细胞,以血管外溶血为主;IgM 抗体要结合和激活补体启动溶血,可有血管内溶血。

2. **冷抗体型 AIHA(cAIHA)**　自身抗体作用温度<30℃,于 3～4℃最强,直接凝集红细胞。补体系统对红细胞损伤破坏起重要作用,以血管内溶血为主。冷抗体有两种:①冷凝集素(CA),多为 IgM,引起冷凝集素综合征(CAS),较多见;②冷热溶血素(D-L 抗体),多为 IgG,引起阵发性冷性血红蛋白尿症(PCH),较少见。

3. **混合型**　兼有温、冷抗体。

【临床表现】

临床表现随病因和抗体类型的不同而有所不同。

1. wAIHA

(1)急性型:占 70%～80%,患者多为婴幼儿,男性多见,发病前 1～2 周常有急性感染病史,起病急骤,伴有发热、寒战、进行性贫血、黄疸、脾大,常发生血红蛋白尿。临床经过呈自限性,起病 1～2 周后溶血可自行停止。严重溶血者,可发生急性肾损伤,出现少尿、无尿和氮质血症等,少数患者合并血小板减少,出现皮肤、黏膜出血,可因出血而致死亡。

(2)亚急性型:患者多为 9 岁以下小儿,以继发性者占多数,发病前常有疫苗接种史,起病缓慢,表现为疲劳、贫血、黄疸和肝脾大,一般无全身性疾病存在,疾病可反复发作、病情迁延,可转为慢性型,少数可合并血小板减少。

(3)慢性型:多见于儿童,原发性者占多数,偶见继发于结缔组织病如系统性红斑狼疮等。起病缓慢,病程呈进行性或间歇发作溶血,溶血可持续数月或数年,感染可加重溶血。主要表现为贫血、黄疸、肝脾大或血红蛋白尿。常合并中性粒细胞减少或血小板减少(Evans 综合征)等,合并血小板减少者预后较差。少数出现溶血危象。伴有全身性疾病者易发生死亡。

2. cAIHA

(1)冷凝集素病(CAD):急性患者多见于 5 岁以下儿童,常继发于支原体肺炎、传染性单核细胞增多症、巨细胞病毒感染等,钩端螺旋体病和水痘也可发生,起病急骤,主要表现为寒冷的环境中指端、足尖、鼻尖、耳郭等皮肤暴露处发绀、冰冷,自觉局部麻木、微痛,加温后症状消失。伴程度不等的贫血和黄疸,临床经过呈自限性,原发病痊愈时,本病亦随之痊愈。

(2)阵发性冷性血红蛋白尿症(PCH):常见于 1 岁以后儿童,多继发于麻疹、腮腺炎、水痘等疾病,少数为原发性。患儿受冷后发病,大多起病急骤,突然出现急性血管内溶血,表现为发热,寒战,腹痛,腰背痛,贫血和血红蛋白尿,多持续数小时即缓解;缓解后,若再受冷,可复发。

【实验室检查】

1. wAIHA

(1)血象:不同程度的贫血,急性型较重,慢性型和亚急性型较轻,Hb 多<60g/L;急性型网织红细胞百分比常>10%,亚急性型轻度增加,慢性型者有时减少。溶血危象、再障危象时网织红细胞可极度减少。白细胞总数多升高,可出现类白血病反应。血小板多正常,伴 Evans 综合征时,血小板可减少。

(2)骨髓象:多数骨髓红系细胞明显增生,幼红细胞比例升高(中、晚幼红细胞>40%)。

(3)红细胞渗透脆性试验增高,症状缓解时可正常。

(4)胆红素和珠蛋白测定:发病时血清非结合胆红素增加,尿胆原增加,结合珠蛋白降低或消失。

(5)抗人球蛋白试验(Coombs test)多阳性。

2. CAD ①轻至中度贫血;②冷凝集素试验阳性;③Coombs 试验阳性。

3. PCH ①有典型血管内溶血的血液学检查结果;②尿含铁血黄素阳性;③冷热溶血试验阳性;④Coombs 试验常阳性,溶血发作间期为阴性。

【诊断】

1. 诊断标准 ①血红蛋白水平达贫血标准;②检测到红细胞自身抗体;③至少符合以下一条:网织红细胞百分比>4% 或绝对值>120×10⁹/L;结合珠蛋白<100mg/L;总胆红素≥17.1μmol/L(以非结合胆红素升高为主)。

2. 诊断分型 ①依据病因分为继发性和原发性;②依据自身抗体与红细胞结合所需的最适温度分为温抗体型、冷抗体型[包括冷凝集素综合征(CAS)及阵发性冷性血红蛋白尿症(PCH)]和混合型;③依据红细胞自身抗体检测结果,分为自身抗体阳性型和自身抗体阴性型;④根据起病急缓和临床经过分类分为急性型、亚急性型和慢性型三种类型。

【治疗】

1. 一般治疗 积极控制原发病,防治感染,以免引起溶血危象。注意碱化、利尿、利胆去黄、水电解质平衡及心、肾功能,应用低分子右旋糖酐以防 DIC 发生等。

2. 支持治疗 ①应尽量避免或减少输血。AIHA 由于存在自身抗体,增加了交叉配血难度,增大了同种抗体致溶血性输血反应的危险。②输血时机应根据贫血程度、有无明显症状、发生快慢而定。对于急性溶血性贫血患者,出现严重症状时能排除同种抗体者须立刻输注红细胞。对于慢性溶血患者,Hb 在 70g/L 以上可不必输血;Hb 在 50~70g/L 时,如有不能耐受的症状时可适当输血;Hb 在 50g/L 以下时应输血。③检测自身抗体 ABO、Rh 血型特异性抗体,对供者进行选择及交叉配血试验。交叉配血不完全相合时,选用多份标本交叉配血中反应最弱的输注。缓慢滴注,密切观察有无输血反应。④抢救时不强调应用洗涤红细胞。⑤常规治疗效果欠佳可行血浆置换术或者免疫抑制治疗。⑥输血前加用糖皮质激素可减少和减轻输血反应的发生。

3. 糖皮质激素 推荐在无糖皮质激素使用禁忌情况下应用。泼尼松剂量为 0.5~1.5mg/(kg·d),

可以根据具体情况换算为地塞米松、甲泼尼龙等静脉输注。糖皮质激素用至血细胞比容大于 30% 或者 Hb 水平稳定于 100g/L 以上才考虑减量。若使用推荐剂量治疗 4 周仍未达到上述疗效,建议考虑二线用药。急性重型 AIHA 可能需要甲泼尼龙 30mg/(kg·d),最大剂量为 1g/d,连续 3 天;随后改为常规剂量维持,通常采用强的松治疗,剂量(1～2)mg/(kg·d),最大剂量为 60mg/d。用至红细胞比容大于 30% 或者 HGB 水平稳定于 100g/L 以上才考虑减量,并根据患者耐受情况在 2～6 个月内逐渐减量,例如每月减少 2.5～10.0mg。后期应将糖皮质激素缓慢减量,直到血红蛋白、网织红细胞计数、LDH 和结合珠蛋白正常。

4. 二线治疗

(1)出现以下情况建议二线治疗:①对糖皮质激素耐药或维持剂量超过 1mg/(kg·d)(按泼尼松计算);②其他禁忌或不耐受糖皮质激素治疗;③AIHA 复发;④难治性、重型 AIHA。

(2)二线治疗有脾切除、利妥昔单抗、环孢素 A 和细胞毒性免疫抑制剂等。

1)脾切除:对于难治性温抗体型 AIHA,可考虑脾切除,尚无指标能预示脾切除的疗效。脾切除后感染发生率增高,但不能排除与免疫抑制剂有关,其他并发症有静脉血栓、肺栓塞、肺动脉高压等。

2)利妥昔单抗:剂量为 375mg/(m²·d),第 1、8、15、22 天,共 4 次。也有报道显示小剂量利妥昔单抗(100mg/d)在降低患者经济负担、减少不良反应的同时,并不降低疗效。监测 B 淋巴细胞水平可以指导控制利妥昔单抗的并发症,包括感染、进行性多灶性白质脑病等。HBV 感染患者应在抗病毒药有效控制并持续给药的情况下使用利妥昔单抗。

3)细胞毒性免疫抑制剂:最常用的有环磷酰胺、硫唑嘌呤、长春碱类药物等,一般有效率为 40%～60%,多数情况下仍与糖皮质激素联用。

环孢素 A 治疗 AIHA 已经较广泛应用,多以 3mg/(kg·d)起给药,维持血药浓度(谷浓度)不低于 150～200pg/L。环孢素 A 不良反应有齿龈增生、多毛、高血压、胆红素增高、肾功能受损等。由于环孢素 A 需要达到有效血药浓度后才起效,建议初期与糖皮质激素联用。他克莫司和吗替麦考酚酯用于难治性 AIHA 也有报道。

5. 继发性 AIHA 治疗 继发性 AIHA 需要积极治疗原发疾病,其余治疗同原发性 AIHA。多数冷抗体型 AIHA 是继发性,治疗 AIHA 的同时保温非常重要。

6. 其他治疗方法 静脉免疫球蛋白对部分 AIHA 患者有效。血浆置换对 IgM 型冷抗体效果较好(37℃时 80% IgM 型抗体呈游离状态),但对其他吸附在红细胞上的温抗体效果不佳,且置换带入大量补体。

(刘玉峰)

第六节 | 出血性疾病

一、免疫性血小板减少症

免疫性血小板减少症(immune thrombocytopenia,ITP)既往又称特发性血小板减少性紫癜(idiopathic thrombocytopenic purpura,ITP),是一种获得性自身免疫性、出血性疾病,儿童年发病率约为(4～5)/10 万。其主要临床特点是:皮肤、黏膜自发性出血和血小板减少。

(一)病因与发病机制

患儿在发病前常有病毒感染史。目前认为病毒感染不是导致血小板减少的直接原因,而是病毒感染后使机体产生相应的抗体,这类抗体可与血小板膜发生交叉反应,使血小板受到损伤而被单核巨噬细胞系统所清除。此外,病毒感染后,体内形成的抗原 - 抗体复合物可附着于血小板表面,使血小板易被单核巨噬细胞系统吞噬和破坏,使血小板的寿命缩短,导致血小板减少。患者血清中血小板相关抗体(PAIgG)含量多增高。研究证实,辅助性 T 细胞(Th)和细胞毒 T 细胞(CTL)的活化及相关细胞因子紊乱是导致本病慢性化过程的重要原因。现已知道,血小板和巨核细胞有共同抗原性,抗血小板抗体同样作用于骨髓中巨核细胞,导致巨核细胞成熟障碍,巨核细胞生成和释放均受到严重影响,使血小板生成进一步减少。

免疫性血小板减少症的发生可以是原发性或继发于其他病症。继发性常见于下列情况:疫苗接种、感染(CMV、Hp、HCV、HIV等)、抗磷脂综合征、SLE、免疫缺陷病、药物、淋巴增殖性病变、骨髓移植的并发症等。

(二) 临床表现

本病见于各年龄时期小儿,以1~5岁小儿多见,男女发病数无差异,冬春季发病数较高。新诊断的ITP患儿于发病前1~3周常有急性病毒感染史,如上呼吸道感染、流行性腮腺炎、水痘、风疹、麻疹、传染性单核细胞增多症等,亦偶见于免疫接种后。大多数患儿发疹前无任何症状,部分可有发热。以自发性皮肤和黏膜出血为突出表现,多为针尖大小的皮内或皮下出血点,或为瘀斑和紫癜,少见皮下血肿。分布不均匀,通常以四肢为多,在易于碰撞的部位更多见。常伴有鼻出血或齿龈出血,胃肠道大出血少见,偶见肉眼血尿。青春期女性患者可有月经过多。少数患者可有结膜下和视网膜出血。颅内出血少见,一旦发生,则预后不良。除非有持续性或反复活动性出血,否则不伴有贫血表现;没有肝脾大、淋巴结肿大等表现。

80%的患者在诊断后12个月内血小板计数可恢复正常,仅20%左右的患儿病程持续1年以上。

(三) 实验室检查

1. **外周血象** 血小板计数<100×10^9/L,出血轻重与血小板数多少有关,血小板<50×10^9/L时可见自发性出血,<20×10^9/L时出血明显,<10×10^9/L时出血严重。慢性型可见血小板大小不等,染色较浅。失血较多时可致贫血,白细胞数正常。

2. **骨髓象** 国外学者不建议常规做骨髓细胞学检查。国内专家仍充分肯定骨髓检查对于ITP的鉴别诊断价值。特别是在临床表现不典型或对治疗反应差时,骨髓检查是必要的,有时甚至需多次骨穿。新诊断的ITP和持续性ITP骨髓巨核细胞数增多或正常。慢性ITP巨核细胞显著增多,幼稚巨核浆细胞增多,核分叶减少,核质发育不平衡,产生血小板的巨核细胞明显减少,其细胞质中有空泡形成、颗粒减少和量少等现象。

3. **血小板抗体测定** 主要是PAIgG增高,但PAIgG增高并非ITP的特异性改变,其他免疫性疾病亦可增高。如同时检测PAIgM和PAIgA,以及结合在血小板表面的糖蛋白、血小板内的抗GPⅡb/Ⅲa自身抗体和GPⅠb/Ⅸ自身抗体等可提高临床诊断的灵敏度和特异度。

4. **其他** 血小板减少使毛细血管脆性增加,束臂试验阳性。出血时间延长,凝血时间正常,当血小板数量明显减少时血块收缩不良。血清凝血酶原消耗不良。慢性ITP患者的血小板黏附和聚集功能可以异常。

(四) 诊断与鉴别诊断

根据病史、临床表现和实验室检查,即可做出诊断。疾病分为五期。

1. **新诊断的ITP**(newly diagnosed ITP) 确诊后<3个月。

2. **持续性ITP**(persistent ITP) 确诊后3~12个月。

3. **慢性ITP**(chronic ITP) 确诊后>12个月。

4. **重症ITP**(severe ITP) 血小板<10×10^9/L,且就诊时存在需要治疗的出血症状或常规治疗中发生了新的出血症状,需要用其他升高血小板药物治疗或增加现有治疗药物的剂量。

5. **难治性ITP**(refractory ITP) 指同时满足以下三个条件的患者:①脾切除后无效或复发;②仍需治疗以降低出血危险;③除外了其他引起血小板减少的原因确诊为ITP。

本病还需与下列疾病相鉴别。

1. **急性白血病** 外周血白细胞不增高的急性白血病易与ITP相混淆,通过血涂片和骨髓涂片检查见到白血病细胞即可确诊。

2. **再生障碍性贫血** 患者表现为发热、贫血和出血,肝、脾和淋巴结不肿大,与ITP合并贫血者相似。但再生障碍性贫血时贫血较重,外周血白细胞数和中性粒细胞绝对值减少,骨髓造血功能减退,巨核细胞减少有助于诊断。

3. **过敏性紫癜** 为出血性斑丘疹,对称分布,成批出现,多见于下肢和臀部,血小板数正常,一般易于鉴别。

4. **继发性血小板减少症** 严重细菌感染和病毒血症均可引起血小板减少。化学药物、脾功能亢进、部分自身免疫性疾病(如系统性红斑狼疮等)、先天性免疫缺陷病(如 Wiskott-Aldrich 综合征等)、恶性肿瘤侵犯骨髓和某些溶血性贫血等均可导致血小板减少,应注意鉴别。

(五)治疗

1. **一般治疗** 治疗原则:ITP 多为自限性,治疗措施更多取决于出血的症状,而非血小板数目。若患者有出血症状,无论此时血小板减少程度如何,都应该积极治疗。当 PLT≥20×10⁹/L,无活动性出血表现,可先观察随访,不予治疗。在此期间,必须动态观察血小板数目的变化,如有感染需抗感染治疗。适当限制活动,避免外伤,有或疑有细菌感染者,酌情使用抗感染治疗;避免应用影响血小板功能的药物,如阿司匹林等;慎重进行预防接种。

2. **紧急治疗** 重症 ITP 患儿,伴胃肠道、泌尿生殖道、中枢神经系统或其他部分的活动性出血或需要急诊手术时,应迅速提高患者血小板计数至 $50×10^9$/L 以上。对于病情十分危急,需立即提升血小板的患儿应给予随机供者的血小板输注(其他非危重症急救状态,由于 ITP 患儿血小板输注无效且增加后续治疗难度,故建议对不存在威胁生命出血的患儿不要给予血小板输注治疗)。还可静脉输注免疫球蛋白(IVIG)1.0g/(kg·d)2~3 天和/或甲泼尼龙 10~30mg/(kg·d)(最大剂量为 1.0g/d)使用 3 天和/或促血小板生成药物。

3. **ITP 的一线治疗**

(1)糖皮质激素:其主要药理作用有三个方面。①降低毛细血管通透性;②抑制血小板抗体产生;③抑制单核巨噬细胞系统破坏有抗体吸附的血小板。主要治疗方法有两种。①泼尼松:1.5~2.0mg/(kg·d)开始(最大剂量不超过 60mg/d),建议晨起顿服,血小板数目≥100×10⁹/L 后稳定 1~2 周,逐渐减量直至停药,一般疗程 4~6 周。糖皮质激素治疗 4 周,仍无反应,说明治疗无效,应迅速减量至停用。②大剂量地塞米松(HD-DXM)冲击治疗:剂量 0.6mg/(kg·d)(最大剂量 40mg),使用 4 天,静脉滴注或口服用药。效果不满意时可以在上次应用后 24 天(即 28 天为一疗程)再次应用,反复 2~5 次,血小板数目稳定后即可停用。应用时注意监测血压、眼压、血糖的变化,预防感染、预防骨质疏松、保护胃黏膜。

(2)静脉免疫球蛋白(IVIG)治疗:其主要作用有三个方面。①封闭巨噬细胞受体,抑制巨噬细胞对血小板的结合与吞噬,从而干扰单核巨噬细胞系统吞噬血小板的作用;②在血小板上形成保护膜抑制血浆中的 IgG 或免疫复合物与血小板结合,从而使血小板免受吞噬细胞破坏;③抑制自身免疫反应,使抗血小板抗体减少。常用剂量 400mg/(kg·d),使用 3~5 天或 0.8~1.0g/(kg·d),用 1 天或连用 2 天,必要时可以重复。IVIG 慎用于 IgA 缺乏、糖尿病和肾功能不全患者。

4. **ITP 的二线治疗**

(1)促血小板生成类药物:包括重组人血小板生成素、艾曲泊帕和罗普司亭。此类药物起效快(1~2 周);但停药后疗效一般不能维持,需要进行个体化的维持治疗。①重组人血小板生成素(HTPO):剂量 300IU/(kg·d),皮下注射,血小板计数≥100×10⁹/L 时可考虑停药。应用 14 天血小板计数不升,视为无效,可考虑停药。②艾曲泊帕(eltrombopag)为口服制剂,建议在进食前后 2~4h 空腹服用,同时要避免与其他药物同服。初始剂量:年龄 1~5 岁患儿(或体重<27kg)1.2mg/kg;年龄 6~17 岁且体重≥27kg 的患儿,50mg,每天一次(体重<27kg 的患儿,37.5mg,每天一次)。根据血小板对治疗的反应进行剂量调整。

(2)抗 CD20 单克隆抗体(rituximab,利妥昔单抗):标准剂量为 375mg/m²,静脉滴注,每周 1 次,共 4 次。一般在首次注射 4~8 周内起效。使用半年内应注意获得性体液免疫功能低下。

（3）脾切除：儿童患者应严格掌握适应证，尽可能地推迟切脾时间。在脾切除前，必须对 ITP 的诊断重新评价，仍确诊为 ITP 者，方可考虑切脾术。脾切除的指征：①经以上正规治疗，仍有危及生命的严重出血或急需外科手术者；②病程＞1 年，年龄＞5 岁，且有反复严重出血，药物治疗无效或依赖大剂量糖皮质激素维持（＞30mg/d）；③有使用糖皮质激素的禁忌证。建议在切脾前进行流感嗜血杆菌、脑膜炎双球菌、肺炎链球菌疫苗接种，切除后监测感染指标，对可疑感染积极开展抗感染治疗。对于切脾治疗无效或最初有效随后复发的患者应进一步检查是否存在副脾。

5. 其他二线药物治疗　免疫抑制剂治疗儿童 ITP 的疗效不肯定，毒副作用较多，应慎重选择且密切观察，对于慢性 / 难治性 ITP 才考虑使用。常用的药物包括硫唑嘌呤 3～5mg/（kg·d），分 2～3 次口服，根据患者白细胞计数调整剂量；环孢素 A 5mg/（kg·d），分 2 次口服，根据血药浓度调整剂量；西罗莫司，推荐起始给药剂量为 1～2mg/m^2，每天 1 次，根据血药浓度进行调整；长春新碱（VCR）为 1.4mg/m^2（最大剂量为 2mg），每周 1 次，缓慢静滴，共 3～6 次，可酌情选择。

二、血友病

血友病（hemophilia）是一组连锁隐性遗传性凝血功能障碍的出血性疾病，主要为血友病 A 和血友病 B 两型。血友病 A 又称遗传性抗血友病球蛋白缺乏症，血友病 B 又称遗传性 FIX 缺乏症。其发病率为（5～10）/10 万，以血友病 A 较为常见，占血友病患者 80%～85%，血友病 B 占 15%～20%。其共同临床特征为关节、肌肉、内脏和深部组织自发性或轻微损伤后出血难止。

【病因和发病机制】

因子Ⅷ和Ⅸ均为凝血过程中的重要凝血因子，其缺乏可使凝血过程第一阶段中的凝血活酶生成减少而引起血液凝固障碍，导致出血。

因子Ⅷ是为血浆球蛋白，它与 von Willebrand 因子（vWF）以非共价形式结合成复合物存在于血浆中，并以大分子量的 vWF 为载体，保护小分子量的具有凝血活性的 FⅧ 以避免被降解。其中 FⅧ：C 主要由肝脏合成，其活性容易被破坏，在 37℃储存 24h 后可丧失 50%；vWF 由血管内皮细胞合成，其功能为作为因子Ⅷ的载体对其起稳定作用，亦具有使血小板黏附于血管壁的功能。vWF 缺乏时，FⅧ：C 易被降解而导致轻至中度缺乏，血小板止血功能亦减弱，故可引起出血。

因子Ⅸ是一种由肝脏合成的糖蛋白，在其合成过程中需要维生素 K 的参与。

【临床表现】

出血症状的轻重及发病的早晚与凝血因子活性水平相关。血友病大多在 2 岁内开始爬行时发病，少数迟至 5～6 岁，可以发生任何部位的出血，发病后终身易出血。重型在新生儿期即可自发性或外伤性出血不止。

1. 关节出血　为本病的特殊表现之一，最常发生于膝、踝关节，同一部位可反复多次出血，可分为三期。①急性期：关节腔内积血，关节周围组织出血，关节肿、痛、热、活动障碍；②全关节炎期：关节组织炎症，滑膜增厚；③关节畸形期：关节纤维化、强直、肌萎缩、丧失功能。

2. 肌肉出血　多见于用力的肌群，引起腰大肌出血、臀大肌出血、四肢肌肉出血等；深部肌肉出血可形成血肿，导致局部肿痛和活动受限，可引起局部缺血性损伤和纤维变性。

3. 皮肤、黏膜、脏器出血　如瘀斑、鼻出血、口腔出血、消化道出血、泌尿道出血等；严重危及生命的出血，如内脏出血、颅内出血等。

4. 创伤或手术后出血　不同程度的创伤、小手术，如拔牙、扁桃体摘除、脓肿切开、肌内注射等，均可以引起严重的出血。

血友病 B 患儿多为轻型，出血症状较血友病 A 轻。

【实验室检查】

1. 筛查试验

（1）血常规和血涂片：血小板数目、形态正常。

（2）凝血功能筛查:检测凝血酶原时间（PT）、活化部分凝血活酶时间（APTT）、纤维蛋白原（FIB）及凝血酶时间（TT），PT、FIB、TT 正常，单纯 APTT 延长的患儿需进一步检测凝血因子活性及活性抗原，或 FⅧ/Ⅸ抗体，排除血管性血友病和获得性血友病。

2. **确诊试验**　因子Ⅷ或因子Ⅸ促凝活性（FⅧ:C 或 FⅨ:C）减少或极少，可确诊各种临床类型，反映病情轻重，指导替代疗法。凝血因子 FⅧ缺乏为血友病 A，凝血因子 FⅨ缺乏为血友病 B。正常参考值:Ⅷ:C 为 78%～128%，Ⅸ:C 为 68%～128%。

3. **血管性血友病因子抗原（vWF:Ag）检测**　用于鉴别血管性血友病。

4. **抑制物检测**　血友病 A 儿童（多见于重型）在替代治疗中易产生抑制物，导致后续治疗效果欠佳或无效。

5. **基因诊断**　可用基因探针、DNA 印迹技术、限制性内切酶片段长度多态性等检出血友病携带者及产前诊断。

【诊断与鉴别诊断】

根据病史、出血症状及家族史可考虑为血友病，相关的实验室检查可明确诊断。基因序列检测不仅可确诊本病，还可以发现轻症患者和基因携带者。

根据 FⅧ或 FⅨ的活性水平，可将血友病 A 和血友病 B 分为轻、中、重三型（表 14-2）。

表 14-2　血友病 A/B 临床分型

因子活性水平	临床分型	出血症状
>5%～40%	轻型	大手术或外伤可致严重出血
1%～5%	中型	小手术/外伤后可有严重出血，偶有自发出血
<1%	重型	肌肉或关节自发性出血

血友病主要与获得性血友病、血管性血友病（vWD）、凝血因子Ⅺ缺乏症鉴别。

1. **获得性血友病**　往往为年长儿，男女均可患病，常继发于恶性肿瘤、自身免疫性疾病、感染、大手术等，临床表现及实验室检查与血友病相似，可有自发性出血、APTT 延长、FⅧ:C/F Ⅸ:C 减低，但延长的 APTT 不能被 1:1 正常血浆纠正，抑制物筛选试验阳性，可行抑制物滴度测定。

2. **血管性血友病**　是常染色体显性/隐性遗传性疾病，临床症状主要是皮肤黏膜出血，如鼻出血，手术或拔牙后出血难止以及青春期女性患者月经过多等。该病确诊需通过 vWF:Ag、瑞斯托霉素辅因子活性（血友病患者正常）、FⅧ:C 等。其阿司匹林耐量试验阳性，血浆 FⅧ:C 减少或正常，血浆 vWF 减少或缺乏。

3. **凝血因子Ⅺ缺乏症**　既往称血友病 C，为常染色体隐性遗传，男女发病率没有明显差异，自发性出血少见。临床症状极轻而 APTT 延长较明显是本病的特点之一，F Ⅺ:C 降低。

【治疗】

1. **预防出血**　患儿确诊后应避免剧烈运动，以减少乃至避免外伤出血;避免使用阿司匹林和非甾体抗炎药（NSAIDs）;如需外科手术治疗，应在术前、术中和术后补充所缺乏的凝血因子。

2. **PRICE 原则**　急性出血时很重要的辅助治疗原则，制动（prohibition）、休息（rest）、冷敷（ice）、压迫（compression）、抬高（elevation）。及时使用夹板、模具、拐杖或轮椅制动可使出血的肌肉和关节处于休息体位，使用局部冷敷可有效减轻炎症反应。对局部创伤、鼻腔或口腔出血可局部压迫止血。

3. **替代疗法**　是血友病治疗最有效的止血治疗方法。

（1）制剂选择:血友病 A 首选基因重组凝血因子Ⅷ（FⅧ）或病毒灭活的血浆源性 FⅧ浓缩物，无上述条件时可选用冷沉淀或新鲜冰冻血浆（fresh frozen plasma,FFP）等;血友病 B 首选基因重组凝血因子Ⅸ（FⅨ）、病毒灭活的血浆源性 FⅨ浓缩物或凝血酶原复合物（prothrombin complex concentrate, PCC），无上述条件时可选用 FFP 等。

（2）治疗剂量

1）计算方法：FⅧ首次需要量 =（需要达到的 FⅧ浓度 – 患者基础 FⅧ浓度）× 体重（kg）×0.5,在首剂给予之后每 8～12h 输注首剂一半量；因子Ⅷ的半衰期为 8～12h,需 12h 输注 1 次,每输注 1IU/kg 可提高血浆 FⅧ活性约 2%。FⅨ首次需要量 =（需要达到的 FⅨ浓度 – 患者基础 FⅨ浓度）× 体重（kg）,在首剂给予之后每 12～24h 输注首剂一半量；因子Ⅸ的半衰期为 18～24h,需 24h 输注 1 次,每输注 1IU/kg 可提高 FⅨ活性约 1%（表 14-3）。

表 14-3　按需替代治疗 FⅧ和 FⅨ剂量与疗程

出血部位	FⅧ剂量 /(IU·kg⁻¹)	FⅨ剂量 /(IU·kg⁻¹)	预期水平 /%	疗程 /d
关节	15～25	30～50	30～50	1～2
肌肉	15～25	30～50	30～50	1～2
口腔黏膜	15～25	30～50	30～50	直到出血停止
鼻出血	15～25	30～50	30～50	直到出血停止
血尿	15～50	30～50	30～50	直到出血停止
胃肠道	20～30	40～60	40～60	7～10
腹膜后	25～50	50～100	50～100	7～10
CNS	30～50	60～100	60～100	7～10
损伤或手术	25～50	50～100	50～100	出血停止或拆线

2）冷沉淀：含 FⅧ约 80IU/1U,含 vWF 和纤维蛋白原,对血友病 A 的治疗效果优于血浆。

3）新鲜冰冻血浆：含各种凝血因子,以每次 10ml/kg 为宜。

（3）预防剂量：定期输注凝血因子,维持血浆浓度＞1% 水平。标准预防方案：每次 25～40IU/kg,血友病 A 每周 3 次,血友病 B 每周 2 次。中剂量方案：每次 15～30IU/kg,血友病 A 每周 3 次,血友病 B 每周 2 次。小剂量方案：血友病 A 每次 10IU/kg,每周 2 次；血友病 B 每次 20IU/kg,每周 1 次。这是重型患儿长期预防出血相关并发症和正常活动的主要治疗,应根据患儿自身情况开展个体化预防治疗。

4. 药物辅助治疗

（1）1- 脱氨基 -8-D- 精氨酸加压素（DDAVP）：有提高血浆内因子Ⅷ活性和抗利尿作用。轻型血友病 A 患者出血时可选,重型患儿无效。剂量 0.3～0.4μg/kg,50ml 生理盐水稀释后缓慢静脉滴注,每 12h 给药 1 次,可用 1～3 天。DDAVP 鼻喷剂（100μg/ml）,0.25ml/ 次。

（2）抗纤维蛋白溶解药物：常用的有氨甲环酸、6- 氨基己酸等。对口腔、舌、扁桃体、咽喉部出血及拔牙引起的出血有效,但对关节腔、深部肌肉和内脏出血疗效较差。

5. 血友病关节病变　血友病性骨关节病是血友病患儿常见和严重的并发症,为保护关节和避免致残,可在补充足量 FⅧ或 FⅨ的前提下,进行正规的物理治疗和康复训练；定期进行关节结构和功能评估,必要时行关节成形术或人工关节置换术。

6. 基因治疗　随着医疗科技和药物研发的进步,新技术和新的治疗手段不断涌现,基因治疗有望成为治愈血友病的有效手段。

【预防】

预防治疗是指为了防止出血而定期给予的规律性替代治疗,是以维持正常关节和肌肉功能为目标的治疗。通常分为以下三种。

1. 初级预防　婴儿在确诊后、第 2 次关节出血前且年龄小于 3 岁,无明确关节病变即应开始实施预防治疗。

2. 次级预防　在两次或两次以上关节出血后,尚无关节病变之前开始的预防治疗。

3. 三级预防　体格检查和影像学检查证实已经有关节病变,开始预防治疗。

随着医疗条件的改善,我国已具备血友病预防治疗的基本条件,应积极推行预防治疗,保证血浆中凝血因子长期维持在一定水平,从而减少出血、降低致残率、改善患儿的生活质量。

第七节 | 急性白血病

白血病(leukemia)是造血组织中某一血细胞系统过度增生,浸润到各组织和器官,从而引起一系列临床表现的恶性血液病,是我国最常见的小儿恶性肿瘤。据调查,我国<10岁小儿白血病的发生率为(3~4)/10万,男性发病率高于女性。急性白血病占90%~95%,慢性白血病仅占3%~5%。

【病因】

病因尚未完全明了,研究认为白血病是一组异质性疾病,是遗传与环境相互作用的结果,主要与病毒、理化因素及遗传因素有关。

1. **病毒感染** 已证明反转录病毒人类T细胞白血病病毒Ⅰ型(HTLV-Ⅰ)可引起成人T淋巴细胞白血病;但尚未找到确凿证据表明病毒感染可以诱发儿童白血病。

2. **理化因素** 已有证据表明电离辐射可引起白血病,严重核辐射区域白血病发病率比未辐射地区高17~30倍;经放射治疗胸腺肥大的儿童白血病发生率较正常儿童高10倍;妊娠妇女照射腹部后,其新生儿的白血病发病率比未经照射者高17.4倍。一些化学物质如苯及其衍生物、甲醛、亚硝胺类、氯霉素等均可诱发白血病,抗肿瘤药物如环磷酰胺、氮芥、依托泊苷等也可诱发第二肿瘤。近年研究认为父母的金属粉尘接触史、烟熏和铅暴露史也是潜在诱发因素。

3. **遗传素质** 某些遗传性疾病的患儿,如唐氏综合征、先天性睾丸发育不全症、先天性再生障碍性贫血伴有多发畸形(范科尼贫血)、先天性远端毛细血管扩张性红斑症(Bloom综合征)以及重症联合免疫缺陷病等,其白血病的发病率比一般儿童明显增高。此外,同卵孪生儿中一个患急性白血病,另一个患白血病的概率为20%,比双卵孪生儿的发病率高12倍。研究显示某些基因单核苷酸多态性(GATA3、ARID5B等)、基因突变(PAX5、TP53等)可能导致白血病易感。以上现象均提示白血病的发生与遗传素质有关。

【发病机制】

发病机制尚未完全明了,下列机制可能在白血病的发病中起重要作用。

1. **原癌基因的转化及抑癌基因畸变**

(1)人类和许多哺乳动物的染色体基因组中存在原癌基因(又称细胞癌基因),在正常情况下,其主要功能是参与调控细胞的增殖、分化、衰老和死亡。机体在致癌因素的作用下,原癌基因可发生点突变、染色体重排或基因扩增,转化为肿瘤基因,从而导致白血病的发生。

(2)正常人体内存在抑癌基因,如RB、TP53、P16、WT1等,当这些基因发生突变、缺失等变异时,失去其抑癌活性,造成癌细胞异常增殖而发病。

2. **细胞凋亡受抑** 细胞凋亡是在基因调控下的一种细胞主动自我消亡过程,是人体组织器官发育中细胞清除的正常途径。当细胞凋亡受到抑制或阻断时,细胞没有正常凋亡而继续增殖导致突变。研究发现,急性白血病时抑制凋亡的基因(如BCL2、BCL-XL等)常高表达,而促凋亡的基因(如TP53、FAS、BAX等)表达降低或出现突变;此外,特异染色体易位产生的融合基因也可抑制细胞凋亡(如M3中的PML/RARA融合基因)。由此可见,细胞凋亡受抑在白血病发病中起重要作用。

3. **"二次打击"学说** 即患儿具有两个明显的间隔或大或小的短暂接触窗,一个在子宫内(白血病可有染色体重排);另一个在出生后,以致产生第二个遗传学改变,从而导致白血病的发生。

【分类和分型】

急性白血病的分类和分型对于诊断、治疗和提示预后都有意义。根据增生的白细胞种类的不同可分为急性淋巴细胞白血病(ALL)和急性非淋巴细胞白血病(ANLL)两大类,前者约占小儿白血病的70%~85%。目前,常采用形态学(M)、免疫学(I)、细胞遗传学(C)和分子生物学(M),即MICM

综合分型,以指导治疗和提示预后。

(一)急性淋巴细胞白血病(acute lymphoblastic leukemia,ALL)

1. 细胞形态学分型 骨髓形态学改变是确诊本病的主要依据,骨髓涂片中有核细胞大多呈明显增生或极度增生,仅少数增生低下,均以淋巴细胞增生为主,原始细胞 + 幼稚细胞≥20% 可确诊该病。

2. 免疫学分型 主要分为 B-ALL、T-ALL 两类。

(1)T 系急性淋巴细胞白血病(T-ALL):约占小儿 ALL 的 10%～15%。具有阳性的 T 淋巴细胞标志,如 CD1、CD3、CD5、CD8 和 TdT(末端脱氧核苷酸转移酶)阳性。

(2)B 系急性淋巴细胞白血病(B-ALL):约占小儿 ALL 的 80%～90%。此型又分为 3 种亚型。①早期前 B 细胞型(early pre B-ALL):HLA-DR、CD79a、CD19 和 / 或 Cy CD22(胞质 CD22)阳性;SmIg、CyIg 阴性。②前 B 细胞型(pre B-ALL):CyIg 阳性;SmIg 阴性;其他 B 系标志及 HLA-DR 阳性。③成熟 B 细胞型(B-ALL):SmIg 阳性;CyIg 阴性;其他 B 系标记及 HLA-DR 阳性。

(3)伴有髓系标志的 ALL(My⁺-ALL):本型具有淋巴系的形态学特征,以淋巴系特异抗原为主,但伴有个别、次要的髓系特异抗原标志,如 CD13、CD33、CD14 等阳性。

3. 细胞遗传学改变 主要包括染色体数量异常和核型异常。染色体数量异常主要见于两种情况。①超二倍体:约占 ALL 的 1/4,以早期前 B 前和前 B-ALL 多见,染色体数目 51～67 条,与预后良好相关。②亚二倍体:较少见,染色体数目<44 条,预后不理想。染色体核型异常:如 12 号和 21 号染色体易位,即 t(12;21)/AML1::TEL(ETV6::CBFA2)融合基因;9 号和 22 号染色体易位,即 t(9;22)/BCR::ABL 融合基因;4 号和 11 号染色体易位,即 t(4;11)/MLL::AF4 融合基因等。

4. 分子生物学改变 主要有 ALL 表达相关的融合基因。在 ALL 的发病过程中,某些遗传改变使造血干细胞定向分化阶段失控,例如 BCR::ABL 融合基因、E2A::PBX1 融合基因。某些遗传改变干扰正常造血干细胞的自我更新和增殖,例如 TEL::AML1 融合基因、MLL 基因易位等。

5. 临床分型 临床危险度应该结合初诊危险度和治疗反应。一般将 ALL 分为 3 型:低危组、中危组、高危组。但不同地区的具体分型标注略有差异,现综合德国柏林 - 法兰克福 - 蒙斯特(Berlin-Frankfurt-Münster,BFM)协作组和美国儿童肿瘤协作组(COG)的临床分型标准。

(1)低危型急性淋巴细胞白血病(LR-ALL):①泼尼松 7 天反应佳,第 8 天外周血幼稚细胞<1.0×10⁹/L;②年龄≥1 岁,<10 岁;③WBC<50×10⁹/L;④诱导化疗第 15 天骨髓 M1(原淋 + 幼淋<5%)或 MRD<0.1%;⑤诱导化疗第 33 天骨髓 MRD<10⁻⁴。

(2)中危型急性淋巴细胞白血病(IR-ALL):①泼尼松反应佳,第 8 天外周血幼稚细胞<1.0×10⁹/L;②年龄<1 岁,≥10 岁;③WBC≥50×10⁹/L;④诱导化疗后 +15 天骨髓 M1 或 M2(MRD 为 0.1%～10%);⑤诱导化疗后 +33 天骨髓 MRD 10⁻⁴～10⁻²;⑥T-ALL;⑦t(1;19)(E2A-PBX1);⑧CNSL 和 / 或睾丸白血病。

(3)高危型急性淋巴细胞白血病(HR-ALL):至少符合以下一点:①诱导化疗后 +15 天骨髓 M3 或 MRD≥10%;②泼尼松反应差,+8 天外周血幼稚细胞≥1.0×10⁹/L;③+33 天骨髓未缓解 / 虽然缓解 MRD 为≥10⁻²;④t(4;11)(MLL/AF4)或其他 MLL 基因重排(MLLr)异常;⑤低二倍体(染色体≤44);⑥iAMP21。

(二)急性非淋巴细胞白血病(acute non-lymphocytic leukemia,ANLL)

1. 形态学分型(FAB 分型)

(1)原始粒细胞微分化型(M0):骨髓中原始细胞≥90%,无 Auer 小体。

(2)原始粒细胞白血病未分化型(M1):骨髓中原始粒细胞≥90%,早幼粒细胞很少,中幼粒细胞以下各阶段细胞极少见,可见 Auer 小体。

(3)原始粒细胞白血病部分分化型(M2):骨髓中原始粒细胞和早幼粒细胞共占 50% 以上,可见多少不一的中幼粒、晚幼粒和成熟粒细胞,可见 Auer 小体;M2b 型骨髓中有较多的核质发育不平衡的中幼粒细胞。

（4）颗粒增多的早幼粒细胞白血病（M3）：骨髓中颗粒增多的异常早幼粒细胞占 30% 以上，胞质多少不一，胞质中的颗粒形态分为粗大密集和细小密集两类，据此又可分为两型，即粗颗粒型（M3a）和细颗粒型（M3b）。

（5）粒 - 单核细胞白血病（M4）：骨髓中幼稚的粒细胞和单核细胞同时增生，原始及幼稚粒细胞 >20%；原始、幼稚单核细胞和单核细胞 ≥20%；或原始、幼稚和成熟单核细胞 >30%，原粒和早幼粒细胞 >10%。除以上特点外，骨髓中异常嗜酸性粒细胞增多。

（6）单核细胞白血病（M5）：骨髓中以原始、幼稚单核细胞为主，可分为两型。①未分化型：原始单核细胞为主，>80%；②部分分化型：骨髓中原始及幼稚单核细胞 >30%，原始单核细胞 <80%。

（7）红白血病（M6）：骨髓中有核红细胞 >50%，以原始及早幼红细胞为主，且常有巨幼样变；原粒及早幼粒细胞 >30%。外周血可见幼红及幼粒细胞；粒细胞中可见 Auer 小体。

（8）急性巨核细胞白血病（M7）：骨髓中原始巨核细胞 >30%；外周血中有原始巨核细胞。

2. 免疫学分型 急性非淋巴细胞白血病 M1～M5 型可有 CD33、CD13、CD14、CD15、MPO（抗髓过氧化物酶）等髓系标志中的一项或多项阳性，也可有 CD34 阳性。其中 CD14 多见于单核细胞系，M6 可见血型糖蛋白 A 阳性，M7 可见血小板膜抗原Ⅱb/Ⅲa（GPⅡb/Ⅲa）阳性和 / 或 CD41、CD68 阳性。

3. 细胞遗传学改变 ①染色体数目异常，以亚二倍体为主，超二倍体较少。②常见的核型改变有 t（9;11）/MLL-AF9 融合基因（常见于 M5）；t（11;19）/ENL-MLL 融合基因；t（8;21）/AML-ETO 融合基因（M2b 的特异标记）；t（15;17）/PML-RARa 融合基因（M3 的特异标记）；inv 16（多见于 M4Eo）等。

4. 临床分型

（1）ANLL（非 M3）

1）低危组：同时符合以下四项。

a. 具有以下预后不良的遗传学标记之一：①t（8;21）/AML1::ETO 或 RUNX1::TIRUNX1；②inv（16）或 t（16;16）/CBFβ::MYH11；③正常核型，并具有 NPM1 突变；④正常核型，并具有 CEBPA 双突变。

b. 初诊时白细胞（WBC）≤100×10⁹/L。

b. 初诊时白细胞（WBC）$\leqslant 100 \times 10^9$/L。

c. 除外髓系肉瘤、中枢神经系统白血病、睾丸白血病。

d. 诱导治疗第 1 疗程后 +28 骨髓 MRD<10⁻³。若无条件行 MRD 检测，则骨髓完全缓解（即原始细胞 <5%）

d. 诱导治疗第 1 疗程后 +28 骨髓 MRD$<10^{-3}$。若无条件行 MRD 检测，则骨髓完全缓解（即原始细胞 <5%）

注：患者若无良好核型，即使形态学提示有良好预后（如 M4eo），亦不能进入低组。

2）中危组：具有下列因素之一。

a. CBF［t（8;21）或 inv（16）或 t（16;16）］伴 KIT 突变。

b. 低危和高危之间的患者。

3）高危组：具有下列因素之一。

a. 具有以下预后不良遗传学标记之一（染色体核型分析、PCR 和 / 或荧光原位杂交 FISH 检测方法）：①5 号、7 号染色体单体、5q-、7q-；②12p/t（2;12）/ETV6::HOXD；③除外 t（9;11）的 MLL 重排；④t（6;9）/DEK::NUP214 或 DEK::CAN；⑤t（7;12）/HLXB9::ETV6；⑥t（9;22）/BCR::ABL1；⑦t（16;21）/TLS::ERG 或 FUS::ERG；⑧复杂核型（3 种及以上遗传学异常，但不包括良好核型）；⑨KIT 突变（除外 CBF-AML）；⑩FLT3::ITD 突变；⑪RUNX1 突变；⑫TP53 突变。

b. 转化型 AML（tAML）

tAML 包括：治疗相关 AML，即化疗或放疗后诱发 AML，是一种与治疗相关的罕见型白血病；由骨髓增生异常综合征（MDS）转化的 AML。

c. 髓系肉瘤

d. 诱导治疗第一疗程后 +28 骨髓 MRD≥10⁻²。若无条件行 MRD 检测，则骨髓原始细胞 ≥20%。

d. 诱导治疗第一疗程后 +28 骨髓 MRD$\geqslant 10^{-2}$。若无条件行 MRD 检测，则骨髓原始细胞 ≥20%。

（2）ANLL（M3）

FLT3::ITD 突变者或两次巩固化疗后 *PML::RARA* 不转阴者,归为高危,其余均为低危。

【临床表现】

各型急性白血病的临床表现基本相同,主要表现如下。

大多较急,少数缓慢。早期症状有面色苍白、精神不振、乏力、食欲低下、鼻出血或齿龈出血等;少数患儿以发热和骨关节痛为首发症状。

1. 发热 多数患儿起病时有发热,热型不定,可低热、不规则发热、持续高热或弛张热,一般不伴寒战。多为低热且抗生素治疗无效,合并感染时,可为高热。

2. 贫血 出现较早,并随病情发展而加重,表现为苍白、虚弱无力、活动后气促等。贫血主要是由于骨髓造血干细胞受到抑制。

3. 出血 以皮肤和黏膜出血多见,表现为紫癜、瘀斑、鼻出血、齿龈出血、消化道出血和血尿。偶有颅内出血,为引起死亡的重要原因之一。出血的主要原因是:①骨髓被白血病细胞浸润,巨核细胞受抑制,使血小板的生成减少和功能不足;②白血病细胞浸润肝脏,使肝功能受损,纤维蛋白原、凝血酶原和因子Ⅴ等生成不足;③感染和白血病细胞浸润,使毛细血管受损,血管通透性增加;④并发弥散性血管内凝血,在各类型白血病中,以 M3 型白血病的出血最为显著。

4. 白血病细胞浸润引起的症状和体征

(1)肝、脾、淋巴结肿大:白血病细胞浸润多发生于肝、脾而造成其肿大,这在急性淋巴细胞白血病尤其显著。肿大的肝脾质软,表面光滑,可有压痛。全身浅表淋巴结轻度肿大,但多局限于颈部、颌下、腋下和腹股沟等处,其肿大程度以急性淋巴细胞白血病较为显著。有时因纵隔淋巴结肿大引起压迫症状而发生呛咳、呼吸困难和静脉回流受阻。

(2)骨和关节浸润:小儿骨髓多为红骨髓,易被白血病细胞侵犯,故患儿骨、关节疼痛较为常见。约 25% 的患儿以四肢长骨、肩、膝、腕、踝等关节疼痛为首发症状,其中部分患儿呈游走性关节痛,局部红肿现象多不明显,并常伴有胸骨压痛。骨和关节痛多见于急性淋巴细胞白血病。骨痛的原因主要与骨髓腔内白血病细胞大量增生、压迫和破坏邻近骨质以及骨膜浸润有关。骨骼 X 线检查可见骨质疏松、溶解,骨骺端出现密度减低横带和骨膜下新骨形成等征象。

(3)中枢神经系统浸润:白血病细胞侵犯脑实质和 / 或脑膜时即引起中枢神经系统白血病(central nervous system leukemia,CNSL)。由于近年联合化疗的进展,患者的寿命得以延长。但因多数化疗药物不能透过血 - 脑屏障,故中枢神经系统便成为白血病细胞的“庇护所”,CNSL 的发生率增高,这在急性淋巴细胞白血病尤其多见。浸润可发生于病程的任何阶段,但多见于化疗后缓解期。它是导致急性白血病复发的主要原因。

常见症状为颅内压增高,出现头痛、呕吐、嗜睡、视乳头水肿等;浸润脑膜时可出现脑膜刺激征;浸润脑神经核或神经根时可引起脑神经麻痹;脊髓浸润可引起横贯性损害而致截瘫。此外,也可有惊厥、昏迷。检查脑脊液可以确诊:脑脊液色清或微浊,压力升高;细胞数 $>10\times10^6$/L,蛋白 >0.45g/L;将脑脊液离心沉淀进行涂片检查可发现白血病细胞。

(4)睾丸浸润:白血病细胞侵犯睾丸时即引起睾丸白血病(testis leukemia,TL),表现为睾丸局部肿大、触痛,阴囊皮肤可呈红黑色。由于化疗药物不易进入睾丸,在病情完全缓解时,该处白血病细胞仍存在,因而常成为导致白血病复发的另一重要原因。

(5)绿色瘤:是急性粒细胞白血病的一种特殊类型,以急性单核细胞白血病多见。白血病细胞浸润眶骨、颅骨、胸骨、肋骨或肝、肾、肌肉等,在局部呈块状隆起而形成绿色瘤。此瘤切面呈绿色,暴露于空气中绿色迅速消退,这种绿色素的性质尚未明确,可能是光紫质或胆绿蛋白的衍生物。

(6)其他器官浸润:少数患儿有皮肤浸润,表现为丘疹、斑疹、结节或肿块;心脏浸润可引起心脏扩大、传导阻滞、心包积液和心力衰竭等;消化系统浸润可引起食欲缺乏、腹痛、腹泻、出血等;肾脏浸润可引起肾肿大、蛋白尿、血尿、管型尿等;齿龈和口腔黏膜浸润可引起局部肿胀和口腔溃疡,这在急性单核细胞白血病中较为常见。

【实验室检查】

1. **血常规** 红细胞及血红蛋白均减少,大多为正细胞正色素性贫血。网织红细胞数大多降低,少数正常,偶在外周血中见到有核红细胞。白细胞数增高者约占 50% 以上,其余正常或减少,但在整个病程中白细胞数可有增减变化。白细胞分类示原始细胞和幼稚细胞占多数,血小板减少。

2. **骨髓象** 骨髓检查是确立诊断和评定疗效的重要依据,还可进行 MICM 分型。典型的骨髓象为该类型白血病的原始及幼稚细胞极度增生($\geq 20\%$);幼红细胞和巨核细胞减少。但少数患儿的骨髓象表现为增生低下,其预后和治疗均有特殊之处。

3. **脑脊液检查** 中枢神经系统白血病占白血病的 5%,起病时可无任何症状,常见于高白细胞、年龄小、单核细胞性及 MLL 基因重排的白血病。如果腰椎穿刺无损伤,$WBC > 5 \times 10^6/L$ 并见有幼稚细胞,便可诊断为中枢神经系统白血病。

【诊断及鉴别诊断】

典型病例根据临床表现、血象和骨髓象的改变即可做出诊断。发病早期症状不典型,特别是白细胞数正常或减少者,其血涂片不易找到幼稚白细胞时,可使诊断发生困难。需与以下疾病鉴别。

1. **类白血病反应** 为造血系统对感染、中毒和溶血等刺激因素的一种异常反应,以外周血出现幼稚白细胞或白细胞数增高为特征。当原发疾病被控制后,血象即恢复正常。此外,血小板数多正常;白细胞中有中毒性改变,如中毒颗粒和空泡形成;中性粒细胞碱性磷酸酶积分显著增高等可与白血病区别。

2. **风湿性关节炎** 有发热、关节疼痛症状者易与风湿性关节炎混淆,需注意鉴别。

3. **骨髓增生异常综合征(MDS)** 患儿骨髓幼稚细胞比例偏低时,很难鉴别 ANLL 和 MDS,一般用幼稚细胞 20% 以上的标准来诊断 ANLL。当幼稚细胞 <20% 时,如果存在 ANLL 特异性遗传学变异、高白细胞血症、髓外疾病以及在短时间(2~4 周)内出现病情进展,则应考虑为 ANLL。

4. **再生障碍性贫血** 本病血象呈全血细胞减少;肝脾淋巴结不肿大;骨髓有核细胞增生低下,无幼稚白细胞增生。

【治疗】

急性白血病的治疗主要是以化疗为主的综合疗法,其原则是早期诊断、早期治疗;应严格区分白血病的类型,按照类型选用不同的化疗方案和相应的药物剂量;采用早期连续适度化疗和分阶段长期规范治疗的方针。同时要早期防治中枢神经系统白血病和睾丸白血病,给予支持疗法。

(一)支持疗法

1. **防治感染** 在化疗阶段,保护性环境隔离降低院内交叉感染具有较好效果。并发细菌感染时,应首选强力的抗生素以控制病情,并根据药物敏感试验结果调整抗生素;并发真菌感染者,可选用抗真菌药物,如两性霉素 B 或伏立康唑等治疗;并发病毒感染者可选用抗病毒药物,如阿昔洛韦、更昔洛韦等治疗;防治肺孢子菌肺炎可选用复方磺胺甲噁唑。

2. **成分输血** 明显贫血者可输红细胞;因血小板减少而致出血者,可输浓缩血小板。有条件时可酌情静脉输注免疫球蛋白。

3. **集落刺激因子** 化疗休息期间如骨髓抑制明显,可予 G-CSF 等集落刺激因子。

4. **高尿酸血症的防治** 在化疗早期,由于大量白血病细胞破坏分解而引起高尿酸血症,导致尿酸结石梗阻、少尿或急性肾衰竭,故应注意补充水分。为预防高尿酸血症,可口服别嘌呤醇(allopurinol)或静脉用尿酸氧化酶。

5. **其他** 在治疗过程中,需增加营养。有发热、出血时应卧床休息,注意口腔、肛周及尿道口护理。

(二)ALL 的化学药物治疗(化疗)

目的是杀灭白血病细胞,解除白血病细胞浸润引起的症状,使病情缓解并巩固治疗效果,减少耐药而达到治愈。化疗程序依次是:诱导缓解治疗、巩固治疗、预防髓外白血病、早期强化治疗或再诱导治疗、维持治疗,总疗程 2~2.5 年。

1. **诱导缓解治疗** 诱导缓解治疗是患者能否长期无病生存的关键,需联合数种化疗药物,最大限度地杀灭白血病细胞,从而尽快达到完全缓解。基本方案如下:长春新碱(VCR)1.5mg/(m²·次),每周 1 次,共 4 次。柔红霉素(DNR)30mg/(m²·次),每周 1 次,标危共 2 次,中危、高危各 4 次;培门冬酶(PEG-ASP)2 000U/(m²·次),第 9 天、第 23 天,肌内注射;泼尼松(PDN,VDLP 方案)第 1~28 天 60mg/(m²·d),第 29~35 天递减至停。地塞米松(Dex,VDLD 方案)第 1~28 天 6mg/(m²·d),第 29~35 天递减至停。

2. **巩固治疗** 常用 CAM 或者 CAML 方案,根据危险度不同给予 1~2 个疗程,具体药物有:环磷酰胺(CTX),阿糖胞苷(Ara-C),6- 巯基嘌呤(6-MP)、培门冬酶(PEG-ASP)。

3. **预防髓外白血病** 由于大多数药物不能进入中枢神经系统、睾丸等部位,如果不积极预防髓外白血病,CNSL 在 3 年化疗期间的发生率可高达 50% 左右;TL 的发生率在男孩中亦可有 5%~30%。CNSL 和 TL 均会导致骨髓复发、治疗失败,因此,有效地预防髓外白血病,是患儿获得长期生存的关键措施之一。

4. **早期强化治疗或再诱导治疗** 目的仍然是治疗 MRD,常用 VDLDex 方案,剂量和用法基本同诱导治疗。休息 1~2 周按 CAM 治疗。

5. **维持治疗** 为了巩固疗效,达到长期缓解的目的,必须在上述疗程后进行维持治疗:一般主张用 6- 巯基嘌呤(6-MP)+MTX/VD 维持治疗,总疗程 2~2.5 年。

6. **中枢神经系统白血病(CNSL)的治疗** 初诊时合并 CNSL 的患儿在进行全身化疗的同时,采用三联鞘注,诱导治疗期间每周 1 次直至脑脊液肿瘤细胞消失,之后在不同治疗阶段鞘内注射。

7. **睾丸白血病治疗** 初诊时合并 TL 在全身化疗的巩固治疗结束后 B 超检查仍有病灶者进行活检,若确定白血病细胞残留者需行睾丸放疗;或在全身化疗骨髓缓解的患儿出现睾丸白血病复发,也需放疗。一般做双侧睾丸放疗,剂量 24Gy。

(三) ANLL 的化学药物治疗(化疗)

目的是杀灭白血病细胞,解除白血病细胞浸润引起的症状,使病情缓解并巩固治疗效果,减少耐药而达到治愈。与 ALL 相比,ANLL 的化疗难度更大,并发症较多,每个患儿都必须经过严重的骨髓抑制期才能有完全缓解;而且,国际上多个协作组的化疗方案都把造血干细胞移植推荐为高危型 ANLL 的治疗技术之一。即使这样,其总体疗效仍逊于 ALL。

1. **诱导治疗**

(1)除 M3 外,各型 ANLL 的诱导治疗常用的基本方案如下。

1)DA 方案:柔红霉素(DNR)每天 30~40mg/m² 静脉滴注,于第 1~3 天,每天 1 次;阿糖胞苷(Ara-C)每天 150~200mg/m²,于第 1~7 天,静脉滴注或肌内注射,分 2 次(每 12h 注射 1 次)。

2)DEA 方案:DNR 和 Ara-C 同上;依托泊苷(VP16)每天 100~150mg/m²,于第 5~7 天,静脉滴注,每天 1 次。

(2)M3:形态学检查高度怀疑 M3 时,同时给予全反式维 A 酸(ATRA)+ 砷剂治疗,任何延迟可能增加出血风险。

2. **巩固治疗**

(1)ANLL(非 M3):采用原有效的诱导方案治疗 1~2 个疗程。

(2)M3:常采用 ATRA+ 砷剂 1~2 个疗程。

3. **维持治疗**

(1)ANLL(非 M3):采用小剂量阿糖胞苷 + 巯嘌呤维持治疗 1 年。

(2)M3:常采用 ATRA+ 砷剂维持,28 天一个循环,共 8~10 个循环。

(四) 靶向治疗

近年来 AL 新药研发呈爆发式进展,包括激酶类抑制剂、靶向细胞凋亡机制药物、表观遗传学异常抑制剂、单克隆抗体及细胞免疫疗法等。如应用伊马替尼治疗 *BCR/ABL* 阳性的急性白血病,维 A

酸和砷剂治疗 *PML::RARA* 基因阳性 M3,针对 *FLT3* 突变的抑制剂,有索拉非尼、奎扎替尼及吉瑞替尼等;针对 *BCL2* 突变的抑制剂维奈克拉(venetoclax)被认为是目前最有前景的 ANLL 治疗新药之一。

(五)造血干细胞移植

异基因造血干细胞移植曾一度被认为是治疗 ANLL 的最佳选择,后来随着大规模临床研究的开展,发现对低危组且获得首次缓解的 ANLL 患儿,采用化疗而不行移植也能获得相似的疗效。对中、高危患儿采用化疗还是造血干细胞移植仍有争议。

【预后】

近年来化疗方案不断改进,白血病的疗效得到明显提高。急性淋巴细胞白血病不再认为是致死性疾病,5 年无病生存率高达 80% 以上;ANLL 治愈率达 70% 以上,其中 M3 的 5 年无病生存率达 95% 以上。更多的白血病患者已顺利回归学校及社会。

第八节 | 朗格汉斯细胞组织细胞增生症

朗格汉斯细胞组织细胞增生症(Langerhans cell histiocytosis,LCH)是一组由树突状细胞(抗原提呈细胞)异常增生、临床表现多样、多发于婴幼儿和儿童的疾病,男多于女。既往称组织细胞增生症 X (histiocytosis X),并根据临床主要表现将本症分为三型:勒 - 雪病(Letterer-Siwe disease,LS)、韩 - 薛 - 柯病(Hand-Schüller-Christian disease,HSC)和骨嗜酸性粒细胞肉芽肿(eosinophilic granuloma of bone,EGB)。各型之间临床表现又可以相互重叠。LCH 病因和发病机制尚不十分明确,目前多认为它们是一组与免疫功能异常有关的反应性增殖性疾病。

【临床表现】

由于受累器官的部位、数量和年龄不同而有较大差异。一般年龄愈小,愈易发生多系统受累,病情也就愈重,随年龄增长而病变局限,症状也较轻。

1. **皮疹** 常见于<1 岁的婴儿,出疹时常伴有不规则发热。皮疹多分布于躯干、头皮发际部,四肢较少;为红色或棕黄色斑丘疹,继而呈出血性,亦可呈湿疹样、脂溢性皮疹,以后结痂,脱痂后留有白斑或色素沉着。各期皮疹可同时存在,常成批发生。

2. **骨骼损害** 骨损伤可能是单一的或多发的。最早、最常见为颅骨缺损,病变开始为头皮组织表面隆起,硬而有轻度压痛,病变蚀穿颅骨外板后肿物变软,触之有波动感,缺损边缘锐利、分界清楚;此后肿物逐渐被吸收、局部凹陷。除颅骨外,可见下颌骨破坏,牙齿松动、脱落,齿槽脓肿等;骨盆、脊柱、肋骨、肩胛骨和乳突等亦常受累。椎骨受累可出现脊髓压迫症状。

3. **呼吸道症状** 常有咳嗽、气促、青紫,但肺部体征不明显。可合并肺大疱或自发性气胸等。可有喘憋症状,甚至导致呼吸衰竭而死亡。

4. **肝脾和淋巴结肿大** 肝、脾中重度大,脾大较为明显,肝功能异常和黄疸,多有淋巴结肿大。

5. **中枢神经系统受损** 最常见的受累部位是垂体,可出现尿崩和生长发育障碍等。弥散性 LCH 可合并脑实质损害,可出现吞咽困难、构音障碍和共济失调等。

6. **其他** 由于眼眶骨受损和球后肉芽组织的增生导致眼球凸出、眼睑下垂和复视,多为单侧。部分患儿表现为慢性反复发作性外耳道溢脓、乳突炎和听力障碍。可有贫血、腹泻和营养不良等。

【辅助检查】

1. **血液学检查** 多系统受累患者可有不同程度的贫血;白细胞数正常、减少或增多;血小板数目正常或减少,也可无明显变化。

2. **影像学检查**

(1)X 线:骨骼系统受累的 LCH 病变部位呈虫蚀样改变甚至巨大缺损,为溶骨性凿穿样损害,形状不规则,呈圆形或椭圆形。脊柱改变多表现为椎体破坏,偶见椎旁脓肿。下颌骨浸润时牙槽硬板及支持骨破坏,出现漂浮齿征象。

（2）CT:肺部是最易受损的器官之一。典型表现为肺野透亮度减低,呈毛玻璃状,两肺弥漫网状或网点状阴影,或在网点状基础上有局限或弥漫的阴影颗粒。病变表现从弥漫性纤维化以及弥散性结节浸润病变到弥散性囊性变,严重者可见弥散性小囊肿、肺气肿、气胸、纵隔气肿或皮下气肿等,婴幼儿常见胸腺肿大。

（3）MRI:对累及中枢神经软组织损害的诊断更为准确。

（4）超声检查:对肝脾受累及包块性质的检查有重要意义,可在彩超引导下行病灶穿刺活检术。

（5）骨扫描:主要用于LCH骨骼受累的判断,对活动性骨病变意义比较大。

（6）PET-CT可用于判断恶性肿瘤全身受累部位,以及化疗后了解是否有残留活动性病变,但由于LCH并非高度增殖高度恶性的肿瘤,临床需注意PET-CT有可能得到假阴性结果。

3. **骨髓细胞学检查** 对于有血常规改变者或怀疑有骨髓侵犯者可行骨穿检查,了解有无LC及免疫组化有无CD1a阳性细胞。对分型及预后有重要意义。

4. **病理组织检查** 最常见的活检部位为皮肤、骨、淋巴结等,典型病理所见光镜下病灶部位可见大量朗格汉斯细胞浸润,同时还有嗜酸性粒细胞、巨噬细胞和淋巴细胞等不同程度的增生。随着病程的进展,病灶可呈黄色瘤样或纤维化,可见局灶性坏死、出血,并可见含有含铁血黄素颗粒的巨噬细胞。免疫组织化学染色CD1a、CD207（langerin）、S-100蛋白、CD68、ATP酶、α-D-甘露糖酶、花生凝集素阳性,电镜下可找到具有Birbeck颗粒的组织细胞与CD207阳性意义相同。

5. **其他** 重症患者多有血沉增快、CRP增高,合并尿崩症的患者尿比重低,并有血清电解质不正常,部分患者基因检测 *BRAF* V600E 突变阳性。

【诊断】

LCH的诊断依据临床表现、影像学检查和病理学检查。病理检查是确诊本病最可靠的依据,尤其是免疫组化CD1a和/或CD207阳性是诊断本病的"金标准"。*BRAF* V600E 突变有助于LCH的诊断。

1. "危险器官"受累的标准

（1）造血功能受累（伴或不伴骨髓侵犯）:符合以下≥2项。①贫血:血红蛋白<100g/L,婴儿<90g/L（排除铁缺乏等其他原因）;②白细胞减少:白细胞<4×10⁹/L;③血小板减少:血小板<100×10⁹/L。骨髓侵犯:骨髓涂片上证实有CD1a阳性细胞。

（2）脾脏受累:脾脏在锁骨中线肋缘下>2cm。

（3）肝脏受累:符合以下≥1项。①肝脏在锁骨中线肋缘下>3cm;②肝功能不良:血浆蛋白<55g/L,白蛋白<25g/L,不是由其他原因所致;③LCH的组织病理学诊断。

2. 疾病分组

（1）单系统LCH:有1个脏器/系统受累（单病灶或多病灶）。①单病灶或多病灶（>1个）骨骼受累;②皮肤受累;③淋巴结受累（不是其他LCH损害的引流淋巴结）;④肺受累;⑤下丘脑、垂体/中枢神经系统受累;⑥其他（甲状腺、胸腺等）。

（2）多系统LCH:有≥2个脏器/系统受累。

【治疗】

1. **单系统病变** 通常是骨骼、淋巴结、皮肤,单系统病变的临床病程一般是良性的,自发缓解率较高,因此应该进行密切随访。对于单个部位骨损害者可单纯外科刮除,不宜手术刮除的局部病灶,可病灶内局部注射糖皮质激素,甲泼尼龙每次75～750mg。

2. **多系统LCH** 应进行系统性的联合化疗,以减少疾病的复发率以及改善长期预后。多系统LCH化学治疗可采用以下方案。①长春花碱（VBL）+泼尼松6周诱导方案:VBL每次6mg/m²,每周静脉推注一次;泼尼松,每天40mg/m²,分次口服,连用4周,第5、6周逐渐减量。②对于原有症状及体征持续存在或有新病灶出现者,可加用6周VBL+泼尼松。③维持治疗:在上述治疗6～12周后症状、体征消失的患者进入维持治疗,主要药物为:VBL+泼尼松+6-巯基嘌呤（6-MP）,总疗程12个月。

3. **单系统LCH伴有可危及CNS的损害或多病灶骨骼损害或特别部位损害** 应用上述VBL+

泼尼松 6 周初治方案 1～2 个疗程,然后应用上述维持治疗,但不用 6-MP。总疗程 12 个月。

4. 难治性(正规治疗无效)或复发的伴有"危险器官"受累的多系统 LCH、伴有造血功能低下的多系统 LCH　可在原方案基础上加用阿糖胞苷、克拉屈滨等化疗药物。

5. 造血干细胞移植　可用于治疗多系统受损并累及造血系统、对常规化疗无效的难治性 LCH 患儿。晚期患儿可合并肝和肺不可逆的纤维化,可考虑做器官移植。

6. 支持治疗　化疗期间口服复方磺胺甲噁唑预防肺孢子菌肺炎,合并骨髓抑制予粒细胞刺激因子、输注红细胞或血小板治疗;对继发尿崩症的予去氨酸加压素治疗。

【预后】

本病预后与发病年龄、受累器官多少、器官功能损害及初期治疗反应有关。年龄越小,受累器官越多,预后越差;年龄 >5 岁,单纯骨损害多可自愈;肺、肝、脾、骨髓等受侵犯且对初期治疗反应差者预后不良。痊愈患儿中少数可有尿崩、发育迟缓、颌骨发育不良等后遗症。

第九节 ｜ 噬血细胞性淋巴组织细胞增生症

噬血细胞性淋巴组织细胞增生症(hemophagocytic lymphohistiocytosis,HLH),又称噬血细胞综合征(hemophagocytic syndrome,HPS),是一种遗传性或获得性免疫调节功能异常导致的淋巴细胞、单核细胞和巨噬细胞异常激活、增殖和分泌大量炎性细胞因子引起的过度炎症反应综合征。以发热、血细胞减少、肝脾大及肝、脾、淋巴结和骨髓组织发生噬血现象为主要临床特征,是一种进展迅速的高致死性疾病。

一、病因与发病机制

确切的病因与发病机制尚未完全阐明。国际组织细胞协会将其分为原发性 HLH 和继发性 HLH。

(一) 原发性 HLH

包括家族性 HLH(familial hemophagocytic lymphohistiocytosis,FHLH)和遗传性免疫缺陷相关性 HLH(如 Chédiak-Higashi 综合征等)。由于存在免疫清除功能相关的基因缺陷,穿孔素(perforin)依赖的细胞毒功能如自然杀伤细胞(NK 细胞)和细胞毒细胞(CTL 细胞),不能及时清除被病原体(如 EB 病毒等)感染的靶细胞,抗原物质持续存在并刺激 T 细胞和巨噬细胞过度增殖和活化,分泌和释放大量的炎症性细胞因子,此时称之为细胞因子"风暴"(cytokine storm)。这些细胞因子包括 IFN-γ、IL-12、IL-1、IL-6、IL-10、TNF-α 及 sCD25 等,进一步刺激淋巴细胞等炎症细胞的增殖与活化,引起多器官炎症反应和组织损伤。除穿孔素基因(*PRF1*)缺陷可导致这一病理生理过程外,其他 HLH 相关蛋白 / 基因,如 *Munc13-4/UNC13D*、*Munc18-2/STXBP2* 和 *syntaxin11/STX11* 等基因缺陷,在诱发因素作用下,均可发生 HLH。

(二) 继发性 HLH

临床上许多患儿没有免疫清除功能相关基因的缺陷而发生的典型 HLH。由病毒、支原体、细菌、真菌等感染诱发的称之为感染相关性 HLH;由肿瘤(如恶性淋巴瘤、白血病等)诱发的称之为肿瘤相关性 HLH;风湿免疫性疾病相关性 HLH 又称之为巨噬细胞活化综合征。免疫抑制、造血干细胞或器官移植、某些药物亦可作为儿童 HLH 的触发因素。这些诱发因素可能与疾病本身产生细胞因子过多,或其免疫系统紊乱引起自身抗原处理异常导致细胞因子分泌和释放过多有关。

由于巨噬细胞对组织器官的浸润和高细胞因子血症,病情进展迅速。高细胞因子可导致 HLH 患儿持续发热;并激活巨噬细胞非特异性吞噬血细胞,表现为骨髓等网状内皮组织"噬血"现象。过度增殖和活化的巨噬细胞吞噬血细胞的作用,以及 IFN-γ 和 TNF-α 直接抑制骨髓造血细胞增殖与分化,导致 HLH 患儿不同程度的全血细胞减少;高水平的 TNF-α 可明显降低脂蛋白脂肪酶活性,引起高脂血症;活化的巨噬细胞产生大量的铁蛋白和纤溶酶原激活物,引起铁蛋白升高、血清纤溶酶升高和纤维蛋白原下降。血清中高水平可溶性 IL-2 受体（sCD25）则由活化的淋巴细胞产生。大约 10%～30% 的 HLH 患儿合并神经系统损害,表现为软脑膜和全脑的组织细胞和淋巴细胞浸润、脑白质血管周围反应性胶质细胞增生,亦可见脑组织的局灶性坏死和脱髓鞘改变。

二、临床表现

约有 70% 的原发性 HLH 发生在 1 岁以内,常无家族史。继发性 HLH 可见于各个年龄段。本病临床表现具有异质性和多样性特点,病情呈进行性加重,主要与过度增殖、活化的巨噬细胞浸润和"细胞因子风暴"有关。

1. **发热** 常为不规则发热,体温多＞38.5℃;也可呈持续性及消耗性发热,对退热药物反应不佳。

2. **贫血和出血** 常表现为中、重度贫血,且输注红细胞难以纠正。出血症状明显,可表现为皮肤和黏膜出血点、瘀斑、鼻出血、穿刺部位的渗血、血肿,消化道出血,血尿等。

3. **肝、脾、淋巴结肿大** 多有明显的肝、脾大,部分患儿有淋巴结肿大;由于肝功能损害导致黄疸、腹水等。

4. **皮疹** 表现为全身性斑丘疹、麻疹样红斑、红皮病等,亦可表现为水肿、脂膜炎、皮肤瘀斑等。

5. **神经系统损害** 患儿出现头痛、呕吐、意识障碍、共济失调、精神运动性障碍;部分患儿出现脑神经麻痹;婴儿表现为易激惹、前囟紧张、颈强直和肌张力改变等;病程晚期则可出现抽搐和昏迷。

三、实验室检查

1. **血常规** 血细胞减少是本病最常见的表现之一,尤以血小板减少为明显。多数患儿同时合并贫血、中性粒细胞减少或白细胞减少。血小板动态变化可作为病情活动性的指征。

2. **血生化检查** 高甘油三酯血症,血清甘油三酯（TG）≥3.0mmol/L;低钠血症、ALT、AST、GGT、LDH、胆红素升高,白蛋白降低等;部分患儿血清尿素氮和肌酐升高。

3. **凝血检查** 纤维蛋白原减低,纤维蛋白降解产物（FDP）增多,活化部分凝血活酶时间（APTT）延长,凝血酶原时间（PT）也可延长。

4. **血清铁蛋白** 血清铁蛋白（serum ferritin,SF）通常＞500μg/L,SF＞3 000μg/L 更有诊断意义,而 SF＞10 000μg/L 则高度怀疑 HLH。SF 的水平可以作为判断疾病是否活动及疾病严重程度的指标。

5. **脑脊液检查** 有神经系统损害表现的患儿应尽早做脑脊液检查。脑脊液压力增高、细胞数增多、蛋白含量升高;脑脊液细胞以淋巴细胞为主,可见单核细胞。有条件可做相关病原学检查。部分患儿虽有中枢受累表现,脑脊液仍正常,或仅有脑脊液压力增高。

6. **相关免疫学检查** NK 细胞活性减低或缺失;sCD25 明显增高,≥2 400U/ml 即有诊断意义,为诊断 HLH 重要的细胞因子,也是提示疾病活动的最重要指标之一。其他如 IL-10、IFN-γ、TNF-α 等相关细胞因子均可明显升高。

7. **病理学检查** 淋巴结活检、皮疹活检或肝脏穿刺,病理可见良性的淋巴组织细胞浸润,组织细胞有吞噬现象,看不到肿瘤细胞。受累器官活检及病理检查并非诊断 HLH 所必须,但临床具有重要的鉴别意义,尤其是鉴别有无肿瘤相关 HLH。

8. **骨髓穿刺检查** 疾病早期多表现为增生性骨髓象,可有反应性组织细胞增生现象。病情进展过程中,骨髓造血细胞"三系"均可减少,多可见数量不等的噬血细胞。

9. **基因检测** 诊断原发性 HLH 的金标准。目前作为确诊原发性 HLH 的基因有:*PRF1*、*UNC13D*、*STX11*、*STXBP2*、*RAB27A*、*LYST*、*SH2D1A*、*BIRC4*、*ITK*、*AP3B1*、*MAGT1*、*CD27* 等;如果高度怀疑部分免疫缺陷病,还应做相应的基因检测。

10. **病原学检查** 有助于继发性 HLH 病因学的诊断,如 EBV、CMV、微小病毒 B19、腺病毒等的抗体和 DNA 检查。其中 EBV 感染既可以是 HLH 的直接病因,也可以作为诱发因素与其他类型的 HLH 并存,促进病情的发展。

11. 其他检查 中枢神经系统受累时头颅 MRI 检查可见脑白质病变、脑萎缩或脑实质水肿及浸润性病灶等。疾病活动期 CRP 通常明显升高。CD 系列、Ig 系列、自身抗体的检测、胸腹水离心病理学检查等有助于 HLH 的病因学鉴别诊断。

四、诊断与鉴别诊断

目前按国际组织细胞协会推荐的诊断标准（HLH—2004 诊治方案），符合下列 A、B 两项中的一项可以确定诊断（表 14-4）。

表 14-4 HLH 的诊断标准（HLH—2004 诊治方案）

A. 分子生物学诊断：以下任一基因病理性突变

　　PRF1、*UNC13D*、*STX11*、*STXBP2*、*RAB27A*、*LYST*、*SH2D1A*、*BIRC4*、*ITK*、*AP3B1*、*MAGT1*、*CD27* 等

B. 满足下列标准 8 条中的 5 条者可以诊断：

1. 发热（>38.5℃，持续 7 天以上）

2. 脾大（左肋下>3cm）

3. 血细胞减少（外周血两系或三系减少），其中 Hb<90g/L；PLT<100×10⁹/L；ANC<1.0×10⁹/L

4. 高甘油三酯血症或低纤维蛋白原血症（禁食后甘油三酯≥3.0mmol/L 或≥相应年龄正常值 +3*S*，纤维蛋白原≤1.5g/L 或≤正常值 –3*S*）

5. 骨髓、脾脏或淋巴结中可见噬血细胞但无恶性表现

6. NK 细胞活性减低或缺失

7. 血清铁蛋白增加（≥500μg/L）

8. 可溶性 IL-2 受体（sCD25）增高（≥2 400U/ml）

1. 原发性 HLH 发病年龄相对较小，多数患儿婴儿期起病，病情较重、易于反复。部分患儿有家族史或亲代为近亲结婚，亦有年长儿童甚至成人 FHL 病例报道，确诊要依赖遗传学证据。病毒感染（主要是 EBV）往往是遗传性免疫缺陷相关性 HLH 的诱发因素，诊断除靠家族史、临床表现和相关实验室检查外，基因序列分析是确诊的依据。

2. 感染相关性 HLH 病毒、细菌、支原体、真菌、寄生虫等均可作为 HLH 的触发因素，临床上以 EBV 报道最多。重症感染多导致多脏器功能不全（MODS），病情进展迅速、病死率高。病原学诊断尤为重要。

3. 肿瘤相关性 HLH（malignancy-associated hemophagocytic syndrome，MAHS） 儿童常继发于恶性淋巴瘤、白血病（多见于 T 细胞型）以及朗格汉斯细胞组织细胞增生症等。造血干细胞移植后亦可并发 HLH。

4. 风湿免疫性疾病相关性 HLH 又名巨噬细胞活化综合征（macrophage activation syndrome，MAS）。常见于全身型幼年型特发性关节炎患儿，也可见于系统性红斑狼疮和皮肌炎等，为本病的严重并发症和死亡原因之一。除发热、关节炎和自身抗体滴度增高外，患儿可出现出血、全血细胞减少、肝肾功能损害进行性加重等，应及时做 HLH 的相关检测，以明确诊断和早期治疗。

五、治疗

HLH 的早期、恰当和有效的治疗十分重要。本病病情凶险、进展迅速，如不及时治疗患儿生存时间很少超过 2 个月。

1. 一线诱导治疗 HLH-1994 治疗方案是目前国内外普遍采用的治疗方案。主要是由地塞米松、依托泊苷（VP-16）和环孢素 A（CsA）组成。其作用机制主要是抑制巨噬细胞和淋巴细胞的活化。

（1）诱导治疗（8 周）：地塞米松（DEX）静脉或口服，10mg/（m²·d），第 1~2 周；5mg/（m²·d），第 3~4 周；2.5mg/（m²·d），第 5~6 周；1.25mg/（m²·d），第 7~8 周；VP-16：75~150mg/（m²·d），静脉滴注，第 1~2 周，每周 2 次，第 3~8 周，每周 1 次，共 8 周。8 周诱导治疗后加入 CsA：口服，6mg/（kg·d），分 2 次，

应定期监测 CsA 血药浓度(谷浓度应在 200μg/L 左右),根据血药浓度酌情调整剂量。

(2)鞘内注射(IT):化疗前和化疗后 2 周时常规腰穿,如 2 周后中枢神经系统症状加重或 CSF 异常无改善(包括细胞数和蛋白),开始鞘注治疗。每周 1 次,共 4 周:甲氨蝶呤、地塞米松。

(3)维持治疗:DEX 静脉滴注或口服,10mg/(m²·d)×3 天,每 2 周 1 次。VP-16:每次 75~150mg/m²,每 2 周 1 次,静滴。CsA:6mg/(kg·d),分两次口服。

HLH-1994 方案主要用于治疗原发性 HLH,在疾病缓解等待移植过程中可暂时进入维持治疗,对于继发性 HLH,治疗 8 周达到完全缓解(CR)且没有移植适应证可考虑停药观察。

2. 二线或补救治疗方案 难治或反复复发患儿应及早进行造血干细胞移植,但有些患儿由于 HLH 病情活动无法控制,或尚未找到合适的供者及经济等其他原因,无法及时进行造血干细胞移植,可考虑使用二线或补救治疗方案,如由脂质体多柔比星、依托泊苷和甲泼尼龙组成的 DEP 方案;针对难治性 EB 病毒 HLH,可在 DEP 方案基础上联合培门冬酶或门冬酰胺酶(L-DEP 方案)。

3. 靶向治疗 目前已有 IFN-γ 单克隆抗体 Emapalumab 治疗难治复发原发性 HLH,JAK1/JAK2 抑制剂芦可替尼治疗初治或难治复发 HLH。IL-1,IL-6 抗体或受体拮抗剂,用于 MAS 的治疗等。

4. 原发病的治疗 应根据引起 HLH 的不同病因进行治疗。感染相关 HLH 需在化疗的同时根据感染源进行抗感染治疗。肿瘤相关 HLH 病情凶险,进展迅速,早期以控制 HLH 为主,原发肿瘤的治疗是关键。

5. 血液净化 HLH 的本质是免疫功能异常的炎症因子风暴。连续血液净化可快速清除细胞因子,调节免疫平衡,支持器官功能,为治疗争取时间。

6. 异基因造血干细胞移植(allogeneic hemopoietic stem cell transplantation,Allo-HSCT) 适应证包括原发性 HLH,虽无明确阳性家族史或基因致病性突变,但诱导治疗 8 周仍未缓解、HLH 治疗过程中或停药后复发者。

7. 支持治疗 HLH 起病急、进展快、病情危重,加强对症支持治疗,及时合理地处理出血、感染和多器官功能衰竭等并发症是降低死亡率的重要因素。酌情补充凝血因子、新鲜冰冻血浆、红细胞及血小板。预防真菌、肺孢子菌等机会性感染,必要时可输注丙种球蛋白。

六、疗效评估

1. 完全反应 所有 HLH 相关指标均恢复正常。

在治疗的第 2、4 周评估,需要达到以下标准:①体温正常;②脾脏体积缩小,③PLT≥100×10⁹/L;④FIB 正常;⑤SF 下降>25%。

2. 部分反应 HLH 相关指标至少>25%,其中:①sCD25 下降 2/3 以上;②SF 和 TG 下降 25% 以上;③治疗前 ANC<0.5×10⁹/L 者,要求上升 1 倍以上并且>0.5×10⁹/L;治疗前 ANC(0.5~2.0)×10⁹/L 者,要求上升 1 倍并且>5×10⁹/L;④ALT>400U/L 者要求下降 50% 以上;⑤合并 CNS 受累者有意识障碍者要求意识恢复正常。

3. 疾病无反应 治疗后未达到上述部分反应条件的患儿。

4. 疾病复发或再激活 患儿已达到完全缓解,又出现以下 8 条中的 3 条及以上者:①发热;②脾 大;③PLT<100×10⁹/L;④TG≥3mmol/L;⑤FIB≤1.5g/L;⑥噬 血 现 象;⑦SF≥500μg/L;⑧sCD25≥2 400U/mL。治疗过程中出现新的中枢神经系统症状单独 1 条便可作为疾病复发诊断标准。

七、预后

HLH 总体预后较差。在国际组织细胞协会诊疗方案出台之前,儿童原发性 HLH 患儿 1 年生存率接近于零。HLH-1994 方案引入后,患者的 5 年总体生存率达到 54%,HLH 患儿 HSCT 后的总体生存率为 50%~65%,部分中心可达 86%。

(何志旭)

第十五章 | 神经肌肉系统疾病

本章数字资源

本章思维导图

神经肌肉系统包括中枢神经系统(脑、脊髓)和周围神经肌肉系统两大部分。儿童神经肌肉系统疾病是儿童期常见的,也是常常严重影响患儿生活质量的疾病。儿童神经肌肉系统疾病谱以及疾病过程具有明显的年龄特点和发育期特点。遗传性、代谢性、围产期损伤、感染、自身免疫性等是儿童神经肌肉系统疾病的常见病因。

第一节 | 儿童神经系统解剖生理特点

在儿童生长发育过程中,神经系统发育最早,而且速度亦快。胎儿的中枢神经系统由胚胎时期的神经管形成,周围神经系统主要来自神经嵴。儿童的脑实质生长较快,新生儿脑的平均重量约为370克,1岁时约达900克,成人脑重约为1 500g。新生儿大脑已有主要的沟回,但较成人浅;皮质较薄,细胞分化不成熟,树突少,3岁时细胞分化基本成熟,8岁时已接近成人。胎儿10~18周是神经元进行增殖的旺盛时期,增殖的神经细胞分别移行到大脑皮质、基底神经节和小脑。出生时大脑皮质已具有6层结构,皮质各层细胞的发育遵循着一个由内向外的规律,即最早迁移并成熟的神经细胞位于最深部,最晚迁移并成熟的则居于最浅层。出生后,大脑皮质的神经细胞数目不再增加,以后的变化主要是神经细胞体积的增大、树突的增多、髓鞘的形成和功能的日趋成熟。

神经传导系统的发育是从胎儿第7个月开始的,神经纤维逐渐从白质深入到皮质,但到出生时数目还很少,生后则迅速增加。髓鞘的形成时间在神经系统各部位各不相同,脊髓神经是在胎儿4个月时开始的,3岁时完成髓鞘化;锥体束在胎儿5~6个月开始至生后2岁完成,皮质的髓鞘化则最晚。故婴幼儿时期,外界刺激引起的神经冲动传入大脑时,速度慢,易于泛化,且不易在大脑皮质内形成明显的兴奋灶。

新生儿的皮质下中枢如丘脑、苍白球在功能上已较成熟,但大脑皮质及新纹状体发育尚未成熟,故出生时的活动主要由皮质下中枢调节,以后脑实质逐渐增长成熟,转变为主要由大脑皮质调节。脑干在出生时已发育较好,呼吸、循环、吞咽等维持生命的中枢功能已发育成熟。脊髓在出生时已具备功能,2岁时构造已接近成人。脊髓下端在新生儿期位于第二腰椎下缘,4岁时上移至第一腰椎,故做腰椎穿刺选择穿刺部位时要注意年龄特点。小脑在胎儿期发育较差,生后6个月达生长高峰,生后1年小脑外颗粒层的细胞仍在继续增殖,生后15个月,小脑大小已接近成人。

第二节 | 儿童神经系统疾病的诊断方法

一、神经系统体格检查

儿童神经系统检查,原则上与成人相同,但由于儿童神经系统处于生长发育阶段,不同年龄的正常标准各不相同,如伸直性跖反射,在成人或年长儿属病理性,但在1岁以内婴幼儿却是一种暂时的生理现象。因此,对儿童神经系统检查与评价时,不能脱离相应年龄期的正常生理学特征。

(一) 一般检查
1. **意识和精神行为状态** 根据儿童对各种刺激的反应判断意识有无障碍,意识障碍分为嗜睡、意识模糊、浅昏迷和深昏迷。注意观察有无烦躁不安、激惹、谵妄、迟钝、抑郁、幻觉及定向力障碍等。

2. **气味** 某种特殊气味可作为疾病诊断的线索。如苯丙酮尿症患儿有鼠尿味；枫糖尿症有烧焦糖味；异戊酸血症有干酪味或汗脚味；有机磷农药中毒有大蒜味。

3. **面容** 有些疾病具有特殊面容，如眼距宽、塌鼻梁可见于唐氏综合征（Down syndrome）；舌大而厚见于黏多糖病、克汀病；耳大可见于脆性 X 染色体综合征等。

4. **皮肤** 某些神经疾病可伴有特征性皮肤异常。面部血管纤维瘤，四肢、躯干皮肤色素脱失斑提示结节性硬化症；头面部红色血管瘤提示脑面血管瘤病（Sturge-Weber 综合征）；多处（≥6 处）"咖啡牛奶斑"提示神经纤维瘤病；苯丙酸尿症患儿皮肤白皙，头发呈黄褐色。

5. **头颅** 观察头颅的外形和大小。"舟状颅"见于矢状缝早闭；"扁头畸形"见于冠状缝早闭；"塔头畸形"见于各颅缝均早闭。头围可粗略反映颅内组织的容量。头围过大时要注意脑积水、硬膜下血肿、巨脑症；头围过小警惕脑发育停滞或脑萎缩。囟门过小或早闭见于小头畸形；囟门晚闭或过大见于佝偻病、脑积水等；前囟隆起有波动感提示颅内压增高；前囟凹陷见于脱水等。对疑有硬膜下积液、脑穿通畸形的婴儿，可在暗室内用电筒做颅骨透照试验，前额部光圈>2cm，枕部>1cm，或两侧不对称时对诊断有提示意义。

6. **脊柱** 注意有无畸形、异常弯曲、强直，有无叩击痛等。还要注意背部中线部位皮肤有无凹陷的小窝，是否伴有异常毛发增生。

（二）脑神经检查

1. **嗅神经** 反复观察对香水、薄荷或某些不适气味的反应。嗅神经损伤常见于先天性节细胞发育不良或额叶、颅底病变者。

2. **视神经** 检查视觉、视力、视野和眼底。正常新生儿出生后即有视觉，检查小婴儿的视觉可用移动的光或鲜艳的物品。眼底检查对神经系统疾病的诊断有重要意义，注意视盘、视神经及视网膜有无异常。

3. **动眼神经、滑车神经、展神经** 此三对脑神经支配眼球运动、瞳孔反射及眼睑。观察有无眼睑下垂、斜视、眼球震颤。检查眼球运动时，注意眼球有无各个方向的运动受限。若眼球运动在某个方向受限，瞳孔括约肌功能正常，为眼外肌麻痹，否则为眼内肌麻痹。眼球运动神经的损伤有周围性、核性、核间性、核上性。检查瞳孔要注意其外形、大小、会聚和对光反射等。

4. **三叉神经** 注意张口下颌有无偏斜，咀嚼时扪两侧咬肌及颞肌收缩力，以判断其运动支的功能。观察颜面部皮肤对疼痛刺激的反应，并用棉絮轻触角膜，检查角膜反射以了解感觉支的功能。

5. **面神经** 观察随意运动或表情运动（如哭或笑）时双侧面部是否对称。周围性面神经麻痹时，患侧上、下面肌同时受累，表现为病变侧皱额不能，眼睑不能闭合，鼻唇沟变浅，口角向健侧歪斜。中枢性面瘫时，只表现为病变对侧下部面肌麻痹，如口角歪斜、鼻唇沟变浅，但无皱额和眼睑闭合等上部面肌功能的丧失。

6. **听神经和前庭神经** 观察儿童对突然响声或语声的反应，以了解有无听力损害。对可疑患者，应进行特殊听力测验。检查前庭功能可选用旋转试验或冷水试验。旋转试验时，检查者将婴儿平举，原地旋转 4～5 圈，休息 5～10min 后用相同方法向一侧旋转。冷水试验是以冷水（2～4ml）外耳道灌注，此法可测定单侧前庭功能，其结果较旋转试验准确。正常儿童在旋转中或冷水灌注后均出现眼球震颤，前庭神经病变时则不能引出眼球震颤。

7. **舌咽和迷走神经** 为混合神经，常同时受累。损伤时出现吞咽困难、声音嘶哑、饮水返呛、咽反射消失，临床上称真性延髓麻痹。由于舌咽和迷走神经的运动核受双侧皮质支配，单侧核上性病变时可无明显症状。当双侧皮质脑干束损伤时出现构音和吞咽障碍，而咽反射存在，称假性延髓麻痹。

8. **副神经** 检查胸锁乳突肌和斜方肌的肌力、肌容积。病变时患侧肩部变低，耸肩、向对侧转头无力，肌肉也可有萎缩。

9. **舌下神经** 麻痹时，伸舌偏向麻痹侧，如果是周围性舌下神经麻痹，常伴舌肌萎缩和肌束震颤。

（三）运动功能检查

1. 肌容积 有无肌肉萎缩或假性肥大。

2. 肌张力 指安静情况下的肌肉紧张度。检查时用手触摸肌肉以判断在静止状态时肌肉的紧张度,或在肢体放松的情况下做被动的伸屈、旋前旋后、内收外展等运动以感觉其阻力。小婴儿肌张力可通过内收肌角、腘窝角、足跟碰耳试验、足背屈角、围巾征等观察。肌张力增高多见于上运动神经元性损害和锥体外系病变。下运动神经元或肌肉疾病时肌张力降低。

3. 肌力 是指肌肉做主动收缩时的力量。肌力大致可分为6级。0级:完全瘫痪,即令患儿用力时,肌肉无收缩;1级:可见到或触到肌肉收缩,但未见肢体移动;2级:有主动运动,但不能抵抗地心引力;3级:有主动运动,且能对抗地心引力,但不能对抗人为阻力;4级:能对抗地心引力及人为阻力,但力量稍弱;5级:正常。

4. 共济运动 可观察婴儿手拿玩具的动作是否准确。年长儿则能和成人一样完成指鼻、闭目难立(Romberg 征)、跟膝胫等检查。

5. 姿势和步态 与肌力、肌张力、深感觉、小脑以及前庭功能都有密切关系。观察儿童各种运动中姿势有何异常。常见的异常步态包括:双下肢的剪刀式或偏瘫性痉挛性步态;足间距增宽的小脑共济失调步态;高举腿、落足重的感觉性共济失调步态;髋带肌无力的髋部左右摇摆的"鸭步"等。

6. 不自主运动 见于锥体外系疾病,常表现为舞蹈样运动、扭转痉挛、手足徐动或抽动等。遇情绪紧张或进行主动运动时加剧,入睡后消失。

（四）感觉功能检查

临床上很难获得学龄前儿童的充分合作;即使是学龄儿童,也往往需要检查者更加耐心及反复检查。

1. 浅感觉 包括痛觉、触觉和温度觉。

2. 深感觉 位置觉、音叉振动觉。

3. 皮质感觉 闭目状态下测试两点辨别觉,或闭目中用手辨别常用物体的大小、形态或轻重等。

（五）反射检查

儿童的反射检查可分为两大类,第一类为终身存在的反射,即浅反射和腱反射;第二类为暂时性反射,或称原始反射。

1. 浅反射和腱反射

（1）浅反射:腹壁反射要到1岁后才比较容易引出,最初的反应呈弥散性。提睾反射要到出生4~6个月后才明显。

（2）腱反射:新生儿期已可引出肱二头肌反射、膝反射和踝反射。腱反射减弱或消失提示神经、肌肉、神经肌肉接头处或小脑疾病。反射亢进和踝阵挛提示上运动神经元疾患。恒定的一侧性反射缺失或亢进有定位意义。

2. 暂时性反射 生后最初数月婴儿存在许多暂时性反射。随年龄增长,各自在一定的年龄期消失,见表15-1。当它们在应出现的时间内不出现,或该消失的时间不消失,或两侧持续不对称都提示神经系统异常。

另外,正常儿童5~7个月出现支撑反射,9~10个月出现降落伞反射,此反射可持续终生。如不能按时出现,则提示脑性瘫痪或发育迟缓的可能。

表 15-1 正常儿童暂时性反射的出现和消失年龄

反射	出现年龄	消失年龄	反射	出现年龄	消失年龄
拥抱反射	初生	3~6个月	颈肢反射	2个月	6个月
吸吮反射和觅食反射	初生	4~7个月	迈步反射	初生	2个月
握持反射	初生	3~4个月	颈拨正反射	初生	6个月

(六) 病理反射

包括 Babinski 征、Chaddock 征、Gordon 征和 Oppenheim 征等,检查和判断方法同成人。然而,正常 18 个月以下婴幼儿可呈现双侧 Babinski 征阳性,若该反射明确不对称或 18 个月后出现阳性时,提示锥体束损害。

(七) 脑膜刺激征

包括颈强直、Kernig 征和 Brudzinski 征。检查和判定方法同成人。

二、神经系统辅助检查

(一) 脑脊液检查

腰椎穿刺取脑脊液(cerebrospinal fluid,CSF)检查,是诊断颅内感染和蛛网膜下腔出血的重要依据。脑脊液检测主要包括外观、压力、常规、生化和病原学检查等。然而,对严重颅内压增高的患儿,在未有效降低颅内压之前,腰椎穿刺有诱发脑疝的危险,应特别谨慎。颅内几种常见感染性疾病的脑脊液改变特征见表 15-2。

表 15-2 颅内常见感染性疾病的脑脊液改变特点

	压力/kPa	外观	潘氏试验	白细胞/$(10^6 \cdot L^{-1})$	蛋白/$(g \cdot L^{-1})$	糖/$(mmol \cdot L^{-1})$	氯化物/$(mmol \cdot L^{-1})$	查找病原
正常	0.69~1.96	清亮透明	—	<6,无中性粒细胞	0.2~0.4	2.8~4.5	117~127	
化脓性脑膜炎	不同程度增高	米汤样混浊	+~+++	数百至数千,中性粒细胞为主	明显增高	明显降低	多数降低	涂片或培养可发现致病菌
结核性脑膜炎	增高	微浊,毛玻璃样	+~+++	数十至数百,淋巴细胞为主	增高	降低	降低	涂片或培养可发现抗酸杆菌
病毒性脑膜炎	正常或轻度增高	清亮	-~+	正常至数百,淋巴细胞为主	正常或轻度增高	正常	正常	特异性抗体阳性,病毒分离可阳性
隐球菌性脑膜炎	增高或明显增高	微浊	+~+++	数十至数百,淋巴细胞为主	增高	降低	多数降低	涂片墨汁染色可发现隐球菌

注:正常新生儿 CSF 压力 0.29~0.78kPa,蛋白质 0.2~1.2g/L;婴儿 CSF 细胞数 0~20×$10^6 \cdot L^{-1}$,糖 3.9~5.0mmol/L。

(二) 脑电图(electroencephalogram,EEG)

儿童不同年龄期,大脑成熟度不同,脑电背景波等不同,故儿童脑电图正常或异常的判定标准与成人不同,必须结合发育年龄来判断。脑电图检查对许多功能性疾病和器质性疾病都有一定的诊断价值,特别是对癫痫的诊断和分型、脑功能障碍程度的判断意义更大。

(三) 肌电图及脑干诱发电位

1. 肌电图(electromyogram,EMG) 帮助判断被测肌肉有无损害及损害性质(神经源性或肌源性)。神经传导速度可了解被测周围神经有无损害、损害性质(髓鞘或轴索损害)和严重程度。

2. 诱发电位 分别经听觉、视觉和躯体感觉通路,刺激中枢神经诱发相应传导通路的反应电位。包括脑干听觉诱发电位、视觉诱发电位和体感诱发电位。

(四) 神经影像学检查

1. 电子计算机断层扫描(computed tomography,CT) 可显示不同层面脑组织、脑室系统、脑池和颅骨等结构形态。必要时注入造影剂以增强扫描分辨率。CT 能较好地显示病变中较明显的钙化影和出血灶,但对脑组织的分辨率不如 MRI 高,且对颅后窝、脊髓病变,因受骨影干扰难以清楚辨认。

2. 磁共振成像(magnetic resonance imaging,MRI)　优点是分辨率高、无放射线、不被骨质所阻挡,对颅后窝病变、中线结构病变、脊髓病变等都能显示清晰,能够清楚地分辨灰质、白质。不足之处是成像速度慢,对钙化不敏感等。

3. 其他　如磁共振血管成像(MRA)、数字减影血管成像(DSA)、经颅多普勒超声(TCD)用于脑血管疾病诊断。单光子发射断层扫描(SPECT)和正电子发射断层扫描(PET)均属于功能影像学,是根据放射性示踪剂在大脑组织内的分布或代谢状况,显示不同脑区的血流量或代谢率。发作间期的 PET 和发作期的 SPECT 在癫痫病灶的定位诊断中有重要意义。目前各种成像技术的融合技术发展迅速,如 MRI-PET 融合可更清楚准确地发现脑结构及功能异常,已广泛用于定位癫痫致痫区。

(五)遗传代谢检测

遗传代谢病病种繁多,表型复杂,缺乏特异性,遗传代谢检测是重要的筛查与诊断方法。目前常用的主要有液相色谱串联质谱法(liquid chromatography-tandem mass spectrometry,LC-MS/MS)和气相色谱质谱联用法(gas chromatography-mass spectrometry,GC-MS)。LC-MS/MS 已经成为氨基酸、有机酸及脂肪酸代谢病的常规筛查与诊断方法,GC-MS 尿液有机酸是确诊有机酸代谢病的主要方法。临床上遇到以下情况时应做尿液及血液遗传代谢病的筛查,以明确病因诊断:①新生儿期不明原因的反复发作的急性脑病;②不明原因的智力、运动发育落后或倒退、不明原因的癫痫发作合并其他神经系统表现;③不明原因的低血糖、高血氨、代谢性酸中毒等。

(六)遗传学检测

越来越多的儿童神经系统疾病发现是遗传性病因所致,因此遗传学检测越来越成为重要的诊断手段。目前常用的遗传检测方法包括,染色体病相关检测:核型分析、多重连接依赖的探针扩增(multiplex ligation-dependent probe amplification,MLPA)、荧光原位杂交(fluorescence in situ hybridization,FISH)、染色体芯片-微阵列比较基因组杂交(array-based comparative genomic hybridization,aCGH)、SNP 芯片(single nucleotide polymorphism chip)及全基因组测序拷贝数变异检测等;单基因病相关检测:Sanger 测序(Ⅰ代测序)及二代测序(next-generation sequencing,NGS)-疾病靶向序列测序(disease target sequencing,DTS,通常也称为 gene panel-基因包测序)、全外显子组测序(whole exome sequencing,WES)和全基因组测序(whole genome sequencing,WGS)技术。

遗传性神经系统疾病可以分成三种情况进行相应的遗传检测。

1. 临床诊断明确的特征性很强的疾病 / 综合征,且单一基因突变可以解释绝大多数患者(>70%~80%)　可以用一代 Sanger 测序法直接进行致病基因检测及 MLPA 测定该特定基因的拷贝数变异(copy number variation,CNV),例如 Rett 综合征,90% 以上是 *MECP2* 基因的突变或者 CNV,就可以用一代 Sanger 测序法直接测序 *MECP2* 基因及 MLPA 法检测其 CNV。如果上述均阴性,再进行 NGS-某种疾病 / 综合征的靶向基因包 / 全外显子组 / 全基因组和 / 或染色体芯片(CMA)。

2. 临床诊断无明显特异性特征的遗传性疾病 / 综合征,有多个已知的致病基因　如非特异综合征性的癫痫、智力障碍 / 发育迟缓等,这些疾病可能数百个甚至上千个基因的突变均可以导致,因此,建议首选 NGS 遗传检测-包括疾病 / 综合征靶向基因包,或者全外显子组 / 全基因组。需要注意的是,由于此类疾病常染色体显性遗传相关的情况较常见,所以父母及患儿同时行三人家系的全外显子组检测(trio-based whole exome sequencing,Trio-WES)具有显著更高的阳性率以及发现新致病基因的可能性。如果阴性,建议行染色体芯片(CMA)检测。如果是重度神经发育性疾病(智力障碍 / 发育迟缓,孤独症谱系疾病等),尤其是合并多发畸形等情况下,也可首先进行染色体芯片检测。但是需要注意的是,有些染色体病相关癫痫,例如环形染色体 20,只能通过染色体核型分析进行诊断,而染色体芯片不能诊断这种染色体变异。

3. **临床有些特殊遗传性疾病可以有多种遗传学致病机制或者是非孟德尔遗传方式** 例如 Angelman 综合征（AS）是由母源染色体 15q11-13 区域中编码泛素蛋白连接酶 *UBE3A* 基因缺失（染色体微缺失、父源性单亲二倍体）或者表达下降/不表达（基因突变、甲基化）所致，诊断此疾病需要分别针对 15q11-13 区域染色体微缺失、父源单亲二倍体、*UBE3A* 基因突变、甲基化异常等四方面的特异性检测。脆性 X 综合征是男性智力障碍的主要原因之一，怀疑此症需要特殊方法检测 *FMR1* 基因 CGG 重复数是否存在重复次数的异常增多。线粒体 DNA 异常疾病，即使用全外显子组也无法检测，需要线粒体 DNA 的全长测序来检测突变。

第三节 | 惊 厥

惊厥（convulsion）是儿科最常见的紧急症状之一，是由于随意肌的剧烈、不自主的痉挛性收缩（强直）或者收缩、松弛交替出现（强直阵挛）导致的发作，可以是部分身体，也可以是全身性的，常伴有意识丧失。惊厥既可以是癫痫性发作，也就是大脑神经元一过性大量同步化放电所导致的发作，脑电图上发作同期有相应的发作性痫样放电；也可以是非癫痫性的，如破伤风等。癫痫性发作（癫痫性惊厥）不能等同于癫痫，前者是一种症状，可见于癫痫患者，也可以见于非癫痫的急性脑功能障碍，例如病毒性脑炎、各种脑病的急性期等；而后者是一种慢性脑功能障碍性疾病。

【病因及分类】

1. 感染性病因

（1）颅内感染：如由细菌、病毒、寄生虫、真菌引起的脑膜炎或脑炎。

（2）颅外感染：非颅内的全身性感染性疾病相关的，包括感染中毒性脑病、热性惊厥等。

2. 非感染性病因

（1）颅内疾病：癫痫；颅内占位病变，如肿瘤；颅脑损伤；先天发育异常如小头畸形、脑积水、脑血管畸形、神经皮肤综合征；脑遗传变性疾病；脑自身免疫性疾病等。

（2）颅外（全身性）疾病：包括缺氧缺血性脑损伤，代谢性疾病（水电解质紊乱、遗传代谢性疾病等），高血压脑病，系统性免疫性疾病，中毒等。

【临床表现】

根据不同病因和神经系统受累部位不同，其发作形式和严重程度不同。局灶性发作前可有先兆，全面性惊厥发作时意识完全丧失、双眼凝视、斜视或上翻、头后仰、面肌及四肢呈强直性或阵挛性抽搐，呼吸暂停甚至青紫，惊厥后昏睡、疲乏。热性惊厥多于惊厥后神志很快恢复。惊厥呈持续状态或者频繁发生表示病情严重。

【诊断】

1. 病史 既往有无热性惊厥史、现病史有无发热，有发热者多考虑中枢神经系统感染、中毒性脑病及热性惊厥。

2. 年龄 掌握不同年龄的常见病因可协助诊断。

（1）新生儿期：以产伤、窒息、先天颅脑畸形、低血糖症、低钙血症、脓毒症和化脓性脑膜炎、破伤风常见。

（2）1 个月~1 岁：围产期损伤后遗症、先天颅脑畸形、低钙血症、化脓性脑膜炎、婴儿痉挛多见。6 个月后热性惊厥逐渐增多。

（3）1~3 岁：热性惊厥、各种脑膜炎和脑炎、中毒性脑病、低血糖为多见。

（4）学龄前期及学龄期儿童：以中毒性脑病、各种脑膜炎和脑炎、颅内肿瘤、颅脑外伤、各种中毒、高血压脑病、癫痫为多见。

3. 季节 传染病多有明显的季节性，如夏秋季以乙型脑炎、中毒性细菌性痢疾多见；冬春季以重症肺炎、流行性脑膜炎多见。

4. 体格检查　主要包括皮肤瘀点、局部感染灶、脑膜刺激征、颅内高压症等,测血压及眼底检查等均可能有助于病因诊断。

5. 实验室检查　血、尿、便常规,血生化、肝肾功能、脑脊液检查(常规、生化及病原学检查)。

6. 特殊检查

(1)脑电图:对各种类型癫痫有诊断意义,对脑病和脑炎的诊断及病情判断亦可能有帮助。

(2)头颅影像学检查:包括 CT、X 线、脑血管造影,了解有无颅内压高表现、钙化点、脑血管病变和畸形。

(3)脑超声检查:适用于前囟未闭的婴儿。

总之,在做儿科惊厥的鉴别诊断时,必须结合有无发热、年龄、季节、临床表现及相关辅助检查等全面分析考虑。

【治疗】

治疗原则是尽快明确原因进行针对性治疗,同时控制惊厥,稳定生命体征。

1. 一般处理　严密观察意识、瞳孔及生命体征变化,及时发现处理病情变化(如脑疝、呼吸停止等);注意记录惊厥发作的具体表现;注意保护,避免意外伤害,保持头向一侧偏斜,维持呼吸道通畅,避免窒息及误吸,不要向口腔内塞入任何物品;不要过度用力按压患者,以免造成骨折;必要时给氧。

2. 止惊治疗　多数惊厥发作可在 5min 内自发缓解,发作超过 5min 者需要及时给予药物止惊治疗。1 次惊厥发作持续 30min 以上,或反复多次发作持续>30min,且发作间期意识不恢复至发作前的基线状态,称为惊厥持续状态。如果是癫痫发作,则称为癫痫持续状态。

(1)首选苯二氮䓬类药物:如有静脉通道,应静脉推注地西泮,每次 0.3~0.5mg/kg(单剂最大剂量10mg)静注(每分钟 1~2mg、新生儿 0.2mg),如发作持续,必要时 10~15min 后可重复一次。如不能或者难以马上建立静脉通道的情况下,目前在国内,咪达唑仑肌内注射可作为首选,首剂 0.2~0.3mg/kg,最大不超过 10mg;如发作持续,可继续静脉输注,1~10μg/(kg·min),维持 12~24h。

(2)苯巴比妥钠:肌内注射吸收较慢,不适宜用于急救的一线用药,可选用静脉制剂。负荷量10mg/kg,注射速度<25mg/min。此药维持时间较长,多于 12h 后使用维持量,4~5mg/(kg·d)。

(3)10% 水合氯醛:用于上述治疗无效时,剂量为 0.5ml/kg(50mg/kg),稀释至 3% 灌肠。目前国内,在没有条件很快使用静脉注射地西泮或者肌内注射咪达唑仑的情况下,也可以作为首选止惊治疗。

(4)苯妥英:用于惊厥持续状态。15~20mg/kg,溶于生理盐水静脉滴注,<1mg/(kg·min),24h 后予维持量 5mg/(kg·d)。开始负荷量时需严密监测各项心脏功能。

3. 病因治疗　不同年龄导致惊厥的病因存在明显差异,应及时、准确地了解惊厥的病因,并进行针对性治疗。在急诊情况下,对于惊厥持续状态者,推荐首先取血做血常规、血糖、血电解质(小婴儿必须包含钙、镁)检查,有条件者可以做急诊肝肾功能、血气分析、血氨,如果有病史线索提示时,可酌情行脑脊液检查、抗癫痫发作药血药浓度检测、血培养、血毒物检测等。

4. 对症治疗　高热者可给予药物及物理方法降温;纠正水、电解质、代谢紊乱,如存在颅内压增高可予以 20% 甘露醇等降低颅内压;必要时予循环与呼吸支持。

【热性惊厥】

热性惊厥(febrile convulsion,FS),患病率约为 2%~5%,是婴幼儿时期最常见的惊厥性疾病,儿童期患病率 3%~4%。FS 是指发生在生后 3 个月~5 岁,发热初期或体温快速上升期出现的惊厥,排除了中枢神经系统感染以及引发惊厥的任何其他急性病,既往也没有无热惊厥史。国际抗癫痫联盟的最新分类已经不再将 FS 列为癫痫的一种类型。

1. 病因　尽管 FS 病因及发病机制复杂,遗传因素可能在该病发生中起关键因素,临床上可见其明显的家族遗传倾向,常为多基因遗传或常染色体显性遗传伴不完全外显,同卵双胎临床表现一致性高于双卵双胎。环境因素,如病毒和细菌感染是热性惊厥的重要促发因素,其中以病毒感染更为多见。疫苗接种发热是疫苗接种常见的不良反应。某些疫苗更易引发热性惊厥,尤其是减毒活疫苗(例如麻风腮疫苗)以及全细胞制备疫苗(例如全细胞百日咳疫苗)。但是没有证据表明这种疫苗接种后的热性惊厥与远期癫痫的发生相关,国内外研究证据及国际上大多数国家的指南均认为热性惊厥不是接种疫苗的禁忌证。

2. **临床表现**　FS 发生于 3 个月～6 岁,多数发生于 6 个月～3 岁,高峰期为 18 个月,仅 6%～15% 发生于 4 岁以后。终止年龄国外绝大多数为 6 岁,我国及东亚地区患儿热性惊厥终止年龄偏大,可到 7～8 岁。

根据临床特点可以分为单纯型和复杂型两种。

(1)单纯型:发作表现为全面性发作,无局灶性发作特征;发作持续时间小于 15min;24h 之内或同一热性病程中仅发作 1 次。此型占热性惊厥的 75% 左右。

(2)复杂型:具有以下特征之一。发作时间长(>15min);局灶性发作;惊厥在 24h 之内或同一热性病程中发作≥2 次。

3. **诊断**　热性惊厥的诊断主要是根据特定的发生年龄以及典型的临床表现,最重要的是要除外可能导致发热期惊厥的其他各种疾病,如中枢神经系统感染、感染中毒性脑病、急性代谢紊乱等。

4. **治疗**　热性惊厥绝大多数是良性病程,目前尚无足够证据提示短时间(<30min)热性惊厥发作可引起脑损伤,应避免过度治疗。退热治疗对于预防热性惊厥发作无效。

如需要进行预防性治疗,可以采用抗癫痫发作药进行长期预防或者发热时临时预防。虽然这些预防治疗措施可以减少热性惊厥的复发,但是没有证据表明任何预防性治疗可以改变远期预后,包括认知功能、癫痫发生率等。考虑到各种预防措施可能带来的不良反应,目前对于单纯型热性惊厥患儿不推荐任何预防性治疗。

对于少数复杂型热性惊厥、热性惊厥过于频繁(>5 次 / 年)或者出现过热性惊厥持续状态(>30min)的患儿,在和家长对于疗效及药物不良反应进行充分的讨论沟通后,可以考虑采取预防措施。①长期预防:可选用丙戊酸或左乙拉西坦口服,应充分认识长期预防服药可能带来不良反应的风险,谨慎使用。②间断临时预防:在发热早期及时口服或直肠应用地西泮,剂量为每次 0.3mg/kg,可每间隔 8h 应用 1 次,最多连续应用 3 次。这种方法常见的不良反应是嗜睡、共济失调等中枢神经系统症状,这有可能掩盖严重疾病,如脑膜炎、脑炎等。而且有些热性惊厥发生在发热初期很短的时间内,甚至出现惊厥后才发现发热,因此应用临时口服药预防经常不及时,导致预防失败。不论是采用长期还是临时预防,均应仔细评估其可能的利弊,并与家长充分沟通后再做出决定。

5. **预后**　热性惊厥总体预后良好,是年龄依赖性自限性疾病,尚无直接因热性惊厥而导致死亡的病例报道。95% 以上的热性惊厥患儿日后并不患癫痫。热性惊厥后患癫痫的危险因素包括:①复杂型热性惊厥;②存在中枢神经系统异常(如发育落后);③癫痫家族史。首次热性惊厥后仅有约 30% 患儿在以后的发热性疾病过程中再次出现热性惊厥。复发的危险因素有:①18 个月前发病;②热性惊厥发作时体温<38℃;③热性惊厥家族史;④热性惊厥发生前的发热时间短(<1h)。具有所有危险因素的患儿 76% 将出现热性惊厥复发,无危险因素者仅 4% 复发。热性惊厥大多数认知功能预后良好,即使是复杂型热性惊厥患儿,其远期认知功能和行为与同龄儿相比均无显著差异。

第四节 | 癫　痫

癫痫(epilepsy)是一种以具有持久性地产生癫痫发作的倾向为特征的慢性脑部疾病。癫痫不是单一的疾病实体,而是一种有着不同病因基础、临床表现各异但以反复癫痫发作为共同特征的慢性脑功能障碍。癫痫发作(epileptic seizure)是指脑神经元异常过度、同步化放电活动所造成的一过性临床症状和 / 或体征,其表现取决于同步化放电神经元的放电部位、强度和范围。癫痫发作不能等同于癫痫,前者是一种症状,可见于癫痫患者,也可以见于非癫痫的急性脑功能障碍,例如病毒性脑炎、各种脑病的急性期等;而后者是一种慢性脑功能障碍性疾病。

癫痫为儿童最常见的神经系统疾病,患病率在3‰~9‰,大多数癫痫患者在儿童时期起病。目前总体来讲大约70%的患儿可获完全控制,其中大部分甚至能停药后5年仍不复发,能正常生活和学习,另外约30%是药物难治性癫痫。

【病因】

癫痫的新分类体系将病因分为6类,遗传性、结构性、感染性、免疫性、代谢性和病因未明。在临床工作中应该特别重视目前可治疗病因,如苯丙酮尿症、维生素B6依赖性癫痫等。目前最新的流行病学调查显示,仅有约50%儿童患者能够找到癫痫的明确病因。

【分类】

2017年,国际抗癫痫联盟(International League Against Epilepsy,ILAE)提出了癫痫的新分类体系,包括病因分类及癫痫发作、癫痫类型分类,对确定癫痫病因、选择治疗策略及评估患儿病情与预后均有重要价值(图15-1)。

1. 癫痫发作的分类 根据发作起始的临床表现和脑电图特征进行分类,主要分为局灶性发作、全面性发作和起始不明的发作(图15-2)。

局灶性发作(focal seizure)是指这种发作每一次都起源于固定的单侧半球(比如都起源于左侧半球)的致痫网络,可以起始后扩散或者不扩散至双侧脑网络,如果扩散至双侧,则会出现临床上演变为双侧强直阵挛发作。局灶性发作可以伴或者不伴意识障碍。局灶性发作包括运动起始、非运动起始两组,根据痫样放电起源及扩散的脑区不同出现各种相应的症

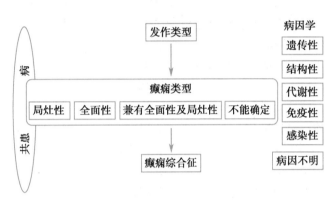

图 15-1 ILAE 新的癫痫诊断体系

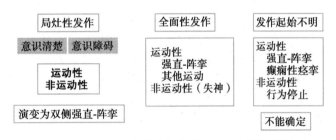

图 15-2 ILAE 癫痫发作分类(2017年)基础版

状,比如起源于中央前回的运动区的发作,临床上会出现局灶性运动起始的阵挛或者强直发作。

全面性发作(generalized seizure)是指这种发作每一次起源于包括双侧半球的致痫网络的某一点(而不是仅限于某一固定侧网络),并迅速扩散至双侧网络,伴有意识障碍。例如某次发作可以起源于左侧,下一次则可以是右侧,但是都是在一个致痫网络内的节点。全面性发作包括运动性(如全面性强直阵挛发作、全面性肌阵挛发作、全面性失张力发作)以及非运动性(失神发作)。

2. 癫痫及癫痫综合征的分类 2022年ILAE更新了癫痫综合征分类和定义(表15-3),癫痫综合征(epileptic syndrome)定义为一组具有特征性临床和脑电图表型,且通常具有特定病因(结构、遗传、代谢、免疫和感染)的癫痫疾病。分类采用了新的一般分类和特殊分类相结合的方法:一般分类有两个维度,一是按照起病年龄分组,二是按照癫痫发作类型分类。按照起病年龄分组将癫痫综合征分为:新生儿和婴儿(0~2岁)起病的癫痫综合征、儿童期(2~16岁)起病的癫痫综合征、可出现在各年龄段的癫痫综合征共三组;按照癫痫发作将癫痫综合征分为局灶性癫痫、全面性癫痫、全面伴局灶性癫痫三类。此外,还有一些特殊分类,首先是单独列出了伴发育性癫痫性脑病(DEE)或伴有进展性神经功能损害的癫痫综合征,依据起病年龄将其分别列入三个年龄组;其次将特发性全面性癫痫综合征单独列为第四组,未按起病年龄进行分类。因此,总体将癫痫综合征分为了四组和四类。明确癫痫

综合征对于治疗选择、判断预后等方面都具有重要指导意义。但是，需要注意的是，并不是所有癫痫都可以诊断为癫痫综合征。

表 15-3 2022 年癫痫综合征分类

癫痫综合征分组	癫痫类型			
	局灶性	局灶性和/或全面性	全面性	有 DEE 或进展性神经功能损害的综合征
新生儿和婴儿期起病癫痫综合征	自限性（家族性）新生儿癫痫（SeLNE） 自限性（家族性）婴儿癫痫（SeLIE） 自限性家族性新生儿-婴儿癫痫（SeLNIE）	遗传性癫痫伴热性惊厥附加症	婴儿肌阵挛癫痫（MEI）	早发性婴儿发育性癫痫性脑病（EIDEE） 婴儿癫痫伴游走性局灶性发作（EIMFS） 婴儿癫痫性痉挛综合征（IESS） Dravet 综合征（DS） 特定病因的癫痫性脑病 KCNQ2- 发育性癫痫性脑病（KCNQ2-DEE） 5′磷酸吡哆醇缺陷性（PNPO）发育性癫痫性脑病（P5P-DEE） CDKL5- 发育性癫痫性脑病（CDKL5-DEE） 原钙黏附蛋白 19 簇集性癫痫（PCDH19 丛集发作癫痫） 葡萄糖转运体 1 缺陷综合征（GLUTIDS） 吡哆醇依赖性（ALDH7A1）发育性癫痫性脑病（PD-DEE） Sturge-Weber 综合征（SWS） 下丘脑错构瘤相关痴笑性发作癫痫（GS-HH）
儿童期起病的癫痫综合征	自限性局灶性癫痫 伴中央颞区棘波的自限性癫痫（SeLECTS） 伴自主神经发作的自限性癫痫（SeLEAS） 儿童枕叶视觉癫痫（COVE） 光敏性枕叶癫痫（POLE）		肌阵挛失神癫痫（EMA） 眼睑肌阵挛癫痫（EEM）	肌阵挛失张力癫痫（EMAtS） Lennox-Gastaut 综合征（LGS） 发育性癫痫性脑病伴睡眠期棘慢波活化（DEE-SWAS） 癫痫性脑病伴睡眠期棘慢波活化（EE-SWAS） 热性感染相关性癫痫综合征（FIRES） 偏侧惊厥-偏瘫癫痫综合征（HHE）
可出现在各年龄段的癫痫综合征	伴海马硬化的内侧颞叶癫痫（MTLE-HS） 家族性内侧颞叶癫痫（FMTLE） 睡眠相关过度运动性癫痫（SHE） 伴可变起源的家族性局灶性癫痫（FFEV） 伴听觉特征的癫痫（EAF）	阅读诱发的癫痫（EwRIS）		Rasmussen 综合征（RS） 进行性肌阵挛癫痫（PME）
特发性全面性癫痫			儿童失神癫痫（CAE） 青少年失神癫痫（JAE） 青少年肌阵挛癫痫（JME） 仅有全面性强直阵挛发作的癫痫（GTCA）	

【临床特点】

1. 癫痫发作的临床特点 癫痫发作的临床表现取决于同步化放电的癫痫灶神经元所在脑部位和痫样放电的扩散途径。

（1）局灶性发作（focal seizure）：根据发作期间意识是否清楚分为意识清楚的局灶性发作和意识受损的局灶性发作。有时候，发作时意识情况不详则可不进行描述，直接根据起始症状分为运动起始发作和非运动起始发作。一次局灶性发作可以演变为双侧强直阵挛发作。

（2）全面性发作（generalized seizure）：此发作类型包含两个亚型：运动性全面性发作（包括强直阵挛、强直、阵挛、肌阵挛、肌阵挛强直阵挛、肌阵挛失张力、失张力、癫痫性痉挛）和非运动性全面性发作（失神、不典型失神、失神伴肌阵挛及失神伴眼睑肌阵挛）。常见全面性发作分述如下。

1）强直阵挛发作：发作包括强直期、阵挛期及发作后状态。开始为全身骨骼肌伸肌或屈肌强直性收缩伴意识丧失、呼吸暂停与发绀，即强直期；继之全身反复、短促的猛烈屈曲性抽动，即阵挛期。发作后昏睡，逐渐醒来的过程中可有自动症、头痛、疲乏等发作后状态。发作期 EEG：强直期全导10Hz 以上的快活动，频率渐慢，波幅增高进入阵挛期的棘慢波，继之可出现电压低平及慢波。

2）强直发作：发作时全身肌肉强烈收缩伴意识丧失，使患儿固定于某种姿势，如头眼偏斜、双上肢屈曲或伸直、呼吸暂停、角弓反张等，持续 5~20s 或更长，发作期 EEG 为低波幅 10Hz 以上的快活动或棘波节律。发作间期 EEG 背景活动异常，伴多灶性棘慢或多棘慢波暴发。

3）阵挛发作：仅有肢体、躯干或面部肌肉节律性抽动而无强直成分。发作期 EEG 为 10Hz 或10Hz 以上的快活动及慢波，有时棘慢波。

4）肌阵挛发作：为突发的全身或部分骨骼肌触电样短暂收缩（0.2s），常表现为突然点头、前倾或后仰，或两臂快速抬起，重者致跌倒，轻者感到患儿"抖"了一下。发作期 EEG 全导棘慢或多棘慢波暴发。

5）失张力发作：全身或躯体某部分的肌肉张力突然短暂性丧失而引起姿势的改变，表现为头下垂、肩或肢体突然下垂、屈髋屈膝或跌倒。EEG 发作期多棘慢波或低波幅快活动，肌电图发作期可见短暂的电静息，与 EEG 有锁时关系。

6）失神发作：①典型失神发作。发作时突然停止正在进行的活动，意识丧失但不摔倒，两眼凝视，持续数秒钟后意识恢复，发作后不能回忆，过度换气往往可以诱发其发作。发作期 EEG（图 15-3）全导同步 3Hz 棘慢复合波，发作间期背景活动正常。②不典型失神发作。与典型失神发作表现类似，但开始及恢复速度均较典型失神发作慢。发作期 EEG 为 1.5~2.5Hz 的全导慢棘慢复合波，发作间期背景活动异常。多见于伴有广泛性脑损害的患儿。

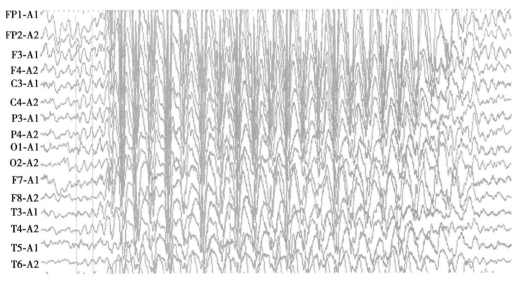

图 15-3 **失神发作期 EEG**
全导 3Hz 棘慢复合波暴发，前头部（额区、颞区）波幅最高。

2. 常见儿童癫痫综合征

（1）伴中央颞区棘波的自限性癫痫（self-limited epilepsy with centrotemporal spikes，SeLECTS）：既往称为伴中央颞区棘波的儿童良性癫痫（benign childhood epilepsy with centrotemporal spikes，BECT），是儿童最常见的一种癫痫综合征，占儿童时期癫痫的15%～20%。多数认为与遗传相关，呈年龄依赖性。通常2～14岁发病，8～9岁为高峰，男略多于女。发作与睡眠关系密切，多在入睡后不久及睡醒前呈局灶性发作，大多起始于口面部，如唾液增多、喉头发声、口角抽动、意识清醒，但不能主动发声等，部分患儿很快继发全面性强直阵挛发作而意识丧失。精神运动发育正常，体格检查无异常。发作间期EEG背景正常（图15-4），在中央区和颞区可见棘波或棘慢复合波，一侧、两侧或交替出现，睡眠期异常波增多，检出阳性率高。本病预后良好，药物易于控制，生长发育不受影响，大多在12～16岁前停止发作。此综合征临床上也存在变异型，表现较复杂，脑电图痫样放电显著增多，出现睡眠期癫痫性电持续状态，可伴有睡眠中发作明显增多或者出现清醒期发作（包括新的发作类型，如负性肌阵挛发作）以及认知功能障碍，虽然其癫痫发作及癫痫性放电到青春期后仍然可以缓解，但是部分患儿可遗留认知功能障碍。

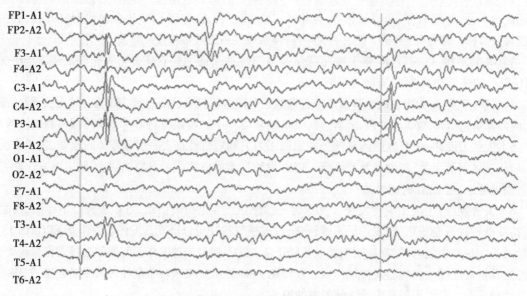

图15-4　伴中央颞区棘波的自限性癫痫发作间期EEG
右中央、顶区和右中颞区棘波发放。

（2）婴儿癫痫性痉挛综合征（infantile epileptic spasms syndrome，IESS）：既往称为婴儿痉挛症（infantile spasm）或West综合征。多在1岁内起病，4～8个月为高峰。主要临床特征为频繁的痉挛发作；特异性高峰失律EEG；精神运动发育迟滞或倒退。痉挛多成串发作，每串连续数次或数十次，可伴有婴儿哭叫，多在思睡和苏醒期出现。发作形式为屈曲型、伸展型和混合型，以屈曲型和混合型居多。屈曲型痉挛发作时，婴儿前臂前举内收，头和躯干前屈呈点头状。伸展型发作时婴儿头后仰，双臂向后伸展。发作间期EEG高度失律图形对本病诊断有价值（图15-5）。该病常见病因包括遗传代谢病（如苯丙酮尿症）、脑发育异常、神经皮肤综合征（如结节性硬化）或围产期脑损伤等。该病大多数属于难治性癫痫，预后不良，惊厥难以控制，可转变为Lennox-Gastaut综合征或其他类型发作，80%～90%的患儿遗留智力和运动发育落后。

（3）Lennox-Gastaut综合征（Lennox-Gastaut syndrome，LGS）：是儿童期最常见的一种难治性癫痫综合征（图15-6），约占儿童癫痫的2%～5%。2～8岁起病，3～5岁多见。约60%能找到明确病因（病因与婴儿痉挛症相似），约25%由婴儿痉挛症演变而来。临床表现为频繁的、形式多样的癫痫发作，其中以强直发作最多见，也是最难控制的发作形式，其次为不典型失神、肌阵挛发作、失张力发作，还可

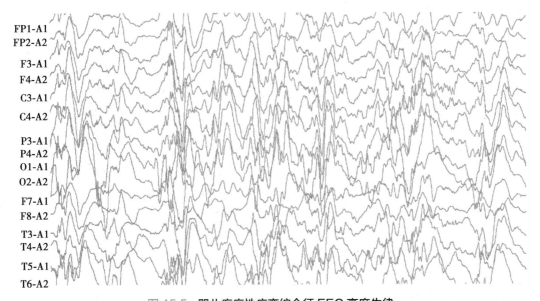

图 15-5 婴儿癫痫性痉挛综合征 EEG 高度失律

在不同步、不对称的高波幅慢波背景活动中,混有不规则的多灶性棘波、尖波与多棘波。

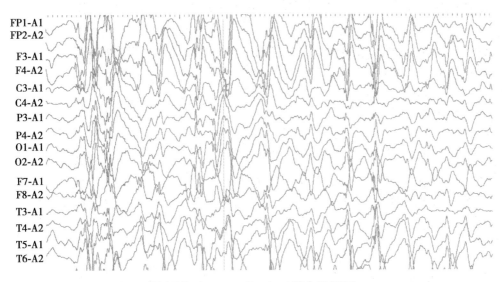

图 15-6 Lennox-Gastaut 综合征 EEG

清醒期异常慢波背景活动,广泛性 1.5～2.5Hz 高波幅慢 - 棘慢复合波阵发。

有强直阵挛、局灶性发作等。多数患儿的智力和运动发育倒退。EEG 特征为 1.5～2.5Hz 慢 - 棘慢复合波及棘波节律。抗癫痫发作药疗效差,80%～90% 病儿发作不能完全控制,多有智力落后,半数有神经系统异常体征,少数呈静止性病程,如能控制发作,认知功能可能有好转。如能找到可切除的病灶,成功手术可显著改善预后。病死率 4%～7%,多由于癫痫持续状态所致预后不良。

(4)热性惊厥附加症(febrile seizures plus,FS+):是指热性惊厥的年龄超过 6 岁和 / 或出现无热的全面强直阵挛发作。遗传性癫痫伴热性惊厥附加症(genetic epilepsies with febrile seizures plus,GEFS+),既往称全面性癫痫伴热性惊厥附加症(generalized epilepsies with febrile seizures plus,GEFS+),为家族性遗传性癫痫综合征。家系成员具有显著的表型异质性。大家系符合常染色体显性遗传伴外显率不全,外显率为 50%～80%。约 20% 的家系发现钠离子通道基因(*SCN1A*、*SCN1B*)或 GABA 受体亚单位基因(*GABRG2*、*GABRD*)突变,多数家系致病基因不明确,可能存在复杂遗传方式。

3. 癫痫的共患病 癫痫的临床表现主要是癫痫发作,此外还常常伴有各种神经行为共患病,包括认知障碍、精神疾病及社会适应性行为障碍。因此,癫痫本质上是一种以癫痫发作为主,同时可以伴有各种程度轻重不一的神经精神共病的谱系疾病。

【诊断】

癫痫的诊断可分为五个步骤。①确定癫痫发作及癫痫诊断：即判断临床发作性事件是否为癫痫发作以及是否符合癫痫新定义。许多非癫痫性的发作在临床上需与癫痫发作相鉴别。癫痫是一种脑部疾病，符合以下任一情况即可诊断为癫痫：至少两次间隔>24h的非诱发性（或反射性）发作；一次非诱发性（或反射性）发作，而且未来10年内再次发作风险与两次非诱发性发作后再发风险相当（至少60%）；诊断为某种癫痫综合征。②确定癫痫发作类型：根据临床发作和脑电图表现，对癫痫发作类型进行分类。③确定癫痫及癫痫综合征类型：根据患儿的临床发作、脑电图特征，同时考虑神经影像学、年龄、预后等因素进行癫痫综合征诊断；需要注意的是相当部分病例不能诊断为目前任何一种综合征。④确定癫痫病因。⑤确定功能障碍和共患病。

一般按以下步骤搜集诊断依据。

1. **病史与查体** 详细而准确的发作史对诊断特别重要。询问起病年龄、发作时的表现（尤其是发作开始时的表现）、是否有先兆、持续时间、意识状态、发作次数、有无诱因以及与睡眠的关系、发作后状态等，还要询问出生史、生长发育史、既往史、家族史。查体应仔细，尤其是头面部、皮肤和神经系统的检查。鼓励家长在保障安全及条件允许条件下，进行发作录像，有利于医生判断患儿是否为癫痫发作及发作类型。

2. **脑电图检查** 是癫痫患者的最重要检查，对于癫痫的诊断以及发作类型、综合征分型都至关重要。癫痫的脑电图异常分为发作间期和发作期，发作间期主要可见到棘波、尖波、棘慢波、尖慢波散发或者出现各种节律等，发作期可以看到一个从开始到结束的具有演变过程的异常发作性脑电图事件。

3. **影像学检查** 癫痫患者做此项检查的主要目的是寻找病因，尤其是有局灶性症状和体征者，更应进行颅脑影像学检查，包括CT、MRI甚至功能影像学检查。

4. **其他实验室检查** 主要是癫痫的病因学诊断，包括遗传代谢病筛查、染色体检查、基因分析、血生化、脑脊液等，必要时根据病情选择进行。

【鉴别诊断】

儿童癫痫应注意与其他发作性疾病鉴别，包括低血糖症（可造成永久性脑损伤，尤其需要高度重视）、屏气发作、晕厥、睡眠障碍、儿童癔症性发作、偏头痛、抽动障碍等。婴幼儿期有很多非病理性的（非癫痫性的）"怪异"行为，尤其需要与癫痫发作仔细鉴别，避免误诊误治。现将几种常见的需要鉴别的疾病特点分述如下。

1. **晕厥** 是暂时性脑血流灌注不足引起的一过性意识障碍。年长儿多见，常发生在持久站立，或从蹲位骤然起立，以及剧痛、劳累、阵发性心律不齐、家族性QT间期延长等情况。晕厥前，患儿常先有眼前发黑、头晕、苍白、出汗、无力等，继而出现短暂意识丧失，偶有肢体强直或抽动，清醒后对意识障碍不能回忆，并有疲乏感。与癫痫不同，晕厥患者意识丧失和倒地均逐渐发生，发作中少有躯体损伤，EEG正常，直立倾斜试验可呈阳性反应。

2. **儿童癔症性发作** 癔症发作时无真正的意识丧失，发作中缓慢倒下，不会有躯体受伤，无大小便失禁或舌咬伤。抽搐动作杂乱无规律，瞳孔无散大，深、浅反射存在，发作中面色正常，无神经系统阳性体征，无发作后嗜睡，常有夸张色彩。发作期与发作间期EEG正常，暗示治疗有效。

3. **睡眠障碍** 儿童期常见的睡眠障碍，如夜惊、梦魇、梦游及发作性睡病等均需和癫痫鉴别。视频脑电检查发作期和发作间期均无癫痫性放电。

4. **偏头痛** 典型偏头痛主要表现为视觉先兆、偏侧性头痛、呕吐、腹痛和嗜睡等。儿童以普通型偏头痛多见，无先兆，头痛部位也不固定，可以是双侧的。患儿常有偏头痛家族史，易伴恶心、呕吐等胃肠症状。临床几乎没有单纯以头痛或腹痛为唯一表现的癫痫，也没有头痛性癫痫和腹痛性癫痫的诊断。

5. **抽动障碍** 抽动（tic）是一种不自主、无目的、快速、刻板的肌肉收缩，属于锥体外系症状。情绪紧张时可致发作加剧，睡眠时消失。临床上可表现为仅涉及一组肌肉的短暂抽动，如眨眼、头部抽动或耸肩等,或突然爆发出含糊不清的嗓音,如清喉、吭吭声等,或腹肌抽动、踢腿、跳跃等动作。抽动能被患者有意识地暂时控制,睡眠中消失,EEG 发作期无癫痫样放电。

【治疗】

癫痫的治疗原则首先应该强调以患者为中心,在控制癫痫发作的同时,尽可能减少不良反应,并且应强调从治疗开始就应该关注患儿远期整体预后。理想的目标不仅是完全控制发作,而且应该尽可能使患儿达到其能够达到的最好的身心健康和智力运动发育水平。因此,癫痫临床处理中既要强调遵循治疗原则(指南),又要充分考虑个体性差异。

1. 病因治疗　有可能改善最终预后,在治疗开始以及后续的长期治疗中,均应该尽可能努力进行癫痫的病因学诊断,根据病因进行针对性治疗。例如特殊奶粉治疗苯丙酮尿症,癫痫外科手术切除局灶性皮质发育不良,免疫抑制剂治疗免疫性癫痫等。

2. 药物治疗　抗癫痫发作药物(anti-seizure medications,ASMs)治疗是癫痫的最主要治疗方法及大多数患者的首选治疗,但是 ASMs 治疗不能改变预后,所以不是抗癫痫疾病的药物,仅仅是控制癫痫发作的药物。国内常见的 ASMs 参见表 15-4。药物治疗的基本原则包括:①应该在充分评估患儿本身以及其所患癫痫的情况,并且与患儿及其家长充分沟通后,选择合适时机开始抗癫痫发作药治疗;②要根据发作类型、癫痫综合征及共患病、同时服用的其他药物以及患儿及其家庭的背景情况来综合考虑,按照癫痫病因、癫痫综合征、癫痫发作的考虑顺序来选择 ASMs(表 15-5);③首选单药治疗,对于治疗困难的患者可以在合适的时机开始抗癫痫发作药联合治疗,应尽量选择不同作用机制的抗癫痫发作药进行联合治疗;④遵循抗癫痫发作药的药动学服药:应规则、不间断,用药剂量个体化;⑤必要时定期监测血药浓度;⑥如需替换药物,应逐渐过渡;⑦疗程要长,一般需要治疗至少连续 2 年

表 15-4　国内儿科常用抗癫痫发作药

药物	日维持用量 / (mg·kg^{-1})	日最大剂量 (口服)/mg	每天使用次数 / 次	有效血药浓度 / (mg·L^{-1})	常见不良反应
卡马西平	10~20	1 000	2~3	8~12	过敏反应、白细胞减少
氯硝西泮	0.1~0.2	10	2~3		嗜睡、共济失调及行为异常
苯巴比妥	3~5	180	1~3	15~40	嗜睡、共济失调、多动
苯妥英钠	4~8	250	2~3	10~20	齿龈增生、多毛、头晕、乏力、共济失调、白细胞减少
丙戊酸钠	20~30	2 000	2~3 缓释片 1~2	50~100	肝功能损害、体重增加、震颤、血小板减少、胰腺炎
拉莫三嗪	单药:1~15 与丙戊酸合用:1~5 与肝酶诱导剂合用: 5~15	500 200 700	1~2	5~18	过敏反应、肝肾功能衰竭、弥漫性血管内凝血、疲倦、恶心、白细胞减少
左乙拉西坦	20~60	3 000	2	10~40	易激惹、血小板减少
奥卡西平	20~46(片剂) 20~60(混悬液)	2 400	2	12~24	过敏反应、低血钠、白细胞减少、头晕和嗜睡
托吡酯	单药:3~6 添加治疗:5~9	1 000 1 600	2	4.0~25	注意力受损、青光眼、低热、闭汗、找词困难、肾结石、体重减轻
唑尼沙胺	4~12	400	1~3	7~40	皮疹、肾结石、少汗、困倦、乏力、运动失调、白细胞降低,肝功能损害

表 15-5　根据发作类型选择抗癫痫发作药

发作类型	一线药物	可以考虑的药物	可能加重发作的药物
全面强直阵挛发作	丙戊酸 拉莫三嗪 卡马西平 奥卡西平	左乙拉西坦 托吡酯	卡马西平 奥卡西平 苯妥英钠 （加重同时存在的失神或肌阵挛发作）
强直或失张力发作	丙戊酸	拉莫三嗪 托吡酯	卡马西平 奥卡西平
失神发作	丙戊酸 乙琥胺* 拉莫三嗪	氯硝西泮 左乙拉西坦 托吡酯 唑尼沙胺	卡马西平 奥卡西平 苯妥英钠
肌阵挛发作	丙戊酸 左乙拉西坦 托吡酯	氯硝西泮 唑尼沙胺	卡马西平 奥卡西平 苯妥英钠
局灶性发作	卡马西平 拉莫三嗪 奥卡西平 左乙拉西坦 丙戊酸	托吡酯 苯妥英钠 苯巴比妥 唑尼沙胺	

*国内未上市。

不发作，而且脑电图癫痫样放电完全或者基本消失，才能开始逐渐减药，不同的病因学、癫痫综合征分类以及治疗过程顺利与否均会影响疗程；⑧缓慢停药，减停过程一般要求大于 3～6 个月；⑨在整个治疗过程中均应定期随访，监测药物可能出现的不良反应。卡马西平、奥卡西平、苯妥英钠、拉莫三嗪、苯巴比妥可致过敏性皮肤黏膜损害，甚至严重、致死性过敏反应，应用时要慎重且密切观察，尤其是在用药的前 3 个月内。

3. 癫痫外科治疗　有明确的癫痫灶（如局灶性皮质发育不良等），抗癫痫发作药物治疗无效或效果不佳、频繁发作影响患儿的日常生活者，应及时到专业的癫痫中心进行癫痫外科治疗评估，如果适合，应及时进行外科治疗。癫痫外科主要治疗方法有癫痫灶切除手术（包括病变半球切除术）、姑息性治疗（包括胼胝体切开、迷走神经刺激术等）。

4. 其他疗法　如生酮饮食，免疫治疗（大剂量免疫球蛋白、糖皮质激素等）。

第五节 ｜ 急性细菌性脑膜炎

急性细菌性脑膜炎（bacterial meningitis），也称为化脓性脑膜炎（purulent meningitis），是各种化脓性细菌引起的脑膜炎症，部分患者病变累及脑实质。本病是婴幼儿期常见的中枢神经系统感染性疾病。临床上以急性发热、惊厥、意识障碍、颅内压增高和脑膜刺激征及脑脊液脓性改变为特征。

【致病菌和入侵途径】

常见病原菌随年龄而异，新生儿期主要致病菌包括大肠埃希菌等革兰氏阴性杆菌、B 组链球菌（GBS）、单核细胞增多性李斯特菌、脑膜炎球菌 / 脑膜炎奈瑟菌。<3 个月婴儿以革兰氏阴性杆菌（如大肠埃希菌和铜绿假单胞菌等）和金黄色葡萄球菌多见，而早期新生儿，大肠埃希菌、GBS 和其他革兰氏阴性杆菌是常见致病菌，其中 GBS 常见于足月儿，大肠埃希菌常见于早产儿；3 个月～3 岁婴幼儿以流感嗜血杆菌、肺炎链球菌和脑膜炎双球菌多见，学龄前和学龄期儿童以脑膜炎双球菌、肺炎链球菌、流感嗜血杆菌和金黄色葡萄球菌多见。机体免疫功能低下或血 - 脑屏障功能受损更易发生感染。

致病菌可通过多种途径侵入脑膜。

1. 血液途径　最常见的途径是通过血流，即菌血症抵达脑膜微血管。当儿童免疫防御功能降低时，细菌通过血 - 脑屏障到达脑膜。致病菌大多由上呼吸道入侵血流，新生儿的皮肤、胃肠道黏膜或脐部也常是感染的侵入门户。

2. 邻近组织器官感染　如中耳炎、乳突炎等扩散波及脑膜。

3. 与颅腔存在直接通道　如颅骨骨折、神经外科手术、皮肤窦道或脑脊膜膨出，细菌可因此直接进入蛛网膜下腔。

【病理】

在细菌毒素和多种炎症相关细胞因子作用下，形成以软脑膜、蛛网膜和表层脑组织为主的炎症反应，表现为广泛性血管充血、大量中性粒细胞浸润和纤维蛋白渗出，伴有弥漫性血管源性和细胞毒性脑水肿。在早期或轻型病例，炎症渗出物主要在大脑顶部表面，逐渐蔓延至大脑基底部和脊髓表面。严重者可有血管壁坏死和灶性出血，或发生闭塞性小血管炎而致灶性脑梗死。

【临床表现】

90% 的化脓性脑膜炎患儿为 5 岁以下儿童，2 岁以内发病者约占 75%。流感嗜血杆菌引起的化脓性脑膜炎多集中在 2 个月至 2 岁儿童。一年四季均有化脓性脑膜炎发生，但肺炎链球菌以冬、春季多见，而脑膜炎球菌和流感嗜血杆菌引起的化脓性脑膜炎分别以春、秋季发病多。大多急性起病。部分患儿发病前有数日上呼吸道或胃肠道感染病史。脑膜炎球菌和流感嗜血杆菌引起的化脓性脑膜炎有时伴有关节痛。

典型临床表现可简单概括为 3 个方面。

1. 感染中毒及急性脑功能障碍症状　包括发热、烦躁不安和进行性加重的意识障碍。随病情加重，患儿逐渐从精神萎靡、嗜睡、昏睡、昏迷到深度昏迷。约 30% 的患儿有反复的全身或局限性惊厥发作。脑膜炎双球菌感染常有瘀点、瘀斑和休克。

2. 颅内压增高表现　包括头痛、呕吐，婴儿则有前囟饱满与张力增高、头围增大等。合并脑疝时，则有呼吸不规则、突然意识障碍加重及瞳孔不等大等体征。

3. 脑膜刺激征　以颈项强直最常见，其他如 Kernig 征和 Brudzinski 征阳性。

年龄小于 3 个月的化脑患儿有许多不典型之处：①体温可高可低或不发热，甚至体温不升；②颅内压增高表现可不明显，幼婴不会诉头痛，可能仅有吐奶、尖叫或颅缝分离；③惊厥症状可不典型 / 不明显，如仅见面部、肢体轻微抽搐，或呈发作性眨眼、呼吸不规则、屏气等各种不易发现及确定的发作。

【实验室检查】

1. 脑脊液检查　是确诊本病的重要依据，见表 15-2。对有疑似严重颅内压增高表现的患儿，在未有效降低颅内压之前，腰椎穿刺有诱发脑疝的危险，应特别谨慎。建议在条件允许的情况下，先做头颅影像学检查，如果条件不允许，应该先静脉输注甘露醇降颅内压，再谨慎地进行腰椎穿刺。典型病例表现为压力增高，外观混浊似米汤样。白细胞总数显著增多，$\geqslant 1\,000\times10^6/L$，但有 20% 的患者可能在 $250\times10^6/L$ 以下，分类以中性粒细胞为主。糖含量常有明显降低（需要有同期血糖进行对比），蛋白含量显著增高。

确认致病菌对明确诊断和指导治疗均有重要意义，涂片革兰氏染色检查致病菌简便易行，脑脊液培养则是明确病原菌最可靠的方法。在患儿病情许可的情况下，尽可能在抗生素使用前采集脑脊液，细菌培养阳性者应做药物敏感试验。

宏基因组二代测序（metagenomic next-generation sequencing, mNGS）技术可以一次性检测患儿脑脊液中的所有潜在微生物，较传统培养法具有检测周期短、检测范围宽、阳性率高的优点。

2. 其他

（1）血培养：对所有疑似化脓性脑膜炎的患者均应做血培养。

（2）皮肤瘀点、瘀斑涂片：是发现脑膜炎双球菌重要而简便的方法。

（3）外周血象：白细胞总数大多明显增高，以中性粒细胞为主。但在感染严重或不规则治疗者，有可能出现白细胞总数减少。

（4）血清降钙素原：可能是鉴别无菌性脑膜炎和细菌性脑膜炎的特异和敏感的检测指标之一，血清降钙素原＞0.5ng/ml 提示细菌感染。

（5）神经影像学：头颅 MRI 较 CT 更能清晰地反映脑实质病变，增强显影能显示脑膜强化等炎症改变。

【并发症和后遗症】

1. 硬脑膜下积液　约 30%～60% 的化脓性脑膜炎并发硬脑膜下积液，若加上无症状者，其发生率可高达 80%。本症主要发生在 1 岁以下婴儿。凡经化脓性脑膜炎有效治疗 48～72h 后脑脊液有好转，但体温不退或体温下降后再升高；或一般症状好转后又出现意识障碍、惊厥、前囟隆起或颅内压增高等症状，首先应怀疑本症的可能性。头颅透光检查和 CT 扫描可协助诊断，但最后确诊仍有赖硬膜下穿刺放出积液，同时也达到治疗目的。积液应送常规和细菌学检查，与硬膜下积脓鉴别。正常婴儿硬脑膜下积液量不超过 2ml，蛋白定量小于 0.4g/L。

2. 脑室管膜炎　主要发生在治疗被延误的婴儿。患儿在有效抗生素治疗下发热不退、惊厥、意识障碍不改善、进行性加重的颈项强直甚至角弓反张，脑脊液始终无法正常化，以及 CT 见脑室扩大时，需考虑本症，确诊依赖侧脑室穿刺，取脑室内脑脊液显示异常。治疗大多困难，病死率和致残率高。

3. 抗利尿激素异常分泌综合征　炎症刺激神经垂体致抗利尿激素过量分泌，引起低钠血症和血浆低渗透压，可能加剧脑水肿，致惊厥和意识障碍加重，或直接因低钠血症引起惊厥发作。

4. 脑积水　炎症渗出物粘连堵塞脑室内脑脊液流出通道，如导水管、第四脑室侧孔或正中孔等狭窄处，引起非交通性脑积水；也可因炎症破坏蛛网膜颗粒，或颅内静脉窦栓塞致脑脊液重吸收障碍，造成交通性脑积水。发生脑积水后，患儿出现烦躁不安、嗜睡、呕吐、惊厥发作，头颅进行性增大，颅缝分离，前囟扩大饱满、头颅破壶音和头皮静脉扩张。至疾病晚期，持续的颅内高压使大脑皮质退行性萎缩，患儿出现进行性智力减退和其他神经功能倒退。

5. 各种神经功能障碍　由于炎症波及耳蜗迷路，10%～30% 的患儿并发神经性耳聋。其他如智力障碍、脑性瘫痪、癫痫、视力障碍和行为异常等。

【诊断】

早期诊断是保证患儿获得及时治疗的前提。凡急性发热起病，并伴有反复惊厥、意识障碍或颅内压增高表现的婴幼儿，均应注意本病的可能性，应进一步依靠脑脊液检查确立诊断。

婴幼儿患者和经不规则治疗者临床表现常不典型，后者的脑脊液改变也可不明显，病原学检查往往阴性，诊断时应仔细询问病史和详细进行体格检查，结合脑脊液中病原的特异性免疫学检查及治疗后病情转变，综合分析后确立诊断。

【鉴别诊断】

除化脓性细菌外，结核分枝杆菌、病毒、真菌等都可引起脑膜炎，脑脊液检查，尤其是病原学检查是鉴别诊断的关键，见表 15-2。

1. 结核性脑膜炎　需与不规则治疗的化脓性脑膜炎鉴别。结核性脑膜炎呈亚急性起病，不规则发热 1～2 周后才出现脑膜刺激征、惊厥或意识障碍等表现，或于昏迷前先有脑神经或肢体麻痹。有结核接触史、PPD 皮试阳性或肺部等其他部位结核病灶者支持结核性脑膜炎的诊断。脑脊液外观呈毛玻璃样，白细胞数多＜500×10^6/L，分类以淋巴细胞为主，薄膜涂片抗酸染色和结核分枝杆菌培养可帮助确立诊断。

2. 病毒性脑膜炎　感染中毒及神经系统症状均较化脓性脑膜炎轻，病程自限，大多不超过 2 周。脑脊液较清亮，白细胞数为 0～数百 ×10^6/L，分类以淋巴细胞为主，糖含量正常。脑脊液中特异性抗体和病毒分离有助诊断。

3. 隐球菌性脑膜炎　病情进展可能更缓慢，头痛等颅内压增高表现更持续和严重。诊断有赖脑脊液涂片墨汁染色和培养找到致病真菌。

此外,还需注意与脑脓肿、热性惊厥、颅内出血、肿瘤性脑膜炎鉴别。

【治疗】

1. 抗生素治疗

(1)用药原则:化脓性脑膜炎预后较差,应力求用药 24h 内杀灭脑脊液中的致病菌,故应选择对病原菌敏感且能较高浓度透过血 - 脑屏障的药物。急性期要静脉用药,做到用药早、剂量足和疗程够。

(2)病原菌明确前的抗生素选择:对于脑脊液检查已经完成,而细菌尚未确定的临床诊断为细菌性脑膜炎的患儿,应该先采用覆盖最可能病原菌的经验性抗生素治疗。在生后 2~3 周的早期新生儿,推荐氨苄西林加头孢噻肟;对于晚期新生儿,推荐万古霉素加头孢噻肟或者头孢他啶;对于生后 1 个月以上的患儿,推荐万古霉素加一种三代头孢菌素(头孢曲松或者头孢噻肟)为初始治疗方案。对于存在穿通伤、神经外科术后或者做完脑脊液分流术等基础疾病因素的细菌性脑膜炎,经验性治疗推荐万古霉素加头孢他啶或头孢吡肟或者美罗培南,而对于基底骨折的患者推荐万古霉素加头孢曲松或者头孢噻肟。

(3)病原菌明确后的抗生素选择:如有药物敏感性试验结果,应该优先根据此结果选择抗生素。

1)肺炎链球菌:由于目前半数以上的肺炎链球菌对青霉素耐药,故应继续按上述病原菌未明确方案选药。仅当药物敏感试验提示致病菌对青霉素敏感,可改用青霉素治疗。

2)脑膜炎球菌:目前该菌大多数对青霉素依然敏感,故首选青霉素。少数耐青霉素者需选用上述第三代头孢菌素。

3)流感嗜血杆菌:对敏感菌株可用氨苄西林。耐药者使用上述第三代头孢菌素联合美罗培南,或选用氯霉素。

4)B 组链球菌(GBS):一般对青霉素和氨苄西林敏感。青霉素或氨苄西林联合 1 种三代头孢菌素,疗程 14~21 天。

5)革兰氏阴性肠道菌:氨苄西林联合广谱头孢(头孢噻肟或者头孢他啶)。

6)其他:致病菌为金黄色葡萄球菌者应参照药物敏感试验选用萘夫西林、万古霉素或利福平等。革兰氏阴性杆菌者除上述第三代头孢菌素外,可加用氨苄西林或美罗培南。

(4)抗生素疗程:对肺炎链球菌和流感嗜血杆菌脑膜炎,其抗生素疗程应是静脉滴注有效抗生素 10~14 天,脑膜炎球菌者 7 天,金黄色葡萄球菌和革兰氏阴性杆菌脑膜炎应 21 天以上。若有并发症或经过不规则治疗的患者,还应适当延长疗程。

2. 肾上腺皮质激素的应用　抗生素迅速杀死致病菌后,内毒素释放尤为严重,此时使用肾上腺皮质激素不仅可抑制多种炎症因子的产生,还可降低血管通透性,减轻脑水肿和颅内高压。常用地塞米松 0.2~0.6mg/(kg·d),分 4 次静脉注射。一般连续用 2~3 天,过长使用并无益处。皮质激素有稳定血 - 脑屏障的作用,因而减少了脑脊液中抗生素的浓度,必须强调在首剂抗生素应用的同时使用地塞米松。对新生儿非常规应用皮质激素。

3. 并发症的治疗

(1)硬膜下积液:如积液量较大引起颅内压增高时,应行硬膜下穿刺放出积液,放液量每次、每侧不超过 15ml。有的患儿需反复多次穿刺,大多数患儿积液逐渐减少而治愈。个别迁延不愈者需外科手术引流。

(2)脑室管膜炎:进行侧脑室穿刺引流以缓解症状。同时,针对病原菌结合用药安全性,选择适宜抗生素脑室内注入。

(3)脑积水:主要依赖手术治疗,包括正中孔粘连松解、导水管扩张和脑脊液分流术。

4. 对症和支持治疗

(1)急性期严密监测生命体征,定期观察患儿意识、瞳孔和呼吸节律改变,并及时处理颅内高压,预防脑疝发生。参见本章第六节。

（2）及时控制惊厥发作，并防止再发。参见本章第三节。

（3）监测并维持体内水、电解质、血浆渗透压和酸碱平衡。对有抗利尿激素异常分泌综合征表现者，积极控制脑膜炎的同时，适当限制液体入量，对低钠血症症状严重者酌情补充钠盐。

【预后】

合理的抗生素治疗和支持治疗降低了本病的病死率，本病婴幼儿病死率10%。病死率与病原菌（肺炎球菌脑膜炎病死率最高）、患儿年龄（<6个月）、脑脊液中细菌量、治疗前惊厥持续时间（>4天）、并发合并症相关。约10%~20%的幸存者遗留各种神经系统严重后遗症，常见的神经系统后遗症包括听力丧失、智力倒退、反复惊厥、语言能力延迟、视力障碍、行为异常。

第六节 | 病毒性脑炎

病毒性脑炎（viral encephalitis）是指由多种病毒引起的颅内脑实质炎症。若病变主要累及脑膜，临床表现为病毒性脑膜炎；若病变主要影响大脑实质，则以病毒性脑炎为临床特征。由于解剖上两者相邻近，若脑膜和脑实质同时受累，此时称为病毒性脑膜脑炎。大多数患者病程呈自限性。

【病因】

临床工作中，目前仅能在1/4~1/3的中枢神经病毒感染患者中确定其致病病毒。其中80%为肠道病毒，其次为虫媒病毒、腺病毒、单纯疱疹病毒、腮腺炎病毒和其他病毒等。

【病理】

脑膜和/或脑实质广泛性充血、水肿，伴淋巴细胞和浆细胞浸润。可见炎症细胞在小血管周围呈袖套样分布，血管周围组织神经细胞变性、坏死和髓鞘崩解。病理改变大多弥漫分布，但也可在某些脑叶突出，呈相对局限倾向。单纯疱疹病毒常引起颞叶为主的脑部病变。

有的脑炎患者见到明显脱髓鞘病理表现，但相关神经元和轴突却相对完好。此种改变是由于病毒感染激发的机体免疫应答，产生"感染后"或"过敏性"脑炎。

【发病机制】

病毒经肠道（如肠道病毒）或呼吸道（如腺病毒和出疹性病毒）进入淋巴系统繁殖，然后经血流（虫媒病毒直接进入血流）感染颅外某些脏器，此时患者可有发热等全身症状。若病毒在定居脏器内进一步繁殖，即可能入侵脑或脑膜组织，出现中枢神经症状。因此，颅内急性病毒感染的病理改变主要是大量病毒对脑组织的直接入侵和破坏，然而，若宿主对病毒抗原发生强烈免疫反应，将进一步导致脱髓鞘、血管与血管周围脑组织的损害。

【临床表现】

病情轻重差异很大，取决于脑膜或脑实质受累的相对程度。一般说来，病毒性脑炎的临床经过较脑膜炎严重，重症脑炎更易发生急性期死亡或后遗症。

1. **病毒性脑膜脑炎**　急性起病，或先有上呼吸道感染或前驱传染性疾病。主要表现为发热、恶心、呕吐、精神差、嗜睡。年长儿会诉头痛，婴儿则烦躁不安，易激惹。一般很少有严重意识障碍和惊厥。可有颈项强直等脑膜刺激征。但无局限性神经系统体征。病程大多在1~2周内。

2. **病毒性脑炎**　起病急，但其临床表现因脑实质部位的病理改变、范围和严重程度而有所不同。

（1）大多数患儿因弥漫性大脑病变而主要表现为发热、反复惊厥发作、不同程度的意识障碍和颅内压增高症状。若出现呼吸节律不规则或瞳孔不等大，要考虑颅内高压并发脑疝的可能性。

（2）有的患儿病变主要累及额叶皮质运动区，临床则以反复惊厥发作为主要表现，伴或不伴发热。多数为全身性或局灶性强直阵挛或阵挛发作，少数表现为肌阵挛或强直发作，皆可出现癫痫持续状态。

（3）若脑部病变主要累及额叶底部、颞叶边缘系统，患者则主要表现为精神情绪异常，如躁狂、幻觉、失语,以及定向力、计算力与记忆力障碍等。伴发热或无热。

其他还有以偏瘫、单瘫、四肢瘫或各种不自主运动为主要表现者。不少患者可能同时兼有上述多种类型的表现。当病变累及锥体束时出现阳性病理征。

全身症状可为病原学诊断提供线索,如手-足-口特异分布的皮疹提示肠道病毒感染,肝脾及淋巴结肿大提示 EB 病毒、巨细胞病毒感染,西尼罗病毒感染则可能表现为腹泻和躯干皮肤红斑。

【辅助检查】

1. **脑电图** 以弥漫性或局限性异常慢波背景活动为特征,少数伴有棘波、棘慢复合波。某些病毒性脑膜炎患者脑电图也可正常。

2. **脑脊液检查** 外观清亮,压力正常或增加。白细胞数正常或轻度增多,分类计数早期可为中性粒细胞为主,之后逐渐转为淋巴细胞为主,蛋白含量大多正常或轻度增高,糖含量正常。涂片和培养无细菌发现。

3. **病毒学检查** 部分患儿脑脊液病毒培养及特异性抗体检测阳性。恢复期血清特异性抗体滴度高于急性期 4 倍以上有诊断价值。可通过 PCR 检测脑脊液病毒 DNA 或 RNA,帮助明确病原。宏基因组二代测序应用日渐增多。

4. **神经影像学检查** MRI 显示病变比 CT 更有优势,可发现弥漫性脑水肿,皮质、基底节、脑桥、小脑的局灶性异常等。

【诊断和鉴别诊断】

病毒性脑炎的诊断有赖于排除颅内其他非病毒性感染、其他各种脑病等急性脑部疾病后确立。少数患者若明确地并发于某种病毒性传染病,或脑脊液检查证实特异性病毒抗体阳性者,可支持颅内病毒性感染的诊断。

1. **颅内其他病原感染** 主要根据脑脊液检查,与化脓性、结核性、隐球菌性脑膜炎鉴别。此外,合并硬膜下积液者支持婴儿化脓性脑膜炎。发现颅外结核病灶和皮肤 PPD 阳性有助于结核性脑膜炎的诊断。

2. **Reye 综合征** 依据 Reye 综合征无黄疸而肝功能明显异常、起病后 3~5 天病情不再进展、有的患者血糖降低等特点,可与病毒性脑炎鉴别。

3. **其他** 可以借助头颅 MRI、血液检查、脑脊液检查(包括免疫学等)、遗传学检查等,与急性播散性脑脊髓炎、自身免疫性脑炎、遗传代谢病等鉴别。

【治疗】

本病无特异性治疗。但由于病程呈自限性,急性期正确的支持与对症治疗是保证病情顺利恢复、降低病死率和致残率的关键。主要治疗原则如下。

1. **一般治疗** 应密切观察病情变化,加强护理,保证营养供给,维持水电解质平衡。

2. **控制脑水肿和颅内高压** 可酌情采用以下方法:①限制液体入量;②静脉注射脱水剂,如甘露醇 0.25~0.5g/(kg·次),每天 4~6 次,也可以酌情加用地塞米松 0.2~0.6mg/(kg·d)等。

3. **控制惊厥发作** 可给予止惊剂,如地西泮、苯巴比妥、左乙拉西坦等。如止惊剂治疗无效,可在控制性机械通气下给予肌肉松弛剂。

4. **呼吸道和心血管功能的监护与支持**

5. **抗病毒药物** 病原尚未明确的病毒性脑炎应首选阿昔洛韦治疗,因为单纯疱疹病毒脑炎是最严重的病毒性脑炎,阿昔洛韦具有肯定疗效,每次 5~10mg/kg,每 8h 给药 1 次;如果是巨细胞病毒性脑炎,更昔洛韦治疗有效,每次 5mg/kg,每 12h 给药 1 次。均需连用 10~14 天,静脉滴注给药。

【预后】

本病病程大多 2~3 周。多数患者完全恢复。不良预后与病变严重程度、病毒种类、患儿年龄(<2 岁幼儿)相关。临床病情重(昏迷时间长等)、全脑弥漫性病变者预后差,往往遗留惊厥及智力、运动、心理行为、视力或听力残疾。

第七节 | 脑性瘫痪

脑性瘫痪(cerebral palsy),简称脑瘫,是一组因发育中胎儿或婴幼儿脑部非进行性损伤,导致患儿持续存在的中枢性运动和姿势发育障碍、活动受限综合征。脑性瘫痪的运动障碍可伴随感觉、认知、沟通、知觉、行为等异常及癫痫发作,和继发性骨骼肌肉系统异常。在发达国家患病率为1‰~3.6‰,我国为2‰左右。

【病因】

许多围产期危险因素被认为与脑性瘫痪的发生有关,主要包括五种类型。①围产期脑损伤:如缺氧缺血性脑病、新生儿脑卒中、颅内出血;②与早产有关的脑损伤:如脑室周围脑白质软化、脑室内出血;③脑发育异常:如脑发育畸形、遗传性或代谢性脑发育异常;④产后脑损伤:如核黄疸、中枢神经系统感染;⑤产前危险因素:如绒毛膜羊膜炎、宫内发育迟缓、毒物接触、先天性TORCH感染。这些因素可能共存,并相互作用。

【临床表现】

1. 基本表现 脑性瘫痪的运动障碍在儿童发育过程中表现得很早,通常在18月龄以内,表现为延迟或异常的运动发育进程。其症状会随患儿发育而出现变化是脑性瘫痪的基本特征,可与运动发育相对成熟后获得性运动障碍相区别。但是需要强调的是脑瘫患儿的脑内病变是静止的,非进展的。脑瘫的临床表现主要有以下三个方面。

(1)运动功能障碍:运动发育里程碑落后,瘫痪肢体运动障碍。

(2)持续性姿势及运动模式异常:受异常肌张力和原始反射延迟消失不同情况的影响,患儿可出现多种肢体异常姿势。运动模式异常因不同临床类型而异,痉挛型表现为受累肢体肌张力增高;不随意运动型表现为锥体外系受累为主的症状体征,如肌张力障碍、舞蹈性手足徐动等;共济失调型表现为小脑功能障碍为主症状体征,不协调运动、步态异常等。

(3)反射异常:多种原始反射消失延迟。腱反射亢进/活跃,病理征阳性(如踝阵挛和Babinski征)。

2. 临床类型

(1)按运动障碍性质特点分为四型。

1)痉挛型:最常见,约占50%~60%。以锥体系受损为主,主要特点是肌张力增高、病理反射阳性。根据瘫痪部位分为:痉挛型四肢瘫(四肢肌张力增高,上肢背伸、内收、内旋,拇指内收,躯干前屈,下肢内收、内旋、交叉、膝关节屈曲、剪刀步、尖足等)、痉挛型双瘫(双下肢痉挛及功能障碍重于双上肢)、痉挛型偏瘫(一侧肢体瘫痪)。

2)不随意运动型:以锥体外系受损为主,特点是不随意的、不能控制的、反复的姿势和/或运动模式的异常,可伴有刻板行为,常表现为手足徐动、肌张力障碍等。

3)共济失调型:以小脑受损为主,可存在锥体系、锥体外系障碍表现。主要特点是由于运动感觉和平衡感觉障碍造成平衡协调障碍,多表现为平衡性差,宽基底步态,运动笨拙、不协调;可有意向性震颤及眼球震颤;肌张力可偏低;闭目难立征、指鼻试验、跟膝胫试验多(+);腱反射正常/活跃。

4)混合型:具有2种或2种以上类型的特点,以痉挛型和不随意运动型症状同时存在多见。

(2)按瘫痪累及部位分类:可分为四肢瘫(四肢和躯干均受累)、双瘫(也是四肢瘫,但双下肢相对较重)、截瘫(双下肢受累,上肢及躯干正常)、偏瘫、三肢瘫和单瘫等。

3. 伴随症状和疾病 作为脑损伤引起的共同表现,约52%的脑性瘫痪患儿可能合并智力障碍,45%的患儿伴有癫痫,38%的患儿伴有语言功能障碍,28%的患儿伴有视力障碍,12%的患儿伴有听力障碍。

【诊断】

脑性瘫痪的诊断主要基于病史及神经系统检查。其诊断应符合以下2个条件:①运动发育时期就出现的中枢性运动障碍,包括大脑、小脑及脑干疾病所致,但是不包括脊髓、外周神经和肌肉病变导致的运动障碍;②除外可能导致瘫痪的进行性疾病(如各种遗传性疾病)所致的中枢性瘫痪及正常儿童一过性发育落后。

脑性瘫痪需与遗传性疾病鉴别。例如遗传性痉挛性截瘫等,这些病在早期与脑瘫不易鉴别,可能误诊;戊二酸血症1型易被误认为运动障碍型脑瘫,而精氨酸酶缺乏则易被误认为双侧瘫痪型脑瘫。对婴儿期表现为肌张力低下者须与下运动神经元瘫痪鉴别,后者腱反射常减低或消失。如果患儿为痉挛性双瘫,而且症状具有晨轻暮重的表现,需与多巴反应性肌张力不全鉴别,左旋多巴对于后者多数具有非常好的疗效。

1/2～2/3的患儿可有头颅CT、MRI异常(如脑室周围白质软化等),但正常者不能排除本病的诊断。脑电图可能正常,也可表现为异常背景活动,伴有痫性放电者应注意合并癫痫的可能性,但是如果没有临床发作,不能诊断癫痫,也不宜按照癫痫进行治疗。

需要强调的是脑瘫必须有中枢性运动障碍,单纯智力障碍性疾病没有瘫痪是不能诊断为脑瘫的。虽然脑瘫患儿的脑病变是静止性的,但是其临床表现是随着发育过程逐渐出现,而且也可以由于持续的肌张力异常导致肢体骨关节、肌肉等的继发功能形态改变,加重其运动障碍,这个不能视为脑病变加重。

【治疗】

1. 治疗原则

(1)早期发现和早期治疗:婴儿运动系统正处于发育阶段,早期治疗易取得较好疗效。

(2)促进正常运动发育,抑制异常运动和姿势。

(3)采取综合治疗手段:除针对运动障碍外,应同时控制其癫痫发作,以阻止脑损伤的加重。对同时存在的语言障碍、关节脱位、听力障碍等也需同时治疗。

(4)医师指导和家庭训练相结合,以保证患儿得到持之以恒的正确治疗。

2. 主要治疗措施

(1)功能训练

1)体能运动训练:针对各种运动障碍和异常姿势进行物理学手段治疗,目前常用Vojta和Bobath方法,国内还采用上田法。

2)技能训练:重点训练上肢和手的精细运动,提高患儿的独立生活技能。

3)语言训练:包括听力、发音、语言和咀嚼吞咽功能的协同矫正。

(2)矫形器的应用:功能训练中,配合使用一些支具或辅助器械,有帮助矫正异常姿势、抑制异常反射的功效。

(3)降低肌肉痉挛状态的治疗

1)药物治疗:包括肌内注射A型肉毒杆菌毒素,药物泵持续鞘内输注巴氯芬等。

2)手术治疗:选择性脊神经背根切断术,主要用于痉挛型脑性瘫痪。

(4)其他:如高压氧、水疗、电疗等,对功能训练起辅助作用。

【预后】

影响脑性瘫痪预后的相关因素包括脑性瘫痪类型、运动发育延迟程度、病理反射是否存在,智力、感觉、情绪异常等相关伴随症状的程度等。并不是所有脑性瘫痪患儿都有智力或者认知功能障碍。偏瘫患儿如不伴有其他异常,一般都能获得行走能力,在患侧手辅助下,多数患儿能完成日常活动,智力正常的偏瘫患儿有望独立生活。躯干肌张力明显低下伴有病理反射阳性或持久性强直姿势的患儿则预后不良,多数伴智力障碍。

第八节 | 吉兰-巴雷综合征

吉兰-巴雷综合征(Guillain-Barré syndrome,GBS),过去多译为格林-巴利综合征,又称急性感染性多发性神经根神经炎(acute infectious polyradiculoneuritis),是目前我国最常见的急性周围神经病。该病以肢体对称性弛缓性瘫痪为主要临床特征。病程呈自限性,大多在数周内完全恢复,但严重者急性期可死于呼吸肌麻痹。

【病因和发病机制】

吉兰 - 巴雷综合征的病因不完全明了,目前认为本病是一种急性免疫性周围神经病,多种因素均能诱发本病,但以空肠弯曲菌等前驱感染为主要诱因。

1. 感染因素 约 2/3 的吉兰 - 巴雷综合征患者在病前 6 周内有明确前驱感染史。病原体主要包括以下几种类型。

(1)空肠弯曲菌:是吉兰 - 巴雷综合征最主要的前驱感染病原体,在我国和日本,42%~76% 的吉兰 - 巴雷综合征患者血清中有该菌特异性抗体滴度增高或有病前该菌腹泻史。已证实其菌体脂多糖涎酸等终端结构与周围神经表位的多种神经节苷脂如 GM1、GD1a 等存在类似分子结构,从而发生交叉免疫反应。感染该菌后,血清中同时被激发抗 GM1 和抗 GD1a 等抗神经节苷脂自身抗体,导致周围神经免疫性损伤。

(2)巨细胞病毒:是占前驱感染第二位的病原体,患者抗该病毒特异性抗体和抗周围神经 GM2 抗体同时增高,致病机制也认为与两者的某些抗原结构相似有关。

(3)其他病原体:主要包括 EB 病毒、带状疱疹病毒、HIV 和其他病毒以及肺炎支原体感染等,致病机制与巨细胞病毒相似。

2. 疫苗接种 目前研究显示无论是以接种后 6 周还是 10 周作为风险观察区间,GBS 的新发风险都并无增加。

3. 免疫遗传因素 人群中虽经历相同病原体的前驱感染,但仅有少数人发生吉兰 - 巴雷综合征,从而推测存在遗传背景的易感个体,如特异的 HLA 表型携带者受到外来刺激(如感染)后引起的异常免疫反应,破坏神经原纤维,导致本病的发生。

【病理分类和特征】

周围神经束通常由数十根或数百根神经原纤维组成,其中大多数为有髓鞘原纤维(图 15-7)。原纤维中心是脊髓前角细胞运动神经元伸向远端的轴突,轴突外周紧裹由施万细胞膜同心圆似的围绕轴突旋转而形成的髓鞘。沿原纤维长轴,髓鞘被许多郎飞结分割成长短相同的节段。相邻两个郎飞结间的原纤维称结间段,每一结间段实际由一个施万细胞的细胞膜紧裹。

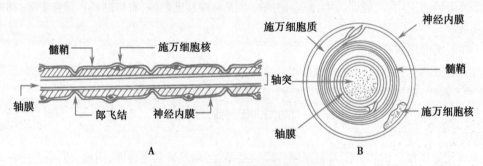

图 15-7 周围神经原纤维示意图
A. 原纤维纵切面;B. 原纤维横切面。

由于前驱感染病原体种类的差异和宿主免疫遗传因素的影响,吉兰 - 巴雷综合征者周围神经可主要表现为髓鞘脱失或轴索变性,或两者皆有。主要损伤周围神经的运动纤维或同时损伤运动纤维和感觉纤维,从而形成不同特征的临床和病理类型。目前主要分为以下 4 种类型:急性炎症性脱髓鞘性多发性神经病(acute inflammatory demyelinating polyneuropathy,AIDP);急性运动轴索型神经病(acute motor axonal neuropathy,AMAN);急性运动感觉轴索型神经病(acute motor sensory axonal neuropathy,AMSAN);Miller-Fisher 综合征(Miller-Fisher syndrome,MFS)。

【临床表现】

任何年龄均可患病,但以学龄前和学龄期儿童居多。我国患儿常以空肠弯曲菌为前驱感染,故农村较城市多见,且夏、秋季发病增多。病前可有腹泻或呼吸道感染史。

1. **运动障碍**　是本病的主要临床表现。呈急性或亚急性起病,四肢,尤其下肢弛缓性瘫痪是本病的基本特征。两侧基本对称,以肢体近端或远端为主,或近端、远端同时受累。瘫痪可能在数天或数周内由下肢向上发展,但绝大多数进行性加重不超过 3~4 周。进展迅速者也可在起病 24h 或稍长时间内出现严重肢体瘫痪和 / 或呼吸肌麻痹,后者引起呼吸急促、声音低微和发绀。

部分患者伴有对称或不对称脑神经麻痹,以核下性面瘫最常见,其次为展神经。当波及两侧第 Ⅸ、Ⅹ、Ⅻ 对脑神经时,患者呛咳、声音低哑、吞咽困难、口腔唾液积聚,很易引起吸入性肺炎并加重呼吸困难,危及生命。个别患者出现由上向下发展的瘫痪。

2. **感觉障碍**　症状相对轻微,很少有感觉缺失者,主要表现为神经根痛和皮肤感觉过敏。由于惧怕牵拉神经根加重疼痛,可有颈项强直,Kernig 征阳性。神经根痛和感觉过敏大多在数日内消失。

3. **自主神经功能障碍**　症状较轻微,主要表现为多汗、便秘、不超过 12~24h 的一过性尿潴留、血压轻度增高或心律失常等。

【实验室检查】

1. **脑脊液检查**　脑脊液蛋白 - 细胞分离是 GBS 的特征,多出现在发病 2~4 周,表现为蛋白增高,白细胞计数和其他均正常。抗 GQ1b 的 IgG 抗体检测有助于诊断 MFS,灵敏度为 85%~90%。

2. **周围神经电生理检查**　以髓鞘脱失为病理改变者,如 AIDP 患者,主要呈现运动和感觉神经传导速度减慢、远端潜伏期延长和反应电位时程增宽,波幅减低不明显。以轴索变性为主要病变者,如 AMAN 患者,主要呈现运动神经反应电位波幅显著减低,而 AMSAN 则同时有运动和感觉神经电位波幅减低,传导速度基本正常。

3. **脊髓磁共振**　可能有助于对神经电生理检查未发现病变的患者建立诊断,典型患者脊髓 MRI 可显示神经根强化。

【诊断】

1. AIDP 的诊断标准

(1) 常有前驱感染史,呈急性起病,进行性加重,多在 4 周内达高峰。

(2) 对称性肢体和延髓支配肌肉、面部肌肉无力,重者有呼吸肌无力。四肢腱反射减低或消失。

(3) 可伴有感觉异常和自主神经功能障碍。

(4) 脑脊液出现蛋白-细胞分离现象。

(5) 电生理检查提示运动神经传导远端潜伏期延长、传导速度减慢、F 波异常、传导阻滞、异常波形离散等周围神经脱髓鞘改变。

(6) 病程有自限性。

2. **AMAN 的诊断标准**　参考 AIDP 诊断标准,突出特点是神经电生理检查提示近乎纯运动神经受累,根据电生理测定结果可以分为轴索变性和可逆性运动神经传导阻滞两种亚型。血清和脑脊液抗神经节苷脂 GM1、GD1a 抗体阳性。

3. **AMSAN 的诊断标准**　参照 AIDP 诊断标准,特点是神经电生理检查提示感觉和运动神经轴索损害。

4. MFS 的诊断标准

(1) 急性起病,病情在数天内或数周内达到高峰。

(2) 以眼外肌瘫痪、共济失调和腱反射减低为主要症状,肢体肌力正常或轻度减退。

(3) 脑脊液出现蛋白-细胞分离。

(4) 病程有自限性。

【鉴别诊断】

要注意和其他急性弛缓性瘫痪疾病鉴别。

1. **肠道病毒引起的急性弛缓性瘫痪**　我国已基本消灭了脊髓灰质炎野生型病毒株,但仍有柯萨奇病毒、埃可病毒等其他肠道病毒引起的急性弛缓性瘫痪。根据其肢体瘫痪不对称,脑脊液中可有白细胞增多,周围神经传导功能正常,以及急性期粪便病毒分离阳性。

2. 急性横贯性脊髓炎 在锥体束休克期表现为四肢弛缓性瘫痪,需与吉兰-巴雷综合征鉴别,但急性横贯性脊髓炎有尿潴留等持续括约肌功能障碍和感觉障碍平面,而且急性期周围神经传导功能正常。

3. 其他 包括双侧性脑卒中、急性小脑性共济失调、颅后窝肿瘤、脊髓压迫症、脊髓前角动脉综合征、中毒性或药物性周围神经病、肉毒中毒、重症肌无力、肌炎和多发性肌炎、代谢性肌病、周期性瘫痪等。

【治疗】

1. 一般治疗 本病虽缺少特效治疗,但病程呈自限性,大多可望完全恢复,积极的支持治疗和护理措施是顺利康复的关键。

对有明显的自主神经功能障碍者,应给予心电监护。对于存在心动过缓的患者,需评估安装临时心脏起搏器的指征。由于自主神经损伤后,对药物的反应较为敏感,使用减慢心率或降压药物需慎重。

对瘫痪正在继续进展的患儿,原则上都应住院观察。①保持呼吸道通畅,勤翻身,防止坠积性肺炎或压疮;②吞咽困难者要鼻饲,以防吸入性肺炎;③保证足量的水分、热量和电解质供应;④神经营养:可应用 B 族维生素治疗,包括维生素 B_1、维生素 B_{12}(甲钴胺、氰钴胺)、维生素 B_6 等;⑤尽早对瘫痪肌群进行康复训练,防止肌肉萎缩,促进恢复。

2. 呼吸肌麻痹的抢救 呼吸肌麻痹是本病死亡的主要原因。对出现呼吸衰竭,或因咳嗽无力及第Ⅸ、Ⅹ、Ⅻ对脑神经麻痹致咽喉分泌物积聚者,应及时进行气管切开或插管,必要时使用机械通气。

3. 免疫治疗

包括静脉注射免疫球蛋白(IVIG)及血浆置换治疗。

IVIG 治疗是首选治疗,应早期(1~2 周内)使用。IVIG 治疗方案:400mg/(kg·d),连续 3~5 天给予。其总疗效与血浆交换相当。

血浆置换治疗方案:仅用于急性重症的 GBS 患者,每次血浆交换量为每千克体重 30~50ml,在 1~2 周内进行 3~5 次。血浆交换的禁忌证主要是严重感染、心律失常、心功能不全、凝血系统疾病等。

目前不推荐应用糖皮质激素治疗。

4. 康复治疗 瘫痪期康复即应该介入,应尽可能将肢体摆在功能位,或者使用辅助器具,避免出现继发的肢体功能障碍,例如足下垂、跟腱挛缩等。病情稳定后,早期进行康复锻炼。

【预后】

本病病程呈自限性。肌肉瘫痪停止进展后数周内,85% 以上的患儿肌力逐渐恢复,3~6 个月内完全恢复。但有 10%~20% 的患儿遗留不同程度的肌无力,1.7%~5% 死于急性期呼吸肌麻痹。病变累及脑神经、需要气管插管、肢体瘫痪严重者往往提示将留有后遗症。

第九节 | 重症肌无力

重症肌无力(myasthenia gravis,MG)是一种获得性自身免疫性神经-肌肉接头疾病,主要由抗乙酰胆碱受体抗体(anti-acetylcholine receptor antibodies,AChR-Ab)介导。临床上无力性运动障碍典型表现为"晨轻暮重",即无力症状在睡眠或长时间休息后缓解,活动后加重。

【病因和发病机制】

正常神经肌肉接头由突触前膜、突触间隙和突触后膜三部分组成。神经冲动电位促使突触前膜向突触间隙释放含有乙酰胆碱(ACh)的囊泡,在间隙中囊泡释出大量 ACh,与近十万个突触后膜上的乙酰胆碱受体(AChR)结合,引起终板膜上 Na^+ 通道开放,大量 Na^+ 进入细胞内,K^+ 排出细胞外,而使突触后膜除极,产生肌肉终板动作电位,引起肌肉收缩。

重症肌无力患者体液中存在抗 ACh-R 抗体,与 ACh 共同争夺 ACh-R 结合部位。同时,又在 C3 和细胞因子参与下直接破坏 ACh-R 和突触后膜,使 ACh-R 数目减少,突触间隙增宽。虽然突触前膜释放 ACh 囊泡和 ACh 的量依然正常,但因受 ACh-R 抗体与受体结合的竞争,以及后膜上受体数目的减少,致 ACh 在重复冲动中与受体结合的概率越来越小,很快被突触间隙和终板膜上胆碱酯酶水解成乙酰与胆碱而灭活,或在增宽的间隙中弥散性流失,临床出现肌肉病态性易疲劳现象。抗胆碱酯酶可抑制 ACh 的降解,增加其与受体结合的机会,从而增强终板电位,使肌力改善。

肌肉特异性酪氨酸激酶(MuSK)抗体及雷诺丁受体(RyR)抗体也可以导致突触后膜乙酰胆碱受体稳定性下降而致病。

【临床表现】

1. **儿童期重症肌无力**　大多在婴幼儿期发病,最年幼者 6 个月,2~3 岁是发病高峰,女孩多见。临床主要表现 3 种类型。

(1)眼肌型:最多见。单纯眼外肌受累,多数见一侧或双侧眼睑下垂,早晨轻,起床后逐渐加重。反复用力做睁闭眼动作也使症状更明显。部分患儿同时有其他眼外肌,如眼球外展、内收或上、下运动障碍,引起复视或斜视等。瞳孔对光反射正常。

(2)脑干型:主要表现为第Ⅸ、Ⅹ、Ⅻ对脑神经所支配的咽喉肌群受累。突出症状是吞咽或构音困难、声音嘶哑等。

(3)全身型:主要表现为运动后四肢肌肉疲劳无力,严重者卧床难起,呼吸肌无力时危及生命。

少数患儿兼有上述 2~3 种类型,或由 1 种类型逐渐发展为混合型。病程经过缓慢,其间可交替地完全缓解或复发,呼吸道感染常使病情加重。儿科重症肌无力很少与胸腺瘤并存。约 2% 的患儿有家族史,提示这些患儿的发病与遗传因素有关。

2. **新生儿期重症肌无力**　病因特殊,包括两种类型。

(1)新生儿暂时性重症肌无力:重症肌无力女性患者妊娠后娩出的新生儿中,约 1/7 因体内遗留母亲抗 ACh-R 抗体,可能出现全身肌肉无力,严重者需要机械呼吸或鼻饲。因很少表现眼肌症状而易被误诊。待数天或数周后,婴儿体内的抗 ACh-R 抗体消失,肌力即可恢复正常。

(2)先天性重症肌无力:本组疾病非自身免疫性疾病,为一组遗传性 ACh-R 离子通道病,与母亲是否有重症肌无力无关,患儿出生后全身肌无力和眼外肌受累,症状持续,不会自然缓解,胆碱酯酶抑制剂和血浆交换治疗均无效。

【诊断】

1. **药物诊断性试验**　当临床表现支持本病时,依酚氯铵(tensilon,腾喜龙)或新斯的明(neostigmine)药物试验有助诊断确立。前者是胆碱酯酶的短效抑制剂,由于顾忌心律失常副作用一般不用于婴儿。新斯的明则很少有心律失常不良反应,剂量每次 0.025~0.05mg/kg,最大不超过 1mg,皮下或肌内注射,15~30min 无力症状明显好转,1.5h 肌无力症状再次出现,即为阳性。婴儿反应阴性者 4h 后可加量为 0.08mg/kg。为避免新斯的明引起的面色苍白、腹痛、腹泻、心率减慢、气管分泌物增多等毒蕈碱样不良反应,注射该药前可先肌内注射阿托品 0.01mg/kg。

2. **肌电图检查**　可进行神经低频重复刺激检查,表现为重复电刺激中反应电位波幅的快速降低,对本病诊断较有特异性。

3. **血清抗 ACh-R 抗体检查**　阳性有诊断价值。婴幼儿阳性率低,以后随年龄增加而增高。眼肌型(约 40%)又较全身型(80%)低。抗体滴度与疾病严重性无关,对治疗方法的选择也无提示。

4. **胸腺影像学检查**　约 80% 的 MG 患者伴有胸腺异常,包括胸腺增生及胸腺瘤。胸片可能遗漏 25% 的胸腺肿瘤,胸部 CT 或 MRI 可明显提高胸腺肿瘤的检出率。

【鉴别诊断】

眼肌型及脑干型需与线粒体脑肌病及脑干病变(炎症、肿瘤)相鉴别。前者需做肌活检,后者头颅影像学检查是重要的诊断依据。全身型需与吉兰-巴雷综合征及其亚型 Miller-Fisher 综合征鉴别。吉兰-巴雷综合征具有急性弛缓性对称性肢体麻痹的特点,但眼外肌受累很少见,脑脊液检查多有蛋白-细胞分离现象,肌电图示神经源性受损。Miller-Fisher 综合征诊断主要依据眼外肌麻痹、共济失调及腱反射消失等特点。此外,本病尚需与少见病鉴别,如急性多发性肌炎、肉毒杆菌食物中毒、周期性瘫痪等。

【治疗】

重症肌无力为慢性病程,其间可有症状的缓解和复发。眼肌型起病 2 年后仍无其他肌群受累者,日后将很少发展为其他型。多数患儿经数月或数年可望自然缓解,但有的持续到成年。因此,对有症状者应长期服药治疗,以免肌肉失用性萎缩和肌无力症状进一步加重。

1. **胆碱酯酶抑制剂** 是儿童青少年 MG 眼肌型的初始治疗药物,因为此型易自行缓解,如不缓解再用免疫治疗。首选药物为溴吡斯的明,口服量为 4~6mg/(kg·d),口服,最大量每次不超过 60mg,每天 3~4 次。

2. **糖皮质激素** 基于自身免疫性疾病的发病机制,糖皮质激素推荐作为各种类型的重症肌无力免疫治疗的一线首选药物。泼尼松的长期规则应用可明显降低复发率,减少全身型肌无力的发生。

3. **免疫抑制剂** 对于眼肌型 MG,如果糖皮质激素治疗无效、需要长期治疗但是不能减到安全剂量以及出现不可耐受的激素不良反应时,应该开始非类固醇类免疫抑制剂治疗,常用的如硫唑嘌呤、环孢素 A、吗替麦考酚酯、他克莫司,其他如环磷酰胺、甲氨蝶呤、利妥昔单抗及依库珠单抗(eculizumab)等也有报道。此类免疫抑制剂一旦治疗达标应维持 6 个月至 2 年,缓慢减至最低有效剂量,剂量调整最快每 3~6 个月 1 次。

4. **胸腺切除术** 更推荐用于全身型、早发型、血清 AchR 抗体阳性患者

5. **大剂量静脉注射免疫球蛋白(IVIG)和血浆交换疗法** 主要用于重症全身型 MG 患者或 MG 危象的抢救。IVIG 剂量按 400mg/(kg·d),连用 5 天。循环中抗 ACh-R 抗体滴度增高者可能疗效更佳。

6. **血浆置换** 对难治性重症肌无力或肌无力危象患儿可考虑血浆置换,隔日一次,3~5 次为一疗程。

7. **肌无力危象的识别与抢救** 治疗过程中患儿可发生两种肌无力危象。

(1)肌无力危象:是重症肌无力患者临床症状迅速恶化,并出现危及生命迹象,或因辅助通气引起气道受损或延髓功能障碍。注射新斯的明可使症状迅速改善。

(2)胆碱能危象:由胆碱酯酶抑制剂过量引起,除明显肌无力外,尚有面色苍白、腹泻、呕吐、高血压、心动过缓、瞳孔缩小及黏膜分泌物增多等严重毒蕈碱样症状。可采用依酚氯铵 1mg 肌内注射鉴别两种肌无力危象,胆碱能危象者出现症状短暂加重,应立即予阿托品静脉注射以拮抗胆碱酯酶抑制剂的作用,肌无力危象者则会因用药而减轻。

8. **避免 / 慎用药物** 奎宁、氨基糖苷类、大环内酯类及氟喹诺酮类抗生素、普鲁卡因胺等麻醉药品、普萘洛尔、β 受体阻断药、青霉胺、肉毒杆菌毒素、他汀类、碘化放射对比剂等药物有加重神经肌肉接头传递障碍的作用,加重病情甚至引起呼吸肌麻痹,应避免或者谨慎使用。

【预后】

眼肌型 MG 中 20%～30% 患儿可以在数月或数年后自发缓解,20% 始终局限于眼外肌,其余患儿可延续至成年仍未缓解,可能发展为全身型。约 2/3 的患者在发病 1 年内疾病严重程度达到高峰,20% 左右的患者在发病 1 年内出现 MG 危象。随着免疫抑制剂应用、胸腺切除及辅助通气、重症监护技术等治疗水平的提高,目前病死率已降至 5% 以下。

第十节 | 进行性肌营养不良

进行性肌营养不良(progressive muscular dystrophy)是一组遗传性肌肉变性疾病。临床特点为进行性加重的以近端受累为主的对称性肌无力、肌萎缩,最终完全丧失运动功能。根据遗传方式、发病年龄、肌无力分布、病程及预后可分为假肥大型肌营养不良、Emery-Dreifuss 肌营养不良、面肩肱型肌营养不良、肢带型肌营养不良、眼咽型肌营养不良、远端型肌营养不良、强直型肌营养不良及先天性肌

营养不良。

假肥大型肌营养不良（pseudohypertrophic muscular dystrophy）是进行性肌营养不良中最常见，也是小儿时期最常见、最严重的一型，无种族或地域差异。本节主要介绍假肥大型肌营养不良。Duchenne 和 Becker 肌营养不良（Duchenne/Becker muscular dystrophy，DMD/BMD）代表假肥大型肌营养不良的两种不同类型，主要发生在学龄前和学龄期，其临床表现相似，BMD 更轻。DMD 发病率为 1/3 500 活产男婴，BMD 仅为其 1/10。

【病因和发病机制】

假肥大型肌营养不良是由于染色体 Xp21 上编码抗肌萎缩蛋白（dystrophin）的 *DMD* 基因突变所致，属 X 连锁隐性遗传性疾病，一般是男性患病，女性携带突变基因。然而，实际上仅 2/3 的患者的病变基因来自母亲，另 1/3 的患者是抗肌萎缩蛋白基因的新发突变所致，此类患儿的母亲不携带该突变基因，与患儿的发病无关。

抗肌萎缩蛋白位于肌细胞膜脂质层中，对稳定细胞膜，防止细胞坏死、自溶起重要作用。定量分析表明，DMD 患者肌细胞内抗肌萎缩蛋白几乎完全缺失，故临床症状严重；而抗肌萎缩蛋白数量减少则导致 BMD，后者预后相对良好，病程进展相对缓慢。由于该蛋白也部分地存在于心肌、脑细胞和周围神经结构中，故部分患者可合并心肌病变、智力障碍或周围神经传导功能障碍。

【病理】

显微镜下见肌纤维轻重不等的广泛变性坏死，间有深染的新生肌纤维。束内纤维组织增生或脂肪充填，并见针对坏死肌纤维的反应性灶性单核细胞浸润。

【临床表现】

男孩患病，但个别女孩除携带突变基因外，由于另一 X 染色体功能失活也可发病。本病主要表现如下。

1. **进行性肌无力和运动功能倒退**　患儿出生时或婴儿早期运动发育基本正常，少数有轻度运动发育延迟，或独立行走后步态不稳，易跌倒。一般 3 岁后症状开始明显，骨盆带肌无力日益严重，行走摇摆如鸭步态，跌倒更频繁，不能上楼和跳跃。肩带和全身肌力随之进行性减退，大多数 10 岁后丧失独立行走能力，20 岁前大多出现咽喉肌肉和呼吸肌无力，声音低微，吞咽和呼吸困难，很易发生吸入性肺炎等继发感染死亡。BMD 症状较轻，可能存活至 40 岁后。

2. **Gower's 征**　由于骨盆带肌早期无力，一般在 3 岁后患儿即不能从仰卧位直接站起，必须先翻身成俯卧位，然后两脚分开，双手先支撑于地面，继而一只手支撑到同侧小腿，并与另一只手交替移位支撑于膝部和大腿上，使躯干从深鞠躬位逐渐竖直，最后呈腰部前凸的站立姿势。

3. **假性肌肥大和广泛肌萎缩**　早期即有骨盆带和大腿部肌肉进行性萎缩，但腓肠肌因脂肪和胶原组织增生而假性肥大，与其他部位肌萎缩对比鲜明。当肩带肌肉萎缩后，举臂时肩胛骨内侧远离胸壁，形成"翼状肩胛"，自腋下抬举患儿躯体时，患儿两臂向上，有从检查者手中滑脱之势，称为"游离肩"。脊柱肌肉萎缩可导致脊柱弯曲畸形。疾病后期发生肌肉挛缩，引起膝、腕关节或上臂屈曲畸形。

4. **其他**　多数患儿有心肌病，甚至发生心力衰竭，其严重度与骨骼肌无力并不一致，心搏骤停造成猝死更多见于 BMD 患者。几乎所有患儿均有不同程度的智力损害，IQ 平均为 83，与肌无力严重度也不平行。BMD 患者容易发生恶性高热，在全身麻醉时需予以重视。

【实验室检查】

1. **血清磷酸肌酸激酶（CK）**　显著增高，可高出正常值数十甚至数百倍，这在其他肌病均很少见，其增高在症状出现以前就已存在。当疾病晚期，几乎所有肌纤维已经变性时，血清 CK 含量反可下降。CK 水平与疾病严重程度无关，不作为判断治疗效果的标志。

2. **肌电图**　呈典型肌病表现，周围神经传导速度正常。

3. **肌肉活体组织检查**　见病理描述。免疫组织化学染色可发现抗肌萎缩蛋白缺失。

4. **遗传学诊断**　遗传学检查证实 *DMD* 基因存在致病性变异，包括基因片段缺失和基因点突变。

采用 MLPA(多重连接探针扩增)技术可检测 *DMD* 基因所有外显子的基因缺失与重复,可用于大部分 DMD 患者的基因变异检测,没有发现基因缺失和重复的患者可以用基因测序的方法进一步寻找点突变和微小突变,首选 *DMD* 基因外显子靶向捕获二代测序技术,也可以采用全外显子检测。进一步要分析患儿是否为新发突变病例,要采集母亲的血样进行遗传学的分析对比,根据遗传咨询需要,必要时对母亲和患儿姐妹进行遗传学检查以发现家族中的未知携带者。

5. **心电图、超声心动图**　可用来评估心脏受累情况。

【诊断和鉴别诊断】

1. **诊断**　血清 CK 显著增高是诊断本病的重要依据,再结合男性幼儿期起病、对称性四肢无力,近端肌群受累为主,可有假性肌肥大,腱反射减弱,无肌纤维性颤动,无感觉异常,病情缓慢进展,可有家族史等典型临床特点,可建立临床诊断。通过遗传学检查,必要时肌肉活体组织检查可确定诊断。

2. **鉴别诊断**

(1)与其他神经疾病鉴别:①脊髓性肌萎缩。本病是由于 5q11-13 位点上运动神经元存活基因缺失而引起脊髓前角细胞变性。临床表现为进行性骨骼肌萎缩和肌无力。少年型脊髓性肌萎缩常在 2～7 岁发病,最初仅表现为下肢近端肌无力,进展缓慢,需与本病鉴别。根据脊髓性肌萎缩患者血清 CK 不增高,肌电图有大量失神经电位,两者鉴别并不困难。②肌张力低下型脑性瘫痪。根据婴儿期即有肌无力症状,血清 CK 不增高,无假性肌肥大,可鉴别。

(2)与其他类型肌营养不良鉴别:①Emery-Dreifuss 肌营养不良。X 连锁隐性遗传,病变基因位于 Xq28,可在儿童期发病。但该病罕见,进展缓慢,肩胛肌和心肌受累明显,但面肌运动正常,智能正常,无假性肥大,血清 CK 仅轻度增加。②面肩肱型肌营养不良。常染色体显性遗传,故男女均受累。起病较晚,多在青少年期。面部肌肉最先受累,呈特征性肌病面容,以后逐渐波及肩胛带。由于 DMD、BMD 几乎都从下肢起病,并有假性肥大,因而容易区别。③肢带型肌营养不良。常染色体隐性或显性遗传。主要影响骨盆带和肩带肌群,也可有远端肌萎缩和假性肥大。但起病晚,多在青少年或成年期起病,男女均受累,很少有心肌、面部肌肉和智力受损。

【治疗】

迄今尚无特效治疗,但积极的多学科综合对症和支持治疗有助于提高患儿的生活质量与延长生命,包括鼓励并坚持主动和被动运动;对逐渐丧失站立或行走能力者,使用支具以帮助运动和锻炼;严重脊柱侧弯和足畸形的患儿可进行矫形外科手术;保证钙和蛋白质等营养的摄入,注意饮食结构合理;定期进行肺功能检查,积极防治致命性呼吸道感染。诊断初期应做心电图和心脏超声检查,以后每 2 年复查,10 岁以后每年复查 1 次,以及时发现心肌病和传导系统病变。避免应用抗胆碱能药和神经节阻断药。

小剂量糖皮质激素治疗可以增加肌力,减缓疾病进展速度,减少脊柱侧弯和关节挛缩的发生,延长独立行走时间和生存期。首选泼尼松治疗,诊断一旦明确就可以开始泼尼松治疗,泼尼松剂量为 0.75mg/(kg·d),效果与剂量相关,最低有效剂量为 0.3mg/(kg·d)。一般用药 10 天后见肌力进步,用药后 3 个月达峰,剂量维持在 0.5～0.6mg/(kg·d)。长期使用需要注意肾上腺皮质激素的副作用。

针对抗肌萎缩蛋白基因突变的基因修复治疗正在研究中,有望通过外显子跳跃和基因编辑技术来获得更多的抗肌萎缩蛋白的表达,减轻临床症状,延长生存期。

做好遗传咨询及产前诊断,进行家庭生育指导也很重要。

(姜玉武)

第十六章 | 内分泌疾病

本章数字资源

本章思维导图

机体内分泌系统在胚胎形成直至青春发育期完成一直处于不断的生长、发育和成熟中。在此过程，下丘脑、垂体以及内分泌器官发育的异常或激素产生、分泌、结构或功能障碍等，均可导致内分泌疾病的产生，临床可表现为多垂体功能缺陷、下丘脑 - 垂体 - 靶腺轴功能异常以及各种腺体内分泌功能异常等。儿童内分泌疾病不同于成人，疾病种类、临床特征、诊断措施以及治疗均与成人具有较大区别。儿童内分泌疾病一旦确诊，大多需要终身治疗，但治疗药物的种类、剂量需个体化，并需根据生长及发育的情况进行及时调整。

第一节 | 概 述

内分泌系统与神经系统、免疫系统相互调节并共同作用，维持人体生理功能的完整和稳定。人体内分泌器官主要包括垂体、甲状腺、甲状旁腺、肾上腺、胰腺、性腺（卵巢、睾丸）等。

垂体位于蝶鞍的垂体窝内，借垂体柄与下丘脑相连，是人体最重要的内分泌器官，可分泌多种激素并调控其他多种内分泌腺，在神经系统与内分泌腺的相互作用中具有重要地位。垂体分为腺垂体和神经垂体两部分。腺垂体的远侧部和结节部又称垂体前叶，主要分泌生长激素（growth hormone，GH）、促甲状腺激素（thyrotropin，TSH）、促肾上腺皮质激素（adrenocorticotropic hormone，ACTH）、卵泡刺激素（follicle-stimulating hormone，FSH）、黄体生成素（luteinizing hormone，LH）等。神经垂体由神经部和漏斗部组成。腺垂体的中间部和神经垂体合称为垂体后叶，主要贮存和释放下丘脑分泌的抗利尿激素（antidiuretic hormone，ADH）及催产素（oxytocin，OXT）。

甲状腺位于颈部气管前下方，分左右两叶和峡部。在胚胎第 4 周时原始咽部底正中处内胚层细胞增生，向颈前伸展与原始咽底壁相连形成甲状舌管。正常情况下，甲状舌管在胚胎 2 月龄左右退化，少数人出生后仍可完全或部分残留，形成甲状舌管囊肿或瘘管。胚胎第 7 周，甲状腺迁移至正常位置。部分甲状腺组织在迁移过程中可能滞留于异常部位，则形成异位甲状腺组织，多见于舌盲孔处、舌骨附近和胸部等。甲状腺的主要功能是合成与分泌甲状腺激素，调节机体基础代谢及生长发育，在婴幼儿期神经系统的发育中起着非常重要的作用。

甲状旁腺位于甲状腺两叶的上下极，共有 4 个。自胚胎 15 周开始甲状旁腺由第三、第四对咽囊背侧的上皮细胞发育形成。甲状旁腺分泌的甲状旁腺激素和甲状腺滤泡旁细胞分泌的降钙素在调节钙磷平衡、骨骼代谢等方面起重要作用。

肾上腺位于腹膜后脊柱两侧肾脏上端，左侧肾上腺呈半月形，右侧多呈三角形。肾上腺实质分为皮质和髓质两部分。肾上腺皮质分为球状带、束状带、网状带三层，其中球状带合成盐皮质激素、束状带合成糖皮质激素、网状带合成性激素。肾上腺髓质中的嗜铬细胞主要合成和储存肾上腺素、去甲肾上腺素。

胰岛为胰腺的内分泌部，为许多大小不等、形状不定的细胞群，其周围有薄膜包裹，散在于胰腺实质内，主要由 α、β、δ 与 PP 四种类型的细胞构成。其中 α 细胞约占胰岛细胞总数的 20%，分布于胰岛周边，合成分泌胰高血糖素；β 细胞为胰岛的主要细胞，约占胰岛细胞总数的 75%，位于胰岛中央部，合成分泌胰岛素；δ 细胞约占胰岛细胞总数的 5%，散在于胰岛周边，合成分泌生长抑素；PP 细胞数量极少，可分泌胰多肽胰岛素和胰高血糖素在血糖的调节中起着重要作用。

性腺在胚胎早期位于后腹壁的上部，自性腺至阴囊或大阴唇之间有一引带，随着胚胎逐渐长大，引带相对缩短,性腺下降。至胚胎3月龄时,女性卵巢停留于骨盆下方,而男性睾丸则继续下降,于胚胎7~8月龄时下降至阴囊。如睾丸在出生后3~5个月仍未能降至阴囊,则称为隐睾症。睾丸的主要作用是产生精子、分泌雄激素。卵巢主要产生卵子、分泌雌激素和孕激素。

此外,下丘脑虽然不是传统的内分泌器官,但具有重要的内分泌功能,并且与垂体在结构及功能方面密切相关,共同构成下丘脑-垂体-神经内分泌系统。下丘脑结节区的神经内分泌细胞合成的多种激素经垂体漏斗部进入垂体门脉系统,调节腺垂体内各种细胞的分泌活动,构成下丘脑-腺垂体系统,后者分泌的激素再作用于周围靶器官的激素分泌;另一方面,靶器官分泌的激素反过来又可影响腺垂体和下丘脑的分泌活动。因此,下丘脑、垂体、靶器官三者连成具有重要调节功能的神经内分泌轴。人体重要的神经内分泌轴主要有:下丘脑-垂体-生长轴、下丘脑-垂体-甲状腺轴、下丘脑-垂体-肾上腺轴、下丘脑-垂体-性腺轴。而下丘脑视上核和室旁核的神经元发出的神经纤维直接进入神经垂体,将其合成的ADH和OXT运送至神经垂体贮存进而释放入血,构成了下丘脑-神经垂体系统。

下丘脑-垂体-生长轴主要包括下丘脑、垂体、肝脏和长骨。下丘脑分泌生长激素释放激素(GHRH)与生长抑素(SS),调节垂体GH的分泌,GH作用于肝脏等组织刺激IGF-1的产生,后者作用于长骨促进生长,该轴即为下丘脑-垂体-生长轴。生长轴中任何一个环节出现异常均可引起生长障碍。

下丘脑-垂体-甲状腺轴对维持机体正常甲状腺功能有重要作用。在下丘脑分泌的促甲状腺激素释放激素(thyrotropin releasing hormone,TRH)的作用下,垂体前叶分泌TSH,TSH与甲状腺滤泡上皮细胞表面的受体相结合,刺激甲状腺激素的合成与释放。当外周血液循环中甲状腺激素水平下降时,TRH分泌增多,刺激垂体合成并分泌TSH,在TSH的作用下甲状腺激素的合成与分泌增多,使血液循环中甲状腺激素水平增高;而增高的甲状腺激素又可负反馈性抑制TRH与TSH的分泌,使体内甲状腺激素维持在稳定的水平。

下丘脑-垂体-肾上腺轴包括下丘脑、垂体、肾上腺。三者复杂的反馈调节活动在免疫、消化、情绪调节以及能量代谢等多种人体生理活动中起着重要作用。下丘脑促肾上腺皮质激素释放激素(corticotropin releasing hormone,CRH)调控垂体ACTH的分泌,后者则刺激肾上腺皮质激素的合成与分泌;而血中游离皮质醇可负反馈性调节CRH和ACTH的分泌,皮质醇浓度高时CRH、ACTH的分泌减少,皮质醇浓度低时二者的分泌增加。此外,应激状态也可通过刺激下丘脑CRH的释放,刺激肾上腺皮质激素的分泌。ACTH与皮质醇的分泌具有清晨高、夜间低的昼夜节律,一般在清晨4:00—6:00增多,在上午8:00左右达到峰值,后逐渐下降,午夜降至最低。一般认为皮质醇的昼夜节律是由于ACTH的昼夜节律导致,而目前认为ACTH的昼夜节律可能与CRH的分泌节律、光亮与黑暗的循环、摄食循环等相关。

在下丘脑-垂体-性腺轴中,下丘脑以脉冲形式分泌促性腺激素释放激素(GnRH)刺激腺垂体分泌促性腺激素(gonadotropin,Gn),即LH和FSH,促进卵巢和睾丸发育,并分泌雌二醇和睾酮。在新生儿时期,由胎盘分泌的性激素水平急剧下降,使GnRH的抑制得到解除,继而LH、FSH短暂增高;此时部分女婴可出现乳房增大、阴道分泌物增多甚至阴道出血,这种现象称为"微小青春期"。儿童期,由于受到中枢神经系统的控制以及对性激素的负反馈甚为敏感,GnRH的分泌量甚少,血清LH及FSH水平均较低,FSH的水平稍高于LH,女孩尤为明显。待至10岁左右进入青春期后,下丘脑对性激素负反馈作用的敏感度下降,GnRH的分泌脉冲数和分泌峰值在睡眠时逐渐增加,LH和FSH的分泌脉冲峰也随之在晚间增高,特别是LH分泌量的上升高于FSH,这种现象逐渐扩展为全日持续性,使性腺和性器官得以进一步发育,于是青春期开始。

从胚胎形成直至青春发育期,整个机体处于不断生长、发育和成熟的阶段,内分泌系统本身也在不断地发育和成熟,而内分泌系统的功能与胎儿器官的形成、分化与成熟以及儿童青少年的生长发育、生理功能、免疫机制等密切相关。在此过程中,激素的产生、分泌、结构和功能异常均可导致内分泌疾病。儿童内分泌疾病的种类与成人不同,部分内分泌疾病的临床特征、发病机制、治疗手段也与成人有较大区别,而且儿童内分泌疾病在不同的年龄阶段各有特点。若患儿在出生后即存在生化代谢紊乱和激素功能障碍,则可能严重影响其体格和智能发育,如果未能早期诊治,易造成残疾甚至夭折。如先天性甲状腺功能减退症、先天性肾上腺皮质增生症（失盐型）等。许多环境因素也可引起内分泌疾病，如生态环境中碘缺乏导致地方性甲状腺肿及甲状腺功能减退症，经济发达地区高热量饮食导致肥胖症等。

儿童内分泌疾病一旦确诊，常常需要长期甚或终身治疗，治疗剂量需个体化，并根据病情以及生长发育情况及时调整。在治疗过程中需要密切随访，以保证患儿正常的生长发育。自 1922 年始，先后分离、提纯了胰岛素等为数众多的多肽激素、类固醇激素，并陆续应用于临床，取得了较好的疗效。随着生物技术的不断改进，现已生产出多种高纯度激素、细胞因子、生长因子等制剂，如吸收特别迅速的赖脯胰岛素（lispro）和吸收特别缓慢的甘精胰岛素（glargine），以及重组人生长激素（recombinant human growth hormone，rhGH）、促性腺激素释放激素类似物（gonadotropin-releasing hormone analogue，GnRHa）的缓释剂、生长抑素（somatostatin，SS）等，并已广泛应用于临床。

近年来，激素测定技术快速发展，酶联免疫吸附法、荧光免疫法和免疫化学发光法等各种精确测定方法的广泛应用，以及一系列具有临床诊断价值的动态试验（兴奋或抑制）方法的建立和完善，极大地提高了内分泌疾病的诊断水平。内分泌腺的影像学检查，如 B 超、CT、SPECT、PET 和 MRI 等大大提高了内分泌疾病定位诊断的水平。分子生物学技术在临床研究中的应用，促进了内分泌疾病的分子诊断以及新的疾病的发现。

第二节 │ 生长激素缺乏症

生长激素缺乏症（growth hormone deficiency，GHD）是由于腺垂体合成和分泌生长激素（growth hormone，GH）部分或完全缺乏，或由于 GH 分子结构异常等所致的生长发育障碍性疾病。患者身高处于同年龄、同性别正常健康儿童生长曲线 P_3 以下或低于平均数减两个标准差，呈匀称性身材矮小，智力发育正常。发生率约为（20～25）/10 万。

【生长激素的合成、分泌和功能】

人生长激素是由腺垂体合成和分泌的由 191 个氨基酸组成的单链多肽，分子量为 22kD。人 GH 编码基因 *GH1* 位于 17q22-q24。在血液循环中，大约 50% 的 GH 与生长激素结合蛋白（GH-binding protein，GHBP）结合，以 GH-GHBP 复合物的形式存在。生长激素的释放受下丘脑分泌的两种神经激素，即生长激素释放激素（growth hormone-releasing hormone，GHRH）和生长抑素（somatostatin，SS）的调节。GHRH 促进垂体合成、分泌 GH；SS 对 GH 的合成和分泌有抑制作用。垂体在这两种多肽的作用下以脉冲方式释放 GH，而中枢神经系统则通过多巴胺、5- 羟色胺和去甲肾上腺素等神经递质调控下丘脑 GHRH 和 SS 的分泌。

GH 的自然分泌呈脉冲式，约每 2～3h 出现一个峰值，夜间入睡后分泌量增高，且与睡眠深度有关，在Ⅲ或Ⅳ期睡眠相时达高峰；白天空腹时和运动后偶见高峰。初生婴儿血清 GH 水平较高，分泌节律尚未成熟，因此睡 - 醒周期中 GH 水平少有波动。生后 2～3 周血清 GH 浓度开始下降，分泌节律在生后 2 个月开始出现。儿童期 GH 每天分泌量高于成人，在青春发育期更明显。

GH 可以直接作用于细胞发挥生物效应，但其大部分功能必须通过胰岛素样生长因子（insulin-like growth factor，IGF）介导。IGF 是一组具有促进生长作用的多肽，人体内有两种 IGF，即 IGF-1 和 IGF-2。分泌细胞广泛存在于肝、肾、肺、心、脑和肠等组织中，各组织合成的 IGF-1 大都以自分泌或旁分泌方式发挥其促生长作用。但血循环中的 IGF-1 主要是由肝脏分泌的，其合成主要受 GH 的调节，亦与年龄、性别、营养状态等因素有关。GH 通过肝脏生长激素受体（GHR）促进肝脏 IGF-1 基因的表达，从而促进 IGF-1 的合成和释放。IGFBP 是一个包含 6 个具有高度同源性、与 IGF 有高度亲和力的蛋白成员的家族，其中 IGFBP-3 与 GH 关系密切。血液循环中 90% 的 IGF-1 与 IGFBP 结合，仅 1% 左右是游离的。GH 是调节血 IGF-1 和 IGFBP-3 浓度的最主要因素，IGF-1 和 IGFBP-3 水平随 GH 分泌状态而改变，但其改变速度较慢。因此，血中 IGF-1 和 IGFBP-3 水平相对稳定，而且无明显脉冲式分泌和昼夜节律变化,能较好地反映内源性生长激素分泌状态。血液循环中的 GH 及 IGF-1 可反馈调节垂体 GH 的分泌,或间接作用于下丘脑抑制 GHRH 的分泌,并可刺激 SS 分泌。

【病因】

下丘脑 - 垂体功能障碍或靶细胞对 GH 无应答反应等均会造成生长落后,根据病因可分为以下几类。

1. **原发性**

(1)下丘脑 - 垂体功能障碍:下丘脑、垂体发育异常,如不发育、发育不良或空蝶鞍等均可引起生长激素合成和分泌障碍,其中有些伴有视 - 隔发育不全(septo-optic dysplasia)、唇裂、腭裂等畸形。由下丘脑功能缺陷所造成的生长激素缺乏症远较垂体功能不足导致者多。

(2)遗传性生长激素缺乏(HGHD):*GH1* 基因缺陷引起特发性生长激素缺乏症(idiopathic growth hormone deficiency,IGHD),而垂体 Pit-1、PROP1、HESX1 转录因子缺陷可导致多种垂体激素缺乏症(multiple pituitary hormone deficiency,MPHD),临床上表现为多种垂体激素缺乏,通常还伴发其他异常。此外,还有少数矮身材儿童是由于 GH 分子结构异常、GH 受体缺陷(Laron 综合征)或 IGF 受体缺陷所致,临床症状与生长激素缺乏症相似,但呈现 GH 抵抗或 IGF-1 抵抗,血清 GH 水平不降低或反而增高,是较罕见的遗传性疾病。

2. **继发性**　多为器质性,常继发于下丘脑、垂体或其他颅内肿瘤、感染、细胞浸润、放射性损伤和头颅创伤等。

3. **暂时性**　体质性生长及青春期延迟、社会心理性生长抑制、原发性甲状腺功能减退等均可造成暂时性 GH 分泌功能低下,在外界不良因素消除或原发疾病治疗后即可恢复正常。

【临床表现】

特发性生长激素缺乏症多见于男孩,男:女为 3:1。患儿出生时身长和体重均正常,1 岁后出现生长速度减慢,身高落后比体重低下更为显著,身高低于同年龄、同性别正常健康儿童生长曲线 P_3(或低于平均数减两个标准差),身高年增长速率<5cm。智能发育正常。患儿头颅呈圆形,面容幼稚,脸圆胖,皮肤细腻,头发纤细,下颌和颏部发育不良,牙齿萌出延迟且排列不整齐。患儿虽生长落后,但身体各部比例匀称。骨骼发育落后,骨龄落后于实际年龄 2 岁以上,但与其身高的年龄相仿,骨骺融合较晚。多数患儿青春期发育延迟。

有些生长激素缺乏患儿同时伴有一种或多种其他垂体激素缺乏,这类患儿除生长迟缓外,尚有其他伴随症状:伴有促肾上腺皮质激素(ACTH)缺乏者容易发生低血糖;伴促甲状腺激素(TSH)缺乏者可有食欲缺乏、活动较少等轻度甲状腺功能不足的症状;伴有促性腺激素缺乏者性腺发育不全,出现小阴茎,至青春期仍无性器官和第二性征发育等。

器质性生长激素缺乏症可发生于任何年龄,其中由围产期异常情况导致者,常伴有尿崩症。颅内肿瘤导致者则多有头痛、呕吐、视野缺损等颅内压增高以及视神经受压迫的症状和体征。

【实验室检查】

1. **生长激素刺激试验**(growth hormone stimulation test)　因生理状态下 GH 呈脉冲式分泌,这种分泌与下丘脑、垂体、神经递质以及大脑结构和功能的完整性有关,有明显个体差异,并受睡眠、运动、摄食和应激的影响,故单次测定血 GH 水平不能真正反映机体的 GH 分泌情况。因此,对疑诊患儿需进行生长激素刺激试验,以判断其垂体分泌 GH 的功能。常用测定 GH 分泌功能试验见表 16-1。

经典的生长激素刺激试验包括生理性刺激试验和药物刺激试验。生理性刺激试验(睡眠试验、运动试验)要求具备一定的条件和设备,如睡眠试验必须在脑电图的监测下,于睡眠的第三期或第四期采血测 GH 才能得到正确的结果;运动试验则必须达到规定的强度,才能产生促进 GH 分泌的作用。因此,生理性刺激试验在儿童中难以获得可靠的资料。药物刺激试验是借助胰岛素、精氨酸、可乐定、胰高血糖素、左旋多巴等药物促进 GH 分泌而进行的,作用机制随药物而不同,GH 分泌峰值的大小和呈现的时间也不同。为排除外源因素的影响,刺激试验前应禁食、卧床休息,于试验前 30min 放好留置针头,在上午 8—10 时进行试验。一般认为 GH 峰值<10μg/L 即为 GH 分泌功能不正常。GH 峰值

表 16-1 生长激素分泌功能试验

试验	方法	采血时间
生理性		
运动	禁食 4~8h 后,剧烈活动 15~20min	开始活动后 20~40min
睡眠	晚间入睡后用脑电图监护	Ⅲ~Ⅳ期睡眠时
药物刺激		
胰岛素	0.05~0.1U/kg,静注	0、15、30、60、90min 测血糖、GH
精氨酸	0.5/kg,用注射用水配成 5%~10% 溶液,30min 静滴完	0、30、60、90、120min 测 GH
可乐定	0.004mg/kg,1 次口服	同上
左旋多巴	10mg/kg,1 次口服	同上

<5μg/L,为 GH 完全缺乏;GH 峰值 5~10μg/L,为 GH 部分缺乏。由于各种生长激素刺激试验均存在一定局限性,必须两种以上药物刺激试验结果都不正常时,方可确诊为生长激素缺乏症。一般多选择胰岛素加可乐定或左旋多巴试验。同时满足以下三个条件的患者,国外共识推荐无需进行生长激素刺激试验即可诊断为 GHD:符合生长学标准;存在下丘脑 - 垂体缺陷,如先天性畸形(垂体后叶异位和垂体发育不全并垂体柄异常)、肿瘤或放射线照射;除 GH 外存在一种以上的其他垂体激素缺乏。

2. **血 24 小时 GH 分泌谱测定**　正常人 GH 峰值与基值差别很大,24 小时的 GH 分泌量可以比较准确地反映体内 GH 分泌情况。但该方法烦琐,采血次数多,不易为患者接受。

3. **IGF-1 和 IGFBP-3 的测定**　IGF-1 主要以蛋白结合的形式(IGFBPs)存在于血液循环中,其中以 IGFBP-3 为主(95% 以上)。两者分泌模式与 GH 不同,呈非脉冲式分泌,较少日夜波动,血液循环中的水平比较稳定。血清 IGF-1 出生时的水平非常低,随后在儿童期缓慢升高,在青春发育期升高显著,以后随着年龄的增长而有所减少。青春期女孩出现高峰的时间约早于男孩 2 年。IGFBP-3 的水平变动与其相似,但变化较小。目前认为 IGF-1、IGFBP-3 可作为 5 岁至青春发育期前儿童生长激素缺乏症筛查指标,但该指标有一定的局限性。正常人 IGF-1 和 IGFBP-3 水平受各种各样的因素影响,如性别、年龄、营养状态、性发育程度和甲状腺功能等,故必须建立不同性别和年龄组儿童的正常参考值范围。

另外,IGF-1 测定还可监测 GH 治疗后的反应,并具有一定的鉴别诊断意义。如矮小儿童生长激素刺激试验中 GH 峰值正常,而 IGF-1 低下,但在注射外源性 GH 后,IGF-1 升高,生长速率加快,提示患儿 GH 分子有变异;如 IGF-1 不升高,生长不加速,则提示可能系生长激素受体缺陷。

4. **其他辅助检查**

(1)X 线检查:常用左手腕、掌、指骨正位片评定骨龄。生长激素缺乏症患儿骨龄常落后于实际年龄 2 岁或 2 岁以上。

(2)MRI 检查:已确诊为生长激素缺乏症的患儿需行头颅 MRI 检查,以了解有无下丘脑 - 垂体发育异常及器质性病变,尤其对检测颅内肿瘤有重要意义。

5. **其他内分泌检查**　生长激素缺乏症诊断一旦确立,应检查下丘脑 - 垂体轴的其他内分泌功能。根据临床表现可选择测定 TSH、T₄ 和促性腺激素释放激素(GnRH)刺激试验以判断下丘脑 - 垂体 - 甲状腺轴和下丘脑 - 垂体 - 性腺轴的功能。

6. **染色体检查**　对矮身材患儿具有体态发育异常者应进行核型分析,尤其是女性矮小伴青春期发育延迟者,应常规行染色体核型分析,排除 Turner 综合征等。

7. **基因检测**　随着二代测序及全基因组外显子测序等技术的临床应用,基因检测在矮身材诊断过程中的作用日益重要。可进行与腺垂体发育缺陷相关的基因(*HESX1*、*LHX3*、*LHX4*、*PROP1*、*Pit-1*)、与 GH-IGF-1 轴缺陷相关的基因(*GH1*、*GHR*、*IGF1*、*IGFR*、*STAT5b*、*IGF-ALS*)检测。

【诊断和鉴别诊断】

1. **诊断**　依据:①匀称性身材矮小,身高位于同年龄、同性别正常健康儿童生长曲线 P_3 以下者

（或低于平均数减两个标准差）；②生长缓慢，年生长速率<5cm；③骨龄落后于实际年龄 2 岁或 2 岁以上；④两种药物刺激试验结果均示 GH 峰值<10μg/L；⑤智能正常；⑥排除其他影响生长的疾病。

2. 鉴别诊断　引起生长落后的原因很多，需与生长激素缺乏症鉴别的主要有以下几种。

（1）家族性矮身材：父母身高均矮，患儿身高常在 P_3 左右，但其年生长速率>5cm，骨龄和实际年龄相称，智能和性发育正常。

（2）体质性生长及青春期延迟：多见于男孩。青春期开始发育的时间比正常儿童迟 3～5 年，青春期前生长缓慢，骨龄也相应落后，但身高与骨龄一致，青春期发育后其最终身高正常。父母一方往往有青春期发育延迟病史。

（3）特发性矮身材（idiopathic short stature, ISS）：病因不明，出生时身长和体重正常；生长速率稍慢或正常，一般年生长速率<5cm；两项生长激素刺激试验的 GH 峰值≥10μg/L，IGF-1 的浓度正常；骨龄正常或延迟。无明显的慢性器质性疾病（肝、肾、心、肺、内分泌代谢病和骨骼发育障碍），无严重的心理情感障碍，无染色体异常。

（4）先天性卵巢发育不全综合征（Turner 综合征）：女孩身材矮小时应考虑此病。本病的临床特点为：身材矮小；第二性征不发育；具有特殊的躯体特征，如颈短、颈蹼、肘外翻、后发际低、乳距宽、色素痣多等。典型的 Turner 综合征与生长激素缺乏症不难区别，但嵌合型或等臂染色体所致者因症状不典型，需进行染色体核型分析以鉴别。

（5）先天性甲状腺功能减退症：该症除有生长发育落后、骨龄明显落后外，还有特殊面容、基础代谢率低、智能低下，故不难与生长激素缺乏症区别。但有些晚发性病例症状不明显，需借助血 T_4 降低、TSH 升高等指标鉴别。

（6）Noonan 综合征：本病为常染色体显性遗传病。临床主要特征为特殊面容、矮身材、胸廓畸形和先天性心脏病等。染色体核型分析正常，确诊需行基因诊断。

（7）骨骼发育障碍：各种骨、软骨发育不全等，均有特殊的面容和体态，可选择进行骨骼 X 线片检查以鉴别。

（8）其他内分泌代谢病引起的生长落后：先天性肾上腺皮质增生症、性早熟、皮质醇增多症、黏多糖病、糖原贮积症等各有其特殊的临床表现，易于鉴别。

【治疗】

1. 生长激素　基因重组人生长激素（rhGH）已被广泛应用于生长激素缺乏症患儿的治疗，目前大都采用 30μg/（kg·d）或 0.1U/（kg·d），每晚临睡前皮下注射一次（或每周总剂量分 6～7 次注射）的方案。之后可进行个体化调整。血清 IGF-1 和 IGFBP-3 水平检测可作为 rhGH 疗效和安全性评估的指标，血清 IGF-1 水平持续高于患者同性别、同年龄、同青春期状态的正常儿童，可减少 rhGH 剂量。年生长速率低于 2～2.5cm 时可考虑终止儿科剂量的 rhGH 治疗。

治疗时年龄越小，效果越好，以第 1 年效果最好，年身高增长可达到 10～12cm 及以上，以后生长速率可有所下降。rhGH 治疗过程中可能出现甲状腺功能减退，故须进行监测，必要时加用左旋甲状腺素维持甲状腺功能正常。rhGH 治疗过程中还需要监测糖代谢指标，rhGH 治疗不会增加糖尿病的发病风险，但可出现胰岛素敏感性降低。故在 rhGH 治疗前及治疗过程中均需定期检查空腹血糖、胰岛素水平，必要时行 OGTT 试验，排除糖尿病及糖代谢异常。考虑合并多种垂体激素缺乏者，治疗过程中还需注意监测肾上腺皮质功能。

应用 rhGH 治疗的副作用少见，主要有：①注射局部红肿；②少数患者注射后数月会产生抗体，但对促生长疗效无显著影响；③暂时性视乳头水肿、颅内高压等，比较少见；④股骨头骺部滑出和坏死的发生率甚低。目前临床资料未显示 rhGH 治疗可增加肿瘤发生、复发的危险性或导致糖尿病的发生，但对恶性肿瘤及严重糖尿病患者不建议用 rhGH 治疗。rhGH 治疗前应常规行头颅 MRI 检查，以排除颅内肿瘤。

2. 性激素　同时伴有性腺轴功能障碍的生长激素缺乏症患儿，骨龄达 12 岁时可开始用性激素治疗。男性可注射长效庚酸睾酮 25mg，每月 1 次，每 3 个月增加 25mg，直至每月 100mg；女性可用炔雌醇 1～2μg/d,或结合雌激素自每天 0.3mg 起酌情逐渐增加,同时需监测骨龄。

第三节 | 中枢性尿崩症

尿崩症(diabetes insipidus,DI)是由于患儿完全或部分丧失尿液浓缩功能,以多饮、多尿、尿比重低为特点的临床综合征。造成尿崩症的原因很多,其中较多见的是由于抗利尿激素(antidiuretic hormone,ADH)[又名精氨酸加压素,(arginine vasopressin,AVP)]分泌或释放不足引起,称中枢性尿崩症。

【病因】

AVP 是由下丘脑视上核和室旁核神经细胞合成的一种 9 肽,其编码基因位于 20p13。AVP 的分泌受很多因素的影响,其中最重要的是细胞外液的渗透压和血容量。AVP 基因结构异常、下丘脑及神经垂体发育缺陷,或下丘脑 - 神经束 - 神经垂体区域受到炎症、肿瘤、外伤、手术、自身免疫损伤等均能产生中枢性尿崩症。可分为三类。

1. **特发性** 因下丘脑视上核或室旁核神经元发育不全或退行性病变所致。多数为散发,部分患儿与自身免疫反应有关。

2. **器质性(继发性)** 任何侵犯下丘脑、垂体柄或神经垂体的病变都可发生尿崩症。

(1)肿瘤:约 1/3 以上患儿由颅内肿瘤所致,常见有颅咽管瘤、视神经胶质瘤、松果体瘤等。

(2)损伤:如颅脑外伤(特别是颅底骨折)、手术损伤(尤其下丘脑或垂体部位手术)、产伤等。

(3)感染:少数患儿是由于颅内感染、弓形虫病和放线菌病等所致。

(4)其他:如朗格汉斯细胞组织细胞增生症或白血病细胞浸润等。

3. **家族性(遗传性)** 极少数是由于编码 AVP 的基因或编码运载蛋白Ⅱ的基因突变所造成,为常染色体显性或隐性遗传。如同时伴有糖尿病、视神经萎缩和耳聋者,即为 DIDMOAD(diabetes insipidus,diabetes mellitus,optic atrophy,and deafness)综合征,是由于 4p16 的 *WFS1* 基因多个核苷酸变异所致,又称 Wolfram 综合征。

【临床表现】

本病可发生于任何年龄,以烦渴、多饮、多尿为主要症状。饮水多(可>3 000ml/m²),每天尿量可达 4～10L,甚至更多,尿比重低且固定。夜尿增多,可出现遗尿。婴幼儿烦渴时哭闹不安,不肯吃奶,饮水后安静。由于喂水不足可发生便秘、低热、脱水甚至休克,严重脱水可致脑损伤。儿童由于烦渴、多饮、多尿可影响学习和睡眠,出现少汗、皮肤干燥苍白、精神不振、食欲低下、体重不增、生长缓慢等症状。如充分饮水,一般情况正常,无明显体征。

【实验室检查】

1. **尿液检查** 每天尿量可达 4～10L,色淡,尿比重低于 1.005,尿渗透压可<200mmol/L,尿蛋白、尿糖及有形成分均为阴性。

2. **血生化检查** 血钠、钾、氯、钙、镁、磷等一般正常,肌酐、尿素氮正常,血渗透压正常或偏高。

3. **禁水试验** 旨在观察患儿在细胞外液渗透压增高时浓缩尿液的能力。患儿自试验前一天晚上 7—8 时开始禁食水直至试验结束。试验当日晨 8 时先排空膀胱,测定体重,采血测血钠及渗透压;然后每小时排尿一次,测尿量、尿渗透压(或尿比重)和体重,直至相邻两次尿渗透压之差连续两次<30mmol/L,或体重下降达 5%,或尿渗透压≥800mmol/L,即再次采血测渗透压、血钠。结果:正常儿童禁饮后不出现脱水症状,每小时尿量逐渐减少,尿比重逐渐上升,尿渗透压可>800mmol/L,而血钠、血渗透压均正常。尿崩症患者持续排出低渗尿,血清钠和血渗透压分别上升超过 145mmol/L 和 295mmol/L,体重下降 3%～5%。试验过程中必须严密观察,如患儿烦渴加重并出现严重脱水症状需终止试验并给予饮水。

4. **加压素试验** 禁水试验结束后,皮下注射垂体后叶素 5U(或精氨酸加压素 0.1U/kg),然后 2h 内多次留尿,测渗透压。如尿渗透压峰值上升超过给药前的 50%,则为完全性中枢性尿崩症;在 9%～

50% 者为部分性尿崩症;小于 9% 为肾性尿崩症。

5. 血浆 AVP 测定 血浆 AVP 水平对于中枢性尿崩症的诊断意义不大,但血浆 AVP 结合禁水试验有助于部分性中枢性尿崩症和肾性尿崩症的鉴别诊断。中枢性尿崩症血浆 AVP 浓度低于正常;肾性尿崩症血浆 AVP 基础状态可测出,禁饮后明显升高而尿液不能浓缩。精神性多饮 AVP 分泌能力正常,但病程久、病情严重者,由于长期低渗状态,AVP 的分泌可受到抑制。

6. 影像学检查 选择性进行头颅 X 线平片、CT 或 MRI 检查,以排除颅内肿瘤,明确病因,指导治疗。

【诊断和鉴别诊断】

中枢性尿崩症需与其他原因引起的多饮、多尿相鉴别。

1. 高渗性利尿 如糖尿病、肾小管性酸中毒等,根据血糖、尿比重、尿渗透压及其他临床表现即可鉴别。

2. 高钙血症 见于维生素 D 中毒、甲状旁腺功能亢进症等。

3. 低钾血症 见于原发性醛固酮增多症、慢性腹泻、Bartter 综合征等。

4. 继发性肾性多尿 见于慢性肾炎、慢性肾盂肾炎等导致慢性肾功能减退时。

5. 原发性肾性尿崩症 为 X 连锁或常染色体显性遗传疾病,是 AVP 受体 2(AVPR2)或水通道蛋白 -2(AQP2)基因变异致肾小管上皮细胞对 AVP 无反应所致。发病年龄和症状轻重差异较大,重者生后不久即出现症状,可有多尿、脱水、体重不增、生长障碍、发热、末梢循环衰竭甚至中枢神经系统症状。轻者发病较晚,当患儿禁饮时,可出现高热、末梢循环衰竭、体重迅速下降等症状。禁水、加压素试验均不能提高尿渗透压。

6. 精神性多饮 又称精神性烦渴,常有精神因素存在。由于某些原因引起多饮后导致多尿,多为渐进性起病,多饮多尿症状逐渐加重,但夜间饮水较少,且有时症状出现缓解。患儿血钠、血渗透压均处于正常低限。由于患儿分泌 AVP 能力正常,故禁水试验较加压素试验更能使其尿渗透压增高。

【治疗】

1. 病因治疗 对有原发病的患儿必须针对病因治疗。肿瘤可手术切除。特发性中枢性尿崩症,应检查有无垂体其他激素缺乏情况。渴感正常的患儿应充分饮水,但若有脱水、高钠血症时应缓慢给水,以免造成脑水肿。

2. 药物治疗

(1) 1-脱氨基-8-D-精氨酸加压素(DDAVP):为合成的 AVP 类似物。口服片剂:醋酸去氨加压素,50~100μg/ 次,每天 1~2 次。喷鼻剂:含量 100μg/ml,用量 0.05~0.15ml/d,每天 1~2 次鼻腔滴入,用前需清洁鼻腔,症状复现时再给下次用药。DDAVP 的副作用很小,偶有引起头痛或腹部不适者。

(2) 鞣酸加压素:为混悬液,用前需稍加温并摇匀,再进行深部肌内注射,开始注射剂量为 0.1~0.2ml,作用可维持 3~7 天,须待多饮多尿症状出现时再给用药,并根据疗效调整剂量。用药期间应注意控制患儿的饮水量,以免发生水中毒。

第四节 | 性早熟

性早熟(sexual precocity/precocious puberty)既往是指女孩 8 岁、男孩 9 岁以前呈现第二性征。但青春期开始的年龄具有种族差异,不同国家、不同种族的性早熟界定年龄不同。近年国内外的研究均显示儿童青春期发育时间有提前趋势,我国最新《中枢性性早熟诊断和治疗专家共识(2022)》根据国内资料将性早熟的定义修改为:女童 7.5 岁前出现乳房发育或 10.0 岁前出现月经初潮,男童 9.0 岁前出现第二性征。

【正常青春发育】

青春期是指从第二性征开始出现到完全成熟这一时段。青春期性发育遵循一定的规律,女孩青春期发育顺序为:乳房发育,阴毛,外生殖器的改变,月经来潮,腋毛。整个过程约需 1.5~6 年,平均

4年。在乳房开始发育1年后,出现生长加速。男孩性发育则首先表现为睾丸容积增大(睾丸容积≥4ml时即标志着青春期开始),继之阴茎增长增粗,出现阴毛、遗精、腋毛生长及声音低沉、胡须等成年男性体态特征,整个过程需5年以上。在第二性征出现时,身高和体重增长加速。性发育过程的分期(Tanner分期)见表16-2。

表16-2 性发育过程的分期(Tanner)

分期	乳房(B)	睾丸、阴茎(G)	阴毛(P)	其他
1	幼儿型	幼儿型,睾丸直径<2.5cm(1~3ml)*	无	
2	出现硬结,乳头及乳晕稍增大	双睾和阴囊增大;睾丸直径>2.5cm(4~8ml);阴囊皮肤变红、变薄、起皱纹;阴茎稍增大	少许稀疏直毛,色浅;女孩限阴唇处;男孩限阴茎根部	生长增速
3	乳房和乳晕增大,侧面呈半圆状	阴囊、睾丸增大,睾丸长径约3.5cm(10~15ml);阴茎开始增长	毛色变深、变粗,见于耻骨联合上	生长速率渐达高峰;女孩出现腋毛;男孩渐见胡须、痤疮、声音变调
4	乳晕、乳头增大,侧面观突起于乳房半圆上	阴囊皮肤色泽变深;阴茎增长、增粗,龟头发育;睾丸长径约4cm(15~20ml)	如同成人,但分布面积较小	生长速率开始下降;女孩见初潮
5	成人型	成人型,睾丸长径>4cm(>20ml)	成人型	

*括号内数字系用Prader睾丸计测定的睾丸容积。

【病因和分类】

性早熟按下丘脑-垂体-性腺轴(HPG)功能是否提前启动分为两类:①中枢性性早熟(central precocious puberty,CPP),又称GnRH依赖性、真性、完全性性早熟;②外周性性早熟(peripheral precocious puberty,PPP),又称非GnRH依赖性、假性性早熟。

不完全性性早熟(或部分性、变异型青春期)为性早熟的变异,包括单纯乳房早发育(premature thelarche)、单纯阴毛早现(premature pubarche)和单纯早初潮(premature menarche)等。

1. 中枢性性早熟 亦称真性性早熟,是由于下丘脑-垂体-性腺轴功能过早启动,GnRH脉冲分泌增强所致。患儿除有第二性征发育外,还有卵巢或睾丸的发育。性发育过程和正常青春期发育的顺序一致,只是年龄提前。

(1)特发性性早熟(idiopathic precocious puberty):又称体质性性早熟,是由于下丘脑对性激素负反馈的敏感性下降、促性腺素释放激素过早增加分泌所致。女性多见,约占女孩CPP的80%以上。近年研究显示部分家族性性早熟患儿存在基因变异,常见的有 MKRN3、DLK1、KISS1 和 KISS1R 基因变异等。

(2)继发性性早熟:多见于中枢神经系统异常。①肿瘤或占位性病变:下丘脑错构瘤、囊肿、肉芽肿;②中枢神经系统感染;③获得性损伤:外伤、术后、放疗或化疗;④先天发育异常:脑积水,视-隔发育不全等。

(3)其他疾病:少数未经治疗的原发性甲状腺功能减退症患者可出现中枢性性早熟。

2. 外周性性早熟 亦称假性性早熟。是非受控于下丘脑-垂体-性腺轴功能的性早熟,有第二性征发育和性激素水平升高,但无性腺的发育,下丘脑-垂体-性腺轴不成熟。常见原因有以下类型。

(1)性腺肿瘤:卵巢颗粒细胞瘤、黄体瘤、睾丸间质细胞瘤、畸胎瘤等。

(2)肾上腺疾病:肾上腺肿瘤、先天性肾上腺皮质增生症等。

(3)外源性:如含雌激素的药物、食物、化妆品等。

(4)其他疾病:如McCune-Albright综合征。

3. 部分性性早熟 单纯乳房早发育、单纯阴毛早现、单纯早初潮等。

【临床表现】

性早熟以女孩多见,女孩发生特发性性早熟约为男孩的9倍;而男孩性早熟患者中枢神经系统异常(如肿瘤)等的发生率较高。

中枢性性早熟的临床特征是提前出现的性征发育与正常青春期发育顺序相似,但临床表现差异较大。在青春期前的各个年龄组都可以发病,症状发展快慢不一,有些可在性发育至一定程度后停顿一段时期再发育,亦有的症状消退后再出现。在性发育的过程中,男孩和女孩皆有身高和体重过快的增长和骨骼成熟加速。早期患儿身高较同龄儿童高,但由于骨骼过快增长可使骨骺融合过早,成年后的身材反而较矮小。部分患者可出现心理社会问题。

外周性性早熟的性发育过程与上述规律迥异。男孩性早熟应注意睾丸的大小,睾丸容积增大提示中枢性性早熟;如果睾丸未见增大,但男性化进行性发展,则提示外周性性早熟,其雄性激素可能来自肾上腺、肿瘤等。

颅内肿瘤所致的性早熟患儿在病程早期常仅有性早熟表现,后期始见颅内压增高、视野缺损等定位征象,需加以警惕。

【实验室检查】

1. **GnRH 刺激试验**　特发性性早熟患儿血 FSH、LH 基础值可能正常,需借助于 GnRH 刺激试验,亦称黄体生成激素释放激素(LHRH)刺激试验诊断。一般采用静脉注射 GnRH,按 2.5μg/kg(最大剂量 100μg),于注射前(基础值)和注射后 30、60、90 及 120min 分别采血测定血清 LH 和 FSH。当 LH 峰值 >5U/L(免疫化学发光法)且 LH/FSH 峰值≥0.6,可认为其性腺轴功能已经启动。

2. **血/尿 LH 水平**　LH 呈脉冲式分泌,且受昼夜节律、性发育分期等多种因素的影响,基础血 LH 水平的诊断意义有限。有推荐 LH 的基础值 >0.3U/L 可作为筛选性发育启动的指标,但 LH 基础值 <0.3U/L 不能完全排除 CPP。亦有文献报道可用晨尿 LH 水平作为中枢性性早熟的早期筛查以及治疗随访监测指标。

3. **骨龄测定**　患儿骨龄一般超过实际年龄。

4. **B 超检查**　盆腔 B 超检查女孩卵巢、子宫的发育情况;男孩注意睾丸、肾上腺皮质等部位。若盆腔 B 超显示卵巢内可见 4 个以上直径≥4mm 的卵泡,则提示青春期发育;若发现单个直径 >9mm 的卵泡,则多为囊肿;若卵巢不大而子宫长度 >3.5cm 并见内膜增厚则多为外源性雌激素作用。

5. **CT 或 MRI 检查**　对怀疑颅内肿瘤或肾上腺疾病所致者,应进行行头颅 MRI 或腹部 CT 检查。

6. **其他检查**　根据患儿的临床表现可进一步选择其他检查,如怀疑甲状腺功能减退可测定 T_3、T_4、TSH;先天性肾上腺皮质增生症患儿血 17-羟孕酮(17-OHP)、脱氢表雄酮(DHEA)、雄烯二酮明显增高。

7. **基因检测**　有性早熟家族史的患儿可考虑行基因分析。

【诊断和鉴别诊断】

性早熟的诊断包括 3 个步骤,首先要确定是否为性早熟;其次是判断性早熟属于中枢性性早熟还是外周性性早熟;第三是寻找性早熟的病因。特发性性早熟的诊断过程主要是排除其他原因所致的性早熟,特别是与中枢神经系统、肾上腺、性腺、肝脏的肿瘤鉴别。女孩特发性性早熟,要注意与以下疾病鉴别。

1. **单纯乳房早发育**　是女孩不完全性性早熟的表现。起病年龄小,常 <2 岁,仅出现乳腺发育,且常呈现周期性变化。这类患儿不伴有生长加速和骨骼发育提前,不伴有阴道出血。血清雌二醇和 FSH 基础值常轻度增高,GnRH 刺激试验中 FSH 峰值明显增高。由于部分患者可逐步演变为真性性早熟,故对此类患儿应注意追踪检查。

2. **外周性性早熟**　多见于误服含雌激素的药物、食物或接触含雌激素的化妆品。女孩常有不规则阴道出血,且与乳房发育不相称,乳头、乳晕着色加深。女孩单纯出现阴道出血时,应注意排除阴道感染、异物或肿瘤等。对男孩出现性发育征象而睾丸容积仍与其年龄相称者,应考虑先天性肾上腺皮质增生症、肾上腺肿瘤。单侧睾丸增大者需除外性腺肿瘤。

3. **McCune-Albright 综合征**　多见于女性,是由于 *GNAS* 基因突变导致 G 蛋白 α 亚基(Gsα)持续激活所致。患儿除出现性早熟征象外,尚伴有皮肤咖啡牛奶斑和骨纤维发育不良,偶见卵巢囊肿。其性发育过程与特发性性早熟不同,常先有阴道流血,而后才有乳房发育等其他性征出现。

4. **原发性甲状腺功能减退伴性早熟**　仅见于少数未经治疗的原发性甲状腺功能减退症。多见于女孩,其发病机制可能和下丘脑-垂体-性腺轴调节紊乱有关。临床除甲状腺功能减退症状外,可同时出现性早熟的表现,如女孩出现乳房增大、泌乳和阴道流血等。一般不出现或极少出现阴毛或腋毛发育。

【治疗】

中枢性性早熟的治疗目的:①抑制或减慢性发育进程,避免女孩过早月经初潮;②抑制骨骼成熟,改善成人期最终身高;③预防与性早熟相关的社会心理问题。

1. 病因治疗 肿瘤引起者应手术切除或进行化疗、放疗,但对非进行性损害的颅内肿瘤或先天异常,如下丘脑错构瘤或蛛网膜囊肿等,则宜谨慎处理。对继发于其他疾病的 CPP 应同时针对原发病治疗,如甲状腺功能减退所致者予补充甲状腺激素纠正甲状腺功能;先天性肾上腺皮质增生症患者可采用肾上腺皮质激素治疗。

2. 药物治疗 目前国内外对中枢性性早熟的治疗主要采用促性腺激素释放激素类似物(GnRHa)。其作用是通过受体下降调节,抑制垂体-性腺轴,使 LH、FSH 和性腺激素分泌减少,从而抑制性发育,延迟骨骼成熟,最终改善成人期身高。

并非所有 CPP 患儿均需要 GnRHa 治疗。治疗指征为:快进展型中枢性性早熟;预测成人身高受损者;出现与性早熟直接相关的心理行为问题者。

目前应用的 GnRHa 主要有曲普瑞林(triptorelin)和亮丙瑞林(leuprorelin),前者为天然 GnRH 10 肽的第 6 位氨基酸 L-甘氨酸被 D-色氨酸替代,后者则被 D-亮氨酸替代。

国内推荐剂量:每次 80~100μg/kg,或通常应用每次 3.75mg,每 4 周皮下注射或肌内注射 1 次。近年国内亦有 11.25mg 剂型,每 3 个月肌内注射 1 次。以改善成年身高为目的者治疗一般宜持续 2 年以上,目前建议 GnRHa 应用至患者骨龄达 11.5 岁(女)~12.5 岁(男)。治疗过程中需定期随访监测性发育、身高增长及性激素水平等。GnRHa 常见的副作用主要为注射部位局部反应,如红斑、硬化、水疱、无菌性水肿以及首次应用可能出现阴道分泌物增多或阴道出血等。

第五节 │ 先天性甲状腺功能减退症

先天性甲状腺功能减退症(congenital hypothyroidism)简称先天性甲减,是由于甲状腺激素合成不足或其受体缺陷所造成的一种疾病。按病变涉及的位置可分为:①原发性甲减,是由于甲状腺本身疾病所致;②继发性甲减,其病变位于垂体或下丘脑,又称为中枢性甲减,多数与其他下丘脑-垂体轴功能缺陷同时存在。

【甲状腺激素合成、释放与调节】

1. 甲状腺激素(thyroid hormone)的合成 甲状腺的主要功能是合成甲状腺素(thyroxine,T_4)和三碘甲腺原氨酸(triiodothyronine,T_3)。血液循环中的无机碘被摄取到甲状腺滤泡上皮细胞内,经过甲状腺过氧化物酶的作用氧化为活性碘,再与酪氨酸结合成单碘酪氨酸(MIT)和双碘酪氨酸(DIT),两者再分别偶联生成 T_3 和 T_4。这些合成步骤均在甲状腺滤泡上皮细胞合成的甲状腺球蛋白(TG)分子上进行。

2. 甲状腺激素的释放 甲状腺滤泡上皮细胞通过摄粒作用将 TG 形成的胶质小滴摄入胞内,由溶酶体吞噬后将 TG 水解,释放出 T_3 和 T_4。

3. 甲状腺激素合成和释放的调节 甲状腺激素的合成和释放受 TRH 和 TSH 的调节,TRH 刺激腺垂体产生 TSH,TSH 再刺激甲状腺分泌 T_3、T_4。而血清 T_4 则可通过负反馈作用降低垂体对 TRH 的反应性、减少 TSH 的分泌。T_3、T_4 释放入血液循环后,约 70% 与甲状腺素结合蛋白相结合,少量与前白蛋白和白蛋白结合,仅 0.03% 的 T_4 和 0.3% 的 T_3 为游离状态。正常情况下,T_4 的分泌率较 T_3 高 8~10 倍,T_3 的代谢活性为 T_4 的 3~4 倍,机体所需的 T_3 约 80% 在周围组织由 T_4 转化而成,TSH 亦促进这一过程。

4. 甲状腺激素的主要作用

(1)产热:甲状腺激素能加速体内细胞氧化反应的速度,从而释放热能。

（2）促进生长发育及组织分化：甲状腺激素促进细胞组织的生长发育和成熟；促进钙、磷在骨质中的合成代谢和骨、软骨的生长。

（3）对代谢的影响：甲状腺激素可促进蛋白质合成，增加酶的活力；促进糖的吸收、糖原分解和组织对糖的利用；促进脂肪分解和利用。

（4）对中枢神经系统影响：甲状腺激素对神经系统的发育及功能调节十分重要，特别在胎儿期和婴儿期，甲状腺激素不足会严重影响脑的发育、分化和成熟，且不可逆转。

（5）对维生素代谢的作用：甲状腺激素参与各种代谢，使维生素 B_1、B_2、B_3、C 的需要量增加。同时，促进胡萝卜素转变成维生素 A 及维生素 A 生成视黄醇。

（6）对消化系统影响：甲状腺激素分泌过多时，食欲亢进，肠蠕动增加，排便次数多，但性状正常。分泌不足时，常有食欲缺乏，腹胀、便秘等。

（7）对肌肉的影响：甲状腺激素过多时，常可出现肌肉神经应激性增高，出现震颤。

（8）对血液循环系统影响：甲状腺激素能增强 β- 肾上腺素能受体对儿茶酚胺的敏感性，故甲亢患者出现心跳加速、心排血量增加等。

【病因】

1. 散发性先天性甲减（sporadic congenital hypothyroidism）

（1）甲状腺不发育、发育不全或异位：是造成先天性甲减最主要的原因，约占 90%。多见于女孩，女：男为 2：1。其中 1/3 患者为甲状腺完全缺如，其余为发育不全或甲状腺在下移过程中停留在其他部位形成异位甲状腺，部分或完全丧失其功能。造成甲状腺发育异常的原因尚未阐明，可能与遗传因素与免疫介导机制有关。

（2）甲状腺激素合成障碍：是导致先天性甲状腺功能减退的第 2 位常见原因。多见于甲状腺激素合成和分泌过程中酶（过氧化物酶、偶联酶、脱碘酶及甲状球蛋白合成酶等）的缺陷，造成甲状腺激素不足，多呈常染色体隐性遗传。

（3）TSH、TRH 缺乏：亦称下丘脑 - 垂体性甲减或中枢性甲减，是因垂体分泌 TSH 障碍而引起的，常见于特发性垂体功能低下或下丘脑、垂体发育缺陷，其中因 TRH 不足所致者较多见。TSH 单一缺乏者甚为少见，常与 GH、催乳素（PRL）、黄体生成素（LH）等其他垂体激素缺乏并存，多由 *Pit-1*、*PROP1*、*LHX3*、*OTX2* 等基因突变所引起，临床上表现为多种垂体激素缺乏症（MPHD）。

（4）甲状腺或靶器官反应低下：前者是由于甲状腺组织细胞膜上的 GSα 蛋白缺陷，使 cAMP 生成障碍，而对 TSH 无反应；后者是末梢组织 β- 甲状腺受体缺陷，从而对 T_3、T_4 不反应。均为罕见病。

（5）母亲因素：母亲服用抗甲状腺药物或母亲患自身免疫性疾病，存在抗 TSH 受体抗体，均可通过胎盘而影响胎儿，造成甲减，亦称暂时性甲减，通常在 3 个月后好转。

2. 地方性先天性甲减（endemic congenital hypothyroidism）　多因孕妇饮食缺碘，致使胎儿在胚胎期即因碘缺乏而导致甲状腺功能减退。随着我国碘化食盐的广泛应用，其发病率明显下降。

【临床表现】

患者症状出现的早晚及轻重程度与残留甲状腺组织的多少及甲状腺功能减退的程度有关。先天性无甲状腺或酶缺陷患儿在婴儿早期即可出现症状，甲状腺发育不良者常在生后 3～6 个月时出现症状，亦偶有在数年之后始出现症状者。患儿的主要临床特征包括智能落后、生长发育迟缓和生理功能低下。

1. 新生儿期　患儿常为过期产，出生体重常大于 P_{90}，身长和头围可正常，前、后囟大；胎便排出延迟，生后常有腹胀，便秘，脐疝，易被误诊为先天性巨结肠；生理性黄疸期延长；患儿常处于睡眠状态，对外界反应低下，肌张力低，吮奶差，呼吸慢，哭声低且少，体温低（常<35℃），四肢冷，末梢循环差，皮肤出现斑纹或有硬肿现象等。以上症状和体征均无特异性，极易被误诊为其他疾病。

2. 典型症状　多数先天性甲减患儿常在出生半年后出现典型症状。

（1）特殊面容和体态：头大，颈短，皮肤粗糙、面色苍黄，毛发稀疏、无光泽，面部黏液水肿，眼睑水肿，眼距宽，鼻梁低平，唇厚，舌大而宽厚、常伸出口外。患儿身材矮小，躯干长而四肢短小，上部量 /

下部量>1.5,腹部膨隆,常有脐疝。

（2）神经系统症状:智能发育低下,表情呆板、淡漠,神经反射迟钝;运动发育障碍,如翻身、坐、立、走的时间均延迟。

（3）生理功能低下的表现:精神差,安静少动,对周围事物反应少,嗜睡,食欲缺乏,声音低哑,体温低而怕冷,脉搏、呼吸缓慢,心音低钝,肌张力低,肠蠕动慢,腹胀,便秘。可伴心包积液,心电图呈低电压、PR 间期延长、T 波平坦等改变。

3. **地方性甲状腺功能减退症**　因在胎儿期缺乏碘而不能合成足量甲状腺激素,影响中枢神经系统发育。临床表现为两种不同的类型,但可相互交叉重叠。

（1）"神经性"综合征:主要表现为共济失调、痉挛性瘫痪、聋哑、智能低下,但身材正常,甲状腺功能正常或轻度减低。

（2）"黏液水肿性"综合征:临床上有显著的生长发育和性发育落后、智能低下、黏液性水肿等。血清 T_4 降低、TSH 增高。约 25% 患儿有甲状腺肿大。

4. **TSH 和 TRH 分泌不足**　患儿常保留部分甲状腺激素分泌功能,因此临床症状较轻,但常有其他垂体激素缺乏的症状如低血糖（ACTH 缺乏）、小阴茎（Gn 缺乏）、尿崩症（AVP 缺乏）等。

【实验室检查】

由于先天性甲减发病率高,在生命早期对神经系统功能损害严重,且其治疗容易、疗效佳,因此早期诊断、早期治疗至为重要。

1. **新生儿筛查**　我国 1995 年 6 月颁布的《中华人民共和国母婴保健法》已将本病列入新生儿筛查的疾病之一。目前多采用出生后 2~3 天的新生儿足跟血干血滴纸片检测 TSH 浓度作为初筛,结果大于 15~20mU/L（须根据所筛查实验室阳性切割值决定）时,再检测血清 T_4、TSH 以确诊。

但该方法只能检出原发性甲减和高 TSH 血症,无法检出中枢性甲减以及 TSH 延迟升高的患儿等。因此,对筛查阴性病例,如有可疑症状,仍应采血检测甲状腺功能。为防止新生儿筛查假阴性,低或极低出生体重儿可在生后 2~4 周或体重超过 2 500g 时重新采血测定甲状腺功能。

2. **血清 T_4、T_3、TSH 测定**　任何新生儿筛查结果可疑或临床可疑的儿童均应检测血清 T_4、TSH 浓度,如 T_4 降低、TSH 明显升高即可确诊。血清 T_3 浓度可降低或正常。

3. **TRH 刺激试验**　若血清 T_4、TSH 均低,则疑 TRH、TSH 分泌不足,可进一步做 TRH 刺激试验。近年来临床已较少应用。

4. **X 线检查**　患儿骨龄常明显落后于实际年龄。

5. **核素检查**　采用静脉注射 ^{99m}Tc 后以单光子发射计算机体层摄影术（SPECT）检测患儿甲状腺发育情况及甲状腺的大小、形状和位置。

【诊断和鉴别诊断】

根据典型的临床症状和甲状腺功能测定,诊断不甚困难。但在新生儿期不易确诊,应对新生儿群体进行筛查。年长儿应与下列疾病鉴别。

1. **先天性巨结肠**　患儿出生后即开始便秘、腹胀,并常有脐疝,但其面容、精神反应及哭声等均正常,钡灌肠可见结肠痉挛段与扩张段。

2. **21-三体综合征**　患儿智能及动作发育落后,但有特殊面容:眼距宽、外眼眦上斜、鼻梁低、舌伸出口外,皮肤及毛发正常,无黏液性水肿,且常伴其他先天畸形。染色体核型分析可鉴别。

3. **佝偻病**　患儿有动作发育迟缓、生长落后等表现。但智能正常,皮肤正常,有佝偻病的体征,血生化和 X 线片可鉴别。

4. **骨骼发育障碍的疾病**　如骨软骨发育不良、黏多糖病等都有生长迟缓症状,骨骼 X 线片和尿中代谢物检查可资鉴别。

【治疗】

本病应早期确诊,尽早治疗,以避免对脑发育的损害。一旦诊断确立,应终身服用甲状腺制剂。

饮食中应富含蛋白质、维生素及矿物质。

L- 甲状腺素钠:100μg/ 片或 50μg/ 片,含 T_4,半衰期为 1 周,因 T_4 浓度每天仅有小量变动,血清浓度较稳定,故每天服一次即可。一般起始剂量为每天 8~9μg/kg,大剂量为每天 10~15μg/kg。替代治疗参考剂量见表 16-3。

表 16-3 L- 甲状腺素替代治疗参考剂量

年龄	剂量		年龄	剂量	
	μg/d	μg/(kg·d)		μg/d	μg/(kg·d)
0~6 个月	25~50	8~10	6~12 岁	100~150	4~5
7~12 个月	50~100	5~8	13 岁到成人	100~200	2~3
1~5 岁	75~100	5~6			

用药量应根据甲状腺功能及临床表现进行适当调整,疗效应满足以下条件。①TSH 浓度正常,血 T_4 正常或偏高,以备部分 T_4 转变成 T_3。新生儿甲减应尽早使 FT_4、TSH 恢复正常,FT_4 最好在治疗 2 周内,TSH 在治疗 4 周内达到正常。②临床表现:大便次数及性状正常,食欲好转,腹胀消失,心率维持在正常范围,智能及体格发育改善。药物过量可出现烦躁、多汗、消瘦、腹痛、腹泻、发热等。因此,在治疗过程中应注意随访,治疗开始时每 2 周随访 1 次;血清 TSH 和 T_4 正常后,每 3 个月 1 次;服药 1~2 年后,每 6 个月 1 次。在随访过程中根据血清 T_4、TSH 水平,及时调整剂量,并注意监测智能和体格发育情况。

对于 TSH 大于 10mU/L,而 T_4 正常的高 TSH 血症,复查 TSH 仍然持续增高者应予治疗,L- 甲状腺素钠起始治疗剂量可酌情减量。

中枢性甲减的患儿在开始甲状腺激素治疗前,应检查肾上腺皮质功能。肾上腺皮质功能正常,给予左旋甲状腺素治疗。若不能排除中枢性肾上腺皮质功能减退症,应在使用左旋甲状腺素治疗前给予糖皮质激素治疗,以防诱发肾上腺危象。

【预后】

新生儿筛查阳性者确诊后立即开始正规治疗,预后良好。如果出生后 3 个月内开始治疗,预后尚可,智能绝大多数可达到正常;如未能及早诊断而在 6 个月后才开始治疗,虽然给予甲状腺素可改善生长状况,但是智能仍会受到严重损害。

第六节 | 先天性肾上腺皮质增生症

先天性肾上腺皮质增生症(congenital adrenal hyperplasia,CAH)是一组由于肾上腺皮质激素合成途径中酶缺陷引起的疾病,属常染色体隐性遗传病,新生儿中的发病率为 1/20 000~1/16 000。

【病因和病理生理】

肾上腺皮质由球状带、束状带、网状带组成。球状带位于最外层,约占皮质的 5%~10%,是盐皮质激素醛固酮的唯一来源;束状带位于中间层,是最大的皮质带,约占 75%,是皮质醇和少量盐皮质激素(去氧皮质酮、去氧皮质醇、皮质酮)的合成场所;网状带位于最内层,主要合成肾上腺雄激素和少量雌激素。正常肾上腺以胆固醇为原料合成糖皮质激素、盐皮质激素、性激素(雄激素、雌激素和孕激素)3 类主要激素,其过程极为复杂。图 16-1 为简化的合成途径,其每一个步骤都需经特殊的酶催化,有些酶是合成这 3 类激素或其中两类激素的过程中所共同需要的。表 16-4 概括了类固醇激素合成所需的酶,其中除 3β- 羟类固醇脱氢酶(3βHSD)外,均为细胞色素 P450(cytochrome P450)蛋白超家族成员。

肾上腺合成皮质醇受垂体分泌的 ACTH 调控。先天性肾上腺皮质增生症时,由于上述激素合成过程中有不同部位的酶缺陷致使糖皮质激素、盐皮质激素合成不足,而在缺陷部位以前的各种中间产物在体内堆积。由于血皮质醇水平降低,其负反馈作用消除,致使腺垂体 ACTH 分泌增多,刺激肾上腺皮质增生,并使雄激素和一些中间代谢产物增多。由于醛固酮合成和分泌在常见类型的 CAH 中亦

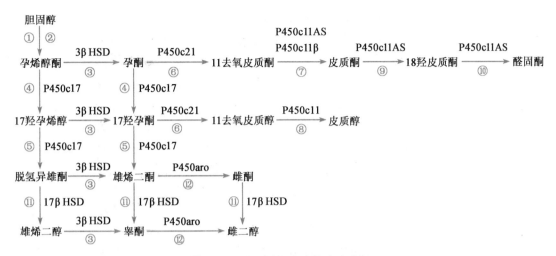

图 16-1 类固醇激素生物合成途径

注:①类固醇生成急性调节蛋白(StAR);②P450scc 为胆固醇侧链裂解酶(CYP11A);③3β- 羟类固醇脱氢酶(3βHSD);④17-α 羟化酶(CYP17);⑤17,20- 碳裂解酶(CYP17);⑥21- 羟化酶(CYP21);⑦11β- 羟化酶(CYP11B2);⑧11β- 羟化酶(CYP11B1);⑨18- 羟化酶(CYP11B2);⑩18- 氧化酶(CYP11B2);⑪17β- 羟类固醇脱氢酶(17βHSD);⑫P450 芳香化酶。

表 16-4 参与肾上腺类固醇激素合成的酶

基因	定位	酶 / 蛋白	作用
StAR	8p11.2	类固醇生成急性调节蛋白	将胆固醇从线粒体外膜转运至内膜
CYP11A	15q23-q24	P450scc	20α- 羟化 22α- 羟化 20,22 裂解
HS3B2 HS3B1	1p13.1	3β-HS	3β- 羟类固醇脱氢 Δ5→Δ4 类固醇异构
CYP17	10q24.3	P450c17	17α- 羟化 17,20 裂解
CYP21	6p21.3	P450c21	21α- 羟化
CYP11B1	8q21	P450c11β	11β- 羟化
CYP11B2	8q21	P450c11AS	11β- 羟化 18- 羟化 18- 脱氢
HS17B1	17q12-q21	17β-HS	17β- 羟类固醇脱氢 17- 酮类固醇还原
CYP19	15q21.1	P450arom	类固醇 A 环芳香化

大多同时受到影响,故常导致血浆肾素(PRA)活性增高,从而产生各种临床症状。主要的酶缺陷有 21- 羟化酶(CYP21)、11β- 羟化酶(CYP11B1)、17- 羟化酶(CYP17)、3β- 羟类固醇脱氢酶(3β-HS)和 18- 羟化酶(CYP11B2)缺乏等,其中以 21- 羟化酶缺乏最常见。

【临床表现】

本症以女孩多见,男女之比约为 1 : 2,其临床表现取决于酶缺陷的部位及缺陷的严重程度。常见的有以下几种类型(表 16-5)。

1. 21- 羟化酶缺乏症(21-hydroxylase deficiency,21-OHD) 是先天性肾上腺皮质增生症中最常见的一种,占本病的 90%~95%。21- 羟化酶基因定位于 6p21.3,与 HLA 基因簇紧密连锁,由 A 基因(*CYP21A*)和 B 基因(*CYP21B*)两个基因座构成。*CYP21B* 又称 *CYP21*,是 21- 羟化酶的编码基因;

表 16-5　各种类型 CAH 临床特征

酶缺陷		盐代谢	临床类型
21- 羟化酶	失盐型	失盐	男性假性性早熟,女性假两性畸形
	单纯男性化型	正常	同上
11β- 羟化酶		高血压	同上
17- 羟化酶		高血压	男性假两性畸形,女性性幼稚
3β- 羟类固醇脱氢酶		失盐	男性、女性假两性畸形
StAR		失盐	男性假两性畸形,女性性幼稚
18- 羟化酶		失盐	男、女性发育正常

CYP21A 又称 *CYP21p*,是无功能的假基因。*CYP21* 基因突变,包括点突变、缺失和基因转换等,致使 21- 羟化酶部分或完全缺乏。由于皮质醇合成分泌不足,垂体分泌大量 ACTH 刺激肾上腺皮质增生,同时,雄激素合成过多,致使出现轻重不等的临床症状,可表现为单纯男性化型、失盐型、非典型 3 种类型。

（1）单纯男性化型（simple virilizing,SV）:系 21- 羟化酶不完全缺乏所致,酶缺乏呈中等程度,11-脱氧皮质醇、皮质醇、11- 去氧皮质酮等不能正常合成,而 17- 羟孕酮、孕酮、脱氢表雄酮增多。由于患儿仍有残存的 21- 羟化酶活力,可合成少量皮质醇和醛固酮,故临床无失盐症状,主要表现为雄激素增高的症状和体征。

女孩表现为假两性畸形。由于类固醇激素合成缺陷在胎儿期即存在,故女孩在出生时即呈现程度不同的男性化体征,如阴蒂肥大;大阴唇似男孩的阴囊,但无睾丸;或有不同程度的阴唇融合。虽然外生殖器有两性畸形,但内生殖器仍为女性型,有卵巢、输卵管、子宫。患儿在 2～3 岁后可出现阴毛、腋毛。于青春期,女性性征缺乏,无乳房发育和月经来潮。

男孩表现为假性性早熟。出生时可无症状,生后 6 个月以后出现性早熟征象,一般 1～2 岁后外生殖器明显增大,阴囊增大,但睾丸大小与年龄相称。可早期出现阴毛、腋毛、胡须、痤疮、喉结、声音低沉和肌肉发达。

无论男孩还是女孩,均出现体格发育过快,骨龄超出年龄,因骨骺融合过早,最终身材矮小。由于 ACTH 增高,可有皮肤黏膜色素沉着。一般缺陷愈严重,色素增加愈明显,以皮肤皱褶处为明显,如腹股沟、乳晕周围、腋窝、手指关节伸面等,新生儿多表现在乳晕和外生殖器。

（2）失盐型（salt wasting,SW）:是 21- 羟化酶完全缺乏所致。皮质醇的前体物质如孕酮、17- 羟孕酮等分泌增多,而皮质醇、醛固酮合成减少,使远端肾小管排钠过多,排钾过少。因此,患儿除具有上述男性化表现外,生后不久即可有拒食、呕吐、腹泻、体重不增或下降、脱水、低血钠、高血钾、代谢性酸中毒等。若治疗不及时,可因循环衰竭而死亡。女性患儿出生时已有两性畸形,易于诊断。男性患儿诊断较为困难,常误诊为幽门狭窄而手术,或误诊为婴儿腹泻而延误治疗。

（3）非典型型（nonclassic,NC）:亦称迟发型、隐匿型或轻型,是由于 21- 羟化酶轻微缺乏所致。本症的临床表现各异,发病年龄不一。在儿童期或青春期才出现男性化表现。男性患儿表现为阴毛早现、性早熟、生长加速、骨龄提前;女性患儿可出现初潮延迟、原发性闭经、多毛及不育症等。

2. 11β- 羟化酶缺乏症（11β-hydroxylase deficiency,11β-OHD）　约占本病的 5%～8%,此酶缺乏时,雄激素和 11- 脱氧皮质醇均增多。临床表现出与 21- 羟化酶缺乏相似的男性化症状,但程度较轻;可有高血压和血钠潴留。多数患儿血压中等程度增高,其特点是给予糖皮质激素后血压可下降,而停药后血压又回升。

3. 3β- 羟类固醇脱氢酶缺乏症（3β-hydroxysteroid dehydrogenase deficiency,3β-HS）　本型较罕见,是由于 *3β-HSⅡ* 基因突变所致。该酶缺乏时,醛固酮、皮质醇、睾酮的合成均受阻,男孩出现假两性畸形,如阴茎发育差、尿道下裂。女孩出生时出现阴蒂肥大、轻度男性化现象。由于醛固酮分泌低下,在新生儿期即发生失盐、脱水症状,病情较重。

4. **17α- 羟化酶缺乏症**（17α-hydroxylase deficiency, 17-OHD） 本型亦罕见,由于皮质醇和性激素合成受阻,而 11- 去氧皮质酮和皮质酮分泌增加,临床出现低钾性碱中毒和高血压。由于缺乏性激素,女孩可有幼稚型性征、原发性闭经等;男孩则表现为男性假两性畸形,外生殖器女性化,有乳房发育,但体格检查可见睾丸。

5. **先天性类脂性肾上腺皮质增生症**（congenital lipoid adrenal hyperplasia, CLAH） 又称类固醇生成急性调节蛋白缺乏症（steroidogenic acute regulatory protein deficiency, StAR deficiency）。类固醇生成急性调节蛋白（StAR）是肾上腺类固醇代谢中至关重要的蛋白,StAR 生成或功能障碍可导致类固醇激素合成代谢的第一步发生障碍,使胆固醇和胆固醇酯在肾上腺中积聚,表现为双侧肾上腺明显增大,类固醇激素均显著缺乏,而垂体促肾上腺皮质激素和血浆肾素活性明显升高。

6. **细胞色素 P450 氧化还原酶缺乏症**（cytochrome P450 oxidoreductase deficiency, PORD） 是一种罕见的先天性肾上腺皮质增生症。由于细胞色素 P450 氧化还原酶缺陷,导致类固醇激素合成障碍,临床表现为假两性畸形以及骨骼畸形。

【实验室检查】

1. **生化检测** 见表 16-6。

表 16-6 各种类型 CAH 生化检查

酶缺陷	血液								尿液		
	Na⁺	K⁻	PRA	Aldo	17-OHP	DHEA	DOC	T	17-OHCS	17-KS	Preg
21- 羟化酶失盐型	↓	↑	↑↑	↓↓	↑↑	N↑	N↓	↑↑	↓	↑↑	↑↑
21- 羟化酶单纯男性化型	N	N	↑	N↓	↑↑	N↑	N↓	↑↑	↓	↑↑	↑↑
11β- 羟化酶	↑	↓	↓	↓	↑	N↑	↑↑	↑	↓	↑↑	↑
17α- 羟化酶	↑	↓	↓	N↓	↓	↓↓	↑↑	↓↓	↑	↓	↓
3β- 羟类固醇脱氢酶	↓	↑	↑	↓	N↑	↑	N↓	↓	↓	↑	N↑
StAR	↓	↑	↑	↓	↓	↓	↓	↓	↓	↓	↓
18- 羟化酶	↓	↑	↑	↓	N	N	N	N	N	N	N

注:N 正常范围。

（1）尿液 17- 羟类固醇（17-OHCS）、17- 酮类固醇（17-KS）和孕三醇（Preg）测定:其中 17-KS 是反映肾上腺皮质分泌雄激素的重要指标,对本病的诊断价值优于 17-OHCS。肾上腺皮质增生症患者 17-KS 明显升高。

（2）血 17- 羟孕酮（17-OHP）、肾素血管紧张素原（PRA）、醛固酮（Aldo）、脱氢表雄酮（DHEA）、去氧皮质酮（DOC）及睾酮（T）等的测定:血 17-OHP、孕酮、DHEA 及 T 均可增高,其中 17-OHP 增高可为正常的几十倍至几百倍,是 21-OHD 较可靠的诊断依据。

（3）血电解质测定:失盐型可有低钠血症、高钾血症。

（4）血皮质醇、ACTH 测定:典型失盐型 CAH 患者的皮质醇水平低于正常,单纯男性化型可在正常范围或稍低于正常。血 ACTH 不同程度升高,部分患儿尤其是非典型者可正常。

（5）类固醇代谢产物质谱分析:利用液相色谱 - 串联质谱可检测皮质醇、21- 脱氧皮质醇、11- 脱氧皮质醇、17α- 羟孕酮、孕烯醇酮和 17- 羟孕烯醇酮、皮质酮、雄烯二酮、双氢睾酮等 20 余种类固醇代谢产物,可用于 CAH 的诊断、分型及治疗监测。

2. **其他检查**

（1）染色体检查:外生殖器严重畸形时,可进行染色体核型分析,以鉴定性别。

（2）X 线检查:拍摄左手腕掌指骨正位片,判断骨龄。患者骨龄常超过年龄。

（3）CT 或 MRI 检查:可发现双侧肾上腺增大。

（4）基因诊断:采用直接聚合酶链反应、寡核苷酸杂交、限制性内切酶片段长度多态性和基因序列分析可发现相关基因突变或缺失。

【诊断和鉴别诊断】

典型单纯男性化型患者无失盐及明显的糖皮质激素缺乏的症状,仅可见雄激素增高的症状,如多毛、阴毛早现、声音变粗、男孩阴茎粗大和女孩外生殖器男性化等。典型失盐型患儿在新生儿期即出现呕吐、腹泻、脱水和难以纠正的低血钠、高血钾和代谢性酸中毒,严重者出现循环衰竭等危象;无论男女均有生长加速,骨龄超前。非典型者在儿童早期无明显临床症状,以后往往因多毛、痤疮、月经过少、闭经和生育能力障碍等就诊。

本病如能早期诊断、早期治疗,可维持患儿的正常发育,因此早期确诊极为重要。本病需与其他相关疾病鉴别。

1. 先天性肥厚性幽门狭窄或肠炎　失盐型易误诊为先天性肥厚性幽门狭窄或肠炎,故如遇新生儿反复呕吐、腹泻,应注意家族史、生殖器外形等,必要时进行相关检查。先天性肥厚性幽门狭窄表现为特征性的喷射性呕吐,钡剂造影可发现狭窄的幽门,无皮肤色素沉着,外生殖器正常。

2. 真性性早熟、男性化肾上腺肿瘤　单纯男性化型应与真性性早熟、男性化肾上腺肿瘤相鉴别。单纯男性化型睾丸容积与实际年龄相称,17-KS 明显升高;而真性性早熟睾丸明显增大,17-KS 增高,但不超过成人期水平。男性化肾上腺肿瘤和单纯男性化型均有男性化表现,尿 17-KS 均升高,需进行地塞米松抑制试验,男性化肾上腺肿瘤不被抑制,而单纯男性化型则显示较小剂量地塞米松即可显著抑制。

【治疗】

本病治疗的目的:①替代肾上腺分泌类固醇的不足,补充生理需要的糖皮质激素、盐皮质激素,维持机体正常的生理代谢;②抑制 ACTH 分泌,从而减少肾上腺雄激素的过度分泌,抑制男性化,阻止骨骺成熟加速,促进正常的生长发育。

1. 对症治疗　对失盐型患儿应及时纠正水、电解质紊乱,静脉补液可用生理盐水,有代谢性酸中毒时则用 0.45% 氯化钠和碳酸氢钠溶液。忌用含钾溶液。重症失盐型需静脉滴注氢化可的松 25～100mg;若低钠和脱水不易纠正,可口服氟氢可的松（9α-fludrocortisone acetate）0.05～0.1mg/d。脱水纠正后,糖皮质激素改为口服,并长期维持,同时口服氯化钠 2～4g/d,用量可根据病情适当调整。

2. 长期治疗

（1）糖皮质激素:糖皮质激素治疗一方面可补偿肾上腺分泌皮质醇的不足,另一方面可抑制过多的 ACTH 释放,从而减少雄激素的过度产生,故可改善男性化、性早熟等症状,保证患儿正常的生长发育过程。诊断确立后应尽早给予治疗,一般给予醋酸氢化可的松,每天 10～20mg/m^2,分 2～3 次口服。

治疗过程中应根据血压、身高增长速率、雄烯二酮、DHEA、DHEAS、睾酮以及骨成熟度、尿 17-酮类固醇等指标综合分析调整糖皮质激素的剂量。如应用糖皮质激素的剂量过大,则影响生长;如剂量不足,则不能抑制肾上腺雄激素继续过量产生,同样对患儿生长造成影响,并产生其他一些雄激素过多的表现。一般不用 17-OHP 作为治疗监测的指标,因为其每天变化较大,且易受应激影响。

（2）盐皮质激素:可协同糖皮质激素的作用,使 ACTH 的分泌进一步减少。可口服氟氢可的松 0.05～0.1mg/d,症状改善后,逐渐减量、停药,因长期应用可引起高血压。0.1mg 氟氢可的松相当于 1.5mg 氢化可的松,应将其量计算于皮质醇的用量中,以免皮质醇过量。

在皮质激素治疗的过程中,对失盐型患儿还应监测血钾、钠、氯等,调节激素用量。患儿在应激情况下（如感染、过度劳累、手术等）,糖皮质激素的剂量应比平时增加 1.5～2 倍。

3. 手术治疗　男性患儿无须手术治疗。女性假两性畸形患儿宜在 6 个月～1 岁行阴蒂部分切除术或矫形术。

【预防】

1. 新生儿筛查　目前在我国部分城市和地区,已开展先天性肾上腺皮质增生症的新生儿筛查。通常应用干血滴纸片法,对生后 2～5 天的婴儿采集足跟血检测 17-OHP 浓度可进行早期诊断。正常婴儿刚出生时血 17-OHP 水平较高,12~24h 后降至正常。低体重儿和患某些心肺疾病时 17-OHP 也会上升,需注意鉴别。经典型 21-OHD 患者血清 17-OHP 浓度升高。一般受累新生儿的血清 17-OHP 浓度>30nmol/L,早产儿或低体重儿(<2 500g)17-OHP 常>50nmol/L。若新生儿 CAH 筛查结果为阳性,须采血清/血浆样本检测来确认。新生儿筛查结果为阴性者,如果新生儿存在 21-OHD 的临床表现,如不典型外生殖器等,也应行进一步内分泌评估。

2. 产前诊断

(1)21-OHD:在孕 9~11 周取绒毛膜活检进行胎儿细胞 DNA 分析;孕 16~20 周取羊水检测孕三醇、17-OHP 等。因大部分非典型 21-OHD 患儿生后 17-OHP 水平无明显升高,因此基因检测是此型患儿唯一早期诊断手段。

(2)11β-OHD:可检测羊水 DOC 或取绒毛膜作相关基因分析进行诊断。

第七节 | 儿童糖尿病

糖尿病(diabetes mellitus,DM)是由于胰岛素分泌绝对缺乏或相对不足所造成的糖、脂肪、蛋白质代谢紊乱症,分为原发性和继发性两类。原发性糖尿病又可分为四种类型。①1 型糖尿病:由胰岛 β 细胞破坏,胰岛素分泌绝对不足所造成,必须使用胰岛素治疗,故又称胰岛素依赖性糖尿病(insulin dependent diabetes mellitus,IDDM)。②2 型糖尿病:由胰岛 β 细胞分泌胰岛素不足或靶细胞对胰岛素不敏感(胰岛素抵抗)所致,亦称非胰岛素依赖性糖尿病(noninsulin dependent diabetes mellitus,NIDDM)。③青少年起病的成人型糖尿病(maturity onset diabetes of the young,MODY):是一种罕见的遗传性 β 细胞功能缺陷症,属常染色体显性遗传。④新生儿糖尿病:(neonatal diabetes mellitus,NDM)是指出生后 6 个月内发生的糖尿病,多为单基因疾病,由基因突变导致胰岛 β 细胞功能和成熟缺陷而致。新生儿糖尿病可分为永久性新生儿糖尿病(PNDM)和暂时性新生儿糖尿病(TNDM)。其中 TNDM 在新生儿期后会自行缓解或消失,但约有半数患者在儿童期或青少年期会再现。继发性糖尿病大多由一些遗传综合征(如 21-三体综合征、Turner 综合征和 Klinefelter 综合征等)和内分泌疾病(如 Cushing 综合征、甲状腺功能亢进症等)引起。98% 的儿童糖尿病为 1 型糖尿病,近年来随儿童肥胖症的增多 2 型糖尿病有增加趋势。

儿童 1 型糖尿病的发病率在各国之间差异较大,即使同一国家,不同民族或地区之间也不相同。芬兰(发病率 36/10 万)、意大利的撒丁岛(发病率 36.4/10 万)儿童(0~14 岁)1 型糖尿病发病率最高;其次为加拿大、瑞典、丹麦、美国和英国;韩国、日本及中国属低发病区,我国年发病率为 1.04/10 万。4~6 岁和 10~14 岁为 1 型糖尿病的高发年龄。本节主要叙述 1 型糖尿病。

【病因和发病机制】

1 型糖尿病的确切发病机制尚未完全阐明。遗传、免疫、环境等因素在 1 型糖尿病发病过程中都起着重要的作用。目前认为是在遗传易感基因的基础上,由外界环境因素的作用引起的自身免疫反应,导致了胰岛 β 细胞的损伤和破坏。当 90% 以上的 β 细胞被破坏后,其残存的胰岛素分泌功能不足以维持机体的生理需要,临床出现症状。

1. 遗传易感性 根据对同卵双胎的研究,1 型糖尿病的患病一致性为 50%,说明本病病因除遗传因素外还有环境因素作用,属多基因遗传病。通过对人类白细胞抗原(HLA)的研究发现,HLA 的 D 区Ⅱ类抗原基因(位于 6p21.3)与本病的发生有关,已证明与 HLA-DR3 和 DR4 的关联性特别显著。还有研究认为 HLA-DQβ 链上第 57 位非天冬氨酸及 HLA-DQα 链上第 52 位的精氨酸的存在决定了 1 型糖尿病的易感性;反之 HLA-DQβ 第 57 位天冬氨酸和 HLA-DQα 第 52 位非精氨酸则决定 1 型糖尿病的保护性。但遗传易感基因在不同种族间有一定的差别,提示与遗传多态性有关。

2. 环境因素 1 型糖尿病的发病与病毒感染(如风疹病毒、腮腺炎病毒、柯萨奇病毒等)、化学毒物(如链脲菌素、四氧嘧啶等),食物中的某些成分(如牛乳中的 α、β-酪蛋白、乳球蛋白等)有关,以上因素可能会激发易感性基因者体内免疫功能的变化,产生 β 细胞毒性作用,最后导致 1 型糖尿病。

3. 自身免疫因素　约 90% 的 1 型糖尿病患者在初次诊断时血中出现胰岛细胞自身抗体(ICA)、胰岛 β 细胞膜抗体(ICSA)、胰岛素自身抗体(IAA)以及谷氨酸脱羧酶(GAD)自身抗体、胰岛素受体自身抗体(IRA)等多种抗体,并已证实这些抗体在补体和 T 淋巴细胞的协同作用下具有对胰岛细胞的毒性作用。新近证实,细胞免疫异常对 1 型糖尿病的发病起着重要作用,树突状细胞源性细胞因子白介素 -12 会促进初始型 CD4$^+$ T 细胞(TH$_0$)向 I 型辅助性 T(Th1)细胞转化,使其过度活化而产生 Th1 细胞类细胞因子,引起大量炎症介质的释放,进而损伤胰岛 β 细胞。

【病理生理】

胰岛 β 细胞大都被破坏,分泌胰岛素明显减少,而分泌胰高糖素的细胞和其他细胞则相对增生。人体有 6 种主要涉及能量代谢的激素:胰岛素、胰高糖素、肾上腺素、去甲肾上腺素、皮质醇和生长激素。其中唯有胰岛素是促进能量储存的激素,其余 5 种激素在饥饿状态下均可促进能量释放,称为反调节激素。正常情况下,胰岛素可促进细胞内葡萄糖的转运,促进糖的利用和蛋白质的合成,促进脂肪合成,抑制肝糖原和脂肪的分解。糖尿病患儿的胰岛素分泌不足或缺如,使葡萄糖的利用减少,而反调节激素如胰高糖素、生长激素、皮质醇等增高,又促进肝糖原分解和葡萄糖异生作用,使脂肪和蛋白质分解加速,造成血糖和细胞外液渗透压增高,细胞内液向细胞外转移。当血糖浓度超过肾阈值(10mmol/L 或 180mg/dl)时即产生糖尿。自尿中排出的葡萄糖可达到 200～300g/d,导致渗透性利尿,临床出现多尿症状,每天约丢失水分 3～5L,钠和钾 200～400mmol,因而造成严重的电解质失衡和慢性脱水。由于机体的代偿,患儿呈现渴感增强、饮水增多;因组织不能利用葡萄糖,能量不足而产生饥饿感,引起多食。胰岛素不足和反调节激素增高促进了脂肪分解,使血中脂肪酸增高,肌肉和胰岛素依赖性组织即利用这类游离脂肪酸供能以弥补细胞内葡萄糖不足,而过多的游离脂肪酸进入肝脏后,则在胰高糖素等生酮激素的作用下加速氧化,导致乙酰辅酶 A 增加,超过了三羧酸循环的氧化代谢能力,致使乙酰乙酸、β- 羟丁酸和丙酮等酮体在体液中累积,形成酮症酸中毒。

酮症酸中毒时氧利用减低,大脑功能受损。酸中毒时 CO_2 严重潴留,为了排除较多的 CO_2,呼吸中枢兴奋而出现不规则的深快呼吸,呼气中的丙酮产生特异的气味(腐烂水果味)。

【临床表现】

1 型糖尿病患者起病较急骤,多有感染或饮食不当等诱因,其典型症状为多饮、多尿、多食和体重下降(即"三多一少")。但婴儿多饮、多尿不易被发觉,很快即可发生脱水和酮症酸中毒。儿童因为夜尿增多可发生遗尿。年长儿还可出现消瘦、精神不振、倦怠乏力等体质显著下降症状。约 40% 糖尿病患儿在就诊时即处于糖尿病酮症酸中毒(diabetic ketoacidosis,DKA)状态,这类患儿常因急性感染、过食、诊断延误、突然中断胰岛素治疗等因素诱发。患者多表现为起病急,进食减少,恶心,呕吐,腹痛,关节或肌肉疼痛,皮肤黏膜干燥,呼吸深长,呼气中带有酮味,脉搏细速,血压下降,体温不升,甚至嗜睡、淡漠、昏迷。常被误诊为肺炎、败血症、急腹症或脑膜炎等。少数患儿起病缓慢,以精神呆滞、软弱、体重下降等为主。

体格检查时除见体重减轻、消瘦外,一般无阳性体征。酮症酸中毒时可出现呼吸深长,带有酮味,有脱水征和意识障碍。病程较久,对糖尿病控制不良时可发生生长落后、智能发育迟缓、肝大,称为 Mauriac 综合征。晚期可出现蛋白尿、高血压等糖尿病肾病表现,最后致肾衰竭。还可出现白内障、视力障碍、视网膜病变,甚至失明。

儿童糖尿病有特殊的自然病程。

1. 急性代谢紊乱期　从出现症状到临床确诊,时间多在 1 个月以内。约 20% 患儿表现为糖尿病酮症酸中毒;20%～40% 为糖尿病酮症,无酸中毒;其余仅为高血糖、糖尿和酮尿。

2. 暂时缓解期　约 75% 的患儿经胰岛素治疗后,临床症状消失、血糖下降、尿糖减少或转阴,即进入缓解期,也称"蜜月期"。此时胰岛 β 细胞恢复分泌少量胰岛素,对外源性胰岛素需要量减至 0.5U/(kg·d)以下,少数患儿甚至可以完全不用胰岛素。这种暂时缓解期一般持续数周,最长可达半年以上。此期应定期监测血糖、尿糖水平。

3. 强化期 经过缓解期后,患儿出现血糖增高和尿糖不易控制的现象,胰岛素用量逐渐或突然增多,称为强化期。在青春发育期,由于性激素增多等变化,增强了对胰岛素的拮抗,因此该期病情不甚稳定,胰岛素用量较大。

4. 永久糖尿病期 青春期后,病情逐渐稳定,胰岛素用量比较恒定,称为永久糖尿病。

【实验室检查】

1. 尿液检查

（1）尿糖:定性一般阳性。

（2）尿酮体:糖尿病伴有酮症酸中毒时呈阳性。

（3）尿蛋白:监测尿微量白蛋白,可及时了解肾脏的病变情况。

2. 血液检查

（1）血糖:符合下列任一标准即可诊断为糖尿病。

1）有典型糖尿病症状并且餐后任意时刻血糖水平≥11.1mmol/L。

2）空腹血糖（FPG）≥7.0mmol/L。

3）2h 口服葡萄糖耐量试验（OGTT）血糖水平≥11.1mmol/L。

（2）血脂:血清胆固醇、甘油三酯和游离脂肪酸明显增加,适当的治疗可使之降低,故定期检测血脂水平,有助于判断病情控制情况。

（3）血气分析:酮症酸中毒在 1 型糖尿病患儿中发生率极高,当血气分析显示患儿血 pH＜7.30,HCO_3^-＜15mmol/L 时,即有代谢性酸中毒存在。

（4）糖化血红蛋白:血红蛋白在红细胞内与血中葡萄糖或磷酸化葡萄糖呈非酶化结合,形成糖化血红蛋白（HbA1c）,其量与血糖浓度呈正相关。HbA1c 可作为患儿在以往 2～3 个月期间血糖是否得到满意控制的指标。正常人 HbA1c＜7%,治疗良好的糖尿病患儿应＜7.5%,HbA1c 在 7.5%～9% 提示病情控制一般,如＞9% 时则表示血糖控制不理想。

3. 葡萄糖耐量试验 本试验用于空腹血糖正常或正常高限,餐后血糖高于正常而尿糖偶尔阳性的患儿。试验方法:试验当日自 0 时起禁食;清晨口服葡萄糖（1.75g/kg）,最大量不超过 75g,每克加水 2.5ml,于 3～5min 内服完;口服前（0min）及口服后 60min、120min 和 180min,分别测血糖。结果:正常人 0min 的血糖＜6.7mmol/L,口服葡萄糖 60min 和 120min 后血糖分别低于 10.0 和 7.8mmol/L;糖尿病患儿 120min 血糖值＞11.1mmol/L。试验前应避免剧烈运动、精神紧张,停服氢氯噻嗪、水杨酸等影响糖代谢的药物。OGTT 试验 2h 血糖在 7.8～11.0mmol/L 时,为糖耐量受损（IGT）。FPG 为 5.6～6.9mmol/L 时为空腹血糖受损（IFG）。IFG 和 IGT 被称为"糖尿病前期"。

【诊断和鉴别诊断】

典型的病例诊断并不困难。对有口渴、消瘦、遗尿症状的患儿;或有糖尿病家族史者;或有不明原因脱水、酸中毒的患儿都应考虑本病的可能性。本病应与下列情况相鉴别。

1. 其他还原糖尿症 尿液中果糖和戊糖等其他还原糖均可使班氏试液呈色,用葡萄糖氧化酶法检测尿液可以鉴别。

2. 非糖尿病性葡萄糖尿 有些先天性代谢病如范科尼综合征、肾小管性酸中毒、胱氨酸尿症或重金属中毒等患儿都可发生糖尿,主要依靠空腹血糖或葡萄糖耐量试验鉴别。

3. 婴儿暂时性糖尿 病因不明,可能与患儿胰岛 β 细胞功能发育不够成熟有关。多在出生后 6 周内发病,表现为发热、呕吐、体重不增、脱水等症状。血糖增高,尿糖及酮体阳性,经补液等一般处理或给予小量胰岛素即可恢复。对这类患儿应进行葡萄糖耐量试验和长期随访,以与 1 型糖尿病鉴别。

4. 其他发生酸中毒、昏迷的疾病 如尿毒症、感染中毒性休克、低血糖症、急腹症、颅内感染、重症肺炎等。

5. 应激性高血糖症 多见于高热、严重感染、手术、呼吸窘迫、头部外伤后等的患者,系由应激诱发的一过性高血糖,不能诊断为糖尿病,但应注意长期随访。

【治疗】

糖尿病是终生的内分泌代谢性疾病。其治疗目的是:消除高血糖引起的临床症状;积极预防并及时纠正酮症酸中毒;纠正代谢紊乱,力求病情稳定;使患儿获得正常生长发育,保证其正常的生活活动;预防并早期治疗并发症。

糖尿病治疗强调综合治疗,主要包括五个方面:合理应用胰岛素;饮食管理;运动锻炼;自我血糖监测;糖尿病知识教育和心理支持。糖尿病治疗必须在自我监测的基础上选择合适的胰岛素治疗方案和饮食管理、运动治疗等才能达到满意的效果。

1. 糖尿病酮症酸中毒的治疗　酮症酸中毒迄今仍然是儿童糖尿病急症死亡的主要原因。对糖尿病酮症酸中毒必须针对高血糖、脱水、酸中毒、电解质紊乱和可能并存的感染等情况制订综合治疗方案。密切观察病情变化、血气分析和血/尿液中糖和酮体的变化,随时采取相应措施,避免医源性损害。DKA 的即时评估与处理流程见图 16-2。

(1) 液体治疗:主要针对脱水、酸中毒和电解质紊乱。酮症酸中毒时脱水量约为 100ml/kg,一般均属等渗性脱水,应遵循下列原则输液。

快速补液:输液开始的第 1 小时,按 20ml/kg(最大量 1 000ml)快速静滴生理盐水,以纠正血容量、改善血液循环和肾功能。第 2～3 小时,按 10ml/kg 静滴 0.45% 氯化钠溶液。当血糖<17mmol/L(300mg/dl)后,改用含有 0.2% 氯化钠的 5% 葡萄糖液静滴。

传统补液疗法建议在开始的 12h 内至少补足累积损失量的一半。在此后的 24h 内,可视情况按 60～80ml/kg 静脉滴注同样溶液,以供给生理需要量和补充继续损失量。

目前国际上推荐 48h 均衡补液法,即 48h 均衡补入累积损失量及维持液,总液体张力约 1/2～2/3 张。补液中根据监测情况调整补液中的离子浓度及含糖液等。

患儿在输液开始前由于酸中毒、分解代谢和脱水的共同作用,血清钾浓度增高,但总的体钾储备可能被耗竭。随着液体的输入,特别是应用胰岛素后,血钾迅速降低。因此,在患儿开始排尿后即应在输入液体中加入氯化钾溶液,一般按每天 2～3mmol/kg(150～225mg/kg)补给,输入浓度不得>40mmol/L(0.3g/dl),并应监测心电图或血钾浓度。

酮症酸中毒时的酸中毒主要是由于酮体和乳酸的堆积,补充水分和胰岛素可以矫正酸中毒。为了避免发生脑细胞酸中毒和高钠血症,对酮症酸中毒不宜常规使用碳酸氢钠溶液,仅在血 pH<7.1,HCO_3^-<12mmol/L 时,始可按 2mmol/kg 给予 1.4% 碳酸氢钠溶液静滴,先用半量,当血 pH≥7.2 时即停用,避免酸中毒纠正过快加重脑水肿。

在治疗过程中,应仔细监测生命体征、电解质、血糖和酸碱平衡状态,以避免在酮症酸中毒治疗过程中发生合并症,如脑水肿等。其表现为头痛、意识不清、嗜睡、痉挛、视乳头水肿或脑疝等。

(2) 胰岛素治疗:糖尿病酮症酸中毒时多采用小剂量胰岛素静脉滴注治疗。

对有休克的患儿,在补液治疗开始、休克逐渐恢复后才可应用胰岛素,以避免钾迅速从血浆进入细胞内,导致心律失常。

将胰岛素 25U 加入等渗盐水 250ml 中,按每小时 0.1U/kg,自另一静脉通道缓慢匀速输入。每小时复查血糖,并根据血糖情况调整胰岛素输入量。血糖下降速度一般为每小时 2～5mmol/L,胰岛素输注浓度一般不低于 0.05U/(kg·h)。小剂量胰岛素静脉输注应持续至酮症酸中毒纠正(pH>7.3,血糖<12mmol/L),必要时可输入含糖的 1/3～1/2 张液体,以维持血糖水平为 8～12mmol/L。当血糖<17mmol/L 时,应将输入液体换成含 0.2% 氯化钠的 5% 葡萄糖液。只有当临床状况稳定后方可逐渐减少静脉输液,改为口服液体治疗,能进食后或在血糖下降至<11mmol/L、酮体消失时停用静脉注射胰岛素,改为胰岛素皮下注射,每次 0.25～0.5U/kg,每 4～6h 注射 1 次,直至血糖稳定为止。在停止滴注胰岛素前半小时即应皮下注射短效胰岛素 0.25U/kg。

(3) 控制感染:酮症酸中毒常并发感染,应在急救同时采用有效抗生素治疗。

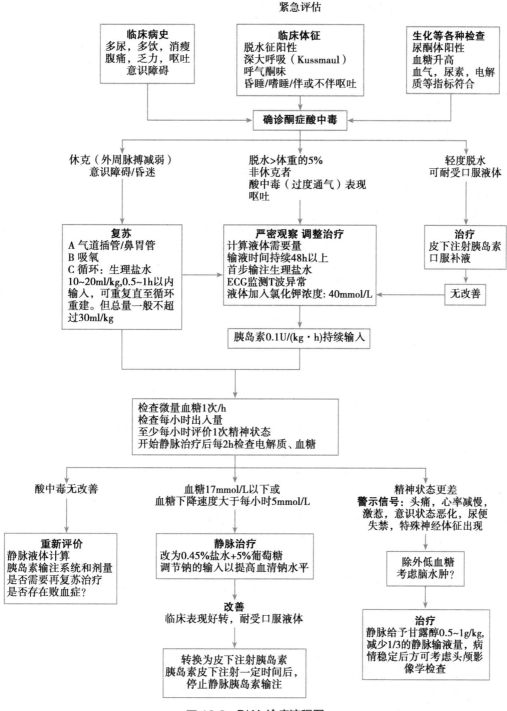

紧急评估

| 临床病史
多尿，多饮，消瘦
腹痛，乏力，呕吐
意识障碍 | 临床体征
脱水征阳性
深大呼吸（Kussmaul）
呼气酮味
昏睡/嗜睡/伴或不伴呕吐 | 生化等各种检查
尿酮体阳性
血糖升高
血气，尿素，电解
质等指标符合 |

确诊酮症酸中毒

休克（外周脉搏减弱）
意识障碍/昏迷

脱水>体重的5%
非休克者
酸中毒（过度通气）表现
呕吐

轻度脱水
可耐受口服液体

复苏
A 气道插管/鼻胃管
B 吸氧
C 循环：生理盐水
10~20ml/kg,0.5~1h以内
输入，可重复直至循环
重建。但总量一般不超
过30ml/kg

严密观察 调整治疗
计算液体需要量
输液时间持续48h以上
首步输注生理盐水
ECG监测T波异常
液体加入氯化钾浓度：40mmol/L

治疗
皮下注射胰岛素
口服补液

无改善

胰岛素0.1U/(kg·h)持续输入

检查微量血糖1次/h
检查每小时出入量
至少每小时评价1次精神状态
开始静脉治疗后每2h检查电解质、血糖

酸中毒无改善

血糖17mmol/L以下或
血糖下降速度大于每小时5mmol/L

精神状态更差
警示信号：头痛，心率减慢，
激惹，意识状态恶化，尿便
失禁，特殊神经体征出现

重新评价
静脉液体计算
胰岛素输注系统和剂量
是否需要再复苏治疗
是否存在败血症？

静脉治疗
改为0.45%盐水+5%葡萄糖
调节钠的输入以提高血清钠水平

除外低血糖
考虑脑水肿？

改善
临床表现好转，耐受口服液体

治疗
静脉给予甘露醇0.5~1g/kg,
减少1/3的静脉输液量，病
情稳定后方可考虑头颅影
像学检查

转换为皮下注射胰岛素
胰岛素皮下注射一定时间后，
停止静脉胰岛素输注

图 16-2　DKA诊疗流程图

酮症酸中毒在处理不当时，可引起脑水肿、低血糖、低血钾、碱中毒、心力衰竭或肾衰竭等情况。因此在整个治疗过程中必须严密观察，随时调整治疗计划，避免因处理不妥而加重病情。

2. 长期治疗措施

（1）饮食管理：糖尿病的饮食管理是进行计划饮食而不是限制饮食，其目的是维持正常血糖和保持理想体重。

1）每天总热能需要量：食物的热量要适合患儿的年龄、生长发育和日常活动的需要，每天所需热能为1 000+［年龄×（80~100）］kcal,对年幼儿宜稍偏高，而年龄大的患儿宜偏低。此外，还要考虑体重、食欲及运动量。全日热能分配为早餐1/5,中餐和晚餐分别为2/5,每餐中留出少量（5%）作为餐间点心。

2）食物的成分和比例：饮食中能源的分配为蛋白质15%~20%,糖类50%~55%,脂肪30%。蛋白

质成分在 3 岁以下儿童应稍多,其中一半以上应为动物蛋白,因其含有必需的氨基酸。禽类、鱼类、各种瘦肉类为较理想的动物蛋白质来源。糖类则以含纤维素高的,如糙米或玉米等粗粮为主,因为它们形成的血糖波动远较精制的白米、面粉或土豆等制品小,蔗糖等精制糖应该避免。脂肪应以含多价不饱和脂肪酸的植物油为主。蔬菜选用含糖较少者。每天进食应定时,饮食量在一段时间内应固定不变。

(2)胰岛素治疗:胰岛素是糖尿病治疗成功的关键,但胰岛素治疗需要个体化,方案的选择依据年龄、病程、生活方式(如饮食、运动时间、上学)和既往健康状况等决定。胰岛素的种类、剂量、注射方法都与疗效有关。

1)胰岛素制剂(表 16-7):目前胰岛素制剂有速效胰岛素类似物、短效胰岛素(RI)、中效珠蛋白胰岛素(NPH)、长效的精蛋白锌胰岛素(PZI)、长效胰岛素类似物(甘精胰岛素和地特胰岛素)以及预混胰岛素等。

表 16-7 胰岛素的种类和作用时间

胰岛素种类	开始作用时间 /h	作用最强时间 /h	作用最长时间 /h
短效 RI	0.5	3~4	6~8
速效胰岛素类似物	0.25	1~2	4~6
中效 NPH	1.5~2	4~12	18~24
长效 PZI	3~4	14~20	24~36
长效胰岛素类似物(甘精胰岛素)	2~4	无峰	24
长效胰岛素类似物(地特胰岛素)	1~2	6~12	20~24
预混胰岛素(短效 / 中效)	0.5	双峰 1~12	16~24

2)胰岛素治疗方案:胰岛素的治疗方案很多,常用的有四种。

①基础 - 餐时大剂量(basal bolus)方案:即三餐前注射短效胰岛素或速效胰岛素类似物,睡前给予中效或长效胰岛素类似物。夜间的中长效胰岛素约占全日总量的 30%~50%(一般先按 30% 计算),余量以速效或短效胰岛素分成 3 次于每餐前注射。但若以速效胰岛素类似物做餐前注射,则夜间使用基础胰岛素的比例要高一些。

②持续皮下胰岛素输注(CSⅡ):可选用短效胰岛素或速效胰岛素类似物。将全日的总量分为基础量和餐前追加量两部分,两者的用量按 1∶1 的比例分配。将 24 小时划分为日间(07:00—21:00)和夜间(21:00—次日 07:00)两个阶段,日夜间基础量之比为 2∶1。餐前追加量按 3 餐平均分配,于每次餐前输注。在治疗过程中根据血糖或动态血糖监测结果进行基础率或餐前胰岛素剂量的动态调整。

③每天 3 次注射方案:早餐前用短效(或速效)与中效胰岛素混合剂,午餐前单用短效(或速效)胰岛素,晚餐或睡前用短效(或速效)与中效胰岛素混合剂注射,或其他类似的方案。

④每天 2 次注射方案:即短效(或速效)胰岛素与中效胰岛素的混合剂分别于早餐前和晚餐前 2 次注射。其中,短效(或速效)胰岛素与中效胰岛素的比例大约为 1∶2。早餐前胰岛素量为每天总量的 2/3,晚餐前用量为总量的 1/3。目前已较少应用。

3)胰岛素的剂量及其调整:胰岛素需要量婴儿偏小,年长儿偏大。新诊断的患儿,轻症患者胰岛素用量为每天 0.5~1.0U/kg;青春期前儿童一般为每天 0.75~1.0U/kg;青春期儿童每天用量通常>1.0U/kg。

早餐前注射的胰岛素提供早餐和午餐后的胰岛素,晚餐前注射的胰岛素提供晚餐后及次日晨的胰岛素。应根据用药日血糖或尿糖结果,调整次日的胰岛素用量,每 2~3 天调整剂量一次,直至尿糖不超过 ++;血、糖糖稳定后,在相当时期中可不用再调整。

4)胰岛素注射笔:是普通注射器的改良,用喷嘴压力和极细针头推进胰岛素注入皮下,可减少皮肤损伤和注射精神压力。所用制剂为短效胰岛素、长效胰岛素以及中效胰岛素,其成分和比例随笔芯的不同而不同。皮下注射部位应选择大腿、上臂和腹壁等处,按顺序轮番注射,1 个月内不要在同一部位注射 2 次,两针间距 2.0cm 左右,以防日久局部皮肤组织萎缩,影响疗效。注射部位参与运动时会加快胰岛素的作用,打球或跑步前不应在手臂和大腿注射,以免过快吸收引起低血糖。

5)胰岛素泵:能模拟正常胰腺的胰岛素分泌模式,持续 24h 向患者体内输入微量胰岛素,更利于血糖的控制。胰岛素泵一般使用短效胰岛素或速效胰岛素类似物,但胰岛素使用剂量低于一般治疗方案。

长期佩戴胰岛素泵的患儿,应注意注射局部的消毒和保持清洁,并定期更换部位,以防感染。

6)胰岛素长期治疗过程中的注意事项

①胰岛素过量:胰岛素过量可致 Somogyi 现象,是由于胰岛素过量,在午夜至凌晨时发生低血糖,在反调节激素作用下使血糖升高,清晨出现高血糖,即出现低血糖 - 高血糖反应。如未及时诊断,因日间血糖增高而盲目增加胰岛素用量,可造成恶性循环。故对于尿量增加,同时有低血糖出现或一日内血糖波动较大,胰岛素用量大于每天 1.5U/kg 者,应怀疑 Somogyi 现象,可测午夜后 1—3 时血糖,以及时诊断。

②胰岛素不足:胰岛素不足可致黎明现象(dawn phenomenon)。因晚间胰岛素不足,在清晨 5—9 时呈现血糖和尿糖增高,可加大晚间注射剂量或将 NPH 注射时间稍往后移即可。持久的胰岛素用量不足可使患儿长期处于高血糖状态,症状不能完全消除,导致生长停滞、肝脾大、高血糖、高血脂,容易发生酮症酸中毒。

③胰岛素耐药:患儿在无酮症酸中毒情况下,每天胰岛素用量＞2U/kg 仍不能使高血糖得到控制时,在排除 Somogyi 现象后称为胰岛素耐药。可换用更纯的基因重组胰岛素。

(3)运动治疗:运动时肌肉对胰岛素的敏感性增高,从而增强葡萄糖的利用,有利于血糖的控制。运动的种类和剧烈程度应根据年龄和运动能力进行安排,有人主张 1 型糖尿病的学龄儿童每天都应参加 1h 以上的适当运动。运动时必须做好胰岛素用量和饮食调节,运动前减少胰岛素用量或加餐,固定每天的运动时间,避免发生运动后低血糖。

(4)宣教和管理:由于儿童糖尿病的病情不稳定,易于波动,且本病需要终生饮食管理和注射胰岛素,给患儿及其家庭带来种种精神负担。因此,医生、家长和患儿应密切配合。医务人员必须向患儿及家长详细介绍有关知识,帮助患儿树立信心,使其能坚持有规律的生活和治疗,同时加强管理制度,定期随访复查。出院后家长和患儿应遵守医生的安排,接受治疗。同时做好家庭记录,包括饮食、胰岛素注射次数和剂量、血糖监测情况等。

(5)血糖监测:血糖监测记录有助于分析治疗效果及高血糖、低血糖的原因,利于指导胰岛素调整以降低血糖波动水平,也有助于防止糖尿病急性并发症酮症酸中毒以及低血糖的发生。血糖监测包括日常血糖监测和定期总体血糖监测。

日常血糖监测:包括自我血糖监测和连续血糖监测(continuous glucose monitoring,CGM)。自我血糖监测记录应包括:血糖水平、胰岛素剂量、影响血糖控制的特殊事件(患病、聚会、运动、月经等)、低血糖事件及其严重程度,以及潜在的日常生活习惯改变等。连续血糖监测是指将含有传感器的导管或小塑胶片插入皮下,连续监测组织间液血糖,血糖传感器可将血糖水平数据传输至接收器或胰岛素泵。CGM 有助于了解饮食、胰岛素方案以及运动对血糖的影响,并及时指导其调整;可发现隐匿性高血糖 / 低血糖以及血糖异常持续的时间,有助于及时调整胰岛素治疗方案。

定期总体血糖监测:建议患者每 3～6 个月定期至医院进行糖化血红蛋白、肝肾功能等检查。HbA1c 可反映过去 2～3 个月的平均血糖水平,但不能反映血糖波动程度和低血糖事件。

(6)预防慢性并发症:儿童青少年 1 型糖尿病作为终生性疾病,慢性并发症的早期筛查和预防非常重要,控制血糖、血压和血脂及改善微循环是控制慢性并发症的有效手段。青春期前发病的糖尿病患者,发病 5 年后或满 11 岁或至青春期,每年筛查一次糖尿病肾病、糖尿病视网膜病变等慢性并发症;青春期发病的糖尿病患者发病 2 年后每年筛查一次各项并发症,年龄达到 12 岁的患者应进行血脂的监测。

(罗小平)

本章数字资源

本章思维导图

第十七章 | 遗传性疾病

遗传性疾病(genetic disease)是指由遗传物质发生改变而引起的疾病。儿科疾病与遗传的关系尤为密切,生后早期发生的遗传性疾病是导致儿童死亡和致残的主要原因之一,临床上对遗传性疾病的准确诊断和有效治疗的需求日益迫切。

第一节 | 概 述

一、遗传性疾病的分类

由于遗传性疾病种类繁多,截至目前,临床表型和致病基因已明确的遗传病已逾6 600种,涉及全身多系统,导致结构畸形和功能障碍,病死率和残疾率均较高。尽管单一遗传病的发病率很低,但汇总后,遗传病在儿科疾病中所占的比例较高。

根据遗传物质的结构和功能改变的不同,遗传性疾病可分为五大类。

1. 染色体病(chromosomal disorders) 是指染色体异常导致的疾病。根据染色体异常的性质,可分为染色体数目和结构异常。染色体数目异常(aneuploidy)是指整条染色体的丢失或增加;染色体结构异常(structural abnormality)包括缺失、易位、倒位、环形染色体等大片段结构改变。

(1)常染色体疾病:是指由常染色体数目或结构异常引起的疾病,约占总染色体病的2/3。患者一般均有较严重或明显的先天多发畸形、智力和生长发育落后,常伴有特殊肤纹,即所谓的"三联症"。

(2)性染色体疾病:是指由性染色体X或Y发生数目或结构异常所引起的疾病,约占总染色体病的1/3。其表型与性染色体有关,最主要的临床特征为性发育不良。

2. 单基因疾病 是指单个基因突变所致的遗传性疾病,单基因病均源自相关基因的突变。一对等位基因中有一个致病突变存在就能表现性状,称显性致病基因;一对等位基因中两个同时存在突变时才表现性状,称为隐性致病基因。单基因遗传病按照不同遗传模式可分为以下5类遗传方式。

(1)常染色体显性遗传(autosomal dominant inheritance):致病基因在常染色体上,亲代只要有1个显性致病基因传递给子代,子代就会表现性状。如结节性硬化症等。由于疾病的外显率不同,可表现为完全显性、不完全显性、延迟显性(如遗传性舞蹈病)等。

(2)常染色体隐性遗传(autosomal recessive inheritance):致病基因在常染色体上,为一对隐性基因。在一对等位基因中只携带一个致病突变的个体不发病,为致病基因携带者,当一对等位基因都有致病突变时才发病。多数遗传代谢病为常染色体隐性遗传,如苯丙酮尿症等。近亲婚配造成的出生缺陷率增高,主要是指常染色体隐性遗传性疾病的发病率增高。

(3)X连锁显性遗传(X-Linked dominant inheritance):致病基因定位于X染色体上,为显性遗传基因。女性患者病情较轻,如抗维生素D佝偻病等。典型的X连锁显性遗传家系常表现为只有男性患者并且舅舅和外甥同患疾病的情况。

(4)X连锁隐性遗传(X-Linked recessive inheritance):致病基因定位于X染色体上,为隐性遗传基因,女性带有一个隐性致病基因,多为表型正常的致病基因携带者,极少数可因X染色体随机失活而发病。男性只有一条X染色体,即使是隐性基因,也会发病。如血友病等。

(5)Y连锁遗传(Y-linked inheritance):致病基因位于Y染色体上,只有男性出现症状,由父传子,如性别决定基因（*SRY* 基因）突变所致的性反转等。

3. 线粒体疾病（mitochondrial diseases）　线粒体是真核细胞中具有自主 DNA 的细胞器,是能量代谢的中心。线粒体 DNA 独立于细胞核染色体之外,其突变会导致人体几乎所有组织器官发生疾病,如线粒体肌病、线粒体脑病(脑肌病)、视神经疾病、耳聋等。

线粒体功能缺陷导致的疾病非常复杂,由于线粒体蛋白质是由核基因组和线粒体 DNA 基因组共同编码的,其疾病的遗传方式可能是常染色体显性或隐性遗传,也可能是不遵循孟德尔遗传定律的母系遗传;疾病表现复杂,累及多系统器官,相同突变位点在不同个体的临床表现具有差异性;环境因素和遗传背景对疾病的发生发展有复杂影响。

4. 基因组印记（genomic imprinting）　临床上存在同一基因改变,但来源于不同亲代,在子女产生不同表型的现象称为基因组印记或遗传印记。这一现象不遵循孟德尔遗传定律,其发生的原因可能是生殖细胞分化过程中等位基因受到不同修饰（DNA 甲基化等）的结果。这类基因称作印记基因,两条等位基因的表达取决于它们的亲代来源,来源母本的等位基因表达而来源父本的等位基因不表达的基因称为父系印记基因,反之称为母系印记基因。基因组印记也影响某些遗传病的表现度和外显率等。如染色体 15q11-13 片段上的 3～4Mb 的异常导致的 Prader-Willi 综合征和 Angelman 综合征:①15q11-13 基因组印记父源性基因缺失、不表达或母源性单亲二倍体,导致 Prader-Willi 综合征;②15q11-13 基因组印记母源性基因缺失、不表达或父源性单亲二倍体,以及 *UBE3A* 基因突变导致 Angelman 综合征。

5. 多基因遗传病　多基因疾病又称复杂遗传病,是由多个基因与环境因素共同作用引起的。其遗传方式不符合孟德尔遗传定律,常表现为家族倾向,又有性别和种族差异,群体患病率较高,约为 0.1%～1%,包括高血压、糖尿病等常见的慢性病。在这类疾病中,单个基因的作用贡献率较低(微效基因),可能为多个基因共同作用形成累积效应,一旦超过阈值则会导致疾病发生。每个基因的贡献率不是等同的,可能存在起主要作用的基因(主效基因),主效基因也可能存在显性、隐性关系。这些微效基因的总和加上环境因素的影响,决定了个体的疾病性状。

二、遗传性疾病的诊断

1. 病史采集

（1）对有先天性畸形、特殊面容、发育障碍或有遗传性疾病家族史者,应做详细的家系调查和家谱分析。特别要详细询问家族史,并对患儿语言、运动、智力发育进行详细的评估。

（2）记录母亲妊娠史,如胎儿发育情况、母亲有无糖尿病、羊水过多或过少等。母亲糖尿病或羊水过多时胎儿畸形发生率高。

（3）应详细询问母亲孕期相关病史、用药史和酒精等暴露史,产前弓形虫等感染是造成胎儿器官畸形的风险因素。

（4）详细询问不良物理、化学或生物环境因素暴露史,但病史不一定与畸形有因果关系。

2. 体格检查　对于怀疑有遗传性疾病的患儿应进行详细的体格检查,全面评估患儿各项指标,系统分析患儿的特征特点。注意有无特殊面容,上部量与下部量比例、指距、手指长度、是否有多指或并指,乳头距离,注意脊柱、胸廓异常,关节活动是否异常,皮肤和毛发色素、手纹、外生殖器等。注意黄疸、肝脾大、心脏异常听诊音和神经系统症状(肌力、肌张力等),注意一些不正常的汗味或尿味等。这些特征性表现往往为遗传病诊断方向提供初步的重要线索。

3. 实验室诊断技术

（1）染色体核型（karyotype）分析:适用于染色体数目及结构异常的诊断。根据染色体的长度、着丝点位置、臂比、随体的有无等特征,借助染色体分带技术进行分析和比较,以体细胞分裂中期染色体为研究对象。染色体核型分析只能检出染色体数目异常和大片段结构异常,染色体的微缺失、微重复与各类基因突变均无法通过染色体核型分析检出。

（2）荧光原位杂交（fluorescence in situ hybridization, FISH）:是在放射性原位杂交技术的基础上发展起来的一种非放射性分子细胞遗传技术,以荧光标记取代同位素标记而形成的一种新的原位杂交方法。具有快速、灵敏度高、能同时显示多种颜色等优点。FISH技术主要用于染色体上的微小缺失或重复,但只能针对选定的区域进行检测,不能检测未知区域。

(3)微阵列比较基因组杂交技术(array-based comparative genomic hybridization,aCGH):将DNA克隆、cDNA及寡核苷酸做成微阵列,通过一次杂交实验就能够对全基因组DNA拷贝数变异(copy number variants,CNVs)进行高通量、高分辨率分析,又称为"分子核型分析"。在染色体微缺失、微重复检测上具有突出优势。aCGH技术可增加检测染色体畸变的灵敏度,现已应用于产前诊断和筛查,但无法检出染色体平衡易位。

(4)DNA测序(DNA sequencing):基因诊断在临床诊断和产前诊断中占有重要地位,能够在基因水平诊断遗传病,也可检测出携带者,是一种快速、灵敏和准确的检测手段。例如DNA扩增技术和新一代测序技术。能够检测包括点突变、基因拷贝数改变等在内的多种基因改变,在临床诊断方面有巨大的优势。

(5)生化和酶活性测定:测定血、尿等体液中的生化代谢物质,例如血糖、血氨、电解质等。近年开展的遗传代谢病串联质谱检测技术(MS/MS)、气相色谱质谱技术(GC/MS)已逐步成为遗传代谢病的常规检测工具,在临床检验中发挥着重要作用。另外,测定红细胞、白细胞、皮肤成纤维细胞中酶活性是诊断某些遗传代谢病的重要依据。

(6)其他诊断技术:病理、电生理、影像学检查也非常重要,如进行性肌营养不良症的肌肉活检;癫痫性脑病的脑电图、肌电图和神经影像学检查等。

4. **常见遗传病诊断思路** 遗传性疾病诊断依赖于病史、症状、体征及常规辅助检查等,遗传学诊断是确诊的基础。家谱分析是诊断的重要依据;典型临床症状、体征是诊断的基础;遗传代谢病的诊断主要依赖实验室检查,如生化和酶活性分析和遗传学技术等。根据代谢、酶学检测结果进一步行针对性的基因检测,找出致病突变(图17-1)。

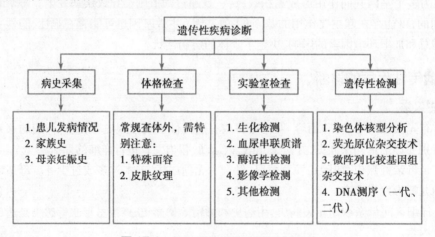

图17-1 常见遗传病诊断思路流程图

三、遗传性疾病的治疗

(1)对因治疗:基因治疗直接作用病因,是一种从根本上解决问题的手段。目前少数遗传性疾病已有针对性的基因疗法,包括血友病和地中海贫血等。

(2)对症治疗:常用的治疗方法有以下四种。①外科疗法:通过手术方法矫正各种畸形、器官移植等;②酶疗法:针对性供给必需的酶以便纠正代谢缺陷,如注射艾夫糖苷酶α治疗庞贝氏病;③饮食治疗:避免摄入有害物质,如肝豆状核变性患者限制铜摄入等;④药物治疗:如口服小分子药物利司扑兰治疗脊髓性肌萎缩等。此外,还有免疫治疗、血浆置换等多种疗法可针对性治疗遗传性疾病症状。

(3)姑息治疗:对无法治愈的患者进行支持性的治疗与护理,缓解其心理和精神症状,提升患者和家属的生活质量等,主要包括心理疏导、终生护理和康复理疗等。

四、遗传咨询

遗传咨询是由咨询医师和咨询者即遗传病患者本人、携带者或其家属,就某种遗传病在一个家庭中的发生、再发风险和防治上所面临的问题进行一系列的交谈和讨论,是家庭预防遗传病患儿出生的最有效方法。咨询医师需协助先证者明确遗传病的诊断和分类,遗传咨询的工作内容涉及肿瘤遗传咨询、生殖遗传咨询、胚胎植入前基因诊断、产前筛查、遗传病诊断与风险评估、基因检测指导个体化用药、遗传性疾病临床研究、遗传咨询相关教育等方面。

五、遗传疾病的预防

开展预防工作对减少遗传病发生格外重要。建立遗传性疾病三级预防体系,综合开展孕前、孕产期和婴幼儿期的危险因素识别、风险评估、检测预警以及早期干预等关键性技术研发应用,是减少遗传性疾病危害的核心,具有重要的卫生经济意义。

遗传性疾病的三级预防体系体现在孕期、产前和产后三个层面。在一级预防层面上,通过携带者筛查检出隐性遗传病携带者有助于积极进行婚育指导或产前诊断,预防和减少遗传病患儿的出生。在二级预防层面上,产前诊断是最重要的手段,根据特定的遗传性疾病或先天缺陷,可用不同的产前诊断方法进行诊断。例如通过观察胎儿表型的形态特征、染色体检查及基因分析或其表达产物测定来诊断。在三级预防层面上,新生儿筛查是最重要的环节,通过在新生儿期进行群体筛检,从而实现早诊早治,避免患儿重要脏器出现不可逆的损害。

六、新生儿筛查

新生儿筛查是指在新生儿期通过对某些危害严重的遗传代谢缺陷病、先天性疾病进行群体筛查,早期诊治,从而避免或减轻疾病的危害。

目前,新生儿筛查正在全国逐步推广,串联质谱技术和新一代测序技术,大大扩大了筛查的疾病谱。新生儿疑有遗传病,出生后应早诊早治,但常规检测手段往往无法实现疾病早期精确分类。而新生儿基因筛查有望补充目前新生儿筛查的不足。

随着人类基因组学发展、医学遗传学研究深入,当前基因测序技术已可诊断数千种遗传性疾病且成本显著下降。可以预见在精准医疗时代,将高通量测序技术引入新生儿筛查是大势所趋。目前在上海、浙江和广东等地对新生儿遗传性疾病的筛查名录制定已经有比较成熟的前期工作基础,为探索出在我国临床实践中可普及推广的运行模式奠定基础。遗传性疾病的新生儿筛查纳入标准如下。

1. 及早查明病因可给新生儿带来明显的健康益处。
2. 症状出现前,机体已经出现结构和功能改变。
3. 具有适合高通量筛选的高敏感性与特异性的检测条件。
4. 对患儿可提供具有疾病针对性的治疗和护理措施。
5. 后期的社会与经济效益大大超过筛查成本。

第二节 | 染色体疾病

一、21-三体综合征

21-三体综合征(trisomy 21 syndrome)又称唐氏综合征(Down syndrome,DS),在活产婴儿中发生率约为1:(600~1 000)。

【遗传学基础】

细胞遗传学特征是第21号染色体呈三体征,其发生主要是由于亲代之一的生殖细胞在减数分裂形成配子时,或受精卵在有丝分裂时,21号染色体发生不分离,胚胎体细胞内存在一条额外的21号染色体。

【临床表现】

主要特征为智力发育落后、特殊面容和生长发育迟缓,并可伴有多种畸形。临床表现的严重程度随异常细胞核型所占百分比而异。

1. **特殊面容**　出生时即有明显的特殊面容,表情呆滞、睑裂小、眼距宽、双眼外眦上斜,可有内眦赘皮,鼻梁低平、头小而圆、颈短而宽等。

2. **智力发育落后**　是本病最突出严重的临床表现。大部分患儿都有不同程度智力发育障碍,随年龄增长日益明显。其行为动作倾向于定型化,抽象思维能力受损最大。

3. **生长发育迟缓**　患儿出生的身长和体重均较正常儿低,生后体格发育、动作发育均迟缓,身材矮小,骨龄落后于实际年龄,出牙迟且顺序异常。

4. **伴发畸形**　部分男孩可有隐睾,成年后大多无生育能力。女孩无月经,仅少数可有生育能力。约50%的患儿伴有先天性心脏病,其次是消化道畸形。

5. **皮纹特点**　手掌出现猿线(俗称通贯手),轴三角的atd角一般大于45°,第4、5指桡箕增多。

【实验室检查】

1. **细胞遗传学检查**　根据核型分析可分为三型。

(1)标准型:约占患儿总数的95%,患儿体细胞染色体为47条,有一条额外的21号染色体,核型为47,XX(或XY),+21。

(2)易位型:约占2.5%~5%,染色体总数为46条,其中一条是额外的21号染色体的长臂与一条近端着丝粒染色体长臂形成的易位染色体,即发生于近端着丝粒染色体的相互易位,称罗伯逊易位(Robertsonian translocation),亦称着丝粒融合。易位染色体以13号与14号染色体最为多见。如14号染色体与21号染色体罗伯逊易位导致21-三体,例如46,XY,der(14;21)(q10;q10),+21。

(3)嵌合体型:此型约占2%~4%,由于受精卵在早期分裂过程中发生了21号染色体不分离,患儿体内存在两种细胞系,一种为正常细胞,一种为21-三体细胞,形成嵌合体,其核型为46,XY(或XX)/47,XY(或XX),+21。此型患儿临床表现的严重程度与正常细胞所占百分比有关。

2. **荧光原位杂交**　以21号染色体的相应部位序列作为探针,与外周血中的淋巴细胞或羊水细胞进行杂交,可快速、准确地进行诊断。

【诊断与鉴别诊断】

典型病例根据特殊临床表现不难做出诊断,但应进行染色体核型分析以确诊。新生儿或症状不典型者更需进行核型分析确诊。

本病应与先天性甲状腺功能减退症鉴别,后者有颜面黏液性水肿、头发干燥、皮肤粗糙、喂养困难、便秘、腹胀等症状,可测血清TSH、T_4和染色体核型分析进行鉴别。

【治疗】

目前尚无有效治疗方法。主要采用综合措施,包括医疗和社会服务,对患者长期耐心地教育和培训,掌握一定的工作技能。对患儿宜注意预防感染,如伴有先天性心脏病、胃肠道或其他畸形,可考虑手术矫治。

【遗传咨询】

标准型21-三体综合征的再发风险为1%,母亲年龄越大,风险率越高,≥35岁者发病率明显上升。在易位型中,再发风险为4%~10%。但如父母一方为21号染色体与21号染色体罗伯逊易位携带者,将无法生育染色体正常的孩子,因为他们的后代或是21单体,无法存活到出生;或是易位型21-三体综合征者。对于生育过21-三体综合征患儿的孕妇以及其他高危孕妇(如高龄孕妇),应在怀孕期间进行羊水染色体检查明确诊断。

【产前筛查】

孕母外周血血清学筛查是目前被普遍接受的孕期筛查方法。通过测定孕妇血清中β绒毛膜促性腺激素(beta-human chorionic gonadotropin,β-HCG)、甲胎蛋白(alpha-fetoprotein,AFP)、游离雌三醇(free estriol,FE3)浓度,根据孕妇此三项值的结果并结合其年龄,计算出本病的危险度,将孕妇区分为高危与低危两类。对于高危孕妇进一步进行羊水穿刺做出最终诊断。其优点是接受度高,只需采血一次即可完成,但具有假阳性率高与漏检率高的缺点。无创性产前筛查(non-invasive prenatal testing,

NIPT）可检测到胎儿游离DNA（cell free fetal DNA，cf-DNA），用于胎儿染色体异常的筛查，能够将检出率提高到99%的水平，并且将假阳性率降低至1%以内。

二、先天性卵巢发育不良综合征

又称为Turner综合征（Turner syndrome，TS），在活产女婴中约占0.4‰，该病是人类唯一能生存的单体综合征。

【遗传学基础】

本病由于细胞内X染色体缺失或结构发生改变所致，可能的机制为：①亲代生殖细胞的减数分裂发生不分离；②在有丝分裂过程中X染色体的部分丢失。患者染色体核型有单体型、嵌合型及结构变异型，其中以X染色体单体型最为常见。结构变异型包括长臂等臂X染色体、短臂或长臂部分缺失，少数患者存在Y染色体片段或来源不明的染色体。

【临床表现】

典型的TS患者在新生儿时期可见颈后皮肤过度折叠以及手、足背发生水肿等特异性症状。

儿童期常见于3岁后身高增长缓慢，生长速率明显下降，大多低于同年龄同性别儿童均值−3S，青春期无生长加速，成年期身高约135～140cm。颈短，50%有颈蹼，后发际低，两乳头距离增宽，随年龄增长乳晕色素变深。皮肤多痣，有肘外翻。青春期无性征发育，原发性闭经，外生殖器呈幼稚型，不育。患者常伴有其他先天性畸形，如主动脉缩窄、肾脏畸形（马蹄肾、易位肾等）、指/趾甲发育不良，第4、5掌骨较短等。智力正常或稍低。

约50%的TS患者存在先天性心血管异常，如主动脉夹层动脉瘤、主动脉缩窄等。50%左右的TS患者可出现心电图异常，表现为电轴右偏、T波异常、AV传导加速、QT间期延长等。儿童青少年期TS发生系统性高血压的比例为20%～40%，多为特发性或与肾脏畸形有关。30%左右的TS患者有先天性肾结构异常，如：马蹄肾、部分和整个肾重复、肾缺失、多囊肾、集合管输尿管异常。40%的TS患者可出现屈光不正。斜视和弱视的发生率均为30%左右。1/3左右的TS患者可出现听力丧失，一些患者可早至6岁左右出现传导性耳聋和进行性感应神经性耳聋。TS中耳炎的发生率较高。骨量减少在TS患者中常见，与雌激素缺乏等因素有关，骨折发生率也明显高于同龄人。

【实验室检查】

1. **染色体核型分析** TS的异常核型有以下类型。

（1）单体型：45,X是最多见的一种，约占60%。

（2）嵌合型：嵌合型TS可以是45,X与正常核型的嵌合（45,X/46,XX），也可以是45,X与其他异常核型的嵌合（如45,X/47,XXX），约占该病的25%。

（3）X染色体结构异常：也可能导致TS，其中短臂或长臂的整臂缺失相对多见，但是也可能发生部分片段的丢失。如46,X,del（X）（p12）代表X染色体短臂1区2带以远的片段丢失。在临床上还经常可看到一些特殊的X染色体结构异常，如X染色体长臂等臂染色体。同时，各类X染色体结构异常（标记染色体、环状X染色体）与45,X的嵌合核型也很多见。

2. **内分泌激素检查** 垂体促性腺激素黄体生成素（LH）、促卵泡激素（FSH）明显升高，E2降低，提示卵巢功能衰竭。

3. **B超检查** 显示子宫、卵巢发育不良，严重者呈纤维条索状。

4. **其他检查** 心脏彩超、心脏磁共振、心电图、血压检测评估心血管系统。肾脏彩超评估泌尿系统。在TS诊断后，或1岁至1岁半左右由眼科评估有无视力问题。18岁龄以上的患者需行骨密度检查。

【诊断】

典型病例根据特征性临床表现不难做出临床诊断，结合常规核型分析，可诊断TS。

【治疗】

本病的治疗包括改善成人期最终身高、促进性征发育、辅助生殖技术、社会心理治疗及相关疾病防治。

1. 矮身材的治疗　重组人生长激素（recombinant human growth hormone，rhGH）对 TS 患者身高改善有一定作用，TS 患者一旦出现生长障碍或身高位于正常女性儿童生长曲线的 P_5 以下时，即可开始生长激素治疗。一般在 4～6 岁，甚至可在 2 岁时开始治疗。起始治疗剂量为 0.15U/（kg·d），最大剂量不宜超过 0.2U/（kg·d），每晚临睡前皮下注射。影响 GH 疗效的因素包括开始治疗的年龄及骨龄、GH 用药剂量及疗程、遗传靶身高、雌激素替代治疗的时间等。当达到满意身高或生长潜能已较小（骨龄≥14 岁，年生长速率＜2cm），可考虑停用 rhGH 治疗。在 rhGH 治疗的过程中，应充分强调科学、合理、规范应用，明确禁忌证、重视不良反应及安全性监测。

2. 雌激素替代治疗　在青春期可用雌激素进行替代治疗，一般从 12～14 岁开始，先用小剂量治疗 6～12 个月，逐步增加到成年人替代治疗剂量，以促使乳房及外阴发育。雌激素治疗 2～4 年后或子宫内膜有突破性出血后，可进行周期性的雌激素 - 孕激素治疗（人工周期治疗），有助于患者的第二性征发育。由于性激素具有促进骨骺愈合、限制骨骼生长的作用，故在青春期前慎用。极少数嵌合型患者可能有生育能力，但其流产或死胎率极高，30% 的后代有染色体畸变。

【产前诊断】

TS 的产前诊断可采用羊水穿刺、脐带血的核型分析。但是仅仅依靠胎儿细胞的核型分析，而缺乏特征性（胎儿期）临床表现时，应正确认识到细胞遗传学检测的特异性和敏感性，尤其应充分重视嵌合子存在的可能性。

三、DiGeorge 综合征

DiGeorge 综合征是以先天性甲状旁腺功能减退和胸腺发育不良所致的细胞免疫缺陷为特征的一类染色体微缺失综合征。是由于 22 号染色体 q11.2 区域微小缺失所导致，因此现在被更广泛地称为 22q11.2 缺失综合征，涵盖了 DiGeorge 综合征以及腭心面综合征等一系列拥有相同遗传缺陷的疾病。

【遗传学基础】

该综合征是由于 22 号染色体长臂 11.2 区域包含约 30～40 个基因的片段连续性缺失所致。其中，约 300～600kb 的共同缺失片段称为 DiGeorge 关键区域（DiGeorge critical region，DGCR），尽管大部分缺失基因的功能尚不十分明确，但位于 22q11.21 的 *TBX1* 基因的缺失可能是导致大多数临床特征的原因。

【临床表现】

本病临床症状多变。患儿多同时患有先天性心脏病，尤其是圆锥动脉干畸形，常见的包括法洛四联症和主动脉弓离断等。免疫系统缺陷所致的反复感染常见，通常与胸腺发育不良所致 T 细胞介导的免疫应答受损有关。常见上腭畸形，典型的如腭咽闭合不全和腭裂等。多有发育迟缓、认知功能及学习障碍。其他症状包括：低钙血症、肾脏畸形、听觉丧失等，少数可并发恶性肿瘤。

【实验室检查】

大部分 22q11.2 微小缺失可通过荧光原位杂交（FISH）的手段检测到。多重连接探针扩增（multiplex ligation probe amplification，MLPA）和微阵列比较基因组杂交技术（aCGH）也是常用检测手段。少数症状典型的患者可有正常核型或 FISH 检测结果正常，是由于不典型部位的缺失所导致。

【诊断与鉴别诊断】

该综合征临床表现多样，诊断需依靠典型的临床症状和遗传学检测。主要的鉴别诊断包括以下要点。

1. 眼 - 耳 - 脊柱（Goldenhar）综合征　一种以眼、耳、颜面部以及脊柱畸形为主要症状的罕见先天性畸形，累及的部位和严重程度不同，病因尚不明确。

2. CHARGE 综合征　是一种以眼部及中枢神经系统畸形、先天性心脏病、后鼻孔闭锁、生长发育迟滞、泌尿生殖道畸形以及耳部畸形为特征的联合畸形，为常染色体显性遗传，常见 *CHD7* 基因致病性突变。

【治疗】

目前对于病因尚无有效治疗方法，治疗方案主要集中于主要畸形的纠正，例如先心病和腭裂等的矫正。低钙血症、生长激素缺乏和免疫缺陷所致的感染等并发症的针对性治疗以及精神症状的早期诊断和干预有助于长期预后的改善。

【遗传咨询】

本病为常染色体显性遗传,90%以上的患者为新发22q11.2缺失,约10%的患者缺失遗传自父母。既往报道存在临床表型轻度的患者(部分为体细胞嵌合),因此推荐患者的父母也接受细胞遗传学的评估。患者的同胞兄弟姐妹和其他家庭成员的患病风险取决于父母的状态。

【产前诊断】

可在孕早、中期的时候接受分子遗传学的检测,孕10~12周时绒毛穿刺取样和孕15~18周的羊膜穿刺获得胎儿细胞。孕18~22周可通过高分辨超声检查来筛查腭以及心脏等部位的畸形。对于部分无家族病史但是患病风险增加的产妇,常规超声发现的先天性心脏病、腭裂以及腭唇裂等尤其是心脏圆锥动脉干畸形可能提示诊断。

第三节 | 单基因遗传疾病

一、遗传代谢病概述

遗传代谢病(inborn errors of metabolism, IEM)是遗传性生化代谢缺陷的总称,是由于基因突变,引起蛋白质分子在结构和功能上发生改变,导致酶、受体、载体等的缺陷,机体的生化反应和代谢出现异常,反应底物或中间代谢产物在体内大量蓄积,引起一系列临床表现的一大类疾病。

【遗传代谢病的分类】

遗传代谢病可根据先天性缺陷所累及的生化物质进行分类,见表17-1。约80%以上属常染色体隐性遗传,其余为X连锁遗传、常染色体显性或线粒体遗传等。

表 17-1　遗传代谢病的分类及主要疾病

分类	主要疾病
氨基酸代谢病	苯丙酮尿症、枫糖尿病、同型半胱氨酸血症、高甲硫氨酸血症、白化病、尿黑酸症、酪氨酸血症、高鸟氨酸血症、瓜氨酸血症、精氨酸酶缺乏症等
碳水化合物代谢病	半乳糖血症、葡萄糖-6-磷酸脱氢酶缺乏症、果糖不耐受症、糖原贮积症、磷酸烯醇丙酮酸羧化酶缺陷等
脂肪酸氧化障碍	肉碱转运障碍、肉碱棕榈酰转移酶缺乏症、短链酰基辅酶A脱氢酶缺乏症、中链酰基辅酶A脱氢酶缺乏症、极长链酰基辅酶A脱氢酶缺乏症
尿素循环障碍及高氨血症	氨甲酰磷酸合成酶缺陷、鸟氨酸氨甲酰转移酶缺陷、瓜氨酸血症、精氨酸琥珀酸血症、精氨酸血症、N-乙酰谷氨酸合成酶缺陷等
有机酸代谢病	甲基丙二酸血症、丙酸血症、异戊酸血症、多种辅酶A羧化酶缺乏症、戊二酸血症等
溶酶体贮积症	戈谢病、黏多糖病、GM1神经节苷脂贮积症、尼曼-皮克病等
线粒体代谢异常	Leigh综合征、Kearns-Sayre综合征、MELAS综合征等
核酸代谢异常	着色性干皮病、次黄嘌呤鸟嘌呤磷酸核糖转移酶缺陷症
金属元素代谢异常	肝豆状核变性(Wilson病)、Menkes病
内分泌代谢异常	先天性肾上腺皮质增生症(21-羟化酶缺乏症、11-羟化酶缺乏症、17-羟化酶缺乏症等)
其他	卟啉病、1-抗胰蛋白酶缺乏症、囊性纤维变性、葡糖醛酸转移酶缺乏症等

【遗传代谢病的发病机制】

由于基因突变导致蛋白酶功能降低。蛋白酶的生理功能是催化底物转变为产物,因酶代谢缺陷所引起的病理改变与底物堆积、产物缺乏有关,在病理情况下堆积的底物常常由旁路代谢途径产生大量旁路代谢产物,也可造成病理性损害。

【遗传代谢病常见的症状与体征】

遗传代谢病可在新生儿期至青少年期,甚至成人期发病,其临床表现有急性危象期、缓解期和缓慢进展期,急性症状可累及多器官系统、检验异常包括急性代谢性脑病、高氨血症、代谢性酸中毒、低血糖等。

【遗传代谢病的诊断】

遗传代谢病的诊断依赖实验室检查。血常规、尿常规分析,生化检测,有助于对遗传代谢病做出初步的判断或缩小诊断范围。

遗传代谢病的确诊需根据疾病进行特异性底物、产物或中间代谢物的测定。MS/MS 已成为遗传代谢病的常规诊断工具,能对微量血标本一次进行 30 多种氨基酸、有机酸、脂肪酸代谢性疾病的检测(表 17-2)。GC/MS 对有机酸尿症和某些疾病的诊断有重要意义。酶学测定对酶活性降低的遗传代谢病诊断有重要价值,基因诊断对所有遗传性疾病的最终诊断和分型非常重要。对于怀疑遗传代谢病濒临死亡的婴儿,应留取适当的血液和尿液标本,以便进行分析,明确病因,为遗传咨询和产前诊断提供依据。

表 17-2　串联质谱技术检测的部分遗传代谢病

分类	疾病
氨基酸代谢病	高苯丙氨酸血症(苯丙酮尿症和四氢生物蝶呤缺乏症)、枫糖尿病、同型半胱氨酸尿症、高甲硫氨酸血症、酪氨酸血症、非酮性高甘氨酸血症等
尿素循环障碍	氨甲酰磷酸合成酶缺乏症、鸟氨酸氨甲酰转移酶缺乏症、瓜氨酸血症、精氨琥珀酸尿症、精氨酸血症、高鸟氨酸血症等
有机酸血症	甲基丙二酸血症、丙酸血症、异戊酸血症、戊二酸血症 I、3-甲基巴豆酰辅酶 A 羧化酶缺乏症、生物素酶缺乏症、全羧化酶合成酶缺乏症、β-酮硫解酶缺乏症、丙二酸血症、2-甲基丁酰辅酶 A 脱氢酶缺乏症等
脂肪酸氧化障碍疾病	肉碱转运障碍、肉碱棕榈酰转移酶缺乏症、肉碱/酰基肉碱移位酶缺乏症、短链酰基辅酶 A 脱氢酶缺乏症、中链酰基辅酶 A 脱氢酶缺乏症、极长链酰基辅酶 A 脱氢酶缺乏症、多种酰基辅酶 A 脱氢酶缺乏症、2,4-二烯酰辅酶 A 脱氢酶缺乏症等

遗传代谢病种类繁多,大部分遗传代谢病在新生儿早期无特异临床表现。新生儿遗传代谢病筛查是能够早期发现某些危害严重的先天性、遗传性疾病的有效方法。随着我国经济发展及检测技术的进步,新生儿疾病筛查已由最初的苯丙酮尿症和先天性甲状腺功能减退症扩展到目前的 40 余种疾病。

二、苯丙酮尿症

苯丙酮尿症(phenylketonuria,PKU)是一种常染色体隐性遗传病,因苯丙氨酸羟化酶基因突变导致酶活性降低,苯丙氨酸及其代谢产物在体内蓄积导致疾病。PKU 是先天性氨基酸代谢障碍中最为常见的一种。本病发病率具有种族和地域差异,我国 1985—2011 年 3 500 万新生儿筛查资料显示,患病率为 1 : 10 397。

【病因】

苯丙氨酸(phenylalanine,Phe)是人体必需氨基酸,摄入体内的 Phe 一部分用于蛋白质的合成,一部分通过苯丙氨酸羟化酶(phenylalanine hydroxylase)作用转变为酪氨酸,仅有少量的 Phe 经过次要代谢途径,在转氨酶的作用下转变成苯丙酮酸。由于患儿苯丙氨酸羟化酶活性降低,不能将 Phe 转化为酪氨酸,导致 Phe 在血液、脑脊液及组织中的浓度增高,通过旁路代谢产生大量苯丙酮酸等代谢物,高浓度的 Phe 及其代谢物导致脑损伤。

人类苯丙氨酸羟化酶(Phenylalanine Hydroxylase,*PAH*)基因位于第 12 号染色体上(12q22-24),在中国人群中已发现了 100 种以上不同基因突变类型。

Phe 的代谢,除了需要 PAH 的作用外,还必须要有辅酶四氢生物蝶呤(tetrabiopterin,BH4)的参与,人体内的 BH4 来源于三磷酸鸟苷,必须经过三磷酸鸟苷环化水解酶(guanosine 5'-triphosphate cyclohydrolase,GTP-CH)、6-丙酮酰四氢蝶呤合成酶(6-pyruvoyltetrahydropterin synthetase,PTPS)和二氢生物蝶啶还原酶(dihydropteridine reductase,DHPR)的催化。PAH、GTP-CH、PTPS、DHPR 等酶的编

码基因缺陷都可造成相关酶的活性降低,导致血 Phe 升高。BH4 是苯丙氨酸、酪氨酸和色氨酸等芳香族氨基酸在催化过程中所必需的共同辅酶,缺乏时不仅 Phe 不能氧化成酪氨酸,而且造成多巴胺、5-羟色胺等重要神经递质的合成受阻,进一步加重神经系统的功能损害。根据统计,我国的高苯丙氨酸血症,大多数为 PKU,约 10%~15% 为 BH4 缺乏症,后者以 PTPS 缺乏症最为常见。

【临床表现】

患儿出生时正常,通常在 3~6 个月时开始出现症状,1 岁时症状明显。

1. **神经系统**　智力发育落后最为突出,智商常低于正常。有行为异常,如兴奋不安、忧郁等。可有癫痫小发作,少数表现为肌张力增高和腱反射亢进。

2. **皮肤**　患儿在出生数月后因黑色素合成不足,导致头发由黑变黄,皮肤白皙。

3. **体味**　由于尿液和汗液中排出较多苯乙酸,可有明显鼠尿臭味。

【辅助检查】

1. **新生儿疾病筛查**　新生儿哺乳 3~7 天,采集足跟外周血,滴于专用采血滤纸上送至筛查实验室,进行 Phe 浓度测定。如 Phe 浓度大于切割值,应行进一步检查和确诊。

2. **苯丙氨酸浓度测定**　正常浓度 <120μmol/L(2mg/dl),经典型 PKU>1 200μmol/L,中度 PKU 360~1 200μmol/L,轻度 HPA>120μmol/L。

3. **尿蝶呤图谱分析**　主要用于 BH4 缺乏症的鉴别诊断。尿蝶呤谱采用高压液相(high performance liquid chromatography,HPLC)分析尿中新蝶呤(N)和生物蝶呤(B)。如因 6-丙酮酰四氢蝶呤合成酶缺乏所致的 BH4 缺乏症,尿中 N 明显增加,B 极低,N/B 增高,比值 B/(B+N)% 多 <5%。尿蝶呤图谱分析显示异常者需进一步确诊。

4. **DHPR 活性测定**　DHPR 缺乏症时该酶活性明显降低。

5. **DNA 分析**　目前对 *PAH*、*PTPS*、*DHPR* 等基因缺陷都可进行基因突变检测,进行基因诊断和产前诊断。

【诊断和鉴别诊断】

根据特殊临床表现和血 Phe 升高,排除 BH4 缺乏症就可确诊。

【治疗原则】

1. **及时治疗**　疾病一旦确诊,应立即治疗。患儿接受治疗的年龄越小,预后越好。

2. **患儿主要采用饮食治疗**

(1)采用低苯丙氨酸配方奶治疗,待血 Phe 浓度降至理想浓度时(表 17-3),可少量添加天然饮食,其中首选母乳。较大婴儿及儿童可加入牛奶、粥、面、蛋等,食品应以低蛋白、低苯丙氨酸为原则,量和次数依据血 Phe 浓度而定。

表 17-3　不同年龄血苯丙氨酸理想控制范围

年龄/岁	血苯丙氨酸浓度/(μmol·L^{-1})	年龄/岁	血苯丙氨酸浓度/(μmol·L^{-1})
0~3	120~240	13~16	180~600
4~9	180~360	>16	180~900
10~12	180~480		

(2)由于每个患儿对 Phe 的耐受量不同,故在饮食治疗中,仍需定期测定血 Phe 浓度。低苯丙氨酸饮食治疗至少持续到青春期。终身治疗对患者更有益。

(3)成年女性患者在怀孕前应重新开始饮食控制,血 Phe 应控制在 120~360μmol/L,直至分娩。

3. **补充 BH4、5-羟色胺和 L-DOPA**　对诊断为 BH4 缺乏症的患者,需补充 BH4、5-羟色胺和 L-DOPA,DHPR 缺乏症的患者,采用饮食限制 Phe 摄入,同时补充 BH4、5-羟色胺和 L-DOPA。

4. **沙丙蝶呤(sapropterin)**　在部分欧美国家,已经用于治疗由 PKU 或 BH4 缺乏症引发的高苯丙氨酸血症患者。

5. **pegvaliase-pqpz(palynziq)**　FDA 于 2018 年批准用于治疗血 Phe 水平 >600μmol/L(10mg/dl)

的成人苯丙酮尿症患者。

6. 基因治疗　目前关于 PKU 的基因治疗试验正在开发中,如使用基因编辑技术 CRISPR-Cas9 来修复常见突变。

三、肝豆状核变性

肝豆状核变性(hepatolenticular degeneration)又称 Wilson 病,是一种常染色体隐性遗传病,因 *ATP7B* 基因异常,导致铜在体内贮积。发病率约在世界范围为 1:(30 000～100 000),致病基因携带者约为 1:90。

【病因】
铜(Cu)是人体所必需的微量元素之一,细胞膜内外 Cu^{2+} 的转运体是 P 型 ATP 酶,即 ATP7A 和 ATP7B 两种酶。ATP7A 酶将主动吸收的铜与血中的蛋白结合,运至肝脏进一步代谢,缺乏 ATP7A 酶将导致铜缺乏,即 Menkes 病。ATP7B 酶主要将 Cu^{2+} 递交给铜蓝蛋白并使多余的铜经胆汁排泄。肝豆状核变性主要因 *ATP7B* 基因突变,铜蓝蛋白和铜氧化酶活性降低,铜自胆汁中排出锐减,但患者肠道吸收铜的功能正常,因此大量铜贮积在体内重要脏器组织,影响细胞的正常功能。

ATP7B 基因定位于染色体 13q14.3-21.1 区域,*ATP7B* 基因突变类型在不同种族地区存在明显差异,中国人的突变在外显子 8 较多,其中 R778L 突变最常见。

【临床表现】
从出生开始到发病前为无症状期,随着体内铜沉积量的增加,患儿逐渐出现器官受损症状,以 5～12 岁发病最多见。

(1)肝脏表现:以肝脏损害最常见,表现轻重不一,可表现有肝硬化、慢性活动性肝炎、急性或亚急性肝炎和暴发型肝炎等。

(2)神经精神系统表现:神经系统的症状也较为常见,多在 10 岁以后出现,症状轻时不易发现,当家长察觉时疾病已进入中后期,患者可出现程度不等的锥体外系症状。

(3)眼部表现:眼角膜早期可正常,晚期患者眼角膜出现 K-F 环。

(4)溶血:患者可因过多的铜离子损伤红细胞膜而发生 Coombs 阴性的溶血性贫血。

(5)其他表现:可引起肾小管损伤、肾小球损伤、骨质疏松、骨软化症、心肌炎、女性闭经、男性乳房发育等组织损害。

【辅助检查】
1. 血清铜蓝蛋白　小儿正常含量为 200～400mg/L,患者通常低于 200mg/L。

2. 血清铜氧化酶活性　铜氧化酶吸光度正常值为 0.17～0.57,患者明显降低。

3. 24 小时尿铜排出量增高　正常＜40μg,患儿可高达 100～1 000μg,伴有血铜浓度降低。

4. K-F 环检查　在角膜边缘可见呈棕灰、棕绿或棕黄色的色素环,色素环宽约 1～3mm。

5. 基因检测　对于临床证据不足但又高度怀疑 Wilson 病的患者,筛查 *ATP7B* 基因致病变异对诊断具有指导意义。

【诊断和鉴别诊断】
根据肝脏和神经系统症状、体征和实验室检查结果,特别是角膜 K-F 环阳性,血清铜蓝蛋白低于 200mg/L,铜氧化酶吸光度低于 0.17 可确立诊断。

【治疗原则】
治疗目的是防止或减少铜在组织内蓄积,患者应终身治疗。开始治疗越早,预后越好。

1. 促进铜排泄的药物　主要有青霉胺(penicillamine),成人初始剂量为 125～250mg/d,逐步增加。儿童初始剂量可更低,逐步增加至 20mg/(kg·d),最大剂量为 750～1 000mg/d,每天 2～3 次饭前半小时口服。首次服用应进行青霉素皮内试验,阴性才能使用,阳性者酌情脱敏试验后服用。同时患者每天应补充维生素 B_6 10～20mg,每天 3 次。

2. 减少铜吸收的药物　常用锌制剂,常用的锌制剂为硫酸锌,儿童用量为每次 0.1～0.2g,每天

2～3 次口服,年长儿可增至每次 0.3g,每天 3 次。重症患者不宜首选锌制剂。

青霉胺与锌盐联合治疗可减少青霉胺的用量,青霉胺每天 7～10mg/kg,4～6 个月后可用锌盐维持治疗。两药合用时最好间隔 2～3h,以免影响疗效。

3. **低铜饮食** 避免食用含铜量高的食物,如肝、贝壳类、蚕豆、豌豆、玉米和巧克力等。

4. **肝移植** 可用于治疗急性肝衰竭或失代偿性肝病以及对常规药物治疗无效的肝豆状核变性患者。

5. **基因治疗** 是一种有前景的治疗肝豆状核变性的新方法,目前已有临床试验如腺相关病毒(adeno associated virus,AAV)介导的基因治疗正在进行中。

6. **监测** 患者接受药物治疗时,应注意治疗监测。前 3 个月每月应进行 1～2 次监测,病情好转后每 1～3 个月监测 1 次,维持治疗期每年监测 2～3 次。K-F 环应每年评估。建议每 6 个月行 1 次肝(脾)脏超声学检查。以神经系统为主要表现的患者,在治疗前应使用统一威尔逊病评定量表及改良 Rankin 量表评估。

四、糖原贮积症

糖原贮积症(glycogen storage disease,GS)是一组由于先天性酶缺陷所造成的糖原代谢障碍性疾病。这类疾病的共同生化特征是糖原代谢异常。根据临床表现和受累器官分为肝糖原贮积症和肌糖原贮积症。

GS 依其所缺陷的酶可分为 12 型,多数属分解代谢上的缺陷,使糖原异常堆积。除 GSⅨb 型为 X 连锁隐性遗传外,其余都是常染色体隐性遗传。表 17-4 为部分糖原贮积症的酶缺陷与主要临床表现。

表 17-4 部分糖原贮积症的酶缺陷与主要临床表现

型号和病名	酶缺陷	主要临床表现
0 型	糖原合成酶	酮症、低血糖
Ⅰa 型 Von Gierke 病	葡萄糖 -6- 磷酸酶	矮小、肝大、低血糖
Ⅱ型 Pompe 病	α-1,4- 葡萄糖苷酶	肌张力低下、肥厚型心肌病、心脏扩大
Ⅲ型 Cori 病	脱支酶	低血糖、惊厥、肝大
Ⅳ型 Andersen 病	分支酶	肝大、进行性肝硬化
Ⅴ型 McArdle 病	肌磷酸化酶	疼痛性肌痉挛、血红蛋白尿
Ⅵ型 Hers 病	肝磷酸化酶	轻度低血糖、生长迟缓、肝大
Ⅶ型 Tarui 病	肌磷酸果糖激酶	肌痉挛、肌红蛋白尿
Ⅸ型	肝磷酸化酶激酶	肝大

【病因】

GSⅠa 型是由于葡萄糖 -6- 磷酸酶(glucose-6-phosphatase,G-6-PC)基因缺陷所致的常染色体隐性遗传病,是肝糖原贮积症最常见的类型,G-6-PC 为细胞内质网膜蛋白,包含 357 个氨基酸。迄今为止该基因编码区已发现 100 余种突变。

【临床表现】

临床表现轻重不一,重者可表现为新生儿低血糖和乳酸酸中毒;但更多表现为婴儿期肝大、生长落后、身材矮小、鼻出血,智力发育多正常。患儿多有娃娃脸表现,四肢相对瘦弱,特异性生化改变有低血糖、乳酸酸中毒、高尿酸和高血脂及转氨酶升高,B 超常有肝肾增大。

【辅助检查】

1. **生化异常** 低血糖、酸中毒、血乳酸、血脂及尿酸升高,肝功能异常。

2. **口服糖耐量试验** 空腹测定血糖和血乳酸,给予葡萄糖 2g/kg(最多 50g)口服,服糖后 30min、60min、90min、120min、180min 测定血糖和血乳酸,正常时血乳酸升高不超过 20%。血乳酸明显下降提示 GSⅠa 型。

3. **胰高血糖素刺激试验** 空腹和餐后 2h 注射胰高血糖素 100μg/kg(最多 1mg),于注射后 15min、30min、45min、60min 测定血糖。空腹刺激试验,正常时 45min 内血糖可升高超过 1.4mmol/L,而患者血糖无明显升高。餐后刺激试验，正常时可诱导餐后血糖进一步升高，而患者无此反应。

4. 肝组织活检 可见 PAS 染色阳性物增多；电镜见胞质糖原增多。

5. 酶活性测定 组织酶活性降低，糖原含量增加但糖原结构正常。

6. DNA 分析 基因突变分析是分型最可靠的依据。

【诊断和鉴别诊断】

根据病史、体征和血生化检测结果可做出临床诊断，口服糖耐量试验或胰高血糖素刺激试验可辅助诊断。准确分型需进行基因诊断。

【治疗原则】

治疗总目标是维持血糖正常，抑制低血糖所继发的各种代谢紊乱，延缓并发症的出现。

1. 葡萄糖 严重低血糖时，可静脉给予葡萄糖 0.5g/（kg·h）。

2. 饮食治疗 是治疗的重要手段，日间少量多次喂给碳水化合物食物和夜间使用鼻饲点滴葡萄糖［10mg/（kg·min）］维持，以维持血糖 4～5mmol/L 为宜。1 岁后可用生玉米淀粉治疗，每 4～6h 喂 1 次，每次 1.75～2.0g/kg。

3. 酶替代治疗 是该病治疗方法的重要进步，如人重组阿糖苷酶 α，分别用于婴儿型和晚发型 GSⅡ型的治疗。

4. 在研究中的治疗方法 肝移植、采用重组腺相关病毒（recombinant adeno associated virus，rAAV）介导的基因治疗等治疗方法为此类疾病的病因学治疗带来了希望。

五、黏多糖贮积症

黏多糖贮积症（mucopolysaccharidosis，MPS）是一组因黏多糖降解酶缺乏导致的疾病，使酸性黏多糖不能完全降解，导致黏多糖积聚在机体不同组织，产生骨骼畸形、智能障碍、肝脾增大等一系列临床症状和体征。

【发病机制】

黏多糖是结缔组织细胞间的主要成分，广泛存在于各种细胞内。多糖链的降解在溶酶体中进行，溶酶体含有许多种糖苷酶、硫酸脂酶和乙酸转移酶，不同的黏多糖需不同的溶酶体酶进行降解。已知有 10 种溶酶体酶参与其降解过程。其中任何一种酶的缺陷都会造成氨基葡聚糖链分解障碍，在溶酶体内积聚，尿中排出增加。

【临床表现】

1. 体格发育障碍 患者一般出生时正常，随年龄增大，临床症状逐渐明显，其共同特征是在出生 1 年后出现生长落后，主要表现为矮小、头大、鼻梁低平等。

2. 智力发育落后 患儿精神神经发育在周岁后逐渐迟缓，除ⅠS、Ⅳ型和Ⅵ型外，患者都伴有智能落后。黏多糖病除Ⅱ型为 X 连锁隐性遗传外，其余均属常染色体隐性遗传。各型黏多糖病的酶缺陷见表 17-5。

【辅助检查】

1. 尿黏多糖测定 通常用甲苯胺蓝法做定性试验，患者尿液呈阳性反应。醋酸纤维薄膜电泳，可区分尿中排出黏多糖的种类。

2. 骨骼 X 线检查 骨质较疏松，骨皮质变薄，颅骨增大，蝶鞍增大，脊柱后凸或侧凸，椎体呈楔形或扁平等。

3. 酶学分析 根据测定白细胞或皮肤成纤维细胞中的特异性酶活性测定结果，可对黏多糖病分型。

4. DNA 分析 基因突变分析是分型最可靠的依据。并可根据已经建立的表型基因型关联性分析，指导治疗和预后。

【诊断和鉴别诊断】

1. 临床表现和检查结果 根据临床特殊面容和体征、X 线片表现以及尿黏多糖阳性，可做出临床诊断。

2. 家族史 家族史中有 MPS 患者对早期诊断有帮助。

本病应与佝偻病、先天性甲状腺功能减退症、黏脂贮积症各型等鉴别，这些疾病临床表现与 MPS

表 17-5 各型黏多糖病的分型、酶的缺陷和临床特征

型别及综合征名	酶缺陷	尿中排出	智能低下	丑陋面容	骨骼病变	肝脾大	心血管病变	眼病变	耳聋
Ⅰ H 型 Hurler	α-L- 艾杜糖酶	DS,HS	+++	+++	+++	++→++++	++→+++	+++	++
Ⅰ S 型 Scheie	α-L- 艾杜糖酶	DS,HS	−	+	+	+/−	+	+++	−
Ⅰ H/S 型 Hurler-Scheie	α-L- 艾杜糖酶	DS,HS	+	++	++	+	++	+++	+/−
Ⅱ 型 Hunter	艾杜糖醛酸硫酸酯酶	DS,HS	+++	++	++→+++	++→++++	++→+++	+/−	++
Ⅲ A 型* Sanfilippo A	类肝素 N- 硫酸酯酶	HS	+++	+	+	+→++	−	−	+
Ⅳ A 型** Morquio A	半乳糖胺 -6- 硫酸酯酶	KS,CS	−	+/−	+++	+/−	+	+	+
Ⅵ 型 Maroteaux-Lamy	芳基硫酸酯酶	DS,HS	−	+++	+++	++	++	+++	+
Ⅶ 型 Sly 型	β- 葡糖醛酸酶	HS,DSCS	+→++	++	++	++	+	+	+

*ⅢB、ⅢC、ⅢD 型分别为 N 乙酰 -α-D 氨基葡糖苷酶；乙酰辅酶 A：α- 氨基葡糖苷 -N- 乙酰转移酶；N- 乙酰 -α-D 氨基葡糖苷 -6- 硫酸酯酶缺陷，临床上不易区别。

**ⅣB 型为 β- 半乳糖苷酶缺陷，临床上不易区别。

相似，但尿中黏多糖排量不增加。

【治疗原则】

1. **酶替代治疗** 该疗法已在临床上应用，但酶替代治疗难以通过血 - 脑屏障，对患者的中枢神经系统症状无明显改善作用，另一问题是酶替代治疗价格目前极其昂贵，尚不能推广。

2. **异基因造血干细胞移植** 该方法可使患者获得永久产酶能力，实现一劳永逸的替代，同时可部分改善患者中枢神经系统症状，费用多数患者也可承受。移植的最佳年龄是 18 个月，小于 2 周岁为佳，通常以出现症状和诊断时间的间隔不超过 6 个月者为最佳。

3. **基因治疗** 基因治疗是利用载体将基因注射到体内，整合到患儿细胞内表达具有正常功能的酶，从而改善病情，有望为 MPS 患儿的治疗提供新方向。

六、甲基丙二酸血症

甲基丙二酸血症（methylmalonic academia，MMA）是一种常染色体隐性遗传病，主要是由甲基丙二酰辅酶 A 变位酶缺陷或其辅酶钴胺素（维生素 B_{12}）代谢缺陷所致。国内新生儿疾病筛查统计的患病率约为 1∶48 000。

【病因】

正常情况下，甲基丙二酰辅酶 A 在甲基丙二酰辅酶 A 变位酶及腺苷钴胺素的作用下生成琥珀酰辅酶 A，参与三羧酸循环。甲基丙二酰辅酶 A 变位酶缺陷或腺苷钴胺素代谢异常导致甲基丙二酸、丙酸、甲基柠檬酸等代谢物异常蓄积，引起线粒体功能障碍。

根据酶缺陷类型，MMA 分为甲基丙二酰辅酶 A 变位酶缺乏（mut 型）和辅酶钴胺素代谢障碍两大类。

【临床表现】

早发型患者多于 1 岁内起病，以神经系统症状最为严重，尤其是脑损伤，大多累及双侧苍白球，可表现为惊厥、运动功能障碍以及舞蹈徐动症等，并常伴发血液系统损伤。

迟发型患者多在 4～14 岁出现症状，甚至于成年期起病，常合并脊髓、外周神经、肝、肾、眼、血管及皮肤等多系统损害。

【辅助检查】

1. **一般检查** 常规生化检查包括血尿常规、肝肾功能、血气分析、血糖、电解质、血氨、血乳酸及血清同型半胱氨酸测定等。急性期患者常见贫血、中性粒细胞减少、血小板减少、全血细胞减少、酮

症、酸中毒、高氨血症、高或低血糖、低钙血症、肝功能异常、蛋白尿等。

2. 串联质谱血酰基肉碱检测 测定血液中游离肉碱、乙酰肉碱、丙酰肉碱,患者血丙酰肉碱(C3)升高,游离肉碱(C0)降低,C3/C0 比值增高,C3/乙酰肉碱(C2)比值增高。

3. 气相色谱 质谱尿有机酸检测,尿液中甲基丙二酸、甲基柠檬酸和 3- 乳酸排量显著增加。

4. 酶学分析 通过皮肤成纤维细胞、外周血淋巴细胞酶活性检测确定 MMA 酶缺陷类型。

5. DNA 分析 基因突变分析是分型最可靠的依据,并可指导治疗和预后。

6. 影像学检查 MMA 患者脑 CT、MRI 扫描常见对称性基底节损害。MRI 显示双侧苍白球信号异常,可表现为脑白质脱髓鞘变性、软化、坏死、脑萎缩及脑积水等。

【诊断和鉴别诊断】

MMA 临床表现无特异性,易于漏诊或误诊,最常见的症状是反复呕吐、嗜睡、惊厥。常规实验室检查无法诊断,确诊依据血丙酰肉碱、丙酰肉碱与乙酰肉碱比值升高和尿甲基丙二酸、甲基柠檬酸、3-乳酸显著增加。但需与继发性 MMA 鉴别。

【治疗原则】

治疗原则为减少代谢毒物的生成和 / 或加速其清除。

1. 急性期治疗 MMA 急性期治疗应以补液、纠正酸中毒为主,同时限制蛋白质摄入,供给足够的热量。若持续高氨血症(血氨＞500μmol/L),则需要通过腹膜透析或血液透析去除毒性代谢物。补充左旋肉碱 100～300mg/(kg·d)。维生素 B_{12} 肌内注射 1mg/d,羟钴胺优于氰钴胺。

2. 长期治疗

(1)饮食治疗:限制天然蛋白质摄入,每天 1.0～1.5g/kg,给予不含异亮氨酸、缬氨酸、苏氨酸和甲硫氨酸的特殊配方奶粉或蛋白粉,每天 1.5～2.0g/kg。

(2)维生素 B_{12}:有效型患者肌内注射维生素 B_{12} 每周 1～2 次,每次 1.0mg,部分患者可口服甲基钴胺素 500～1 000μg/d。

(3)左旋肉碱:促进甲基丙二酸和酯酰肉碱排泄,常用剂量为 50～200mg/(kg·d)。

(4)甜菜碱和叶酸:用于合并同型半胱氨酸血症、贫血患者,甜菜碱 500～1 000mg/d,口服,叶酸 10～30mg/d,口服。

(5)甲硝唑 10～20mg/(kg·d)或新霉素 50mg/(kg·d),可减少肠道细菌产生的丙酸,但长期应用可引起肠道菌群紊乱,应慎用。

(6)肝肾移植:对于维生素 B_{12} 无效型且饮食控制治疗效果较差的患者可尝试肝移植治疗。肝 - 肾联合移植的疗效、长期预后及移植存活率仍不确定。

(7)在研究中的治疗方法:针对 MMA 的基因治疗已取得一定进展。

七、其他单基因疾病——CHARGE 综合征

CHARGE 综合征(coloboma,heart anomaly,choanal atresia,retardation,genital and ear anomalies syndrome)是一种常染色体显性遗传病。该疾病是眼组织病变(coloboma,C)、心脏病变(heart defect,H)、后鼻孔闭锁(atresia choanae,A)、生长发育障碍和 / 或中枢神经系统病变(retarded growth and development and/or central nervous system anomalies,R)、性腺发育不良(genital hypoplasia,G)、耳畸形和 / 或耳聋(ear abnormalities and/or deafness,E)等疾病的首字母组合,目前认为该病主要由 *CHD7* 基因变异所致。国际上基于临床表现和特定基因检测的 CHARGE 综合征患病率约为 1/8 500～1/15 000。

【病因】

研究提示 *CHD7* 基因变异与 CHARGE 综合征的临床表现有明确关系。*CHD7* 基因位于 8q12.1,全长 188kb,编码染色质域解旋酶 DNA 结合蛋白 7,在全身广泛表达。CHD7 作为一种表观遗传学调节因子,可改变染色质"开放"或"封闭"的程度,参与了包括神经系统和生殖系统在内等多系统的发育,因此 CHARGE 综合征的患儿的临床表现有很大异质性,可能与其在发育过程中不同时期在特定细胞和组织中的独特作用有关。

【临床表现和辅助检查】

CHARGE 综合征可影响多系统,临床表现异质性高。主要临床表现如下。

1. **眼部缺陷** 虹膜、视网膜、脉络膜或视盘的缺损,可有无眼症或小眼畸形。

2. **后鼻孔闭锁或唇腭裂** 单侧或双侧鼻咽部狭窄或堵塞,可为膜性或骨性病变,可伴有唇裂,少部分为唇腭裂,罕见单纯腭裂。

3. **耳部缺陷** 可累及外耳、中耳、内耳、听力障碍及前庭和半规管发育不良。

4. **脑神经受损** 通常可累及一个或以上神经并伴有其相关症状。

5. **食管畸形** 可表现为进食时呛咳,窒息,胃食管反流等。

6. **心脏畸形** 类型复杂,常见的有圆锥动脉干畸形,主动脉畸形等。

7. **大脑结构异常** 可累及嗅脑、胼胝体、小脑和脑垂体等,可表现为发育迟缓、孤独症样症状和性激素缺乏等。

8. **肾脏畸形** 可表现为孤立肾、肾盂积水及肾脏发育不全等。

9. **指端异常** 常见指甲发育不良、先天性指/趾侧弯、多指、缺指、足畸形、胫骨发育不良及关节过伸等。

既往文献报道其他临床表型如免疫系统缺陷、面部异常、肌张力减退、便秘、贫血等也可出现于 CHARGE 综合征患儿中。

【诊断】

典型 CHARGE 综合征需满足 2 个主要标准和任意 1 个次要标准。主要标准包括:眼部缺陷;后鼻孔闭锁或唇腭裂;耳部缺陷(包括半规管发育不良);致病 *CHD7* 变异。次要标准包括:脑神经功能障碍(含感音性耳聋);吞咽或喂养困难及食管畸形;心脏畸形;大脑结构异常;发育迟缓或孤独症;下丘脑 - 垂体功能不全和性腺异常;肾脏、骨骼或肢体发育不良。

【鉴别诊断】

CHARGE 综合征临床表现异质性高,需与其他综合征疾病相鉴别,如 Rubinstein-Taybi 综合征、Kabuki 综合征等鉴别。其可能原因是 *EP300*、*KMT2D*、*KDM6A* 等基因同在一个调节染色质重组通路中,均可影响染色质重组及 DNA 转录。而遗传学检测是上述疾病的有效鉴别手段。

【治疗原则】

CHARGE 综合征涉及多系统,治疗主要以对症治疗为主,需密切监测患儿各器官系统,以减少或延缓并发症的出现。

1. **对症治疗** 超过 90% 的婴儿需要进行管饲;对症可使用生长激素和性激素治疗;对于过敏患者可予低敏食物;还可使用矫正器、听觉扩音器等辅助治疗。

2. **手术治疗** 对于存在听力障碍的患儿,可进行人工耳蜗移植术改善患者后期的听力及语言功能,尤其对于<12 月龄的患者来说效果更显著,听力功能的改善会缓解患者语言形成的障碍;唇腭裂的患者可及时手术进行修补,以预防喂养困难及促进正常说话,在鼻唇沟修复前需要先修复腭裂;先天性心脏病患儿可根据疾病类型进行对应的手术处理;呼吸困难者可进行气管造口术;对于存在脊柱和指端异常的患者可行修正术等。

3. **其他** 目前针对 CHARGE 综合征分子学机制的特异性治疗手段仍仅限于实验研究。

第四节 | 基因组印记相关疾病

基因印记造成了不同亲本来源的一对等位基因之间存在表达上的差异,其遗传模式无法用孟德尔遗传定律来解释,印记基因的异常表达与多种疾病相关。本节主要介绍 Prader-Willi 综合征。

Prader-Willi 综合征(PWS)是由于缺乏父源染色体 15q11.2-q13 区域相关基因的表达而引起的多系统受累的复杂遗传性疾病。绝大多数 PWS 为散发,发病率约为 1/30 000~1/10 000。

【遗传学基础】

1. **父源缺失** 父源染色体 15q11.2-q13 片段缺失是 PWS 最常见的遗传学类型,在西方患者人群中占 65%~75%,在亚洲人群中约为 80%。

2. **母源单亲二倍体**(uniparental disomy,UPD)　20%~30% 的 PWS 是由于母源性 15 号染色体 UPD 所致,即患者的两条 15 号染色体均来自母亲,等同于 15q11.2-q13 区域父源性等位基因缺失。

3. **印记缺陷**　父源染色体 15q11.2-q13 区域的印记缺陷,可能是由于印记中心缺失或表观突变而造成。PWS 印记中心主要包含 *SNRPN* 基因的启动子区和第 1 外显子,范围约 4.3kb。1%~3% 的 PWS 是由印记缺陷所致。

【临床表现】

PWS 的特点是婴儿早期严重肌张力减退、食欲减退和进食困难,随后在幼儿期进食过多和逐渐发展病态肥胖(除非严格控制食物摄入量),运动发育和语言发育落后,认知障碍,性腺功能减退症,身材矮小(若不用生长激素治疗),独特的行为表型(脾气暴躁、固执和强迫症特征),特征性面容(窄前额、杏仁眼、薄上唇、嘴角下斜、高腭弓、窄鼻梁、低耳位等),睡眠障碍,斜视和脊柱侧弯经常出现。

【实验室检查】

1. **甲基化特异性 PCR**(methylation-specific PCR,MS-PCR)　是应用最为广泛的诊断技术,具有特异、灵敏、快速的优点,但无法区分 DNA 甲基化异常的原因。

2. **甲基化特异性多重连接探针扩增**(methylation-specific MLPA,MS-MLPA)　应用标准化试剂盒,灵敏度和特异性高,已逐步取代 MS-PCR 应用于 PWS 的基因诊断。

3. **染色体微阵列分析**(chromosomal microarray,CMA)　可明确缺失型 PWS 的缺失大小和断点,也可检测母源单亲二倍体的 PWS。

以上检测结果均为阴性时,可考虑检测印记区域缺陷。

【诊断与鉴别诊断】

PWS 的临床诊断主要以症状学为主,目前应用的 PWS 临床评分诊断系统易受年龄、病程、种族等因素的影响导致漏诊或延误诊断,且不同遗传学机制所导致的 PWS 再发风险不一致。因此,要进行基因诊断并确定其遗传机制。

PWS 早期需要与会导致"松软儿"的脊髓性肌萎缩症、肌营养不良等疾病鉴别;婴儿期后主要与瘦素缺乏症、Laurence-Moon 综合征和 Bardet-Biedl 综合征等有肥胖表型的疾病鉴别。

【治疗】

尚无治愈 PWS 的方法,需要由多学科团队进行长期对症和康复等治疗和管理。

1. **家庭宣教**　对父母心理指导,并宣教疾病知识。

2. **饮食和营养管理**　1 岁内主要解决喂养困难问题,1 岁后关注摄食相关的行为问题,建立合理饮食、运动等良好生活方式。对于已经发生肥胖、高血糖等并发症患儿,可给予胰岛素增敏剂等药物进行治疗。

3. **重组人生长激素**(recombinant human growth hormone,rhGH)**治疗**　可在婴儿期或诊断后开始,采用体表面积计算 rhGH 用量。

4. **生殖发育干预**　隐睾可用双氢睾酮等药物促进睾丸下降,需要时行手术矫正。青春期性发育不良者可行激素替代治疗。

5. **心理行为矫治和康复**　对于皮肤损伤、强迫及刻板行为等,可在青春期通过控制治疗、精神治疗、联合精神用药改善。针对运动、语言等发育落后,自闭、多动、强迫等问题,进行适当康复训练,提高日常生活活动能力等。

6. **其他干预**　气道梗阻者要观察有无打鼾及呼吸暂停,必要时行扁桃体和腺样体切除术。脊柱侧弯可通过支架或手术等治疗矫正。呕吐和/或食欲减退可能预示着危及生命的疾病(胃部炎症或坏死),需要立即住院和/或手术。

(周文浩)

本章数字资源

本章思维导图

第十八章 | 儿童常见危重症

重症医学是现代医学的一门新兴学科,该学科的建立是人类医学史上的重大进步。儿童重症医学(pediatric critical care medicine)是以研究各种儿童危重病诊断、监测和治疗为主要内容的临床三级学科,与儿内科、儿外科等其他专科有很多交叉和重叠。因此,及时有效诊断和治疗危重患儿不仅需要掌握儿科危重病的相关专业知识和技能,还需要有扎实的内、外科等相关专业基础。

第一节 | 概 述

重症医学科是接诊和救治危重症患者的主要场所。儿童重症监护病房(pediatric intensive care unit,PICU)的建立与发展,为儿童危重症的救治提供了专业化的场所和医护团队。PICU 的收治范围包括:①急性、可逆、已经危及生命的器官功能不全,经过严密监护和加强治疗短期内可能康复的患儿;②存在各种高危因素,具有潜在生命危险,经过严密监护和有效治疗可能降低死亡风险的患儿;③在慢性器官功能不全的基础上,出现急性加重且危及生命,经过严密监护和治疗可能恢复到原来状态的患儿。慢性消耗性疾病的终末状态,不可逆性疾病和不能从 PICU 的监护治疗中获益的患儿,一般不是 PICU 的收治范围。

因 PICU 中均为危重患儿,病情变化快,需进行持续观察,仪器设备多且治疗复杂,故所需人力、物力远高于其他专业病房。医疗团队中不仅有训练有素的专职医生和护士,还需有多学科专家及呼吸治疗师、临床药师和营养师等参与工作。自 1983 年我国 13 家医院建立第一批儿科 ICU 至今,儿童重症医学逐步发展形成了一个新兴的临床医学专业,生命支持手段日趋完善,为降低我国儿童病死率起到重要作用。

(钱素云)

第二节 | 急性呼吸衰竭

呼吸衰竭(respiratory failure)是指呼吸系统原发或继发病变引起通气或换气功能障碍,不能提供足够的氧气或排出二氧化碳(carbon dioxide,CO_2),以满足机体代谢需要的病理生理状态。患儿有呼吸困难(窘迫)的表现,如呼吸增快或减慢甚至呼吸暂停、呼吸音减弱或消失,吸气时有辅助呼吸肌参与,出现吸气性凹陷以及意识状态的改变等其他器官损害的表现。儿童呼吸衰竭多为急性呼吸衰竭(acute respiratory failure,ARF),是导致儿童心搏呼吸骤停的主要原因,具有较高的病死率。

呼吸衰竭常以血气分析指标来判断(在海平面、呼吸室内空气、静息状态、排除发绀性心脏病的前提下)。传统上呼吸衰竭分为两型,Ⅰ型呼吸衰竭:缺氧而无 CO_2 潴留($PaO_2 < 60mmHg$,$PaCO_2$ 降低或正常);Ⅱ型呼吸衰竭:缺氧伴 CO_2 潴留($PaO_2 < 60mmHg$,$PaCO_2 > 50mmHg$)。值得重视的是,患者的临床表现对呼吸衰竭的早期判断尤为重要。

【病因与病理生理】

呼吸衰竭主要病理生理是呼吸系统不能有效地在空气血液间进行氧和 CO_2 的气体交换,包括通气不足、弥散障碍、肺内分流、通气-血流($\dot{V}/\dot{Q}$)比例失调四个方面,导致低氧血症和高碳酸血症,不能及时纠正会导致全身各系统损害及脏器功能障碍或衰竭。

导致 ARF 的原因很多,分为中枢性和周围性。中枢性呼吸衰竭主要见于各种原因所致的呼吸中枢病变,如颅内感染、颅内出血、脑损伤、脑水肿、药物中毒、颅内肿瘤、颅高压等。周围性呼吸衰竭可见于上呼吸道疾病(异物、炎症等所致喉梗阻或喉水肿),下呼吸道疾病(支气管哮喘、支气管异物、肺内感染、肺不张、肺水肿、肺损伤、肺出血、急性呼吸窘迫综合征等),神经性疾病(急性感染性多发性神经根炎、脊髓炎、重症肌无力、先天性肌肉疾病等),心血管疾病(先天性心脏病等)及胸廓、胸腔疾病(呼吸肌麻痹、张力性气胸、血胸、胸膜炎、膈疝)等。

【临床表现】

1. **原发疾病表现**　如肺炎、脑炎等原发疾病的症状和体征。

2. **呼吸系统的表现**　常有呼吸窘迫的表现,如呼吸急促、鼻翼扇动、胸壁吸气性凹陷、喘息、呼吸困难、发绀等,严重者呼吸减慢、呼吸暂停;新生儿及小婴儿由于存在呼气时将会厌关闭以增加呼气末正压的保护机制,可在呼气时出现呻吟;根据气道梗阻部位不同可分为吸气性、呼气性及混合型呼吸困难。中枢性呼吸衰竭表现为呼吸不规则、节律不整、深浅不匀、叹气样呼吸、双吸气及下颌式呼吸等。

3. **重要脏器的功能异常**　低氧、高碳酸血症、酸中毒等可以导致重要脏器的功能异常。

(1)心血管系统:呼吸衰竭对循环系统的影响表现为心率增快或减慢、心音低钝及心律不齐等,严重者也可引起肺动脉痉挛(肺动脉高压)、每搏输出量减少、血压下降甚至休克。

(2)呼吸系统:在外周和中枢化学感受器正常状态下,呼吸衰竭时患儿的每分通气量增加;随气道阻塞程度的加重,辅助呼吸肌常参与呼吸运动。急性呼吸窘迫综合征(acute respiratory distress syndrome,ARDS)是急性呼吸衰竭中较为严重的典型病症。由于严重的肺损伤而影响肺的气体交换、肺顺应性降低、胸部 X 线片显示肺弥漫性浸润。儿童 ARDS 的常见触发因素有:严重的窒息、休克、脓毒症、心脏外科手术后并发症、肺的化学损伤、血液系统恶性肿瘤、重症肺炎,尤其是重症病毒性肺炎如流感、腺病毒感染等。

(3)中枢神经系统:因低氧和高碳酸血症,可出现头疼、神志不清、嗜睡、激惹和焦虑,甚至惊厥、昏迷等。

(4)肾脏:少尿或无尿,尿中可出现蛋白、红细胞、白细胞及管型,严重者可导致肾衰竭。

(5)消化系统:可有呕吐、出血、肠麻痹以及肝功能异常。

(6)血液系统:呼吸衰竭可引起红细胞增多,由于血二氧化碳分压增加、氧解离曲线右移,红细胞携带的氧在外周更易释放。严重低氧血症可导致凝血障碍甚至弥散性血管内凝血。

(7)代谢:由于无氧代谢,乳酸产生增加,高碳酸血症,血 pH 明显降低。高碳酸血症主要表现为神经精神异常,如神志淡漠、嗜睡,重者可出现惊厥、昏迷、视乳头水肿,也可引起毛细血管扩张症状,出现皮肤潮红、唇红、眼结膜充血及水肿、四肢温湿等。

【急性呼吸衰竭的诊断和评估】

1. **根据临床表现进行诊断和评估**　动脉血气分析指标是诊断和评估急性呼吸衰竭的常规方法,但临床症状和体征对诊断和病情判断亦十分重要。当怀疑有呼吸衰竭时,应快速评估患儿的通气状态,包括呼吸运动是否存在及其强弱程度、呼吸频率、呼吸运动幅度、是否存在发绀及上呼吸道梗阻。此外,在低氧及高碳酸血症时,患儿常有意识状态的改变,如少哭、少动、意识模糊与激惹交替等。

当患儿出现明显的呼吸困难且影响到重要脏器的功能时,提示为严重的呼吸衰竭。在处理呼吸衰竭时不必等待患儿只吸空气(21% O_2)状态下的血气分析值,应立即纠正低氧血症,再针对引起呼吸衰竭的原发病进行诊断和治疗。

2. **对肺气体交换障碍程度的评估**　血气分析在呼吸衰竭的评估中有重要地位。$PaO_2 < 60mmHg$ 和 / 或 $PaCO_2 > 50mmHg$ 作为呼吸衰竭的诊断标准,是反映氧合和通气状态较客观的指标。但 PaO_2 也受心脏右向左分流的影响,$PaCO_2$ 在慢性碱中毒时可代偿性增加,而这些情况本身并非呼吸系统问题,单凭血气分析指标不能诊断为呼吸衰竭。在吸氧情况下,单凭 PaO_2 不能反映呼吸衰竭患儿的低氧程度和肺部病变的进展或好转,此时应采用包含吸入氧浓度因素的评估指标,如肺泡氧分压 – 动脉氧分压差($A-aDO_2$)。$A-aDO_2 = (PAO_2 \times FiO_2) - [(PaCO_2/0.8) + PaO_2]mmHg$。该指标的基本原理是:肺弥散功能正常时肺泡氧分压(通过肺泡气体方程式计算:$PAO_2 = 713mmHg \times FiO_2 - PaCO_2/0.8$)与动脉血氧分压（$PaO_2$）的差值很小（<10mmHg）；当肺部疾病严重而影响气体弥散或存在肺内或肺外（心脏水平）分流时，肺泡氧分压与动脉血氧分压差值增大，差值越大疾病程度越重，可作为动态评估指标。在临床上也常用 PaO_2/FiO_2 作为呼吸衰竭严重程度的评估指标，其意义与（A-aDO_2）类似，且不需要计算 PAO_2，更便于应用。该比值越小，肺部疾病越重，$PaO_2/FiO_2 \leq 300$ 提示存在呼吸功能障碍。儿童尤其是婴幼儿频繁采血存在一定困难，脉搏血氧饱和度监测是简单、无创判断有无低氧血症的有效方法，血氧饱和度低于 93% 提示可能出现氧合障碍，也可用 SpO_2/FiO_2 比值来代替 PaO_2/FiO_2 反应氧合障碍的程度，SpO_2/FiO_2 低于 315 提示存在氧合障碍。

【治疗】

呼吸衰竭治疗目标是确保气道通畅，迅速纠正低氧血症和促进 CO_2 的清除，并最终恢复正常的气体交换，同时使并发症减少到最低程度。

1. **一般治疗** 包括将患儿置于舒适的体位，给予翻身、拍背、吸痰等，使气道保持通畅，减少呼吸道阻力和呼吸做功。对于气道梗阻严重者可行气管插管、气管切开等保持气道通畅。适当的营养支持、液体平衡对原发病恢复、气道分泌物排出和保证呼吸肌正常做功有重要意义。

2. **原发疾病的治疗** 应尽快治疗诱发呼吸衰竭的原发疾病，如先天性心脏病合并心力衰竭肺水肿所致呼吸功能不全，应采用强心药和利尿剂；对于哮喘持续状态，应用抗炎、解除气道痉挛等措施；对于肺部感染，选用合理的抗感染治疗等。

3. **维持重要器官功能** 由于呼吸衰竭导致各脏器功能障碍的救治详见其他章节。

4. **氧疗与呼吸支持**

（1）氧疗和无创机械通气：低氧血症较高碳酸血症的危害更大，而用氧相对比较安全，故在呼吸衰竭早期应给予吸氧。单纯供氧常用鼻导管和普通面罩方法；高流量鼻导管吸氧可以提供更高的氧流量，是近年常用的无创呼吸支持方法。根据氧流量可粗略计算吸氧浓度：吸入氧浓度（%）=21+4×氧流量（L/min），有条件最好用测氧仪监测吸入氧浓度；供氧和无创性气道内正压支持：单纯低氧血症可采取经鼻或面罩持续气道正压通气（continuous positive airway pressure，CPAP）；有通气障碍时宜采取双水平气道正压通气（Bi-level positive airway pressure ventilation，BiPAP）。

（2）有创机械通气：严重呼吸衰竭需要及时气管插管，进行有创机械通气。呼吸机应用指征为：①呼吸频率骤减或出现节律不整、双吸气、下颌式呼吸；②呼吸微弱，呼吸音明显减弱甚至消失；③呼吸暂停；④应用常规高浓度给氧，发绀仍难以缓解；⑤病情急剧恶化，经保守治疗无法改善；⑥血气分析：$PaCO_2$>60mmHg（8.0kPa），吸入 60% 氧时，PaO_2<60mmHg（8.0kPa）。

5. **特殊的呼吸支持** 对重症呼吸衰竭在常规呼吸支持无效的情况下，可给予特殊的呼吸或生命支持。

（1）体外膜氧合（ECMO）：原理是通过血管插管将非氧合血引出体外，通过膜氧合器进行氧合，再进入患者循环，起到人工心肺的作用。ECMO 在儿童常规机械呼吸无效、危及生命的难治性呼吸衰竭并预计肺部病变可逆时使用。单纯呼吸衰竭使用 VV-ECMO，合并心脏衰竭时可使用 VA-ECMO。

（2）高频通气：常被用作常规通气治疗失败的挽救性治疗措施。

（3）吸入一氧化氮（nitric oxide，NO）：NO 可选择性扩张肺血管，降低肺血管阻力，改善氧合。

（刘春峰）

第三节 | 脓毒症及脓毒性休克

脓毒症（sepsis）是感染引起的失调的机体反应导致的危及生命的器官功能障碍。脓毒性休克是脓毒症的一种亚型，有明显的循环功能障碍和细胞代谢异常，病死率高于一般脓毒症。儿童脓毒症已成为世界范围内高发病率、高病死率及占用大量医疗资源的疾病。每年儿童发病率为 22/10 万，而新生儿有更高发病率，每年 2 202 例/10 万活产儿，全球每年有 120 万儿童罹患脓毒症，占 18 岁以下住院患者 4%，占 PICU 住院患者的 8%。病死率根据不同地区、高危因素及不同严重程度达 4%~50%。

多数脓毒症患儿死于难治性脓毒性休克和/或多脏器功能衰竭。多数死亡发生于入院后48～72h，及时识别脓毒症及脓毒性休克，早期干预是降低病死率的关键。

【病因】

细菌、病毒、真菌等多种微生物感染均可导致脓毒症和脓毒性休克，病原谱因年龄、感染部位、患儿免疫状况、感染发生在社区还是医院等而异，以细菌最常见，其次为病毒；感染部位则以呼吸道、消化道、泌尿道、腹腔、皮肤软组织、中枢神经系统及血行感染多见。

【发病机制】

脓毒症是病原微生物感染导致机体发生免疫、炎症及凝血异常等复杂的病理生理反应，感染病原体的载量、毒力及机体针对感染的反应决定了脓毒症的转归，除不同感染病原体及毒素对各器官的直接损害外，目前认为机体的异常反应在脓毒症的发展过程中起到更加重要的作用，其可能机制如下。

1. 脓毒症早期的非特异性（天然）免疫与炎症反应　病原微生物感染机体后病原微生物及其代谢产物、毒素等（病原体相关分子模式，PAMPs）、机体内源性的有害物质如坏死组织细胞及代谢产物、热休克蛋白等（损伤相关分子模式，DAMPs）可以被机体免疫细胞的模式识别受体（PRRs）识别（如TLR受体），激活和调动机体多系统、多器官、多种细胞组分的反应，目的是控制感染并最终恢复机体稳态使机体恢复正常，反应恰当则预后好，反应不恰当则会导致血管内皮病变、微循环灌注不足、肠屏障功能障碍、休克、线粒体衰竭、多器官功能障碍综合征（multiple organ dysfunction syndrome，MODS）和死亡的不良结局。

2. 特异性（获得性）免疫反应和放大效应　病原微生物激活特异体液和细胞介导的获得性免疫反应，使自然免疫反应效应增大。

3. 促凝和抗凝功能紊乱　脓毒症时促凝因子增加，抗凝因子减少或消耗，形成广泛微血栓，导致组织缺血缺氧加重损伤。

4. 脓毒症后期的免疫抑制和凋亡　在脓毒症后期常出现治疗无效、淋巴细胞减少、低体温、继发院内感染，因此长期以来，宿主免疫抑制（免疫麻痹）被认为是导致脓毒症后期死亡的原因之一。

【临床表现】

急性起病，多首先出现感染性疾病症状和体征，随后出现器官功能障碍或休克表现。器官功能障碍表现因不同病原、不同感染部位以及机体的遗传背景、基础疾病的不同等而异。休克早期多以组织低灌注为主要表现，血压多正常，为休克代偿期，失代偿期则血压降低。低灌注表现为皮肤苍白或花斑纹、四肢凉、外周脉搏快而细弱、毛细血管再收缩时间（capillary refill time，CRT）延长，暖休克亦可四肢温暖、外周脉搏有力、CRT正常或缩短。休克时可有意识改变、少尿、酸中毒等组织缺血缺氧表现。少数患者休克来势凶猛，可掩盖原发病的表现。

【定义及诊断】

尽管脓毒症存在已久，但对其认识仍然有限，其定义、诊断标准和治疗也在随认识的深入而调整、完善。"sepsis"一词原意为"腐烂、腐败"，曾被解释为"感染的全身播散"，在我国曾被译为"败血症""脓毒血症"等，目前多数译为"脓毒症"。1991年美国胸科医师学会和重症监护医学会专家共识会议将其定义为"感染导致的全身炎症反应"，提出了全身炎症反应综合征（systemic inflammatory response syndrome，SIRS）的概念和诊断标准，制定了基于SIRS的成人脓毒症诊断标准，将其分为脓毒症、严重脓毒症和脓毒性休克。后续研究发现，SIRS不能准确预测成人患者危及生命的不良预后，许多符合SIRS标准的患者预后良好。因此，2016年提出的《第三版脓毒症与脓毒性休克定义的国际共识》将成人脓毒症定义修订为"感染导致的危及生命的器官功能障碍"，不再使用SIRS作为脓毒症的诊断标准，取消了"严重脓毒症"这一术语，将其分为"脓毒症"和"脓毒性休克"，其中"脓毒症"相当于1991年标准中的"严重脓毒症"；并推荐以简便易行的序贯器官衰竭评估（sequential organ failure assessment，SOFA）或快速SOFA（quick SOFA，qSOFA）评分作为脓毒症的评估和诊断方法。

由于儿童处在生长发育阶段，从病因到临床表现均与成人有所不同，2005年国际儿科脓毒症共识会议根据成人标准，结合儿童特点，制订了儿童SIRS和脓毒症诊断标准（表18-1）、器官功能障碍诊断标准（表 18-2）和不同年龄儿童生命体征和白细胞计数异常的判断标准（表 18-3）。近年研究表明，与成人相似，SIRS 标准同样不能准确预测儿童脓毒症的不良预后，成人的 SOFA 评分（SOFA≥2）也不完全适用于儿童，故迄今为止儿童脓毒症诊断标准尚未修订。

表 18-1　儿童 SIRS 和脓毒症诊断标准

诊断名称	诊断标准
SIRS	具备下列 4 项中至少 2 项，其中 1 项必须是体温或白细胞计数
	1. 核心温度＞38.5℃或＜36℃
	2. 心率异常：心动过速或心动过缓
	（1）心动过速：在没有外界刺激、慢性药物或疼痛刺激的情况下，平均心率＞同年龄 $\overline{X}+2S$；或不可解释的持续性心动过速持续时间＞0.5～4h
	（2）心动过缓：在没有迷走神经刺激、未使用 β 受体阻滞剂、无先天性心脏病的情况下，平均心率＜同年龄组心率的 P_{10}；或不可解释的持续抑制状态达 0.5h
	3. 呼吸频率增快＞同年龄 $\overline{X}+2S$；或需要机械通气，但不是因使用麻醉药物或神经肌肉疾病引起
	4. 白细胞计数增加或降低（非化疗导致）超过同年龄正常参考值，或未成熟中性粒细胞比例＞10%
感染	可疑或经培养、组织染色、分子学方法等证实的任何病原体感染；或与感染高度相关的临床综合征，感染的证据包括体格检查、影像学和实验室阳性结果，如无菌体液中的白细胞、内脏穿孔、胸片符合肺炎表现、瘀斑或紫癜性皮疹、暴发性紫癜
脓毒症	由可疑或确诊的感染导致的 SIRS；或可疑或确诊的感染同时存在 SIRS
严重脓毒症	符合脓毒症诊断标准并出现以下 3 项中任意 1 项
	1. 心血管功能障碍
	2. 急性呼吸窘迫综合征
	3. ≥2 个以上其他器官功能障碍
脓毒性休克	符合脓毒症诊断标准且出现心血管功能障碍

表 18-2　儿童器官功能障碍诊断标准

系统或器官	功能障碍诊断标准
心血管系统	1h 内静脉输入等渗晶体液≥40ml/kg 后，仍然存在以下 3 项表现之一
	1. 低血压：低于同年龄段血压的 P_5，或收缩压低于同年龄段 $\overline{X}-2S$
	2. 需要血管活性药物维持血压在正常范围：多巴胺＞5μg/（kg·min），或任何剂量的多巴酚丁胺、肾上腺素、去甲肾上腺素
	3. 下列 5 项中至少 2 项：①难以用其他原因解释的代谢性酸中毒，碱缺失＞5mmol/L；②动脉乳酸水平＞正常上限的 2 倍；③少尿，尿量＜0.5ml/（kg·h）；④毛细血管再充盈时间（capillary refill time，CRT）＞5s；⑤核心温度和外周体温差值＞3℃
呼吸系统	具备下列 4 项之一
	1. 在无青紫型先天性心脏病、肺部原来没有病变的情况下，动脉血氧分压（PaO_2）/ 吸入氧浓度（FiO_2）＜300
	2. 动脉血二氧化碳分压（$PaCO_2$）＞60mmHg 或较基础值升高 20mmHg
	3. 经逐步减少氧流量证实（减少过程中如需要应增加氧流量）需要＞50% 的吸入氧浓度以维持经皮血氧饱和度≥92%
	4. 需要有创或无创通气支持
神经系统	Glasgow 昏迷评分≤11 分
	原有意识障碍者，意识状况恶化且 Glasgow 昏迷评分下降≥3 分
血液系统	血小板计数＜80×10⁹/L，或过去 3 天内从最高值下降 50%（适用于慢性血液疾病 / 肿瘤患儿）
	国际标准化比值＞2

续表

系统或器官	功能障碍诊断标准
肾脏	血清肌酐≥同年龄组正常值上限的 2 倍,或较基线值增加 2 倍
肝脏	总胆红素≥68.4μmol/L(新生儿不适用)
	ALT 达同龄儿童正常上限的 2 倍

表 18-3　不同年龄儿童生命体征和白细胞计数异常的判断标准*

年龄	心率 /(次·min^{-1})		呼吸频率 /(次·min^{-1})	收缩压 / mmHg	白细胞计数 /(×10^9·L^{-1})
	心动过速	心动过缓			
出生 1 周内	>180	<100	>50	<65	>34
1 周~1 个月	>180	<100	>40	<75	>19.5 或<5
>1 个月~1 岁	>180	<90	>34	<100	>17.5 或<5
2~5 岁	>140		>22	<94	>15.5 或<6
6~12 岁	>130		>18	<105	>13.5 或<4.5
13~<18 岁	>110		>14	<117	>11 或<4.5

注:*上限为同年龄组 P_{95},下限为同年龄组 P_5。

目前儿童脓毒症诊断仍使用 2005 年国际儿科脓毒症共识会议的标准,继续使用脓毒症和严重脓毒症的诊断名称,满足相应标准即可诊断(表 18-1~18-3)。儿童脓毒性休克的诊断标准则有争议,国内学者主张不再强调经 1h 液体复苏后(除外低血容量问题)仍有休克表现才能诊断,因国内儿童脓毒性休克更多是延误诊断的问题,一般采用我国《儿童脓毒性休克(感染性休克)诊治专家共识(2015 版)》的标准,脓毒症患儿出现以下 3 项表现之一即可诊断为脓毒性休克。

1. **低血压**　血压<同年龄组 P_5,或收缩压<同年龄组均值 –2 个标准差[年龄≤1 个月,<60mmHg;>1 个月~1 岁,<70mmHg;1 岁~9 岁,<(70+2× 年龄)mmHg;≥10 岁,<90mmHg]。

2. **需用血管活性药物才能维持血压在正常范围**　多巴胺>5μg/(kg·min)或任何剂量的多巴酚丁胺、去甲肾上腺素、肾上腺素。

3. **具备下列组织低灌注表现中 3 条及以上**

(1)心率、脉搏变化:外周动脉搏动细弱,心率、脉搏增快。

(2)皮肤改变:面色苍白或苍灰,湿冷,大理石样花纹。如为暖休克可表现为四肢温暖、皮肤干燥。

(3)CRT 延长:CRT>3s(需除外环境温度影响),暖休克时 CRT 可以正常。

(4)意识改变:早期烦躁不安或萎靡,表情淡漠。晚期意识模糊,甚至昏迷、惊厥。

(5)尿量:液体复苏后尿量仍<0.5ml/(kg·h),持续至少 2h。

(6)乳酸酸中毒:动脉血乳酸>2mmol/L,除外其他缺血缺氧及代谢因素等。

儿童脓毒性休克与成人标准不同,不将低血压作为儿童脓毒性休克诊断的必备条件,也不强调一定有高乳酸血症,因低血压或高乳酸血症都不是儿童脓毒性休克的敏感指标,易导致延误诊断。

【鉴别诊断】

1. **引起发热的非感染性疾病**　根据指南标准诊断脓毒症并不困难,但需注意与某些以发热伴脏器功能障碍为特点的非感染性疾病鉴别,如系统性红斑狼疮、川崎病、白血病等,此类疾病各有其特征性表现,通过病史、体格检查,结合辅助检查多可以明确诊断。

2. **其他原因引起的休克**　过敏性休克、低血容量性休克、心源性休克、梗阻性休克均有不同的病因和特征,通过病史、查体和相应的辅助检查多可发现引起休克的病因,鉴别通常不困难。

【治疗】

脓毒症及脓毒性休克治疗关键在于早发现、早干预,包括纠正血流动力学异常、及时清除病原微生物和病灶以及调节机体反应、器官功能支持等。其中液体复苏和血管活性药物使用是逆转休克的关键。

1. 脓毒性休克治疗目标　脓毒性休克的早期识别、及时诊断、及早治疗是改善预后、降低病死率的关键。尽可能在短期内达到:①CRT<2s;②心音脉搏有力;③四肢温暖;④意识状态良好;⑤血压正常;⑥尿量>1ml/(kg·h)。

2. 呼吸、循环支持　为便于记忆采用ABC治疗法则:开放气道(A)、提供氧气(B)、改善循环(C)。

3. 呼吸支持　确保气道畅通(A),给予高流量鼻导管供氧或面罩氧疗(B)。如鼻导管或面罩氧疗无效,则予以无创正压通气或尽早气管插管机械通气。

4. 循环支持　通过液体复苏达到最佳心脏容量负荷,应用正性肌力药以增强心肌收缩力,或应用血管舒缩药物以调节适宜的心脏压力负荷或组织灌注压,最终达到改善循环和维持足够的氧输送(C)。

(1) 液体复苏:充分液体复苏是逆转病情,降低病死率最关键的措施之一。需迅速建立2条静脉或骨髓输液通道。条件允许应放置中心静脉导管。

1) 第1小时快速输液常用等张晶体液,可用0.9%氯化钠或林格液等平衡液,首剂20ml/kg,5~10min推注。然后评估体循环及组织灌注情况(心率、血压、脉搏、毛细血管再充盈时间等)。若循环无明显改善,可再予第2剂、第3剂,每剂均为10~20ml/kg。1h内总量可多达40~60ml/kg甚至更多。如仍无效或存在毛细血管渗漏或低蛋白血症可给予等量5%白蛋白。第1小时输液既要重视液量不足,又要注意心肺功能(如肺部啰音、氧合障碍加重、肝大、呼吸做功增加等)。条件允许应监测中心静脉压(CVP)或被动抬腿试验或每搏输出量变异率等评估液体反应性。第1小时液体复苏不用含糖液,血糖应控制在正常范围,若有低血糖可用葡萄糖0.5~1g/kg纠正。

2) 继续和维持输液:由于血液重新分配及毛细血管渗漏等,脓毒性休克的液体丢失和持续低血容量可能持续数日。继续输液可用1/2~2/3张液体,可根据血电解质测定结果进行调整,6~8h内输液速度5~10ml/(kg·h)。维持输液用1/3张液体,24h内输液速度2~4ml/(kg·h),24h后根据情况进行调整。目前已不主张补充碳酸氢钠。可适当补充胶体液,如白蛋白、血浆等。一般不输血,若HCT<30%,应酌情输红细胞悬液,使Hb>100g/L。继续及维持输液阶段也要动态观察循环状态,评估液体量是否恰当,随时调整输液方案,本阶段仍要注意液体过负荷问题。

(2) 血管活性药物:在液体复苏基础上休克难以纠正,血压仍低或仍有明显灌注不良表现,可考虑使用血管活性药物以增加心肌收缩力、提高血压、改善脏器灌注和氧输送。

1) 肾上腺素0.05~2μg/(kg·min)持续静脉泵注,目前儿童脓毒性休克倾向于首选肾上腺素,临床研究表明优于多巴胺。

2) 去甲肾上腺素0.05~1μg/(kg·min)持续静脉泵注,目前暖休克时更倾向首选去甲肾上腺素,次选多巴胺作为升压药。若有α受体敏感性下调,出现对去甲肾上腺素抵抗,有条件可试用血管紧张素或精氨酸血管加压素,此类药物发挥作用不受α受体影响。

3) 多巴胺5~10μg/(kg·min)持续静脉泵注,根据血压监测调整剂量,最大不宜超过20μg/(kg·min)。

4) 其他正性肌力药:对于低心排量和高血管阻力的休克(液体复苏之后仍有肢端凉、毛细血管再充盈时间延长、尿量少)除肾上腺素、多巴胺也可给予多巴酚丁胺。常用多巴酚丁胺5~10μg/(kg·min)持续静脉泵注,根据血压调整剂量,最大不宜超过20μg/(kg·min)。若存在儿茶酚胺抵抗,可选用磷酸二酯酶抑制剂氨力农、米力农或钙增敏剂左西孟旦。米力农:属磷酸二酯酶抑制剂Ⅲ,具有增加心肌收缩力和扩血管的作用,用于低排高阻型休克。可先予以负荷量25~50μg/kg(静脉注射,

>10min),然后维持量 0.25~1.00μg/(kg·min)静脉输注。

5)硝普钠:心功能障碍严重且又存在高外周阻力的患儿,在液体复苏及应用正性肌力药物基础上,可使用半衰期短的血管扩张剂,如硝普钠 0.5~8μg/(kg·min),应从小剂量开始,避光使用。

(3)血流动力学监测:在实施目标导向治疗策略时除密切监测临床体征(如 CRT、外周和中央脉搏、肢端温度、尿量、意识等)变化外,如有条件应监测与氧输送相关的一些指标,对指导治疗和疗效判断尤为重要。

1)CVP 监测治疗目标:CVP 至少达到 8mmHg,机械通气患者需达到 12mmHg。CVP 数值本身并不能反映患者实际的液体前负荷,而在补液过程中,CVP 数值的动态变化却能更好地体现液体复苏的反应性。当液体复苏后 CVP 升高不超过 2mmHg 时,提示心脏对容量的反应性良好,可以继续快速输液治疗;反之,机体不能耐受快速补液。

2)动脉收缩压:脓毒性休克患儿需要建立有创动脉血压监测,可获得真实可靠的动脉血压数据,且有利于监测动脉血气。无创动脉血压监测因袖带、体位等因素可能存在较大误差。

3)$ScvO_2$ 和 P(cv-a)CO_2 监测:混合静脉血氧饱和度(SvO_2)是反映组织氧输送的一个有效指标,但临床上获得该项指标有困难,目前应用 $ScvO_2$ 替代,$ScvO_2$ 达到 70% 反映氧输送良好。混合静脉血和动脉血 CO_2 分压差[P(cv-a)CO_2]<6mmHg 也是反映组织灌注良好的指标。目前认为 $ScvO_2$ 与 P(cv-a)CO_2 同时达标更能反映脓毒症患者组织氧合的改善。

4)每搏量和心排血量监测:有条件行有创(PiCCO)或无创连续心排量监测能更精确反映血流动力学的状态,并针对性地指导休克的治疗,休克治疗目标心排血指数(CI):3.3~6.0L/(min·m^2)。

5)血乳酸(Lac)和血气监测:高乳酸血症和代谢性酸中毒不仅反映疾病的严重程度,也是判断复苏治疗效果的指标,血乳酸持续不降预后不佳。休克治疗后 Lac 应<2mmol/L。

(4)积极控制感染和清除病灶:诊断脓毒症 3h 内和脓毒性休克后的 1h 内应静脉使用有效抗微生物制剂。需依据流行病学和地方病原流行特点选择覆盖所有疑似病原微生物的经验性药物治疗,如粒细胞缺乏症、难治性或多重耐药菌感染等可联合用药治疗。如诊断病毒感染所致的严重脓毒症,应尽早抗病毒治疗。尽可能在应用抗生素前获取血培养(外周、中央或深静脉置管处各 1 份)或其他感染源培养(如尿、脑脊液、呼吸道分泌物、伤口及其他体液等),但也不能因获取感染源培养困难而延误抗生素治疗。每天评估抗微生物治疗方案,经验性治疗 3~5 天。一旦明确病原应降阶梯到恰当的单药治疗。疗程一般 7~10 天,如果患者病情改善缓慢,存在不能引流的脓腔、金黄色葡萄球菌血症、真菌与病毒混合感染、免疫缺陷,可延长疗程。积极寻找感染源,可选择合适的影像学检查,尽快确定和除去感染灶,如采取清创术、引流、冲洗、修补、感染装置去除等,这对治疗极其重要。

(5)肾上腺皮质激素:对液体复苏无效、儿茶酚胺(肾上腺素或去甲肾上腺素)抵抗型休克,或有暴发性紫癜、因慢性病接受肾上腺皮质激素治疗、垂体或肾上腺功能异常的脓毒性休克患儿应及时应用肾上腺皮质激素替代治疗,可用氢化可的松,应急剂量 50mg/(m^2·d),维持剂量 3~5mg/(kg·d),最大剂量可至 50mg/(kg·d)静脉输注。也可应用甲泼尼龙 1~2mg/(kg·d),分 2~3 次给予。一旦升压药停止应用,肾上腺皮质激素逐渐撤离。对无休克的脓毒症患儿或经足够液体复苏和升压药治疗后血流动力学稳定的脓毒性休克患儿,无需肾上腺皮质激素治疗。

(6)抗凝治疗:脓毒性休克患儿因内皮细胞损伤常诱发凝血功能异常,尤其易导致深静脉栓塞。儿童深静脉血栓的形成往往与深静脉置管有关,肝素涂层的导管可降低导管相关性深静脉血栓的发生风险。对高危患儿(如青春期前)可应用普通肝素或低分子量肝素预防深静脉血栓的发生。如出现血栓紫癜性疾病(包括弥散性血管内凝血、继发性血栓性血管病、血栓性血小板减少性紫癜)时,给予新鲜冰冻血浆治疗或血浆置换。

(7)应激性溃疡的预防:儿童脓毒症合并胃肠道出血的发生率与成人相似。凝血功能紊乱和机械通气是儿科脓毒症发生消化道出血的重要危险因素。机械通气的患儿常用 H_2 受体拮抗剂预防应激性溃疡,但疗效尚不明确。

（8）控制血糖:脓毒性休克可诱发应激性高血糖,如连续 2 次血糖超过 10mmol/L（180mg/dl）,可予以胰岛素静脉输注,剂量 0.05～0.10U/（kg·h）,血糖控制目标值≤10mmol/L。胰岛素治疗过程中需严密监测血糖以防止低血糖的发生,根据血糖水平和下降速率随时调整胰岛素剂量。开始每 1～2h 监测血糖 1 次,达到稳定后 4h 监测 1 次。小婴儿由于糖原储备及肌肉糖异生相对不足,易发生低血糖,严重低血糖者可给予 25% 葡萄糖 2～4ml/kg 静脉输注,并注意血糖检测。

（9）肾脏替代疗法及其他血液净化:在下列情况进行连续血液净化治疗（CBP）:①AKI 2 期;②休克纠正后存在液体负荷过多经利尿剂治疗无效,可予以 CBP,防止总液量负荷超过体重的 10%。有肝衰竭、TTP 或 HUS 可以行血浆置换等。

（10）镇静或镇痛:推荐对机械通气的脓毒症患儿设定镇静目标。

（11）血液制品:建议脓毒症患儿血红蛋白（Hb）治疗目标值与成人相近（70～90g/L）,在脓毒症患儿休克复苏过程中当 $ScvO_2$<70%,输血治疗的目标值为 Hb 达到 100g/L。休克和低氧血症被纠正后,一般情况稳定时维持 Hb>70g/L 即可。血小板数<10×10⁹/L（没有明显出血）或血小板数<20×10⁹/L（伴明显出血）,应预防性输血小板;当活动性出血、侵入性操作或手术时,需要维持较高血小板数（>50×10⁹/L）。

（12）静脉用免疫球蛋白:不建议对脓毒症患儿常规使用丙种球蛋白治疗,脓毒性休克患儿可酌情使用。

（13）体外膜氧合（ECMO）:对儿科难治性脓毒症休克和 / 或 ARDS 患者可考虑用 ECMO。通常采用 VA 模式,ARDS 时可采用 VV 模式。

（14）营养支持:能耐受肠道喂养的脓毒症患儿及早予以肠内营养支持,如不耐受可予以肠外营养。

（刘春峰）

第四节　急性中毒

中毒（poisoning）是指任何有毒物质经某种途径进入体内并导致机体功能损害。儿童以急性中毒（acute poisoning）最常见,世界卫生组织的报告显示,意外中毒居儿童意外伤害死亡原因的第 5 位。少数年长儿的急性中毒为自杀所致。

儿童急性中毒的发生与周围环境密切相关,所接触的食物和环境中的有毒动植物,工农业的化学药品,医疗药物,生活中使用的消毒防腐剂、杀虫剂和去污剂等都可能发生中毒。毒物种类以药物最常见,其他依次为日用化学品、农药或鼠药、有毒气体和有毒植物。约 90% 的中毒发生在家中,5 岁以下儿童占 80%,造成儿童中毒的原因主要是年幼无知,缺乏生活经验,不能辨别有毒或无毒,另外家中药物或其他有毒物质保管不当也是重要原因。

【中毒的途径】

1. **消化道吸收**　为最常见的中毒形式,可高达 90% 以上。毒物进入消化道后可经口腔黏膜、胃、小肠、结肠和直肠吸收,小肠是主要吸收部位。常见有食物中毒、误服药物、灭鼠或杀虫剂中毒、有毒动植物中毒等。

2. **皮肤接触**　儿童皮肤较薄,脂溶性毒物易于吸收;毒物也可经毛孔到达毛囊,通过皮脂腺、汗腺吸收。常见有穿农药污染的衣服、蜂刺、虫咬、动物咬伤等。

3. **呼吸道吸入**　多见于气态或挥发性毒物的吸入。由于肺泡表面积大、毛细血管丰富,进入的毒物易迅速吸收。常见有一氧化碳中毒、有机磷吸入中毒等。

4. **注射吸收**　多为误注药物。如毒物或过量药物直接注入静脉,被机体吸收的速度最快。

5. **经创口、创面吸收**　如大面积创伤而用药不当,可经创面或创口吸收中毒。

【中毒机制】

毒物种类繁多,引起中毒的机制也各不相同。少数毒物以局部作用为主,多数主要通过影响酶的活性等方式损害细胞和器官功能。常见中毒机制有以下几个方面。

1. **干扰酶系统**　许多毒物或代谢产物是通过抑制酶的活性而产生毒性作用。如有机磷农药抑制胆碱酯酶、氰化物抑制细胞色素氧化酶等。

2. **抑制血红蛋白的携氧功能**　如一氧化碳中毒使氧合血红蛋白形成碳氧血红蛋白；亚硝酸盐中毒形成高铁血红蛋白，使其携氧功能丧失，造成机体缺氧。

3. **直接化学性损伤**　如误服强酸、强碱化学物质。

4. **作用于核酸**　如烷化剂氮芥和环磷酰胺，使 DNA 烷化，形成交叉连接，影响其功能。

5. **变态反应**　由抗原 - 抗体作用在体内激发各种异常的免疫反应。

6. **麻醉作用**　部分强亲脂性毒物如苯、汽油、煤油等有机溶剂以及吸入性麻醉药可通过血 - 脑屏障蓄积于脑细胞膜而抑制脑细胞的功能。

7. **干扰细胞膜或细胞器的生理功能**　如河豚毒素、酚类、卤碳水化合物和一些重金属等可破坏细胞膜、细胞器，干扰细胞膜的离子运动、膜兴奋性和能量代谢而产生毒性作用。

【毒物在人体内的分布与排泄】

1. **毒物的分布**　主要在体液和组织中，影响分布的因素有毒物与血浆蛋白的结合力、毒物与组织的亲和力等。

2. **毒物的排泄**　可经肾、胆道或肠道排泄；部分毒物在肠内可被再吸收形成肠肝循环，导致从体内排泄延缓。其他排泄途径有经汗腺、唾液腺、乳汁排至体外；有害气体则经肺排出。

【诊断】

1. **病史**　包括发病经过、病前饮食、生活情况、活动范围、家长职业、环境中有无有毒物品和药品、常接触哪些人、同伴儿童是否同时患病等。在问诊过程中，家长或年长患儿如能告知中毒经过，则中毒诊断较为容易。否则，由于中毒种类多，加上儿童尤其是婴幼儿不会陈述病情，诊断较为困难。儿童急性中毒的临床症状与体征常缺乏特异性，首发症状多为腹痛、腹泻、呕吐、惊厥或昏迷，严重者可出现多脏器功能衰竭。

2. **体格检查**　要注意有重要诊断意义的中毒特征，如呼气、呕吐物是否有与某种物质相关的特殊气味，出汗情况，口唇甲床是否发绀或樱红，皮肤色泽，呼吸状态，瞳孔和心律失常等。同时还需检查衣服、皮肤及口袋中是否留有毒物，以提供诊断线索。

3. **毒源调查及检查**　现场检查需注意患儿周围是否留有剩余毒物，如敞开的药瓶或散落的药片、可疑的食物等，尽可能保留患者饮食、用具以备鉴定。仔细查找呕吐物、胃液或粪便中有无毒物残渣；有条件时应采集患者呕吐物、血、尿、便或可疑的含毒物品进行毒物鉴定，这是诊断中毒最可靠的方法。即使毒物明确，有时也需通过测定血液、尿液等标本中的毒物浓度来确定中毒严重程度。若症状高度符合某种中毒，但缺乏明确中毒史时，可试用该种中毒的特效解毒药作为诊断性治疗。

【处理】

急性中毒需立即处理，治疗和诊断常同时进行，特别是危重患者，以免失去抢救时机。在毒物性质未明时，按一般的中毒治疗原则救治，以清除毒物污染、减少毒物的吸收，促进毒物的排泄为首要措施；维持呼吸、循环等重要器官的功能；在毒物性质明确后，尽快使用解毒剂。

1. **支持和综合治疗**　多数毒物没有特效解毒剂，支持和综合治疗是中毒救治的基础措施。紧急治疗包括重建和稳定呼吸、气道和循环。一旦危及生命的呼吸、气道和循环情况改善，应立刻进行全面评估，并开始清除毒物污染、促进排泄和应用特效解毒剂治疗。

2. **清除未吸收的毒物**　方法有多种，应根据病情酌情选择。

（1）一般方法：及时脱离有毒环境，脱去被污染的衣物，对眼部或皮肤暴露中毒的患者，可用大量清水冲洗。但需注意某些毒物，如金属钾、镁、钠等不可用清水冲洗，而应以凡士林或矿物油覆盖。

（2）催吐和洗胃：催吐不能有效清除毒物，误吸风险高，不再建议使用。洗胃的目的是清洗出尚在胃内的毒（药）物，并可进行毒物鉴定。但洗胃存在误吸、食管损伤的风险，不建议常规使用，一般仅在摄入活性炭不能吸附、没有特效解毒剂的致命性毒物后 1h 内洗胃，对部分在胃内存留时间较长的毒物超过 1h 也应洗胃。腐蚀性毒物(如强酸、强碱)和挥发性毒物(如汽油、煤油等)中毒为洗胃禁忌证,深昏迷和休克患者洗胃应慎重。

(3)活性炭吸附:使用指征包括摄入大量的致命性毒物,摄入时间在 1h 以内,活性炭可吸附该毒物,患者能够配合或已经下胃管的患儿管饲给入。其他情况则因有效性证据不足且存在误吸风险,需在评估风险和收益后决定。

(4)促进肠道内毒物排出:常用导泻剂使患者腹泻,促进毒物排出。

3. 促进已吸收毒物的排泄

(1)利尿:通过大量饮水、输液和使用利尿剂,促进毒物经尿液排出,适用于经肾排泄的水溶性毒物。利尿药物常用呋塞米 1~2mg/kg,静脉注射,因可能导致电解质紊乱,不推荐常规使用。

(2)碱化尿液:适用于经肾排泄、主要分布在细胞外液的弱酸性毒物中毒。方法是通过给予碱性液,维持尿 pH 在 7.5~8.5。并发症包括高钠血症、低钾血症、液量过多等。

(3)促进毒物经消化道排泄:通过反复多次经胃肠道给予活性炭或离子交换树脂,打断毒物吸收的肝肠循环,增加毒物排泄。适用于分布容积低、半衰期长、固有清除率低、能被活性炭或离子交换树脂吸附的毒物。禁忌证包括意识障碍、频繁呕吐及肠梗阻。

(4)毒物体外清除技术:适用于主要分布于血浆、体外清除速率高于内源性清除速率的毒物。同时具备下列条件是毒物体外清除的绝对适应证:摄入大量致死性毒物、没有特效解毒剂或其他替代方法、有可以有效清除该毒物的体外清除方法。其他情况需在综合分析毒物的毒理学特性、摄入毒物剂量、病情及风险和获益后决定,并选择适当方法,常用方法有三种。①透析疗法:血液透析能代替部分肾脏功能,将血液中的有毒物质和代谢废物排出。持续肾脏替代治疗(continuous renal replacement therapy,CRRT)既可替代肾脏功能保持内环境稳定,又能清除中小分子量的毒物。②血液灌流法:是将患儿血液经过体外循环,用吸附剂吸收毒物后再输回体内;适用于中大分子、脂溶性、与血浆蛋白牢固结合的毒物中毒,这些毒物通过血液透析不能析出,用血液灌流则有效,如有机磷农药、巴比妥类、地西泮类、抗抑郁药、洋地黄类、茶碱类、酚类等中毒。③血浆置换:能清除患者血浆蛋白结合的毒物,如部分抗生素、降糖药、降压药等。

4. 特效解毒剂的应用 详见表 18-4。

表 18-4 几种常见毒物及其解毒剂

毒物	解毒剂	毒物	解毒剂
对乙酰氨基酚	N-乙酰半胱氨酸	亚硝酸盐	亚甲蓝
吩噻嗪类	苯海拉明	阿片类	纳洛酮
β 受体阻滞剂	阿托品、异丙肾上腺素、胰高血糖素	有机磷	阿托品、解磷定、氯磷定、双复磷
钙通道阻滞剂	胰高血糖素	肾上腺素能药物	酚妥拉明、β 受体阻滞剂、抗高血压药
环类抗抑郁药	碳酸氢钠	肉毒中毒	单价或多价抗肉毒血清
铁剂	去铁胺	河豚中毒	半胱氨酸
铅	依地酸钙钠、二巯丙醇、青霉胺、二巯基丁二酸		

【预防】

重点是加强预防中毒知识的普及,提高全社会的防范意识。

1. 药品管理 药品用量、用法或存放不当是造成药物中毒的主要原因。家长切勿擅自给儿童用药,更不可把成人药随便给儿童服用。不要将外用药物装入内服药瓶中。儿科医务人员开处方时,应认真计算不同年龄儿童用药量,切勿过量;药剂人员应细心核对药量和剂型,耐心向家长说明服用方法。家中的药品皆应妥善存放在儿童不能触及的安全位置。

2. 毒物管理 农村或家庭日常用的灭虫、灭蚊、灭鼠剧毒药品,更要妥善处理,避免儿童接触,各种农药务必按照规定办法使用。

3. 其他有毒物品管理　禁止儿童玩耍带毒性物质的用具（如装敌敌畏的小瓶、灭鼠用具等）。

4. 宣教工作　普及预防中毒的健康知识，做好识别有毒植物的宣传工作，教育儿童不要随便采食野生植物。

5. 监管到位　加强对儿童的监管，及时发现并治疗心理疾病。

（钱素云）

第五节 │ 意外伤害

意外伤害（accidental injury）或称非故意伤害（unintentional injury），指各种意外因素导致的身体伤害，具有突发性、外来性、非本意、非疾病和可预防的特征。近年意外伤害呈明显增多趋势，已成为发达国家儿童致死的首位原因，在我国则是全人群致死的第 5 位原因。同时，意外伤害致残人数远远超过死亡人数。中毒、创伤、溺水、烧烫伤、动物伤等是我国儿童最常见的意外伤害。儿童好奇心和探索欲强，识别防范危险的能力低；家庭和社会对造成伤害的危险因素不够了解和重视；预防意外伤害知识不普及；缺乏有效预防机制和方法等是儿童意外伤害多发的主要原因。中毒已在本章第四节介绍，本节主要介绍创伤、溺水、蛇咬伤和电击伤。

一、创伤

创伤（trauma）指外部机械力导致的突发身体伤害，是最常见的儿童意外伤害类型，已成为儿童死亡和致残的首位原因。导致严重创伤的原因以各种形式的交通事故和从高处坠落最常见。

创伤患者有三个死亡高峰：第 1 个是伤后数分钟内，只有预防创伤才能避免；第 2 个是伤后数分钟到数小时，快速评估和治疗是降低死亡率、改善预后的关键；第 3 个是伤后数天至数周，死因多为感染和多器官功能衰竭，针对性治疗是主要措施。本部分仅介绍第 2 个死亡高峰时段的紧急评估和治疗。

【创伤紧急救治流程】

创伤的紧急救治流程可分为初始评估和二次评估，核心是及时发现并优先处理危及生命的最危险情况。开始评估的同时应简要询问病史，重点询问致伤的原因及伤后的主要情况。

1. **初始评估**　初始评估的顺序为 A—B—C—D—E，即气道（airway，A）、呼吸（breathing，B）、循环（circulation，C）、神经失能（disability，D）和充分暴露（exposure，E），这一顺序是根据直接危及生命的伤情或并发症发生率由高到低排列。医生必须在每一评估步骤中通过体格检查，必要时结合快速辅助检查，尽快确认危及生命的情况并立即处理，完成后再进行下一步骤。

（1）气道评估（A）：气道梗阻是创伤后心搏骤停最常见的原因。须迅速判定气道是否通畅，口腔、咽喉、鼻腔有无异物，是否存在导致气道不稳定的面部、下颌、喉等部位创伤。即使当时没有气道梗阻，也应高度警惕，反复评估。

若已存在气道梗阻，应立即查明原因并予相应处理。处理的顺序是：将头部置于中位，抬起或前推下颌；吸除口咽分泌物，清除异物；若经上述处理仍存在气道梗阻，则可根据情况采用口咽或鼻咽气道、气管插管、喉罩、环甲膜穿刺、气管切开术等方法建立人工气道。气管插管最常用，指征为：已发生或即将发生气道梗阻；肺挫伤伴低氧血症；连枷胸伴胸壁运动不足；失血性休克；格拉斯哥昏迷评分（Glasgow coma scale，GCS）或儿童 GCS（pediatric GCS，PGCS）≤8 分。颌面部、喉部创伤导致的困难气道，需相应专业医生协助建立稳定的气道。

在整个评估治疗过程中必须注意保护颈椎，直至确认没有颈椎损伤。对可疑颈椎损伤，特别是复合伤、头颈损伤或意识障碍者，必须先行保护颈椎。需要颈椎固定的指征包括：存在可能损伤颈椎的致伤机制（如车辆交通事故、坠落伤等）；有容易发生颈椎损伤的因素（如唐氏综合征、既往颈部损伤或颈椎手术史）；GCS 或 PGCS≤12 分；有颈痛、斜颈、颈部肌肉僵硬；有神经功能缺陷。

（2）呼吸评估（B）：注意呼吸频率、节律和呼吸困难体征。气管偏移、胸壁运动异常、呼吸困难、胸部或颈部挫伤或撕裂伤均提示可能存在危及生命的创伤,常见的有张力性气胸、连枷胸、胸壁大面积缺损和大量血胸。

紧急呼吸治疗:①给予高浓度氧;②若呼吸频率过慢、节律不规则或严重呼吸困难,尽快气管插管、正压通气,插管前使用气囊面罩正压通气;③张力性气胸或大量血胸,进行胸腔穿刺或放置引流管减压;④对连枷胸适当固定后予以正压通气;⑤对于开放性气胸,先以敷料包扎使其变为封闭性,同时放置引流管,再予以正压通气。治疗过程中监测呼气末 CO_2 分压、经皮氧饱和度、血气分析等,并根据效果随时调整治疗措施,直至实现满意的通气和氧合。

（3）循环评估（C）:大量出血导致的低血容量是创伤患者休克的最常见原因。心动过速是创伤儿童低血容量最早出现的体征,血红蛋白和血压不是早期判断失血量和失血性休克的可靠指标。心脏压塞和张力性气胸可导致梗阻性休克。

休克的紧急治疗主要有以下几个方面。

1）控制出血:严重外出血首先直接压迫止血,无效可采用止血带压迫止血。怀疑骨盆骨折且血流动力学不稳定时,仔细检查会阴和直肠并对骨盆进行固定,仍无效者应尽早清创、止血。对于持续性内出血,抗纤维蛋白溶解药如氨基己酸、氨甲环酸能有效减少出血,给药越早,效果越明显,在创伤后 3h 内使用能降低死亡率。

难以控制的大出血是创伤患者发生可避免的死亡的最重要原因。此时应采取损伤控制性复苏（damage control resuscitation,DCR）策略,具体要求包括:尽快控制出血;适当限制晶体液用量;早期使用加温的血液制品;平衡性大量输血策略;允许性低血压;使用止血药物和损伤控制性手术。

2）建立血管通路:快速建立两条粗孔径静脉通路,静脉通路建立困难时可首先建立骨髓通路,必要时可放置中心静脉导管或静脉切开。

3）液体复苏和输血:对代偿性休克者 10～15min 内快速输注 20ml/kg 生理盐水,根据休克恢复情况决定是否继续补液;若晶体液达 40～60ml/kg,休克改善不明显,则输入 10ml/kg 浓缩红细胞。失代偿性休克需更快恢复血容量,输入晶体液症状改善不明显即应输入浓缩红细胞,初始量 10～20ml/kg。伴大出血和/或创伤性凝血病需大量输血者,输入浓缩红细胞、新鲜冰冻血浆和血小板的比例按治疗量单位计算应为 1∶1∶1。若有创伤性凝血病,特别是有头部创伤者,不论是否输血,均应使用新鲜冰冻血浆。

4）血管活性药:升压药物主要用于脊髓损伤导致的神经源性休克,低血容量性休克以液体复苏和输血为主,效果不佳或严重低血压时可作为辅助治疗措施。

5）其他原因所致休克:除失血外,脊髓损伤导致的血管调节障碍、心包积血或张力性气胸导致的心脏压塞、血液回流障碍等也可导致休克,在循环评估和治疗休克的过程中必须注意及时发现这些可能的病因,并予相应治疗。

（4）失能评估（D）:需紧急处理的情况包括:GCS 或 PGCS≤8 分;瞳孔不对称或散大、固定;提示严重脑或脊髓损伤的神经系统体征。

失能的紧急治疗:目标是减少缺氧、局部缺血和脑水肿导致的继发性脑损伤。具体措施包括:①提供辅助供氧以保证氧饱和度>95%;②有气管插管指征者尽早气管插管;③伴低血压者需快速液体复苏,必要时应用血管活性药,以维持脑灌注;④有脑疝表现者予静脉输入甘露醇或高渗盐水以降低颅内压;⑤任何 GCS≤12 的儿童都需请神经外科医师进行会诊和评估,GCS≤8 者应尽量进行有创颅内压监测,必要时需紧急外科手术。

（5）充分暴露（E）:完成评估并紧急处理危急情况后,完全脱去或打开患者衣物进行全身检查,有助于及时发现多发损伤,但要注意保护颈椎和保持体温。

（6）初始评估时的辅助检查:辅助检查项目要根据评估结果选择。血常规、血生化、血气分析、凝血功能等作为复苏过程中进行比较的基线值。严重创伤者应立即测定血型、交叉配血,以备输血。由临床医生进行床旁快速超声检查可迅速确定心包积血、气胸、血胸和腹腔积液。X 线平片可快速确定骨折、气胸等严重创伤。诊断性腹腔穿刺对判断腹腔积液性质、确定是否需要紧急手术有重要意义。

2. 二次评估 所有患者在完成初始评估后,都需进行详细的二次评估。主要目的是及时发现初始评估中漏诊的损伤,以腹部空腔脏器损伤、胰十二指肠损伤、膈肌破裂、直肠及输尿管损伤、胸部动脉损伤、心脏压塞、食管穿孔、肢体损伤、血管断裂和骨筋膜室综合征等较为常见;同时对创伤的情况做出全面判断。如在二次评估过程中病情恶化,应再次进行初始评估,并对任何新发现的问题进行处理。

二次评估的内容包括:病史、全面体格检查及其他辅助检查。

(1)病史:内容包括症状和体征、过敏史、用药史、既往史、最后进餐情况和导致创伤的事件/环境。要尽可能详细询问受伤的过程,了解受伤的机制,这对分析伤情有重要意义。

(2)体格检查:二次评估时的体格检查应从头到脚,全面细致,特别注意与创伤有关的体征及隐蔽部位的检查,以尽可能发现隐蔽的创伤。

(3)辅助检查:应根据评估结果选择适当的检查方法和部位,以影像学检查最常用。CT扫描速度快,能快速发现颅内出血、胸腹腔积气或积血,并对肺部、腹腔脏器及骨折等进行准确评估,临床应用最多。超声检查应用越来越广泛,尤其适用于腹腔、胸腔损伤的快速确定及监测。MRI虽然在某些方面优于CT,但耗时过长,不适合在紧急情况下使用。怀疑血管损伤者,应及时进行血管造影。

完成二次评估后,根据评估结果,请相应专业医生共同研究确定下一步治疗和患者安置方案。

【预防】

重点是普及创伤预防知识,提高全社会对创伤预防的重视程度;加强对道路交通设施、交通工具等的管理,遵守交通规则;提高父母和儿童看护者预防创伤的意识及识别危险因素的能力,并对儿童进行有效管理、教育和监督;加强对儿童的教育,使其具备预防创伤的意识、知识和能力。

二、溺水

【定义】

溺水(drowning)是指被淹没或浸入液体中导致呼吸障碍的过程。溺水结局分死亡、病态和非病态。溺水过程以气道低于液体平面(淹没)或液体覆盖面部(浸入)出现呼吸障碍为起点。任何没有呼吸障碍的淹没或浸入不能称为溺水。

【流行病学】

溺水为严重且被忽视的全球公共卫生问题。据世界卫生组织估计,2019年全球有236 000人死于溺水,超过90%发生在中低收入国家,溺水是意外伤害死亡的第3位原因,占所有与伤害有关死亡的7%。2017年我国溺水发生率为8/10万,死亡率为5.1/10万。不同年龄组人群溺水地点有所不同,1～4岁主要发生在室内脸盆、水缸及浴池,5～9岁主要发生在水渠、池塘和水库,10岁以上主要是池塘、湖泊和江河中。男孩溺水发病率比女孩高,南方比北方高,农村比城市高,夏秋季比冬春季高。

【病理生理】

溺水时,水进入咽喉会引起屏气、呛咳,部分患者出现喉痉挛。如果未得到营救,溺水者出现低氧血症并迅速出现意识丧失和呼吸暂停。心律变化多先出现心动过速,随后是心动过缓和无脉性电活动,最后为心电静止。缺氧所致神经系统不可逆损伤是死亡和致残的主要原因。

溺水时水进入肺泡会冲洗、稀释肺表面活性物质并使其功能障碍,引起肺不张。同时导致肺损伤,使肺泡毛细血管膜的完整性受到损害,通透性增加,引起肺水肿,导致肺部气体交换障碍。

溺水者热量散失迅速,因此低温很常见。体温低于25℃可直接导致死亡。但低温能降低大脑氧耗,延缓脑细胞缺氧和ATP耗竭,对大脑有一定保护作用。

【治疗】

1. 现场抢救 一旦发现溺水者,应尽快将其救离水中,但施救者一定要保证自身安全。经特殊训练的水上救援人员可施行水中复苏,即在水中对溺水者进行通气,但不进行胸外按压。

溺水死亡原因是呼吸障碍所致缺氧,最重要抢救措施是改善通气纠正缺氧和恢复循环。因此溺水时心肺复苏步骤应按照传统的ABC(开放气道—人工呼吸—胸外按压)顺序进行。一旦溺水者被救上岸,应迅速清理其口鼻泥沙、杂物或呕吐物,使其气道通畅,检查患者反应。如果神志不清,没有自主呼吸,先进行2~5次有效人工呼吸。如人工呼吸后检查未触及脉搏,立即行胸外按压,并按照儿童胸外按压与人工呼吸比例进行心肺复苏,直到自主循环恢复。溺水者颈髓受伤比例低于0.5%,一般不推荐对溺水者常规实行颈椎固定。但对有明显颈椎受损证据如跳水或撞击的溺水者,救治时应考虑颈椎固定。多数溺水者吸入肺内的水很少,即使吸入一些水到肺内也会很快吸收入循环系统,没有必要采取倒立或挤压腹部等方法试图将吸入肺内的水清除,并且控水容易引起胃内容物反流和误吸,反而会导致气道阻塞和肺部感染。

所有接受过任何复苏措施的溺水者,即使意识清醒且心肺功能看似正常,均需送至医院进行评估和监护。

2. 院内救治 应立即评估其心肺脑功能。对一般情况好的溺水患者,可在急诊内留观。如观察6~8h后神志清楚,不需吸氧,生命体征正常,可离院回家。对症状较重溺水者的救治主要是保证通气氧合、稳定循环、脑复苏和复温。

对无呼吸或通气不足者需要行气管插管机械通气,开始时应选择高氧浓度,使经皮血氧饱和度达94%以上;采用肺保护性通气策略,潮气量6~8ml/kg,起始呼气末正压5cmH$_2$O,再根据肺部氧合情况调整。由于溺水患者肺部损害是局部因素所致,因此肺部病变多恢复较快。但即使肺部通气氧合良好,为防止病情反复,最好不要在24h内撤机。吸入污水可引起吸入性肺炎,应监测体温、血白细胞和肺部胸片变化,选择合适抗生素。对怀疑肺内吸入异物患者可行纤维支气管镜检查和治疗。溺水者常有心功能障碍,心排血量降低,应建立静脉通道,有低血压者进行补液,持续低血压者需输注血管活性药物,有心力衰竭者使用多巴酚丁胺和米力农等强心药物。

脑功能恢复是治疗重点。最关键和有效的措施是迅速恢复足够的通气、氧合和灌注,维持正常血糖,避免任何增加脑代谢的因素。有颅高压者使用甘露醇和高张盐水降颅内压。对抽搐者使用抗惊厥药物如地西泮、苯巴比妥等。

对溺水者应积极保暖复温。所有溺水者应脱掉湿衣服,用干毛毯或棉被包裹保暖。最简单的复温措施是加温输注液体、红外线加热器、温化机械通气气体。对体温明显降低者可采用温热液灌洗胃、膀胱或腹腔,或体外循环复温。需注意溺水后低温可能由于淹没时间较长所致,是预后不良的表现,尽快复温利于心肺复苏;但复苏成功后,诱导性低体温有脑保护作用,可维持体温32~34℃,持续24~48h。

【预后】

溺水时间长短和缺氧严重程度是影响预后的最重要因素。溺水时间<10min预后较好,>25min预后极差。反复神经系统评估是判断预后的基础。最初24~72h神经系统查体和病情变化是预测中枢神经系统长期预后的最佳指标。

【预防】

儿童溺水可防可控,需采取综合干预措施。为学龄前儿童提供远离水源的安全场所并加强监护;不将儿童单独留在浴缸、浴盆里或开放水源边;为住所附近的池塘、小溪和沟渠等安装护栏;培训学龄儿童游泳技术和水上安全技能;普及基础生命支持技术,尽早对溺水者进行基础生命支持,可降低死亡率和严重神经系统后遗症。

三、毒蛇咬伤

我国有蛇类200余种,其中毒蛇60余种,剧毒类蛇10余种。毒蛇咬伤(snake bite)多发生在每年4~10月,热带和亚热带地区一年四季均可能发生。

【毒蛇分类】

根据所含蛇毒类型,将毒蛇分为4类。

1. 神经毒类 金环蛇、银环蛇和海蛇等。

2. 血液毒类 竹叶青、烙铁头和蝰蛇等。

3. 细胞毒类 眼镜蛇等。

4. 混合毒类 眼镜王蛇、蝮蛇和尖吻蝮蛇等。

【中毒机制】

当人体被毒蛇咬伤后,蛇毒沿毒腺导管从大牙注入咬伤部位,经淋巴管和静脉系统吸收。不同类型蛇毒所致中毒机制各不相同。

1. **神经毒**　神经毒素主要为 α- 神经毒素（α-neurotoxin，α-NT）和 β- 神经毒素（β-neurotoxin，β-NT），分别作用于运动终板的乙酰胆碱受体和运动神经末梢，α-NT 竞争胆碱受体，β-NT 抑制乙酰胆碱释放，再抑制其合成。以上均可阻断神经 - 肌肉传导而引起神经肌肉弛缓性麻痹。

2. **血液毒**　蛇毒蛋白酶直接或间接作用于血管壁,破坏血管壁有关结构,损害毛细血管内皮细胞,抑制血小板聚集而导致出血。蛇毒溶血因子可直接作用于血细胞膜,使其渗透性和脆性增加,导致溶血。蛇毒促凝因子可促使凝血和微循环血栓形成,继而引起弥散性血管内凝血;类凝血酶具有类似凝血酶活性,既可促进纤维蛋白单体生成,又可激活纤溶系统,在蛇毒纤维蛋白溶解酶共同作用下引起低纤维蛋白血症。

3. **细胞毒**　蛇毒中透明质酸酶使伤口局部组织透明质酸解聚、细胞间质溶解和组织通透性增大,除产生局部肿胀、疼痛等症状外,还促使蛇毒更易于经淋巴管和毛细血管吸收进入血液循环,进而出现全身中毒症状。蛋白水解酶可损害血管和组织,轻者局部肿胀、皮肤软组织坏死,严重者出现大片坏死,导致患肢残废,还可直接引起心肌损害,甚至心肌细胞变性坏死。

【临床表现】

依据蛇毒种类不同,临床表现可分为以下四类。

1. **血液毒表现**　局部表现为咬伤创口出血不止,肢体肿胀,皮下出血、瘀斑,并可出现血疱、水疱,伤口剧痛难忍。全身表现为多部位出血,如鼻腔、牙龈、尿道、消化道,甚至颅内出血;血管内溶血时有黄疸、酱油样尿,严重者出现急性肾功能衰竭;合并弥散性血管内凝血时除全身出血外,还会出现皮肤潮冷、口渴、脉速和血压下降等休克表现。

2. **神经毒表现**　咬伤创口处发麻,疼痛不明显。早期症状轻微,1~4h 后可出现流涎、视物模糊、眼睑下垂、语言不清、肢体软瘫、吞咽困难;因呼吸肌麻痹出现呼吸困难,危重者甚至自主呼吸停止和心搏骤停。

3. **细胞毒表现**　细胞毒可导致肢体肿胀、溃烂、坏死,溃烂坏死严重者可致患肢残废;可继发心肌损害、横纹肌溶解、急性肾损伤,甚至多器官功能障碍综合征。

4. **混合毒表现**　出现 2 种或 2 种以上毒素引起的症状,如眼镜王蛇咬伤以神经毒素表现为主,合并细胞毒素表现;五步蛇咬伤以血液毒素和细胞毒素表现为主。

【诊断】

诊断主要依据蛇咬伤病史及相应的临床表现。病史询问的重点是蛇咬伤的时间、地点、症状和体征。可以根据发病地域,患者捕捉到、拍摄到蛇的照片或已看见蛇并能通过图谱进行辨认判断蛇的种类。结合患者临床症状、体征及实验室检查结果等判断病情严重程度。并注意与其他毒虫咬伤的鉴别,如蜈蚣、蝎子咬伤。

【治疗】

救治要点是迅速清除和破坏局部蛇毒,减缓毒素吸收,排出已吸收的毒素;早期足量使用抗蛇毒血清,防治各种合并症。

1. **现场急救**　应立即脱离蛇咬伤环境,尽量全身完全制动,尤其受伤肢体制动。绷带加压固定可用于神经毒类毒蛇咬伤,避免压迫过紧、时间过长导致肢体因缺血而坏死;清洁水源冲洗伤口,可辅以负压拔罐吸出毒素。及早转送至有条件救治的医院。

2. **抗蛇毒血清**　抗蛇毒血清是治疗毒蛇咬伤唯一切实有效的药物。

（1）指征:明确毒蛇咬伤和疑似诊断为毒蛇咬伤并伴有以下至少一项中毒表现。①咬伤 48h 内局部肿胀超过咬伤肢体 50%;②肿胀快速进展;③咬伤后毒素回流部位的淋巴结肿痛;④有全身中毒表现。

（2）禁忌证:抗蛇毒血清对蛇伤中毒者无绝对禁忌证。对皮试阳性者,考虑缓慢滴注或脱敏用药。对有严重过敏或过敏性休克史的患者,应根据中毒严重程度,权衡使用利弊,谨慎决定是否用药。

（3）用量:根据病情和临床经验做出决定,一般为 6 000~12 000U,静脉滴注或推注。毒蛇咬伤成人和儿童释放毒素量相同,因此,儿童抗蛇毒血清用量与成人一致。

3. **咬伤创面处理** 常规消毒创口;可在咬伤处纵向扩大伤口皮肤,以利蛇毒排出。如有创面坏死,清创后给予生长因子、湿润烧伤膏及创面敷料外敷,促进创面肉芽组织生长;如创口下组织坏死,形成蛇伤溃疡,可反复多次清创,清除坏死感染的肉芽组织,通过负压封闭引流术负压吸引,促进创面修复。

4. **糖皮质激素** 早期使用糖皮质激素可减轻蛇毒引起的炎症反应、溶血反应和过敏反应。

5. **预防破伤风** 注射抗破伤风血清。

6. **抗感染治疗** 对有局部坏死、伤口有脓性分泌物或者脓肿形成者,应使用抗生素。

7. **并发症治疗** 毒蛇咬伤后若发生急性肾损伤、心力衰竭、休克、弥散性血管内凝血和继发感染等并发症时,应立即给予相应处理。

8. **中草药蛇药** 祖国医学对蛇伤有独特研究,如季德胜蛇药片等,其他中医中药亦有不少药剂配方,可能有一定的疗效。

(刘春峰)

第六节 | 儿童心肺复苏

心肺复苏(cardiopulmonary resuscitation,CPR)是指在心搏呼吸骤停的情况下所采取的一系列急救措施,包括胸外按压形成暂时性人工循环、人工呼吸纠正缺氧、电除颤转复心室颤动等,其目的是重建呼吸和循环,保护脑功能,以挽救生命并尽量减轻或避免神经系统后遗症,保障生存质量。

【心搏呼吸骤停的病因】

不同年龄儿童导致心搏呼吸骤停的主要病因有所不同,婴幼儿以先天性疾病、感染等多见,幼儿及学龄期儿童则以意外伤害居多。

【心搏呼吸骤停的病理生理】

不同疾病通过多种病理生理学过程导致心搏呼吸骤停,最常见的有三种。①低氧血症:见于各种原因导致的呼吸衰竭;②心肌缺血:常见于各种原因引起的休克;③严重心律失常:主要是心室颤动(ventricular fibrillation,VF)或室性心动过速(ventricular tachycardia,VT)。儿童以缺氧和心肌缺血最常见,且多数情况两者同时存在;严重心律失常大约占10%～20%。

【心搏呼吸骤停的诊断】

临床表现为突然昏迷,部分有一过性抽搐、呼吸停止、面色灰暗或发绀、瞳孔散大和对光反射消失、大动脉(颈、股、肱动脉)搏动消失、听诊心音消失,如做心电图检查可见等电位线、电机械分离或心室颤动等。

心搏呼吸骤停的诊断并不困难。一般患儿突然昏迷伴大动脉搏动消失即可诊断;对可疑病例应立刻开始CPR,不可因触诊不确定有无大动脉搏动而反复评估延误CPR,以免延误抢救时机。

【生存链】

院外心搏骤停(OHCA)生存链包括识别和启动应急反应系统、即时高质量心肺复苏、快速除颤、基础及高级急救医疗服务、高级生命支持和骤停后护理;院内心搏骤停(IHCA)生存链包括监测和预防、识别和启动应急反应系统、即时高质量心肺复苏、快速除颤、高级生命支持和骤停后护理。

【儿童心肺复苏流程】

复苏全过程可分为三个阶段。

(1)基础生命支持(basic life support,BLS):是由最早发现心搏呼吸骤停患者的现场目击者立刻开始的CPR,通常由1或2人进行。

(2)儿童高级生命支持(pediatric advanced life support,PALS):是在BLS基础上,由多人组成的团队应用辅助器械、药物等继续复苏,尽快实现自主循环恢复。

(3)复苏后稳定:实现自主循环恢复后,继续给予生命支持、治疗复苏后综合征、维持内环境稳定等综合治疗措施,目的是保护脑功能,防止继发性器官损害,寻找并治疗病因,力争使患者达到最好的

视频

存活状态。

尽管儿童与成人复苏流程基本一致,但儿童有其独特的生理特征,且心搏呼吸骤停的病因与成人也有所不同,因此儿童基础生命支持(pediatric BLS,PBLS)、PALS 和复苏后稳定治疗均有与成人不同的具体要求。新生儿复苏方法与儿童和成人有较大差异,参见第六章第四节。

1. PBLS 流程

(1)确认环境安全:首先必须确认环境安全。若患者处于危险区域,须首先将其移动到安全区域,搬动外伤患者需要注意保护颈椎和脊柱。

(2)检查反应、呼吸和脉搏:轻拍患者双肩,检查患者反应。同时对患者大声说:"喂!你怎么了?"还需检查患者是否有肢体活动或语言。婴儿可轻拍足底,检查其是否有反应。

如患者有反应,则快速检查是否有外伤或需要其他医疗帮助。拨打当地急救电话,反复评估患儿情况,并使其保持舒适体位,等候急救人员到场。

如患者无反应,立即现场呼救,然后用 5~10s 的时间同时观察患者有无呼吸动作、触摸有无大动脉搏动(婴儿触摸肱动脉,儿童触摸颈动脉)。如无法确认是否有脉搏,或脉率<60 次/min,立即以心脏按压开始 CPR。若无自主呼吸或呼吸微弱,但脉率>60 次/min,则仅进行人工呼吸,频率 20~30 次/min。

(3)启动紧急反应系统:对无目击者的院外心搏呼吸骤停,首先进行 5 个循环 CPR,再启动紧急反应系统;对有目击者的院外心搏呼吸骤停,首先启动紧急反应系统,获得自动体外除颤仪(automated external defibrillator,AED),再进行 CPR。

(4)心脏按压:按压部位为胸骨下半部;频率为 100~120 次/min;深度在婴儿大约 4cm,儿童大约 5cm,青少年与成人一致,为 5~6cm。每次按压后应保证胸廓完全回弹复位。根据患者年龄和参与复苏的人数选择按压方法:①双指按压法(图 18-1):适用于单人对婴儿实施 CPR;②双手环抱按压法(图 18-2):适用于双人或多人对婴儿和新生儿进行 CPR。③双掌按压法:适用于年长儿和成人(图 18-3)。④单掌按压法:除仅用一只手掌按压外,其他同双掌按压,适用低年龄儿童。

(5)打开气道:单人 CPR 时按压 30 次后,双人或多人 CPR 按压 15 次后,进行人工呼吸前打开气道。无头颈部损伤者使用仰头-提颏法;怀疑或存在头颈部外伤者,使用推举下颌法。若推举下颌法不能有效打开气道,仍使用仰头-提颏法,注意保护颈部。检查呼吸道是否有异物或分泌物,若有予以清除。

(6)人工呼吸:打开并清理气道后进行 2 次

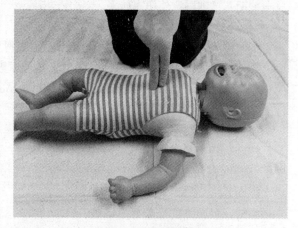

图 18-1　双指按压法

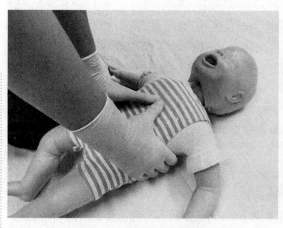

图 18-2　双指环抱按压法

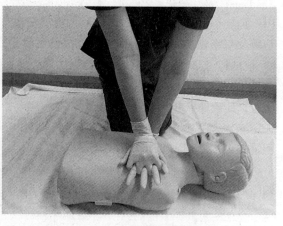

图 18-3　双掌按压法

人工正压通气。可采用口对口(鼻)人工呼吸(图18-4)或气囊面罩正压通气(图18-5)。每次吸气和呼气时间均为1s,正压通气时以看到胸廓起伏为宜。如果胸廓无抬起,应再次尝试开放气道;再次开放气道后仍无胸廓抬起,应考虑异物堵塞可能,须予相应处理排除异物。气囊面罩人工通气过程中,最好使用100%的氧气。

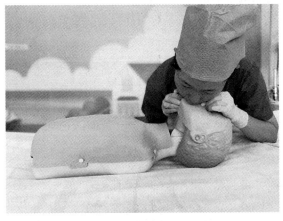
图18-4　口对口(鼻)人工呼吸

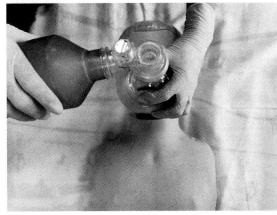
图18-5　气囊面罩正压通气

视频

(7)按压与通气的协调:建立高级气道前,按压通气比例单人复苏时为30∶2,即每按压30次后暂停按压进行2次人工呼吸;双人复苏时为15∶2。气管插管或使用喉罩建立高级气道后,按压频率仍为100~120次/min,通气频率为20~30次/min,通气时不再停止按压。

(8)高质量CPR的要求:①胸外按压频率100~120次/min;②按压幅度至少达到胸廓前后径的1/3,婴儿大约4cm,儿童大约5cm,青少年5~6cm;③每次按压后保证胸廓完全回弹复位;④尽量缩短中断按压的时间,避免不必要的按压中断,必须停止时每次停止时间<10s;⑤避免过度通气。

双人或多人复苏时,按压2min左右即应换人,转换应在5s内完成,以避免实施按压者疲劳,保证高质量CPR。

(9)使用AED:除颤是以电击终止VF或无脉性VT,恢复有序、有心搏出量、可触及脉搏的心电节律和心肌收缩。除颤每延迟1min,复苏成功率降低5%~10%。获得AED后必须立刻按AED操作步骤操作,若AED心律分析提示为可电击心律,按AED提示实施除颤;若提示为不可电击心律,则继续CPR。每次除颤后立刻以心脏按压开始CPR,直至下一次AED心律分析结果,并按提示再次除颤或继续CPR。

(10)评估:BLS期间,持续CPR约2min应触摸大动脉搏动评估自主循环是否恢复。若大动脉搏动恢复且>60次/min,停止心脏按压,评估自主呼吸情况,维持有效通气和氧合;若大动脉搏动未恢复或虽已恢复但脉率<60次/min,继续CPR。

2. PALS流程　CPR是一个连续的过程,若想达到最理想的复苏效果应注意如下几点:①开始BLS时,第一个复苏者立刻开始胸外按压;第二个复苏者到场后,应立刻准备好用气囊面罩人工通气。儿童心搏呼吸骤停多数由缺氧引起,及时人工通气尤为重要。②保证高质量心肺复苏。③当两个复苏者分别进行胸外按压和人工通气时,其他复苏者应尽快准备好监护仪、除颤仪,建立血管通路,并准备好预计需使用的药物。④及时查找并治疗需紧急处理的可逆性病因。

(1)尽快做好监护:尽快连接心电监护并确认心电图表现,若为VF或pVT,则尽快除颤;若为等电位线或无脉性电活动,则继续CPR。气管插管后监测呼气末CO_2可帮助快速确认和监测气管插管的位置。若在CPR过程中呼气末CO_2浓度突然或持续增加,或已行有创动脉压监测者的动脉压波形由仅在按压时出现变为自发的、与脉搏搏动一致的波形,均提示自主循环恢复;中心静脉压则可协助判断血容量和心脏功能,为复苏后稳定治疗提供更多的有用信息。

(2)建立高级气道:CPR开始后应尽快气管插管或使用喉罩建立高级气道,以气管插管最常用。但不可因建立高级气道长时间停止心脏按压。气管插管前先予气囊面罩加压通气,使患儿有足够氧储备。

（3）建立血管通路：首选静脉通路（intravenous access，IV），静脉穿刺困难时应立即建立骨髓通路（intraosseous access，IO）。所有需静脉输入的复苏药物均可经骨髓通路给予。

（4）药物治疗：首选肾上腺素，适用于所有心搏呼吸骤停患儿，尽早给予能提高自主循环恢复率。其他药物仅在有适应证时使用。常用复苏药物适应证、剂量和给药途径见表18-5。复苏药物最好经血管通路给入。血管通路建立困难、已经气管插管者，可经气管插管给予肾上腺素、利多卡因、阿托品和纳洛酮，其他药物不能经气管插管给予。

表18-5 儿童复苏常用药物

药物名称	适应证	剂量和用法
肾上腺素	心搏骤停	• IV/IO：1∶10 000 浓度 0.1ml/kg（0.01mg/kg），3～5min 一次。单次最大剂量1mg • 气管插管内给药：1∶1 000 浓度，0.1ml/kg（0.1mg/kg）
胺碘酮	室颤、无脉性室速或室速	• IV/IO：5mg/kg，最大300mg。无效可重复，每天最大剂量15mg/kg（或总量2.2g）
利多卡因	室颤、无脉性室速或室速	• IV/IO：负荷量 1mg/kg，若无效15min后可重复，最大量5mg/kg。维持量20～50μg/（kg·min）持续IV，负荷量给药15min后开始 • 气管插管内给药：2～3mg/kg
10% 氯化钙	低钙血症、高钾血症、高镁血症、钙通道阻滞剂过量导致的低血压或心搏骤停	• IV/IO：20mg/kg（0.2ml/kg），必要时重复
10% 葡萄糖酸钙	同10%氯化钙	• IV/IO：50mg/kg（0.5ml/kg），必要时重复
硫酸阿托品	有症状的心动过缓	• IV/IO：0.02mg/kg，单次最大剂量儿童0.5mg，青少年1mg。无效可重复一次。总剂量最大儿童1mg，青少年2mg • 气管插管内给药：0.04～0.06mg/kg
纳洛酮	逆转阿片类麻醉药作用	• IV/IO：0.1mg/kg，必要时每2min重复一次，最大剂量2mg • 气管插管内给药：剂量为静脉剂量的2～3倍
5% 碳酸氢钠	严重代谢性酸中毒、高钾血症	• IV/IO：1mEq/kg，缓慢注射，使用时要保证有效通气
10% 或 25% 葡萄糖	低血糖	• IV/IO：0.5～1g/kg

注：IV—静脉输注；IO—骨髓输注。

视频

（5）除颤：若 AED 除颤不成功或未取得 AED，应选择可调节除颤能量的手动除颤器。首次除颤剂量2J/kg，第2次及以后除颤应至少达4J/kg，但最高不超过10J/kg或成人剂量。每次除颤后立刻以胸外按压开始CPR，2min后评估心律是否恢复。

（6）体外心肺复苏：常规CPR无效的顽固性心搏呼吸骤停，在CPR期间开始体外膜氧合（extracorporeal membrane oxygenation，ECMO），称为体外心肺复苏（extracorporeal CPR，ECPR），有条件的单位可以开展。

（7）发现并治疗可逆性病因：这些因素往往是复苏不成功或复苏后病情再次恶化的重要原因，必须快速识别并紧急处理。为方便记忆和查找，将其归结为6H、5T。6H 指：低血容量（hypovolemia）、缺氧（hypoxia）、酸中毒（acidosis）、高／低血钾（hyperkalemia or hypokalemia）、低血糖（hypoglycemia）、低温（hypothermia）。5T 指：中毒（toxication）、心脏压塞（tamponade cardiac）、张力性气胸（tension pneumothorax）、肺栓塞（thrombosis，pulmonary）、冠脉栓塞（thrombosis，coronary）。

（8）终止心肺复苏的指征：对自主循环不能恢复者，目前尚无证据支持何时终止心肺复苏最为恰当。意识和自主呼吸等中枢神经系统功能未恢复的表现不能作为终止复苏的指征；只要心脏对各种刺激（包括药物）有反应，CPR至少应持续1h。

3. 复苏后稳定

自主循环恢复并能维持者，进入复苏后稳定治疗阶段，应采取综合措施治疗复苏后综合征。具体措施包括：密切监护，维持通气和氧合，稳定循环功能，脑保护，维持肾功能和内环境稳定，治疗原发病等。

（钱素云）

附　录

附录一 ｜ 2015 年中国九市儿童体格发育测量值

附表 1-1　2015 年九市 3 岁以下儿童体格发育测量值（$\bar{x} \pm s$）

年龄/月龄		体重 /kg		身长 /cm		头围 /cm	
		男	女	男	女	男	女
城区	0～<1	3.4±0.4	3.3±0.4	50.4±1.6	49.8±1.6	34.0±1.4	33.7±1.3
	1～<2	5.0±0.6	4.6±0.6	56.3±2.1	55.2±2.0	37.7±1.2	37.0±1.2
	2～<3	6.2±0.7	5.7±0.6	60.2±2.2	58.9±2.1	39.5±1.1	38.6±1.1
	3～<4	7.1±0.8	6.5±0.7	63.4±2.1	61.9±2.2	40.9±1.3	39.9±1.2
	4～<5	7.8±0.9	7.1±0.8	65.8±2.2	64.1±2.1	41.9±1.3	40.9±1.2
	5～<6	8.3±0.9	7.6±0.9	67.7±2.3	66.1±2.3	42.9±1.3	41.8±1.3
	6～<8	8.7±0.9	8.0±0.9	69.5±2.3	67.9±2.3	43.8±1.3	42.6±1.2
	8～<10	9.4±1.0	8.7±1.0	72.5±2.4	70.9±2.6	45.0±1.3	43.9±1.3
	10～<12	9.9±1.1	9.2±1.1	75.1±2.6	73.7±2.7	45.7±1.4	44.7±1.3
	12～<15	10.3±1.1	9.7±1.1	77.6±2.7	76.2±2.7	46.3±1.3	45.3±1.3
	15～<18	11.1±1.2	10.5±1.2	81.4±3.0	80.1±3.0	47.0±1.3	46.1±1.3
	18～<21	11.5±1.3	10.9±1.2	84.0±3.0	82.8±3.0	47.6±1.3	46.6±1.3
	21～<24	12.4±1.4	11.7±1.3	87.3±3.1	86.1±3.1	48.1±1.3	47.1±1.3
	24～<30	13.0±1.5	12.4±1.4	90.6±3.6	89.3±3.6	48.5±1.4	47.5±1.4
	30～<36	14.3±1.7	13.6±1.7	95.6±3.8	94.2±3.8	49.1±1.4	48.2±1.4
郊区	0～<1	—	—	—	—	—	—
	1～<2	5.0±0.6	4.7±0.6	56.3±2.2	55.3±2.1	37.8±1.2	37.1±1.2
	2～<3	6.3±0.8	5.8±0.7	60.5±2.3	59.0±2.2	39.7±1.3	38.8±1.2
	3～<4	7.1±0.8	6.5±0.7	63.3±2.3	61.8±2.2	41.0±1.3	39.9±1.2
	4～<5	7.8±0.9	7.1±0.9	65.6±2.3	64.0±2.2	42.1±1.3	41.0±1.3
	5～<6	8.2±1.0	7.6±0.9	67.5±2.3	65.9±2.3	43.0±1.3	41.9±1.3
	6～<8	8.7±1.1	8.1±1.0	69.4±2.6	67.8±2.5	43.8±1.3	42.8±1.3
	8～<10	9.2±1.1	8.6±1.0	72.2±2.6	70.7±2.5	44.9±1.3	43.8±1.3
	10～<12	9.8±1.1	9.1±1.1	74.8±2.7	73.3±2.6	45.7±1.3	44.6±1.3
	12～<15	10.3±1.2	9.7±1.1	77.5±2.8	76.1±2.7	46.3±1.3	45.2±1.3
	15～<18	10.9±1.2	10.3±1.2	81.1±2.8	79.7±3.0	46.9±1.3	45.9±1.3
	18～<21	11.5±1.3	10.8±1.3	83.6±3.2	82.3±3.1	47.4±1.3	46.4±1.3
	21～<24	12.3±1.4	11.7±1.3	86.7±3.3	85.5±3.2	48.0±1.3	47.0±1.3
	24～<30	13.0±1.5	12.3±1.5	90.6±3.6	89.1±3.5	48.4±1.4	47.4±1.4
	30～<36	14.1±1.7	13.6±1.6	95.1±3.8	94.1±3.7	49.0±1.4	48.1±1.4

注：未制定参考值者用"—"表示。

附表 1-2　2015 年九市 3～<7 岁儿童体格发育测量值（$\bar{x}\pm s$）

年龄/岁	体重/kg 男	女	身高/cm 男	女	坐高/cm 男	女	胸围/cm 男	女	腰围/cm 男	女	BMI 男	女
城区												
3.0～<3.5	15.5±2.0	14.9±1.8	99±4	98±4	58.0±2.5	57.0±2.4	51.1±2.7	50.0±2.5	48.4±3.3	47.6±3.0	15.58±1.35	15.34±1.28
3.5～<4.0	16.6±2.2	16.0±2.0	103±4	102±4	59.6±2.5	58.7±2.4	52.4±2.7	51.0±2.6	49.7±3.4	48.6±3.2	15.57±1.33	15.29±1.30
4.0～<4.5	17.8±2.5	16.9±2.2	107±4	105±4	61.1±2.5	60.1±2.4	53.4±3.0	51.8±2.7	50.7±3.8	49.3±3.3	15.56±1.51	15.18±1.34
4.5～<5.0	19.0±2.8	18.1±2.5	110±5	109±4	62.6±2.6	61.8±2.6	54.6±3.2	52.8±3.1	51.7±4.1	50.0±3.7	15.63±1.57	15.26±1.50
5.0～<5.5	20.4±3.1	19.5±2.9	114±5	113±5	64.2±2.6	63.4±2.5	55.6±3.5	54.0±3.3	52.3±4.3	51.0±4.1	15.57±1.66	15.25±1.62
5.5～<6.0	21.7±3.5	20.7±3.2	117±5	116±5	65.5±2.7	64.8±2.5	56.7±3.8	55.0±3.7	53.4±4.7	51.6±4.4	15.77±1.85	15.35±1.69
6.0～<7.0	23.7±4.0	22.3±3.6	122±5	120±5	67.4±2.8	66.5±2.7	58.3±4.3	56.1±3.9	54.7±5.3	52.5±4.7	15.91±1.98	15.39±1.81
郊区												
3.0～<3.5	15.4±1.9	14.8±1.9	99±4	98±4	57.8±2.5	56.9±2.5	51.2±2.6	49.9±2.5	48.5±3.3	47.7±3.3	15.68±1.30	15.41±1.30
3.5～<4.0	16.5±2.1	15.8±2.0	103±4	102±4	59.4±2.5	58.5±2.4	52.3±2.6	50.9±2.7	49.4±3.3	48.4±3.3	15.58±1.30	15.32±1.30
4.0～<4.5	17.6±2.4	16.9±2.3	106±4	105±4	61.0±2.5	60.0±2.5	53.2±2.9	51.8±2.9	50.4±3.7	49.2±3.6	15.51±1.38	15.27±1.40
4.5～<5.0	18.7±2.8	17.9±2.3	109±5	109±4	62.4±2.6	61.6±2.4	54.2±3.2	52.6±2.8	51.0±4.1	49.7±3.6	15.55±1.52	15.18±1.37
5.0～<5.5	20.0±3.1	19.1±2.7	113±5	112±5	63.8±2.7	63.1±2.5	55.2±3.5	53.5±3.2	51.9±4.6	50.5±4.0	15.58±1.70	15.17±1.52
5.5～<6.0	21.3±3.3	20.3±3.2	116±5	115±5	65.3±2.6	64.4±2.7	56.3±3.6	54.4±3.6	52.8±4.8	51.1±4.5	15.68±1.75	15.25±1.72
6.0～<7.0	23.3±4.0	22.0±3.5	121±5	120±5	67.2±2.8	66.4±2.7	57.9±4.1	55.8±3.7	54.2±5.4	52.0±4.7	15.80±1.96	15.24±1.74

附录二 ｜ 中国居民膳食指南（2022）

人群	EER/(kcal·d⁻¹)*		AMDR				RNI 蛋白质/(g·d⁻¹)	
	男	女	总碳水化合物/%E	添加糖/%E	总脂肪/%E	饱和脂肪酸 U-AMDR/%E	男	女
0～6个月	90kcal/(kg·d)	90kcal/(kg·d)	—	—	48（AI）	—	9（AI）	9（AI）
7～12个月	80kcal/(kg·d)	80kcal/(kg·d)	—	—	40（AI）	—	20	20
1岁	900	800	50～65	—	35（AI）	—	25	25
2岁	1 100	1 000	50～65	—	35（AI）	—	25	25
3岁	1 250	1 200	50～65	—	35（AI）		30	30
4岁	1 300	1 250	50～65	<10	20～30	<8	30	30
5岁	1 400	1 300	50～65	<10	20～30	<8	30	30
6岁	1 400	1 250	50～65	<10	20～30	<8	35	35
7岁	1 500	1 350	50～65	<10	20～30	<8	40	40
8岁	1 650	1 450	50～65	<10	20～30	<8	40	40
9岁	1 750	1 550	50～65	<10	20～30	<8	45	45
10岁	1 800	1 650	50～65	<10	20～30	<8	50	50
11岁	2 050	1 800	50～65	<10	20～30	<8	60	55
14～17岁	2 500	2 000	50～65	<10	20～30	<8	75	60
18～49岁	2 250	1 800	50～65	<10	20～30	<8	65	55
50～64岁	2 100	1 750	50～65	<10	20～30	<8	65	55
65～79岁	2 050	1 700	50～65	<10	20～30	<8	65	55
80岁～	1 900	1 500	50～65	<10	20～30	<8	65	55
孕妇(早)	—	1 800	50～65	<10	20～30	<8	—	55
孕妇(中)	—	2 100	50～65	<10	20～30	<8	—	70
孕妇(晚)	—	2 250	50～65	<10	20～30	<8	—	85
乳母	—	2 300	50～65	<10	20～30	<8	—	80

注：①未制定参考值者用"—"表示；②%E为占能量的百分比；③EER为能量需要量，*6岁以上是轻身体活动水平；④AMDR为可接受的宏量营养素范围；⑤RNI为推荐摄入量；⑥AI为适宜摄入量。

附录三 │ 脑脊液测定参考区间

项目	年龄	参考区间	
		法定单位	旧制单位
总量	新生儿	10～60ml	
	儿童	100～150ml	
压力	新生儿	0.29～0.78kPa	30～80mmH$_2$O
	儿童	0.69～1.96kPa	70～200mmH$_2$O
细胞数	新生儿	（0～34）×10^6/L	0～34/mm^3
	极低体重儿	（0～44）×10^6/L	0～44/mm^3
	婴儿	（0～20）×10^6/L	0～20/mm^3
	儿童	（0～10）×10^6/L	0～10/mm^3
蛋白质总量	新生儿	0.2～1.2g/L	20～120mg/dl
	极低体重儿	0.45～2.27g/L	45～227mg/dl
	儿童	0.2～0.4g/L	20～40mg/dl
糖	婴儿	3.9～5.0mmol/L	70～90mg/dl
	儿童	2.8～4.5mmol/L	50～80mg/dl
氯化物	婴儿	110～122mmol/L	650～720mg/dl
	儿童	117～127mmol/L	690～750mg/dl
比重		1.005～1.009	

附录四 │ 血液一般检测参考区间

项目	年龄		参考区间	
			法定单位	旧制单位
红细胞计数	新生儿		（5.2～6.4）×10^{12}/L	（5.2～6.4）×10^9/mm^3
	28天～<6个月	静脉血	（3.3～5.2）×10^{12}/L	（3.3～5.2）×10^9/mm^3
		末梢血	（3.5～5.6）×10^{12}/L	（3.5～5.6）×10^9/mm^3
	6个月～<6岁	静脉血	（4.0～5.5）×10^{12}/L	（4.0～5.5）×10^9/mm^3
		末梢血	（4.1～5.5）×10^{12}/L	（4.1～5.5）×10^9/mm^3
	6～<13岁	静脉血	（4.2～5.7）×10^{12}/L	（4.2～5.7）×10^9/mm^3
		末梢血	（4.3～5.7）×10^{12}/L	（4.3～5.7）×10^9/mm^3
	13～18岁	静脉血	（4.5～5.9）×10^{12}/L（男） （4.1～5.3）×10^{12}/L（女）	（4.5～5.9）×10^9/mm^3（男） （4.1～5.3）×10^9/mm^3（女）
		末梢血	（4.5～6.2）×10^{12}/L（男） （4.1～5.7）×10^{12}/L（女）	（4.5～6.2）×10^9/mm^3（男） （4.1～5.7）×10^9/mm^3（女）
血红蛋白	新生儿		180～190g/L	18～19g/dl
	28天～<6个月	静脉血	97～183g/L	9.7～18.3g/dl
		末梢血	99～196g/L	9.9～19.6g/dl

项目	年龄		参考区间	
			法定单位	旧制单位
血红蛋白	6 个月～<1 岁	静脉血	97～141g/L	9.7～14.1g/dl
		末梢血	103～138g/L	10.3～13.8g/dl
	1～<2 岁	静脉血	107～141g/L	10.7～14.1g/dl
		末梢血	104～143g/L	10.4～14.3g/dl
	2～<6 岁	静脉血	112～149g/L	11.2～14.9g/dl
		末梢血	115～150g/L	11.2～15g/dl
	6～<13 岁	静脉血	118～156g/L	11.8～15.6g/dl
		末梢血	121～158g/L	12.1～15.8g/dl
	13～18 岁	静脉血	129～172g/L（男） 114～154g/L（女）	12.9～17.2g/dl（男） 11.4～15.4g/dl（女）
		末梢血	131～179g/L（男） 114～159g/L（女）	13.1～17.9g/dl（男） 11.4～15.9g/dl（女）
血细胞比容	1 天		0.48～0.69	48%～69%
	2 天		0.48～0.75	48%～75%
	3 天		0.44～0.72	44%～72%
	28 天～<6 个月	静脉血	0.28～0.52	28%～52%
		末梢血	0.29～0.57	29%～57%
	6 个月～<1 岁	静脉血	0.30～0.41	30%～41%
		末梢血	0.32～0.45	32%～45%
	1～<2 岁	静脉血	0.32～0.42	32%～42%
		末梢血	0.32～0.43	32%～43%
	2～<6 岁	静脉血	0.34～0.43	34%～43%
		末梢血	0.35～0.45	35%～45%
	6～<13 岁	静脉血	0.36～0.46	36%～46%
		末梢血	0.37～0.47	37%～47%
	13～18 岁	静脉血	0.39～0.51（男） 0.36～0.47（女）	39%～51%（男） 36%～47%（女）
		末梢血	0.39～0.53（男） 0.35～0.48（女）	39%～53%（男） 35%～48%（女）
白细胞计数	新生儿		（15～20）×10^9/L	15 000～20 000/mm³
	28 天～<6 个月	静脉血	（4.3～14.2）×10^9/L	4 300～14 200/mm³
		末梢血	（5.6～14.5）×10^9/L	5 600～14 500/mm³
	6 个月～<1 岁	静脉血	（4.8～14.6）×10^9/L	4 800～14 600/mm³
		末梢血	（5.0～14.2）×10^9/L	5 000～14 200/mm³
	1～<2 岁	静脉血	（5.1～14.1）×10^9/L	5 100～14 100/mm³
		末梢血	（5.5～13.6）×10^9/L	5 500～13 600/mm³
	2～<6 岁	静脉血	（4.4～11.9）×10^9/L	4 400～11 900/mm³
		末梢血	（4.9～12.7）×10^9/L	4 900～12 700/mm³

项目		年龄		参考区间	
				法定单位	旧制单位
白细胞计数		6～<13 岁	静脉血	(4.3～11.3)×10^9/L	4 300～11 300/mm^3
			末梢血	(4.6～11.9)×10^9/L	4 600～11 900/mm^3
		13～18 岁	静脉血	(4.1～11.0)×10^9/L	4 100～11 000/mm^3
			末梢血	(4.6～11.3)×10^9/L	4 600～11 300/mm^3
白细胞分类	中性粒细胞比例	新生儿		0.31～0.40	31%～40%
		28 天～<6 个月	静脉血	0.07～0.56	7%～56%
			末梢血	0.07～0.51	7%～51%
		6 个月～<1 岁	静脉血	0.09～0.57	9%～57%
			末梢血	0.09～0.53	9%～53%
		1～<2 岁	静脉血	0.13～0.55	13%～55%
			末梢血	0.13～0.54	13%～54%
		2～<6 岁	静脉血	0.22～0.65	22%～65%
			末梢血	0.23～0.64	23%～64%
		6～<13 岁	静脉血	0.31～0.70	31%～70%
			末梢血	0.32～0.71	32%～71%
		13～18 岁	静脉血	0.37～0.77	37%～77%
			末梢血	0.33～0.74	33%～74%
	淋巴细胞比例	新生儿		0.40～0.60	40%～60%
		28 天～<6 个月	静脉血	0.26～0.83	26%～83%
			末梢血	0.34～0.81	34%～81%
		6 个月～<1 岁	静脉血	0.31～0.81	31%～81%
			末梢血	0.37～0.82	37%～82%
		1～<2 岁	静脉血	0.33～0.77	33%～77%
			末梢血	0.35～0.76	35%～76%
		2～<6 岁	静脉血	0.23～0.69	23%～69%
			末梢血	0.26～0.67	26%～67%
		6～<13 岁	静脉血	0.23～0.59	23%～59%
			末梢血	0.22～0.57	22%～57%
		13～18 岁	静脉血	0.17～0.54	17%～54%
			末梢血	0.20～0.54	20%～54%
	单核细胞比例	2～7 天		0.12	12%
		28 天～<6 个月	静脉血	0.03～0.16	3%～16%
			末梢血	0.03～0.18	3%～18%
		6 个月～<2 岁	静脉血	0.02～0.13	2%～13%
			末梢血	0.02～0.14	2%～14%
		2～18 岁	静脉血	0.02～0.11	2%～11%
			末梢血	0.02～0.11	2%～11%

项目		年龄		参考区间	
				法定单位	旧制单位
白细胞分类	嗜酸性粒细胞比例	新生儿		0.005～0.05	0.5%～5%
		28 天～<1 岁	静脉血	0.01～0.10	1%～10%
			末梢血	0.008～0.11	0.8%～11%
		1～18 岁	静脉血	0.00～0.09	0～9%
			末梢血	0.005～0.09	0.5%～9%
	嗜碱性粒细胞比例	新生儿		0～0.007 5	0～0.75%
		28 天～18 岁	静脉血	0～0.01	0～1%
			末梢血	0～0.01	0～1%
	嗜酸性粒细胞绝对值	新生儿		$(50～300)×10^6/L$	$50～300/mm^3$
		28 天～<1 岁	静脉血	$(70～1\,020)×10^6/L$	$70～1\,020/mm^3$
			末梢血	$(60～1\,220)×10^6/L$	$60～1\,220/mm^3$
		1～18 岁	静脉血	$(0～680)×10^6/L$	$0～680/mm^3$
			末梢血	$(40～740)×10^6/L$	$40～740/mm^3$
网织红细胞比例		新生儿		0.03～0.06	3%～6%
		儿童		0.005～0.015	0.5%～1.5%
血小板计数		新生儿		$(100～300)×10^9/L$	$(100～300)/mm^3$
		28 天～<6 个月	静脉血	$(183～614)×10^9/L$	$(183～614)/mm^3$
			末梢血	$(203～653)×10^9/L$	$(203～653)/mm^3$
		6 个月～<1 岁	静脉血	$(190～579)×10^9/L$	$(190～579)/mm^3$
			末梢血	$(172～601)×10^9/L$	$(172～601)/mm^3$
		1～<2 岁	静脉血	$(190～524)×10^9/L$	$(190～524)/mm^3$
			末梢血	$(191～516)×10^9/L$	$(191～516)/mm^3$
		2～<6 岁	静脉血	$(188～472)×10^9/L$	$(188～472)/mm^3$
			末梢血	$(187～475)×10^9/L$	$(187～475)/mm^3$
		6～<12 岁	静脉血	$(167～453)×10^9/L$	$(167～453)/mm^3$
			末梢血	$(177～446)×10^9/L$	$(177～446)/mm^3$
		12～18 岁	静脉血	$(150～407)×10^9/L$	$(150～407)/mm^3$
			末梢血	$(148～399)×10^9/L$	$(148～399)/mm^3$
HbA				>0.95	>95%
HbA_2				<0.02	<2%
HbF		1 天		0.63～0.92	63%～92%
		5 天		0.65～0.88	65%～88%
		3 周		0.55～0.85	55%～85%
		6～9 周		0.31～0.75	31%～75%
		3～4 个月		≤0.59	≤59%
		6 个月		≤0.09	≤9%
		1 岁		≤0.05	≤5%
		2 岁		≤0.02	≤2%

附录五 ｜ 心电图各波的正常值

	时间 /s	振幅 /mV	方向	心电图	电轴	钟向转向
P 波	0.05～0.09	<0.25	Ⅰ、Ⅱ、aVF、V₅～V₆ 直立，aVR 倒置			
PR 间期：小儿各年龄组 PR 间期与年龄增长成正比，与心率增快成反比。7～14 岁后年龄与 PR 间期关系的已不明显	0.08～0.12（新生儿期） 0.08～0.14（1 岁） 0.10～0.16（5 岁） 0.10～0.18（16 岁）					
QRS 波	0.05～0.10	$R_{Ⅰ+Ⅱ+Ⅲ}>1.5$	心电轴方向由 QRS 波群主波方向决定。新生儿:50% V₁ 呈 Rs 型,V₅ 呈 rS 型	中间位:aVL、aVF 呈 qR 型	正常:Ⅰ、Ⅲ主波向上 右偏:Ⅰ主波向下,Ⅲ主波向上 左偏:Ⅰ主波向上、Ⅲ主波向下	顺钟向:V₁～V₅ 呈 rS 型;aVR 呈 QR 型 逆钟向:V₃～V₆ 呈 qR 型
		$R_Ⅰ+S_Ⅱ<3.0$	50% V₁～V₅ 均呈 Rs 型	横位:aVL 呈 qR 型;aVF 呈 rS 型	新生儿:+30°～+180°	
		$R_Ⅱ+R_Ⅲ<4.5$		垂直位:aVL 呈 rS 型;aVF 呈 qR 型		
		$R_{aVF}<2.0$(横位)				
		$R_{aVF}>2.5$(直立位)				
		$R_{V5}+S_{V1}<4.5$				
		$R_{V1}<1.0$				
		$0.2<S_{V1}<1.5$ $R_{V1}+S_{V5}<1.5$（3～5 岁后）				
		$R_{V1}<2.5$				
		$R_{V5}<1.5$(<7 天) $R_{V5}<2.5$(>7 天)（新生儿）				
ST 段		胸导联 ST 段抬高<0.25 其余导联抬高<0.15 ST 段下降<0.05				
T 波			Ⅰ、Ⅱ、aVF、V₅～V₆ 直立,aVR 倒置 新生儿:3～4 天,V₁ 可直立、倒置、低平;>3～4 天,V₁ 倒置、V₅ 直立			
u 波	0.1～0.3	<0.05,V₃ 可达 0.2～0.3	与 T 波一致			
QT 间期 与心率有密切关系。心率愈快,QT 间期愈短,心率愈慢,QT 愈长	0.21～0.40（0～16 岁）					

推荐阅读

[1] QIAO J,WANG Y,LI X,et al. A Lancet Commission on 70 years of women's reproductive,maternal,newborn,child,and adolescent health in China. Lancet,2021,397（10293）:2497-2536.

[2] 首都儿科研究所九市儿童体格发育调查协作组. 2015 年中国九市七岁以下儿童体格发育调查. 中华儿科杂志,2018,56（3）:192-199.

[3] OUMER M,TAZEBEW A,ALEMAYEHU M. Anterior fontanel size among term newborns:a systematic review and meta-analysis. Public Health Rev,2021,42:1604044.

[4] TANGYE S G,AL-HERZ W,BOUSFIHA A,et al. Human inborn errors of immunity:2022 update on the classification from the international union of immunological societies expert committee. Journal of Clinical Immunology,2022,42（7）:1473-1507.

[5] 中华医学会儿科学分会免疫学组,中华儿科杂志编辑委员会,中国儿童风湿免疫病联盟. 中国幼年特发性关节炎诊断及治疗临床实践指南（2023 版）. 中华儿科杂志,2023,61（5）:398-411.

[6] PANDIAN N G,KIM J K,ARIAS-GODINEZ J A,et al. Recommendations for the use of echocardiography in the evaluation of rheumatic heart disease:a report from the American society of echocardiography. J Am Soc Echocardiogr,2022,36（1）:3-28.

[7] SONG Y,HUANG X,YU G,et al. Pathogenesis of IgA vasculitis:an up-to-date review. Front Immunol,2021,9（12）:771619.

[8] XIE L P,YAN W L,HUANG M,et al. Epidemiologic features of Kawasaki disease in Shanghai from 2013 through 2017. J Epidemiol,2020,30（10）:429-435.

[9] 黄国英. 川崎病病因学和发病机制研究的重要意义. 上海医学,2022,45（8）:520-523.

[10] 中华医学会儿科学分会（心血管组、风湿学组、免疫学组）,中华儿科杂志编辑委员会. 川崎病诊断和急性期治疗专家共识. 中华儿科杂志,2022,60（1）:6-13.

[11] 中华医学会儿科学分会心血管学组,中华儿科杂志编辑委员会. 川崎病冠状动脉病变的临床处理建议（2020 年修订版）. 中华儿科杂志,2020,58（9）:718-724.

[12] 中华医学会结核病学分会儿童结核病专业委员会,国家儿童医学中心,首都医科大学附属北京儿童医院,等. 儿童结核分枝杆菌潜伏感染筛查和预防性治疗专家共识. 中华结核和呼吸杂志,2020,43（4）:345-349.

[13] 中华医学会儿科学分会消化学组,中国中药协会儿童健康与药物研究专业委员会消化学组,中华儿科杂志编辑委员会. 婴幼儿功能性消化不良综合征诊断共识. 中华儿科杂志,2022,60（7）:618-620.

[14] 中华医学会儿科学分会消化学组,国家儿童医学中心消化专科联盟,中华儿科杂志编辑委员会. 中国儿童幽门螺杆菌感染诊治专家共识（2022）. 中华儿科杂志,2023,61（7）:580-587.

[15] 中华医学会儿科学分会感染学组,中华医学会儿科学分会消化学组,中华儿科杂志编辑委员会. 婴儿胆汁淤积症诊断与治疗专家共识. 中华儿科杂志,2022,60（10）:990-997.

[16] 中华医学会儿科学分会消化学组,中华医学会儿科学分会临床营养学组. 儿童炎症性肠病诊断和治疗专家共识. 中华儿科杂志,2019,57（7）:501-507.

[17] 中华儿科杂志编辑委员会,中华医学会儿科学分会呼吸学组,中国医师协会儿科医师分会儿童呼吸专业委员会. 儿童支气管哮喘规范化诊治建议（2020 年版）. 中华儿科杂志,2020,58（9）:708-717.

[18] KONRAD M,NIJENHUIS T,ARICETA G,et al. Diagnosis and management of Bartter syndrome:executive summary of the consensus and recommendations from the European rare kidney disease reference network working group for Tubular disorders. Kidney Int,2021,99（2）:324-335.

[19] 中华医学会儿科学分会内分泌遗传代谢学组,中华儿科杂志编辑委员会. 中枢性性早熟诊断与治疗专家共识（2022）. 中华儿科杂志,2023,61（01）:16-22.

[20] FERDINAND A S,HOCKING J S,DENHOLM J T,et al. Patient-focused pathogen genetic counselling—has the time come? Genome Med,2021,13（1）:178.

[21] HU X J,MA X J,ZHAO Q M,et al. Pulse oximetry and auscultation for congenital heart disease detection. Pediatrics,2017,140（4）:e20171154.

［22］中华医学会儿科学分会心血管学组,中国医师协会心血管内科医师分会儿童心血管专业委员会,中华儿科杂志编辑委员会.儿童心力衰竭诊断和治疗建议(2020年修订版).中华儿科杂志,2021,59(2):84-93.

［23］金星明,静进.发育与行为儿科学.北京:人民卫生出版社,2022.

［24］黎海芪.实用儿童保健学.2版.北京:人民卫生出版社,2022.

［25］王天有,申昆玲,沈颖.诸福棠实用儿科学.9版.北京:人民卫生出版社,2022.

［26］邵肖梅,叶鸿瑁,丘小汕.实用新生儿学.5版.北京:人民卫生出版社,2019.

［27］王卫平,孙锟,常立文.儿科学.9版.北京:人民卫生出版社,2018.

［28］方峰,俞蕙.小儿传染病学.5版.北京:人民卫生出版社,2020.

［29］KLIEGMAN R M,GEME ST J W,BLUM N J,et al. Nelson Textbook of Pediatrics. 21th ed. Philadelphia:W B Saunders,2020.

［30］TOPJIAN AA,RAYMOND TT,ATKINS D,et al. Part 4:Pediatric basic and advanced life support:2020 American heart association guidelines for cardiopulmonary resuscitation and emergency cardiovascular care. Circulation,2020,142(16_suppl_2):S469-S523.

中英文名词对照索引